Differentialdiagnose

Differentialdiagnose

anhand von 385 genau besprochenen Krankheitsfällen
lehrbuchmäßig dargestellt

von

Dr. Richard C. Cabot

a. o. Professor der klinischen Medizin an der medizinischen Klinik
der Havard-Universität, Boston

Deutsche Bearbeitung
nach der zweiten Auflage des Originals

von

Dr. H. Ziesché

Primärarzt der inneren Abteilung des Josef-Krankenhauses
zu Breslau

Mit 199 Abbildungen

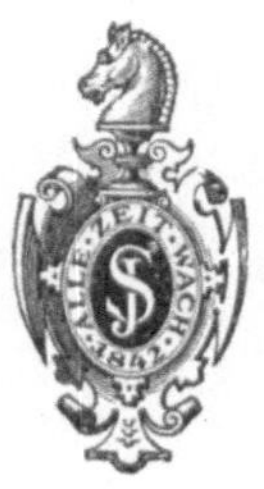

Springer-Verlag Berlin Heidelberg GmbH

1914

ISBN 978-3-662-23891-2   ISBN 978-3-662-26003-6 (eBook)
DOI 10.1007/978-3-662-26003-6

Vorwort.

Bei der Vorbereitung eines Lehrbuches der Differentialdiagnose innerer Krankheiten kam mir das Original der vorliegenden Bearbeitung zu Händen, das wie die meisten englischen Monographien bei uns ganz unbekannt geblieben war. Ich hatte die Absicht gehabt, in ähnlicher Weise das Gebiet zu behandeln und fand hier meinen Plan von einem amerikanischen Kliniker und Forscher in nahezu vollkommener Weise ausgeführt. Das Studium des Buches fesselte mich ungemein; nach einigem Zögern gab ich meinen Plan auf. Hier lag schon alles vor, wie ich es mir gedacht hatte.

Die Urteile über die Berechtigung, Differentialdiagnostik in besonderen Lehrbüchern zu behandeln, sind sehr schwankend. Manche klinische Lehrer halten solche Bücher für überflüssig und sehen sie als unerwünschte Erleichterung des Studiums an, die dem medizinischen Denken und Mühen des Anfängers Gefahr bringen; in den Lehrbüchern der inneren Medizin findet sich ja auch alles auf die Differentialdiagnose Bezügliche besprochen. Das gilt aber nur insofern, als alles, was die physikalischen Ergebnisse der Untersuchung betrifft, behandelt ist. Das wird in unserem Buche vorausgesetzt. Aber der Arzt, der dies alles beherrscht, kann doch ein schlechter Diagnostiker bleiben, wenn er es nicht versteht, die durch die Untersuchung gewonnenen Befunde zu deuten und miteinander zu einem befriedigenden Ganzen zu vereinen. Dazu gehört eine ausgereifte klinische Erfahrung und die Fähigkeit, konstruktiv zu denken. Die Erfahrung kann jedes Buch nur teilweise und vorbereitend vermitteln; Anleitung zu dem fördernden Denken und Belehrung über die Art wie man von den Klagen des Kranken ausgehend durch Untersuchung und Verknüpfung der Befunde zu dem eigentlichen Sitze der Krankheit vordringt, läßt sich in einem Lehrbuche sehr wohl geben, wenn man dabei von Fall zu Fall vorschreitet und die Methode des Lernens am Falle innehält.

Damit erklärt sich auch die uns zunächst sonderbar anmutende Anlage des Buches. Den Hauptinhalt bilden 385 ausgewählte Krankengeschichten während sich die systematischen Erörterungen in untergeordneter Stellung anschließen. Anders läßt sich aber auch nach meiner Überzeugung eine Anleitung zum differentialdiagnostischen Denken überhaupt nicht geben Der Leser sitzt hier am Krankenbett und denkt mit einem erfahrenen Arzt über die Diagnose nach. Wie jeder vom Arzte behandelte Fall als Erlebnis dem Gedächtnis sich unauslöschlich einprägt und gegebenenfalls später als Vergleichs material wieder auftaucht und unsere Diagnosen beeinflußt, so haften die mi Bedacht gelesenen Krankengeschichten fest im Geiste und leisten uns ähnlich Dienste.

Ältere Studenten, Medizinalpraktikanten und Ärzte sind das Publikum an die unser Buch sich wendet.

Daß es seinen Zweck, das differentialdiagnostische und damit das ärztlich Können überhaupt zu fördern, erreichen kann, scheint mir dadurch bewiesen daß es in seinem Ursprungslande in zwei Jahren sechs Auflagen erlebt hat.

So wünsche ich dem Buche einen guten Weg.

Breslau, November 1913.

H. Ziesché.

Inhaltsverzeichnis.

Einleitung.

1. Kapitel.
Schmerz.

2. Kapitel.
Kopfschmerz.

3. Kapitel.
Kreuzschmerzen.

4. Kapitel.
Allgemeine Schmerzen im Leibe.

5. Kapitel.
Schmerzen im Epigastrium.

6. Kapitel.
Schmerzen im rechten Hypochondrium.

7. Kapitel.
Schmerzen im linken Hypochondrium.

8. Kapitel.
Schmerzen in der rechten Darmbeingrube.

9. Kapitel.
Schmerzen in der linken unteren Bauchgegend.

10. Kapitel.
Schmerzen in der Achselgegend.

11. Kapitel.
Schmerzen in den Armen.

12. Kapitel.
Schmerzen in den Beinen und Füßen.

13. Kapitel.
Fieber.

14. Kapitel.
Schüttelfrost.

15. Kapitel.
Koma.

16. Kapitel.
Krämpfe.

17. Kapitel.
Schwäche.

18. Kapitel.
Husten.

19. Kapitel.
Erbrechen.

20. Kapitel.
Hämaturie.

21. Kapitel.
Dyspnoe.

22. Kapitel.
Gelbsucht.

23. Kapitel.
Nervosität.

Einleitung.

1. Das hervorstechende Symptom.

Krankheitsfälle zeigen uns, wie wir zu sagen pflegen, gewisse führende Symptome. Wie ein Soldat, der sein Gewehr präsentiert, schieben sie eine Klage, wie Schmerz, Husten oder Nervosität in den Vordergrund, so daß sie aus dem klinischen Bilde hervortritt. Solche „hervorstechende Symptome", vergleichbar den „vorliegenden Teilen" in der Geburtshilfe, können sich als weniger wichtig erweisen, wenn wir den ganzen Fall studiert haben; aber im Beginn können sie uns zu richtigen oder falschen Schlüssen in der Diagnose, Prognose und Behandlung führen, je nachdem wir die Kunst, sie richtig zu verfolgen, gelernt haben oder nicht.

Dieses Buch ist ein Versuch, die Medizin von dem Standpunkt des „führenden Symptoms" aus zu betreiben. Ich hoffe zu zeigen, wie die Klagen des Patienten — bestimmte Ausdrücke über die zugrunde liegende Erkrankung — als Führer benutzt werden sollen und wie man so bis zu dem wirklichen Sitze der Krankheit vordringen kann.

Der so gezeichnete Plan setzt sich aus drei Teilen zusammen:

1. eine Zusammenstellung der gewöhnlichen Ursachen der Symptome zu geben, über die am häufigsten von Patienten geklagt wird, wie z. B. die Ursachen der Rückenschmerzen, des Erbrechens oder der Hämaturie;
2. diese Ursachen, soweit es möglich ist, nach ihrer Häufigkeit zu ordnen;
3. sie durch Krankengeschichten zu veranschaulichen, in denen das führende Symptom bis zu dem diagnostischen Problem verfolgt und dessen Lösung dargeboten wird.

2. Die Anordnung vernünftiger Möglichkeiten.

Diagnosen werden verfehlt, gewöhnlich, weil physikalische Zeichen der Erkrankung nicht erkannt werden, gelegentlich, weil wir nicht scharf denken.

Dieses Buch hat nicht den Wunsch, die Krankheitszeichen erkennen zu lehren; aber es soll dem Arzte eine Hilfe sein, solche klinische Rätsel zu lösen, bei denen die Diagnose deshalb nicht gestellt werden kann, weil sich die Krankheit des Patienten nicht unter denen befindet, die man in nähere Betrachtung gezogen hat, in anderen Worten: eine richtige Diagnose hängt ebenso von der Fähigkeit des Arztes ab, alle Möglichkeiten zu erwägen, zu sichten und zu ordnen, als von der Erkennung der Krankheitszeichen durch die physikalische Untersuchung. Jedesmal, wenn wir zu einem Kranken gerufen werden, alle Krankheiten in Erwägung zu ziehen, wäre ein törichtes und unmögliches Beginnen. Jeder Fall muß uns dazu führen, vor dem geistigen Auge eine Auswahl von vernünftigen Gründen für die von dem Kranken geklagten und durch die Untersuchung festgestellten Symptome vorüberziehen zu lassen. Unsere Auswahl muß von den Aufklärungen, die uns der Patient gibt, abhängen und von den Ergebnissen unserer Untersuchung.

Wenn z. B. ein Patient das Wort „Kopfschmerz" ausspricht, so soll vor unserem Geiste eine Reihe von möglichen Ursachen aufschießen; blaue Lippen und Fingernägel rufen eine ganz andere Ideengruppe wach. Jede neue Erkenntnis oder Verbindung von Erkenntnissen gibt uns eine Reihe neuer Handhaben, die von unserem Wissen in der Anatomie und Physiologie und von der schwer erworbenen klinischen Erfahrung abhängen.

3. Vorteile der hier angewendeten Einteilung.

Diese Art, in die Kenntnis der Medizin einzudringen, hat den Vorteil, daß sie demselben Wege folgt, auf dem wir oft Patienten in der Sprechstunde und in der Klinik ausfragen und untersuchen. Wir beginnen mit der Hauptklage des Kranken und arbeiten uns vor und zurück zu den Ursachen, den organischen Veränderungen, der Entwickelung, dem wahrscheinlichen Verlaufe und der vernünftigen Behandlung des Falles. Es gibt nicht viel Fälle, die so systematisch angeordnet vor uns kommen, wie z. B. die Darstellung des Typhus in einem medizinischen Lehrbuch. Wir sehen sie gewöhnlich nur von einer Seite, wobei nur ein Symptom, und nicht selten ein irreführendes, im Vordergrund steht. Von diesem Gesichtspunkt aus müssen wir überlegen und unseren Weg zu den tieferen Vorgängen und dunkleren Ursachen zurückverfolgen, welche unsere therapeutischen Bemühungen leiten.

Warum behandeln so viele Ärzte nur Symptome? Warum sind ihre Diagnosen und die sich darauf aufbauende Behandlung so reich an Willkür, an umhertastenden, verklausulierten und unmotivierten Verordnungen?

Weil sie nicht wissen, wie sie sich über die Symptome erheben sollen; sie sind nicht in den praktischen Gesichtspunkt eingeweiht worden, auf das führende Symptom zu achten. Welche möglichen Ursachen und Bindeglieder irgend eines Symptomes liegen hier vor? Welches von allen ist am wahrscheinlichsten? Wie muß die Anamnese aufgenommen und der Kranke untersucht werden, um die wirkliche Ursache zu finden? Dieses Buch will dem Arzte die Mittel in die Hand geben, diese Fragen zu beantworten.

Es ist klar, daß die Kunst, vernünftige Hypothesen über einen Krankheitsfall aufzustellen und sie dann durch Untersuchungen als richtig oder falsch zu begründen, für den nutzlos ist, der die physikalischen und chemischen Untersuchungsmethoden nicht völlig beherrscht und sich nicht einen Überblick über den Verlauf der gewöhnlichen Krankheiten durch Beobachtung oder Lesen erworben hat. Aber die Erfahrung lehrt, daß man eine beträchtliche Fertigkeit in der physikalischen Untersuchung und eine genügende Kenntnis von dem Verlaufe der Krankheiten haben und doch am Krankenbett ganz hilflos dastehen kann, einfach darum, weil man seine Kenntnisse auf den vorliegenden Fall nicht anzuwenden weiß. Solch ein Arzt kann wohl beobachten, er kann sich an ähnliche Fälle zurückerinnern, aber er kann nicht konstruktiv denken und danach untersuchen. Jede vorgenommene physikalische oder chemische Untersuchung ist ein Experiment, das man anstellt, um die Richtigkeit einer Idee über den vorliegenden Fall zu prüfen. Die Fertigkeit im Denken und die Anwendung unserer Gedanken zur Prüfung eines Untersuchungsergebnisses wird weder durch die Übung in den physikalischen Untersuchungsmethoden, noch durch Lesen in den Lehrbüchern der Medizin erworben.

Meine Aufgabe in den folgenden Kapiteln ist es, zu diesem praktischen Denken zu erziehen und den Weg zu weisen, wie man durch die kluge Nachprüfung unserer Ideen auf dem Wege der physikalischen Untersuchung jeden Krankheitsfall meistern kann. Ich folge darin der Methode des Lehrens am Falle, wie ich sie seit 8 Jahren an der Harvard Medical School anwende.

4. Grenzen.

Um dieses Buch in den notwendigen Grenzen zu halten, habe ich 12 Symptome (siehe Inhaltstafel) ausgewählt, über die Patienten am häufigsten klagen. Ich weiß wohl, daß auch andere wie Durchfall, Verstopfung, Abmagerung, Lähmung, Blässe, Ödeme, Purpura oder palpable Tumoren ebenso gut hätten erörtert werden können, wenn es der Platz erlaubte.

5. Schwächen jeder Differentialdiagnose.

Die Auseinandersetzungen, welche hier jedem mitgeteilten Falle folgen, beziehen sich auf die Differentialdiagnose, ein für das Ansehen des klugen Arztes sehr gefährliches Gebiet. Deshalb ist auch bisher so wenig über Differentialdiagnose und so viel über die reine (nicht differentielle) geschrieben worden. Die Symptome einer Darmperforation beim Typhus aufzuzählen, ist nicht schwer. Dagegen ist es ganz außerordentlich schwer, Regeln zu geben, durch die alle Verhältnisse ausgeschlossen werden, welche eine solche Perforation vortäuschen können. Ganz natürlich pflegen Ärzte über solche Dinge sehr schweigsam zu sein, wenig geneigt, ihre Gedanken zu Papier zu bringen, und sehr mißtrauisch gegen jeden Versuch, die Methode ihrer Überlegung festzulegen.

Und doch muß jede Diagnose eine Differentialdiagnose sein, bevor sie irgendwie nützlich wird. Die Erkennung jeder Veränderung oder Krankheit macht es notwendig, sich die möglichen Irrtumsquellen klar zu machen und sie durch einen Überlegungsvorgang, der mehr oder minder bestimmt und bewußt erfolgt, auszuschließen. Um irgendwie von Wert zu sein, muß also die Diagnose in den Kampfplatz hinabsteigen, wo alle möglichen Fragen auftauchen, wo alle Irrtümer und Unsicherheiten sich erheben, um unsere Weisheit umzustoßen. Die Differentialtabellen, die wir alle so wenig lieben, sind in Wahrheit nicht weniger vertrauenswürdig, als die Diagnosen, die wir in der Praxis stellen, denn jede Diagnose ist das Resultat, das wir durch den mehr oder weniger unbewußten Gebrauch einer solchen Tabelle erhalten, wenn wir die möglichen Irrtümer und zweifelhaften Diagnosen ausschließen.

Ich weiß sehr wohl, daß die differentialdiagnostischen Aufstellungen, welche in diesem Buche enthalten sind, sämtlich Einschränkungen wie „in den meisten Fällen", „in der Regel" usw. unterworfen sind. Dies wird immer so sein, so lange alle die möglichen Krankheitsursachen oder Diagnosen, die uns im bestimmten Falle zum Bewußtsein kommen, wenn wir ein diagnostisches Problem in Angriff nehmen, unvollständig oder auch manchmal überreich sind. Um zu entscheiden, welche von allen bekannten Ursachen der Gelbsucht gerade die Ursache des Ikterus der Frau Schmidt ist, durchlaufen wir durch Experimente, die wir als Anamnese, physikalische Untersuchung und Probe des therapeutischen Erfolges kennen, die ganze Reihe dieser bekannten Ursachen. Aber eines Tages können wir vor einen Fall kommen, bei dem keine dieser wohlbekannten Ursachen vorhanden ist. Irgend ein neuer Faktor, der uns bisher unbekannt war, kann mit im Spiele sein. Wahrscheinlich gibt es noch ebensoviel unbekannte Infektionen, Gifte, fehlerhafte Korrelationen der Organe, als wir sie bereits in den Lehrbüchern beschrieben finden.

Dieses ganze unbekannte Land liegt um uns, voll von verborgenen Gefahren für unsere Differentialdiagnose und damit für jede praktische Diagnose.

Noch eine andere Einschränkung muß gemacht werden. Wenn jemand sagt, die Symptome des Typhus (oder der Peritonitis oder des Nierensteins) sind die und die, so muß man schweigend hinzufügen: vorausgesetzt, daß überhaupt charakteristische Symptome vorhanden sind. Es ist sicher, daß die eben erwähnten drei Krankheiten bestehen können, ohne daß überhaupt irgend ein von dem Patienten bemerktes Symptom hervortritt. Wahrscheinlich gilt das auch für alle anderen Krankheiten. Aber da wir diese unbemerkten Krankheitsarten nicht direkt mitteilen können, können wir sie nur in dem großen Kreise der ,,möglichen Irrtumsquellen'' unterbringen, einer großen und distinguierten Gesellschaft, die wohl geeignet ist, uns in den Grenzen der Bescheidenheit und der Vorsicht in wissenschaftlichen Dingen zu halten.

Manchmal müssen wir uns damit bescheiden, die wahrscheinlichste unter den bekannten Ursachen und den möglichen Krankheitsbildern zu finden.

6. Auslassungen.

Einige Krankheiten sind mit Absicht, andere notgedrungen ausgelassen worden. Die 385 Fälle, die ich zum Studium ausgesucht habe, habe ich alle in meiner Privat- oder Krankenhauspraxis gesehen. Ich habe nur in den persönlichen Angaben hie und da etwas weggelassen oder geändert, um die Erkennung der Personen unmöglich zu machen. Das Grundlegende der einzelnen Fälle ist mitgeteilt, wie ich es beobachtet habe.

Ich habe keine Fälle ausgewählt, bei denen die Diagnose von vornherein klar und auch keine, in denen sie unmöglich oder nur Glückssache war. Um in die Augen springende Diagnosen zu vermeiden, habe ich klinische Bilder der Art, wie das folgende, nicht vorgeführt:

Patient, 25 Jahre alt, hatte zwei Anfälle von Gelenkrheumatismus, klagt über Atemnot, Wassersucht und Husten. Die Untersuchung zeigt einen schnellen irregulären Puls, ein verbreitertes Herz mit präsystolischen Geräusch und Schwirren an der Herzspitze und einen akzentuierten zweiten Pulmonalton. Es bestehen Zeichen von Stauung in den Lungen, der Leber, in Magen und Darm sowie Unterschenkelödeme und außerdem Flüssigkeitsansammlungen in den serösen Höhlen.

Die physikalische Untersuchung mag hier viele Schwierigkeiten bieten, aber es besteht keine in den Denkprozessen, welche uns zu der Untersuchung und von da zu unseren Schlüssen führen.

Aus demselben Grunde wurden in die Augen springende Erkrankungen wie Pharyngitis, periphere Gangrän, Klumpfuß nicht erwähnt; ebensowenig alle die, wo die Diagnose nur durch chirurgischen Eingriff festgestellt werden kann, wie z. B. akute Pankreatitis und gewisse Brusttumoren. Bei meinem Bemühen, Fälle zu sammeln, in denen die Diagnose zwar schwer, aber nicht unmöglich war, habe ich nur solche ausgewählt, bei denen wir endlich doch zu einer gewissen Sicherheit kommen konnten. Absolute Sicherheit gewinnen wir oft nur durch die Operation oder die Autopsie und auch dann nicht immer. So ist es wohl möglich, daß manche meiner Leser in dem einen oder anderen Falle mit meiner Diagnose nicht übereinstimmen werden. Das ist in einem solchen Buche ebenso unvermeidlich wie in der täglichen Praxis. Buch und Praxis kann gleicherweise nur den augenblicklichen Stand unserer medizinischen Unsicherheit und Unwissenheit widerspiegeln.

Nach der eben gemachten Einschränkung habe ich mich bemüht, in jedem Kapitel alle die Krankheiten vorzuführen, die den Patienten oft zu dem Arzte führen und ihn über das Symptom klagen lassen, welches den Inhalt des Kapitels bildet. Hie und da habe ich auch irgend eine wichtige Krankheit fortlassen müssen, weil ich kein passendes Beispiel unter meinen eigenen Fällen dafür finden konnte.

In einer Reihe von Fällen habe ich gewisse Dinge weggelassen, weil sie auch nicht in dem Krankheitsbericht vorkamen, den mir der behandelnde Arzt gab. Ich habe mich stets bemüht, ihr bemerkenswertes oder unbedeutendes Fehlen mit in Rechnung zu stellen und dementsprechend vorzugehen. Deshalb scheint es mir recht, meine Leser ebenso handeln zu lassen.

7. Erklärung der statistischen Angaben und Tabellen.

Das Buch enthält Abbildungen, Tabellen, statistische Angaben und Kurven. Die beiden letzten erfordern einige Erklärung.

Die statistischen Angaben, welche sich in jedem Kapitel vor den Krankengeschichten finden, stellen den Versuch — und soviel ich weiß, den ersten dieser Art — dar, die relative Häufigkeit der gewöhnlicheren Ursachen für jedes der fraglichen Symptome darzustellen. Diese Schätzung, die natürlich nur annähernd sein kann, beruht auf folgenden Grundlagen:

1. Einer Zählung der Gesamtzahl aller Fälle einer jeden Krankheit, die während der letzten 6 Jahre in dem Massachussets General Hospital behandelt wurden. Gegen 180000 Fälle wurden so nach der Diagnose klassifiziert, wobei die relative Häufigkeit jeder Krankheit bei diesem Material oberflächlich geschätzt wurde. Aber diese Angaben zeigen uns nicht die relative Häufigkeit eines jeden Symptoms (wie Gelbsucht oder Kopfschmerzen), die in diesem Buche zur Behandlung kommen. Viele Fälle von Gallensteinen zeigen keine Gelbsucht; daher können wir nicht ohne weiteres die Zahl von Gallensteinfällen mit der Zahl von Leberzirrhosen vergleichen, sondern wir müssen den Prozentsatz von Leberzirrhose mit Gelbsucht und Gallensteinen mit Gelbsucht in jeder Gruppe abschätzen. Dieses geschah unter der Benutzung von

2. Statistischen Artikeln aus der Literatur, in denen das prozentuale Vorkommen eines jeden Symptoms bei einer großen Zahl von Fällen berechnet wurde. Leider sind solche statistische Artikel nur selten. In Rollestons ausgezeichneter Monographie über die Leber hat fast jede Angabe ihre statistische Grundlage und das lästige Rückgreifen auf Phrasen wie „in der Regel“, „nicht selten“, „manchmal“ ist durch korrekte quantitative Angaben ersetzt. Aber leider gibt es nicht viel solche Bücher. Daher mußte ich in einigen Fällen das prozentuale Vorkommen eines Symptoms abschätzen durch

3. Das Studium des Symptoms und seiner Häufigkeit in 250 Fällen der in Frage stehenden Erkrankung; diese Fälle wurden den Krankengeschichten des Massachussets General Hospital entnommen.

Auf diese Weise wurde die Länge einer jeden Linie in den Diagrammen berechnet. Ich bin mir wohl bewußt, daß dabei zahlreiche Fehlerquellen vorhanden sind. Die diagnostischen Angaben in den Krankengeschichten des Hospitals können manchmal falsch sein, obwohl die große Anzahl der Fälle solche Irrtümer verringert. Die erwähnten statistischen Artikel können nicht ganz stimmen und umfassen oft keine sehr große Anzahl von Fällen, und endlich ist die Zahl der Fälle, bei denen ich die Berechnung selbst anstellen mußte, kleiner, als es mir selbst recht ist. Wichtiger als diese Irrtümer sind die absoluten Auslassungen, die man in meinen Ursachentabellen sicher finden wird. Ich erhoffe darin eine Hilfe von meinen Kritikern, die mich auf solche Irrtümer aufmerksam machen werden. Ich hoffe wirklich, daß vielleicht jemand über meine Fehlgriffe so böse wird, daß er sich gleich hinsetzt und ein besseres Buch schreibt, ein Ergebnis, das ich aufrichtig herbeisehne. Die Quellen, die ich zur Berechnung der statistischen Angaben gebraucht habe, finden sich in dem Anhang B Seite 612.

In die Tabelle der Symptome sind nicht alle aufgenommen worden, die sich in den Krankengeschichten vorfinden, sondern nur die häufigsten, klarsten und wichtigsten.

Endlich ist noch eine dritte Gruppe von Ursachen, die sich zur tabellarischen Behandlung nicht eignet, in der Einleitung eines jeden Kapitels kurz erwähnt. Es findet sich also die vollständige Zusammenstellung aller besprochenen Ursachen

1. in den Tabellen,
2. in den ausgewählten Krankengeschichten und
3. in der Einleitung zu einem jeden Kapitel.

Die Kurven.

Ausser den drei Linien, welche in üblicher Weise Temperatur, Puls und Atmung verzeichnen, finden sich noch gelegentlich Angaben über die tägliche Urinmenge und den Blutdruck.

1. Kapitel

Schmerz.

Allgemeine Betrachtungen.

Bevor wir das Studium der Ursache oder die Behandlung irgend eines Schmerzes beginnen, müssen wir uns erst überzeugen, daß er wirklich vorhanden ist. Nicht nur in den Fällen absichtlicher Verstellung und Täuschung, sondern auch wo wir es mit durchaus gutwilligen Menschen zu tun haben, können wir leicht irren. Viele Leute, besonders der niedrigeren Klassen, können nicht zwischen Schmerz und den verschiedenen anderen Arten unangenehmer Empfindung wie Jucken, Druckgefühl u. s. f. unterscheiden. Mancher Kranke, der uns zuerst erzählt, er habe Kopfschmerzen oder Magenschmerzen, wird durch wenige Fragen zu der Erkenntnis gebracht, daß er eher ein Gefühl von Druck, Einschnürung oder irgend ein unangenehmes Allgemeingefühl meint, als Schmerz im engeren Sinne.

Als Beweise des Schmerzes pflegen wir folgende Dinge zu betrachten:

1. den Ausdruck des Gesichts und die Körperhaltung;
2. die Erzählung eines bei dem Kranken Anwesenden, wie der Krankenpflegerin oder eines Verwandten;
3. die Veränderungen, die oft durch langandauernde Schmerzen hervorgerufen werden, wie Abmagerung oder Muskelschwäche;
4. den Blutdruck;
5. die Erweiterung der Pupillen (Mannkopf).

Wenn das Gesicht eines Patienten verzerrt ist, wenn sein Körper sich hin- und herwirft, sich windet oder ganz steif daliegt, können wir nicht daran zweifeln, daß er leidet, es sei denn, daß wir ihn für einen Betrüger halten; aber augenscheinlich können diese Beweise des Schmerzes leicht vorgetäuscht oder übertrieben werden.

In solchen Fällen brauchen wir das Zeugnis einer dritten Person, die den Patienten beobachten kann, wenn er sich allein glaubt. Viele Kranke, die uns gar nicht täuschen wollen, zeigen viel größere Zeichen des Leidens, wenn der Arzt, die Pflegerin oder ein Freund bei ihnen ist, als wenn sie sich unbeachtet glauben. Das kommt zum Teile daher, daß ein wirklich vorhandener, aber doch durchaus erträglicher Schmerz von dem Kranken viel schwerer empfunden wird, wenn die Anwesenheit eines ihm sympathischen Menschen sein Selbstmitleid wachruft.

Wenn ein Patient, der die Zeichen blühender Gesundheit trägt, uns klagt, daß er seit vielen Monaten quälende Schmerzen habe, so wird uns das Fehlen der üblichen Kennzeichen seine Aussagen mit Vorsicht aufnehmen lassen; chronisches Leiden prägt fast immer dem Gesicht und dem Körper seinen Stempel auf.

In den Fällen, wo wir Verstellung befürchten, wenn uns jemand erzählt, daß eine bestimmte Bewegung oder der Druck auf einen empfindlichen Punkt ihm große Schmerzen verursacht, können wir die Aussage bis zu einem gewissen Grade durch die gleichzeitige Messung des peripheren Blutdrucks kontrollieren. Schlimme Schmerzen verursachen fast immer eine merkliche Steigerung des Blutdrucks und wenn wir nichts Derartiges finden, können wir mit Recht schließen, daß der Schmerz, wenn er überhaupt vorhanden ist, sicher nicht groß sein kann.

Die gleiche Bedeutung hat das Mannkopfsche Symptom, die Erweiterung der Pupillen bei Schmerz.

Grad des Schmerzes.

Ich bin seit langer Zeit gewöhnt, ganz mechanisch und in jedem Falle die Ausdehnung und die Schnelligkeit der Patellarreflexe mit den Aussagen des Kranken über sein eigenes Leiden zu vergleichen. Ich habe gefunden, daß die, welche alle ihre Störungen als „entsetzlich", „schrecklich", „furchtbar" und in ähnlichen Ausdrücken zu beschreiben pflegen, gewöhnlich lebhafte Patellarreflexe haben und andere, die sich in ihren Ausdrücken gemäßigter zeigen, weniger starke. Es scheint mir ganz wahrscheinlich, daß hier ein Parallelismus zwischen der Reflexsensibilität und der Empfindlichkeit gegen Schmerz besteht. Wer auf den bestimmten Reiz mit gesteigerten Patellarreflexen antwortet, wird auch, wenn irgend eine Ursache Schmerz auslöst, erhöhte Klagen hören lassen. So bin ich durch das Resultat von vielen Beobachtungen zu dem Glauben gekommen, daß Leute mit gesteigerten Patellarreflexen übersensitiv sind und ihre Leiden zu übertreiben pflegen.

Natürlich ist das eine sehr rohe und unsichere Methode, den Schmerz zu messen, ja vielleicht mehr ein Versuch, den Grad der Schmerzursache, als den Schmerz selbst zu prüfen. Wir bedürfen dringend einer genaueren Bestimmungsmethode, wie stark der Schmerz im gegebenen Falle ist. Zurzeit müssen wir uns mit so unsicheren Proben begnügen, wie wir sie im letzten Abschnitt erwähnt haben: Gesichtsausdruck, Körperhaltung, die Erzählungen der Anwesenden und ein Nachweis solcher physiologischer Veränderungen, wie sie der Schmerz hervorrufen kann. Außerdem können wir uns noch bis zu einem gewissen Grade durch folgende Fragen Aufklärung verschaffen:

Hindert Sie der Schmerz an der Arbeit?

Hindert er Sie am Schlafen?

Nimmt er Ihnen den Appetit, oder stört er Sie, sich wie gewöhnlich zu bewegen und des Lebens zu erfreuen?

Wir wissen, daß bestimmte Rassen, z. B. die Chinesen, viel weniger empfindlich gegen Schmerz sind als andere, weil sie nach einer Schußverletzung oder einer Bauchkontusion einen viel geringeren Shock zeigen. Wir können nur die sensorische Seite dieser Erscheinung ins Auge fassen, aber das Fehlen der gewöhnlichen organischen Erscheinungen, die bei denselben Schädigungen beim Kaukasier auftreten, begründet die Meinung, daß auch der empfundene Schmerz verhältnismäßig gering ist. Wahrscheinlich bestehen ähnliche Verschiedenheiten auch zwischen den einzelnen Individuen ein und derselben Rasse.

Obwohl die Frauen gewöhnlich für höher organisiert und sensitiver als der Mann angesehen werden, so ist es doch eine wohlbekannte Tatsache, daß sie Schmerzen, besonders lang andauernde Schmerzen, leichter ertragen als Männer. Eine annehmbare Erklärung für diese Tatsache habe ich nie gehört.

Arten des Schmerzes.

Die meisten näher bezeichneten Beiwörter, die den Klagen der Kranken von ihnen selbst oder in der Beschreibung der Lehrbücher beigefügt werden, geben uns keine wertvolle Belehrung, weil sie nicht regelmäßig mit einer und derselben Krankheit verbunden sind. Bohrende, ziehende und schneidende Schmerzen sind für keine Krankheit charakteristisch. Trotz dessen sind doch einige Unterscheidungen von Bedeutung.

Schmerzen, die rhythmisch wiederkehren, oder sich in bestimmten Intervallen jedesmal bis zu einem Höhepunkt steigern und dann plötzlich oder nach und nach verschwinden, sind oft mit einer vermehrten Bewegung von Hohlorganen verbunden, wie des Darmes, des Ureters, der Gallengänge oder der Gebärmutter. Solche Schmerzen werden gewöhnlich mit dem Namen Kolik bezeichnet, obwohl der Ausdruck auch öfters weniger genau für irgend eine Art eines heftigen und plötzlich einsetzenden Schmerzes im Abdomen gebraucht wird.

Pochende Schmerzen, die sich bei jedem Herzschlage steigern, sind charakteristisch für Gefäßhyperämie, wie man sie z. B. an entzündeten Zahnwurzeln findet. Bei vasomotorischen Kopfschmerzen und bei Menstruationsbeschwerden finden wir gelegentlich die gleiche Erscheinung.

Schmerzen mit dem Gefühle der Zusammenpressung sind von großem diagnostischem Werte, wenn sie in der Präkordialgegend empfunden werden, weil sie dann in der großen Mehrzahl der Fälle auf eine Angina pectoris als Ursache hinweisen. Andere Krankheiten, die in dieser Gegend Schmerzen hervorrufen, sind selten, wenn überhaupt je von dem Gefühl der Einschnürung begleitet, das die Kranken oft sehr lebhaft schildern, z. B. „als wenn ich in einen Schraubstock eingepreßt wäre" oder „als wenn jemand mein Herz in seiner Hand zusammenpreßte".

Schmerzen in der Brust oder im Leibe, die durch Bewegung hervorgerufen oder gesteigert werden und durch Ruhe ebenso schnell verschwinden, entstehen fast immer aus der eben erwähnten Veranlassung — Angina. Viele Schmerzen, welche die Patienten auf Verdauungsbeschwerden, auf Rheumatismus oder Neuralgien beziehen, können so auf die richtige Ursache zurückgeführt werden.

Schießende und ausstrahlende Schmerzen erweisen sich gewöhnlich, besonders wenn sie dem Verlauf irgend eines Nervenstammes folgen, als neuralgisch. In vielen Fällen ist ein solcher Schmerz verbunden mit Eingeschlafensein, Brennen, Dumpfheit oder anderen Parästhesien.

Beziehungen des Schmerzes zu anderen Tatsachen.

Eine sorgfältige Nachforschung über das Verhalten verschiedener Faktoren in den Gewohnheiten und dem Verhalten des Kranken auf das Auftreten und die Stärke des Schmerzes ist für die Diagnose von hervorragender Bedeutung. Auf das Verhalten folgender Dinge zum Schmerz muß man achtgeben:

1. die Tageszeit,
2. die Körperlage,
3. die Nahrungsaufnahme,
4. die Wirkung von Bewegung auf den schmerzenden Körperteil oder von Erschütterungen des ganzen Körpers,
5. die Wirkung seelischer Erregung,
6. die Wirkung der Beschäftigung,
7. die Wirkung der Jahreszeit und des Wetters,
8. die Art, wie der Schmerz gemildert wird, z. B. durch Hitze, Kälte, Nahrungsaufnahme, Erbrechen, Medizin, Körperruhe und Beschäftigung.

Neurasthenische Kopfschmerzen und die Beschwerden bei chronischen Gelenkerkrankungen pflegen am Morgen am schlimmsten zu sein und mit dem fortschreitenden Tage sich zu bessern. Schmerzen, die mit Fieber und einer Infektion in Verbindung stehen, werden am Abend schlimmer, wenn die Temperatur am höchsten ist.

Durch die Lage werden besonders solche Schmerzen beeinflußt, die auf Erkrankungen der Gelenke und Muskeln beruhen, wie Hexenschuß, Ischias, alle Arten von Gelenkentzündung, Nackensteifigkeit, Fast bei allen Arten von Beckenerkrankungen werden die Schmerzen schlimmer, wenn der Patient steht, weil dadurch leichter Druck oder Zug auf schmerzhafte Punkte einwirken kann. Aus demselben Grunde werden chirurgische Erkrankungen der Niere und alle Krankheiten mit Milzvergrösserung gewöhnlich schmerzvoller, wenn die aufrechte Körperhaltung eingenommen wird. Manchmal werden Kopfschmerzen ausgesprochen gebessert oder verschlimmert, wenn der Patient liegt. Die Beschwerden bei Herzdekompensation sind immer im Liegen schlimmer.

Die meisten Muskelschmerzen werden verschlimmert durch Anstrengung der Muskulatur. Deshalb ermöglicht uns das Vorhandensein einer solchen Verschlimmerung die Unterscheidung von Muskelschmerzen von denen anderen Ursprungs. Man muß sich aber daran erinnern, daß auch in einigen Fällen von Neuritis die Schmerzen durch den Gebrauch des leidenden Gliedes vermehrt werden, auch dann, wenn muskuläre Veränderungen nicht vorhanden sind. Die Anstrengung beim Husten verursacht große Schmerzen bei Pleuritis, Pneumonie und allen Krankheiten, welche die Interkostalmuskulatur in Mitleidenschaft ziehen. Die Schmerzen bei Angina pectoris werden nicht allein durch Bewegung, sondern auch durch jede andere Ursache, die den Blutdruck erhöht, vermehrt (Verdauung, geistige Anstrengung, Aufregung).

Andererseits gibt es auch Schmerzen, die durch die Ruhe schlimmer werden, z. B. alle Arten von Gewohnheitsschmerzen, auf die ich im nächsten Abschnitt noch zurückkomme. Die Beschwerden bei chronischen Gelenkerkrankungen sind unmittelbar nach der Ruhe am schlimmsten, wenn der Patient versucht, die steifgewordenen Gelenke zu bewegen.

Erschütterungen des Körpers wie beim Fahren über einen schlechten Weg oder beim Reiten auf einem hochtrabenden Pferde bringen, wie man allgemein annimmt, eine Vermehrung der Leiden hervor, die durch Steinbildung in irgend einem Teile des Harntraktes hervorgerufen werden. Ohne allen Zweifel ist dies eine richtige Beobachtung, aber es gibt auch viele Ausnahmen von der Regel.

Verschlimmerung eines Schmerzes durch Nahrungsaufnahme führt uns zu der Annahme, daß die Ursache des Schmerzes im Magen liegt (Gastritis, Magengeschwür, Magenkrebs, Magenneurose). Es gibt aber auch eine ganze Reihe von im Darm entstehenden Schmerzen, die gleicherweise hervorgerufen oder gesteigert werden, wenn Nahrung in den Magen kommt. So sind z. B. die Leiden, die auf Enteritis und auf chronischem Darmverschluß beruhen, häufig unmittelbar nach der Mahlzeit viel schlimmer. Weiter scheint es richtig zu sein, daß die Schmerzen bei Gallensteinen und auch bei chronischer Appendizitis nach der Nahrungsaufnahme geringer werden. Ich habe bereits auf die Vermehrung der Schmerzen bei Angina pectoris Bezug genommen, die durch die Erhöhung des Blutdruckes bei der Verdauung hervorgerufen werden. Möglicherweise kann eine begleitende Aufblähung durch Gase bei der Auslösung des Anfalls mitwirken.

Erleichterung der Schmerzen durch die Nahrungsaufnahme ist charakteristisch für Ulcus pepticum und Hyperazidschmerzbeschwerden, ebenso auch für die unbestimmten nagenden Schmerzen, die der Hunger hervorruft.

Viele Arten von Muskel-, Gelenk- und Nervenschmerzen werden durch Witterungsverhältnisse verschlimmert, von denen wir aber noch sehr wenig wissen. Es ist meiner Meinung nach keine Frage, daß die Muskelschmerzen bei Hexenschuß und Nackensteifigkeit häufiger bei regnerischem Wetter, wie wir es im Frühling und Herbst haben, als bei trockener Hitze oder Kälte auftreten. Die Personen, die ein Unwetter durch unangenehme Empfindungen in der Nachbarschaft erkrankter Gelenke voraussagen können, sind sehr zahlreich. Aber es ist mir nie gelungen, diese Art von Prophetengabe mit irgend einer bestimmten Krankheitsart in Verbindung zu bringen. Ebenso bin ich davon überzeugt, daß das Herannahen eines Gewitters Kopfschmerzen nicht nur bei zur Migräne neigenden, sondern auch bei anderen empfindlichen Personen auslösen kann. Ich kann nicht sagen, ob dies von Veränderungen des Luftdrucks, von elektrischen Entladungen oder von anderen ganz unbekannten Verhältnissen abhängt. Viele meiner Patienten haben bemerkt, daß ihre Kopfschmerzen an besonders hellen, leuchtenden Tagen mit ungewöhnlich klarer Luft eher auftreten.

Erleichterung durch Erbrechen ist kein Beweis dafür, daß eine Krankheit gastrischen Ursprungs ist. Auch Darmbeschwerden, Gallenstein- und Nierenkolik und die Schmerzen bei Duodenalgeschwür können durch Erbrechen gemildert werden.

Besserung durch Hitze oder Kälte hat keinen Wert für die Unterscheidung irgendwelcher besonderer Schmerzarten. Dieselbe Krankheit kann bei verschiedenen Individuen jetzt durch das eine, dann durch das andere Mittel gebessert werden. Es ist dies ganz Sache des Versuches. Nach meinen Erfahrungen werden Schmerzen, bei denen Kälte Linderung verschafft, vollständiger und dauernder durch Hitze bekämpft.

Gewohnheitsschmerzen.

Dieser Ausdruck ist etwas irreführend und verlangt mehr Erklärung, als die zugrunde liegende Tatsache. Die Entstehung der letzteren erhellt aus folgender Beschreibung:

1. Irgend eine Aufregung, ein Schreck oder ein ungewöhnliches Ereignis lenkt die Aufmerksamkeit des Patienten auf einen bestimmten Teil seines Körpers, z. B. auf die Herzgegend oder den Pharynx; dann entdeckt

2. die verschärfte und konzentrierte Aufmerksamkeit des Patienten, so wie man mit dem Mikroskop für das unbewaffnete Auge unsichtbare Dinge sehen kann, irgendwelche Empfindungen, die vielleicht von physiologischen Vorgängen herrühren, die normalerweise in dem Körperteile statthaben, auf den die Aufmerksamkeit unglücklicherweise gelenkt worden ist. Diese Vorgänge gehen normal vor sich, ohne daß irgend eine Empfindung im Gehirn zum Bewußtsein kommt; aber wenn das Gehirn ganz besonders auf den Körperteil, dem die Aufmerksamkeit gewidmet wurde, hingelenkt worden ist, dann kann selbst der Herzschlag als schmerzvoll empfunden werden und die normalen Blut-, Lymph- und Nervenströme werden zu peinvollen Ereignissen vergrößert.

3. Die Vermehrung der Aufmerksamkeit, die durch die Gewohnheit immer schlimmer wird, hält das Gehirn wachsam, so daß auch der leichteste Grad einer Empfindung zum Bewußtsein kommt, den wir gewöhnlich nicht beachten.

4. Endlich können einige tatsächliche Störungen in der Funktion des Körperteiles die Folge des unnormalen Bewußtwerdens von Vorgängen sein, die im Unterbewußtsein verlaufen sollen. Der Herzschlag wird irregulär; die Sekretion des Pharynx wird anormal. Dadurch wird natürlich die ungeordnete Hinlenkung der Aufmerksamkeit des Patienten auf den Körperteil noch vermehrt und so kommt es zu einem Circulus vitiosus.

Dieser Kreislauf wird gebrochen und dadurch die Diagnose auf Gewohnheitsschmerzen gestellt, wenn es uns gelingt, die Aufmerksamkeit des Patienten auf andere Dinge zu lenken und ihn so für irgendwelche Zeit seine gewöhnlichen Leiden vergessen zu lassen.

Theorien über die Entstehung des Schmerzes.

Ich möchte nur kurz auf die Ansichten von Mc Kenzie und Head und ebenso auf die von J. Pal hinweisen, über die Wege, auf denen unter gewissen Bedingungen Schmerz entsteht. James Mc Kenzie und Henry Head verdanken wir die Aufstellung einer Theorie, nach der Schmerz und Hauthyperästhesie als Hand in Hand gehende Erscheinungen einer krankhaften Überreizbarkeit in einer oder der anderen Gruppe der spinalen Ganglienzellen zu betrachten sind. Nach ihrer Theorie beruht diese Überreizung auf Impulsen, die von einem erkrankten Organ ausgehen, das, obwohl es nicht selbst Sitz der Schmerzen ist, doch in den entsprechenden Spinalsegmenten eine Veränderung hervorruft, die von da nach der Peripherie des Körpers übertragen und dort von dem Individuum als Schmerz oft an einem von dem erkrankten Organe weit entfernten Orte empfunden wird.

So erklären diese Autoren die Schmerzen in der Nabelgegend bei Darmverschluß, ganz gleich wo der Sitz des Verschlusses liegt, durch die Annahme, daß alle Teile des Darmes im Rückenmark in dem gleichen spinalen Segment projiziert werden und daß die Nabelgegend der Sitz zentrifugaler Impulse von diesem Zentrum aus ist, die sich als Hauthyperästhesie und Schmerz äußern.

Das beste Beispiel und der beste Beweis der Theorie liegt in den sogenannten ausstrahlenden Schmerzen, die wir als Angina pectoris kennen und in ähnlichen Ausstrahlungen, von dem Sitz einer Gallensteinkolik aus. Es ist schwer, für die Schmerzen im Arme bei Angina und die Schmerzen in der Schulter bei Gallensteinen eine bessere Hypothese aufzustellen, und wenn alle anderen Schmerzarten mit gleicher Genauigkeit auf ein Spinalsegment übertragen werden könnten, eher als auf ein Organ, das direkt der Schmerzursache unterliegt, so würde die Theorie von Mc Kenzie und Head[1]) unsere uneingeschränkte Beistimmung verdienen. Tatsächlich sind aber die beiden angeführten Beispiele fast die einzigen, in denen die Theorie sich deutlich klar machen läßt. Die Schmerzen bei Appendizitis, bei Pleuritis, die meisten Nieren- und Milzschmerzen stimmen mit der Theorie nicht gut überein, und die hyperästhetischen Hautzonen, welche für den Beweis der Theorie wesentlich sind, haben andere Beobachter selten finden können. Trotz meiner tiefen Hochachtung für die Begründer dieser Theorie war es mir unmöglich, sie bei der klinischen Tätigkeit mit Nutzen zu verwenden mit Ausnahme der beiden schon erwähnten Krankheiten und bei der Lokalisation von Rückenmarksverletzungen.

Nützlicher im ganzen ist das Buch über Gefäßkrisen, in denen Pal[2]) auf Grund sorgfältiger Beobachtungen am Krankenbett und an der Leiche eine Theorie über die Ursache zwar nicht aller, aber doch gewisser paroxysmaler Schmerztypen aufstellt, die besonders mit den Gefäßen des Gehirns, des Herzens und der Niere, in geringerer Ausdehnung auch mit denen des Darmes und der Extremitäten in Verbindung gebracht werden. Er nimmt an, daß Arterienkrämpfe (wie sie Arteriosklerose, Urämie, Bleivergiftungen und die Nervenveränderungen der Tabes begünstigen und vorbereiten), die Ursache einer ganzen Reihe von Schmerzen, Lähmungen und anderen funktionellen Störungen sind,

---

[1]) James Mc Kenzie, Symptoms and their Interpretation, Shaw and Sons, London 1909.
[2]) J. Pal, Gefäßkrisen, Leipzig 1905.

die bisher einer Erklärung nicht zugängig waren. Nehmen wir die Bleivergiftung als ein schlagendes Beispiel der Theorie — so führt er dann aus —, daß wir hier eine merkliche Steigerung des Blutdrucks sehen, die manchmal mit zerebralen Krisen (Kopfweh, Konvulsionen, Koma), oft mit abdominellen Krisen (Bleikolik) und gelegentlich mit anginaartigen Anfällen auftritt. Bei der Arteriosklerose haben wir ebenso zerebrale, abdominelle und Herzkrisen und außerdem ausgesprochen periphere Krisen (intermittierendes Hinken). Auch bei der urämischen und eklamptischen Vergiftung treten zerebrale und abdominelle Krisen auf. Bei der Tabes dorsalis sind uns die Magen- und Darmkrisen durchaus geläufig.

Bei allen diesen Leiden pflegt die Untersuchung nach dem Tode zu zeigen, daß grobe Veränderungen, wie Gehirnblutungen oder Thrombosen, Verschluß der Koronararterien oder Verstopfung einer peripheren Arterie fehlen. In der Tat können die Arterien und die umgebenden Gewebe fast oder ganz normal gefunden werden. Daher ist es natürlich, irgend eine funktionelle Veränderung, wie einen Krampf, als Ursache für den Schmerz, die Lähmung oder die anderen funktionellen Veränderungen anzunehmen, die am Krankenbett zu beobachten waren. Für die Hypothese des Gefäßspasmus oder der Gefäßkrisen sprechen zwei Überlegungen:

1. Von Pal wurde oft ein Ansteigen des Blutdrucks sowohl vor, wie während der Krisis nachgewiesen. Diese Steigerung kann nicht als eine Folge des Schmerzes angesehen werden, da sie in vielen von Pals Fällen dem Schmerze voranging. Er fand sie sowohl in den gastrischen Krisen der Tabes als auch in den Fällen von Urämie, Bleivergiftung und Arteriosklerose.

2. Während eines Anfalles von vorübergehender Erblindung bei einem Patienten, der schon vorher verschiedene andere „Krisen" durchgemacht hatte, zeigte die ophthalmoskopische Untersuchung einen hochgradigen Spasmus oder eine Kontraktion der Retinalarterien.

So viel über die Theorie und die Beweise, auf die sie sich gründet. Sie scheint mir eine gute Arbeitshypothese zur Erklärung vieler Arten von vorübergehenden Amaurosen, Aphasien, Monoplegien, Hemiplegien und Kopfschmerzen, die wir bei der chronischen Nephritis finden. Wie jede andere Theorie hat sie zum Teil in dem eine Stütze, was sie uns zu entdecken ermöglicht. Gleich der Atomtheorie läßt sie uns manche Lücken auffinden und ausfüllen, wie sie sich in der folgenden Tabelle zeigen.

Krisen:

	Gehirn	Herz	Abdomen	Peripher	Lungen	Kehlkopf
1. Arteriosklerose	+	+	+	+	+ ?	—
2. Nephritische Blutdrucksteigerung (Urämie)	+	+	+ ?	—	+ ?	—
3. Tabes dorsalis	—	—	+	+	—	+
4. Bleivergiftung	+	+ ?	+	—	—	—

Ich möchte hier meinen Dank für die Förderung aussprechen, die ich dem Buche von Rudolph Schmidt über den Schmerz[1]) schuldig bin, das meine eigenen Beobachtungen über viele Punkte in richtige Bahnen geleitet und bestätigt hat.

---

[1]) Rudolph Schmidt, Die Schmerzphänomene bei inneren Krankheiten, ihre Pathogenese und Differentialdiagnose. Wien u. Leipzig 1906.

Ursachen der Kopfschmerzen.

[1] Die Diagnose der intrakraniellen Syphilis erscheint mir noch so unsicher, daß sie hier außer Betracht gelassen ist.

2. Kapitel.

Kopfschmerz.

1. Allgemeine Betrachtungen.

Bei der Besprechung dieses wohl häufigsten aller Symptome will ich nur solche Fälle als Beispiel anführen, in denen Kopfschmerzen von den Patienten als hervorstechendes Symptom angegeben werden oder gelegentlich diagnostische Schwierigkeiten verursachen. Andere sollen nur kurz gestreift werden.

1. Anämie irgendwelcher Art — perniziöse, chlorotische, posthämorrhagische — wird hie und da von Kopfschmerz begleitet, der gewöhnlich als untergeordnetes Symptom auftritt. Es muß indes hervorgehoben werden, daß schwere Blutarmut oft monatelang bestehen kann, ohne eine Spur von Kopfschmerz hervorzurufen. Man kann wohl daran zweifeln, ob die Blutarmut an und für sich jemals die Ursache des Kopfschmerzes ist [1]).

2. Ermüdung, Hunger und schlechte Luft verursachen oft Kopfschmerzen (vielleicht hervorgerufen durch die Zirkulation von „Ermüdungsgiften"), deren Ursache durch den Rückgang der Schmerzen nach Ruhe, Nahrungsaufnahme und frischer Luft augenscheinlich wird.

3. Gifte (Alkohol, Morphium und Blei). Mit Ausnahme der Fälle, wo die Kopfschmerzen nach einem Zechgelage auftraten, habe ich nie einen Patienten gesehen, dessen hauptsächliche Klagen nach einem dieser Gifte Kopfschmerzen waren. Andere Symptome stehen gewöhnlich im Vordergrund.

4. Arteriosklerose. Seit langer Zeit findet man in medizinischen Artikeln und Lehrbüchern die Behauptung, daß die Kopfschmerzen älterer Personen häufig durch Arteriosklerose verursacht werden. Meine eigene Erfahrung indessen steht ganz auf Seite der Meinung von Thomas, Walton und Paul [2]), welche jede solche Verbindung in Abrede stellen. Nach meiner Erfahrung treten Kopfschmerzen bei Arteriosklerose nur dann auf, wenn die Niere in ausgedehntem Maße verändert und infolgedessen der Blutdruck erhöht ist.

5. Verdauungsstörungen und Verstopfung. Magenüberladung verlangsamt die Verdauung und die dabei zustande kommenden abnormen Zersetzungen der Nahrung führen oft zu Kopfweh, das einer weiteren Erwähnung hier nicht bedarf. Der Patient kann gewöhnlich die Diagnose selbst stellen. Das gleiche ist oft der Fall bei den Kopfschmerzen, die auf Verstopfung zurückzuführen sind, die man häufig zu Unrecht auf „Lithämie", Überladung des Blutes mit Gallenstoffen oder Leberstörung zurückführt.

---

[1]) Von 697 Fällen von perniciöser Anämie, die ich untersuchte, hatten 300 niemals Kopfschmerzen. (Siehe Oslers Modern Medicine, Bd. IV, S. 622.)

[2]) Walton und Paul, Journ. Amer. Med. Assoc. 1908. — Thomas, Oslers Modern Medicine, Bd. VII. S. 336.

Ein bemerkenswertes Zeichen dieser Art von Kopfschmerzen ist in manchen Fällen ihr promptes Verschwinden nach der Stuhlentleerung. Eine ganze Reihe sehr intelligenter Patienten habe ich wiederholt von Kopfschmerzen erzählen hören, die ganz oder zum Teile wenige Minuten nach der Defäkation verschwanden. Das läßt sich schwer mit irgend einer chemischen Theorie über die Ursache eines solchen Schmerzes vereinen.

6. Viele verbreitete Infektionen, Schnupfen, Mandelentzündung, exanthematische Erkrankungen usw. gehen oft mit Kopfschmerzen einher, welche aber selten die Hauptklage der Patienten sind. Dann gibt es aber auch andere Infektionen, deren Beispiele ich später anführen will, welche so schweres und andauerndes Kopfweh hervorrufen, daß es das hervorstechende Symptom wird.

7. Der Kopfschmerz, der manchmal bei Otitis media und anderen Arten von Ohrenerkrankungen auftritt, wird in der übergroßen Mehrzahl der Fälle aus den gleichzeitig vorhandenen Ohrensymptomen leicht erkannt.

8. Vor oder nach der Menstruation, seltener während ihrer Dauer, bestehen Kopfschmerzen, deren Ursprung noch sehr dunkel ist.

9. Trigeminusneuralgie mit oder ohne die Paroxysmen und Krämpfe des Tic douloureux bietet gewöhnlich keine ernsten Schwierigkeiten für die Diagnose und soll deswegen hier nicht erwähnt werden. Leichtere Fälle können ihren Ursprung in Zahnkaries und anderen peripheren Reizungen haben. Die schlimmen Formen scheinen auf Veränderungen im Ganglion Gasseri zu beruhen.

10. Sonnenbestrahlung mit oder ohne wirklichen Hitzschlag wird oft unter den Ursachen des Kopfschmerzes aufgeführt. Nach meiner Erfahrung findet man aber bei diesen Fällen gewöhnlich ein ausgesprochen neurasthenisches Element, und die Rolle, welche die Besonnung dabei spielt, ist oft nur unsicher und erzwungen.

11. Die Entwickelungszeit ist oft von Kopfschmerzen begleitet, für die man eine lokale Ursache nicht finden kann. Wir bringen solche Kopfschmerzen ohne rechten Grund mit der Entwickelungsperiode in Verbindung, weil sie mit ihrer Beendigung wieder verschwinden.

12. Gehirnerschütterung, wie sie beim Fußballspiel vorkommt, ist eine häufige Ursache von Kopfschmerzen, die gewöhnlich keine diagnostischen Schwierigkeiten darbieten.

13. Knötchenkopfschmerz. Diese vielleicht häufigste Form von Kopfschmerzen scheint der Mehrzahl der Ärzte unbekannt zu sein, obwohl sie seit Jahrzehnten in den Lehrbüchern Beschreibung gefunden hat (Edinger in „Die deutsche Klinik").

Der Ausdruck „Knötchen- oder Schwielen-Kopfschmerz" ist ein Versuch, die Krankheit zu charakterisieren, ohne uns dabei irgendwie auf eine Theorie ihrer Ursachen oder pathologischen Veränderungen festzulegen. In einigen älteren Lehrbüchern wird er auch als „rheumatischer Kopfschmerz" erwähnt.

Charakteristisch für diese Kopfschmerzen sind schmerzhafte Verdickungen an den Ansatzstellen der Muskeln am Hinterkopf. Bestimmte Stellen der Trapezii, Sternokleidomastoidei, Skaleni oder Splenii werden schmerzhaft, uneben oder knötchenförmig, als wenn sich in der Substanz des Muskels etwas niedergeschlagen hätte (siehe Abb. 1). Die Schmerzen, die hauptsächlich, aber nicht ausschließlich am Hinterkopf vorkommen, beruhen auf solchen Verdickungen und verschwinden wieder, wenn sie durch Massage zerteilt werden. Daher kommt es auch, daß diese Krankheit den Masseuren und den Ärzten, welche Massage studiert haben und ausüben, besser bekannt ist, als der Ärzteschaft im ganzen. Autoren, die über Massage geschrieben haben, zögern nicht, von diesen Verdickungen als von den Herden einer chronischen Myositis zu sprechen. Aber soviel ich weiß, sind noch keine histologischen Untersuchungen ausgeführt worden, auf die sich ein solcher Ausdruck stützen könnte. Edinger betrachtet den Zustand augenscheinlich als eine Art Neuralgie. Von einigen Autoren ist eine Schwellung der benachbarten Lymphknötchen und der Halsganglien des Sympathikus erwähnt worden.

Die Schmerzhaftigkeit bei Berührung erstreckt sich über die Aponeurosen der Schädeldecke, bis zum Scheitel und sogar zu der Stirngegend, ebenso dem Trapezius folgend herab bis zu der Schulter. In dieser wie in mancher anderen Beziehung erinnert das Leiden an Lumbago und Nackensteifigkeit.

Die Krankheit wird oft als „rheumatisch" geschildert, weil sie in einigen Fällen nach der Einwirkung von Kälte und Nässe aufzutreten scheint, z. B.: „Wenige Tage vor der Erkrankung wurde er beim Radfahren von einem Hagelwetter überfallen." Manche Autoren schließen sich dieser Meinung an, wie z. B. Edinger, der sagt, es sei sicher, daß Erkältung die Krankheit hervorrufen könne.

Zu meinem Bedauern habe ich in meiner eigenen Erfahrung keinen Fall dieser Erkrankung. Ich bin auf sie hier nur eingegangen, weil sie ein sorgfältiges Studium durch die Kliniker zu verdienen scheint und wegen der Behauptung Edingers, die sich auf seine ausgedehnte Erfahrung an der Neurologischen Klinik zu Frankfurt a. M. stützt, daß es wahrscheinlich die häufigste Form von Kopfschmerz sei und daß die Untersuchung der Muskelansätze bei keinem Falle von Kopfschmerzen unterlassen werden sollte.

14. Vasomotorische Kopfschmerzen. Obwohl vasomotorische Störungen bei verschiedenen Arten von Kopfschmerzen auftreten können, besonders bei der Migräne, so bleibt doch eine Reihe von Fällen übrig, in denen nur die vasomotorische Störung

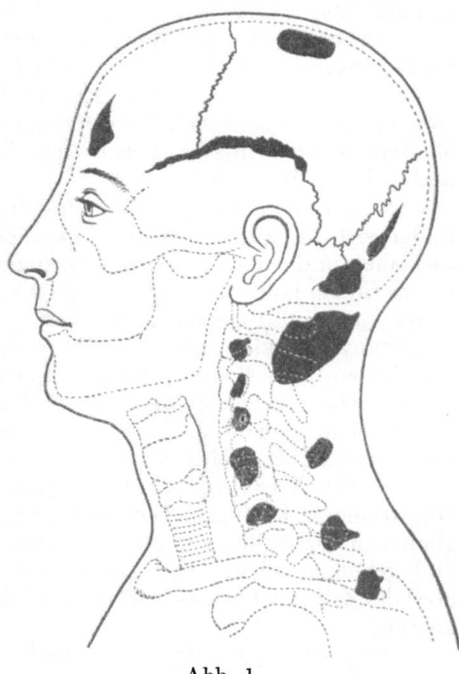

Abb. 1.

Die Stellen der häufigsten Verdickungen beim Knötchenkopfschmerz (Edinger).

(Gefäßlähmung und Gefäßdilatation) als Ursache gefunden wird. Diese Patienten haben bei dem Anfall ein stark gerötetes Gesicht und zeigen gewöhnlich über den übrigen Körper verbreitet rote Flecken und Streifen. Die Diagnose kann durch das Vorhandensein der eben erwähnten Zeichen und durch die Ausschließung aller anderen bekannten Ursachen gestellt werden.

2. Lage und Natur des Kopfschmerzes.

1. Viele Lehrbücher bilden die Oberfläche des Schädels mit besonderen Kopfschmerzzonen ab, die mit phrenologischen Zeichnungen Ähnlichkeit haben. Aber nach meiner Erfahrung lernt man aus der Lage des Kopfschmerzes meist nicht viel. Kopfschmerzen, die von den Augen ausgehen, beginnen oft in der Nähe der Augen oder haben dort ihren Hauptsitz; Schmerzen, die auf Otitis media

beruhen, verbreiten sich oft von einem Anfangsherd in der Nähe des Ohres. Entzündungen des Antrums oder der Stirnhöhlen führen zu Schmerzen über dem erkrankten Hohlraum. Die Schmerzen der syphilitischen Periostitis entsprechen der Lage der Veränderungen. Auch Migräne mit ihrer einseitigen Verteilung und Trigeminusneuralgie hat eine typische Ausdehnung.

Andererseits sind aber auch die Kopfschmerzen, die vom Auge oder Ohr ausgehen, oft nicht so lokalisiert und Kopfschmerzen aus irgend einer der häufigen anderen Ursachen (Urämie, Infektion, Gehirntumor, Verstopfung, Menstruation, Neurasthenie) können ihren Sitz in irgend einem Teile des Kopfes haben und oft einseitig sein, so daß man sie fälschlicherweise für Migräne hält.

2. Auch die Art des Schmerzes ist von sehr geringer Bedeutung: pochende, dumpfe, brennende, bohrende Kopfschmerzen werden bei den verschiedensten Krankheiten angegeben. Eine Art von Einschnürung und Druck erwähnen viele Patienten der psychoneurotischen Gruppe, besonders wenn sie in Frankreich gewesen sind und gehört haben, daß sie eine tête en casque hätten.

3. Die Heftigkeit der Kopfschmerzen ist wahrscheinlich am schlimmsten bei den organischen Erkrankungen des Gehirns oder Periostes (Hirntumor, Meningitis, syphilitische Periostitis), bei den Paroxysmen des Tic douloureux und bei der Migräne.

4. Chronische Kopfschmerzen, bisweilen das ganze Leben anhaltend, finden sich bei allen Arten von Psychoneurosen (Neurasthenie, Hysterie, Psychasthenie) und sind manchmal vorhanden, ohne daß sich irgend eine Ursache für sie finden läßt. Oft wird angegeben, daß sie im Grunde des Gehirns vorhanden wären (wobei das Genick gemeint ist). Schläge auf den Kopf, Hitzschlag, Arsenvergiftung und alle Arten „reflektorischer" Störungen (von den Beckenorganen, den Augen, dem Magen-Darmkanal ausgehend), werden oft ohne rechten Grund als Ursache angegeben und oft wird auch der Ausdruck „konstitutionell" für solche Schmerzen gebraucht. Aber es scheint mir besser, offen zu gestehen, daß wir darüber nichts wissen.

5. Die Tageszeit hat auf manche Arten von Kopfschmerz einen ausgesprochenen Einfluß. Die Schmerzen bei Erkrankungen der Stirnhöhlen beginnen oft alltäglich zur gleichen Stunde des Morgens, dauern eine gewisse Zeit und gehen vorüber. Das gleiche gilt auch für die psychoneurotische Gruppe, aber die Zeit des Beginns und des Nachlassens ist viel weniger gleichmäßig wiederkehrend.

Kopfschmerzen, die auf Syphilis, Hirntumor und Urämie beruhen, sind oft zur Nachtzeit schlimmer; aber es ist nicht richtig, daß diese nächtliche Verschlimmerung gerade für Syphilis charakteristisch ist.

3. Zwei weitverbreitete Irrtümer über den Kopfschmerz.

1. Die Meinung, daß physiologische und pathologische Zustände der weiblichen Geschlechtsorgane oft Kopfschmerzen hervorrufen, ist weitverbreitet. Lehrbücher, wie z. B. das von Butler, führen Dysmenorrhoe, Erkrankung der Gebärmutter, Erkrankung der Ovarien und selbst der Blase als Ursachen von Kopfschmerz auf. Soviel ich weiß, hat man eine Rechtfertigung dieser Anschauung bisher noch nicht versucht. Kopfschmerz ist natürlich außerordentlich häufig bei der Menstruation, aber ebenso häufig bei der Eklampsie. Und doch bringt heutigen Tages kein Mensch den eklamptischen Kopfschmerz irgendwie direkt in Verbindung mit dem Zustand des Uterus. Die Toxämie im Wochenbett, die Toxämie bei der Menstruation ist eine viel annehmbarere, aber auch noch nicht beweisbare Hypothese. (Weiteres über diesen Punkt siehe Seite 55.)

2. „Lithämie“ und „Rheumatismus“ werden ebenso häufig zur Erklärung des Kopfschmerzes herangezogen; aber keines von beiden Worten findet bei denen eine genauere Erklärung, die es in dieser Verbindung gebrauchen. Lithämie ist nur ein anderes Wort für die Verstopfung und die Verdauungsbeschwerden von überernährten, faulen Leuten, die natürlich Kopfschmerzen hervorrufen können.

„Rheumatische Kopfschmerzen“ beziehen sich gewöhnlich auf die Art, die mit Nackensteifigkeit und Verdickungen in den Muskelansätzen am Hinterkopf oder der Schläfenregion verbunden sind (vgl. darüber Seite 17).

Es scheint aber kein genügender Grund dafür vorhanden zu sein, die traditionelle Bezeichnung „Rheumatismus“ für solche Veränderungen beizubehalten.

4. Wichtige Untersuchungsmethoden.

Die folgenden Untersuchungsmethoden sollten in allen unklaren Fällen angewendet werden:

1. Vollständige Untersuchung der Augen (einschließlich der Augenspiegeluntersuchung), der Pupillen und die Prüfung der intraokularen Spannung (Glaukom).
2. Temperaturmessung (Infektionen).
3. Blutdruckmessung (Nephritis, Tumor).
4. Urinuntersuchung (Eiweiß, Zucker, Azeton).
5. Palpation der Muskelansätze im Nacken und Hinterkopf.
6. Untersuchung der Nase und ihrer Nebenhöhlen.

In der Anamnese soll auf folgende Aufschlüsse geachtet werden:

1. Tritt der Kopfschmerz paroxysmal auf und hat er eine bestimmte Dauer (gewöhnlich 12—24 Stunden); ist er von Veränderungen im Sehen und von schwerem, allgemeinen Krankheitsgefühl begleitet (Migräne)?
2. Ist die Anamnese die einer Psychoneurose?
3. Kehrt der Schmerz jeden Tag zu genau derselben Stunde wieder?

Fall 1.

Eine verheiratete Frau von 42 Jahren kam am 17. März 1904 wegen langdauernder Kopfschmerzen zu mir, die während der letzten fünf Jahre hin und wieder nach einer Erkrankung an sogenannter „Grippe“ auftraten, die von Taubheit und Klingen im linken Ohr gefolgt war. Die Kranke lebt in einer ausgesprochenen Malariagegend, hat aber, soviel sie weiß, nie die Krankheit gehabt.

Während des vergangenen Jahres sind die Schmerzen viel schlimmer geworden und sind besonders häufig zur Nachtzeit aufgetreten, zugleich mit einem Gefühl des Brennens über der linken Kopfseite und bis zu einem gewissen Grade über den ganzen Körper. Während dieses Brennens schüttelt sie sich vor Kälte, aber die Temperatur ist nie gemessen worden. Die Regel hat seit einem Jahre aufgehört und seitdem hat sie gemerkt, daß sie dicker wird, daß ihre Haut sehr spröde, rauh und blaß ohne irgendwelche Schweissabsonderung ist, und daß ihre Lippen blau sind. Oft hat die Patientin Schmerzen und das Gefühl von Kälte an der linken Schulter gehabt. Von Winter zu Winter wird dieses Kältegefühl schlimmer.

Seit einigen Monaten merkt sie Anschwellungen der Füße und des Gesichts; augenblicklich sind Ödeme nicht vorhanden, aber sie kommt bei der geringsten Anstrengung außer Atem, und das Herz schlägt dann heftig, rasch und unregelmäßig. Der Urin ist dick, dunkel, scharf und zeitweise tritt nach dem Urinlassen Blasenzwang auf. Die Kopfschmerzen wecken sie oft in der Nacht und gleich nach dem Aufwachen muß sie Wasser lassen, wonach die Kopfschmerzen besser werden. Sie glaubt, daß sie in der Nacht mehr Wasser lasse als am Tage. Sie ist sehr reizbar und zeigt häufiges Zucken und Zittern der Lippen. Sie hat nur vor 10 Jahren ein Kind geboren, das im ersten Jahre starb.

Bei der Untersuchung waren die Hände und Lippen von dunkler, schmutzigblauer Farbe, aber ganz warm. Das Gesicht zeigte eine gelbliche Blässe. Das Herz war frei von Veränderungen außer einem leichten systolischen Geräusche an der Basis. Die Lungen waren normal. Bei tiefer Inspiration konnte man leicht den Rand der Milz fühlen; ihre Festigkeit schien vermehrt. Im übrigen war das Abdomen frei von Veränderungen. Die Temperatur betrug um 5 Uhr nachmittags 37,4 °. Der Urin zeigte außer der dunklen Färbung und anderen Zeichen von hoher Konzentrierung keine Veränderung.

Besprechung: Die Möglichkeiten, die bei diesem Falle zuerst in Betracht kamen, waren Herzkrankheit, Myxödem, Malaria und eine andere, die noch erwähnt werden wird. Die Diagnose des Hausarztes war „eine unbestimmte Art von Herzkrankheit", aber bei der Untersuchung konnte ich ein Herzleiden nicht finden, obwohl die Atemnot und die Zyanose natürlich nach einer Veränderung am Herzen suchen ließ. Für Myxödem sprachen die Veränderungen an der Haut und die Empfindlichkeit gegen Kälte. Aber beim Hin- und Herfragen zeigte sich keines von diesen beiden Charakteristika voll ausgesprochen und außerdem bestanden keine psychischen Veränderungen, keine subnormale Temperatur und keine charakteristische Störung im Gesicht, mit Ausnahme der schon erwähnten außergewöhnlichen Färbung. Es ließ sich leicht erweisen, daß diese Zyanose nicht von einer Erkrankung des Herzens oder der Lunge abhängig war. Die Zählung der roten Blutkörperchen ergab nur 4 180 000, wodurch bewiesen wurde, daß die Farbe der Lippen nicht auf einer Polyzythämie beruhte. Weder in der Symptomatologie noch in dem groben Aussehen der Fäzes fand sich etwas, was auf eine Zyanose intestinalen Ursprungs hinwies, noch schien auch die Färbung dem vasomotorischen Typus anzugehören, wie wir sie oft bei neurotischen und hysterischen Personen sehen; sie blieb andauernd gleich und zeigte keine Veränderung von Stunde zu Stunde oder von Tag zu Tag. — Grobe Proben zeigten weder eine merkliche Taubheit, noch Schmerzhaftigkeit des Warzenfortsatzes.

Nachdem die oben erwähnten Ursachen ausgeschlossen werden konnten, mußte man natürlich an Methämoglobinämie denken, wie sie oft durch übermäßige Einnahme von Kopfschmerzpulvern entsteht, die Acetanilid enthalten. Der behandelnde Arzt hatte ihr solche Pulver oder irgend eine andere Medizin, die Methämoglobinämie hervorrufen konnte, nicht gegeben. Aber beim genaueren Befragen der Kranken hörte ich folgenden Hergang:

Während der letzten fünf Jahre hatte sie in ansteigender Menge Kopfschmerzpulver genommen. Ihr Mann bekam von dem Apotheker des Ortes ein- oder zweimal in der Woche eine Schachtel, und es ließ sich berechnen, daß sie einige Monate lang wöchentlich etwa 6½ g genommen hatte, wobei natürlich die Kopfschmerzen vorübergehend besser wurden. Ein Tropfen des Blutes verursachte auf Filtrierpapier eine schokoladenbraune Färbung, die mit keiner Probe der Talquvistschen Skala sich vergleichen ließ. Die spektroskopische Untersuchung zeigte das gewöhnliche Spektrum des Methämoglobins.

Verlauf: Die Patientin erhielt die Anweisung, sofort mit den Kopfschmerzpulvern aufzuhören und keine Medizin mehr zu nehmen, die Acetanilid oder ein anderes Glied dieser Gruppe enthielt. Am 3. Mai berichtete sie, daß die Kopfschmerzen viel geringer seien, Schlaf und Atmung viel besser und die Empfindlichkeit gegen Kälte viel weniger störend. Sie war noch schwach und blaß, aber der Appetit war bedeutend besser geworden; seit März hatte sie 3,6 kg an Gewicht zugenommen. Am 26. Januar 1907 schreibt mir der behandelnde Arzt: „Ein Jahr nachdem Sie die Patientin gesehen haben, war ihr allgemeiner Zustand viel besser, obwohl sie gelegentlich noch schlimme Kopfschmerzen hatte. Die Farbe des Blutes hat sich gebessert, aber bei der letzten Blutuntersuchung, die ich ein Jahr nachdem Sie die Patientin gesehen haben, gemacht habe, zeigte das Blut noch eine bräunliche Färbung."

Diagnose: Methämoglobinämie.

Fall 2.

Ein Hafenarbeiter von 36 Jahren kam zuerst am 8. März 1904 zur Untersuchung. Der Patient pflegt täglich drei Glas Branntwein zu trinken. Mit 26 Jahren hatte er Gonorrhoe und vor 12 Jahren Schanker, an den sich eine Halsentzündung mit Plaques muqueuses und Hautausschlag anschloß. Mit 30 Jahren hatte er Typhus und Pneumonie. Die Familienanamnese ist ohne Belang. Während der letzten fünf Jahre hatte er häufig Kopfschmerzen in der Stirngegend. Im letzten Oktober begann er Jodkali zu nehmen, aber im November wurde der Kopfschmerz schlimmer, und an der Stirn über dem linken Auge zeigte sich eine Schwellung. Der Schmerz dauerte eine Woche und verschwand dann. Vor einer Woche hatte er einen ähnlichen Anfall, nachdem er im Schlafwagen heftigem Zuge ausgesetzt war. Diesmal waren seine Augen durch eine Schwellung der Lider geschlossen. Die Stirn war schmerzhaft und geschwollen, besonders auf der linken Seite. Jetzt klagt er über heftige Schmerzen an der Stirn mit Schwellung und Druckempfindlichkeit.

Vor zwei Jahren scheint er eine ähnliche Schwellung an den Metakarpalknochen der rechten Hand gehabt zu haben, wobei der Knochen anschwoll und sehr schmerzhaft war. Sein Allgemeinzustand ist jetzt besser als vor 6 Monaten. Er hat Jodkali genommen, aber er fand, daß dadurch die Schmerzen schlimmer wurden. Er hat täglich etwa 15 g genommen, aber nicht regelmäßig. Sein Appetit ist gut, sein Stuhlgang regelmäßig. Symptome von Jodismus hat er nicht gehabt und fühlt sich bis auf die Kopfschmerzen völlig wohl.

Bei der Untersuchung bestätigen sich die in der Anamnese erwähnten Punkte. Etwas anderes wurde nicht entdeckt. Der zweite linke Metakarpalknochen war stark vergrößert und von unregelmäßigen Konturen. Ebenso bestanden Vergrößerungen an der Basis der ersten Phalanx des linken Zeigefingers und eine leicht gerundete Vorwölbung von der Größe eines Hühnereis über dem linken Augenlid. Die Temperatur schwankte von 37—37,5 ^{0}. Beim Eintritt ins Krankenhaus betrug die Zahl der Leukozyten 17 200, wovon 78% polynukleäre Leukozyten waren. Hämoglobingehalt 70%. Die roten Blutkörperchen zeigten eine leichte Achromie.

1. Welche Fragen und Untersuchungen sind geeignet, Licht in diesen dunklen Fall zu bringen?
2. Welche Schlüsse kann man aus der Wirkung des Zuges auf den Schmerz und der Wirkung des Jodkalis ziehen?
3. Warum ist es unwahrscheinlich, daß asthenopische Beschwerden die Ursache dieses Kopfschmerzes sind?
4. Welche Punkte sprechen gegen eine Erkrankung der Stirnhöhlen?
5. Welche drei verbreiteten chronischen ulzerativen Prozesse ergreifen am häufigsten die Haut und die tieferen Gewebe?

Weitere Fragen nach seinem Vorleben enthüllten die Tatsache, daß er mit 28 Jahren einen Schanker hatte, auf den Hautausschlag und Halsentzündung mit weißen Flecken im Munde folgte. Die Wassermannsche Probe (damals noch nicht bekannt) hätte die Diagnose erleichtert.

Wahrscheinlich war die Wirkung des Zuges nur ein zufälliges Zusammentreffen, höchstens eine auslösende oder begünstigende Ursache. Viele Kopfschmerzen, die man fälschlicherweise „rheumatisch" nennt, sind in Wirklichkeit syphilitisch. Es ist kein Grund zu der Annahme, daß „Rheumatismus" jemals Kopfschmerzen verursacht mit Ausnahme der akuten infektiösen Fälle. Das Versagen von Jodkali wird weiter unten besprochen.

Asthenopische Beschwerden pflegen mit 36 Jahren bei einem Manne, der seine Augen so wenig anstrengen muß, wie ein Hafenarbeiter, nicht zu beginnen.

Die lange Dauer der Kopfschmerzen spricht gegen eine Erkrankung der Stirnhöhlen; indes muß die Untersuchung diesen Punkt aufklären. Die drei gewöhnlichen Ursachen für chronische ulzerative Prozesse sind (mit Ausnahme variköser Geschwüre) Syphilis, Tuberkulose und bösartige Tumoren.

Verlauf: Am Tage nach der Aufnahme fühlte man an der Stirn zwei deutlich erkennbare, kraterförmige Einsenkungen, jede von der Größe eines Markstückes. Der Kopfschmerz wurde fast sofort gebessert durch Phenacetin 0,5 g mit Koffein 0,1 g. Aber um den Kranken zum Schlafen zu bringen, waren noch Sulfonal und Trional zu je 0,6 g notwendig. Er wurde mit Einreibungen von grauer Salbe behandelt und erhielt Jodkali in ansteigenden Dosen von 0,6—6,0 g, bis am 12. Tage wegen des Auftretens einer ausgesprochenen Schwellung des linken Augenlides das Jodkali weggelassen wurde. Zu dieser Zeit hatte die Schwellung der Stirn bedeutend nachgelassen und nach dem Aussetzen des Jodkalis wurde auch die Schwellung des Augenlides normal. Am 15. März waren die Krankheitssymptome fast ganz verschwunden. Augenscheinlich hatte das Quecksilber ihm besser getan, als das Jod. Er hatte niemals Zeichen von Speichelfluß gezeigt.

Im Hinblick auf die oben erwähnten Tatsachen besteht über die Diagnose Syphilis kein Zweifel und eine weitere Diskussion ist in diesem Falle unnötig. Die Beziehungen der Syphilis zu Kopfschmerzen lassen uns die syphilitischen Kopfschmerzen in drei Gruppen teilen:

1. Ein **akuter infektiöser** Kopfschmerz, der nahe um die Zeit der Roseola, der Drüsenschwellungen und der anderen sekundären Erscheinungen auftritt.
2. Ein **chronischer periostaler** Kopfschmerz mit oder ohne augenfällige Änderungen an der Stirn.
5. Ein **Kopfschmerz mit den Symptomen eines Hirntumors**, der auf dem Vorhandensein lokalisierter syphilitischer Veränderungen in der Schädelhöhle beruht, die zu syphilitischen Tumoren oder Hydrocephalus internus führen.

Diese letzte Gruppe ist von besonderer Wichtigkeit, weil man sie irrtümlich oft für echte Hirntumoren ansieht, woran sich eine hoffnungslose Prognose schließt. Man unterläßt dann eine kräftige antisyphilitische Behandlung, woraus sich viel unnötige Leiden ergeben. Ich habe dreimal nach einer antisyphilitischen Behandlung Heilung bei Fällen eintreten sehen, die als Hirntumor aufgegeben worden waren. Die einzig richtige Regel ist folgende: **Gib Quecksilber** (in mäßigen Dosen) **und Jodkali** (in Dosen, die allmählich enorm werden) **in jedem Falle, der die Zeichen und Symptome eines Hirntumors zeigt.**

Die Prognose kann unmittelbare Besserung mit späteren Rückfällen in der einen oder anderen Form annehmen. Die Prognose quoad vitam ist schlechter als bei nicht Syphilitischen.

Behandlung besonders mit Quecksilber soll in Intervallen durch das ganze Leben fortgesetzt werden. Jodkali ist nur dann notwendig, wenn ausgesprochene Veränderungen hervortreten.

Diagnose: Syphilitische Periostitis.

Fall 3.

Eine verheiratete russische Hausfrau von 37 Jahren kam am 17. Mai 1904 in das Krankenhaus. Im Jahre 1901 hatte sie in der chirurgischen Abteilung wegen einer entzündlichen Striktur des Rektums gelegen, welche die Anlegung einer inguinalen Kolostomie nötig gemacht hatte. Nach dieser Operation war der vorher stark konstipierte Stuhl in Ordnung gekommen, und die Wunde war geschlossen worden. Patientin blieb gesund bis zum 1. Mai 1904 und begann dann über Schmerzen im Hinterkopf zu klagen, die zuerst mild auftraten und durch brausendes Bromsalz gemildert wurden, aber in der vergangenen Woche sehr stark wurden und sich über den ganzen Kopf ausdehnten. Jetzt dauert der Schmerz fast alle 24 Stunden des Tages an und hat die Patientin die letzten zwei Nächte nicht schlafen lassen. Vorvorgestern hatte die Patientin einen

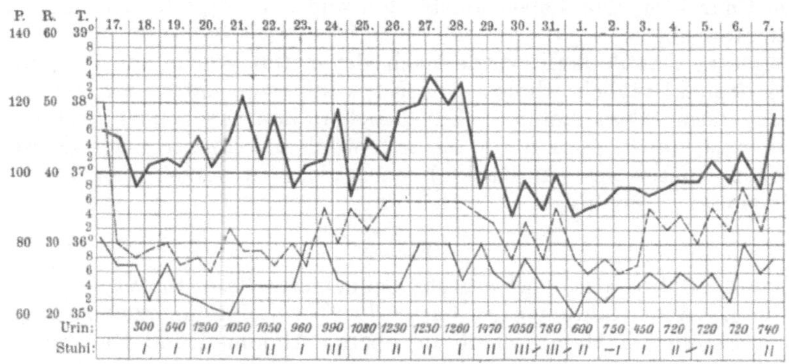

Abb. 2.   Temperaturkurve zu Fall 3.

Anfall von Übelkeit und Erbrechen. Der Kopfschmerz ist so heftig, daß sie durch das Fenster zu springen und sich selbst umzubringen droht. Zuerst hat sie ein starkes Hitzegefühl, dann wird ihr kalt, sie schwitzt sehr stark, besonders bei Nacht und wird sehr leicht müde.

Die physikalische Untersuchung einschließlich des Augenhintergrundes zeigt nichts Anormales mit Ausnahme einer Ungleichheit der Pupillen, die aber normal reagieren. Blut und Urin sind normal. (Abb. 2.)

Die ersten zwei Tage waren die Kopfschmerzen sehr heftig trotz Laktophenin 0,6 g, Koffein 0,3 g, Natrium bromatum 2,0 g, Jodkali 0,6 g dreimal täglich. In der Hoffnung, daß durch starke Stuhlentleerungen der Kopfschmerz gebessert werden könnte, wurden Pulv. tub. Jalapae in hohen Dosen und hohe Einläufe von Öl und Seifenwasser gegeben, aber trotz alledem waren die Kopfschmerzen am Ende der ersten Woche des Krankenhausaufenthaltes unverändert.

Besprechung: Eine bestimmte Diagnose kann in diesem Falle nicht gestellt werden. Die Besserung, die sich auf den Gebrauch von Jodkali einstellte, kann wohl zufällig sein, denn viele Kopfschmerzen unbekannten Ursprungs lassen ohne Behandlung nach einer Periode wie im Verlaufe dieses Falles nach.

Die Rektumstriktur gehörte zu denen, die man gewöhnlich, aber ohne hinlänglichen Beweis, als syphilitischen Ursprungs zu betrachten pflegt. Bei solchen

Strikturen gibt die histologische Untersuchung keinen Beweis für die Syphilis, umsomehr, als wir wohl wissen, daß auch Gonorrhoe Strikturen in jedem Hohlorgan hervorrufen kann. Das Vorhandensein von anderen syphilitischen Veränderungen am Körper ermöglicht oft die Diagnose der Syphilis bei einer Rektalstriktur, aber in diesem Falle fanden sich keine solchen Veränderungen. Die Anamnese ist für die Diagnose solcher Fälle von ausschlaggebender Bedeutung. In diesem Falle zeigte es sich, daß die Frau steril war, aber sie hatte keine Fehlgeburten durchgemacht und konnte sich nicht auf irgendwelche Erkrankungen erinnern, die Syphilis wahrscheinlich machen konnten.

Wenn dieser Fall syphilitischer Natur ist, dann handelt es sich wahrscheinlich um eine intrakranielle Veränderung von der Art, die einen Gehirntumor vortäuscht. (Siehe Fall 1, S. 19.)

Die Prognose kann Besserung versprechen, muß aber mit der Wahrscheinlichkeit von Rückfällen rechnen, wenn die Diagnose auf Syphilis richtig ist, obwohl diese Rückfälle andere Organe (Leber, Aorta, Knochen, Unterhautbindegewebe) betreffen können.

Antisyphilitische Behandlung sollte mit Intervallen durch das ganze Leben hindurch fortgesetzt werden. Die Dauer der Behandlungszwischenräume hängt von dem Charakter, den Lebensumständen und der körperlichen Beschaffenheit des Patienten ab.

Verlauf: Das Jodkali wurde nach der ersten Woche auf 1,0 g und dann auf 3,0 g dreimal täglich erhöht. Die Kopfschmerzen hatten an Heftigkeit und Häufigkeit rasch abgenommen. Zur gleichen Zeit erschienen leichte Zeichen von Jodismus, am 8. Juni fühlte sie sich wohl und konnte nach Hause gehen. Drei Monate später war ein Rückfall noch nicht zu verzeichnen.

Diagnose: Syphilis.

Fall 4.

Eine 40 Jahre alte, verheiratete Schneiderin kam am 21. Juni 1894 zur Behandlung. Acht Jahre vorher hatte sie über Leibschmerzen zu klagen, die durch ein Gefühl des Herabziehens im oberen Abdomen und Rücken charakterisiert waren. Vor fünf Jahren erlitt sie eine Verletzung am Kopfe, wobei eine Naht von 17 Nadeln angelegt wurde. Von da an hatte sie einseitige Migräne, die etwa viermal im Jahre wiederkehrte und gewöhnlich einen Tag anhielt. Sie war sechsmal schwanger und hatte drei Fehlgeburten.

Seit vier Wochen klagte sie über Schmerzen im Nacken, manchmal stechenden, manchmal anhaltenden Charakters, die am Tage schlimmer waren, aber sie im Schlafe nicht störten. Mit den Schmerzen hatte sie ein Gefühl von Anschwellung im Rachen und im Nacken. Das Schlucken machte ihr keine Beschwerden, obwohl der Hals gerade zu der Zeit etwas schmerzhaft war. Vor drei Wochen dehnte sich der Schmerz über den ganzen Kopf aus und nahm besonders die Schläfengegenden ein, die geschwollen und druckschmerzhaft erschienen. Andere Erscheinungen hatte sie nicht.

Die körperliche Untersuchung zeigte eine blasse Frau, deren Haut mit einem rötlichen papulösen Exanthem bedeckt war; am stärksten ausgesprochen ist der Hautausschlag am Gesicht und am Rumpfe. Die Untersuchung der inneren Organe verläuft ebenso negativ, wie die des Blutes. Der Urin ist alkalisch, hochgestellt, spez. Gew. 1023, mit einer leichtesten Spur von Eiweiß. Das Sediment zeigte große desquamierte Epithelzellen in Haufen, polynukleäre Zellen, Kristalle von Tripelphosphaten und einige oktaedrische Kristalle, die durch Essigsäure nicht aufgelöst werden. Der Augenhintergrund ist normal.

Besprechung: Drei Arten von Kopfschmerz kommen uns augenblicklich ins Bewußtsein, wenn wir die Krankengeschichte lesen, beruhend

1. auf einer Kopfverletzung,
2. auf Migräne,
3. auf Syphilis.

Traumatische Kopfschmerzen nach einer heftigen Gehirnerschütterung, wie wir sie beim Fußballspiel oder beim Rodeln sehen, schließen sich gewöhnlich an eine Periode tiefen Komas an und pflegen andauernd mehrere Wochen oder Monate anzuhalten. Periodische Schmerzen, wie sie hier beschrieben sind, finden sich nicht oft bei einem Trauma.

Migräne pflegt vor dem 35. Lebensjahre zu beginnen und häufiger aufzutreten als in diesem Falle.

Es ist von großer Wichtigkeit, darauf hinzuweisen, daß einseitige, periodisch auftretende Kopfschmerzen, die von Übelkeit und Erbrechen begleitet sind, nur dann den Namen „Migräne" verdienen, wenn alle bekannten Kopfschmerzursachen ausgeschlossen werden können. Der Kopfschmerz im Verlaufe einer Nephritis oder eines Gehirntumors erinnert oft an Migräneschmerzen, besonders in den früheren Stadien der Erkrankung. Die Untersuchung des Urins und des Augenhintergrundes wird oft deshalb unterlassen, weil die Schmerzanfälle von den Patienten so beschrieben werden, daß man ohne weiteres eine „typische Migräne" annimmt und die Behandlung danach einrichtet.

Ein migräneähnlicher Kopfschmerz, der später dauernd wird, erweckt daher den Verdacht auf Nephritis oder Hirntumor. Nephritis konnte indessen in diesem Falle durch das Fehlen von Veränderungen im Urin und von Blutdruckerhöhung ausgeschlossen werden. Der Augenhintergrund war frei von Veränderungen; das Fehlen von Herdsymptomen (wie Aphasie, Lähmungen, Jacksonscher oder allgemeiner Epilepsie, Parästhesien oder Astereognosis) wie das Nichtvorhandensein von Schwindel, Erbrechen und Blutdrucksteigerung sprachen ebenso gegen die Diagnose eines Hirntumors, der indessen nicht absolut ausgeschlossen werden konnte.

Syphilis wurde durch den Hautausschlag nahe gelegt. Die weitere Untersuchung zeigte eine Anschwellung der postzervikalen Lymphdrüsen. Das Fehlen jeglicher Kenntnis einer Infektion ist ohne Bedeutung. Nur der positive Beweis hat bei Syphilis Wert und es kann nicht deutlich genug ausgesprochen werden, daß bei jeder Person, jung oder alt, reich oder arm, wie immer ihr Charakter und ihre Lebensumstände sind, Syphilis immer eine mögliche Diagnose ist. Es gibt sehr viele Möglichkeiten, die Krankheit extragenital zu erwerben.

In diesem Falle war der Hautausschlag nicht typisch für Syphilis und hätte auch eine gewöhnliche Hautinfektion darstellen können. Seine allgemeine Verbreitung, die Verbindung mit Drüsenschwellungen und mit den andauernden Kopfschmerzen machte ihn jedoch verdächtiger. Das Fehlen von Fehlgeburten ist weniger bezeichnend, weil sie ganz früh und unbemerkt erfolgt sein konnten. Alles in allem erscheint Syphilis als die wahrscheinlichste Diagnose.

Die Prognose und Behandlung der Syphilis ist auf S. 23 u. 24 besprochen worden.

Verlauf: Die Kopfschmerzen wurden wenigstens zeitweise durch Phenacetin 0,3 g mit Kodein 0,03 g gebessert. Später war ein- oder zweimal die Darreichung von etwas Morphium notwendig. Quecksilber und Jodkali wurden per os in kleinen Dosen gegeben und in einer Woche hatte sich der Zustand wesentlich gebessert. In zwei Wochen war der Kopfschmerz nur noch sehr gering, die Hauteruption fast verschwunden, und die Drüsen kaum noch zu fühlen. Am 12. Juli wurde Patientin gesund entlassen mit dem Rate, den Gebrauch von Jodkali dreimal täglich 0,3 g noch eine Reihe von Monaten fortzusetzen.

Diagnose: Syphilis.

Fall 5.

Ein jüdischer Schuhmacher von 37 Jahren kam am 8. Juli 1908 zur Untersuchung. Er hatte hin und wieder Magenstörungen, seitdem er vor fünf Jahren nach Amerika kam. Vor fünf Tagen begann er über Schmerzen in der Herzgegend mit kurzem Atem und Ohnmacht zu klagen. Dieser Anfall dauerte nur wenige Stunden, aber seit der Zeit hatte er schwere Kopfschmerzen, keinen Appetit und Magenbeschwerden ohne Erbrechen. Der Stuhlgang ist angehalten. Sein Schlaf wird durch schlimme Träume gestört.

Bei der Untersuchung fand man wenige feine unbeständige Rasselgeräusche an der Basis beider Lungen. Das Atemgeräusch an der Basis und in der Axillargegend der linken Lunge war etwas lauter als rechts. Es bestand leichte Schmerzhaftigkeit im Epigastrium, und die Milz überragte den Rippenrand um etwa 2 cm. Die rechte Tibia zeigte gröbere Vorragungen, aber ohne Rauhigkeiten, und war nach vorn und hinten verbogen. Die Temperatur betrug bei der Aufnahme 37,8⁰. Puls 75. Leukozyten 4800. Widal negativ. Blut negativ. Urin normal.

Besprechung: Was sind die Ursachen der Vergrößerung und Unebenheit der Schienbeine?

Bedeutung der Rasselgeräusche in diesem Falle?

Die Veränderungen an den Lungen sind weder für Tuberkulose noch für irgend eine andere Lungenerkrankung charakteristisch.

Die Vergrößerung und Verbiegung des einen Schienbeins kann auf alter Rachitis, auf Osteitis deformans (Pagetsche Krankheit) oder auf syphilitischen Veränderungen beruhen. Aber die letzteren sind gewöhnlich von Rauhigkeiten, Unebenheiten und Hautveränderungen begleitet, während die Pagetsche Krankheit die Schenkelknochen und die Schlüsselbeine ausgedehnter zu befallen pflegt, als die Schienbeine. Rachitis scheint die wahrscheinlichste Erklärung.

Ein akut einsetzender Kopfschmerz von fünftägiger Dauer mit Fieber macht natürlich eine infektiöse Krankheit wahrscheinlich. Die akuten Infektionskrankheiten, die am häufigsten im gemäßigten Klima Kopfschmerzen verursachen, sind die leichteren Infektionen des Respirationstraktus (gewöhnlicher Schnupfen), Angina, Sepsis und Typhus, weniger häufig Malaria.

Die negative Blutuntersuchung, die normale Temperatur und die geringen Veränderungen an den Abdominalorganen schließen diese Infektionen aus.

Verschiedene Erscheinungen deuten auf einen psychischen Ursprung der Kopfschmerzen. Sie beginnen unmittelbar nach einem Anfall von Brustschmerzen, die der Patient augenscheinlich auf eine Herzkrankheit bezogen hatte, worüber er sehr erschrocken war. Die darauffolgenden schlimmen Träume und gastrointestinalen Störungen sind häufig die Folge von solchen Herzbeschwerden, besonders bei einem so empfindsamen Volke wie den Juden.

Auch die therapeutischen Erfolge bestätigen hier die Diagnose. Sobald der Patient nach einer eingehenden Untersuchung von der Gesundheit seiner lebenswichtigen Organe überzeugt war, begann sich das Kopfweh mit den anderen Störungen zu bessern. Die suggestive Behandlung mit Menthol vollendete die Kur. Es ist natürlich unmöglich, irgend eine dunkle infektiöse Erkrankung auszuschließen, aber die Wahrscheinlichkeit spricht dagegen.

Verlauf: Ursprünglich hatte man die Diagnose auf Typhus gestellt, aber am nächsten Morgen war die Temperatur normal und der Kranke klagte nur noch über seine Kopfschmerzen. Diese dauerten einige Tage an, wurden aber durch eine 25%ige alkoholische Menthollösung gebessert, die an den schmerzenden Stellen angewendet wurde. Das wiedergewonnene Selbstvertrauen spielt eine bedeutende Rolle in seiner Genesung.

Diagnose: Kopfschmerz psychischen Ursprungs.

Hier ist der geeignete Platz, die sogenannten „neurasthenischen", „essentiellen" oder „konstitutionellen" Kopfschmerzen näher zu betrachten. Es gibt Menschen, die gegen sensible Reize so empfindlich sind, daß ihnen das eigene Körpergewicht Beschwerden macht, selbst wenn sie auf weichen Stühlen sitzen. Der Druck der Kleidung, die gewöhnlichen Veränderungen in der umgebenden Temperatur, quälen sie, wie ein hohler Zahn durch einfachen Druck, durch Hitze oder Kälte zu schmerzen beginnt. Bei solchen Personen genügen die zirkulatorischen und Nervenvorgänge im Kopfe, um die Schmerzschwelle zu überschreiten und sich als wirkliche Schmerzen zu zeigen. Nicht alle derartigen Leute zeigen die geistigen oder körperlichen Charakteristika der Neurasthenie und mir scheint es, daß man die ganze Frage nur verdunkelt, wenn solche Kopfschmerzen als „neurasthenisch" bezeichnet werden, nur weil sich eine organische Grundlage für sie nicht finden läßt.

Bei anderen Menschen hängen die Kopfschmerzen ganz deutlich von dem psychischen Zustande ab, der das Leiden hervorrufen und verschwinden lassen kann. Die Schmerzen sind vergessen, wenn der Kranke tätig und interessiert ist und kehren zurück, wenn er die Aufmerksamkeit wieder auf sich selbst richtet.

Bei einer dritten Gruppe besteht keine allgemeine Hyperästhesie und keine Veränderung des Schmerzes mit dem psychischen Befinden. Ich habe mehrere solcher Fälle durch die Pubertätsperiode bis zu ihrem Verschwinden mit der Beendigung dieses Zeitraums verfolgt.

Andere Schmerzen endlich treten im späteren Leben auf und sind stets oder hin und wieder periodisch. Von dieser Gruppe wissen wir praktisch so gut wie nichts und das sollten wir auch deutlich in unseren Bezeichnungen zum Ausdruck bringen. Nach meiner Meinung sollte man die sogenannten „neurasthenischen" Kopfschmerzen unterscheiden in

1. Kopfschmerzen, die auf konstitutioneller oder chronischer Hyperästhesie beruhen,
2. Kopfschmerzen auf Grund psychischer Ursachen,
3. Kopfschmerzen, deren Ursachen absolut unbekannt sind.

Als ein Beispiel dieser letzten Art untersuchte ich einen munteren, kräftigen, italienischen Arbeiter, der im Juli 1908 an beständigen Kopfschmerzen zu leiden begann. Im August sah ich ihn, konnte aber keine Ursache für seine beständigen Leiden finden, die ihn jetzt arbeitsunfähig machten. Ich sandte ihn ins Krankenhaus, wo die sorgfältigste Untersuchung seiner Organe, der Körperflüssigkeiten, der Augen, Ohren, Nase, des Halses und der verschiedenen Nebenhöhlen absolut nichts herausbrachte. Genau als wir dieses erfolglose Suchen beendet hatten, verschwand der Kopfschmerz nach neun Wochen plötzlich ohne jede Behandlung, obwohl sich vor dem Eintritt in das Krankenhaus Chinin, Quecksilber und Jodkali als nutzlos erwiesen hatten. Bis jetzt (September 1910) sind die Schmerzen nicht wiedergekommen.

Fall 6.

Eine 47 jährige Hausfrau kam am 23. Dezember 1907 ins Krankenhaus. Seit dem ersten Auftreten ihrer Menstruation im 11. Jahre bemerkte sie eine Anschwellung des Halses, die zur Zeit der ersten Schwangerschaft in ihrem 26. Lebensjahre stärker wurde. Nach der Entbindung wurde sie wieder kleiner, verschlimmerte sich aber bei der nächsten und bei jeder der acht folgenden Schwangerschaften. Jedesmal war die Anschwellung während der Schwangerschaft größer, als die Abnahme nach der Entbindung, so daß es im ganzen zu einer Vergrößerung des Tumors kam, der ihr niemals Beschwerden oder Unbequemlichkeiten machte.

In den letzten zwei Jahren hatte sie Anfälle von Migräne, die immer in den Morgenstunden oder längere Zeit nach dem Essen für die Dauer von 24 Stunden etwa einmal in 14 Tagen auftraten bis später, wo sie sich zweimal wöchentlich zeigten und von allgemeiner Nervosität begleitet waren. Sie hat meist das subjektive Gefühl der Hitze und deswegen eine Vorliebe für eine kühle Außentemperatur. Seit sechs Monaten bemerkte sie Schwäche in den Händen. Vor zwei Wochen hatte sie eine Grippe und bemerkte von da an beträchtliche Kurzatmigkeit, die sich zuletzt bis zur Orthopnoe steigerte. In den letzten zwei Jahren hat sie 30 Pfd. an Gewicht abgenommen. Der Stuhlgang ist leicht durchfällig, der Appetit ausgezeichnet.

Die Untersuchung zeigte Abmagerung, Zyanose, leichten Exophthalmus, den die Patientin vorher noch nicht bemerkt hatte, feinschlägigen Tremor der Hände und ausgesprochen asymmetrische Vergrößerung der Schilddrüse, deren größter Umfang 41,3 cm betrug. Der Herzspitzenstoß lag im 6. Interkostalraum, $1\frac{1}{2}$ cm außerhalb der Mamillarlinie, 6 cm nach links von der Mittellinie. Die Herzaktion war schnell, zwischen 100 und 120, etwas unregelmäßig. Der erste Ton an der Spitze war sehr scharf, von einem präsystolischen Geräusch begleitet. Der zweite Pulmonalton war viel stärker als der zweite Aortenton. Der systolische Blutdruck betrug 175 mm Hg. Die Bewegungen der Darmschlingen waren durch die Bauchdecken zu sehen. Im Epigastrium und um den Nabel herum bestand ausgesprochene Druckschmerzhaftigkeit. Die Leber überragte den Rippenrand um 7,5 cm. Aszites bestand nicht, aber beide Unterschenkel zeigten ein weiches Ödem. Die Zahl der Leukozyten betrug 15 400; im übrigen war das Blut normal. Der Urin war hell, spez. Gew. 1010—1012 mit einer Spur von Eiweiß. Mikroskopisch enthielt er zahlreiche Leukozyten, aber keine Zylinder. Die 24stündige Urinmenge betrug 450—900 ccm.

Besprechung:
1. Welcher Art ist die Vergrößerung der Schilddrüse?
2. Was ist die Ursache der Kopfschmerzen?
3. Gibt es eine Erklärung dafür, daß die Patientin kaltes Wetter bevorzugt?
4. Wie können die Eigenschaften des Urins erklärt werden?
5. Ist mehr als eine Erklärung für das präsystolische Geräusch am Herzen möglich?
6. Wann kann man die Darmbewegungen durch die Bauchdecken sehen?
7. Welche Krankheiten verursachen Gewichtsabnahme trotz guten Appetites und guter Verdauung?

Die Besprechung dieser Fragen wird auch die Diagnose, Prognose und Behandlung in sich fassen.

Was den Schilddrüsentumor angeht, so ist es klar, daß schon seine lange Dauer (36 Jahre) eine bösartige Erkrankung ausschließt. Wir sehen hier eine sogenannte einfache und eine Basedowstruma vor uns. Der Fall zeigt sehr gut den Übergang der ersten Form zu der zweiten und die Beziehungen der Schilddrüse zur Schwangerschaft. Von ihrem 11. bis 45. Lebensjahre hatte die Patientin von ihrer Struma keine Erscheinungen; sie wuchs unmerklich, das war alles. Nach dem 45. Lebensjahre zeigten sich die gewöhnlichen Symptome des Hyperthyreoidismus, Gewichtsverlust trotz guten Appetites und ein Gefühl von vermehrter Körperwärme, das gleichzeitig mit einem abnorm vermehrten Stoffwechsel eintrat, endlich Tachykardie, Tremor und Exophthalmus.

Die einzigen wichtigen Erkrankungen, die trotz guter Nahrungsaufnahme zur Abmagerung führen, sind Diabetes (jeder Form), Basedowsche Krankheit und einige Fälle von Arteriosklerose. In einem meiner Fälle von Basedow war der Gewichtsverlust das Symptom, das den Patienten zu mir brachte; er wollte wissen, warum er an Gewicht abnahm, obwohl er einen ausgezeichneten Appetit hatte; andere Klagen hatte er nicht.

In dem vorliegenden Falle erklärt die Abmagerung die Sichtbarkeit der Darmperistaltik, denn Abmagerung genügt ganz allein, um dieses Symptom hervorzubringen. Bei Kranken, die nicht abgemagert sind, deutet dieses Zeichen gewöhnlich auf Darmverschluß hin.

Die Veränderungen des Urins, die wir hier sehen, können schwerlich, wie man wohl zuerst glauben möchte, als Folge einer Nierenstauung infolge der Herzerweiterung angesehen werden, denn das niedrige spezifische Gewicht und die helle Farbe widersprechen dem, was wir bei der Stauungsniere zu sehen pflegen. In Verbindung mit dem erhöhten Blutdruck macht die Urinveränderung eine Nephritis wahrscheinlich. Solche Blutdrucksteigerungen sind bei der Basedowschen Krankheit ungewöhnlich. Die Kopfschmerzen sind viel leichter erklärlich, wenn wir annehmen, daß die Patientin Nephritis und Basedowsche Krankheit hatte. Ich habe schon einmal auf die Häufigkeit der sogenannten Migräne bei Nephritis wie bei Hirntumor und Syphilis hingewiesen. Bei einfachem Hyperthyreoidismus ist Kopfschmerz nicht gewöhnlich.

Die Erscheinungen am Herzen lassen zuerst eine Mitralstenose mit Herzerweiterung wahrscheinlich erscheinen, aber man muß auch an eine andere Möglichkeit denken, nämlich, daß die Herzerweiterung selbst die Ursache des Geräusches ist. Es ist neuerdings wiederholt darauf hingewiesen worden, daß nicht nur durch das Zurückströmen des Blutes in die Aorta (sogenanntes Flintsches Geräusch), sondern auch bei jeder Form von Herzhypertrophie und Dilatation, die den linken Ventrikel in Mitleidenschaft zieht, an der Herzspitze ein präsystolisches Geräusch gehört werden kann. So hören wir oft bei adhäsiver Perikarditis und bei der einfachen nephritischen Hypertrophie solche Geräusche. Es läßt sich in diesem Falle nicht sicher entscheiden, ob eine Mitralstenose da ist oder nicht. Aber es ist eine alte gute Regel, die sich bei der Autopsie immer wieder bestätigt, so wenig Veränderungen als möglich anzunehmen, um die vorliegenden Tatsachen zu erklären. Deshalb wurde die Diagnose in dem vorliegenden Falle auf Basedowsche Krankheit, chronische Nephritis und darauf beruhende Hypertrophie und Dilatation des Herzens gestellt.

Die Prognose kann höchstens noch wenige Monate Lebensdauer versprechen.

Bei der Behandlung spielt Ruhe die Hauptsache. Morphium, Aderlaß, Abführmittel und Diuretika können einige Erleichterungen schaffen. Von Digitalis kann man keine Wirkung erwarten.

Verlauf: Der Puls wurde während der ersten Woche im Krankenhause andauernd langsamer und die Ödeme ließen nach. Aber am 1. Januar wurde die Patientin komatös und verwirrt, die Atmung langsam und tief, wobei der Atem ammoniakalisch roch. Häufig traten Anfälle von schwerer Atemnot ein. In den nächsten 36 Stunden war sie größtenteils somnolent, aber niemals bewußtlos und fühlte sich bis auf die Anfälle von Dyspnoe ganz wohl. Pilokarpin führte nicht zum Schwitzen und auch Versuche mit Heißluftbädern waren erfolglos. Abführmittel konnten nicht gegeben werden, da die Patientin nichts schluckte. Die Herzaktion blieb kräftig und nicht schnell.

Sie starb am 3. Januar.

Die Autopsie zeigte eine chronische Glomerulonephritis mit Hypertrophie und Dilatation des Herzens und allgemeiner Wassersucht, Adenom der Schilddrüse, alte Tuberkulose der Milz.

Diagnose: Urämische Kopfschmerzen, chronische Glomerulonephritis, Hyperthyreoidismus.

Fall 7.

Eine 25 jährige Studentin kam am 7. November 1907 ins Krankenhaus.
Eine ihrer Tanten starb an Schwindsucht. Drei Jahre lang war sie wegen einer
Wirbelsäulenerkrankung, die im 15. Jahre begann, in Behandlung. Mit 18 Jahren
setzte die Regel aus, und die Milz wurde größer. Vor zwei Jahren blieb die Menstruation wieder den Winter über weg. Auch jetzt noch betragen die Zeiträume
zwischen der Periode fünf bis sechs Wochen, und sie hat während der Regel
immer Kopfschmerzen. Während der letzten Jahre ist sie überarbeitet und
nervös geworden; sie ist aber niemals zusammengebrochen und hat auch nie
hysterische Symptome gezeigt. Seit Anfang Winter hat sie sich fast immer
müde gefühlt; sie genießt täglich zwei Tassen Tee und eine Tasse Kaffee. Vor
acht Tagen fiel es ihr sehr schwer, sich auf ihre Arbeit zu konzentrieren. Am
folgenden Tage hatte sie heftige Kopfschmerzen und konnte in der Nacht nicht
schlafen. Vor sechs Tagen wurde der Kopfschmerz noch schlimmer und beim
Husten brachte sie etwas Blut und Schleim heraus; seither hat sie immer etwas
gehüstelt, aber ohne Auswurf. Seit fünf Tagen ist sie lichtscheu und hat druck-

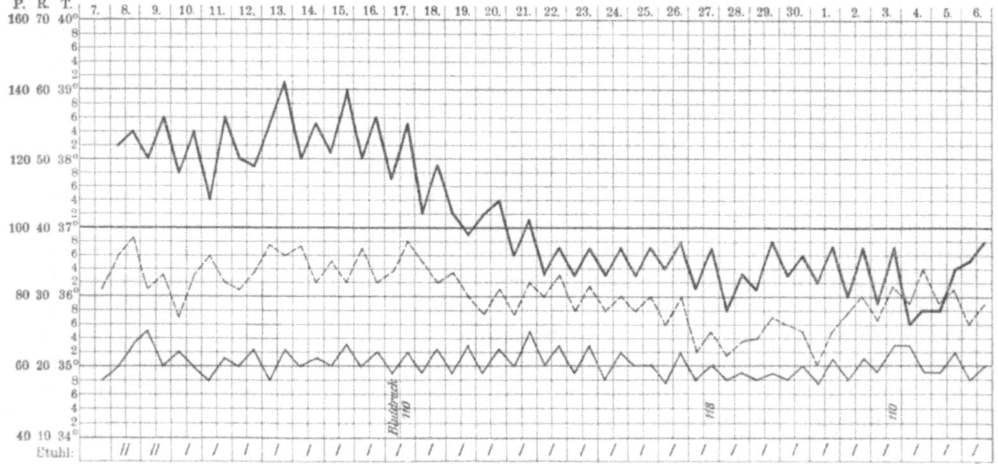

Abb. 3. Temperaturkurve zu Fall 7.

schmerzhafte Stellen am Hinterkopf. Am Abend dieses Tages hatte sie einen
Schüttelfrost, worauf sie schwitzte. Vor drei Tagen wiederholte sich der Schüttelfrost und sie klagte über Schmerzen in den Zähnen und am linken Ohr. Jetzt
begann sie Aspirin in Dosen von 0,3 g zu nehmen, die ihr sehr gut taten; die
letzten zwei Tage ist der Kopfschmerz besser geworden, ist aber immer noch am
Hinterkopf vorhanden. Sie ist leicht konstipiert und fühlt sich etwas schwach.
Temperatur 38,5°, Puls 83, Respiration 18.

Die Untersuchung ist negativ bis auf ein kurzes scharfes pfeifendes systolisches Geräusch über der Pulmonalis, das nur an den linken Rand des Sternum
weitergeleitet wird. Abdomen leicht gespannt, tympanitisch, auf Druck nicht
schmerzhaft. Milz nicht vergrößert. Die Temperaturen zeigt die Kurve (Abb. 3).

Besprechung: Gewisse Züge in diesem Krankheitsfalle legen die Vermutung
nahe, daß die Kopfschmerzen auf tuberkulöser Meningitis beruhen können.
Das Vorhandensein von Schwindsucht in der Familie, die lange Behandlung
wegen einer Erkrankung der Wirbelsäule, das Aussetzen der Menstruation im
18. Jahre, das alles sind Züge, die uns an Tuberkulose denken lassen. Auch die
Lichtscheu ist ein ganz gewöhnliches meningitisches Symptom.

Gegen Meningitis spricht dagegen das Fehlen jeglicher tuberkulöser Veränderung bei der Untersuchung, das Fehlen von Veränderungen an den Hirnnerven und das zuletzt eingetretene Nachlassen der Kopfschmerzen ohne Einsetzen eines Koma.

Könnte es sich hier um einen sogenannten neurasthenischen Kopfschmerz handeln?

Die Patientin ist in dem Alter, in dem solche Erscheinungen ganz gewöhnlich sind und die Anamnese ergibt Nervosität und Überarbeitung. Aber das andauernde Fieber scheint mir diese Annahme unmöglich zu machen. Es ist nicht anzunehmen, daß ein Fieber, wie es die begleitende Kurve zeigt, von Neurasthenie, Hysterie oder irgend einer Psychoneurose herrühren kann.

Malaria wird durch den Schüttelfrost und den Kopfschmerz möglich gemacht, läßt sich aber durch das Fehlen von Parasiten im Blute ausschließen. Die schmerzhaften Stellen in der Okzipitalgegend, über die die Patientin klagte, sind bei der Untersuchung nicht gefunden worden. Hätten sie sich als vergrößerte Drüsen erwiesen, so wäre Syphilis in Frage gekommen.

Nach dem Ausschluß der erwähnten Möglichkeiten müssen wir betrachten, welche Krankheiten bei Patienten mit Fieber, negativem Untersuchungsbefunde und niedriger Leukozytenzahl am häufigsten sind. Die Antwort muß, meine ich, lauten: Dauert das Fieber nur kurze Zeit, so nennt man es unter solchen Umständen gewöhnlich „Grippe", obwohl ich es lieber eine unbekannte Infektion nenne. Wenn das Fieber 14 Tage oder länger ohne die Entwickelung physikalischer Zeichen andauert, so handelt es sich gewöhnlich um einen Typhus, wie es auch hier der Fall war.

Verlauf: Auf der rechten Seite des Abdomens entwickelten sich später zwei rötliche Fleckchen, die auf Druck abblaßten. Den Temperaturverlauf zeigt die beifolgende Kurve (Abb. 3). Die Widalsche Reaktion war bei der Aufnahme positiv, das Blut im übrigen negativ. Der Krankheitsverlauf war ohne weitere Störungen und Patientin wurde am 17. Dezember gesund entlassen.

Die Tatsache soll besonders hervorgehoben werden, daß Verstopfung, Husten und Schüttelfrost bei einem beginnenden Typhus gewöhnliche Symptome sind, und daß die Kopfschmerzen bei ihm gewöhnlich eher auftreten und stärker ausgesprochen sind, als bei anderen Infektionen.

(Über die Behandlung dieses Falles siehe Anhang S. 612.)

Diagnose: Typhus.

Fall 8.

Ein russischer Handlungsgehilfe von 18 Jahren kam am 27. Februar 1908 in das Krankenhaus. Das einzige, was er angeben konnte, war, daß er vor zwei Tagen die Treppe heruntergefallen ist und seither über heftige Kopfschmerzen zu klagen hat.

Die Untersuchung des etwas somnolenten Mannes zeigte eine geringe Erweiterung der rechten Pupille, die übrigens beide normal reagierten. Der Schlund war gerötet und leicht geschwollen. Es bestand ausgesprochene Nackensteifigkeit, aber keine Zurückziehung des Kopfes. Die Drehung und Rückwärtsbeugung war normal, doch konnte der Kopf nicht nach vorwärts gebeugt werden. Die Untersuchung der Organe war völlig negativ, das Kernigsche Zeichen war auf beiden Seiten vorhanden. Temperatur betrug 37,9°, Puls 60, Respiration 25. Augenhintergrund normal, Blut und Urin normal, Blutdruck 145 mm Hg. Während der Nacht wurde Patient bewußtlos und zeigte am nächsten Morgen ausgesprochene Rückwärtsbeugung des Kopfes, ungleiche, nicht reagierende Pupillen, Schielen, Fehlen der Hautreflexe, Babinskisches Zeichen am rechten Fuß und eine Rektaltemperatur von 39,5°.

Besprechung: Gehirnerschütterung und Meningitis waren die Diagnosen, die bei diesem Falle zuerst in Frage kamen. Wenn nach einem Falle auf den Kopf Kopfschmerzen auftreten, so wird man sie mit Recht zunächst mit einer Gehirnerschütterung in Verbindung bringen. Aber hier bestehen noch andere Symptome, die sich auf diese Weise nicht erklären lassen, wie die Ungleichheit der Pupillen, die Nackensteifigkeit und das Vorhandensein von Kernigs Zeichen.

Diese drei Zeichen im Verein mit Fieber, niedrigem Puls, einem schnell sich entwickelnden Koma, Strabismus und Babinski weisen auf Meningitis hin, und diese Diagnose wurde auch zunächst gestellt. Daraufhin wurde eine Lumbalpunktion vorgenommen und 35 ccm einer blutigen trüben Flüssigkeit entleert. Ihre Untersuchung ergab aber nur aufgelöste rote Blutkörperchen, keine Mikroorganismen, weder im Ausstrich, noch bei der Kultur. Dies spricht ausdrücklich gegen epidemische Meningitis, während die große Schnelligkeit des Beginns und das Fehlen einer Lymphozytose in der Spinalflüssigkeit eine tuberkulöse Meningitis unwahrscheinlich macht. Das Vorhandensein von Blut in der Spinalflüssigkeit macht eine Hirnblutung oder eine Fraktur der Schädelbasis wahrscheinlich.

Das normale Verhalten des Urins und des Blutdrucks schließen Urämie ebenso aus, wie die übrige Blutuntersuchung Malaria. Gehirntumor kann nach langer Latenzperiode plötzlich mit Symptomen wie in diesem Falle in Erscheinung treten, aber das Fehlen von Lähmungen, von Veränderungen im Augenhintergrund, das Vorhandensein von Nackensteifigkeit und die blutige Spinalflüssigkeit sprechen gegen diese Diagnose. Man kam zu keiner bestimmten Erklärung bis zu dem Tode, der am 1. März eintrat.

Verlauf: Die Autopsie zeigte eine Fraktur der Schädelbasis, zahlreiche Zertrümmerungen im Kleinhirn und in den Stirnlappen mit Blutungen.

Diagnose: Fraktur der Schädelbasis.

Fall 9.

Ein 23jähriges Dienstmädchen kam am 14. März 1908 zur Beobachtung. Sie war bis zum Nachmittage des vorhergehenden Tages völlig gesund; dann erkrankte sie plötzlich mit scharfen schneidenden Schmerzen im Vorderhaupte und einer leichten Halsentzündung mit Fieber. Sie ging zu Bette und schlief gut, erwachte aber mit demselben Kopfschmerz und mußte brechen, als sie das Bett verlassen wollte. Seither haben die Kopfschmerzen nicht aufgehört. Bei der Untersuchung im Krankenhause betrug die Temperatur 39,2°, der Puls 125; die Haut war heiß und trocken. Die Pupillen waren gleich groß, rund und reagierten normal; der Augenhintergrund frei von Veränderungen. Der Hals war leicht gerötet und geschwollen, das Gesicht von blühender Farbe. Innere Organe normal, Leukozyten 9000, Blut und Urin ohne Veränderungen. Blutdruck 125 mm Hg. Während der ersten 36 Stunden ihres Krankenhausaufenthaltes hatte sie starke Kopfschmerzen, die durch Phenacetin und das Auflegen eines Eisbeutels auf die Stirngegend etwas erleichtert wurden.

Besprechung: Ich habe Fälle von tuberkulöser Meningitis gesehen, die sich zuerst durch heftigen Schmerz an der Nasenwurzel wie in diesem Falle zeigten. Es fehlen aber hier alle gewöhnlichen Symptome der Erkrankung mit Ausnahme des Kopfschmerzes und des Fiebers. Typhus, Malaria und die meisten anderen Infektionskrankheiten konnten durch den negativen Ausfall der Untersuchung und den kurzen Verlauf der Erkrankung, die sich in vier Tagen abspielte, ausgeschlossen werden. Am dritten Tage ergab die genaue Befragung der Patientin daß sich der Schmerz auf die Gegend der Stirnhöhlen beschränkte. Am 18. März konnte sie geheilt und arbeitsfähig entlassen werden.

Unter diesen Umständen erscheint eine Infektion der Stirnhöhlen als die wahrscheinlichste Ursache ihrer Kopfschmerzen. In manchen Fällen dieser Krankheit erscheinen die Kopfschmerzen in charakteristischer Weise jeden Morgen zu der gleichen Stunde, vielleicht wegen der Anhäufung von eitrigem Sekret während der Nacht. Manchmal wird die Diagnose durch das plötzliche Auftreten von Eiterentleerung durch die Nase mit Nachlassen der Schmerzen erleichtert. In anderen Fällen ist die enge Begrenzung der Schmerzen auf die Gegend der Stirnhöhlen der beste Schlüssel zur Diagnose.

Verlauf: Am 18. März konnte sie wieder arbeiten.

Diagnose: Entzündung der Stirnhöhlen.

Fall 10.

Eine 23 jährige Köchin kam am 9. April 1908 ins Krankenhaus. Die Familienanamnese und ihre eigene Vergangenheit sind ausgezeichnet. Vor zwei Monaten mußte sie 14 Tage ihre Arbeit wegen Müdigkeit und andauernder Kopfschmerzen aussetzen. Vor 10 Tagen ist der Kopfschmerz wiedergekehrt und hat seitdem angehalten. Er ist sehr heftig in der Stirn- und der Okzipitalgegend. Vor vier Tagen begann Erbrechen, was sich seitdem etwa sechsmal am Tage wiederholt hat. Selbst Wasser wird ausgebrochen. Es bestehen keine Schmerzen im Abdomen, aber andauerndes Übelsein. Sie hat weder Husten noch andere Symptome. Temperatur zeigt die beifolgende Kurve (Abb. 4). Die Zahl der Leukozyten betrug bei der Aufnahme 4400, am 20. April 4900. Die Widalsche Probe war stets negativ, ebenso auch das Blut in jeder anderen Beziehung. Urinmenge 600—900 ccm in 24 Stunden, spez. Gew. 1026—1036; Spur Albumen, wenige hyaline und feingranulierte Zylinder. Die Pupillen sind gleich und reagieren auf Lichteinfall und Konvergenz. Augenhintergrund normal, Brust- und Bauchorgane frei von Veränderungen bis auf eine leichte Druckschmerzhaftigkeit und Spannung im Epigastrium. Während der ersten Woche machte sie manchmal einen hysterischen Eindruck, klagte andauernd über Kopfschmerzen und Hunger, doch konnte eine Diagnose nicht gestellt werden.

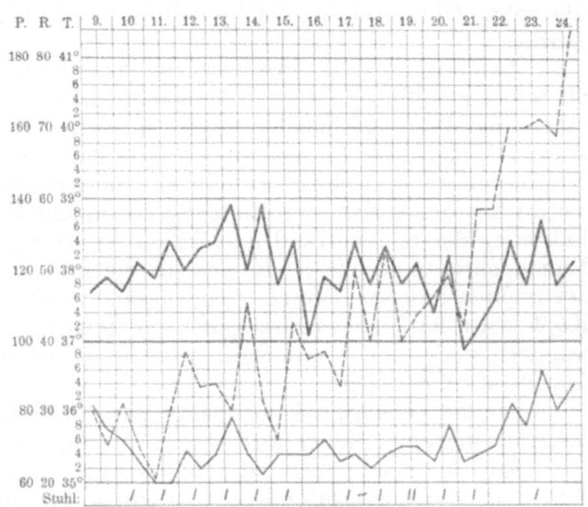

Abb. 4. Temperaturkurve zu Fall 10.

Besprechung: Typhus wird durch den Verlauf der Temperatur (Abb. 4), die Leukopenie und den Kopfschmerz wahrscheinlich gemacht. Wirklich findet sich in dem Falle, wie er hier dargestellt ist, nichts, was Typhus positiv auszuschließen erlaubt. Dagegen spricht aber die lange Dauer der Kopfschmerzen, die gewöhnlich beim Typhus in den ersten 10 Tagen verschwinden; auch die andauernde Übelkeit ist bei Typhus sehr ungewöhnlich. Das auffallendste Symptom ist aber der ausgezeichnete Appetit, der bei einem an Typhus schwer erkrankten Patienten wohl nie vorkommt.

Erörterung verdient die Frage der Hysterie. Alle Symptome dieses Falles stimmen mit dieser Diagnose überein, mit der Ausnahme des kontinuierlichen Fiebers. Meiner Meinung nach gibt es kein hysterisches Fieber dieser Art. Bei der Hysterie kommen wohl Erhöhungen der Temperatur um weniger als 1° über eine beträchtliche Periode oder ein scharfer plötzlicher Aufstieg vor, nicht aber ein andauerndes Fieber wie hier.

Die beiden Krankheiten, die ernstlich in Betracht gezogen werden müssen, sind zerebrale Syphilis und tuberkulöse Meningitis. Tatsächlich war auch von einem geübten Neurologen die Diagnose auf Syphilis gestellt worden. Das Fehlen jeglicher darauf hinzielender Momente in der Anamnese und jeglicher sichtbarer Krankheitszeichen spricht an und für sich nicht dagegen, ebensowenig das Alter der Kranken, obwohl in der großen Mehrzahl der Fälle Lues cerebri bei älteren Personen vorkommt. Von Bedeutung gegen die Annahme einer Syphilis ist die subnormale Zahl der Leukozyten, die bei Syphilis sehr selten ist.

Epidemische Meningitis tritt plötzlicher auf, führt fast immer zu einer Leukozytose und zeigt gewöhnlich einen kürzeren Verlauf. Trotzdem kann sie aber ohne Untersuchung der Spinalflüssigkeit nicht mit Sicherheit ausgeschlossen werden.

Verlauf: Am 22. April wurde eine Lumbalpunktion vorgenommen und 10 ccm einer klaren hellen Flüssigkeit entleert, deren Sediment 72% Lymphozyten und 28% epithelialer Zellen enthielt. In der Thoma-Zeißschen Zählkammer zeigte die Flüssigkeit 42 Lymphozyten im cmm. Am 23. wurde die Kranke unruhig, die linke Pupille war um ein weniges weiter als die rechte. Am Vormittag zeigte sich eine Beugung der linken Hand. Zur Mittagszeit trat eine Lähmung der linken Hand und linken Gesichtsseite mit Fehlen der Reflexe ein. Man dachte an Syphilis mit Erweichung infolge von Thrombose in der Gegend der rechten inneren Kapsel. Bald darauf wurde die Kranke halb komatös. Der Kopf war scharf nach rechts gebeugt. Zeitweise erkennt die Patientin ihre Verwandten und spricht mit ihnen und ist selbst imstande, den linken Arm und das Bein zu bewegen.

Am 24. verschwand der rechte Patellarreflex und an beiden Beinen konnte die Haut mit einer Nadel durchstochen werden, ohne daß es die Patientin merkte.

Am 25. zeigte sich eine linksseitige laterale konjugierte Deviation der Augen nach links mit lateralem Nystagmus, der auf dem rechten Auge beständiger war als links. Die Atmung war beschwert, es zeigten sich Anschwellungen der Hände und die Kranke starb um die Mittagszeit dieses Tages.

Die Sektion ergab eine Miliartuberkulose der Lunge und der Leber, tuberkulöse Meningitis, tuberkulöse Geschwüre des Ileums, des Dünndarms und Tuberkulose der retroperitonealen Lymphknoten.

Es soll hier ausdrücklich betont werden, daß Fälle von sicherer tuberkulöser Meningitis zur Genesung gekommen sind. Wahrscheinlich tritt eine Heilung in weniger als 1% aller Fälle ein, aber es ist doch wichtig, die Möglichkeit dieses Ausganges zu kennen.

Diagnose: Miliartuberkulose.

Fall 11.

Ein 52jähriger Stubenmaler kam am 4. November 1907 ins Krankenhaus; er ist ein mäßiger Gewohnheitstrinker und war bisher noch nie krank. Vor 1½ Jahren begann er über Kopfschmerzen zu klagen, hatte Schwindel, Krämpfe und Erbrechen; damals war er drei oder vier Tage krank. Fünf Wochen lang befand er sich in Krankenhausbehandlung, die ihn aber nicht wesentlich besserte, so daß er seither arbeitsunfähig war. Jetzt klagt er viel über Schmerzen im

Hinterkopf, die am Morgen und nach Schnapstrinken schlimmer werden. Erbrechen tritt jetzt nur selten ein. In der vergangenen Nacht hatte er Nasenbluten. Schmerzen im Abdomen hat er in der letzten Zeit nicht gehabt. Gelegentlich treten Nachtschweiße auf, in den letzten zwei Wochen aber nicht. Seine Hauptklagen sind die Kopfschmerzen. Die Untersuchung der Brustorgane zeigt nur ein kurzes systolisches Geräusch an der Herzspitze und eine Akzentuierung des zweiten Aortentones. Der Puls ist stark gespannt, der Blutdruck beträgt 160 mm Hg. Auf der rechten Seite des Abdomens in der Höhe des Nabels fühlt man eine weiche runde, auf Druck leicht schmerzhafte Masse. Nachher gibt Patient noch an, daß er seit etwa 4 Monaten Blut im Stuhle bemerkt hätte, nach seiner Meinung etwa 150 ccm am Tage. Die Rektoskopie kann die Ursache dieser Blutungen nicht aufklären. Bei der Untersuchung im warmen Bade konnte der oben beschriebene Tumor viel leichter palpiert werden; er hat etwa die Größe einer großen Orange und scheint mit der Niere zusammenzuhängen. Die Urinmenge beträgt etwa 900 ccm in 24 Stunden, der Harn ist trüb, spez. Gew. 1013; das Sediment enthält eine große Menge von Eiter und vereinzelte granulierte Zylinder. Der Hämoglobingehalt beträgt 70%.

Mit dem Stuhl wurden andauernd große Mengen Blutes entleert und einigemal kam es zum Erbrechen grünlicher Massen mit etwas frischem Blute. Auf der rechten Lunge hörte man sehr zahlreiche grobe feuchte und trockene Geräusche. Die Röntgenuntersuchung zeigte einen Schatten, wahrscheinlich einen Stein in der rechten Niere.

Die andauernden Darmblutungen legten die Annahme einer bösartigen Erkrankung nahe; es konnte aber kein anderer Beweis dafür gefunden werden. Die Urinmenge wurde von Tag zu Tag geringer. Am 17. Dezember wurde der Auswurf blutig und der Patient verlor andauernd Blut durch Erbrechen und durch den Darm. Auf der Haut erschienen zahlreiche Purpuraflecke. Nach heftigem Schwitzen im Heißluftbade fühlte sich der Patient besser.

Besprechung: Obwohl der Patient Alkoholiker ist, kann man seine Leiden nicht ohne weiteres darauf zurückführen.

Die Annahme einer Bleivergiftung wird natürlich durch die Beschäftigung des Patienten, durch das Vorhandensein von Koliken und die Kopfschmerzen nahe gerückt. Wenn sie wirklich besteht, so kann man sie auch für die Nierensymptome und für die Blutdruckerhöhung verantwortlich machen. Tatsächlich wurde der Patient auch 5 Wochen lang wegen Bleivergiftung behandelt; die Tatsache, daß während dieser Zeit keine Besserung eintrat, spricht aber gegen die Diagnose. Wichtiger ist aber noch der oben beschriebene Tumor, der durch eine Bleivergiftung nicht erklärt werden kann. Das Vorhandensein dieses Tumors in Verbindung mit der Entleerung von Eiter im Urin und den Ergebnissen der Röntgenuntersuchung weist deutlich auf Nierenstein oder Nierentuberkulose hin. Das Kopfweh, die Schmerzen und die Schweiße sind leicht erklärlich, wenn eine Eiterung tuberkulösen oder kalkulösen Ursprungs im Nierenbecken besteht.

So bleiben noch die einigermaßen unklaren Blutungen aus dem Darm, dem Magen und den Atmungsorganen zu erklären. Die Akzentuation des zweiten Aortentones, der Blutdruck, das niedrige spezifische Gewicht des Urins und die andauernde Abnahme der Urinmenge macht eine begleitende Nephritis wahrscheinlich.

Verlauf: Eine Operation wurde ins Auge gefaßt, aber mit Rücksicht auf den schlechten Zustand des Patienten verschoben. Während der beiden letzten Lebenstage entleerte er so gut wie gar keinen Urin. Er war reizbar, unklar und phantasierte ein wenig. Am 22. Dezember starb er.

Bei der Autopsie fand sich in der rechten Niere ein sehr großer und einige kleinere Steine. Dreiviertel des Organes waren in einen Eitersack umgewandelt und der übrig bleibende Teil war zystisch degeneriert. Die linke Niere zeigte die charakteristischen Veränderungen einer chronischen Glomerulonephritis.

Diagnose: Nierenstein mit Abszeß und Nephritis.

Fall 12.

Ein 33 jähriger Elektriker kam am 30. Dezember 1907 ins Krankenhaus. Er war bis vor 14 Tagen völlig gesund, dann begannen heftige schießende Schmerzen im Vorderhaupte, die sich über den übrigen Kopf ausbreiteten. Am Vormittag war sein Gesicht stark gerötet und gedunsen, auch die Hände schwollen an. Gestern wurde er sehr schwindlig und konnte kaum gehen, fiel aber nicht hin. In 14 Tagen hat er 3 Pfd. abgenommen, klagt über großen Durst und ist sehr nervös. Der Patient war halb benommen und antwortete nicht auf Fragen. Die Augen waren geschlossen, die Hände hielt er am Kopfe und dabei bewegte er sich ruhelos im Bett hin und her. Er war weder schläfrig noch betrunken, und es zeigte sich auch kein Zeichen einer Vergiftung.

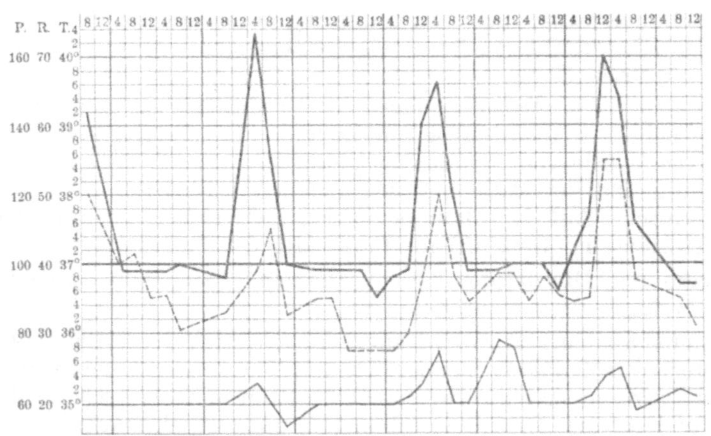

Abb. 5. Temperaturkurve zu Fall 12.

Bei der Untersuchung war das Gesicht deutlich geschwollen, die Muskeln über den Augen zeigten von Zeit zu Zeit unwillkürliche Zuckungen. Augenhintergrund normal. Die Schneidezähne sind abgeschliffen, wie der Patient sagt, weil er sie des Nachts hin- und herzubewegen pflegt. Milz nicht palpabel. Die körperliche Untersuchung war im übrigen negativ. Blutdruck 100 mm Hg. Temperatur 39,4° (Abb. 5). Leukozyten 3400. Urin negativ. Im Blut keine Malariaplasmodien. Die Symptome deuteten bei der Aufnahme ganz ausgesprochen auf eine Urämie hin, aber der Urin war völlig negativ. Bei der Aufnahme erhielt der Patient ein heißes Bad, kollabierte aber nach 20 Minuten, weil sein Blutdruck sehr niedrig war.

Besprechung: Nephritis konnte wegen der Schläfrigkeit, der Anschwellung des Gesichts und der Hände und wegen der Kopfschmerzen angenommen werden. Der negative Ausfall der Urinuntersuchung schliesst eine chronische Nephritis nicht sicher aus, aber der niedrige Blutdruck und die normale Herzgröße sprechen gewichtig gegen diese Diagnose.

Hirntumor kommt in Frage wegen der Kopfschmerzen, des Schwindels und der Schläfrigkeit. Dagegen spricht der negative Augenhintergrund, der niedrige Blutdruck und das Fehlen von Herdsymptomen.

Migräne kann ähnliche Symptome wie in diesem Falle hervorrufen. Aber man wird fast nie den ersten Migräneanfall bei einem Patienten von 33 Jahren sehen, und dieser Patient hatte bisher ähnliche Anfälle noch nicht gehabt.

Auch für einen reflektorischen Ursprung finden sich keine Gründe. Die richtige Diagnose wurde auch nicht einmal vermutet, bis am folgenden Morgen die Temperatur zur Norm abfiel und ihr erneutes Ansteigen am folgenden Tage Malaria wahrscheinlich machte.

Verlauf: Am 14. hatte er einen Schüttelfrost, das Blut zeigte eine große Anzahl von Malaria-Plasmodien. Unter Chinin genas der Patient in wenigen Tagen.

Diagnose: Malaria.

Fall 13.

Eine 58jährige russische Hausfrau kam am 13. November 1906 ins Krankenhaus. Sie war schon einmal im April 1906 wegen einer interstitiellen Myokarditis mit paroxysmaler Tachykardie in Behandlung gewesen. Dann war sie am 13. November untersucht worden. Der Hausarzt teilte mit, daß sie seit dem Verlassen des Krankenhauses alle paar Wochen Anfälle von Tachykardie hatte, die gewöhnlich zwei Tage anhielten und oft von Kopfschmerzen begleitet waren. Zwischen den Anfällen fühlte sie sich ganz wohl, der Appetit war gut, Stuhlgang regelmäßig, keine Gewichtsabnahme.

Vor neun Tagen begann ein konstanter Kopfschmerz; dabei bestanden Schmerzen in der Präkordialgegend, Schlaflosigkeit und Anorexie.

Es besteht weder Husten noch Dyspnoe, aber sie fühlt sich schwach und müde.

Die Untersuchung zeigt leichte Blässe und eine ausgesprochene Pulsation am Halse. Der linke Rand der Herzdämpfung liegt im 5. Interkostalraum, 15 cm von der Mittellinie entfernt, der rechte 2,5 cm nach rechts von der Mittellinie. Herzaktion beschleunigt, aber regelmäßig, der erste Ton an der Spitze scharf, der zweite kaum hörbar. Embryokardie. Puls etwas über 190 in der Minute. Alle Herzschläge werden auch am Rücken gehört, obwohl der Blutdruck gering ist.

Die innere Untersuchung war im übrigen völlig negativ. Während der ersten Tage ihres Krankenhausaufenthaltes zeigte die Tachykardie nur leichte Remissionen, manchmal für eine Minute, manchmal für mehrere Stunden. Die Herzaktion schien weder durch Schlaf noch durch Sprechen beeinflußt zu werden. Digitalis blieb erfolglos, ebenso Tinctura aconiti. Bis auf Schwäche und Beängstigungen fühlte sich die Kranke ganz wohl. (Abb. 6.)

Besprechung: Obwohl in diesem Falle am meisten über Kopfschmerzen geklagt wurde, trat doch bei der allgemeinen Untersuchung dieses Symptom ganz in den Hintergrund, und die Tachykardie trat hervor. Unsere Hauptaufgabe ist in diesem Falle, das Bestehen der Tachykardie zu erklären, besonders was die Prognose angeht, die bei Tachykardie immer die wichtigste Rolle einnimmt.

Die Fälle von paroxysmaler Tachykardie können in drei Gruppen eingeteilt werden:

1. Fälle, die augenscheinlich nach Aufregungen eintreten,
2. Fälle im Verlaufe einer chronischen Herzerkrankung und
3. Fälle, deren Ursprung völlig dunkel ist.

Die erste und letzte hat eine gute Prognose. Für die Praxis ist dies das Wichtigste. Ich wurde einmal in großer Eile an das Krankenlager einer 40jährigen Frau gerufen, um das ich die ganze Familie versammelt fand, die ihren Tod erwartete. Der Hausarzt glaubte, sie hätte nur noch wenige Stunden zu leben. Der Puls betrug 210, die Herzaktion war absolut regelmäßig mit Embryokardie, das Herz nicht vergrößert, die Atmung war auch beim Liegen langsam und ohne Beschwerden. Die Tachykardie hatte vor sechs Stunden im Verlauf eines Familienzwistes begonnen; die Kranke war etwas angetrunken.

In Gegenwart der Patientin, aber ohne mich direkt an sie zu wenden, gebe ich der Familie die sichersten Versprechungen auf baldige Genesung. Innerhalb einer Stunde hört die Tachykardie auf.

Einen ähnlichen Anfall habe ich bei einem zartbesaiteten jungen Mädchen gesehen, das während der Menstruation sich von einem Zahnarzt behandeln ließ. Der Zahnarzt war außerordentlich bestürzt, als der Puls kaum fühlbar

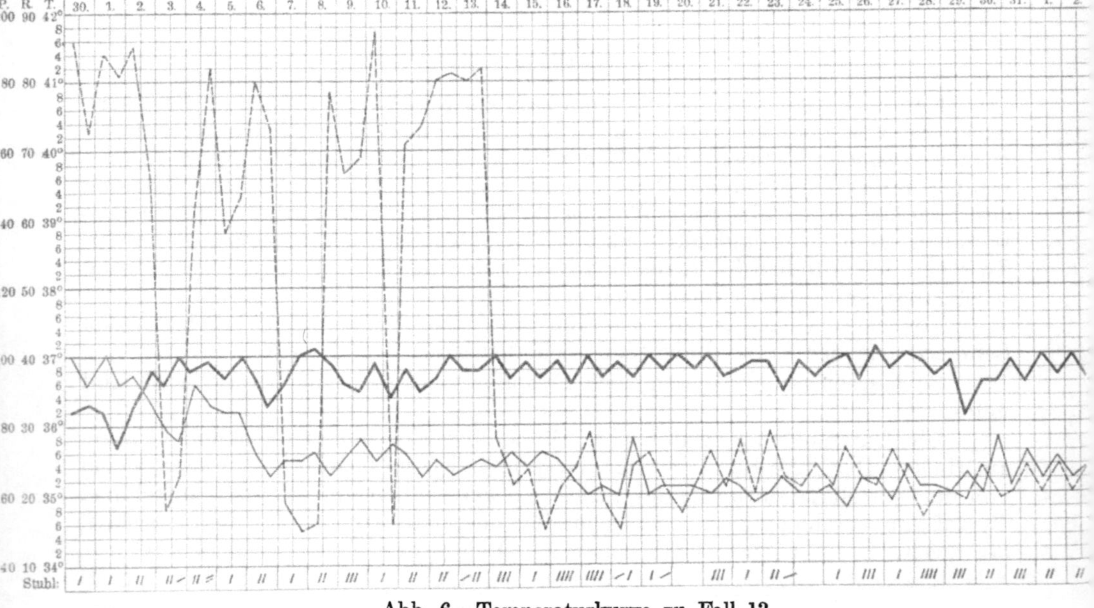

Abb. 6. Temperaturkurve zu Fall 13.

war und über 200 in der Minute betrug; aber am nächsten Tage war das Mädchen so gesund wie immer.

Anfälle können auch nach Magenverstimmungen und nach chirurgischen Eingriffen auftreten.

Tachykardien der gleichen Art bei Patienten, die jetzt oder früher ausgesprochene Zeichen von Herzinsuffizienz infolge von Klappenfehlern oder myokarditischen Läsionen gezeigt haben, sind viel ernster. Aber auch dabei habe ich niemals einen Patienten während eines Anfalles oder bald danach sterben sehen. Die Prognose ist die der zugrundeliegenden Erkrankung und wird durch das Auftreten der Tachykardie nicht wesentlich verändert.

Behandlung: Manche Fälle spüren unmittelbar Erleichterung, wenn der Patient für einige Sekunden mit herabhängendem Kopf gelagert wird. Andere werden augenblicklich gesund nach dem Trinken von Eiswasser nach Entleerung des Magens oder nach mäßiger Bewegung. Medikamente haben keinen sichtbaren Erfolg.

Verlauf: Am 12. Dezember hörte die Tachykardie des Nachts auf und am 16. war die Patientin zwei Tage frei davon. Von da an traten die Attacken nur kurze Zeit und seltener auf. Es hatte nicht den Anschein, daß die gegebenen Medikamente oder die ganze andere Behandlung irgend einen Einfluß auf sie gehabt hätten. Am 3. Januar verließ sie deutlich gebessert das Krankenhaus, obwohl der Herzmuskel immer noch schwach war.

Diagnose: Paroxysmale Tachykardie bei Herzinsuffizienz infolge einer chronischen Myokarditis.

Fall 14.

Ein 8jähriger Schuljunge kam am 16. Mai 1907 ins Krankenhaus. Seit seiner frühen Kindheit hatte er wie sein Bruder und seine Schwester etwa einmal im Monat Anfälle von Erbrechen. Der Verlauf ist so, daß er mit Fieber zu Bett geht, in der Nacht erbricht, noch den nächsten Tag fiebert und schläfrig ist; dann ist er wieder völlig wohl. Man nahm an, diese Anfälle seien auf das Essen von zuviel Zuckerzeug zurückzuführen. Vor 5 Tagen hatte er Kopfschmerzen, Fieber und brach einmal. Die Kopfschmerzen und das Fieber sind seither bestehen geblieben, so daß er nicht in die Schule gehen konnte. Er hatte einen leichten, lockeren Husten, aber keinen Auswurf. Vergangene Nacht schlief er schlecht und klagte über Schmerzen in der Magengegend. Den Verlauf der Temperatur zeigt die folgende Kurve (Abb. 7).

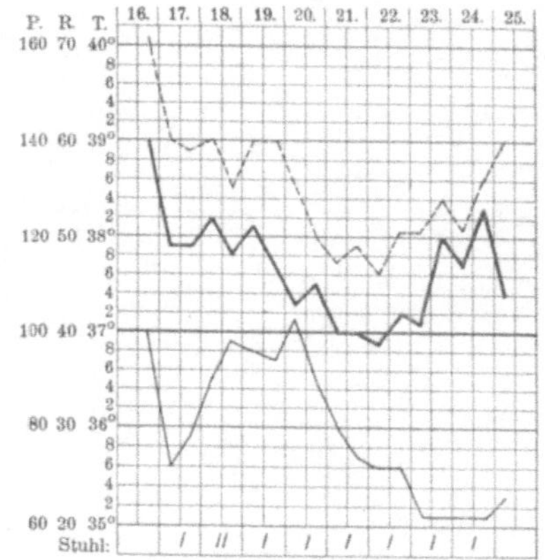

Abb. 7. Temperaturkurve zu Fall 14.

Die Untersuchung des Kopfes, des Nackens und des Herzens ergab keinen Befund. Das Abdomen war leicht aufgetrieben, tympanitisch, festgespannt und in seiner ganzen Ausdehnung auf Druck sehr schmerzempfindlich. Das Kind atmet schnell mit seufzender Exspiration. Es wurde in das Krankenhaus mit der Diagnose einer akuten Appendizitis gebracht. Die rechte Lunge zeigte vorn von der Spitze bis zur 4. Rippe und hinten in ihrer ganzen Ausdehnung Dämpfung mit Bronchialatmung, vermehrten Stimm- und Pektoral-Fremitus.

Besprechung: Ich kenne mehrere derartiger Fälle, die unter der Annahme einer Appendizitis operiert wurden, weil man eine vollständige Untersuchung versäumt hatte. Besonders bei Kindern ist es absolut notwendig, die Brustorgane genau zu untersuchen, wenn über Schmerzen im Leibe geklagt wird. Die eingehende Untersuchung der Lunge, besonders am Rücken, wird oft unterlassen, weil wir den Kranken nicht aufsetzen oder auf die Seite drehen wollen. Aber in einem Falle wie hier ist dies eine kurzsichtige Milde.

Verlauf: Am 22. sank die Temperatur zur Norm zurück, und der Patient fühlte sich ganz wohl. Am 25. stieg sie wieder und die Zahl der Leukozyten, die bei der Aufnahme 35 000 betrug, war nicht gesunken und zeigte 92% polymorphkörniger neutrophiler Leukozyten.

Wenn in einem Falle dieser Art Fieber besteht, und die Dämpfung auf der Lunge sich nicht aufhellt, so handelt es sich gewöhnlich um drei Möglichkeiten: eine ungelöste Pneumonie, eine Verdickung der Pleura oder ein postpneumonisches Empyem. In neun von zehn Fällen erweist sich dieses letzte als die richtige

Diagnose. Ungelöste Pneumonien kommen in Wirklichkeit kaum vor. In der überwiegenden Mehrzahl der Fälle handelt es sich um Empyeme. Verdickung der Pleura hat keine so bedeutende Vermehrung der Leukozyten zur Folge.

Bei der Probepunktion, die an der rechten Lungenbasis vorgenommen wurde, fand man Eiter mit polynukleären Leukozyten und Pneumokokken. **Diagnose:** Infektion, ferner postpneumonisches Empyem.

Fall 15.

Ein 15 jähriges Mädchen, ihres Berufes Schokoladenarbeiterin, kam am 27. Dezember 1900 ins Krankenhaus mit der Hauptklage über Kopfschmerzen, die seit drei Tagen bestehen. Außerdem bestanden mäßige Schmerzen in den Füßen sowie allgemeine Müdigkeit und Schwäche. Der Appetit war gut, aber die Nahrung wurde öfters erbrochen. Die letzten drei Tage war sie zu Bett geblieben. Den Verlauf der Temperatur zeigt die beifolgende Kurve (Abb. 8).

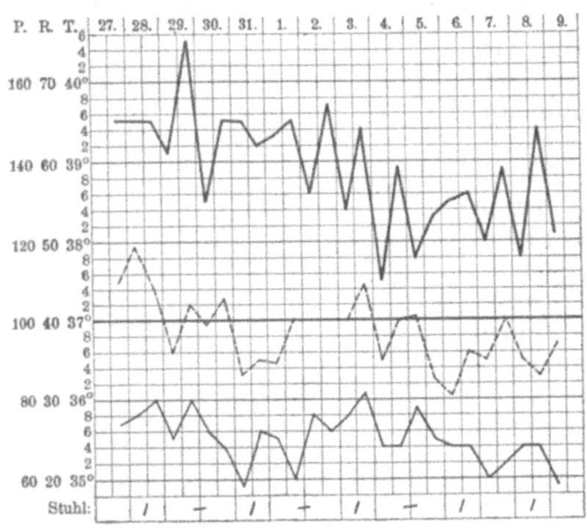

Abb. 8. Temperaturkurve zu Fall 15.

Die Untersuchung zeigte einen guten Ernährungszustand, frisches Gesicht, muntere Augen, Pupillen gleich weit und gut reagierend, die Tonsillen vergrößert und gerötet, ein weiches, scharf lokalisiertes systolisches Geräusch an der Herzspitze. Die Milz ist bei der Inspiration fühlbar. Die inneren Organe zeigten im übrigen keine Veränderungen. Die erste Phalanx des rechten Ringfingers war ein wenig gerötet und geschwollen. An der Ulnarseite des Fingers fand sich ein wundes Fleckchen und eine große Blase, aus der man Eiter auspressen konnte. Aus der Anamnese und der Milzvergrößerung konnte man Typhus für die wahrscheinlichste Diagnose halten. Die Widalsche Reaktion war absolut negativ. Leukozyten 11 000. Der Urin war bis auf eine positive Diazoreaktion negativ. Der Kopfschmerz war andauernd sehr störend.

In der Nacht nach der Aufnahme klagte die Kranke über geringe Schmerzen im rechten Knie, dessen innere Seite leicht geschwollen und druckschmerzhaft, aber weder gerötet noch heiß war. In den drei bis vier folgenden Tagen hatte die Kranke in jeder Nacht zu der gleichen Zeit die gleichen Klagen. Allmählich schwoll das Knie an, und es fand sich Tanzen der Patella angedeutet.

Besprechung: In den ersten Tagen dieser Erkrankung, wo die Kopfschmerzen und hohes Fieber bestanden, ohne daß sich ein Grund dafür finden ließ, war es unmöglich, zu einer bestimmten Diagnose zu kommen. Das Vorhandensein des Geräusches am Herzen ließ an eine Endokarditis mit oder ohne allgemeine Sepsis denken. Solche Infektionen sind bei Mädchen in diesem Alter sehr häufig. Die Leukozytenzahl von 11 000 spricht wohl gegen diese Annahme, die Veränderungen am Ringfinger sprechen dafür.

In mancher Hinsicht schien Typhus wahrscheinlicher. Besonders die Anamnese und die vergrößerte Milz sprechen für diese Diagnose, und das Vorhandensein der Diazoreaktion wird allgemein für einen Beweis dafür erachtet, während das Fehlen der Widalschen Reaktion durchaus nicht Typhus ausschließt. Tatsächlich war der einzige Beweis gegen Typhus in diesen Tagen die Zahl der Leukozyten.

Kopfschmerz und Milzvergrößerung sind ganz gewöhnlich bei Malaria; aber die Jahreszeit machte sie unwahrscheinlich, und die Blutuntersuchung konnte sie ausschließen.

Mit dem Auftreten von Schmerzen im rechten Knie 36 Stunden nach der Aufnahme ergab sich eine neue Reihe von Möglichkeiten. Zuerst mußte man an eine rheumatische oder gonorrhoische Arthritis denken. Die Tatsache, daß nur ein Gelenk befallen war, spricht im allgemeinen gegen einen gewöhnlichen Rheumatismus, und bei jeder Art von Gelenkentzündung muß man bei dem Fieber und bei den Allgemeinerscheinungen, wie sie in diesem Falle bestanden, größere Schmerzen erwarten.

Ich habe neulich einen Fall von Trichinose gesehen, wo die Symptome sehr an diesen Fall erinnerten, und der während der ersten Woche völlig ohne Eosinophilie verlief. In diesem Falle wurde die Diagnose durch das Auffinden von Trichinenembryonen in dem peripheren Blute gesichert.

In jedem Falle, der Symptome wie die hier beschriebenen darbietet, muß man an Osteomyelitis denken. Es ist durchaus nicht ungewöhnlich, daß das Fieber und die allgemeinen Erscheinungen beträchtliche Zeit vor der Lokalisation der Krankheit auftreten. Wir haben den bestimmten Einruck, daß die Infektion zuerst allgemein ist und erst später sich lokalisiert.

Gelegentlich sehen wir einen Fall, der genau wie dieser beginnt und schnell zur völligen Heilung kommt, ohne daß sich überhaupt bestimmtere Symptome zeigen. Wir müssen uns dann mit der Annahme begnügen, daß irgend eine weniger schwere Infektion überwunden worden ist.

Verlauf: Am 2. Januar war die Temperatur noch hoch, und das Knie schmerzte hin und wieder. Zeitweise erwachte die Patientin mitten aus gesundem Schlafe und klagte bitter über Schmerzen in dem rechten Knie.

Die Schwellung über dem inneren Kondylus des Schenkelknochens wurde größer und dort bestand auch die größte Schmerzhaftigkeit. Weder Venenthrombose, Anschwellung oder Schmerzhaftigkeit der Lymphknoten noch Ödem des Schenkels war vorhanden.

6. Januar: Die Schwellung des Knies hat zugenommen. Der ganze Schenkel ist jetzt etwas geschwollen. Am Knie ist der Umfang rechts 3,75 cm größer als links. Es besteht jetzt deutlich Patellatanzen. Leukozyten 16 000, bei der Aufnahme waren es nur 11 000. Die Temperatur ist geringer und die beiden letzten Tage ist die Schwellung etwas zurückgegangen. Diazoreaktion noch immer positiv.

9. Januar: Während der letzten drei Tage waren die Schmerzen im und am Knie sehr heftig. Leukozyten jetzt 19 300.

10. Januar: Eine Inzision über den äußeren Kondylus des Femurs entleert 60 ccm grünlichen Eiters, der Staphylokokken enthält. An dem Periost des unteren Schenkelendes finden sich drei Perforationen, und Eiter umspült den Knochen. Der Knochen wurde geöffnet und in der unteren Epiphyse fand sich ebenso wie am unteren Ende des Knochenschaftes Eiter. Normale Genesung.

Diagnose: Staphylokokkeninfektion, Osteomyelitis.

Fall 16.

Ein 36jähriger Arbeiter kam am 25. September 1906 in das Krankenhaus. Seit drei Jahren hatte er über unbestimmte Magenbeschwerden zu klagen. Seit 15 Monaten sind diese Erscheinungen stärker ausgesprochen, haben sich aber nie bis zu wirklichen Schmerzen gesteigert, obwohl sie so stark waren, daß sie den Patienten arbeitsunfähig machten. Erbrechen war nie vorhanden. Während dieser 15 Monate bestanden außerdem fast andauernd Kopfschmerzen, nicht auf eine bestimmte Stelle beschränkt, nicht sehr heftig, aber oft von Schwindelgefühl begleitet. Vor einem Jahre war er so krank, daß er zu Bett lag, darauf fühlte er sich um vieles besser, so daß er seither nicht mehr das Bett gehütet hat.

Stuhlgang erfolgt ein- bis dreimal in der Woche und nur nach Abführmitteln oder Einläufen. Er hat keinen Appetit und hat etwa 30 Pfd. an Gewicht verloren. Viele Doktoren, viele Diagnosen und viele Behandlung hat er über sich ergehen lassen.

Potus und Morbus sexualis wird negiert.

Die Untersuchung zeigte leichte Unregelmäßigkeit der Pupillen mit träger Reaktion. Die linke ist weiter als die rechte, und es besteht rechtsseitiges Schielen nach außen. Die herausgestreckte Zunge zittert deutlich, und von Zeit zu Zeit zittern die Lippen ebenso wie die Hände. Bei tiefer Inspiration kann man den Leberrand fühlen. Die Patellarreflexe sind lebhaft. Achillessehnenreflexe vorhanden. Leukozyten 12 000. Urin normal. Die Magenuntersuchung mit der Sonde zeigt, daß der untere Rand des Magens 5 cm unter den Nabel herabreicht. Die motorischen und sekretorischen Verhältnisse sind normal. Die inneren Organe zeigen im übrigen keine Veränderungen.

Unter täglicher Magenwaschung und Zanderscher Vibrationsbehandlung zeigt sich eine Besserung. Allmählich nahm der Appetit zu.

Besprechung: Die Fragen, die uns bei einem Falle wie diesem natürlich aufstoßen, sind folgende:

1. Kann es sich hier um „neurasthenische" Kopfschmerzen handeln?
2. Kann er auf asthenopischen Beschwerden beruhen?
3. Steht er irgendwie in Verbindung mit der Gastrektasie oder mit den Veränderungen der Pupillen?

Ein „neurasthenischer" Kopfschmerz, d. h. einer, dessen Ursache uns unbekannt ist, der aber gutartig zu verlaufen pflegt, wird durch die lange Dauer der Symptome wahrscheinlich gemacht, durch das Fehlen von Fieber und Veränderungen an den inneren Organen und durch die zweifellos bestehende Nervosität, die sich in dem Zittern der Hände und Lippen zeigt.

Aber gegen diese Annahme spricht in erster Linie, daß es sich um einen Tagearbeiter handelt, bei dem solche Störungen nicht gewöhnlich sind, es sei denn, daß sie unter dem Einflusse von Alkohol oder einer augenfälligen schweren Geistesanstrengung auftreten. Außerdem erklärt diese Hypothese weder die Unregelmäßigkeit der Pupillen und ihre langsame Reaktion, noch den Tremor der Zunge.

Asthenopische Beschwerden können chronische Kopfschmerzen verursachen, und der Strabismus könnte eine begünstigende Ursache sein. Wie lange das Schielen besteht, kann der Patient nicht angeben, aber im Vergleich mit den Kopfschmerzen ist es sicher schon sehr alt. Und wieder ist es hier sehr unwahrscheinlich, daß ein Tagearbeiter mit 33 Jahren an Überanstrengung der Augen zu leiden beginnen sollte. Dieser Punkt könnte nur durch eine genaue Untersuchung der Augen sichergestellt werden.

Dementia paralytica wird in den Vordergrund geschoben durch die Verbindung der Pupillenveränderungen mit dem Zittern der Zunge und der Lippen und dem chronischen Kopfschmerz. Das Fehlen einer syphilitischen Anamnese schließt das Bestehen der Krankheit nicht aus. Wir erwarten wohl ausgesprochenere Veränderungen in den Reflexen und deutlichere psychische Störungen, aber diese sind durchaus nicht notwendig. Die Diagnose würde in diesem Falle sehr viel an Sicherheit gewinnen, wenn man eine Lumbalpunktion machen würde, und die Spinalflüssigkeit eine große Menge von Lymphozyten enthielte.

Verlauf: Vom 11. Oktober hörten die Magenbeschwerden auf, aber der Kranke zeigte ein ausgesprochenes Fehlen von Initiative. Er fühlte sich völlig wohl, wenn er ruhig dasitzen und geistesabwesend um sich blicken konnte. Er hielt sich selbst für wesentlich gebessert und hat auch einige Pfund an Gewicht zugenommen. Später wurde festgestellt, daß er sich bereits im November und Dezember 1905 in einer Irrenanstalt befunden hat. Dort hatte die Anamnese das Vorhandensein von Krampfanfällen ergeben, die besonders beim Essen eintraten, durch Zusammenkrampfen der Arme mit Taubheitsgefühl in den Händen charakterisiert waren und die etwa eine Woche lang alle Tage etwa für die Dauer einer Stunde auftraten. Während dieser Anfälle war er manchmal bewußtlos und wenn er wieder zu sich kam, erkannte er beträchtliche Zeit niemand von seiner Umgebung.

Während seines Aufenthaltes im Irrenhaus zeigte er typische Pupillenstarre. Die Patellarreflexe waren gesteigert und es bestand das Babinskische Phänomen am linken Fuße, sowie ausgesprochene Ataxie der oberen Extremitäten und ataktischer Gang. Die Untersuchung der Augen war absolut negativ. Psychisch schien er hoffnungsvoller, als es sein Zustand rechtfertigte.

Diagnose: Dementia paralytica.

Fall 17.

Eine 73jährige Witwe kam am 8. März 1907 zur Untersuchung. Mit 21 Jahren zog sie sich durch einen Fall eine innere Verletzung zu und stand darauf zehn Jahre in ärztlicher Behandlung. Mit 24 Jahren war sie wegen Gehirnfieber vier Monate lang bettlägrig. Vor zehn Jahren hatte sie einen ähnlichen Anfall wie jetzt, aber weniger schwer. In den letzten Jahren ist sie sehr nervös geworden. Seit sechs Wochen klagt sie über heftige Schmerzen in den Augen, die sich nach oben zu bis zu dem Scheitel und über die linke Gesichtsseite verbreiten, manchmal auch entlang den Kiefern oder hinter die Ohren ausstrahlen. Während dieser Wochen haben die Schmerzen beständig angehalten und waren manchmal so heftig, daß sie schreien mußte. Licht ist ihren Augen unangenehm, Kälte vermehrt die Schmerzen, und der Kiefer ist so schmerzempfindlich, daß sie nicht kauen kann.

Die Untersuchung zeigte starke Fettleibigkeit, verlief aber im übrigen völlig negativ. Wenn es gelang, die Aufmerksamkeit der Patientin von sich abzulenken, so erschien sie völlig munter. Eine Nacht hielt sie die ganze Station wach, weil sie die unbestimmte Angst hatte, es könne ihr etwas passieren.

Besprechung: In diesem Falle ist wie bei dem letzterzählten der Gedanke an Dementia paralytica naheliegend, aber es bestehen eigentlich keine Beweise für diese Annahme. Das Zittern und die Pupillarveränderungen des letzten Falles fehlen hier völlig.

Obwohl der Schmerz von den Augen seinen Ausgang nahm, sprach sonst nichts für die Annahme asthenopischer Beschwerden, und da der Schmerz sich nicht eng auf die Gegend der Stirnhöhlen beschränkte, haben wir auch keinen rechten Grund, irgendwelche entzündliche Veränderungen dort anzunehmen.

Bei einer echten Neuralgie gelingt es nicht, durch Ablenkung des Patienten den Schmerz zu mildern.

Alles in allem scheinen die Kopfschmerzen zu der großen, rätselhaften Klasse zu gehören, mit der wir uns nicht gern lange beschäftigen, weil wir sie nicht benennen können und weil sie oft ziemlich schnell von selbst verschwinden. Zweifellos ist, daß in diesem Falle der psychische Zustand der Patientin für die Krankheit von Wichtigkeit war.

Verlauf: Die Untersuchung durch einen hervorragenden Irrenarzt ergab keinen Beweis für Geistesstörung, aber er hielt die Patientin für eine nervöse, hypochondrische, schwachsinnige alte Dame. Magnesiumsulfat, täglich 45 g, schienen ihr gut zu tun. Durch vernünftige Vorstellungen und Ermahnungen ließ sie sich leicht im Zaume halten. Seit der ersten Nacht im Krankenhaus, wo sie auf das Dach kroch, hat sie sich ganz vernünftig benommen. Der Schmerz schien nicht allzu schlimm zu sein, und sie wurde am 19. entlassen.

Diagnose: Kopfschmerz unbekannten Ursprunges.

Fall 18.

Eine 23 Jahre alte, irische Hausfrau kam am 30. April 1907 in das Krankenhaus. Vor 18 Tagen hat sie geboren und bei der Entbindung viel Blut verloren. Seit einer Woche klagt sie über heftige Schmerzen in der einen Gesichtsseite, die später auf der anderen Seite ebenso stark waren, aber sie war noch imstande, aufzustehen und ihr Kind zu besorgen. Am Abend vor der Aufnahme fand sie

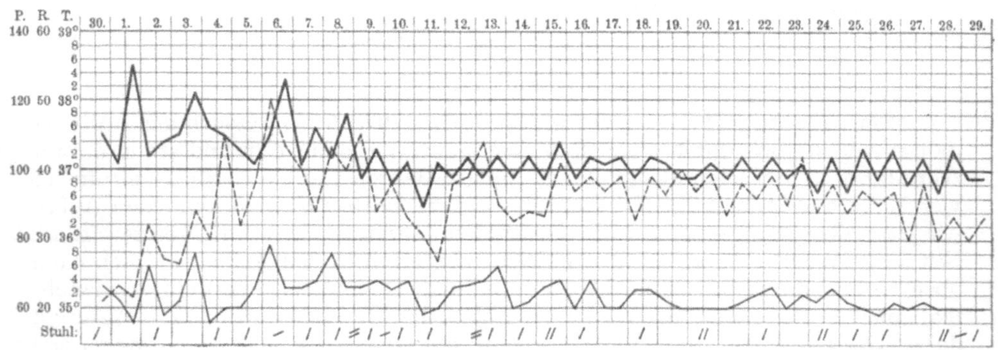

Abb. 9. Temperaturkurve zu Fall 18.

der Arzt in einem Zustande von leichter Bewußtseinsstörung, der im Laufe des Tages noch zunahm. Den Verlauf der Temperatur zeigt die beifolgende Tabelle (Abb. 9).

Die Kranke war halb komatös, zeigte auffallende Pigmentierung des Gesichts und Nackens, normale Pupillen, Zuckungen am rechten Auge, einen hochgespannten Puls, im übrigen aber normale Organe. Reflexe normal, Urin normal, Zahl der roten Blutkörperchen 3 822 000, der Leukozyten 10 000 mit 76% polynukleären Neutrophilen. Am 2. Mai zeigte sich das Kernigsche Zeichen, Lichtscheu und ausgesprochene Steifigkeit des Nackens. Die Patientin jammerte andauernd und hatte Kopfschmerzen, bis sie unter Morphium gesetzt wurde.

Besprechung: Irgend ein Kopfschmerz, der in Verbindung mit der Entbindung auftritt, läßt natürlich zuerst an Urämie denken oder eine ähnliche Autointoxikation. Aber in diesem Falle zeigte die Untersuchung des Urins und des Herzens nichts, was eine solche Annahme rechtfertigen konnte.

Hirnblutungen oder Embolien sind bei der Entbindung nicht selten, aber dann hätte die Krankheit plötzlicher begonnen und Lähmungen oder eine Aphasie hervorgerufen.

Gehirntumor muß mit in Betracht gezogen werden und kann nicht ohne Untersuchung des Augenhintergrundes ausgeschlossen werden. Das Fehlen von Veränderungen im Fundus, das Bestehen des Kernigschen Zeichens, die Lichtscheu und die Nackensteifigkeit sprechen dagegen.

Meningitis bleibt schließlich die wahrscheinlichste Diagnose, obwohl der Verlauf, die Temperatur und die Zahl der Leukozyten dagegen sprechen.

Verlauf: Bei der Lumbalpunktion entleerte sich eine klare Flüssigkeit unter einem Drucke von 200 mm, worauf sofort eine große Erleichterung folgte. Die Patientin hörte auf zu klagen und schlief ein. Die Untersuchung des Sedimentes zeigte sehr vereinzelte Leukozyten und degenerierte einkernige Zellen sowie einige nicht charakteristische gramnegative Bakterien. Die Kulturen blieben steril. Urin normal. Nach der Lumbalpunktion reagierten die Pupillen wieder. Das Kernigsche Zeichen war wenig ausgesprochen und der Kopf, obwohl noch immer steif gehalten, war nicht zurückgebeugt. Am 3. Mai zeigte sich eine deutliche Besserung. Die Temperatur war völlig normal, sie brauchte weniger Morphium gegen ihre Kopfschmerzen. Das Bewußtsein kehrte am 9. Mai zurück, am 13. konnte sie schon ohne Hilfe essen.

19. Mai: ausgesprochene Besserung, sitzt täglich auf, keine Nackensteifigkeit mehr.

28. Mai: rote Blutkörperchen 4 380 000, Leukozyten 4000, Hämoglobin 65%.

29. Mai: Patientin will nach Hause gehen und wird entlassen.

Um welch eine Art von Meningitis es sich hier gehandelt hat, konnte nicht sicher festgestellt werden. Heutigen Tages würde man doch wohl eine Injektion von Antimeningokokkenserum (Flechsner, Jochmann) trotz des zweifelhaften Ergebnisses der Lumbalpunktion versuchen.

Diagnose: Meningitis.

Fall 19.

Eine verheiratete 35jährige Frau kam am 9. Dezember 1897 in das Krankenhaus. Vor sechs Jahren hatte sie nach der Geburt eines Kindes Wochenbettfieber, seither hat sie sich nie mehr ganz wohl gefühlt. Vor drei Wochen bekam sie nach einem Schnupfen leichte Kopfschmerzen, die allmählich schlimmer wurden, so daß sie sich vor vier Tagen zu Bett legte. Vor drei Tagen wurden die Kopfschmerzen sehr heftig, wie neuralgisch, und traten gerade über dem linken Auge auf. Sie hatte einen heftigen trockenen Husten, der jetzt etwas besser ist. Seit drei Tagen klagt sie bei tiefer Einatmung über Schmerzen in der linken Brustseite.

Die Untersuchung ergibt sehr heftige Kopfschmerzen, ausgesprochene Druckschmerzhaftigkeit an der Austrittsstelle des linken Nervus supraorbitalis und wenig ausgesprochene Schmerzhaftigkeit entlang seiner Verbreitung. Der rechte gerade Bauchmuskel ist stark gespannt. Temperatur 38,1 °, Puls 90, Respiration 25, Leukozyten 14 000, Urin normal. Gefrieren des Supraorbitalnerven mit Äthylchlorid bessert den Schmerz nicht. Morphium 0,02 macht zwar den Schmerz erträglicher, aber bald nachher wird die Kranke aufgeregt, nervös und deliriert fast; sie setzt sich im Bett auf, zittert, atmet sehr schnell mit stark erweiterten Pupillen, sagt, sie bekäme keine Luft und wünscht etwas zu bekommen, um die Wirkung des Morphiums aufzuheben.

Besprechung: In diesem Falle ergeben sich folgende Fragen:

1. Beruht der Kopfschmerz auf Neuralgie, auf Stirnhöhlenentzündung oder irgend einer anderen Entzündung?
2. Was hat der Schmerz in der Brust und die Spannung der Bauchmuskulatur zu bedeuten?
3. Welcher Natur ist der plötzliche Anfall nach dem Morphiumgebrauch?

Die Tatsache, daß nach der Kälteanwendung am Supraorbitalnerven keine Besserung eintrat, spricht gegen Neuralgie, Stirnhöhlenentzündung wird durch die direkte Folge dieser Symptome auf einen Schnupfen wahrscheinlicher gemacht. Sonst findet sich in der Anamnese nichts, irgend eine andere Diagnose näher zu rücken.

Was die Ursachen der Schmerzen in der Brust und des Bauchmuskelkrampfes angeht, so müssen wir im Hinblick auf den weiteren Verlauf sagen: Ignoramus. Es soll hier ganz besonders ausgesprochen werden, daß fast in jedem sorgfältig beobachteten Krankheitsfalle sich, wie hier, die eine oder andere Tatsache findet, die wild und ungezähmt quer durch das Krankheitsbild läuft und jeder vernünftigen Erklärung unzugänglich ist. Wenn ein Fall kein solches widerhaariges Symptom zeigt, sondern sich ganz klar darlegt, wie die Erzählung in einem Lehrbuch, so habe ich immer Verdacht, daß er nicht sorgfältig genug beobachtet ist.

Zur Zeit des plötzlichen Anfalles nach dem Morphiumgebrauch dachte man an eine Meningitis wegen der Verbindung dieser psychischen Symptome mit Kopfweh; aber es bestand niemals Fieber und das Ergebnis der Behandlung macht es klar, daß es sich um einen halb hysterischen Erregungszustand handelt, wie wir ihn nicht selten bei der Anwendung von Morphium bei Individuen sehen, die eine Idiosynkrasie dagegen haben.

Verlauf: Die Kranke wurde wegen ihrer Atemnot beruhigt und erhielt als Gegenmittel gegen das Morphium Salzwasser, worauf sie den Rest der Nacht ruhig schlief. Am nächsten Morgen waren die Schmerzen fast völlig verschwunden. Die Temperatur war normal und am dritten Tage konnte sie nach Hause gehen.

Diagnose: Stirnhöhlenentzündung.

Fall 20.

Ein 35jähriger Landmann kam am 9. Oktober 1906 zur Untersuchung. Anfang August bekam er Hauteruptionen an den verschiedensten Teilen des Körpers, die nach seiner Beschreibung der Urticaria gigantea ähnelten. Früher war er schon wegen eines Anfalles von angioneurotischem Ödem behandelt worden. Mitte August klagte er über Erstickungsgefühl in der Brust, das 1—3 Stunden anhielt. Die Gerinnungszeit seines Blutes betrug damals 2 Minuten.

Seit etwa vier Tagen klagte er über Kopfschmerzen, die schnell an Heftigkeit zugenommen haben. Vor zwei Tagen hatte er um 3 Uhr nachts einen Schüttelfrost und gestern einen um 7 Uhr abends. Das Fieber hat seither angehalten, Stuhlgang hat er in den letzten drei Tagen nur einmal gehabt. Er hat in der letzten Zeit große Geldverluste gehabt, aber er gibt an, sich darüber nicht zu ärgern.

Die Untersuchung zeigt vergrößerte Drüsen im Nacken, in den Achselhöhlen und Leistenbeugen. Die Untersuchung der Brust- und Bauchorgane war negativ. Die Widalsche Reaktion war negativ.

Besprechung: In diesem Falle stoßen von selbst folgende Fragen auf:
1. Kann Kopfschmerz und Fieber mit Veränderungen der Urtikariagruppe zusammenhängen, die manchmal mit Fieber auftreten und sogar auch die inneren Organe (Respirations- und Verdauungstrakt) befallen? Die Erstickungsgefühle, über die der Kranke im August klagte, konnten das Auftreten von Urtikaria im Respirationstraktus angekündigt haben.
2. Kann man die Aufregung, die mit seinem Geldverluste zusammenhängt, für die Symptome verantwortlich machen?
3. Welche Bedeutung haben die allgemeinen Drüsenanschwellungen? (Leukämie, Syphilis).

Auf die erste Frage muß man zunächst sagen, daß Hautveränderungen wie Urtikaria und Erythem fast niemals nur auf den Schleimhäuten vorkommen. Wenn Fieber und Kopfschmerz von solchen Veränderungen herrühren sollen, müßte man auch Veränderungen an der äußeren Haut erwarten.

Weder Kummer noch irgend ein anderes psychisches Ereignis kann Fieber hervorrufen, wie es hier vorliegt (Abb. 10).

Die Untersuchung ergab Drüsenschwellung im Nacken, den Achselhöhlen und Leistenbeugen; aber das ist absolut kein Beweis dafür, daß diese Drüsen erkrankt sind. Bei einer großen Anzahl gesunder erwachsener Leute sind Drüsen an den erwähnten Stellen öfters zu fühlen. Immerhin muß man die Möglichkeit einer Leukämie ins Auge fassen. Ich sah erst neulich einen Fall von Leukämie, dessen Symptome den hier beschriebenen völlig ähnelten, bei dem auch die Leukozytenzahl fast die gleiche war. Aber die Auszählung ergab 95% Lymphozyten. Die Blutuntersuchung wurde auch in diesem Falle vorgenommen, wobei sich aber das Blut ganz normal zeigte.

Allgemeine Drüsenschwellung deutet sicher auf Syphilis hin. Aber es bestand hier keine Vergrößerung, denn die Drüsen waren gegen die Norm nicht

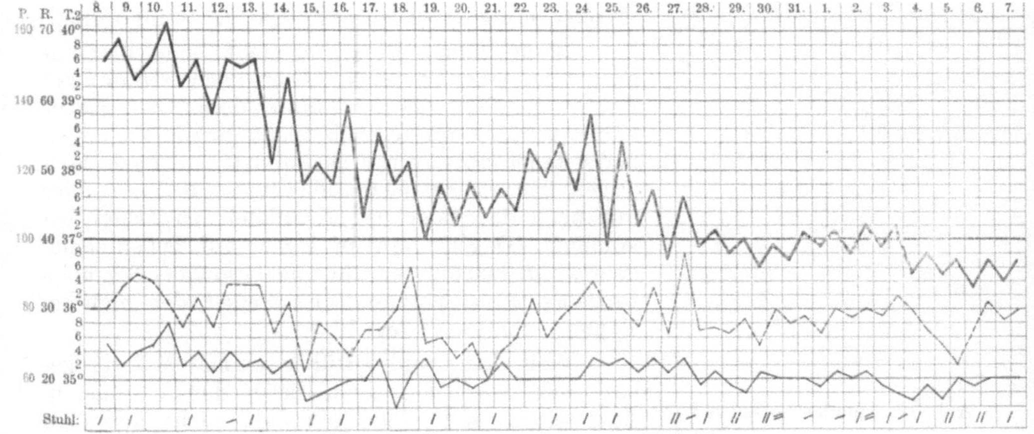

Abb. 10. Temperaturkurve zu Fall 20.

vergrößert. Auch sonst findet sich in diesem Falle nichts, was für Syphilis spricht, obwohl ein derartiges Fieber sehr wohl dabei vorkommen könnte. Der Gedanke an Malaria (Schüttelfrost) konnte durch die Blutuntersuchung sofort widerlegt werden.

Das klinische Bild ist also das eines Fiebers ohne jegliche Ursache. Dies läßt uns immer an Typhus denken. Das Fehlen der Widalschen Reaktion ist in dem Stadium der Krankheit ohne Bedeutung. Aber die Diagnose bleibt noch unsicher. Wodurch kann sie noch wahrscheinlicher gemacht werden? Man muß in einem solchen Falle Blutkulturen anlegen.

Verlauf: Die Blutkultur zeigte einen Bazillus, der in allen Reaktionen dem Typhusbazillus völlig glich. Leukozyten 6000. Die Widalsche Reaktion wurde erst am 17. Oktober positiv. Im übrigen verlief die Krankheit ohne Komplikationen, und am 8. November wurde der Kranke gesund entlassen.

Dieser Fall zeigt deutlich den Wert der Blutkulturen, die sehr häufig schon dann positiv ausfallen, wenn uns eine negative Widalsche Reaktion täuschen könnte, d. h. zu Beginn der Erkrankung.

Über die Behandlung dieses Falles siehe Anhang B. S. 612.

Diagnose: Typhus.

Fall 21.

Ein 27jähriger Matrose kam am 26. November 1906 ins Krankenhaus. Eine seiner Schwestern ist an „Meningitis“ gestorben. Vor 6 Monaten hatte er Malaria, wobei 3 Wochen lang jeden zweiten Tag Schüttelfrost auftrat. Seither fühlt er sich nicht wohl. Geschlechtskrankheiten werden in Abrede gestellt. Seit zwei Wochen klagt er über mäßige pochende Kopfschmerzen mit Flimmern vor den Augen und allgemeiner Hinfälligkeit. Drei Tage später bekam er Fieber. Vor acht Tagen wurde der Kopfschmerz so heftig, daß er sich zu Bett legte; der Appetit war schlecht, häufiges Erbrechen. Er hat viel an Gewicht abgenommen. Temperaturverlauf siehe beifolgende Kurve (Abb. 11).

Bei der Untersuchung zeigte sich die rechte Pupille etwas weiter als die linke; beide reagierten normal. Herz und Lunge normal. Nur war das Atmungsgeräusch auf der linken Spitze, die eine geringe Verkürzung zeigte, etwas rauh. In dieser Gegend hörte man vereinzelte trockene pfeifende Geräusche. Leukozyten 8200, davon 80% polynukleäre Neutrophile. Keine Malariaplasmodien, Widalsche Reaktion negativ. Am 26. und 29. November und 1. Dezember Urin normal, Augenhintergrund völlig normal. Untersuchung des Auswurfs negativ. Stuhl normal.

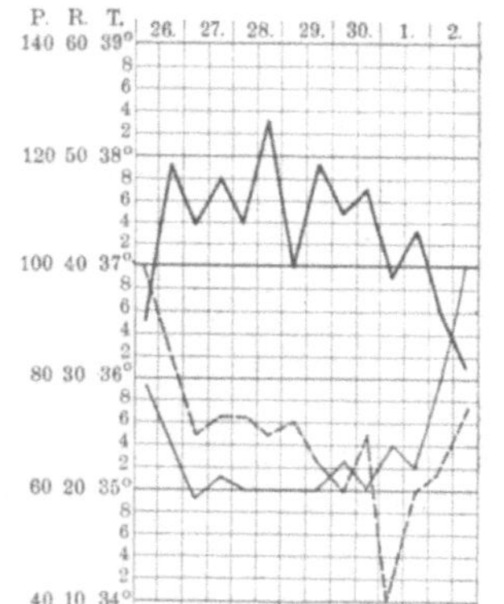

Abb. 11. Temperaturkurve zu Fall 21.

Besprechung: Natürlich denkt man hier zunächst an einen Typhus. Aber nach zehntägiger Dauer der Erkrankung müßte dann das Fieber höher sein, wenn es sich nicht gerade um einen der seltenen abortiven Fälle handelt, wo nach zehn Tagen das Fieber schon abfällt, so daß wir hier nur noch das Ende der Krankheit zu sehen bekommen. Dagegen spricht jedoch auf das entschiedenste die Leukozytenzahl und besonders der hohe Prozentsatz der polynukleären Zellen, den man bei Typhus niemals findet.

Weil der Kranke früher einmal Malaria gehabt hat, wird man auch daran denken müssen. Aber er ist seit vielen Monaten nicht aus dem gemäßigten Klima herausgekommen und kann also nicht die ästivoautumnale Form der Malaria erworben haben, die allein ein derartiges Fieber hervorrufen könnte. Der Beruf des Kranken läßt uns an Syphilis denken. Aber es spricht sonst nichts für diese Annahme.

Hirntumor verursacht häufig einen auffallend niedrigen Puls, wie er hier vorliegt. Doch finden sich sonst keine Zeichen für diese Annahme. Die Tatsache, daß der Patient augenscheinlich krank ist und doch einen so niedrigen Puls zeigt, richtet unsere Aufmerksamkeit immer wieder auf die Möglichkeit einer Gehirnerkrankung. Kann es sich vielleicht um eine tuberkulöse Meningitis handeln? Es bestehen keine Veränderungen an den Hirnnerven, keine Nackensteifigkeit und keine Leukozytose, aber die Untersuchung der Lunge macht das Bestehen einer Tuberkulose sehr wohl möglich. Eine Lumbalpunktion sollte hier vorgenommen werden, als der weitere Verlauf die Diagnose aufklärte. Am 28. zeigte sich beim Vorwärtsbeugen des Kopfes Nackensteifigkeit, im übrigen keine Veränderungen. Am 29. fing der Kranke an leicht zu delirieren, wurde am Abend noch unruhiger und schluckte nicht mehr.

Am 1. Dezember war er komatös, und die Nackensteifigkeit war verschwunden. Am 3. Dezember starb er.

Die Autopsie zeigte allgemeine Miliartuberkulose und Tuberkulose der mesenterialen und retroperitonealen Lymphknoten.

Diagnose: Miliartuberkulose.

Fall 22.

Ein 64 jähriger Maurer kam am 15. Mai 1908 in das Krankenhaus. Drei Onkel väterlicherseits starben an Schwindsucht. Im übrigen ist die Familienanamnese ohne Belang. Er trinkt täglich ½—1 Liter Schnaps und hat öfters Gonorrhoe gehabt, vor 14 Jahren Schanker, darauf wurde er drei Jahre lang antisyphilitisch behandelt. Beim Beginn der jetzigen Krankheit vor zwei Wochen war er im Süden des Staates; er konnte nicht genau angeben, wie sie begonnen hatte. 2½ Wochen war er zu Bett, wobei er nur über Kopfschmerzen und schlechten Appetit zu klagen hatte.

Bei der Untersuchung sind die Pupillen gleich groß, rund und reagieren normal. Die Temperatur zeigt die beifolgende Kurve (Abb. 12).

Die Zunge ist mit einem dicken grauen Belag bedeckt. Die Herztöne sind schwach. Ein schwaches systolisches Geräusch wird über der ganzen Gegend bis in die Axillarlinie hinein gehört. Der zweite Aortenton ist leicht akzentuiert, das Herz ist nicht vergrößert, die Arterien sind verdickt. Im unteren Teile der rechten Lunge hinten leichte Dämpfung, abgeschwächtes Atmungsgeräusch, zahlreiche mittlere und starke Rasselgeräusche; Bauchorgane und Reflexe normal. Leukozyten 13 600, Urin normal. Widalsche Reaktion negativ.

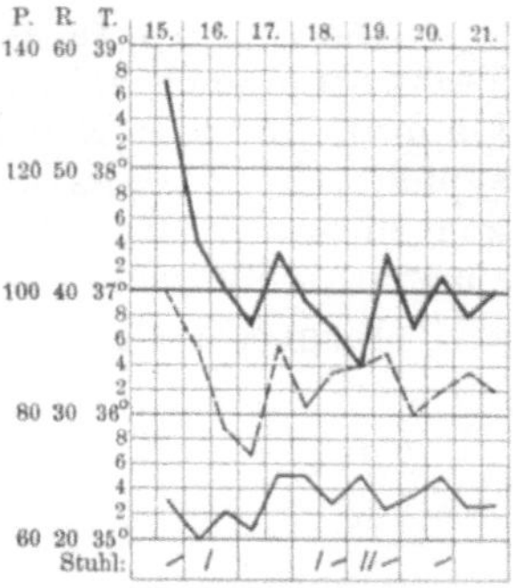

Der Patient war mit der Diagnose Typhus in das Krankenhaus geschickt worden, zeigte aber bei der Aufnahme nur Kopfschmerzen und Bronchitis bei einem chronischen Alkoholiker.

Abb. 12. Temperaturkurve zu Fall 22.

19. Mai: In der Krankengeschichte findet sich die Bemerkung, daß der Patient Krankenhauspflege nicht braucht und in ein oder zwei Tagen nach Hause geschickt werden soll.

21. Mai: Bei der Morgenvisite macht der Kranke einen angetrunkenen Eindruck. Die beiden letzten Nächte hatte er über heftige Kopfschmerzen geklagt. Um 11 Uhr nachts des gleichen Tages wurde er bewußtlos vorgefunden.

Besprechung: Die Familienanamnese des Kranken, das Vorhandensein von Veränderungen, die an eine Pleuritis an der Basis der rechten Lunge denken lassen, ergibt die Möglichkeit einer Tuberkulose mit Beteiligung der Meningen. Dieser Verdacht konnte nur teilweise durch die Lumbalpunktion ausgeschlossen werden und muß in der Diagnosestellung auch weiterhin berücksichtigt werden.

Kopfschmerzen mit nächtlichen Exazerbationen lassen an eine Syphilis denken, besonders bei einem Patienten, der sicher früher infiziert worden ist. Es bleibt aber hier bei dem Verdacht, bis wir nicht weitere Beweise, wie Veränderungen an den Hirnnerven, an den Reflexen, positive Wassermannsche Reaktion oder andere syphilitische Erscheinungen finden.

Die Anamnese läßt ferner an Alkoholvergiftung (Säuferhirn) denken, aber das Fehlen jeglicher Zeichen von Delirium tremens macht die Annahme unwahrscheinlich, besonders, da der Patient in den letzten zehn Tagen fast gar keinen Alkohol zu sich genommen hat.

Typhus und andere Infektionskrankheiten konnten ausgeschlossen werden, als die Temperatur zur Norm abfiel und nicht wieder stieg.

Kann hier eine Malaria vorliegen? Der Patient ist erst neuerdings aus einer Malariagegend zurückgekommen, wo er irgend eine Infektion durchgemacht haben kann, die nicht die gewöhnlichen Tertiana- oder Quotidianafröste der gemäßigten Zone zeigt. In einem ganz ähnlichen Falle fand ich bei einem Manne, der auch aus den südlichen Staaten kam und über Kopfschmerzen, Fieber und allgemeine Hinfälligkeit klagte, zahlreiche Ringe der ästivoautumnalen Form in den roten Blutkörperchen. Im vorliegenden Falle verlief aber die Blutuntersuchung negativ.

Es ist sehr zu bedauern, daß in diesem Falle keine Blutdruckmessung vorgenommen wurde. Eine Erhöhung des Blutdruckes würde die Annahme gefestigt haben, daß irgend welche Gehirnläsionen (Tumor, Hämorrhagie, Erweichung oder Meningitis) vorliegt. So wurde die Diagnose während des Lebens nicht gestellt.

Verlauf: Am Abend reagierten die Pupillen nicht mehr. Der linke Arm und das linke Bein waren kälter als das rechte. Babinski auf beiden Seiten positiv, Fehlen der Bauchreflexe, keine Lähmung. Er starb am 22. Mai.

Die Autopsie zeigte eine subdurale Gehirnblutung, Blutungen in das Tegmentum encephali, Arteriosklerose, atheromatöse Endokarditis der Aortenklappen, fibrinöse Endokarditis der Mitralklappen, Hypertrophie des Herzens, syphilitische Zirrhose der Leber, Bronchopneumonie, akute fibrinöse Pleuritis, kongenitale Zystenniere, Magengeschwür, verkalkte Tuberkuloseherde in den Lungen, chronische Pyelitis, subkapsulares Hämatom der Niere.

Diagnose: Gehirnblutung.

Tabelle I. Kopfschmerzen. Symptome.

Ursache	Alter	Dauer	Beständiges Schmerz- oder Druckgefühl	Regelmäßige Wiederkehr	Sicherer Zusammenhang mit der Regel	Fieber und andere Zeichen einer Infektion	Konvulsionen, Koma, Delirium	Herdsymptome	Augen-störungen	Besserung durch Behandlung der Augen	Vasomotorische Erscheinungen am Kopfe „Kongestionen"	Andere Zeichen einer Neurose	Zeichen für Syphilis in Anamnese u. Befund	Eiweiß, Zylinder, Herzhypertrophie, Ödeme usw.	Knoten in der Hals- und Kopfmuskulatur	Ergebnis der Lumbalpunktion
Astenopische Beschwerden	Beginn in der Jugend	Stunden-weise	Nach Anstrengung der Augen	0	0	0	0	0	+	+	0	+ oder 0	0	0	0	0
Infektionskrank-heiten	—	Wenige Tage	Vom Fieber ab-hängig	0	0	+	Selten, außer beiKin-dern	0	0	0	0	. . .	0	Wenig oder fehlend	0	0
Menstruation	—	„	+ oder 0	0	+	0	0	0	+ oder 0	0	0	0	0	0	0	0
Psychoneurosen	Beginn in der Jugend	Monate oder Jahre	+	0	0	0	Nur hyste-riforme	0	+ oder 0	Wenig oder gar nicht	+ oder 0	+	0	0	0	0
Nephritis	—	Wochen oder Monate	+ oder 0	0	0	0	+ oft	0	+ oder 0	0	0	0	0	+	0	0
Meningitis	—	Tage oder Wochen	+	0	0	+	+	0	Schielen oder Pupillen-verände-rungen	0	0	0	0	Wenig oder fehlend	0	+
Stirnhöhlenent-zündung	—	Etwa eine Stunde	0	Jeden Morgen zur gleichen Stunde	0	+ oder 0	0	0	0	0	0	0	0	0	0	0

4*

Tabelle I. Kopfschmerzen. Symptome. (Fortsetzung.)

Ursache	Alter	Dauer	Beständiges Schmerz- oder Druckgefühl	Regelmäßige Wiederkehr	Sicherer Zusammenhang mit der Regel	Fieber und andere Zeichen einer Infektion	Konvulsionen, Koma, Delirium	Herdsymptome	Augen-störungen	Besserung durch Behandlung der Augen	Vasomotorische Erscheinungen am Kopfe „Kongestionen"	Andere Zeichen einer Neurose	Zeichen für Syphilis in Anamnese u. Befund	Eiweiß, Zylinder, Herzhypertrophie, Ödeme usw.	Knoten in der Hals- und Kopfmuskulatur	Ergebnis der Lumbalpunktion
Neuralgie unbekannter Ursache	Gewöhnlich nach 40 Jahren	Über lange Zeiträume mit Unterbrechungen	0	0	0	0	0	0	0	0	0	+ oder 0	0	0	0	0
Migräne	Beginn gewöhnlich in der Jugend	Gewöhnlich 12—24 Stunden	0	+	0	0	0	0	+ oder 0	0	+	+ oder 0	0	0	0	0
Knötchenkopfschmerz	—	Tage oder Wochen	+ oder 0	0	0	0	0	..	0	0	+ oder 0	0	0	0	+	0
Hirntumor	—	Wochen oder Monate	+ oder 0	0	0	Gewöhnlich 0	+ oder 0	+	Schielen, Pupillen- und Netzhautveränderungen	0	0	0 (Gewöhnlich)	0	Wenig oder fehlend	0	0
Syphilitische Periostitis	—	Tage oder Wochen	+ oder 0	0	0	+ oder 0	0	0	0	0	0	0	+	Wenig oder fehlend	0	+ oder 0

Ursachen der Kreuzschmerzen.

<table>
<tr><td>1. Ermüdung und mangelhafte Balance (funktionelle Rückenschmerzen)</td><td rowspan="4">Für die graphische Darstellung zu zahlreich und zu unsicher an Zahl abzuschätzen</td></tr>
<tr><td>2. Niederkunft</td></tr>
<tr><td>3. Infektionskrankheiten</td></tr>
<tr><td>4. Postoperative Rückenschmerzen</td></tr>
</table>

5. Erkrankung der Sakroiliakalgelenke (nicht infektiös)	711
6. Lumbago	549
7. Hypertrophische Arthritis	351
8. Herpes zoster	214
9. Infektiöse Wirbelentzündung	178
10. Akute Überdehnung des Rückens	149
11. Nierenstein	109
12. Wirbeltuberkulose	72
13. Niereneiterung	65
14. Perinephritischer Abszeß	26
15. Nierentumor	16
16. Wirbelkarzinom	6
17. Retroperitonealtumor	5

3. Kapitel

Kreuzschmerzen.

Vor einigen Jahren, als ich mich viel mit Erkrankungen des Blutes beschäftigte, übernahm ich vertretungsweise die Hausarztstelle in einem Genesungsheim, das vor allem für abgearbeitete Dienstmädchen und Ladenfräulein bestimmt war. Die Oberschwester empfing mich mit der etwas herablassenden, aber respektvollen Miene, wie sie langjährige Dienste unter vielen enthusiastischen jungen Ärzten manchmal bei Pflegerinnen zeitigen. „Ich höre", sagte sie, „daß Sie sich besonders für das Blut interessieren. Dr. R., der Gynäkologe, der im letzten Herbst hier Arzt war, fand, daß alle Patientinnen gynäkologisch erkrankt wären. Wenn im Sommer Dr. C. zu uns kommt, findet er lauter Nasen - und Halsfälle. Das ist nämlich seine Spezialität. Jetzt, wo Sie bei uns sind, vermute ich, werden es wohl lauter Blutfälle sein."

Dabei muß hervorgehoben werden, daß keine besondere Auswahl der Patientinnen stattfand; sie kamen nicht in das Heim, weil sie hörten, daß dort Dr. X., ein Spezialist für ihre besonderen Störungen, Dienst tat. Sie wurden von einer großen Anzahl anderer Ärzte hingeschickt, die keine Kenntnis von den verschiedenen Interessen der behandelnden Spezialisten hatten.

In ähnlicher Weise müssen wir uns wohl, denke ich, die mannigfachen Erklärungen der Rückenschmerzen verständlich machen, wie sie von verschiedenen Ärzten je nach ihren Gesichtspunkten gegeben werden. Für den Gynäkologen sind Rückenschmerzen gewöhnlich gynäkologische Symptome. Für den Orthopäden handelt es sich um Erkrankungen der Sakroiliakalgelenke oder Schmerzen infolge fehlerhafter Haltung. Der Neurologe hält sie für einen Ausdruck von Gewohnheitsschmerzen auf psychoneurotischer Grundlage. Es gibt auch Magenspezialisten, welche Rückenschmerzen für die Folge von schlechter Ernährung, von Gastroptose oder Verstopfung halten.

So geht es; das einzige Ding, was dabei unverändert bleibt, sind die Rückenschmerzen. Wenn wir für eine Krankheit 15 oder 20 Medikamente angepriesen finden, so neigen wir zu der Ansicht, daß keines von ihnen viel hilft; ähnlich zweifeln wir natürlich, wenn wir viele und verschiedene Erklärungen für ein und dieselbe Sache finden, ob auch nur eine von ihnen richtig ist. Das einzige, was uns über diese dunklen Rückenschmerzen, die man uterine, sakroiliakale oder ähnlich nennt, bekannt ist, ist die Besserung, die man durch mechanische Kompression des Beckens und des unteren Teiles der Wirbelsäule, durch Korsetts, Pflasterverbände, Gürtel etc. erzielt.

In vielen Fällen kann ein starkes neurotisches Element hervorgehoben werden, geistige oder nervöse Schwäche, die durch eine Verminderung des Muskeltonus auf den Rücken wirksam wird. Schlaffer Geist, schlaffe Muskulatur, schlecht unterstützte Gelenke, Schmerzen. Ohne Zweifel kann einer von diesen

Faktoren, wahrscheinlich auch mehrere, die übrigen so aktivieren, daß auf verschiedenem Wege die Rückenschmerzen entstehen. Ich glaube nicht, daß irgend jemand mehr über diese ganze Sache weiß.

Auf gynäkologischer Seite haben wir die sorgfältigste Untersuchung über Rückenschmerzen (und andere Schmerzen) in ihrer Abhängigkeit von Erkrankungen der Beckenorgane in der Arbeit von Dr. C. T. Dercum [1]) aus Philadelphia, in der er statistisch nachweist, was ich schon ziemlich lange aus meiner ausgedehnten Erfahrung geschlossen hatte, nämlich, daß es keine Art von Rückenschmerzen oder anderen reflektorischen Schmerzen gibt, die mit Recht auf Erkrankungen der Beckenorgane bezogen werden können. Alle Arten von Schmerzen im Rücken, im Kopf und den Extremitäten kommen mit gleicher Häufigkeit mit oder ohne Erkrankung der Beckenorgane vor. Alle Erkrankungen der Genitalorgane können mit oder ohne Rückenschmerzen verlaufen. Selbst tiefsitzende karzinomatöse Tumoren können viele Monate lang latent und ohne Symptome bleiben. Die Tabellen auf S. 55 u. 56 aus Dr. Dercums Arbeit zeigen zu meiner Genugtuung die gegenseitige Unabhängigkeit von Rückenschmerzen und Erkrankungen der Beckenorgane.

Neben dieser ungeheuren Gruppe von Rückenschmerzen, die man durch mechanischen Halt und seitliche Kompression des Beckens heilen kann und die auf verschiedenste Weise als gynäkologisch, neurasthenisch, als durch Überdehnung der Sakroiliakalgelenke oder durch Gleichgewichtsverlust [2]) entstanden erklärt werden, haben wir noch zwei andere Affektionen, die sich gut unter dem etwas ungeschickten Namen der orthopädischen Gruppe von Rückenschmerzen zusammenfassen lassen. Diese Krankheiten sind

1. Lumbago,
2. Hypertrophische Spondylitis.

Sie können zeitweise nicht voneinander zu trennen sein und ebensowenig von der größeren und ungenauer umschriebenen Gruppe, die ich bereits besprach, unterschieden werden.

Tabelle I.

Lokalisierung der Schmerzen oder Druckempfindlichkeit	Becken normal	Becken erkrankt
Beide Weichen (sogenannte Ovarie)	70	14
Linke Weiche (sogenannte Ovarie)	40	14
Rechte Weiche (sogenannte Ovarie)	20	3
Unter beiden Brüsten	2	0
Unter der linken Brust	26	2
Unter der rechten Brust	1	0
An einer Seite der Wirbelsäule in der Halsgegend	3	0
An einer Seite der Wirbelsäule in der Brustgegend	14	2
An einer Seite der Wirbelsäule in der Lendengegend .	9	4
Über dem Os sacrum.	14	3
Am Ende des Steißbeines	10	2
Über der Spina scapulae	4	0
Clavus hystericus	5	3
Schmerzen tief im Becken (hysterisch)	10	0
Schmerzhafte Zonen auf der Schleimhaut der Vagina, Vulva, des Rektums und der Zunge	4	0
Gliederschmerzen (Schenkel, Beine, Arme, Schultern)	40	3

---

[1]) Journ. Amer. med. Ass. 1909. S. 848.
[2]) Reynolds u. Lovett, Journ. Amer. med. Assoc. 1910. S. 1003.

Lokalisierung der Schmerzen oder Druckempfindlichkeit	Becken normal	Becken erkrankt
Kreuzschmerzen	60	10
Schmerzen in der Lendengegend	2	7
Kopfschmerzen (vertikal)	3	0
Kopfschmerzen (diffus)	6	2
Kopfschmerzen (frontal und okzipital)	35	3
Kopfschmerzen (okzipital)	26	5
Kopfschmerzen (frontal)	16	3
Hysterisches Erbrechen	3	0
Hysterische Schmerzen in einem Auge während der Menstruation	1	0
Globus hystericus	9	0
Schlechter Schlaf	18	5
Schlaflosigkeit	3	0
Magen-Darmstörungen nervösen Usprunges wie Obstipation, Blähungen, Magenbeschwerden, verminderte Saftabsonderung und Anorexie	96	12

Tabelle II.

Pathologische Veränderung	Rückenschmerzen, Kopfschmerzen oder andere hysterische oder neurasthenische Symptome	
	Fahlen	Vorhanden
Zystenbildung an der Zervix	3	0
Eileiterentzündungen und Exsudate	53	34
Zervix- und Dammrisse	39	21
Fibroide Tumoren, darunter ein 17 Pfund schwerer	11	4
Dysmenorrhoe	7	23
Anteflexionen	24	28
Retroposition	44	36
Splanchnoptosis (Nachlassen der Mutterbänder)	19	3
Operierte Zerreißungen	2	0
Entfernung beider Ovarien	9	0
Entfernung eines Ovariums	2	0
Entfernung der Appendix	4	0
Karzinom (nervöse Erscheinungen fanden sich bei keinem einzigen Falle von Karzinom)	9	0
Beckenorgane normal	0	181

Die „Nierengruppe" von Ursachen für Rückenschmerzen ist ein Ausdruck, mit dem ich in dem ganzen Kapitel die chirurgischen Erkrankungen in oder in der Nähe der Niere bezeichnen will, wie Tuberkulose, Nierenstein, Neubildungen, Abszeß, zystische Degeneration.

Mit „Druckgruppe" bezeichne ich die Krankheiten, welche eine fortschreitende Kompression des Rückenmarks oder seiner Nerven hervorrufen, wie Aneurysma, Neubildungen, Wirbelkaries.

Eine der häufigsten Ursachen von Rückenschmerzen soll hier nicht ausführlich besprochen werden. Wahrscheinlich kennen sehr viele solche Beschwerden aus Erfahrung als die Folge von

1. **Ermüdung und einfacher Abgespanntheit** aus irgend einer anderen bestimmten Ursache. Der Patient findet diese gewöhnlich selbst heraus, wenn der Schmerz nach Ruhe verschwindet. Manchmal ist aber die Ermüdung ein solcher Dauerzustand und so chronisch, als wenn er zum Hause gehörte. Sein Ursprung und seine Quelle kann in Vergessenheit geraten sein und kommt erst nach bestimmter Fragestellung ans Licht oder als Resultat des therapeutischen Erfolges, nämlich nach genügender Ruhe. Bei Personen von zartbesaitetem, überempfindlichem und neurotischem Wesen vermischen sich diese einfachen Ermüdungsbeschwerden mit denen, die wir nennen

2. **Die psychoneurotischen Rückenschmerzen**, die ein Charakteristikum haben, das hier erwähnt werden muß. Schmerzen dieser Art beschränken sich oft auf die Gegend des Steißbeins und unglücklicherweise führen sie manchmal den Patienten in die Hände eines raschen und eifrigen Chirurgen, der sofort eine Operation am Steißbein vornimmt. Wenn auf die Operation lange andauernde Ruhe mit Überernährung und eine beträchtliche Menge von erziehlicher Beeinflussung durch den Chirurgen oder seine Assistenten folgt, kann der Patient gesund werden. Aber der Erfolg wird nur fälschlich der Operation gutgeschrieben, die völlig erfolglos sein würde, wie es auch oft in Wirklichkeit der Fall ist, ohne die Beeinflussung des Kranken durch bessere Ernährung und durch die Erziehung.

Bei einer anderen Gruppe von psychoneurotischen Rückenschmerzen wird die Aufmerksamkeit des Patienten in unnormaler Weise auf die Wirbelsäule in ihrer ganzen Länge hingelenkt, die nicht nur durch Schmerzen, sondern auch durch die verschiedenartigsten Parästhesien, Prickeln, Gefühl von Hitze oder Kälte, Empfindungen von Druck oder Zug geplagt wird. Diese Art von Störungen kann ohne jeden ersichtlichen Grund beginnen. Man findet sie aber ebenso oft als Folge eines besonderen Ereignisses, woher der Ausdruck „Railway spine" seinen Ursprung hat. In der übergroßen Mehrzahl dieser Fälle hatte das besondere Ereignis aber nur die Bedeutung, die Aufmerksamkeit des Patienten auf einen bestimmten Teil des Körpers zu richten, in diesem Falle auf die Wirbelsäule, und zugleich sein moralisches Gefühl durch die Erwartung von Schadenersatz und Rentengeldern zu verwirren.

Eine dritte Gruppe psychoneurotischer Rückenschmerzen, auf die wir weiter unten noch zurückkommen werden, tritt durch einen augenfälligen Zusammenhang mit psychischen und besonderen Erregungszuständen hervor. Irgend eine Depression kann sie hervorrufen, ein angenehmes Ereignis sie heilen. Man muß sich aber davor hüten, dem Kranken dadurch Unrecht zu tun, daß man den Schmerz für eingebildet oder nicht vorhanden hält, weder bei dieser noch irgend einer anderen Art von psychoneurotischen Störungen. Was aus den Tatsachen hervorgeht, ist, daß eine bestimmte Hinlenkung und krankhafte Konzentrierung der Aufmerksamkeit Schmerzen zur Folge hat, und daß eine Änderung der Lebensweise, körperlich und geistig, zu einem besseren Gebrauch der Aufmerksamkeit und dadurch zur Heilung führt. Die plausibelste Erklärung und auch zugleich die nützlichste, weil sie am allerleichtesten von dem Patienten verstanden und aufgefaßt wird, ist folgende: Zahllose physiologische Veränderungen, die sich jeden Augenblick in jedem Teile unseres Körpers ereignen, die Zirkulation des Blutes, die Ausdehnung und Zusammenziehung der Blutgefäße, die Bewegungen der Lymphströme, der wechselnde Zustand von Zug und Druck in der Muskulatur, in den Bandapparaten und Faszien und wahrscheinlich noch viele andere Phänomene gehen andauernd, aber völlig unbemerkt vor sich, wenn unser Geist normal ist. Aber wenn die Aufmerksamkeit gespannt auf die Wirbelsäule oder das Steißbein oder den Nacken gerichtet wird, und wenn sich gar der Kranke ein geistiges Bild des Organs gemacht hat, das er für erkrankt hält („Die Basis des

Gehirns", „das ganze Rückenmark", „der Magenausgang", „das linke Ovarium"),
dann bemerkt dieser Unglückliche physiologische Vorgänge, die normalerweise
unbewußt verlaufen. Gerade diese Aufmerksamkeit, die durch Beeinflussung
der Gehirnbahnen und möglicherweise auch durch vasomotorische Einflüsse auf
die für krank gehaltenen Punkte einwirkt, bringt die ihm zugeschriebenen
Gefühle zum Bewußtsein und verstärkt sie, so daß diese Empfindungen schließlich als Schmerzen empfunden und endlich zur Gewohnheit werden („Gewohnheitsschmerzen").

Ich will nicht versuchen, diese Art von Schmerzen im einzelnen durch Beispiele zu belegen, obwohl sie jeder beschäftigte Arzt überaus häufig in seiner
Praxis sieht.

3. Rückenschmerzen im Zusammenhang mit der Niederkunft
werden nur selten mit anderen verwechselt und verursachen gewöhnlich nur
sehr geringe diagnostische Schwierigkeiten. Augenscheinlich ist dies eine der
häufigsten Ursachen.

4. Rückenschmerzen bei Infektionskrankheiten irgendwelcher Art
von einem einfachen Schnupfen bis zu der schwersten Septikämie und Pneumonie
sind nach meiner Meinung danach die weitestverbreitete Klage. Gelegentlich
bieten diese Schmerzen einige diagnostische Schwierigkeiten, von denen wir
später Beispiele betrachten wollen. In der großen Mehrheit der Fälle gestatten
uns aber das Vorhandensein des Fiebers, der Kopfschmerzen und über andere
Teile des Körpers weitverbreitete Schmerzen, diese infektiösen Rückenschmerzen
ohne große Schwierigkeiten sicher zu stellen.

5. Postoperative Rückenschmerzen beginnen gewöhnlich etwa 24
Stunden nach der Operation und sind nur zwei oder drei Tage lästig. Obwohl
sie oft mit Auftreibung des Dickdarmes einhergehen, besteht doch kein gewichtiger
Grund für die Annahme, daß diese Ausdehnung die Ursache der Schmerzen ist,
da sie ja besonders häufig bei Typhus, Pneumonie und anderen Infektionskrankheiten ohne Rückenschmerzen vorkommt. Mir erscheint der postoperative
Rückenschmerz besonders häufig nach langdauernden Operationen vorzukommen,
bei denen der Rücken des Patienten auf einem flachen Tische ruht, wobei die
normale Rückenkrümmung nicht länger durch den Muskeltonus aufrecht erhalten wird, der ja durch die Betäubung gelockert wird. Druck auf den Patienten
durch den Chirurgen oder seine Assistenten während der Operation kann zu dem
gleichen Ergebnis führen. Wenn diese Erklärung richtig ist, so muß man die
Rückenschmerzen dadurch vermeiden können, daß man die Oberfläche des
Operationstisches der normalen Linie der Wirbelsäule anpaßt.

Die Arten von Rückenschmerzen, die wir jetzt betrachten wollen, unterscheiden sich von den bereits besprochenen in zwei wichtigen Punkten. Jene
sind viel häufiger als die noch zu erwähnenden und zu ihrer Erkennung ist die
direkte physikalische Untersuchung weniger notwendig. Dies ist der Grund,
weswegen sich in der noch zu besprechenden, aber bereits auf S. 55 erwähnten
Gruppe viel häufiger diagnostische Schwierigkeiten ergeben.

6. Die orthopädische Gruppe. Was man vor 10 Jahren fast allgemein als
Lumbago bezeichnete, hat man jetzt in drei Untergruppen der Krankheit zerlegt:
Wirbelosteoarthritis, Erkrankungen der Sakroiliakalgelenke (nicht tuberkulös)
und den Rest, der auch jetzt noch unter dem Namen Lumbago läuft. Trotz der
wichtigen Unterschiede, die heutzutage herausgefunden worden sind und zu der
Trennung der verschiedenen Gruppen Anlaß gaben, werden die drei Krankheiten
doch noch weiter dadurch eng zusammengehalten, daß ihre Behandlung sehr
ähnlich ist. Ich habe sie aber auch aus Gründen der Gewohnheit in der
Besprechung der Differentialdiagnose unter dem Titel der orthopädischen

Gruppe zusammengefaßt. Sie unterscheiden sich ganz scharf sowohl in der Prognose wie in der Behandlung von allen bisher besprochenen Krankheitsarten und auch von denen, die danach zu behandeln sein werden.

7. Die Druckgruppe von Krankheiten, die Rückenschmerzen hervorrufen können, schließt in sich die Wirbeltuberkulose (Pottsche Krankheit), Aorten-aneurysma und Neubildungen in oder an der Wirbelsäule. Ich weiß wohl, daß diese Zusammenfassung nur den Vorteil der Bequemlichkeit bei der Besprechung hat, da auch bei zwei Gliedern der Lumbagogruppe der Schmerz durch Druck verursacht wird.

8. Die Nierengruppe der Rückenschmerzursachen umfaßt Nierensteine, Tuberkulose, Neubildungen, hämatogene Infektionen der Niere und den para-nephritischen Abszeß als Hauptvertreter. Unter den selteneren Ursachen können noch Niereninfarkt, Hydronephrose, Pyonephrose und Zystenniere erwähnt werden.

9. Lumbalneuralgie oder Neuritis, die sicher nur bei der Anwesen-heit von Bläscheneruptionen (Herpes zoster oder Gürtelrose) erkannt werden kann, ist eine verhältnismäßig seltene Ursache für Rückenschmerzen. Im gleichen Grade wenig verbreitet als Veranlassung solcher Schmerzen ist

10. die Cholelithiasis. Vielleicht ein Fall von Gallensteinen unter hundert zeigt sich durch Schmerzen, die im Rücken beginnen und nach der Gallenblase zu ausstrahlen, anstatt in der entgegengesetzten Richtung zu verlaufen, wie es gewöhnlich der Fall ist.

Über die Rückenschmerzen oder Druckschmerzhaftigkeit, die auf Magen-geschwür oder Krebs des Magens oder des Darmes beruht, habe ich keine Erfahrung, obwohl ich häufig in solchen Fällen danach geforscht habe. Schmidt[1]) erwähnt ganz besonders, daß sich bei Bleivergiftung gelegentlich Rückenschmerzen in Verbindung mit den gewöhnlichen abdominalen Koliken finden.

Um die Ursache von Rückenschmerzen herauszubekommen, empfiehlt sich folgende Fragestellung:

1. Ist der Schmerz einseitig (besonders Erkrankungen der Nierengruppe) oder beiderseitig?

2. Länge der Dauer? Chronische Rückenschmerzen kommen besonders bei der psychoneurotischen und der Druckgruppe vor.

3. Wird er beim Bücken oder Seitwärtsbeugen bedeutend schlimmer? Dies ist ein Charakteristikum der Lumbagogruppe und vieler psycho-neurotischer Fälle, während die Krankheiten der Druckgruppe und der Nierengruppe dadurch nicht charakterisiert sind.

4. Ist der Rücken gegen Druck oder Klopfen empfindlich? Solche Empfind-lichkeit ist besonders bei Erkrankungen der Nierengruppe häufig. Findet sich aber die Druckschmerzhaftigkeit über dem Sakroiliakalgelenk, so weist sie auch häufig auf eine derartige Erkrankung hin.

5. Strahlt der Schmerz dem Verlauf eines Interkostalnerven entsprechend aus? Dies ist besonders bei der Lumbagogruppe und der Druckgruppe der Fall.

6. Enthält der Urin Blut oder Eiter?

---

[1]) s. S. 13.

Untersuchung von Kranken mit Rückenschmerzen.

Es erscheint zwar unglaublich, aber es ist doch wahr, daß es auch heute noch Ärzte gibt, die nicht zögern, Rückenschmerzen zu behandeln, ohne den Patienten soweit auszuziehen, daß sie den nackten Rücken untersuchen können. Ich kenne einen Fall von Gürtelrose, der als Rheumatismus mit Salizyl, Alkalien, vegetarischer Diät usw. behandelt wurde, einfach deshalb, weil die entstandenen Bläschen dem Patienten nicht bekannt waren, und der Arzt es nie für notwendig gehalten hatte, nachzusehen.

Osler erwähnt einen Fall von Aneurysma der absteigenden Aorta, das einen pulsierenden Tumor in der Nähe des linken Schulterblattwinkels hervorrief und das durch viel Wochen, während der Kranke wegen Lumbago und Neuralgie behandelt wurde, nicht diagnostiziert wurde. Der behandelnde Arzt hatte niemals den entblößten Rücken untersucht, wahrscheinlich, weil der Patient, ein Mann, Kleider trug, die vorn zum Öffnen waren, und sie nicht von selbst ausgezogen hatte.

Wenn wir uns einmal daran gewöhnt haben, in jedem Falle den nackten Rücken zu untersuchen, so sollen wir besonders auf Folgendes achten:

1. Ist die Wirbelsäule an bestimmter Stelle oder in ihrer ganzen Länge steif? (Dabei muß man der meist normalen Steifheit im Alter Rechnung tragen.)
2. Besteht irgend eine Druckschmerzhaftigkeit über einem Dornfortsatz?
3. Besteht bei der Perkussion Dämpfung an der Lungenbasis? (Nierenabszesse und Neubildungen können das Diaphragma in die Höhe schieben und so eine Dämpfung an der Lungenbasis hervorrufen.)
4. Steht oder geht der Patient nach einer Seite geneigt?
5. Hat er Fieber?

Fall 23.

Ein 20 jähriger schwedischer Klempner, dessen Familien- und persönliche Anamnese sehr gut waren, und der auch keine schädlichen Gewohnheiten hatte, kam am 25. Juni 1908 ins Krankenhaus. Am 7. Juni hatte er, während er auf einem Stuhle auf dem Balkon saß, plötzlich einen heftigen Schmerzanfall in der rechten unteren Rückengegend. Dieser Schmerz hielt die nächsten sechs Tage in der gleichen Heftigkeit an, und am Tage nach seinem Beginn merkte er bei leichter Bewegung Kurzatmigkeit. Zu gleicher Zeit entwickelte sich ein trockener Husten, der seither angehalten hat. Sein Appetit war schlecht, aber er war nicht zu Bett. Im übrigen besteht keine Verstopfung, und auch andere Symptome sind nicht in Erscheinung getreten.

Bei der ersten Untersuchung waren Temperatur, Puls und Atmung normal. Der Herzspitzenstoß lag etwa 4 cm links von der Mamillarlinie im 5. Interkostalraum. Der rechte Rand der Herzdämpfung reichte im 4. Interkostalraum $4\frac{1}{2}$ cm nach links von der Medianlinie. Die Herztöne waren normal, es bestanden keine Geräusche. Im oberen Teile der rechten Lunge bis zur dritten Rippe fand sich vorn eine leichte Dämpfung. Darunter war tympanitischer Schall, der nach links $4\frac{1}{2}$ cm über die Medianlinie, nach unten bis zum Rippenrande und bis zur rechten mittleren Axillarlinie reichte. Über dieser Gegend war der Pektoralfremitus vermindert und das Atmungsgeräusch schwach oder fast ganz fehlend mit Ausnahme der rechten Spitze, wo der Stimmfremitus vermehrt und beinahe bronchovesikuläre Atmung zu hören war.

Hinten fand sich, wenn der Patient saß, relative Dämpfung bis 4½ cm unterhalb vom Schulterblattwinkel; von da an stieg die Dämpfungslinie nach außen und oben über die Axillargegend schief in die Höhe, bis sie vorn die dritte Rippe erreichte. Darunter bestand gleichfalls tympanitischer Schall.

Über der Dämpfungszone hinten ist der Pektoralfremitus vermindert und ganz unten fehlend. Im übrigen finden sich dieselben Symptome wie an den entsprechenden Stellen vorn. Weder Rassel- noch Reibegeräusche sind vorhanden.

Die Untersuchung verläuft im übrigen ergebnislos. Blut und Urin sind normal.

Besprechung: Wenn wir die Symptome dieses Falles betrachten, so ist natürlich Pneumothorax unser erster Gedanke. Aber kann ein Pneumothorax bei einer vollkommen gesunden Person ohne seine bekannten Ursachen (Phthise, Trauma) so plötzlich entstehen? Wir wollen, bevor wir diese Frage beantworten, die anderen Möglichkeiten ins Auge fassen.

Schmerzen, Dyspnoe und Husten machen eine Lungenentzündung wahrscheinlich; aber das Fehlen von Fieber und der Mangel jeglichen Beweises einer durchgemachten Krisis schließen sie aus.

Ein scharfer Schmerz in der Brust, auf den Atemnot und Husten folgen, ist der gewöhnliche Beginn einer Pleuritis. Aber die physikalischen Untersuchungsergebnisse, in diesem Falle besonders die Tympanie an der Lungenbasis und das Fehlen von Reibegeräuschen stimmt damit nicht überein.

Wenn wir zu anderen möglichen Erklärungen des tympanitischen Schalles, von dem ich sprach, übergehen, so denken wir an Emphysem. Das kann aber nicht so lokalisiert sein und hat nie einen plötzlichen Beginn. Das Vorhandensein von Luft unterhalb des Zwerchfells im Darm oder in einer Abszeßhöhle könnte hier viele Symptome erklären, aber die Anamnese erwähnt keine vorhergegangenen Erscheinungen seitens des Abdomens, wie sie gewöhnlich zu dem subphrenischen Pneumothorax führen. Nichts spricht hier dafür, daß eine Appendizitis, ein perforiertes Magengeschwür oder ein Leberabszeß vorliegen könnte. Dafür besteht auch zu wenig Fieber und die allgemeinen Störungen sind zu gering.

Wir kommen daher zu unserer ersten Annahme, nämlich einem Pneumothorax, zurück. Wenn wir eine große Anzahl derartiger Krankheitsfälle betrachten, so zeigt sich, daß die Symptome entweder heftig und stürmisch einsetzen können, oder so milde verlaufen, daß sie vernachlässigt werden. Zweimal konnte ich einen Pneumothorax (der durch das Ablassen der Luft bei der Punktion sicher gestellt wurde) bei Patienten beobachten, die sich völlig wohl fühlten und gewissermaßen nur zufällig untersucht wurden, d. h. daß die vorhandene Ursache, die in der übergroßen Mehrzahl von allen Fällen Pneumothorax hervorruft, nämlich eine Tuberkulose, völlig latent und symptomlos verlaufen kann. Das ist natürlich eine wohlbekannte Tatsache, aber das plötzliche Erscheinen eines tuberkulösen Pneumothorax bringt uns die alte Wahrheit auffällig vor Augen.

Verlauf: Nachdem der Patient fünf Tage normale Temperatur gezeigt hatte, erhielt er eine probatorische Injektion von 3 mg Tuberkulin; darauf stieg die Temperatur auf 38,4 ° und es traten Kopfschmerzen- und allgemeines Unwohlsein auf.

Der Patient wurde danach einem Lungensanatorium überwiesen.

Die Prognose in einem Falle dieser Art und die Behandlung ist die der zugrunde liegenden Erkrankung, der Phthise. Das Hinzutreten eines Pneumothorax macht die Genesungsaussichten nicht schlechter. In der großen Mehrzahl der Fälle wird die Luft schnell resorbiert, ohne daß eine besondere Behandlung eintreten muß. Wenn die Luft eine Reihe von Wochen unverändert sich in der

Brusthöhle erhält, oder wenn ihre Menge so groß ist, daß dadurch die Atmung und die Herzbewegung ernstlich behindert ist, so muß man sie durch eine Punktion entfernen, wonach sie sich von neuem ansammeln kann oder nicht.

Diagnose: Tuberkulöser Pneumothorax.

Fall 24.

Ein 50 jähriger Heizer kam am 9. Nobemver 1901 ins Krankenhaus. Vor sieben Jahren wurde nach einer Verletzung des linken Ellbogens das Gelenk allmählich steifer, und man hatte das Gefühl, daß dort eine Geschwulst am Knochen bestände. Er wurde poliklinisch behandelt und erhielt durch fünf Wochen lang täglich Heißluftbäder des Ellbogens, wobei eine beträchtliche Besserung eintrat; aber er konnte seit dieser Zeit den Arm niemals mehr völlig ausstrecken.

Vor drei Wochen bekam er schießende Schmerzen im Kreuz, wenn er sich bewegte. Vor drei Tagen wurden diese Schmerzen so heftig, daß er sich kaum fortbewegen konnte. Jetzt beginnt der Schmerz im Kreuz und geht im linken Bein bis zum Knöchel herab. Drei Tage Bettruhe hatten keine Besserung zur Folge.

Die Untersuchung zeigte wohl ausgebildete Heberdensche Knötchen an den Fingern. Im übrigen war die Untersuchung ergebnislos mit der Ausnahme, daß der linke Ellbogen nicht über 80 ⁰ gebeugt und über 45 ⁰ gestreckt werden konnte. Es bestand Druckschmerzhaftigkeit im Rücken von der linken Kniekehle nach aufwärts bis zum Kreuzbein und ebenso über der Achillessehne. Wenn man auf sie drückte, so zeigten sich Schmerzen, die nach dem Schenkel zu aufwärts strahlten.

Solange der Patient sich völlig ruhig verhielt, fühlte er sich wohl; aber Husten, Niesen oder irgend eine Bewegung der Beine oder des Körpers verursachten schießende Schmerzen, die von dem Kreuzbein nach dem Fuß zu gingen. Die Fixation mit einer Beinschiene brachte keine Besserung, ebensowenig die Anwendung von Kälte entlang dem Nerven. Medikamente blieben ohne Wirkung. Dagegen brachte ihm Wärmeeinwirkung einige Besserung. Ein komprimierender Heftpflasterverband über den Unterteil des Rückens und später ein fester Gürtel halfen noch besser. Aber wie der Schmerz verschwand, stellte sich Taubheit des Schenkels und der Waden ein.

Besprechung: Die große Mehrzahl aller Schmerzen im Rücken zerfällt in drei Gruppen:

1. in die Infektionsgruppe,
2. in die orthopädische und
3. die Nierengruppe.

Die erste und letzte von ihnen kann durch das Fehlen des Fiebers und von Erscheinungen im Urin ausgeschlossen werden. Unter die sogenannte orthopädische Gruppe fallen vor allen Dingen Lumbago, Überdehnungen und Verschiebungen an den Sakroiliakalgelenken und die spinale Osteoarthritis. Lumbago wird völlig ausgeschlossen durch die lange Dauer der Erkrankung. Wenn die Schmerzen drei Wochen anhalten, so müssen wir nach einer anderen Ursache suchen, besonders da der Schmerz sich nicht länger auf die Lumbalmuskulatur erstreckt, sondern sich über das linke Bein herab ausdehnt.

Erkrankung der Sakroiliakalgelenke (Überdehnung, Verrenkung, Dislokationen oder Einklemmung von Falten der Gelenkkapseln) müßte dem Patienten ruhiges Stehen mit Neigung nach der einen Seite hin gestatten und Druckschmerzhaftigkeit über dem Gelenk hervorrufen. Auch müßten die Schmerzen stärker werden, wenn man das gestreckte Bein in die Höhe hebt.

Die direkte Untersuchung des Gelenks in solchen Fällen ergibt gewöhnlich nur lokalisierte Druckschmerzhaftigkeit. In unserem Falle verliefen alle Untersuchungen negativ.

Die Annahme einer spinalen Osteoarthritis wird begünstigt durch das Alter des Patienten und durch das Vorhandensein ähnlicher Gelenkauswüchse an anderen Orten (Ellbogen, Finger). Auch die Schmerzen beim Husten und Niesen sind charakteristisch für osteoarthritische Prozesse, welche besonders oft die Kostovertebralgelenke in Mitleidenschaft ziehen, die beim Husten und Niesen plötzlich in heftige Bewegung geraten. Dieses Symptom kommt aber auch bei allen anderen Erkrankungen der orthopädischen Gruppe vor.

Maligne Neubildungen in oder an der Wirbelsäule könnten alle diese Symptome hervorrufen, wie sie hier beschrieben sind, und können nur durch die Röntgenuntersuchung oder durch den Krankheitsverlauf ausgeschlossen werden.

Verlauf: Die Röntgenuntersuchung zeigte osteoarthritische Auswüchse in der unteren Lendengegend. Am 5. Dezember konnte der Patient an Krücken umhergehen und am 11. konnte er wesentlich gebessert das Krankenhaus verlassen.

Diagnose: Hypertrophische Wirbelgelenkentzündung.

Fall 25.

Ein 24 jähriger Chauffeur kam am 9. August 1907 ins Krankenhaus. Anamnese ohne Belang; die letzten zwei Wochen hatte er Schmerzen im unteren Teil des Rückens; während der letzten vier Tage wurden diese Schmerzen am Kreuz heftiger und bei dem Versuche zu essen wurde ihm übel, obwohl er Hunger hatte.

Vor sechs Tagen fühlte er sich am Abend kalt und hatte einen leichten Schüttelfrost; aber er blieb bei der Arbeit bis zwei Tage vor der Aufnahme ins Krankenhaus. Heute Morgen hatte er einen kurzen Anfall von Prickeln im linken Arm. Er fühlte sich sonst nicht schwach. Stuhlgang erfolgt einmal täglich. Bei der Aufnahme betrug die Temperatur des Kranken 39,9 °, Puls 88, Atmung 24 (Abb. 13). Er war völlig bei Besinnung und machte keinen schwerkranken Eindruck. Über der ganzen Herzgegend hörte man ein scharfes systolisches Geräusch, am leisesten an der Pulmonalis, wo es den Eindruck eines systolischen musikalischen Geräusches machte. Der zweite Pulmonalton ist etwas stärker als der zweite Aortenton. Das Herz ist nicht vergrößert; bei tiefer Einatmung fühlt man eine etwa schmerzhafte Masse unter dem linken Rippenbogen hervorkommen.

Die körperliche Untersuchung ist ergebnislos. Der Urin ist normal. Widal negativ. Zahl der weißen Blutkörperchen 5 400.

Besprechung: Das Vorhandensein eines längere Zeit anhaltenden Fiebers läßt die meisten Erkrankungen der sogenannten orthopädischen Gruppe, die wir im letzten Falle besprochen haben, ausschließen. Wir haben noch die lokalen und allgemeinen Infektionskrankheiten zu betrachten. Lokale Infektionen, die Rückenschmerzen hervorrufen, sind vor allen Dingen Wirbeltuberkulose, hämatogene Niereninfektion und perinephritischer Abszeß. Im vorliegenden Falle können sie ausgeschlossen werden, weil die Wirbelsäule, die Nierengegend vorn und hinten und der Urin sämtlich keine Veränderungen zeigen. Es bleibt also die Frage: Welche allgemeine Infektion kann am ehesten Rückenschmerzen hervorrufen? Die Antwort ist: Grippe, Halsentzündung, Typhus und Sepsis.

Für Angina und Sepsis haben wir keinen positiven Beweis, obwohl das laute systolische Geräusch, von dem wir bereits gesprochen haben, eine Sepsis von der Art einer ulzerativen Endokarditis wahrscheinlich machen

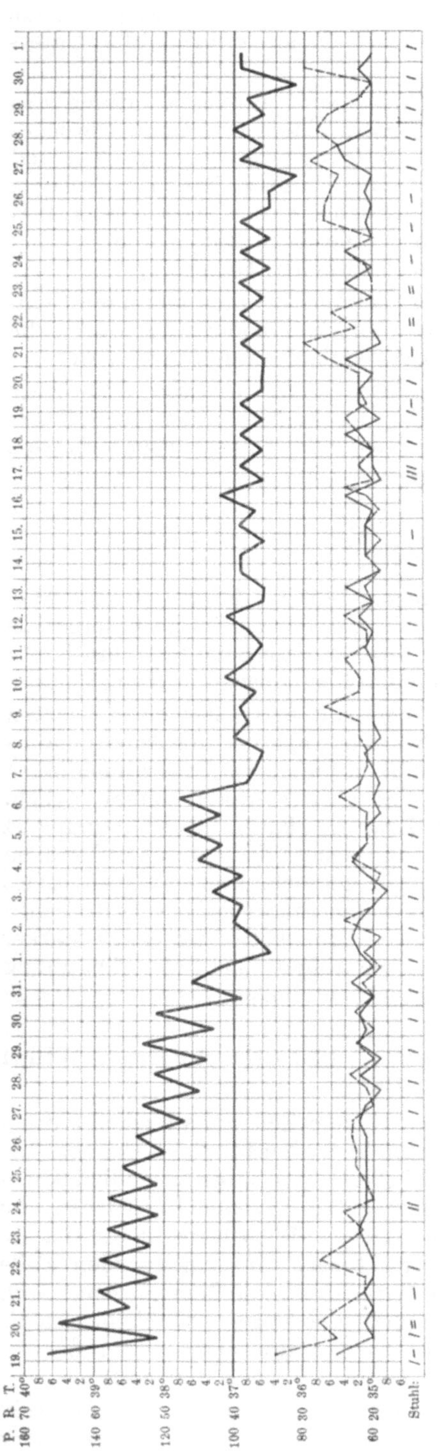

Abb. 13. Temperaturkurve zu Fall 25.

könnte. Indes ist dieses beschriebene Geräusch nicht ausschlaggebend, da sich sonst in dem Falle nichts findet, um die Diagnose einer Sepsis aufrecht erhalten zu können. Die Geräusche, die am ehesten für eine septische Endokarditis sprechen, verändern bei der Beobachtung sehr häufig ihren charakteristischen Klang und sind vor allen Dingen diastolische Geräusche.

Der gute Appetit und die geistige Frische sind für Typhus nicht charakteristisch, aber es ist sonst nichts in dem Falle, was sich mit der Diagnose nicht vereinigen ließe. Die schmerzhafte Masse, die man unter dem linken Rippenbogen fühlen konnte, konnte die Milz sein. Das Fehlen der Widalschen Reaktion ist beim Beginn eines Typhus nicht ungewöhnlich.

Beim Fehlen einer ausgesprochenen Infektion der oberen Luftwege mit überwiegendem Vorkommen des Influenzabazillus im Auswurf hat man nie einen hinlänglichen Grund für die Diagnose „Grippe“. Sonst ist die Diagnose nur ein anderer Ausdruck für „Ich weiß nicht, um was es sich handelt“. Sie wird in weitem Maße nur angewendet, um den Patienten zufriedenzustellen.

Wie die Verhältnisse hier liegen, kann man die Diagnose nur vermuten. Erst beim weiteren Fieberverlauf fühlen wir, daß unsere erste Annahme Typhus richtig ist.

Über die Behandlung siehe Anhang S. 612.

Verlauf: Der Temperaturverlauf ist in der beifolgenden Kurve dargestellt (Abb. 13). Widal wurde erst am 25. August positiv. Der Geist war während der ganzen Krankheit klar und munter; erst nach dem 28. August konnte die Masse im linken Hypochondrium nicht mehr gefühlt werden. Am 22. September stand Patient auf und konnte am 1. Oktober geheilt nach Hause gehen.

Diagnose: Typhus.

Fall 26.

Eine 50 jährige Witwe kam am 17. März 1908 ins Krankenhaus. Bis vor einem Monat war sie nie krank, dann klagte sie über Schmerzen im unteren Teil des Rückens und in der rechten Hüfte, die das Liegen erschwerten. Die Schmerzen waren scharf, anhaltend und bei Bewegung wurden sie stärker. Durch Wärme wurden sie gewöhnlich gemildert, aber in der letzten Nacht mußte sie aufstehen und Morphium nehmen, um schlafen zu können. Bis vor vier Tagen hat sie gearbeitet, obwohl ihr Appetit schlecht war; sie klagt über Übelkeit und Gewichtsverlust.

In der rechten Rückenseite in der Höhe des Darmbeinkammes sieht man eine Reihe von Bläschen, die einen Bezirk von 3 : 7 cm einnehmen und sich im rechten Winkel der Wirbelsäule nähern. Temperatur, Puls und Atmung normal. Ein Arzt fand keine Veränderungen an den Knochen und Gelenken. Die Vaginaluntersuchung hatte kein Ergebnis. Blut und Urin waren normal. Ein anderer Arzt führte die Schmerzen auf den Herpes zurück. Nach 0,3 g Veronal schlief sie in der Nacht zum 21. gut, und ebenso brachte ihr Aspirin in der gleichen Dosis Erleichterung. Später bekam sie, um besser schlafen zu können, 0,15 g Antifebrin mit 0,06 g Kodein. Aconitin in der Dosis von 0,00002—0,00006 g blieb ohne Wirkung, obwohl man es bis zum Erscheinen von leichten Vergiftungssymptomen gab, wobei sie sagte, sie fühle sich nachher kalt und erfroren, wie ein junges Hühnchen, das man aufs Eis setze. Später wurden die Schmerzen noch heftiger und konnten weder durch Aspirin noch durch Chinin und Strichnin gebessert werden. Phenacetin und Salol hatten eine bessere Wirkung, und vom 16. April ab konnte sie nachts ohne Medikamente schlafen. Vor dem 10. April war wiederholt Veronal und Kodein 0,03 g notwendig gewesen.

Nachdem sie fünf Wochen mit normaler Temperatur und nicht erhöhtem Puls im Krankenhaus gewesen war, stieg die Temperatur plötzlich auf 39,7° und die vorher normale Leukozytenzahl auf 19 200. Die Lunge war völlig normal. Aber es bestand eine ausgesprochene Druckschmerzhaftigkeit in der rechten Unterbauchgegend ohne Spannung der Bauchdecken. Die Patientin war bei jeder Berührung so überempfindlich, daß die Bewertung ihrer Bauchschmerzen sehr erschwert war.

Am 25. war die Temperatur wieder normal. Die Zahl der weißen Blutkörperchen betrug noch 15 000, und es bestand eine unbestimmte Empfindlichkeit in der rechten Unterbauchgegend.

Am 29. zeigte sich nach dem Aufsitzen eine sehr ausgesprochene Schmerzhaftigkeit in der rechten Fossa iliaca.

Besprechung: Rückenschmerzen ohne Fieber und ohne Hinweis auf eine Erkrankung der orthopädischen Gruppe oder der Nierengruppe muß immer an die Möglichkeit einer Neuritis denken lassen. Die Bläschengruppe, obwohl sie hier nur eine so beschränkte Zone inne hatte, gibt dieser Annahme eine starke Stütze. Neuritis in der Gegend des Thorax, die wahrscheinlich in jedem Falle Veränderungen in dem entsprechenden Spinalganglion voraussetzt, zeigt besonders häufig solche Bläscheneruptionen, die wir Herpes zoster oder Gürtelrose nennen. In der Mehrzahl der Fälle hat die Schmerzhaftigkeit eine größere Ausdehnung, als die Bläscheneruption. Es braucht uns also in unserem Falle nicht zu überraschen, daß die Bläschen nur einen so kleinen Fleck einnehmen, und wir haben keinen Grund, an der Diagnose Herpes zoster zu zweifeln.

Wahrscheinlich handelt es sich dabei um eine lokale Infektion eines spinalen Ganglion, ähnlich denen, wie sie in den Ganglien, die der Ausbreitung des Herpes facialis entsprechen, bei der Pneumonie beschrieben worden sind.

Was die Behandlung dieser schmerzhaften Erkrankung angeht, so ist es wohl der Erwähnung wert, daß man manchmal durch die Anwendung eines Äthylchloridsprays in der Gegend des entsprechenden Ganglions eine ganz auffallende Besserung der Schmerzen erzielen kann.

Können die Schmerzen im Leibe, die in der sechsten Woche der Erkrankung auftraten, auf einen zweiten Anfall gleicher Natur zurückgeführt werden? Die Erfahrung hat uns gelehrt, niemals unnütz andere Krankheitsursachen oder Diagnosen anzunehmen, wenn die bestehenden Tatsachen anders erklärt werden können. In diesem Falle muß uns aber doch das Auftreten des Fiebers und der Leukozytose im Verein mit den andauernden Schmerzen nach einer lokalen entzündlichen Ursache ausschauen lassen. Wir müssen suchen, einen lokalen Abszeß, eine Angina, Pleuritis, Arthritis oder Lungenentzündung nachzuweisen.

Am 29., als die Druckschmerzhaftigkeit in der rechten Fossa iliaca deutlich ausgesprochen war, war es durchaus vernünftig, an eine Erkrankung der Appendix zu denken.

Verlauf: Am 2. Mai betrug die Zahl der weißen Blutkörperchen 31 000, und eine deutliche Geschwulst konnte in der rechten Iliakalgegend gefühlt werden. Am 3. Mai wurde eine Laparotomie vorgenommen, und 30 ccm Eiter aus der Gegend des Wurmfortsatzes entleert.

Die Patientin wurde völlig gesund.

Dieser Fall ist einer der Ausnahmen, welche die Regel beweisen, die Regel nämlich, daß wir nicht oft zwei Krankheiten zur Erklärung einer bestimmten Symptomgruppe anzunehmen brauchen. Nach den Aufschlüssen, die wir durch die Operation erhalten, müssen wir uns natürlich fragen, ob nicht die ganze Angelegenheit von Anfang bis Ende auf die Appendizitis zurückzuführen ist. Ich antworte darauf mit einem entschiedenen Nein. Die Lokalisierung des ursprünglichen Schmerzes, das Fehlen von Fieber und das Vorhandensein der Bläschen macht mir diese Annahme unmöglich, aber es ist wohl möglich, daß eine gemeinsame Ursache für die Gürtelrose und die sich darauf entwickelnde Appendizitis vorlag.

Diagnose: Appendizitis, Herpes zoster.

Fall 27.

Eine verheiratete Frau von 21 Jahren hatte im vergangenen Winter dreimal die Grippe. Im übrigen war sie aber gesund bis vor zwei Wochen, wo sie nach ihrem letzten Anfall von Influenza über Rückenschmerzen zu klagen begann und in geringem Grade über Schmerzen in den Armen, der Brust und im Knie, die nicht auf die Bewegungen der Gelenke beschränkt waren. Während der vergangenen Woche lag sie zu Bett, aber die letzten zwei Nächte hat sie wegen der Rückenschmerzen nur wenig geschlafen.

Bei der ersten Untersuchung am 26. März 1908 betrug die Temperatur 38,4 °, Atmung 25. Die Temperatur blieb vier Tage erhöht; danach war sie größtenteils normal. Die Herztätigkeit war regelmäßig und schnell, mit Galopprhythmus. Der zweite Pulmonalton war akzentuiert und der erste Ton an der Spitze war von einem rauhen systolischen Geräusch begleitet, das man über der ganzen Brustgegend und in der Axilla hören konnte. Im übrigen war das Herz nicht vergrößert. Die körperliche Untersuchung war sonst negativ mit Ausnahme der Zahl der weißen Blutkörperchen, die 16 300 betrug. Bettruhe, 0,3 g Strontiumsalizylat alle vier Stunden und ein Eisbeutel über der Herzgegend, gelegentlich Abführpillen und hin und wieder 0,01 g Morphium brachte in einigen Tagen Besserung. Später klagte sie über stechende Schmerzen in der Herzgegend, die sie sehr nervös machten. Bei der Untersuchung ergab sich kein Befund.

Besprechung: Ich habe diesen Fall hier mit zur Sprache gebracht, weil es mir notwendig scheint, daß mein Buch auch die peinlichen und unzulänglichen Seiten des gegenwärtigen Standes unseres Wissens zeigen soll, wie es auch die guten Punkte hervorhebt. Der Fall gehört zu der Gruppe von Krankheiten, die man gewöhnlich im Anfang Influenza nennt, indem wir die weitere Entwickelung abwarten. Tritt diese nicht ein, so wird die Diagnose förmlich bestätigt.

Welche anderen Möglichkeiten müssen wir bei einem Falle dieser Art noch erwähnen? Vor allen Dingen Endokarditis wegen des Geräusches am Herzen, wegen der Leukozytose und der vorangegangenen Gelenkschmerzen. Aber das Verschwinden aller dieser Symptome im Verlauf weniger Tage schließt eine Endokarditis aus. Typhus ist praktisch unmöglich wegen des Vorhandenseins einer wohl ausgesprochenen Leukozytose.

Wie ich schon in der Besprechung von vorangegangenen Fällen gesagt habe, sollte nach meiner Meinung unser Ausspruch lauten: „Unbekannte Infektion". Es ist nun Zeit, den vielsagenden Gebrauch des Wortes „Grippe" als Mantel unserer Unkenntnis fallen zu lassen.

Es ist der Erwähnung wert, daß der Gebrauch des Eisbeutels über der Herzgegend wahrscheinlich zum größten Teile die späteren Leiden der Kranken verschuldet hat. Er zog ihre Aufmerksamkeit auf die Möglichkeit einer Herzerkrankung. Bei einer nervösen Person genügt das schon, um Herzschmerzen hervorzurufen.

Verlauf: Nervosität ist während des ganzen Verlaufs ein hervorstechendes Symptom; aber am 16. April war sie beinahe gesund und wurde entlassen, um zu Hause die Genesung zu vollenden.

Diagnose: Unbekannte Infektion.

Fall 28.

Ein Nachtwächter im Alter von 69 Jahren kam am 31. Januar 1907 in das Krankenhaus und klagte, daß „er es vor zwei Tagen beim Aufstehen in die Hüfte bekommen habe". Nach drei Stunden konnte der linke Fuß ihn nicht mehr tragen, und er ging wieder zu Bett. Seither haben die Schmerzen angehalten und er ist ganz hilflos geworden.

Bei der körperlichen Untersuchung zeigte sich, daß jede Bewegung der linken Hüfte oder Rückenseite starke Schmerzen auslöste. Es bestand einige Druckschmerzhaftigkeit am oberen Ausgangspunkt des Ischiadicus. Sonst war das Untersuchungsergebnis negativ. Die Temperatur schwankte von 36,7° bis 38,6° während vier Tagen; dann war sie normal. Leukozyten 8000.

Beugung des Beines mit ausgestrecktem Knie verursacht Schmerzen im linken Sakroiliakalgelenk.

Besprechung: Können die Symptome auf einer Überdehnung des Rückens beruhen? Welche Untersuchungsmethoden müssen angewendet werden, um die Diagnose eines Lumbago zu bestätigen oder auszuschließen, ebenso eine Erkrankung des Sakroiliakalgelenks, der Hüfte oder spinale Osteoarthritis? Welche Angaben sind ferner notwendig?

In Beantwortung dieser Fragen möchte ich sagen, daß es ganz unwahrscheinlich ist, daß eine Verstauchung die Ursache der Symptome sein kann, da der Schmerz zuerst nach der ganz unschuldigen Handlung des Aufstehens aus dem Bett eintrat.

Für Lumbago sind die hauptsächlichsten Beweise das Entstehen von Schmerz bei irgendwelchem Gebrauch der Lendenmuskulatur im Verein mit dem Fehlen jeglicher Erkrankung der Knochen oder der Niere.

In bezug auf eine Erkrankung des Sakroiliakalgelenks müssen wir uns
Gewißheit darüber zu verschaffen suchen, ob der Patient nach einer Seite hin-
geneigt steht, ob der Schmerz und die Druckschmerzhaftigkeit besonders bei
Bewegung des Beines mit gestrecktem Knie im Sakroiliakalgelenk angegeben
wird, und ob irgendwelcher Schmerz an dem gleichen Gelenk bei Druck auf die
Darmbeinkämme auftritt.

Die therapeutische Probe, die Wirkung einer Immobilisierung des Gelenks
durch Pflasterverband oder auf andere Weise, ist gleichfalls von Wichtigkeit.
Hüftengelenkerkrankung kann in diesem Falle ausgeschlossen werden, weil die
Bewegungen in dem Gelenk vollkommen frei sind. Osteoarthritis ist schwer auszuschließen oder positiv zu beweisen. Wir denken an die Krankheit bei dem
Vorhandensein langandauernder Schmerzen in der Lumbalgegend mit solchen
im Verlaufe der Thorax- und Lumbalnerven und des Ischiadicus, die bei dem
Versuche, sich im Schlafe umzudrehen, schlimmer werden, weil der Schutz
durch Muskelanspannung vermindert ist. Auch durch Husten und Niesen wird
der Schmerz vermehrt.

Eine Röntgenphotographie und die Ausschließung einer Erkrankung des
Sakroiliakalgelenkes vervollständigt unseren diagnostischen Versuch.

Der vorliegende Fall bietet ziemlich treu die charakteristischen Züge der
Erkrankung, die als Überdehnung der Sakroiliakalgelenke bekannt ist. Die
Pathologie dieser Affektion ist noch ganz dunkel. Es ist möglich, daß eine Falte
der Gelenkkapsel infolge einer leichten Relaxation oder Subluxation des Gelenks
eingeklemmt wird, wenn der Schutz durch die Muskeln und den Bandapparat
unvollständig ist. Ein Mensch wird schwach und müde, muskulär oder nervös;
seine Muskeln sind nicht weiter so geeignet und im guten Tonus, den Schutz
zu bieten, den sie geben sollen. Bei irgend einer plötzlichen Bewegung, im
leichten Ausgleiten oder dergleichen wird eine Kapselfalte oder irgend ein
anderer empfindlicher Teil des Gelenks eingeklemmt. Wenn diese Erklärung
richtig ist, so erklärt sie die häufige Verbindung der Störung mit neurasthe-
nischem und geschwächtem Zustande.

Verlauf: Der Patient hatte beträchtliche Erleichterung durch 0,3 g Aspirin
alle vier Stunden und einen kreuzweisen Pflasterverband über Rücken und
Hüfte. Am 25. Februar konnte er das Krankenhaus verlassen.

Diagnose: Sakroiliakalbeschwerden.

Fall 29.

Eine 36jährige Krankenpflegerin, die früher, als sie auf den Philippinen
tätig war, eine Dysenterie durchgemacht hatte, kam am 21. März 1908 ins Krankenhaus und klagte, daß sie während der letzten vier Monate Schmerzen im Kreuz
hätte, die sich über den rechten Schenkel nach unten ausbreiteten. Während
dieser vier Monate hatte sie auch hin und wieder Anschwellungen des rechten
Fußes und Nackensteifigkeit. Durch Wärme wird der Schmerz etwas gebessert,
aber sie muß doch ziemlich andauernd Morphium gebrauchen, um sich in
einem erträglichen Zustand zu erhalten. Seit dem vergangenen Dezember ist
sie arbeitsunfähig und hat in den letzten fünf Wochen 20 Pfd. an Gewicht abgenommen.

Bei der Untersuchung zeigte sich die Schilddrüse leicht vergrößert. Tem-
peratur, Puls und Atmung waren normal, die Brust- und Bauchorgane gleichfalls.
Urin ohne Veränderung. Im Epigastrium bestand lebhafte Pulsation der Bauch-
aorta. Die Patellarreflexe waren außerordentlich lebhaft, aber es bestand kein
Fußklonus und kein Babinski. Ein Pflasterverband verschaffte ihr große
Erleichterung.

Besprechung: Es handelt sich hier um einen lang andauernden Schmerz, welcher uns bei einer 36jährigen Frau an Wirbelkaries und Krebs denken läßt. Aber die Untersuchung ergibt für keine dieser Erkrankungen einen Beweis, und das nähere Studium des Falles zeigt zwei Ursachen, wodurch die Dauer des Schmerzes ungehörig verlängert worden sein kann. Ich denke dabei an den Gebrauch von Morphium und an die Anzeichen eines überempfindlichen Temperaments, wie es sich in den gesteigerten Patellarreflexen und der lebhaften Pulsation der Bauchaorta zeigt. Wenn wir die weiteren Möglichkeiten ins Auge fassen, so denken wir natürlich an Lumbago, weil die Kranke auch an Nackensteifigkeit gelitten hat, die so häufig mit Lumbago zusammen vorkommt. Aber die Dauer ist etwas zu lange. Sie müßte durch Ruhe in ein oder zwei Wochen geheilt worden sein.

Der Schmerz dehnt sich über den rechten Schenkel aus und ist von einer Schwellung des rechten Fußes begleitet. Kann dies auf einer Neuritis beruhen? Es bestand keine Druckschmerzhaftigkeit der Nervenstämme und keine Störung der Sensibilität. Die gewöhnliche Untersuchungsmethode auf eine Sakroiliakalüberdehnung (siehe oben) ergab ein positives Ergebnis.

Verlauf: Ein Orthopäde sah den Fall und stellte die Diagnose auf chronische Beschwerden im rechten Sakroiliakalgelenk.

Diagnose: Sakroiliakalbeschwerden.

Fall 30.

Ein 8jähriges Schulmädchen kam am 26. Mai 1902 in das Krankenhaus und klagte über einen dumpfen anhaltenden Schmerz in der rechten Seite des Kreuzes, der bei Nacht schlimmer und von Fieber, Erbrechen und Verstopfung begleitet war. Seit vier Tagen hatte sie keinen Stuhlgang; sie hat keine Verletzung am Rücken erlitten, es bestand weder Husten noch Schüttelfrost. Die Familienanamnese und die persönliche Anamnese sind ohne Belang.

Die körperliche Untersuchung zeigte einen Herpes an den Lippen. An den Brust- und Bauchorganen wurde nichts Abnormes gefunden mit Ausnahme einer allgemeinen Druckschmerzhaftigkeit, die in den Kostovertebralwinkeln und in den Flanken am deutlichsten ausgesprochen war. Der Urin zeigte eine große Menge von Eiter, und bei der Kultur wuchsen charakteristische Kolibazillen.

Die Temperatur blieb eine Woche lang über 38,4⁰ (siehe Kurve, Abb. 14). Die Kleine war zuerst sehr krank und zeigte eine Leukozytose von 42000 mit 82% polynukleären Zellen.

Jede Art von Rückenschmerzen mit Fieber bei einem kleinen Mädchen lassen an Wirbelkaries denken. Wenn diese durch das Fehlen einer Kyphose und von Muskelspannung an der Wirbelsäule ausgeschlossen werden kann, so müssen wir zunächst feststellen, daß die Kranke für irgend eine Erkrankung der orthopädischen Gruppe noch etwas zu jung ist.

Wenn es sich, wie das Fieber wahrscheinlich macht, um eine Infektion handelt, ist es eine lokale (renal oder perirenal) oder ist es eine allgemeine? Das Verhalten des Urins und die Leukozytose spricht deutlich für eine lokale Infektion im Harntrakt.

Verlauf: Die Leukozytenzahl fiel mit der Temperatur (Abb. 14) zur Norm ab. Die Behandlung bestand in stubenwarmen Alkoholabwaschungen, die alle vier Stunden wiederholt wurden und Urotropin 0,3 g dreimal täglich, sehr reichlichem Trinken und flüssiger Diät.

Am 11. Juni war der Urin beinahe normal und das Kind praktisch gesund.

　　Bei der schnellen Besserung dieses Falles war es nicht notwendig, die Diagnose durch Kystoskopie oder Ureterenkatheterismus weiter zu verfolgen.

　　Die Niereninfektionen, bei denen man die hämatogene nicht immer von der aufsteigenden trennen kann, können in folgende vier Gruppen geteilt werden:

　　1. Die Formen, die bei ganz kleinen oder jungen Mädchen ein unerklärliches Fieber hervorrufen, dessen Ursache man nicht ahnen kann. Es ist in diesen Fällen nicht immer leicht, den Urin zu sammeln und zu untersuchen, und deswegen wird diese wichtigste Quelle der Aufklärung oft vernachlässigt. Das Vorhandensein einer geringen oder beträchtlichen Menge von Leukozyten in dem Sediment eines solchen Urins spricht, wenn eine Beteiligung der Scheide ausgeschlossen werden kann, deutlich für eine Infektion des Harntraktes. Gewöhnlich erhält man aus dem Urin eine Reinkultur von Kolibazillen, wie es auch in diesem Falle war, und der therapeutische Erfolg (schnelle Besserung unter reichlichem Wassertrinken und Urotropin) sichert die Diagnose.

　　2. Bei anderen Personen beginnt die Krankheit häufig in einer akuten und bedrohlichen Weise wie eine Appendizitis und eine Cholezystitis. Fieber, Leukozyten, Eiter im Urin und Druckschmerzhaftigkeit in den Kostovertebralwinkeln sind eine sehr wichtige Symptomgruppe und verlangen die Anwendung der Zystoskopie zu ihrer Bestätigung. Nephrotomie oder Nephrektomie kann zur Lebensrettung notwendig werden, wenn die Symptome nach dem Gebrauch von Urotropin und reichlichem Wassertrinken nicht schnell zurückgehen.

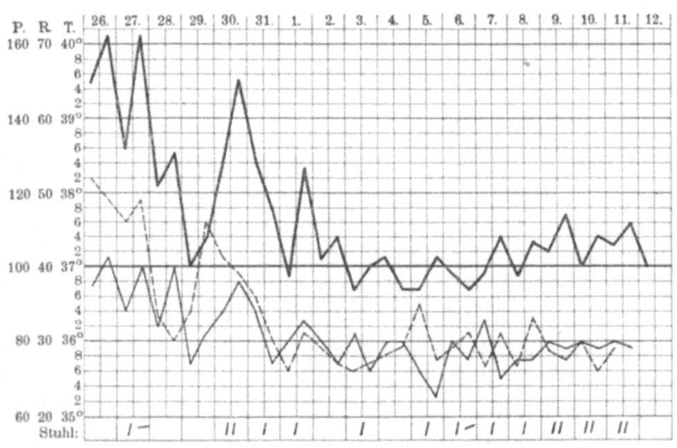

Abb. 14.　Temperaturkurve zu Fall 30.

　　3. Verhältnismäßig mild und chronisch verlaufende Fälle, die durch Pyurie mit vorübergehendem unregelmäßigem Fieber und möglicherweise mit einigen Symptomen von Seiten der Blase einhergehen, kommen häufig bei Frauen vor und nach der Niederkunft vor. Bei einigen dieser chronischen Fälle empfiehlt sich die Unterstützung der Urotropin- und Wasserbehandlung durch die Anwendung einer autogenen Vakzine des aus dem Urin isolierten Organismus, in den meisten Fällen des Kolibazillus.

　　4. Ich glaube, daß die Annahme gut begründet ist, daß die meisten, wenn nicht alle Fälle von perinephritischen Prozessen vernachlässigte Formen von den eben beschriebenen hämatogenen Infektionen darstellen. Es ist eine bemerkenswerte Tatsache, daß in den letzten zwei Jahren, seitdem unsere Aufmerksamkeit durch die Arbeiten von Brewer und Cobb auf die Häufigkeit solcher hämatogener Niereninfektionen gelenkt wurde, sich die Zahl von perinephritischen Abszessen wesentlich vermindert hat. Nach meiner Meinung besteht kein Grund mehr für die Annahme, daß es überhaupt eine primäre Pyelitis gibt, die sich von den aufsteigenden Infektionen unterscheiden läßt. Es besteht dafür weder eine pathologische, noch eine klinische Grundlage.

　　Diagnose: Niereninfektion, hämatogener oder aufsteigender Natur.

Fall 31.

Eine Wärterin, deren Familien- und persönliche Anamnese ohne Belang war, wurde am 30. Januar 1908 in das Krankenhaus aufgenommen. Bis zum Morgen des vorangegangenen Tages war sie ganz gesund; dann erkrankte sie mit Schmerzen in der rechten Lumbalgegend und im Kreuz. Diese Schmerzen haben angehalten und sind immer stärker geworden. Mehrmals hat sie eine klare Flüssigkeit erbrochen und hatte auch etwas Husten mit dickem, weißen Auswurf. Schmerzen im Leibe bestehen nicht, aber starkes Kopfweh.

Die Untersuchung zeigte zahlreiche papulöse Eruptionen, die über den ganzen Körper verbreitet waren. Die Konjunktiven waren gerötet und feucht. Es bestand Foetor ex ore. Im rechten Schulterblattwinkel war die Respiration leicht abgeschwächt und der Stimmfremitus etwas vermehrt. Die rechte Niere war unsicher zu fühlen, und es bestand dort eine geringe Druckschmerzhaftigkeit, die aber unter dem rechten Rippenrande und in der rechten Unterbauchgegend stärker ausgesprochen war. Die allgemeine Druckschmerzhaftigkeit im Abdomen war so deutlich, daß die Patientin auch von einem Chirurgen untersucht wurde, der aber keinen Anlaß zur Annahme einer Peritonitis fand. Der Urin war negativ.

Die Temperatur schwankte sieben Tage lang um 38,4 ⁰ (siehe Kurve, Abb. 15) und die Zahl der weißen Blutkörperchen zwischen 13 000 und 15 000. Die Brust wurde mit geringem Erfolge durch einen Verband zusammengedrückt.

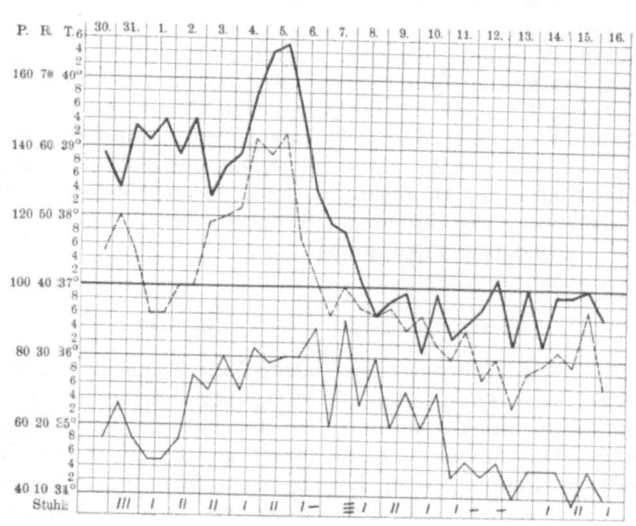

Abb. 15. Temperaturkurve zu Fall 31.

Besprechung: Ein akut auftretender Schmerz in der Lendengegend, der mit Fieber, Kopfweh, Leukozytose, Husten und einiger Druckschmerzhaftigkeit in der Lendengegend verläuft, läßt an mehrere Möglichkeiten denken:

1. Da der Schmerz auf der rechten Seite beginnt und von etwas Druckschmerzhaftigkeit in der rechten Nierengegend begleitet ist, muß man an eine Niereninfektion denken, besonders, weil die rechte Niere viel öfter solchen Infektionen unterworfen ist, als die linke. Aber bei dem Fehlen jeglicher Symptome seitens des Urins müssen alle anderen Möglichkeiten zuerst sorgfältig geprüft werden, ehe man zur Zystoskopie oder anderen so belästigenden Untersuchungen übergeht.

2. Die orthopädische Gruppe ist hier wenig wahrscheinlich mit Hinblick auf den akuten, fieberhaften Beginn und das Fehlen jeglicher Bestätigung durch die Untersuchung.

3. Gegen die Diagnose einer lokalen Peritonitis (Gallenblase, Appendizitis, perforiertes Magengeschwür) spricht das völlige Fehlen jeder Muskelspannung und die weit ausgedehnte Schmerzhaftigkeit.

4. Obwohl man alle diese genannten Möglichkeiten ausschließen kann, bleibt die Diagnose doch unsicher. Die etwas verdächtigen Zeichen an der Basis der rechten Lunge führen uns aber zu einer häufigen Untersuchung dieses Organs, weil wir an die Möglichkeit einer sich entwickelnden Pneumonie denken. Gar viele Fälle, die zunächst mit Abdominalsymptomen beginnen, erweisen sich schließlich als eine Pneumonie und entgehen manchmal der Laparotomie nur mit Not, manchmal auch nicht, so daß wir in jedem Falle an diese Möglichkeit denken müssen.

Verlauf: Am 2. Februar fanden sich endlich die Zeichen einer Infiltration an der Lungenbasis. Die Aufblähung und Schmerzhaftigkeit des Abdomens war deutlich ausgesprochen. Am Abend des 6. Februar kritisierte die Kranke und am 14. konnte sie als Rekonvaleszentin das Bett verlassen. Vom 11. bis zu ihrer Entlassung aus dem Krankenhause am 16. Februar bestand noch lautes pleuritisches Reiben ohne eine Spur von Schmerzen.

Es ist eine gewöhnliche, aber rätselhafte Erfahrung, daß viele Infektionskrankheiten, besonders Pneumonie, Cholezystitis und Appendizitis mit ganz unbestimmten Allgemeinsymptomen wie Fieber, weitverbreiteten Schmerzen, Schüttelfrösten, Erbrechen beginnen, bevor sie sich an irgend einem bestimmten Orte festsetzen. Wenn wir aber, nachdem die Pneumonie oder die Appendizitis festgestellt ist, über die Kette der Ereignisse zurückblicken, sind wir zu der Annahme geneigt, daß die lokale Störung schon die ganze Zeit wirklich bestanden hatte. Mir scheint aber die andere Möglichkeit wahrscheinlicher. Der lokale Ausbruch einer Infektion ist nach meiner Meinung oft in der Tat ebenso spät eingetreten, wie ihn unsere Diagnose erkannte.

Diagnose: Pneumonie.

Fall 32.

Eine 30jährige verheiratete Frau kam am 27. Oktober 1897 ins Krankenhaus. Vor $4\frac{1}{2}$ Jahren hatte sie eine Fehlgeburt infolge der Einführung einer Sonde in den Uterus und vor vier Jahren eine zweite ohne bekannte Ursache. Abgesehen davon war sie immer gesund bis vor sieben Wochen, wo sie mit heftigen Schmerzen im Kreuze erkrankte, die seither angehalten haben und sich von Zeit zu Zeit nach vorn über den Leib ausdehnten. Der Stuhlgang ist sehr verstopft, etwa alle fünf Tage einmal. Die Rückenschmerzen wurden durch Bewegung nicht gesteigert, waren aber doch heftig genug, um sie während der ersten zwei Wochen ihrer Krankheit an das Bett zu fesseln. Seither war sie stundenweise auf, hat sich aber nur sehr wenig gekräftigt und hat 20 Pfd. abgenommen. Den Verlauf von Temperatur und Puls zeigt die beifolgende Kurve (Abb. 16).

Der rechte Lappen der Schilddrüse ist palpabel, und hat etwa die Größe einer Pflaume.

Die Patientin hat diese Stelle seit einigen Monaten bemerkt und sagt, daß sie in der Größe deutlich wechselt und zeitweise kaum wahrnehmbar ist.

Die Brustorgane sind völlig normal.

Das Abdomen zeigt eine mäßige allgemeine Spannung und ausgesprochene allgemeine Schmerzhaftigkeit, die letztere am meisten in der Gegend des linken Hypochondrium.

Die Bewegungen des Rückens werden nach allen Richtungen durch Muskelkrämpfe beschränkt und scheinen Schmerzen zu verursachen, besonders die Beugung nach rechts.

Die Beckenorgane sind normal.

Die Untersuchung des Magens mit der Sonde zeigt eine Kapazität von nur 480 ccm. Die Lage des Magens zeigte sich nach der Aufblähung mit Luft völlig normal. Nach einer Probemahlzeit zeigte der Mageninhalt 0,1% freie Salzsäure, keine Milchsäure, kein Blut.

Im Verlaufe von zwei Wochen verschwanden alle Schmerzen.

Ein Orthopäde fand keine Veränderungen an der Wirbelsäule, im Hüftgelenk, der Hüfte oder den Beckengelenken. Eine feste Binde um die Hüften hatte nichts geholfen. Tonische Mittel, Natrium bromatum, Einläufe und Schlafmittel waren von Zeit zu Zeit gegeben worden, wie es die Symptome notwendig machten.

Vom 11. November an schien die Patientin ziemlich gesund.

Besprechung: Der Fall verläuft ohne Fieber und gehört offenbar nicht zu der Nieren- oder zu der orthopädischen Gruppe. Der Schmerz wird auch durch Bewegung nicht verändert und beruht deshalb nicht auf Lumbago. Es besteht auch kein Grund für die Annahme einer Erkrankung des Sakroiliakalgelenkes oder der Wirbelsäule. Der ausgesprochenste und wichtigste Punkt ist in diesem Falle die Tatsache, daß die Frau geschwächt ist, 20 Pfd. an Gewicht verloren hat, schlechten Stuhlgang und wahrscheinlich auch eine weitgehende Störung anderer Funktionen hat. Für die Annahme, daß die Vergrößerung der Schilddrüse irgendwelchen Einfluß auf die Symptome hat, liegt kein Grund vor.

Über die Diagnose kann man bei einem Falle dieser Art nichts Sicheres sagen, bis der Verlauf in einiger Zeit klar gemacht hat, daß sich nichts weiter entwickelt. Nachher müssen wir uns

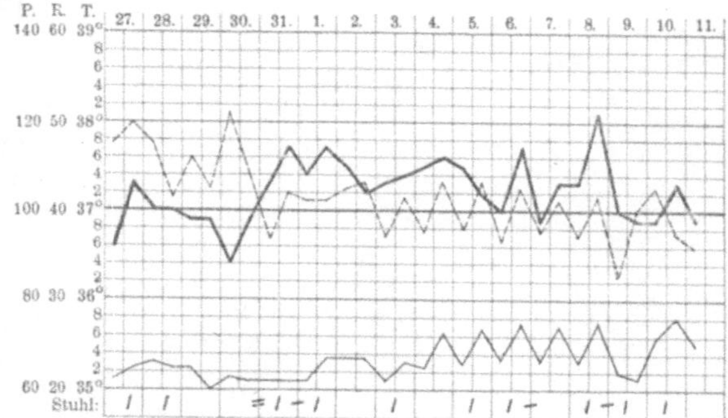

Abb. 16. Temperaturkurve zu Fall 32.

mehr oder weniger unbefriedigt mit der Diagnose funktioneller Beschwerden zufrieden geben. Es ist dies eine ziemlich häufige klinische Einheit, wenn man auch über die wirkliche Ursache und den besten Namen dafür streiten kann.

Zwei Dinge scheinen mir dabei aber ganz klar: erstens, daß psychische Ursachen eine Rolle dabei spielen, und zweitens, daß sie die Beschwerden nicht ganz erklären. So sah ich z. B. einmal eine junge Frau sich unter Schmerzen die Straße entlang nach der Post schleppen mit Rückenschmerzen bei jedem Schritt; jeder Fuß schien einen Zentner zu wiegen, und jede Muskelbeugung eine große Anstrengung; sie kommt auf die Post, erhält einen bestimmt erwarteten Brief und geht nach Hause, aufgerichtet und frei von Schmerzen. Man mag geneigt sein, solche Symptome für eingebildet zu erklären, aber das scheint mir ganz unwissenschaftlich. Zweifellos spielen psychische Ursachen bei ihrer Entstehung und ihrem Verschwinden eine mächtige Rolle. Können wir uns denn nicht mit der Annahme zufrieden geben, daß Entmutigung ihre Muskeln erschlaffen ließ, wie die Anstrengung bei ermüdeten Soldaten auf dem Marsche? Eine psychische Ursache macht sie plötzlich wieder straff und munter — Militärmusik, ein lang erwarteter Brief; sie reißen sich nun zusammen, die schlecht unterstützten Gelenke finden wieder bessere Unterstützung, und die Schmerzen verschwinden in dem gleichen Grade, wie die empfindlichen Teile von dem Druck befreit werden. In Fällen solcher Art pflegen Ärzte oft die Ursache der Symptome in den Beckenorganen zu suchen; mit welch geringer Berechtigung dies geschieht, habe ich in der Einleitung zu diesem Kapitel gezeigt.

Diagnose: Schwäche.

Fall 33.

Ein 36 jähriger Metallpolierer wurde am 24. Juni 1908 in das Krankenhaus aufgenommen und zwar wegen Rückenschmerzen unterhalb der 12. Rippe auf beiden Seiten. Sie bestanden schon eine Woche vor der Aufnahme und waren seit vier Tagen von Fieber und seit drei Tagen von Erbrechen begleitet. Vor zehn Tagen war einen Tag lang die Harnentleerung sehr häufig und schmerzvoll, und der Urin enthielt Blut. Bei der Aufnahme zeigte der Urin reichlich Eiter, ein wenig Blut und eine geringe Spur von Eiweiß. Das spezifische Gewicht schwankte von 1003—1010. Die 24 stündige Harnmenge betrug 2400—3000. Ein einziger granulierter Zylinder wurde im Sediment gefunden. Die Leukozytenzahl betrug 16 000—19 000. Widal war negativ. Puls und Temperatur zeigt die Kurve (Abbildung 17).

Die Untersuchung zeigte einen abgemagerten blassen Mann mit tief eingesunkenen Augen. Der Rand der Milz war leicht zu fühlen, die körperliche Untersuchung im übrigen negativ mit Ausnahme einer beträchtlichen Druckschmerzhaftigkeit in der Gegend der beiden Kostovertebralwirbel.

Am 2. Juli zeigte sich am Rücken und an den Händen ein makuläres Erythem, dessen Natur ein Dermatologe nicht bestimmen konnte.

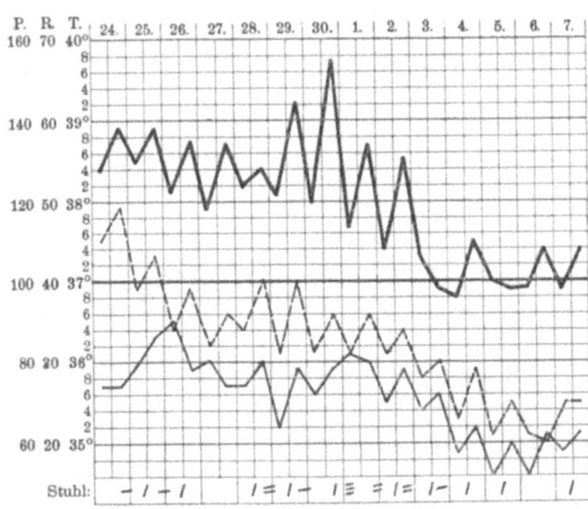

Abb. 17. Temperaturkurve zu Fall 33.

Der Stuhlgang wurde durch Kalomel und Einläufe unterhalten, und der Patient auf flüssige Diät gesetzt.

Die kulturelle Untersuchung des Urins ergab Kolibazillen in Reinkultur. Vom 13. Juli ab fand sich im Urin kein Eiter mehr. Die Zahl der Leukozyten betrug 8700. Die Widalsche Reaktion war negativ, wie auch im ganzen Verlauf der Krankheit.

Besprechung: Die Symptome weisen augenscheinlich auf die Nieren hin, aber die Vergrößerung der Milz macht die Möglichkeit einer anderen Ursache des Fiebers wahrscheinlich. Bei solchen Urinverhältnissen mit Schmerzen im Rippenwirbelwinkel und Leukozytose gibt aber die Annahme einer Niereninfektion wenigstens eine teilweise Erklärung der Symptome. Mit Rücksicht auf das anhaltende Fieber und die Milzvergrößerung wurde eine Blutkultur angelegt, und es fanden sich zu jedermanns Überraschung typische Typhusbazillen.

Bei dieser Sachlage kann man wohl fragen, ob das makuläre Erythem nicht eine Art von Roseola darstellte, mit anderen Worten, ob es nicht, wie die andere Form von Hauteruption, auf die Ansiedelung von Typhusbazillen in der Haut zurückzuführen ist?

Augenscheinlich haben wir es in diesem Falle mit einer doppelten Infektion zu tun, wobei Typhusbazillen und Kolibazillen ihre pathogene Wirksamkeit entfaltet haben. Die Kolibazillen verursachen wahrscheinlich bei ihrer Ausscheidung aus dem Körper die Niereninfektion. Die Schmerzen in der Lendengegend beruhten wahrscheinlich auf der allgemeinen Infektion und nicht auf der Nierenveränderung.

Der Patient erhielt dreimal täglich 0,5 g Urotropin und verließ das Krankenhaus geheilt am 26. Juli.

Diagnose: Typhus und Infektion mit Kolibazillen.

Fall 34.

Ein 39 jähriger Arbeiter kam am 11. Juni 1907 in das Krankenhaus. 1899 verstauchte er sich beim Heben einer schweren Last den Rücken und war danach drei oder vier Wochen lang lahm. Im Februar 1906 hatte er Ischias. Die letzten zwei Monate bemerkte er einen Schmerz im Rücken, wenn er des Morgens aus dem Bett aufstand. Vor zehn Tagen fühlte er Prickeln und Taubheit in seinen Zehen und der Schmerz im Rücken nahm zu. Seither konnte er nur wenig schlafen und seit sechs Tagen mußte er Morphium nehmen, das ihm in der letzten Zeit aber auch nur geringe Erleichterung brachte.

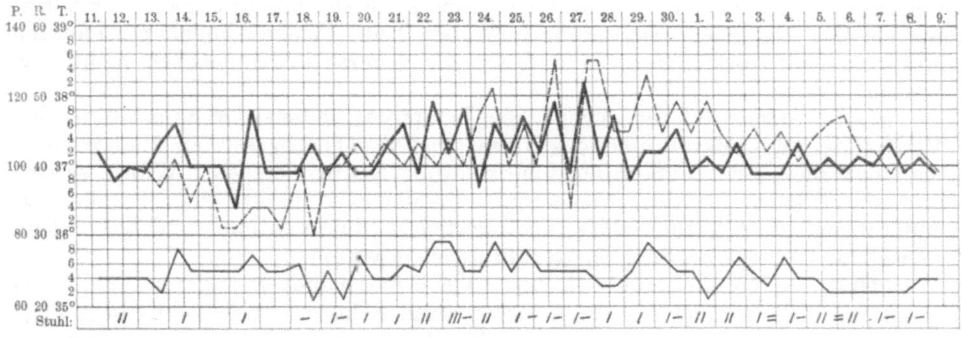

Abb. 18. Temperaturkurve zu Fall 34.

Beide Unterschenkel von den Knien bis zur Ferse sind jetzt empfindlich und wie eingeschlafen. Die Füße fühlen sich kalt an. Potus und Morbus sexualis negantur.

Status präsens: Temperatur und Puls zeigt die beifolgende Kurve (Abb. 18). Der Patient ist gut entwickelt und von gutem Ernährungszustande, sieht aber abgearbeitet aus und als ob er viel Schmerzen hätte. Tatsächlich kann er kaum einen Augenblick still liegen. Brust- und Bauchorgane sind normal. Von dem dritten bis zum siebenten Brustwirbel ist die Wirbelsäule nach hinten ausgebogen. Druck auf den siebenten Halswirbel ist sehr schmerzhaft. In den Füßen und Unterschenkeln bestehen keine Sensibilitätsstörungen. Die Motilität ist überall normal.

Urin normale Menge, spezifisches Gewicht 1028 mit einer ganz leichten Spur von Eiweiß und wenigen fein granulierten Zylindern. Weder Blut noch Eiter. Leukozyten 14 800. Die roten Blutkörperchen sind nicht getüpfelt. Röntgenuntersuchung negativ. Die mimischen Züge sind auf beiden Seiten des Gesichts abgeflacht. Die rechte Seite bewegt sich weniger als die linke. Der Patient kann nicht pfeifen und streckt die Zunge mit einer leichten Abweichung nach rechts heraus.

Der Händedruck ist beiderseits gleich, aber deutlich schwach. Die Patellarreflexe fehlen, die Hautreflexe normal, der Geist klar.

Besprechung: Selbstverständlich können wir die gegenwärtigen Störungen nicht auf das Konto der alten Verstauchung setzen. Auch die Ischias scheint damit nichts zu tun zu haben, obwohl beide Ereignisse von einiger Wichtigkeit sind, indem sie auf einen Locus minoris resistentiae hinweisen.

Im Gegensatz zu allen Arten von Lendenschmerzen, die wir bisher besprochen haben, zeichnet sich dieser Fall durch das Vorhandensein von Störungen der Sensibilität (Taubheit und Eingeschlafensein in den Beinen) aus. Ebenso ist es bemerkenswert, daß das Gesicht und die Arme in Mitleidenschaft gezogen sind, wenn auch nicht bei Beginn der Erkrankung.

Wenn auch die Vorwölbung der Wirbelsäule nach hinten eine tuberkulöse Erkrankung möglich erscheinen läßt, so findet sich doch bei der Untersuchung dieser Gegend keine weitere Stütze für eine solche Annahme und weder hier noch in der Gegend der Halswirbelsäule, wo gleichfalls etwas Druckschmerzhaftigkeit bestand, zeigte die Röntgenuntersuchung irgendwelche Veränderung. Das völlige Fehlen von Muskelspasmen hilft eine Wirbeltuberkulose ausschließen. Keine andere Erkrankung der Knochen oder Gelenke ist deutlich angedeutet, und es spricht auch nichts für eine Erkrankung des Harntraktes oder für eine allgemeine Infektion als Quelle der Störungen. Man kann zwar den Urin nicht normal nennen, aber die Veränderungen sind so unklar und so allgemeiner Natur, wie sie fast bei jeder Erkrankung und auch beim Fehlen ähnlicher bekannten Erkrankungen vorkommen, so daß wir sie differentialdiagnostisch nicht verwerten können.

Im Hinblick auf die allgemeinen Symptome seitens der Sensibilität, den Verlust der Muskelkraft und des Tonus und der herabgesetzten Reflexe wird man natürlich die Diagnose auf eine multiple Neuritis stellen. Würde es sich um eine Erkrankung des Rückenmarks handeln, so müßte man Pupillenveränderungen, gesteigerte Reflexe, veränderten Sphinkterentonus und das Fehlen so weit ausgebreiteter Sensibilitätsstörungen erwarten.

Über die Ursache sind wir hier, wie in so manchen anderen Fällen, im Dunkeln. Alkohol und Blei kann sicher ausgeschlossen werden. Es liegt auch kein Grund vor, an Arsen zu denken. Das Vorhandensein von vorübergehenden Fiebersteigerungen und die ausgesprochene Leukozytose machen die Annahme eines infektiösen Prozesses als Ursache dieser Symptome wahrscheinlich.

Verlauf: Die Leukozyten blieben vermehrt und die Druckschmerzhaftigkeit dauerte sehr heftig an. Gelegentlich wurde an Stelle von Morphium destilliertes Wasser gegeben und so der Patient der Vorliebe für dieses Medikament entwöhnt. Vom 13. Juni ab wurden die Schmerzen weniger heftig und konnten durch Aspirin 0,3 g ein- oder zweimal am Tage oder durch gutes Zureden in Grenzen gehalten werden. Es bestand nur noch eine mäßige Muskelatrophie und Druckschmerzhaftigkeit entlang den Nervensträngen. Am 8. Juli bestand deutliche Besserung. Der Patient war außer Bett, ging umher und konnte bald zur völligen Heilung nach Hause entlassen werden.

Diagnose: Neuritis.

Fall 35.

Ein 50 jähriger Neger, dessen Anamnese ohne Belang war, kam am 2. August 1906 ins Krankenhaus. Er klagte seit drei Wochen über Mangel an Appetit, Übelsein, Fieber und Schwäche und hat den größten Teil der Zeit zu Bett gelegen. Vor zehn Tagen wurde er allmählich wieder kräftiger und vor vier Tagen bekam er plötzlich schießende Schmerzen im Kreuz und im Gesäß, die an der Hinterseite beider Schenkel, besonders am linken herabgingen und durch Bewegung gesteigert wurden. Wenn er ruhig im Bett lag, ging es ihm ganz gut. Im Anfange der Krankheit nahm er mit Erfolg große Dosen von Chinin. Stuhlgang erfolgt jetzt alle zwei bis drei Tage.

Bei der Untersuchung waren Temperatur, Puls und Atmung normal, ebenso Brust- und Bauchorgane, Blut und Urin. Streckung des Beines mit gestrecktem Knie verursachte ausgesprochene Schmerzen im Sakroiliakalgelenk (Lasègues Zeichen). Bewegung des Schenkels erfolgt bei gebeugtem Knie ohne Beschwerden. Es bestand Druckschmerzhaftigkeit über dem linken Sakroiliakalgelenk, die sich über den unteren Wirbel fortsetzt. Das Röntgenbild zeigte keine Veränderung. Die Bewegungen der Wirbelsäule waren nach allen Richtungen hin wesentlich eingeschränkt.

Besprechung: Augenscheinlich schlossen sich die Krankheitserscheinungen in diesem Falle an eine fieberhafte Erkrankung von dreiwöchentlicher Dauer an, deren Natur wir nicht kennen. Die Möglichkeit eines Typhus und einer posttyphösen Spondylitis ist natürlich ins Auge zu fassen; aber ebenso wie der Typhus werden auch andere Infektionen häufig später mit einer Spondylitis kompliziert.

Die ausgesprochene Beschränkung der Wirbelsäulenbeweglichkeit und die Druckschmerzhaftigkeit im unteren Teile der Brustwirbelsäule müssen uns an Wirbeltuberkulose denken lassen. Der negative Ausfall der Röntgenuntersuchung läßt aber diese Möglichkeit ausschließen. Nur Abwarten und die Wirksamkeit der Behandlung kann uns in diesem Punkte eine größere Sicherheit geben. Dasselbe Verhalten gilt auch für die Annahme eines bösartigen Tumors.

Verlauf: Der zu Rate gezogene Orthopäde entschied sich für eine infektiöse Arthritis der Wirbelsäule und des linken Sakroiliakalgelenks; die Behandlung bestand in Feststellung des Rückens durch Verband, Einläufen und tonischen Mitteln. Innerhalb 12 Tagen konnte der Patient fast genesen das Krankenhaus verlassen.

Diagnose: Infektiöse Spondylitis.

Fall 36.

Ein schwedisches Dienstmädchen von 25 Jahren mit ausgezeichneter Familienanamnese kam am 27. März 1907 in das Krankenhaus; sie gibt an, daß sie acht oder neun Jahre früher sechs Wochen lang wegen Lungenkatarrh zu Bett liegen mußte und daß sie von ihrem zehnten Lebensjahre an häufig Anfälle von Halsentzündung durchzumachen hatte. Im übrigen war sie immer wohl. Weihnachten 1906 erkältete sie sich, war schwach und fiebrig. Um diese Zeit wurde ihr Rücken sehr empfindlich und bei Bewegung schmerzhaft, und sie mußte am 1. Januar ihre Arbeit aufgeben. Seither hat sie sich im ganzen nicht gebessert und war einen beträchtlichen Teil der Zeit bettlägerig. Bei der Aufnahme war Temperatur, Puls und Atmung normal, die Brust- und Bauchorgane ebenfalls. Die Wirbelsäule wurde steif gehalten und schmerzte bei jeder Bewegung. Es bestand weder eine Kyphose, noch eine Druckschmerzhaftigkeit über den Sakroiliakalgelenken.

Die lange Dauer der Symptome nimmt sofort unsere Aufmerksamkeit gefangen. Chronische Rückenschmerzen können auf funktionellen Ursachen beruhen oder auch der orthopädischen oder der Druckgruppe angehören. (Wirbeltuberkulose, Neubildungen und Aneurysma.)

Es ist bemerkenswert, daß in diesem Falle weder Bettruhe eine merkliche Besserung hervorgerufen hat, noch daß irgend ein Fortschritt in der Schwere der Symptome sich zeigte, wie es bei einer bösartigen Neubildung wohl hätte der Fall sein können. Die physikalischen Zeichen beschränkten sich auf das Vorhandensein einer steifen und schmerzenden Wirbelsäule. Nierenveränderungen und allgemeine Infektion können leicht ausgeschlossen werden.

Ein gewöhnlicher Lumbago hätte schon lange vorher zur Heilung kommen müssen. Die Steifigkeit und Schmerzhaftigkeit der Wirbelsäule machte es sehr unwahrscheinlich, daß es sich nur um eine Erkrankung der Sakroiliakalgelenke handeln könnte.

Die sogenannten funktionellen, neurasthenischen oder hysterischen Affektionen der Wirbelsäule werden naturgemäß durch das lange Anhalten der Symptome, durch das Alter und Geschlecht sowie durch das Fehlen von Fieber und Kyphose und von anderen in die Augen springenden Veränderungen wahrscheinlich gemacht.

Der Verlauf dieses Falles zeigt, wie wichtig es ist, sich nicht auf Schlüsse einzulassen, bis jede Methode der physikalischen Untersuchung einschließlich der Röntgenuntersuchung erschöpft ist. Dies hat seine besondere Gültigkeit für alle zweifelhaften chronischen Fälle.

Verlauf: Bei der Aufnahme wurde die Diagnose auf akute Osteoarthritis mit neurasthenischen Symptomen gestellt. Eine Röntgenphotographie, die am 1. April aufgenommen wurde, zeigte eine ausgedehnte Erkrankung des zweiten Lendenwirbels, und später entwickelte sich eine Verbiegung der Lendenwirbelsäule. Die Kranke erhielt sofort ein Pflasterkorsett und konnte sich schon am 6. April ohne Schwierigkeit aufsetzen. Am 9. April verließ sie das Hospital.

Die Diagnose des Orthopäden lautete auf beginnende Wirbeltuberkulose.

Diagnose: Wirbeltuberkulose.

Fall 37.

Ein 34 jähriger Wagenlackierer kam am 20. März 1907 ins Krankenhaus. Sein Vater starb in einem paralytischen Anfall. Im übrigen ist die Familienanamnese ganz ohne Belang. Vor 11 Jahren hatte er einen weichen Schanker und zu gleicher Zeit einen Bubo. Hautausschlag, Halsentzündung, Ausfallen der Haare oder Schmerzen hat er nicht gehabt; er wurde aber ein Jahr darauf noch behandelt, konnte aber nicht angeben, womit. Bei seiner Arbeit hat er täglich schwere Lasten von 1—2 Zentner zu heben. Bis vor fünf Monaten war er vollkommen gesund, dann begann er sich schwach zu fühlen. Von da an hat er an Körpergewicht verloren und konnte nicht mehr arbeiten. Vor drei Monaten verstauchte er sich den Rücken und hat seither einen brennenden Schmerz im Kreuze unterhalb des Herzens auf der linken Seite. Diese Schmerzen haben in den letzten drei Wochen beträchtlich zugenommen und sind jetzt so schwer, daß er nach vorn und links vorgebeugt umhergeht, um sie zu erleichtern. Durch Laufen werden die Schmerzen verschlimmert und hindern ihn auch am Schlafen. Dyspnoe und andere Symptome sind nicht vorhanden.

Die Untersuchung ergab normale Temperatur und Atmung, Puls etwas beschleunigt, bewegt sich meistens zwischen 100 und 120. Die Pupillen sind gleich groß und reagieren normal. Herz und Lunge ohne Befund mit Ausnahme einer kleinen pulsierenden Stelle an der linken Seite des Rückens zwischen Schulterblattrand und Wirbelsäule (Abb. 19). Der rechte Radialpuls ist etwas voller als der linke. Im Epigastrium besteht eine leichte Resistenz und Dämpfung, ohne daß ein Palpationsbefund vorhanden wäre. In den Leistenbeugen und Achselhöhlen sind die Lymphknoten beträchtlich vergrößert.

Besprechung: Wie in dem vorhergehenden Falle ist die lange Dauer der Beschwerden für die Diagnose von der größten Bedeutung. Ein ausgesprochener Schmerz, der drei Monate anhält, kann nicht auf funktionelle Ursachen zurückgeführt werden, wenn er bei einem 34 jährigen Arbeiter auftritt. Bleivergiftung, worauf die Beschäftigung des Mannes hindeutet, führt nie ohne andere Symptome zu einem solchen Schmerz, wie er hier vorlag. Eine allgemeine Infektion und die Nierengruppe von Erkrankungen können wir durch die Untersuchung leicht ausschließen. So bleiben uns nur noch die Krankheiten, die ich unter dem Namen Druckgruppe zusammengefaßt habe (Wirbeltuberkulose, Aneurysma und Neubildung), zur besonderen Betrachtung. Es ist überhaupt nur eine Diagnose in diesem Falle möglich, wenn wir nur überhaupt an sie denken. Die Gefahr liegt darin, daß wir nicht daran denken und sie deswegen auch bei der Untersuchung nicht finden. Nur ein Aneurysma kann Pulsation und Geräusche mit Dämpfung und fehlendem Atemgeräusch zwischen der Wirbelsäule und dem linken Schulterblatt hervorrufen. Pulsierende Pleuritis und pulsierendes Sarkom zeigen sich nicht an dieser Stelle.

Verlauf: Das Röntgenbild zeigte einen zirkumskripten Schatten in der Gegend der Pulsation, wie die Abb. 19 zeigt. Die Schmerzen, die vorn an den unteren Rippen auftraten, kann man durch Druck des Aneurysmas auf den Interkostalnerv erklären.

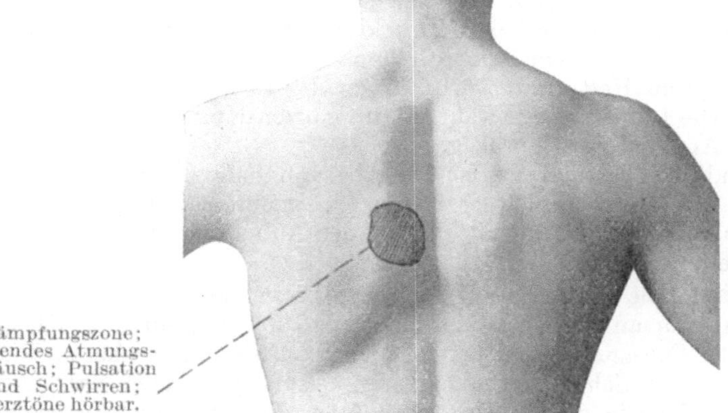

Abb. 19. Pulsation an einem Punkte, wo sie bei der Untersuchung oft übersehen wird. Klagen: Schmerzen im Rücken.

Zurzeit besteht kein Schmerz in der Gegend des Tumors. Der Patient erhält Jodkali 1—3 g viermal täglich, Nitroglyzerin 0,0006 g alle drei Stunden; wenn es der Schmerz erforderlich macht, gelegentlich 0,01 g Morphium.

Am 4. Juni verließ der Kranke leicht gebessert das Krankenhaus.

Diagnose: Aortenaneurysma.

Fall 38.

Ein 22jähriger Arbeiter, dessen Familienanamnese ohne Belang war, wurde am 4. Juni 1906 in das Krankenhaus aufgenommen. Den ganzen verflossenen Winter hatte er nach seiner Angabe an Rheumatismus in der Herzgegend zu leiden. Im übrigen war seine persönliche Anamnese gut, wie auch seine Lebensgewohnheiten.

Die letzten zwei Wochen hatte er täglich über Schmerzen im Abdomen, im Rücken, Nacken und Kopf zu klagen. Wegen dieser Beschwerden konnte er die letzten fünf Nächte nicht durchschlafen. Er hat immerfort Schmerzen, obwohl er bis vor zwei Tagen noch arbeiten konnte. In der letzten Woche fühlte er am Morgen einen schlechten Geschmack im Munde; er gibt an, daß eine Anzahl seiner Mitarbeiter über die gleichen Störungen zu klagen hätten und sie auf eine Grippe zurückführten. Der Appetit ist schlecht; er hat Übelkeit nach dem Essen; der Stuhlgang ist angehalten, andere Symptome sind nicht vorhanden.

Ein weiches systolisches Geräusch besteht über der ganzen Herzgegend, am lautesten in der Gegend der Pulmonalklappen; der Puls ist wenig gespannt und dikrot. Brust- und Bauchorgane sind frei von Veränderungen. An den Vorderarmen zeigt sich eine Anzahl von scharf umgrenzten makulösen und papulösen Effloreszenzen, die auf Druck abblassen (Mückenstiche?). Im linken Hypochondrium befindet sich eine Gruppe von rötlichen Flecken, im ganzen fünf.

Während der ersten drei Tage seines Krankenhausaufenthaltes hatte er Fieber von 37,8° bis 39,5° und dabei beträchtliche Schmerzen im Rücken.

Leukozyten 5900; Widalsche Reaktion andauernd negativ. Malariaplasmodien wurden im Blut nicht gefunden. Der Urin war frei von Veränderungen. Das Abdomen war stets gespannt und der Stuhlgang nur schwer zu erzielen.

Am 21. Juli, nachdem schon vier Tage lang die Temperatur zur Norm gesunken war, zeigte die Wirbelsäule noch eine Einengung der Bewegung nach allen Richtungen mit beträchtlicher Druckschmerzhaftigkeit in den Schienbeinen. Die Diagnose wurde von einem Orthopäden auf Lumbago gestellt. Unter kreuzweise angelegtem Heftpflasterverband war der Schmerz am 25. fast völlig verschwunden. Die Lippen waren während des ganzen Krankenhausaufenthaltes zyanotisch, der Appetit ganz gewaltig.

Die Behandlung bestand in der Eingabe von Salizyl und Aspirin gegen die Schmerzen. Außerdem erhielt er Kalium aceticum und Jodkali, gelegentlich etwas Morphium und Abführmittel. Bei der Aufnahme war er auf Typhus behandelt worden.

Besprechung: Die Diagnose auf Lumbago ist in diesem Falle sehr augenscheinlich, wenn man an die Tatsache denkt, daß der Patient eine allgemeine Einschränkung der Bewegung in der Lendengegend aufwies und vorher an Nackensteifigkeit und anderen Schmerzen muskulären Ursprungs gelitten hat. Aber es sind noch andere Züge in diesem Krankheitsfalle, die mehr an eine postfebrile Spondylitis denken lassen, von der Art, wie wir sie am öftesten nach Typhus sehen. Lumbago verursacht kein Fieber, wie es hier vorlag, und auch noch manche andere Tatsachen sprechen für das Vorhandensein einer allgemeinen Infektion. Die rasche Besserung unter einem einfachen Verband beweist nicht notwendig die Diagnose Lumbago, läßt aber alle anderen Möglichkeiten mit Ausnahme der oben erwähnten ausschließen. Die Zyanose und der gesteigerte Appetit bleiben unerklärt.

Diagnose: Lumbago? infektiöse Spondylitis?

Fall 39.

Ein 25 jähriger Eisarbeiter kam am 25. April 1906 ins Krankenhaus. Die Familienanamnese war ohne Belang, die persönliche gut. Vor sechs Monaten hatte er Harnröhrenausfluß. Er trinkt täglich 5—6 Glas Bier und jede Woche 1—2 Glas Schnaps, will aber nur selten betrunken gewesen sein. Bis auf die Urethritis war er bis vor zwei Wochen gesund, dann begann er über einen dumpfen drückenden Schmerz in der rechten Seite des Rückens und in der rechten Weiche zu klagen. Nach einigen Tagen verschwanden diese Schmerzen, um vor fünf Tagen wiederzukehren. Diesmal zog sich der Schmerz in das rechte Bein, aber nicht in die Leistenbeuge und die Hoden hinein. Die schmerzhafte Gegend ist druckempfindlich, der Schmerz ist anhaltend. Er hat keine Veränderungen am Urin wahrgenommen. Nur glaubt er in der Nacht mehr Urin lassen zu müssen als am Tage. Bei Anstrengung klagt er über etwas Atemnot und Herzklopfen.

Während seines zehntägigen Aufenthaltes im Krankenhaus stieg die Temperatur nicht über 37,5 °. Oberhalb des Nabels war das Abdomen fest gespannt, überall tympanitisch, der rechte obere Quadrant war druckempfindlich. Hier fühlte man eine faustgroße Geschwulst, die sich mit der Atmung verschob, anscheinend lappig war und bei tiefer Einatmung eine Hand breit unter den Rippenrand herabstieg. Sie konnte leicht bimanuell getastet und zum Teil hinter die Rippen zurückgeschoben werden.

Die tägliche Urinmenge betrug 1800—2400 und enthielt eine ganz leichte Spur Albumen. Im Sediment fanden sich intrazelluläre gramnegative Diplokokken. 0,02 g des Urinsediments wurden einem Meerschweinchen eingeimpft. Zwei Monate später wurde das Tier getötet, zeigte aber keine Zeichen von Tuberkulose.

Am 20. April zeigte eine Röntgenaufnahme einen zirkumskripten Schatten in der Gegend der rechten Niere. Die Katheterisierung des rechten Ureters ergab gonokokkenhaltigen Eiter.

Besprechung: Jeder Punkt weist hier auf die Niere als Quelle der Störung des Kranken hin. Unsere Vermutungen in dieser Richtung werden sofort durch das Ergebnis der Kystoskopie, der Röntgenuntersuchung und der Tierimpfung bestätigt, eine Anzahl von Untersuchungsmethoden, die fast in jedem Falle von chronischer renaler Pyurie notwendig werden. Da Nierenabszeß durch die kystoskopische Untersuchung und Tuberkulose durch das Ergebnis der Tierimpfung ausgeschlossen werden konnte, bleibt nur noch die Annahme eines Nierensteines offen, die in der Röntgenaufnahme eine gewichtige Stütze erhielt.

Verlauf: Der Patient wurde auf die chirurgische Abteilung verlegt und am 2. Mai operiert. Ein Stein wurde entfernt. Die Genesung verlief ohne weiteres Hindernis, und der Kranke konnte am 26. Mai entlassen werden.

Am 5. Dezember 1907 wurde er wieder aufgenommen. Nach der Entlassung aus dem Krankenhause war er wohl und kräftig und verrichtete schwere Arbeiten bis vor drei Wochen, wo er mit dem Urin Blut und Eiter entleerte und Schmerzen in der rechten Lendengegend hatte, die denen gleich waren, an denen er schon früher litt. Er klagt jetzt über zwei Arten von Schmerz, erstens einen dumpfen Schmerz in der rechten Seite, der fast andauernd vorhanden ist und zweitens einen stechenden Schmerz nur nach dem Harnlassen, der von dem Ausgang der Harnröhre nach rechts aufwärts verläuft. Der Urin blieb während der ersten Woche dieses Anfalles blutig, die letzten zwei oder drei Teelöffel jeder Entleerung bestanden aus reinem Blut mit gelben Eiterfäden. Später wurde kein Blut mehr wahrgenommen. Er wurde appetitlos und klagte über großen Durst, glaubt aber nie Fieber gehabt zu haben. Etwa 10 Pfd. hat er an Gewicht abgenommen. Der Patient kam mit einer Temperatur von 38,9 ° und einem Puls von 120 ins Krankenhaus. Nach zwei Tagen war die Temperatur normal. Bei der Aufnahme betrug die Leukozytenzahl 10 000. Das Abdomen war im ganzen normal, aber an der rechten Flanke fand sich eine sichtbare Vorwölbung und bei der Palpation ein druckschmerzhafter runder gelappter Tumor, der bei Druck sichtbar unter die Rippe zurückwich. Der Urin war wie das vorige Mal stets von niedrigem spezifischem Gewicht, 1011—1014, aber die tägliche Menge war geringer, 1500—2100. Das Sediment besteht fast ganz aus mäßigen Mengen von Eiter. Die Eiterausscheidung dauerte an und ebenso der quälende Schmerz in der rechten Seite. Die Röntgenaufnahme zeigte nur zweifelhafte Schatten eines möglichen Steines.

Die Operation am 24. Dezember ergab keinen Stein, aber man fand zahlreiche in der ganzen Niere verstreute Abszesse mit kleinen Infiltrationen von

Rundzellen dazwischen. Die Niere war vergrößert und an dem einen Ende bindegewebig verdickt. Das Nierenbecken war normal. Nach der Entfernung der Niere ging es dem Patienten gut.

Diagnose: Nierenstein, multiple Abszesse.

Fall 40.

Eine 51 jährige Hausfrau wurde am 11. August 1906 das dritte Mal in das Krankenhaus aufgenommen. Bei der ersten Aufnahme im Juni 1899 hatte man die Diagnose auf Gallensteine gestellt, bei der zweiten im Juli 1901 auf Neurasthenie. Die Krankheitsanfälle zwischen Februar 1899 und Januar 1901 waren sehr heftig und von gleichem Charakter. Es bestand ein heftig einsetzender Schmerz, kräftig und krampfähnlich, so daß sich die Kranke auf ihrem Bette hin- und herwarf. Er begann stets in der rechten Seite des Rückens und ging von dort nach dem rechten Hypochondrium, aber niemals nach der rechten Schulter. Er dauerte zwei bis drei Stunden und konnte gelegentlich durch Hausmittel, immer aber durch Morphium bekämpft werden. Nach dem Verschwinden der Schmerzen hatte die Patientin jedesmal wochen- oder monatelang Ruhe. Die Schmerzen, die mit Brechen verbunden waren, traten zur Nacht nicht häufiger auf als am Tage. Urin und Stuhlgang normal, bei den Anfällen kein Fieber.

Zweimal kam sie wegen dieser Anfälle ins Krankenhaus, war aber immer während des Aufenthaltes schmerzfrei. Während der letzten $2\frac{1}{2}$ Wochen hatte sie einige Anfälle, manchmal am Tage, manchmal auch des Nachts. Wiederholt mußte Morphium injiziert werden, und sie hatte auch Morphiumpillen zur Hand. Stuhlgang erfolgt täglich, der Appetit war schlecht.

Die Untersuchung einschließlich Blut, Urin, Temperatur, Puls und Atmung verlief ganz negativ. Am 13. nachts 3 Uhr begannen heftige Schmerzen. Ein rundlicher Tumor konnte leicht unter den Rippen in der Gegend der Gallenblase gefühlt werden; er bewegte sich mit der Atmung und wich bei Beklopfen leicht aus.

Besprechung: Kolikartige Schmerzen in der rechten Lendengegend lassen natürlich an Nierenstein denken. Bei dem Fehlen jeglicher Urinveränderung wäre aber eine Röntgendurchleuchtung notwendig, um die Diagnose zu sichern. Die Schilderung der Schmerzen klingt nicht wie bei Lumbago, da sie dann auf Morphium nicht sofort verschwinden und selten so schwer sind.

An eine andere Ursache für die Schmerzen läßt uns der rundliche Tumor im rechten Hypochondrium denken. Dieser Tumor könnte mit dem Magen oder dem Darm in Verbindung stehen, aber das Fehlen von Magen- und Darmsymptomen zwischen den Kolikanfällen macht dies unwahrscheinlich.

Wahrscheinlicher ist es, die Geschwulst für die ausgedehnte Gallenblase zu halten, wobei das Fehlen von Ikterus dafür spricht, daß der gemeinsame Gallengang nicht verlegt ist.

Es empfiehlt sich, hier ein Wort über die frühere Diagnose, die man auf Neurasthenie gestellt hatte, zu verlieren; man kann sie nicht gutheißen, weil sie nur darauf beruhte, daß die Kranke gerade in den Intervallen zwischen den Anfällen im Krankenhause war. Jede Diagnose, die sich nur auf einen negativen Befund aufbaut, ist ungerechtfertigt, weil man dem Patienten damit unrecht tun kann. Es ist viel besser, überhaupt keine Diagnose zu stellen und auf die Wiederkehr der fraglichen Symptome zu warten.

Verlauf: Eine Röntgenaufnahme der Nierengegend war negativ. Am 15. wurde das Abdomen geöffnet und eine Anzahl von Gallensteinen aus der Gallenblase entfernt.

Diagnose: Gallensteine.

Fall 41.

Ein 44jähriger Hafenarbeiter, dessen Familienanamnese ohne Belang war, kam am 7. März 1909 in das Krankenhaus. Bis vor vier Wochen hat er täglich einen Liter schweres Bier getrunken. 1883 hatte er in Indien Malaria, 1890 war er wegen Blutvergiftung am Arm 25 Tage im Krankenhaus. Vor zwei Jahren hatte er eine Pleuritis, wobei 2¼ Liter Flüssigkeit aus der linken Brusthöhle abgelassen wurde.

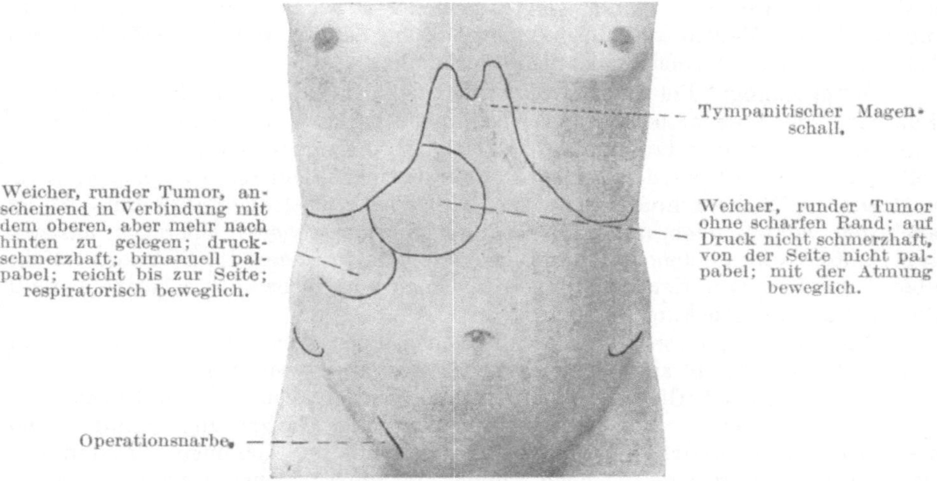

Abb. 20. Begrenzung der am 8. März gefühlten Tumoren. Fall 41. (Vgl. auch Abb. 21.)

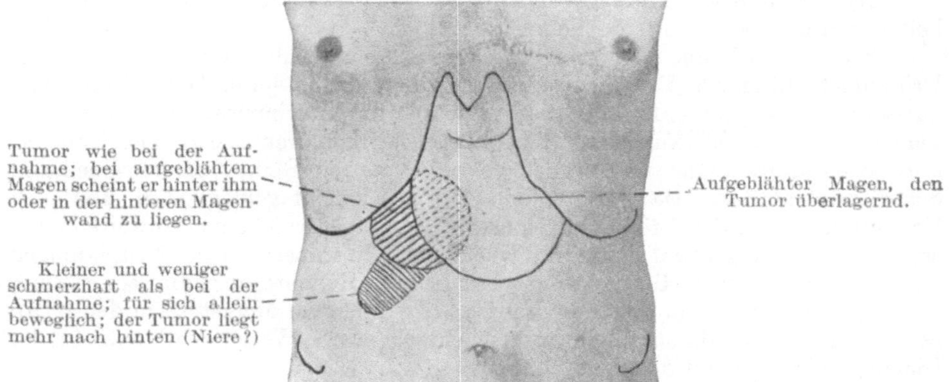

Abb. 21. Begrenzung der Tumoren am 13. März. Hauptklage: Kreuzschmerzen. (Vgl. auch Abb. 20.)

Am 28. März 1908 wurde eine Operation an seinem rechten Hoden vorgenommen; er kann aber nicht angeben, warum. Von da an war er bis vor fünf Wochen gesund. Bei der Aufnahme klagte er über Schmerzen im Kreuz. Die letzten zwei Wochen waren so schlimm, daß er weder arbeiten noch schlafen konnte. Eine Woche lang hatte er häufig Wadenkrämpfe und war in der letzten Zeit kurzatmig. In diesen fünf Wochen hat er 14 Pfd. an Gewicht abgenommen.

Die Untersuchung des Abdomens zeigte in dem rechten Hypochondrium und Epigastrium zwei weiche rundliche Massen, die bimanuell getastet werden konnten und bei der Atmung nach abwärts gingen. (Abb. 20 und 21.) Bei der Magenaufblähung verschwanden sie hinter dem Magen. Im übrigen war die Untersuchung negativ bis auf den Urin, dessen spezifisches Gewicht 1007 betrug und dessen Menge während seines Aufenthaltes im Krankenhause von 2100 bis 3600 ccm schwankte. In dem Sediment fanden sich wenige hyaline und einige granulierte Zylinder. Eine Röntgenaufnahme der Wirbelsäule zeigte keine Veränderungen. Der Mageninhalt zeigte nach der Probemahlzeit keine Salzsäure; die Größe des Magens war normal; organische Säuren und Rückstände waren bei der nüchternen Aushebung nicht vorhanden.

Besprechung: Bei Arbeitern, wie es der Kranke ist, findet man häufig Lumbago oder Osteoarthritis der Wirbelsäule. Aber für einen einfachen Lumbago war der Schmerz zu andauernd und zu heftig. Die Frage nach einer Osteoarthritis soll später erörtert werden. Die Anamnese einer Pleuritis bei heftigen langanhaltenden Rückenschmerzen weist oft auf eine Wirbeltuberkulose hin. Es ist auch sehr wohl möglich, daß es sich bei der vorangegangenen Operation um eine tuberkulöse Nebenhodenentzündung gehandelt hat. Gegen die Diagnose spricht aber das Fehlen von Fieber und Muskelspasmen und ebenso der negative Verlauf der Röntgenuntersuchung.

Die beiden letzten Tatsachen sprechen auch gegen die Diagnose einer Osteoarthritis, obwohl sie nicht sicher ausgeschlossen werden kann.

Wir haben natürlich den Wunsch, alle Symptome und Krankheitszeichen dieses Falles zu einem sich gegenseitig erklärenden Ganzen zu vereinigen und dies bringt uns zu der Betrachtung des Tumors im Abdomen. Zystenniere (kongenital) könnte einen solchen Tumor und einen solchen Urin hervorrufen, aber sie ist ausnahmslos doppelseitig, und wir müßten dann auch einen Tumor in dem linken Hypochondrium erwarten. Ferner verursacht Zystenniere niemals Rückenschmerzen in der Heftigkeit, wie sie hier vorhanden waren.

Hydronephrose könnte den Tumor und vielleicht auch die Urinbeschaffenheit erklären, aber nicht den Schmerz.

Kann es sich um einen Magentumor handeln, vielleicht mit Wirbel- oder Drüsenmetastasen als Ursache des Schmerzes? Dafür spricht das Fehlen von Salzsäure im Mageninhalt; aber man muß sich daran erinnern, daß ein gleiches Fehlen von freier Salzsäure sich oft bei bösartigen Tumoren irgend eines Organes, z. B. Brustkrebs, findet und ebenso bei einer ganzen Reihe von verschiedenen Schwächezuständen. Da über Magenbeschwerden nicht geklagt wird, und auch Veränderungen in der Größe und Motilität des Magens nicht nachzuweisen sind, erscheint ein Magentumor unwahrscheinlich. Retroperitoneale Neubildungen verdienen sicher ernste Betrachtung. Der frühere Hodentumor kann ein Sarkom gewesen sein, und wenn dies der Fall ist, so würde eine Metastase in den retroperitonealen Lymphknoten sehr wahrscheinlich sein. Weiter wird man in der Diagnose ohne Operation nicht kommen.

Verlauf: Das Abdomen wurde am 15. März geöffnet und hinter dem Pylorus fand sich eine retroperitoneale Geschwulst von der Größe einer großen Orange. Später zeigte es sich, daß der Hodentumor ein Sarkom war.

Diagnose: Retroperitoneales Sarkom.

Fall 42.

Ein 23 jähriger Student der Medizin wurde am 18. Juli 1907 in das Krankenhaus aufgenommen. Im August und September 1906 hatte er einen Typhus durchgemacht. Nachher nahm er sein Studium wieder eifrig auf, konnte aber nur schwer seine Aufmerksamkeit konzentrieren und klagte oft nach dem Studieren über Schmerzen im Vorderhaupte, so daß er sich jeden Nachmittag hinlegen mußte. Am 1. März hatte er einen schweren Schmerzanfall im Kreuz; er dauerte fünf Tage. Dabei bestand ausgesprochene Steifheit. Vor vier Wochen hatte er nach Erkältung und Durchnässung einen neuen Anfall, der vier Tage anhielt. Die letzten drei Wochen war er wegen derselben Beschwerden zu Bett. Vor zehn Tagen wachte er in der Nacht auf und krümmte sich vor Schmerzen, die nur durch Morphium gebessert wurden.

Bei der Untersuchung zeigten sich die Patellarreflexe erhöht, Kernigs Zeichen und Fußklonus.

Temperatur bei der Aufnahme 38,9 °, Puls 120. Nach 48 Stunden waren Puls und Temperatur normal.

Zahl der Leukozyten 3200, Urin negativ.

Die Wirbelsäule wurde in extremer Lordose steif gehalten; dabei bestand ein ausgesprochener Spasmus der Muskeln des Erector trunci. Der Patient konnte weder stehen noch aufrecht dasitzen. Die Bewegungen in den Hüften

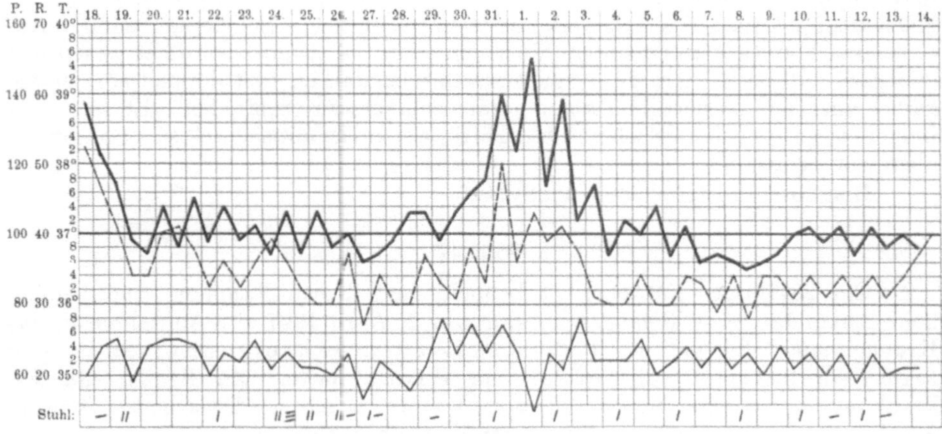

Abb. 22. Temperaturkurve zu Fall 42.

waren frei und normal. Nur die Hyperextension der rechten Hüfte war von Schmerzen begleitet. Es besteht eine leichte Schmerzhaftigkeit bei Druck auf das rechte Sakroiliakalgelenk.

Besprechung: Eine steife, druckschmerzhafte Wirbelsäule, die nach Typhus im Verein mit nervösen Symptomen auftritt, entspricht dem typischen Bild der posttyphösen Wirbelentzündung. Der Haupteinwand gegen eine solche Diagnose in diesem Falle ist der lange Zeitraum zwischen dem Typhus und dem Ausbruch der Symptome. Fast alle Fälle entwickeln sich sonst innerhalb von drei Monaten, während hier das Intervall fast sechs Monate beträgt. Dies ist aber durchaus kein zwingender Beweis gegen die Diagnose.

Früher wurde diese Krankheit als Neurose ohne anatomischen Befund beschrieben. Der Grund dafür springt in dem vorliegenden Falle wie bei der Mehrzahl aller Erkrankungen ins Auge. Psychische Symptome neurasthenischer oder neuritischer Art sind eine der Formen der posttyphösen Psychosen und können lange anhalten und der Behandlung wenig zugänglich sein. Man findet als Folgeerkrankungen des Typhus eine ganze Reihe von psychischen Erkrankungen, die aber fast alle in Genesung ausgehen. Man begreift auch gleich, wie geistige Depression verbunden mit Nachlassen des Muskeltonus die Symptome einer im übrigen latenten Spondylitis hervortreten lassen und erschweren kann. Daß eine Wirbelentzündung latent verlaufen kann, wird durch das gelegentliche Auffinden von Wirbelsteifigkeit bei Patienten bewiesen, die niemals vorher Schmerzen hatten und bei denen die Röntgenphotographie osteoarthritische Veränderungen zeigt.

Verlauf: Ein Orthopäde, der den Kranken sah, stellte die Diagnose auf posttyphöse Arthritis des unteren Teiles der Wirbelsäule und der Sakroiliakalgelenke.

Am 23. wurde ein Pflasterkorsett angelegt, worauf die Rückenschmerzen vollständig verschwanden. Der Patient mußte viel brechen und konnte einige Tage lang nur Eispillen durch den Mund zu sich nehmen. Zu der Zeit zeigte auch der Urin eine Spur von Albumen mit hyalinen und Epithelzylindern in kleiner Anzahl.

Die Widalsche Reaktion war positiv.

Während der zweiten Woche seines Aufenthaltes im Krankenhause stieg die Temperatur (Abb. 22) für fünf Tage etwas an. Der Patient war sehr hysterisch, und eine falsche Fieberkurve, die man über sein Bett hängte, wirkte sehr günstig. Nach dem Anlegen des Pflasterkorsetts hatte er keine Schmerzen mehr. Am 8. August konnte er in einem Stuhle sitzen. Am 14. August wurde er wesentlich gebessert entlassen. Am 26. August erzählte er, daß er jetzt doppelt so viel wie früher am Tage umhergehen könne, ohne Schmerz zu empfinden. Er war noch immer etwas hypochondrisch und beschäftigte sich viel mit sich selbst. Im übrigen aber war er gesund.

Diagnose: Posttyphöse Spondylitis.

Fall 43.

Ein 20jähriges jüdisches Stubenmädchen, dessen Familien- und persönliche Anamnese ohne Belang war, kam am 2. April 1907 zur Aufnahme in das Krankenhaus. Sie gab an, daß sie seit zwei Jahren anhaltende und ziemlich heftige Schmerzen im Kreuz hätte. Zu Beginn der Erkrankung lag sie drei Monate zu Bett, konnte darauf wieder arbeiten, obwohl der Rücken steif und der Rumpf etwas nach rechts gebeugt war. Im vergangenen Winter hatte sie einige Wochen einen quälenden Husten ohne Auswurf. Fieber hat sie niemals gehabt. Obwohl sie beständig über Schmerzen zu klagen hatte, hat sie doch bis vor drei Tagen gearbeitet.

Es bestand kein Fieber. Die Untersuchung der Brust- und Bauchorgane, des Blutes und Urins verlief negativ. Der linke Patellarreflex war beträchtlich lebhafter als der rechte, die Muskulatur der Wirbelsäule war angespannt.

Besprechung: Der hervorstechendste Punkt in diesem besonderen Falle von Schmerzen in der Lendengegend ist die auffallend lange Dauer. So lange anhaltende Schmerzen weisen immer auf eine Erkrankung der Druckgruppe (Aneurysma, Tuberkulose oder Neubildung) oder eine funktionelle Erkrankung hin. Keine allgemeine Infektion, keine Form von Nierenerkrankung und keine der Erkrankungen der orthopädischen Gruppe könnte so heftig und anhaltend sein.

Eine funktionelle Neurose ist bei einem Mädchen, das trotz der dauernden Schmerzen bei der Arbeit bleibt, nicht wahrscheinlich. Auch die Differenz in den Patellarreflexen spricht entschieden gegen diese Diagnose. Für eine Neubildung oder ein Aneurysma ist die Patientin etwas zu jung. Die Muskelsteifigkeit, die lange Dauer der Schmerzen und die Anamnese des früheren Hustens sprechen für die Annahme einer Tuberkulose.

Verlauf: Später zeigte sich gerade unter der 12. Rippe eine etwa apfelgroße Vorwölbung, die auf Druck sehr schmerzhaft und hart, aber weder heiß

noch gerötet war. Die Patientin hatte damals heftige Schmerzen, die aber nach
der Anlegung eines Pflasterkorsetts wesentlich gebessert wurden.

Diagnose: Wirbeltuberkulose.

Fall 44.

Eine 50jährige verheiratete Frau kam am 10. Oktober 1907 in das Krankenhaus. Die Familienanamnese ist ohne Belang. Vor einem Jahre hat die Regel
aufgehört, die vorher stets unregelmäßig, sehr heftig und mit Schmerzen verbunden war. Sie hat keine Kinder und hat auch keine Fehlgeburt durchgemacht.
Als Kind litt sie an Rheumatismus, Typhus und Abszessen am Unterarm. Die
letzten 15 Jahre hatte sie Magenbeschwerden, die sich in Appetitlosigkeit, Beschwerden nach dem Essen und Verstopfung äußerten. Die letzten zwei Monate
hatte sie häufig heftige Schmerzen in der Brust, im Nacken, den Schenkeln
und Beinen, auch Kopfschmerzen im Hinterhaupt, Stechen in den Schenkeln,
Summen im Kopfe, Klingen in den Ohren, Herzklopfen, Schlaflosigkeit und große
Nervosität.

Die Untersuchung der Rachenorgane zeigte in der Mittellinie eine lineäre
Perforation des weichen Gaumens von etwa 2 cm Länge.

Beide Schienbeine waren nach vorn verbogen mit Unebenheiten auf der
Oberfläche und zeigten drei große weiße Narben. Auch an der Streckseite des
linken Unterarms fanden sich zwei oder drei tiefe Narben.

Die Bewegung der Wirbelsäule war nach allen Richtungen hin beschränkt,
aber durch Kompression und Ruhe wurde der Schmerz wesentlich gebessert.
Die Diagnose eines Orthopäden lautete auf eine akute infektiöse Osteoarthritis.

Besprechung: Bei einem Kranken, der über so viele und verschiedene
Symptome klagt, denken wir natürlich zuerst an eine Psychoneurose, besonders
da die Menopause eben begonnen hat. Die Untersuchung hat aber eine Anzahl
von Tatsachen enthüllt, welche unsere Aufmerksamkeit nach einer anderen
Richtung lenken.

Die Perforation des weichen Gaumens ist fast pathognomonisch für alte
Syphilis, besonders wenn man sie mit den Narben an den Extremitäten und
den Unebenheiten und Vorragungen an den Schienbeinen in Verbindung bringt.
Es ist kein Grund, daran zu zweifeln, daß die Patientin Syphilis gehabt hat.
Es bleibt nur die Frage, ob dadurch ihre gegenwärtigen Klagen erklärt werden.
Daß Syphilis die Wirbelsäule in Mitleidenschaft ziehen kann, ist durch Ergebnisse
der Röntgenuntersuchung hinreichend erwiesen[1]). Zu gleicher Zeit ist es aber
wohl möglich, daß die augenblicklichen Störungen auf einem akuten infektiösen
Prozesse anderen Ursprungs beruhen oder rein funktionelle Störungen sein können.
Nur durch weitere Beobachtung und durch den Erfolg der Behandlung kann
eine definitive Diagnose gestellt werden.

Verlauf: Die Patientin erhielt Natrium salicylicum stündlich 0,6 g bis
zum Ohrensausen, Natriumcitrat 1,0 g dreimal täglich, bis der Urin alkalisch
wurde, später Jodkali von 0,6—1,0 g dreimal täglich, während die anderen Mittel
fortgelassen wurden.

Diagnose: Alte Syphilis, akute Spondylitis.

Fall 45.

Ein italienischer Fruchthändler von 23 Jahren muß gewöhnlich schwere
Lasten ziehen und glaubt, sich dabei im Rücken Schaden getan zu haben. Er
war sonst nie krank, hat keine schädlichen Gewohnheiten, und die Familien-

---

[1]) Ziesché Über die syphilitische Wirbelentzündung. Mitteilungen aus den Grenz-
gebieten der Medizin und Chirurgie **22**, (1910), 357.

anamnese ist ohne Belang. Er kam am 16. August 1907 zur Untersuchung. Vor fünf Jahren hatte er fast jeden Tag Schmerzanfälle in der rechten Seite des Rückens. Der Schmerz ist scharf, und er sagt, er hätte das Gefühl, als ob etwas über seinen Rücken herabrollt. Seit sechs Tagen hat der Schmerz den ganzen Tag angehalten. Er strahlt niemals zu einem anderen Punkte aus und hat ihn nicht oft im Schlafe gestört; er kann sich auch bücken.

Die Untersuchung verläuft völlig negativ mit Ausnahme zahlreicher musikalischer Rasselgeräusche und leicht verlängerten Exspiriums auf beiden Lungen.

Besprechung: Muskelrheumatismus oder Lumbago ist unser erster Gedanke in diesem Falle. Dies war auch die Erklärung des Patienten für seine Beschwerden. Die lange Dauer und das paroxysmale Auftreten der Symptome sowie die Unabhängigkeit vom Bücken machen aber diese Annahme unmöglich. Ein Rückenschmerz, der so lange andauert, läßt an eine Krankheit der Druckgruppe denken, aber die Untersuchung ergibt nichts in dieser Richtung. Der Schmerz müßte heftiger und anhaltender sein, wenn er auf Druck beruhte. Dieselben Überlegungen und das Fehlen von ausstrahlenden Schmerzen oder nächtlichen Anfällen läßt eine Osteoarthritis und Erkrankung der Sakroiliakalgelenke ausschließen. Das Fehlen einer lokalen Druckschmerzhaftigkeit und von Veränderungen im Urin spricht gegen die Annahme einer Nierenerkrankung.

Wirbeltuberkulose wurde durch das Vorspringen einiger Dornfortsätze und durch die zweifelhaften Erscheinungen an den Lungen nahegelegt. Das Fehlen von Muskelspasmen und Druckschmerzhaftigkeit macht die Annahme zwar unwahrscheinlich, aber man sollte doch noch die Röntgenuntersuchung zur Sicherheit heranziehen. Im ganzen macht die paroxysmale Natur der Anfälle irgend eine Veränderung in den Nieren am meisten wahrscheinlich.

Verlauf: Am 19. August bestanden weder Muskelspasmen noch Druckschmerzhaftigkeit über den Dornfortsätzen oder den Sakroiliakalgelenken, aber der Kranke konnte sich nicht so gut nach links wie nach rechts bücken. Die Dornfortsätze vom 8.—12. Brustwirbel ragten etwas mehr hervor als die anderen. Auf der rechten Spitze war die Exspiration leicht verlängert und es fand sich eine leichte Schallverkürzung. Über beiden Lungen verstreut zahlreiche musikalische Rasselgeräusche. Fieber bestand nicht. Blut und Urin waren noch normal.

Im übrigen verlief die Untersuchung negativ. Der Patient war schmerzfrei und fühlte sich völlig wohl. Die Röntgenphotographie zeigte einen Stein in der rechten Niere. Durch Operation wurde diese Diagnose am 24. bestätigt.

Diagnose: Nierenstein.

Fall 46.

Eine 23 jährige Hausfrau kam am 29. Dezember 1907 zur ersten Untersuchung. Seit drei Monaten hatte sie Schmerzen in der linken Rückenseite, die zur Zeit der Regel schlimmer sind und von Verstopfung und allgemeiner Schwäche begleitet werden. Bis vor zwei Tagen hat sie noch gearbeitet. Familien- und persönliche Anamnese sowie Lebensgewohnheiten ohne Belang.

Die Untersuchung ist nach jeder Richtung hin völlig negativ.

Besprechung: Der chronische Verlauf und die Beständigkeit der Schmerzen ähneln denen, wie wir sie bei der Wirbeltuberkulose sehen, und diese Krankheit kann positiv nur durch die Röntgenuntersuchung und den Verlauf des Falles ausgeschlossen werden, obwohl sie durch das Fehlen von Muskelspannungen und Fieber, von lokaler Druckschmerzhaftigkeit oder Hervorragungen der Dornfortsätze unwahrscheinlich ist.

Nierenveränderungen führen zu einseitigen Schmerzen, wie sie hier beschrieben sind, aber es findet sich sonst kein Anhalt für diese Annahme.

Die orthopädische Gruppe von Erkrankungen wird durch die Beweglichkeit der Wirbelsäule und das Fehlen von lokaler Druckschmerzhaftigkeit ausgeschlossen.

Da kein Fieber besteht, haben wir auch keinen Grund, irgend eine Infektionskrankheit anzunehmen.

Da auch die Röntgenuntersuchung negativ ausfällt, muß der Fall vor der Hand als Ausdruck funktioneller Beschwerden behandelt werden, wobei wir die weitere Entwickelung abwarten.

Verlauf: Nach Bettruhe von der Dauer einer Woche mit Abführmitteln waren die Beschwerden der Kranken völlig behoben, und da das Röntgenbild nichts ergeben hatte, konnte sie wieder in die Arbeit entlassen werden.

Diagnose: Schwäche.

Fall 47.

Ein 31 jähriger Grobschmied kam am 21. Juni 1906 zur Untersuchung. Vor einer Woche bekam er plötzlich heftige stechende Schmerzen im unteren Teile beider Lungen und zu beiden Seiten des Rückens und konnte nicht mehr ohne Schmerzen atmen. Vor drei Tagen hat er zu arbeiten aufgehört. Vor zwei Tagen legte er sich zu Bett; er fühlte sich heiß, besonders des Nachts. Die letzten zwei Tage hatte er allgemeine Kopfschmerzen und konnte nur schlecht schlafen. Unmittelbar vor dem Beginn der gegenwärtigen Erkrankung hat ihn ein Pferd heftig gegen die Wand gedrückt. Die Anamnese ist nach jeder Richtung hin völlig ohne Belang.

Bei der Untersuchung sind die Pupillen gleich groß und reagieren normal. Die Lungen zeigen keine Veränderung. Das Abdomen ist etwas ausgedehnt und leicht gespannt, zeigt aber sonst keine Veränderungen. Milz nicht palpabel. Beugung des Kopfes verursacht Schmerzen im Rücken, aber es besteht keine Steifheit der Nackenmuskulatur und kein Kernigsches Zeichen.

Weiße Blutkörperchen 5200; histologisch ist das Blut ohne Veränderungen. Widalsche Reaktion und Blutkultur negativ, Urin normal.

Die Temperatur schwankte zehn Tage lang zwischen 39,1° und 40,9°, der Puls zwischen 100 und 120, Respiration zwischen 40 und 50. Das Abdomen wurde allmählich gespannter, und am 24. zeigte sich bei dem Patienten Delirium und Zittern. Am 26. war der Nacken ganz steif, obwohl die Drehung noch ohne Schmerzen möglich war.

Besprechung: Der Beginn der Symptome unmittelbar nach einem Trauma läßt natürlich an eine ursächliche Verbindung denken. Aber der negative Ausfall der Organuntersuchung und das andauernde Fieber spricht dafür, daß die Erkrankung nichts mit dem Unfall zu tun hat.

Ich habe Fälle von Tertiana-Malaria gesehen, die in genau derselben Weise begannen, mit heftigen stechenden Schmerzen an der Basis beider Lungen, aber dort führte mich der charakteristische Fieberverlauf mit den Remissionen an jedem zweiten Tage schnell zur Untersuchung des Blutes und zum Nachweise der Malariaparasiten.

Hier läßt uns der Temperaturverlauf und das Ergebnis der Blutuntersuchung Malaria ausschließen.

Bei dem schnellen Beginn der Brustschmerzen, dem Fieber, Kopfschmerz, der Beschleunigung der Atmung müssen wir an Lungenentzündung denken, die auch ohne nachweisbare Veränderung in den Lungen und ohne Leukozytose bestehen kann. Innerhalb einiger Tage zeigt aber gewöhnlich die wiederholte und sorgfältige Untersuchung der Lunge irgendwelche Zeichen von Infiltration, selbst wenn Husten und Auswurf fehlt. Hier kam es nicht dazu.

Während der ersten fünf Tage der Krankheit hatte man die Diagnose auf Typhus gestellt wegen des Fehlens aller physikalischen Zeichen, wegen des anhaltenden Fiebers und der Leukopenie, und das war wirklich die beste Annahme, die man machen konnte. Bei dem Auftreten der Nackensteifigkeit am 26. Juni änderte man die Diagnose sofort auf Meningitis, obwohl auch die Möglichkeit eines sogenannten Meningismus bei Typhus vorlag. Wir haben auch tatsächlich keine sichere Möglichkeit in der Unterscheidung zwischen Meningitis und Meninginismus, d. h. zwischen zerebraler Hyperämie und tatsächlicher Exsudations- und Eiterbildung.

Verlauf: Kernigsches Zeichen und Leukozytose trat am nächsten Tage ein, das Delirium hörte auf, aber leichte Bewegungen der Arme hielten an. Die Lumbalpunktion wurde am 27. versucht, verlief aber ergebnislos.

Die ganze Zeit über war das Verhalten des Kranken so, wie man es bei Typhus sieht. Am 2. August trat der Tod ein.

Die Autopsie zeigte akute purulente Leptomeningitis, Septikämie (Streptococcus pyogenes), Hypertrophie und Dilatation des Herzens, septischen Milztumor, obliterierten Nebenureter der linken Seite, fettige Degeneration der Leber, fibrösen Strang vom Nabel zum Mesenterium.

Fall 48.

Eine ledige Näherin von 19 Jahren kam am 25. Januar 1908 in das Krankenhaus. Das Mädchen war vorher nie krank, bis sie vor wenigen Tagen Schmerzen im Kreuz bekam, die beim Liegen besser wurden, ziemlich viel Kopfschmerzen und gelegentlich Erbrechen. Es bestand keine Druckschmerzhaftigkeit am Kostovertebralwinkel. Der Urin war negativ. Die Wirbelsäule konnte ohne Schmerzen normal bewegt werden, und es bestand bei jeder Art von Untersuchung keine Druckempfindlichkeit in den Sakroiliakalgelenken. Fieber bestand nicht. Die Regel war seit drei Monaten ausgeblieben.

Die vaginale Untersuchung zeigte eine rote, erodierte Masse von der Größe einer Roßkastanie, die sich aus der Vulva leicht vorschob, aber zurückgedrängt werden konnte. Im hinteren Scheidengewölbe fühlte man eine Masse von der Größe eines großen Apfels, nicht ganz beweglich, anscheinend an der Rückwand des Uterus. Die Brüste enthielten Milch, und die Warzenhöfe waren dunkel pigmentiert. Unter leichter Äthernarkose konnte man den Fundus uteri von dem Os sacrum frei machen und das ganze Organ in seine normale Lage zurückbringen. Dann zeigte die Untersuchung einen vergrößerten normalen Uterus, der in seiner Größe etwa einer Schwangerschaft von $3\frac{1}{2}$ Monaten entsprach mit einer sehr weichen, sulzigen Zervix.

Besprechung: Bei dem Fehlen aller bisher besprochenen Ursachen für Rückenschmerzen und bei dem Aussetzen der Regel war eine Untersuchung der Genitalorgane ganz sicher indiziert. Die einzige Frage, die noch zu erörtern ist, ist die, ob die Symptome auf die Beschaffenheit des Uterus zurückzuführen sind. Die anatomische Lage des verlagerten und vergrößerten Organs, wie sie hier beschrieben ist, läßt den Fall in einem ganz anderen Lichte erscheinen, als bei irgend einer geringen Veränderung der Beckenorgane, von denen ich oben gesagt habe, daß sie nicht an und für sich Rückenschmerzen zu verursachen pflegen. Diese Frage scheint mir vollkommen gelöst durch den

Verlauf: Die Kranke wurde nach diesem Eingriff ganz wohl.

Diagnose: Prolabierter, retrovertierter, inkarzerierter schwangerer Uterus.

Fall 49.

Eine 28jährige russische Hausfrau kam am 10. Dezember 1908 in das Krankenhaus mit Klagen über heftige Schmerzen im Rücken und beiden Seiten der Brust unterhalb der Rippen, welche seit einer Woche beständen. Sie hat auch die letzten drei Wochen Husten gehabt. Sie ist im achten Monat schwanger.

Bei der Aufnahme betrug die Temperatur 38,4 °, Puls 125, Atmung 32. Sie ist leicht zyanotisch.

Der Herzspitzenstoß liegt im fünften Interkostalraum in der vorderen Axillarlinie, 14 cm nach links von der Mittellinie. Ein schwaches systolisches Geräusch wurde über der Spitze und in der Axillargegend gehört. Der zweite Pulmonalton ist verstärkt.

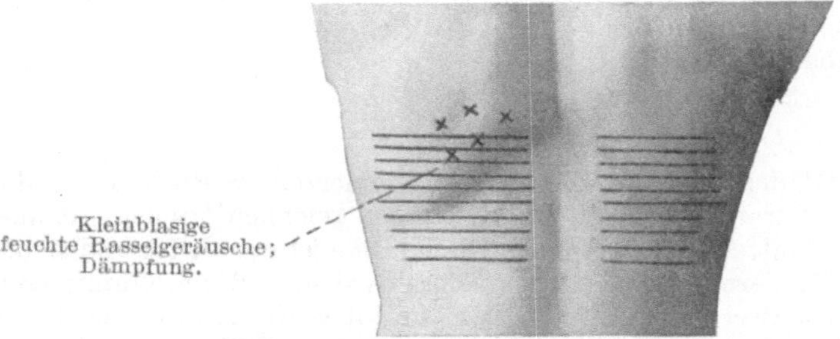

Abb. 23. Symptome im Fall 49. Kreuzschmerzen sind die Hauptklage. (Vgl. auch Abb. 24.)

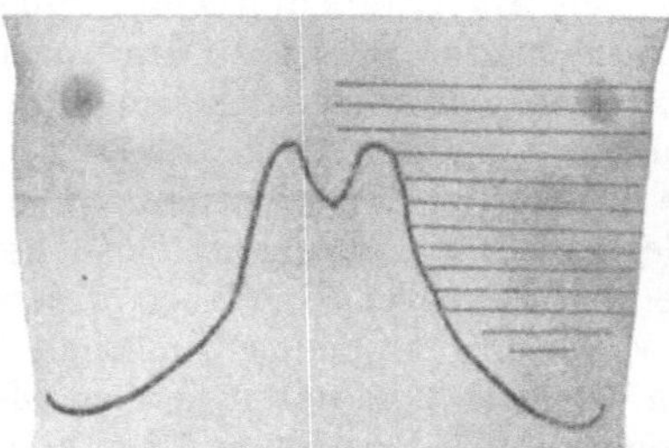

Abb. 24. Ergebnis der Untersuchung eines Falles von Kreuzschmerzen. (Vgl. auch Abb. 23.)

Die oberflächlichen Venen über der Brust sind stark gefüllt. Nahe an der Stelle, wo sich beiderseits die zweite Rippe mit dem Sternum vereinigt, sieht man lebhaft pulsierende gewundene Arterien.

Der untere Teil der linken Brustseite ist etwas eingezogen, Atemgeräusch ist dort nicht zu hören, wohl aber einige feine Rasselgeräusche (siehe Abb. 23 und 24).

Das Abdomen ist ausgedehnt, wie es dem vergrößerten Uterus entspricht. Die fötalen Herztöne werden im linken unteren Teile gehört. Frequenz 148. Der Rückenschmerz ist nicht anhaltend.

Besprechung: Nur eine Frage verdient hier ernstliche Betrachtung. Beruht der Schmerz auf einer Infektion oder auf der Kontraktion des schwangeren Uterus? Eine Infektion wird durch das Fieber, den dreiwöchentlichen Husten und die Erscheinungen in der linken Axillargegend nahe gelegt, die zu einer Pleuritis passen können.

Andererseits entspricht das Aussetzen der Schmerzen dem, was wir bei Uteruskontraktionen erwarten müssen. Was man dabei zu tun hat, ist, daß man der Patientin die Hand auf den Uterus legt, geduldig wartet und aufpaßt, ob die Schmerzen mit Bewegungen des Uterus zusammenfallen. In einem ähnlichen Falle bei einer jungen nervösen Jüdin, die im siebenten Monat ihrer Schwangerschaft stand und gleichfalls an einer mäßig fortgeschrittenen Lungentuberkulose litt, stand ich bei der Patientin und hielt die Hand auf den Leib, bis ich mich selbst überzeugt hatte, daß die Rückenschmerzen mit den ruhelosen Bewegungen und nicht mit Kontraktionen des Uterus zusammenhingen.

In diesem letzten Falle konnte die Patientin ihr Kind austragen, obwohl sich der tuberkulöse Prozeß schnell weiter entwickelte.

Verlauf: Bei der Beobachtung des Schmerzes konnte man bald feststellen, daß er mit den Kontraktionswehen des Uterus zusammenfiel. Am 12. Dezember gebar die Patientin einen Jungen, der $7\frac{1}{2}$ Pfd. wog.

Diagnose: Geburtswehen.

Fall 50.

Ein 8jähriges Mädchen klagte über heftige Schmerzen im Rücken und den Beinen und über erschwertes Gehen. Der Vater soll reichlich trinken, ist aber im übrigen gesund. Mutter völlig gesund. Die Kranke ist das dritte von sieben lebenden gesunden Kindern. Auf Befragen zeigte es sich, daß die Kranke beim Spiel in der Schule vor zwei Tagen von der Bank gestoßen worden ist; sie glaubt, mit der Wirbelsäule auf einen Stein aufgefallen zu sein. Frühere Krankheiten oder Verletzungen liegen nicht vor. Während des Vormittags hatte sie am Tage des Unfalles Schmerzen im Rücken und als sie um die Mittagszeit nach Hause kam, mußte sie sich am Straßenrand auf einige Zeit hinlegen, weil die Schmerzen im Rücken und in den Beinen zu arg waren, so daß sie nicht weiter gehen konnte. Nachmittags konnte sie nicht mehr in die Schule gehen, tat es aber wie gewöhnlich am nächsten Tage.

Am dritten Tage wurde der Arzt gerufen. Die Augenbrauen waren zusammengezogen, die Gesichtsmuskulatur starr. Rücken und Beine waren steif. Wenn man sie auf die Seite drehte, so blieben die beiden Beine voneinander gespreizt. Die Arme waren bis auf einen tonischen Spasmus der Muskulatur frei von Veränderungen. Die Hände waren in dem Metakarpophalangealgelenk scharf gebeugt. Störungen in der Empfindung bestanden nicht. Bei der Untersuchung fand man weder an der Wirbelsäule noch sonstwo am Körper Spuren einer Verletzung. Ein anderer zum Konsil herbeigerufener Arzt konnte nicht feststellen, ob es sich um eine Myelitis oder um eine Meningealblutung handele.

Am nächsten Morgen bestand ein allgemeiner tonischer Spasmus der Muskulatur von 2—3 Minuten Dauer mit unwillkürlicher Harn- und Stuhlentleerung. Der Geist war völlig klar. Dieser Zustand dauerte etwa 12 Tage, wobei die Temperatur von 37,8 bis 38,9 ° schwankte und täglich mehrere tonische Krämpfe eintraten. Der Mund war nicht fest geschlossen, konnte aber nur wenig geöffnet werden. Die Atmung war ächzend und während der Krampfanfälle bestand ausgesprochene Zyanose; kein Husten. Bei der ersten Untersuchung waren die Patellarreflexe vorhanden, später wurden sie nicht geprüft Im übrigen war die körperliche Untersuchung einschließlich des Urins negativ

Besprechung: Im Hinblick auf die Angabe einer Verletzung der Wirbelsäule denkt man zunächst an irgend eine abnorme Druckwirkung auf das Rückenmark, vielleicht durch eine Hämorrhagie veranlaßt. Aber dabei mußte man eine bestimmte Lokalisation der Erscheinungen unterhalb der Stelle des Tumor erwarten. Die Gesichtsmuskulatur konnte dann nicht, wie hier, in Mitleiden schaft gezogen zein. Auch paroxysmale und allgemeine tonische Krämpfe sind bei einer Rückenmarksblutung uncharakteristisch. Eine Fraktur der Wirbelsäule scheint durch die Untersuchung und durch die Möglichkeit der freien Bewegung ausgeschlossen zu sein.

Bei dem Vorhandensein von Fieber, Schmerzen und Muskelschwäche mit Erschlaffung der Schließmuskulatur muß man an akute Myelitis oder Poliomyelitis denken. Letztere kann leicht durch das Fehlen einer ausgesprochenen Lähmung und die weitverbreiteten tonischen Spasmen ausgeschlossen werden. Bei einer Myelitis transversa oder irgend einer anderen diffusen Entzündung des Rückenmarks sind fast immer Anästhesie oder andere Symptome von Seiten der Empfindung vorhanden und soweit ich weiß, sind dabei Krämpfe mit Beteiligung der Gesichtsmuskulatur unbekannt.

Die Muskelkrämpfe, wie sie in diesem Falle vorliegen, erinnern in etwas an die, die man bei der Vergiftung mit Strychnin zu sehen bekommt, das aus Versehen oder mit Selbstmordgedanken eingenommen sein könnte. Andauerndes Fieber ist aber bei der Strychninvergiftung gewöhnlich nicht vorhanden. Das Gesicht wird nicht oft in Mitleidenschaft gezogen und die Sphinkteren sind selten erschlafft. In dem ganzen Hause wurde Strychnin nicht gefunden und auch therapeutisch war es nicht gegeben worden.

Urämie kann durch das Fehlen von Veränderungen am Herzen und im Blutdrucke sowie durch den negativen Ausfall der Urinuntersuchung ausgeschlossen werden.

Epileptische Krämpfe können wie hier ohne Bewußtseinsverlust auftreten, aber soviel ich weiß, findet man dabei fast immer klonische und tonische Krämpfe, während in diesem Falle klonische Bewegungen vollkommen fehlten. Auch andauerndes Fieber ohne Bewußtseinsverlust ist bei Epilepsie selten.

Hysterie kann tonische Krämpfe hervorbringen, die den hier beschriebenen ähnlich sind, aber sie ist praktisch niemals mit andauerndem Fieber und mit unwillkürlichem Harn- und Stuhlabgang verbunden. Eine andauernde Starre aller Muskeln findet sich manchmal als ein Zeichen des Negativismus bei Dementia praecox. Aber diese Krankheit kann hier durch den ganz plötzlichen Beginn der Erkrankung ohne jede andere geistige Störung ausgeschlossen werden und ebenso durch das Vorhandensein eines anhaltenden Fiebers und des Nachlassens der Schließmuskeln.

Nach der Ausschließung aller dieser Möglichkeiten kommt man natürlich zu der Frage, ob wohl eine Infektionskrankheit ein Fieber wie hier in Verbindung mit weitverbreiteten tonischen Muskelkrämpfen auslösen kann. Augenscheinlich ist Tetanus eine solche Krankheit, aber in der Anamnese finden wir nichts von einer Verletzung oder Wunde, durch die der Tetanusbazillus hätte eindringen können. Auch subkutane Injektionen von irgendwelchen Substanzen, die mit Tetanusbazillen verunreinigt sein könnten (z. B. Diphtherieserum, Gelatine) sind nicht erfolgt. Trotzdem muß man sich an Fälle erinnern, in denen es auch nicht gelang, die Eintrittspforte für den Erreger zu finden, obwohl eine solche vorhanden gewesen sein mußte, da der Bazillus später aus den Geweben isoliert werden konnte. Daß die Infektion ihren Weg durch den Gastrointestinaltrakt nehmen kann, wird nicht allgemein geglaubt. Im ganzen erscheint Tetanus als die begründetste von allen möglichen Diagnosen.

Verlauf: Nachdem die Diagnose auf Tetanus gestellt worden und Tetanusantiserum eingespritzt worden war, suchte man durch wiederholtes Ausfragen über eine vorausgegangene Verletzung die Sache zu klären, und es stellte sich heraus, daß zwei Wochen vor dem Ausbruch der Symptome eine Hautabschürfung an dem Knie durch die Kante einer rauhen Bank stattgefunden hatte. Ein

Schiefer war entfernt worden und die Wunde war verheilt. Darauf wurde das Knie genauer untersucht und es zeigte sich eine kleine blauverfärbte Zone an der Innenseite des rechten Knies hinter der Kniesehne, die bis auf eine kleine Stelle, aus der man einen Tropfen Eiter entleeren konnte, oberflächlich verheilt war. Die Stelle wurde inzidiert und mit dem scharfen Löffel ausgekratzt, wobei noch ein Holzschiefer von etwa 1 cm Länge gefunden und entfernt wurde. Darauf wurde die Wunde mit Jodtinktur ausgewaschen und eine zweite Injektion von Antitetanusserum gegeben. Kulturen wurden nicht angelegt. Am 15. Tage der Erkrankung begann die Genesung und nach weiteren neun Tagen war die Kranke gesund. Es bestand starke Gewichtsabnahme und infolgedessen ein runder Rücken. Auch gelegentliche Muskelschmerzen blieben zurück.

Diagnose: Tetanus.

Tabelle II. Rückenschmerzen. Symptome.

Ursachen	Alter	Angenommene Ursache	Physikalische Zeichen	Schmerz	Muskel-steifigkeit	Charakteri-stische Haltung	Zeichen einer Infektion (Fieber, Leu-kozytose etc.)	Art der Besserung
Ermüdung und fehlendes Gleich-gewicht	Beginnt ge-wöhnlich in der Jugend	. . . .	0	Ganze Lenden-gegend	0	0	0	Ruhe, Korsett, hohe Absätze, Psychische Beeinflussung
Niederkunft	. . . .	. . . . .	Kontraktionen des Uterus	„	Uterus	0	0	Entbindung
Infektions-krankheiten	. . . .	. . . . .	0	„	0	0	+	—
Postoperativ	. . . .	FlacheTische, Druck auf den Bauch bei der Operation	0	„	0	0	0	—
Veränderungen in den Sakroiliakal-gelenken	Beginnt ge-wöhnlich in der Jugend	Manchmal Trauma oder Schwangerschaft	Gewöhnlich keine, nur lokaler Schmerz und Druckschmerz-haftigkeit	Über dem Gelenk und entlang dem Ischiadikus	Gewöhnlich keine	Neigung nach einer Seite	0	Fixation
Lumbago	. . . .	Witterungseinflüsse (?)	„	Beim Ge-brauch der Lenden-muskulatur	0	0	0	Ruhe der Muskeln
Hypertrophische Arthritis	Beginnt ge-wöhnlich im höheren Alter	(?)	Selten Verände-rungen bei Rönt-genuntersuchung	Lumbal, interkostal oder entlang dem Ischi-adikus	oft (Lumbal-muskulatur)	0	0	Fixation
Herpes zoster	. . . .	(?)	Bläscheneruptionen (manchmal spät)	Entlang dem kranken Nerven	0	0	0	Äthylchlorid-spray auf den Nerven oder das Spinal-ganglion

Tabelle II. Rückenschmerzen. Symptome. (Fortsetzung.)

Ursachen	Alter	Angenommene Ursache	Physikalische Zeichen	Schmerz	Muskel-steifigkeit	Charakteri-stische Haltung	Zeichen einer Infektion (Fieber, Leukozytose etc.)	Art der Besserung
Infektiöse Wirbel-entzündung	.	Akuter Gelenk-rheumatismus, Typhus, Gonorrhoe	Steife und auf Druck schmerzhafte Wirbelsäule	Ganze Lendengegend	Gewöhnlich	0	+	Salicyl
Akute Verstauchung am Rücken	.	.	0	„	Gewöhnlich nicht	0	0	Ruhe, Fixation
Nierenstein	.	.	Hämaturie, Schatten im Röntgenbilde	Über einer Niere und entlang dem Ureter	Im Anfalle Retraktion des Hodens	0	0	Durchtritt eines Steines oder Operation
Wirbeltuberkulose	Gewöhnlich Kinder und junge Leute	.	Buckel, Veränderungen im Röntgenbilde, Abszeß	Nicht ausgesprochen	+	Steifigkeit der Wirbelsäule	+ oder 0	Hygiene, Fixierung
Niereneiterung	Oft bei kleinen Mädchen und alten Leuten	.	Pyurie, Fieber	Gewöhnlich gering oder fehlend	0	0	+	Urotropin, Wasser, Spülung
Perinephritischer Abszeß	.	.	Lokale Druck-schmerzhaftigkeit oder Anschwellung	Lokal	0	0	+	Entleerung
Nierentumor	.	.	Tumor gewöhnlich palpabel. Hämaturie	Lokal, oft fehlend	0	0	0	Entfernung
Wirbeltumor	Im späteren Lebensalter	.	Röntgenbild	Lokal, interkostal, entlang dem Ischiadikus	0	0	0	0
Retroperitonealer Tumor	.	Metastasen von der Brust oder sonst-woher	Palpabler Tumor, Ascites	Ischiasartig oder fehlend	0	0	0	0

Ursachen der allgemeinen Schmerzen im Leibe.

1.	Verstopfung	2761
2.	Diarrhoe und Enteritis	661
3.	Appendizitis	451
4.	Typhus	379
5.	Allgemeine Peritonitis	237
6.	Bleivergiftung	169
7.	Darmverschluß einschließlich eingeklemmter Brüche	167
8.	Tuberkulöse Peritonitis und Tabes mesaraica	108
9.	Tabes (Gastrische Krisen)	42
10.	Extrauterinschwangerschaft	29
11.	Neurosen (des Magens)	11

Unter den selteneren Ursachen finden sich die verschiedensten Arten von Abdominaltumoren (die gewöhnlich mehr lokale als allgemeine Schmerzen hervorrufen). Malaria (besonders bei Kindern) und Wirbeltuberkulose.

4. Kapitel

Allgemeine Schmerzen im Abdomen.

Die Diagnose der Ursachen von Schmerzen im Leibe ist eine der am wenigsten zufriedenstellenden und doch eine der wichtigsten in der gesamten Medizin; nicht zufriedenstellend deshalb, weil unsere Untersuchungsmethoden so unzureichend sind. Die Brustorgane, der Schädel und die Extremitäten verursachen uns viel weniger Schwierigkeiten, einmal, weil dort die Erkrankungen einer direkten Beobachtung zugänglicher sind, dann, weil wir im Vergleich mit den Erkrankungen der Brustorgane die Technik der Auskultation, der Perkussion und der Untersuchung mit Röntgenstrahlen in bezug auf die Erkrankungen des Leibes viel weniger ausgebildet haben. Unsere Untersuchungsmethoden für das Abdomen sind primitiv und unvollständig im Vergleich mit denen bei der Untersuchung der Brust.

Abgesehen von der Erkenntnis, die wir durch die Untersuchung von Urin, Blut, Magen und Darm erhalten, beruht praktisch unser ganzes Wissen auf der Palpation und einer guten und vollständigen Anamnese des Krankheitsfalles. Gerade die letzte ist von ausschlaggebender Bedeutung für die Diagnose von Gallensteinen, Magengeschwür, Magenkarzinom, Schleimkolik und vielen anderen häufigen Erkrankungen. Die Palpation wird wesentlich erleichtert, wenn man den Kranken in ein Bad setzt, das so warm ist, als er es nur ertragen kann. In manchen Fällen bekommen wir durch dieses Vorgehen eine fast ebenso vollständige Entspannung der Bauchwand wie in der Narkose. Bei allen zweifelhaften Fällen, die den Leib betreffen (fragliche Tumoren, unaufgeklärte Schmerzen etc.) sollte die Methode angewendet werden, besonders, wenn Muskelspannung die gewöhnliche Palpation erschwert. Dem Schamgefühl der Frauen kann man dabei Rechnung tragen, indem man durch Seifenzusatz das Wasser undurchsichtig macht.

Am Ende dieses Kapitels soll noch auf ein anderes Hindernis einer sicheren Diagnose der Baucherkrankungen hingewiesen werden, nämlich auf die Neigung lokalisierter Prozesse, allgemeine Schmerzen hervorzurufen und auf die Tatsache, daß weitverbreitete Erkrankungen nur an einem bestimmten Orte Schmerzen verursachen. Diese dunklen Ausstrahlungen können selbst einen erfahrenen Untersucher täuschen.

Fall 51.

Ein 39jähriger Schreiber, dessen Familienanamnese und Lebensgewohnheiten gut waren, kam am 31. Januar 1907 ins Krankenhaus. Vor acht Jahren hatte er Gelenkrheumatismus. Vor $3\frac{1}{2}$ Jahren hatte er plötzlich einen sehr heftigen Anfall von Schmerzen im ganzen Leibe. Ein Arzt, der ihn damals sah, stellte fest, daß es sich nicht um Appendizitis handele. Seit diesem Anfall war er gesund bis vor drei Wochen, wo er, nachdem er etwas gehoben hatte, Stechen im Rücken bekam und sich nicht aufrichten konnte, so daß er nicht weiter arbeitete. Nach dem Niederlegen wurde der Rückenschmerz besser und ist nicht wiedergekehrt. Seither ist er sehr verstopft. Nachdem er ohne Erfolg Abführmittel genommen hatte, machte er sich zwei Einläufe, worauf so heftige Schmerzen im Leibe auftraten, daß er „fast verrückt" wurde. Der Arzt kam, gab ihm ein Mittel und erklärte, er hätte Blinddarmentzündung oder Gallensteine. Der Kranke ist sehr nervös und schläft schlecht. Zeitweise hat er Heißhunger.

Die Untersuchung zeigte einen Mann in gutem Ernährungszustande von blasser Hautfarbe. Temperatur, Puls, Blut und Urin normal. Der Patient war sehr ungeduldig. Die Untersuchung der inneren Organe war völlig negativ mit Ausnahme einer geringen Druckschmerzhaftigkeit in beiden Fossae iliacae. Der Stuhl enthielt reichlich Schleim, wodurch die Fäzes zu einer einzigen zähen sputumähnlichen Masse verbunden wurden. Der Kranke hatte große Angst vor Appendizitis und klagte oft über schreckliche Schmerzen, die durch Natron bicarbonicum gemildert wurden. Die Guajakprobe war stets negativ.

Besprechung: Blinddarmentzündung ist und soll immer unser erster Gedanke sein in einem Falle, der mit derartigen Symptomen beginnt; aber unser Verdacht erweist sich als grundlos bei dem Fehlen von erhöhtem Puls, Temperatur und Leukozytose und darum, weil in der Blinddarmgegend weder Druckschmerzhaftigkeit noch Muskelspannung besteht.

Entzündung der Gallenblase kann aus den gleichen Gründen ausgeschlossen werden.

Bleikolik würde mit allen hier erwähnten Symptomen übereinstimmen, aber man kann die Diagnose darauf nicht stellen, denn alle anderen Beweise für das Vorhandensein von Blei im Körper (Bleisaum, getüpfelte rote Blutkörperchen, Beschäftigung, die zur Bleivergiftung führen kann) fehlen. Schmerzen, die durch doppelkohlensaures Natron gemildert werden, rühren oft von Duodenalgeschwür her, eine Krankheit, an die man immer bei Patienten mit akut einsetzenden Schmerzen im Bauche denken kann. Die Anamnese und die Untersuchung geben aber dafür keine Bestätigung; weder durch Erbrechen, noch mit dem Stuhle ist Blut abgegangen, und wir haben nicht die gewöhnliche Angabe langanhaltender Verdauungsbeschwerden. Schleimkolik oder Colica mucosa ist eine Diagnose, die mit allen hier beschriebenen Symptomen übereinstimmt. Die chronische Obstipation, das Vorhandensein einer neurotischen Veranlagung, die gelegentlichen Anfälle von schweren Leibschmerzen und das Vorhandensein einer großen Menge Schleim im Stuhle, der bald nach solchen Schmerzanfällen entleert wird, alles das gibt uns das typische Bild dieser Erkrankung.

In der Praxis sieht man häufig drei Gruppen von derartigen Fällen:
1. solche mit starker Nervosität, etwas Schmerzen und etwas Schleim,
2. solche mit heftigen Schmerzen, etwas Nervosität und etwas Schleim,
3. solche mit viel Schleim, etwas Nervosität und etwas Schmerzen.

Bei allen drei Gruppen ist die Verstopfung der ursächliche Faktor. Die Behandlung muß sich auf die Behebung der Stuhlverhaltung und der begleitenden Nervenschwäche richten.

Verlauf: Die auf Druck schmerzhaften Punkte wechselten von Tag zu Tag, aber niemals bestand eine Druckschmerzhaftigkeit in der rechten Unterbauchgegend. Nachdem der Stuhlgang regelmäßig geworden war, verschwanden die Schmerzen, und der Kranke nahm im Laufe einer Woche 4 Pfd. an Gewicht zu. Zu gleicher Zeit stieg die Harnausscheidung von 900 auf 1800 ccm. Am 11. Februar verließ er geheilt das Krankenhaus.

Diagnose: Neurose, Schleimkolik.

Fall 52.

Eine 24jährige Stenographin kam am 26. März 1908 ins Krankenhaus. Vor sechs Jahren hatte sie sechsmal Anfälle von krampfähnlichen Schmerzen im Leibe, die jedesmal 6—8 Stunden anhielten und durch Morphium behoben wurden. Der Schmerz war nicht auf irgend eine bestimmte Stelle beschränkt, aber nach einem Anfall hatte sie in der linken Unterbauchgegend ein unangenehmes Gefühl. Seither hatte sie mehr oder weniger anhaltende heftige Schmerzen an der gleichen Stelle, die niemals einen anderen Platz einnahmen. Auch bestand Steifheit in beiden Beinen bis zu den Knien. Durch Bewegung wird der Schmerz nicht verschlimmert, zu brechen brauchte sie niemals. Arbeiten an der Schreibmaschine schien krampfähnliche Schmerzen hervorzurufen. Deshalb wurde sie im August 1907 wegen Appendizitis operiert, und man sagte ihr, daß eine chronische Appendizitis gefunden und geheilt worden sei. Die Schmerzen haben aber wie vorher angehalten. Appetit und Schlaf sind gut, aber es besteht eine ausgesprochene Verstopfung. Ende August wog sie noch 126, jetzt nur noch 118 Pfd. Beim Wasserlassen hat sie oft Schmerzen, und manchmal ist die Urinentleerung erschwert.

Bei der Untersuchung zeigten sich die Pupillen stark erweitert, von gleicher Größe und normaler Reaktion. Das Zahnfleisch ist normal. Es besteht ein kurzes rauhes systolisches Geräusch, das man über der ganzen Herzgegend und in der linken Achsel hört. Das Herz ist nicht verbreitert, der zweite Pulmonalton nicht akzentuiert. Abdomen frei von Veränderungen, ebenso Blut, Temperatur, Puls und Atmung.

Besprechung: Der Hauptpunkt erscheint in diesem Falle zu sein: Nicht lokalisierte Schmerzen im Leibe mit negativem Ausfall der genauesten Untersuchung des Körpers. Bleivergiftung kann durch das Fehlen von Veränderungen im Blute und am Zahnfleisch leicht ausgeschlossen werden. Da die Pupillen normal reagieren, ist die Annahme einer Tabes dorsalis unwahrscheinlich, obwohl in der oben gegebenen Beschreibung über die Reflexe nichts gesagt ist.

Differenzen der Pupillen findet man häufig bei einer großen Anzahl von psychoneurotischen Veränderungen; trotz dessen muß es uns immer die Möglichkeit chronischen Kokainmißbrauchs vor Augen führen, besonders, wenn dabei noch über Herzstörungen geklagt wird, oder sich Veränderungen am Herzen bei der Untersuchung zeigen. In dem vorliegenden Falle fand sich kein Beweis dafür, und Kokainmißbrauch wurde bestimmt verneint.

Bei sehr vielen Fällen von Lungentuberkulose findet man eine Erweiterung einer oder beider Pupillen, und das Vorhandensein dieses Zeichens führt mich immer zu einer besonders genauen Untersuchung der Lungenspitzen. Hier verlief die Untersuchung negativ.

Die schon besprochene Frage einer chronischen Appendizitis taucht hier wieder auf. Aber ich meine, das wird wohl niemand glauben, daß der Wurmfortsatz noch sieben Monate nach seiner Entfernung Krankheitserscheinungen hervorrufen kann. Wenn die Krankheitserscheinungen unverändert nach der Operation einer sogenannten chronischen Appendizitis fortbestehen, so wird wohl jeder annehmen, daß in dem Falle die Appendix nicht die Ursache der Krankheitserscheinungen war. Das ist wirklich einer der wenigen Punkte bei der chronischen Appendizitis, über den die Ärzte ganz allgemein sich in Übereinstimmung befinden; ich persönlich glaube, daß in einer beträchtlichen Anzahl von Fällen, die als sogenannte chronische Appendizitis operiert werden, der Wurmfortsatz nichts mit den Symptomen zu tun hatte. Das Verschwinden der Erscheinungen nach der Operation beweist nicht immer, daß der Wurmfortsatz der Übeltäter war. Die Operation selbst mit der darauffolgenden Ruhe, Diät, physischen und geistigen Erziehung kann wohl die Ursache der Besserung sein.

In dem vorliegenden Falle kann recht gut, wenn wir das Alter und Geschlecht, die ausgesprochene Verstopfung und die mannigfachen unerklärlichen Symptome wie Schmerzen bei der Urinentleerung, Steifheit der Beine in Betracht ziehen, eine allgemeine Neurose auf dem Boden schlechter Gewohnheiten und ungünstiger Umgebung als die Wurzel aller Störungen angesehen werden. Man muß stets auch auf den Einfluß der häuslichen Umgebung und der Beschäftigung Rücksicht nehmen.

Verlauf: Weitere Nachforschungen ergaben, daß schlechte Ernährung, hastiges Wesen, Kummer und sitzende Beschäftigung in einem engen Bureau an ihrem Zustande viel Schuld hatten. — Alle Reflexe waren sehr lebhaft.

Diagnose: Schlechte hygienische Verhältnisse.

Fall 53.

Ein anscheinend beschäftigungsloser 48 Jahre alter russischer Jude kam am 26. Dezember 1907 in das Krankenhaus. Seit sieben Wochen klagte er über Schmerzen und Brennen in der Mitte des Leibes, zwar nicht sehr heftig, aber anhaltend und schlimmer bei Nacht, obwohl er gut schläft. Auch unmittelbar nach dem Essen sind die Beschwerden heftiger. Der Appetit ist schlecht. Er hat in der letzten Zeit nur ein wenig Milch getrunken. Stuhlgang ist sehr unregelmäßig, gewöhnlich verstopft. Brechen oder Husten besteht nicht.

Bei der Untersuchung findet sich ein regelmäßig verteiltes, rosagefärbtes makulöses Exanthem an verschiedenen Teilen des Körpers und Kratzeffekte an den Oberarmen. Die Brustorgane sind normal. Unterhalb des Nabels und sich nach rechts hin ausdehmend fühlt man eine weiche, runde, etwa 9 cm lange zylindrische Masse von 4 cm Breite, die frei beweglich, weder hart noch druckschmerzhaft ist und sich etwa wie eine Niere anfühlt. Im übrigen verläuft die Untersuchung einschließlich Blut, Urin, Temperatur, Puls und Atmung völlig negativ.

Die wichtigsten beobachteten Befunde sind das makulöse Exanthem und die zylindrische Masse im Leibe; jenes läßt an Syphilis denken, dieses an einen Abdominaltumor. Gegen Syphilis spricht aber das Jucken der Eruption, das durch die Kratzaffekte bewiesen wird. Auch Reste eines Primäraffektes finden sich nicht, und der Patient leugnet jede Infektion.

Russische Juden im allgemeinen und beschäftigungslose russische Juden im besonderen neigen zu nervösen unklaren und unerklärlichen Schmerzen. Es ist ganz auffallend, wie oft sie diese Schmerzen als „brennend" bezeichnen. Es „brennt" mir das Herz, oder es „brennt mir überall", sind ganz gewöhnliche Klagen unter ihnen.

Auch das soll hervorgehoben werden, daß dieser Schmerz, obwohl in der Nacht schlimmer, ihn nicht im Schlafe stört.

Wenn wir uns zu der Resistenz im Abdomen wenden, so muß festgestellt werden, daß es sich an einer Stelle befindet, wo besonders bei Frauen eine Wanderniere oft gefühlt werden kann; sie scheint aber dafür zu lang und zu wenig druckschmerzhaft. In Verbindung mit einer chronischen Obstipation können Kotballen im Darm sehr wohl die Erklärung dafür abgeben. Dann ist es angebracht, auch die Verdauungsbeschwerden, das Exanthem und die Anorexie als Folgen der Verstopfung aufzufassen, wobei diese wiederum die allerhäufigste von allen Symptomen einer allgemeinen Neurose ist.

Verlauf: Der Patient erhielt ein Abführmittel und am nächsten Morgen war der Tumor völlig verschwunden. Am folgenden Tage fühlte man ihn wieder gerade in der Höhe des Nabels und beträchtlich kleiner wie bei der Aufnahme. Später fühlte man ähnliche Massen in der linken Darmbeingrube und auch diese verschwanden nach wiederholter Stuhlentleerung. Am 31. Dezember konnte man im Leibe nichts mehr fühlen, das Exanthem war abgeblaßt und der Kranke hatte einen herrlichen Appetit.

Diagnose: Obstipation.

Fall 54.

Ein 26 jähriger Ladenbesitzer von guter Familienanamnese und frei von schädlichen Gewohnheiten kam am 17. Oktober 1907 mit der Angabe ins Krankenhaus, daß er immer einen schwachen Magen gehabt hätte und während der letzten zehn Jahre hin und wieder Schmerzen in der Brust und in den Gliedern fühle. Trotzdessen ging er umher und tat bei diesem Zustande seine Arbeit bis zum Januar 1907, worauf er 14 Tage lang wegen eines Anfalles von Schmerzen in den Lungen und im Rücken das Bett hüten mußte. Im März lag er wiederum zwei Tage zu Bett wegen Schmerzen im oberen Teile des Leibes. April und Mai fühlte er sich nicht gut, arbeitete aber. Am 1. Juni bemerkte er eine Schmerzhaftigkeit des ganzen Leibes, der beträchtlich aufgetrieben war, und Schmerzen beim Wasserlassen. Darauf lag er drei Wochen zu Bett, arbeitete dann wieder bis August, worauf er plötzlich mit heftigen Kopfschmerzen, Schüttelfrösten, stechenden Schmerzen unter der linken Brust, im Rücken und in den Seiten und Anschwellung des Leibes erkrankte. 35 Tage blieb er zu Bett, wobei die Temperatur am Nachmittag immer auf 38,9^0—39,1^0 anstieg. Allnächtlich heftige Schweiße. Seither ging es ihm nicht gut; die Nachtschweiße haben angehalten, aber der Leib hat an Umfang abgenommen. Während der letzten neun Monate hatte er 11 Pfd. an Gewicht verloren. Zeitweise hatte er leichten Husten mit etwas blutigem Auswurf. Während der letzten Tage sind die Unterschenkel leicht angeschwollen.

Die Untersuchung der Lunge und des Herzens zeigt nichts Krankhaftes.

Das Abdomen war symmetrisch ausgedehnt, es bestand in den Seiten leichte Tympanie, im übrigen bestand Dämpfung und der Leib war angespannt, fest und überall auf Druck leicht schmerzhaft. In der Gegend des Nabels bestand eine unbestimmte Resistenz.

Blut und Urin zeigten keine Abweichung von der Norm; Temperatur, Puls und Atmung waren während der sieben Wochen, die er sich im Krankenhaus aufhielt, nicht verändert. Nach der Injektion von 5 mg Tuberkulin stieg die Temperatur nicht an, aber er fühlte sich krank und schwach und der Leib schmerzte noch mehr auf Druck.

Besprechung: Chronische Schmerzen im Leibe mit Druckschmerzhaftigkeit, Fieber und Schweiß bilden ein charakteristisches klinisches Bild, das nur bei wenigen Erkrankungen des männlichen Geschlechts vorkommt; ein subphrenischer Abszeß kann solche Symptome hervorrufen, aber nicht ohne andere physische Erscheinungen, sei es im Leibe nahe dem Rippenrande, oder an den Brustorganen durch Verdrängung des Zwerchfells. Eine Perforationsperitonitis kann nicht so lange bestehen, ohne zur Heilung oder zum Tode zu führen.

Typhus kann wohl ein derartiges Fieber hervorrufen und könnte die meisten, wenn nicht alle Symptome seitens des Abdomens erklären, aber während des Krankenhausaufenthaltes dauerten die Beschwerden im Leibe fort, trotz des Fehlens jeglichen Fiebers. Typhus bietet dafür Erklärung.

Kann der Kranke an chronischem Darmverschluß leiden? Die Schmerzen im Leibe und seine Anschwellung machen es wahrscheinlich, aber der Stuhlgang war stets regelmäßig. Es bestand auch kein Erbrechen, durch die Bauchdecken sichtbare Peristaltik oder andere Beweise einer lokalen Veränderung.

Nach meiner eigenen Erfahrung gibt es nur zwei Krankheiten, welche ein klinisches Bild wie das hier geschilderte hervorrufen,

1. psychoneurotische Zustände und
2. Peritonealtuberkulose.

Da erstere durch das fünf Wochen anhaltende Fieber ausgeschlossen werden können, bleibt nur noch eine Diagnose annehmbar.

Verlauf: Am 2. November fand sich der Dornfortsatz des 5. Brustwirbels auf Druck sehr schmerzhaft. Dies machte in Verbindung mit der Tatsache, daß aufrechtes Sitzen heftige Schmerzen in der Brust und im Leibe hervorrief, eine Wirbeltuberkulose wahrscheinlich. Aber ein Orthopäde, der den Kranken untersuchte, dachte eher an eine Drüsentuberkulose im Leibe.

Zwei andere herbeigerufene Ärzte führten die Symptome mit Wahrscheinlichkeit auf eine chronische Appendizitis zurück.

Am 6. Dezember wurde das Abdomen geöffnet und es fand sich, daß die Darmschlingen überall untereinander mit dem Netz und mit der Bauchwand verwachsen waren. Eine große Drüsenkette fand sich in der Blinddarmgegend und viele andere noch an verschiedenen Stellen. Flüssigkeit war nicht vorhanden. Die mikroskopische Untersuchung eines exzidierten Stückes ergab tuberkulöse Veränderungen.

Diagnose: Peritonealtuberkulose.

Fall 55.

Eine 54jährige Hausfrau, die schon im Mai 1905 im Krankenhaus gewesen und eine Operation wegen Entzündung der Tuben und Eierstöcke (wobei diese entfernt wurden), chronischer Appendizitis und Verwachsungen am S romanum durchgemacht hatte, kam wiederum am 20. Februar 1908 zur Aufnahme. Seit dem Mai 1905 hatten die Symptome, die zu der Operation geführt hatten, weiter angedauert; sie war in der medizinischen, chirurgischen und orthopädischen Poliklinik in Behandlung gewesen, hatte Plattfußeinlagen und Leibbinde ohne Erleichterung ihrer Beschwerden getragen. Arbeiten konnte sie nicht wegen Schmerzen im unteren Teile des Leibes und wegen heftiger anfallsweise auftretender Schmerzen, die vom Rücken ausgingen und nach beiden Seiten und der Mitte des Leibes zu ausstrahlten. Diese Anfälle traten bei schnellem Laufen und schnellen Bewegungen auf, sogar wenn sie sich des Nachts im Bett herumdrehte. Etwas milder sind die Beschwerden, wenn der Stuhlgang geregelt ist; aber sie ist außerordentlich stark verstopft. Sie klagt über „ziehende, kratzende" Empfindungen im Darm, „als wenn sich dort etwas bewegen wollte, aber nicht könnte". Seit der Operation, bei der die Tuben und die Ovarien entfernt wurden, hatte sie 20 Pfd. an Gewicht zugenommen.

Die Untersuchung ergibt eine außerordentlich starke Fettleibigkeit, leichte Druckschmerzhaftigkeit im linken unteren Teile des Abdomens, sonst nichts, mit Ausnahme leichter Ödeme über den Schienbeinen.

Besprechung: In einer Untersuchung über hundert erfolgreiche Kuren durch Gesundbeterei (Mc Clare Magazine August 1908) habe ich ausgeführt, daß Kranke, die unter vielen Diagnosen von vielen Ärzten schon behandelt sind, sich sehr dazu eignen, gesund gebetet zu werden, deshalb, weil in solchen Fällen eine organische Krankheit nicht vorliegt.

Die Anamnese der Patientin und die verschiedenen Krankheiten, die sie durchgemacht hat, verweisen sie in diese Gruppe von Kranken. Ganz fraglos rühren viele ihrer Klagen von den Unbequemlichkeiten her, die von so bedeutender Fettleibigkeit nicht zu trennen sind, besonders, wenn sich dabei noch Stuhlverstopfung einstellt.

Wenn das wahr ist, so bleibt noch die Frage, wie denn die Ödeme der Unterschenkel erklärt werden können. Aber ich glaube, man hat nun allgemein erkannt, daß Fettleibigkeit für sich allein zu solchen Anschwellungen führen kann, ohne daß man an eine Insuffizienz des Herzens oder der Niere denken muß.

Zum Teile rühren die Beschwerden der Kranken ohne Zweifel auch von den nervösen Störungen her, die sich oft nach der Entfernung der Eierstöcke einstellen, aber ebenso wichtige Faktoren sind die Obstipation, die Fettleibigkeit und die bei ihr zur zweiten Natur gewordene Gewohnheit, behandelt zu werden.

Wenn auch die Diagnose von unserem Standpunkt aus durchaus genügend ist, so ist sie doch für den Patienten nutzlos, denn die Beschwerden bleiben oft unverändert bestehen, bis uns der fast übermenschliche Versuch glückt, die meisten ihrer geistigen und körperlichen Gewohnheiten zu ändern.

Verlauf: Wenn die Kranke allein im Saale ist, scheint sie nicht besonders zu leiden. Aber ihre Klagen sind sehr zahlreich, wenn sich ein Doktor oder eine Pflegerin nur in der Ferne sehen läßt. Sie klagt, sie könne in der Nacht nicht schlafen, dabei schnarcht sie laut. Eine Leibbinde und Vibrationsmassage haben bis zum 11. März wesentliche Besserung erzielt.

Diagnose: Postoperative Neurose.

Fall 56.

Ein 9 jähriger Schulknabe kam am 23. September 1907 zur Untersuchung; er gab an, daß er vorher niemals krank gewesen sei mit der Ausnahme, daß er vor einem halben Jahre einen ähnlichen Anfall gehabt habe wie jetzt. Vor sechs Tagen begann er über allgemeine Schmerzen im Leibe zu klagen. Vor fünf Tagen wurde der Schmerz viel heftiger und schien auf der rechten Seite des Leibes stärker ausgesprochen. Vor vier Tagen hatte er Halsschmerzen gehabt. Stuhlgang regelmäßig, Kopfschmerzen und Übelkeit bestanden nicht.

Die Untersuchung am 23. September verlief negativ mit Ausnahme einer Temperatur von 39,8 ⁰ und einer Hyperleukozytose von 22 000. Die Widalsche Reaktion war negativ. Zu dieser Zeit bestand am Mc Burneyschen Punkte und darüber leichte Druckschmerzhaftigkeit.

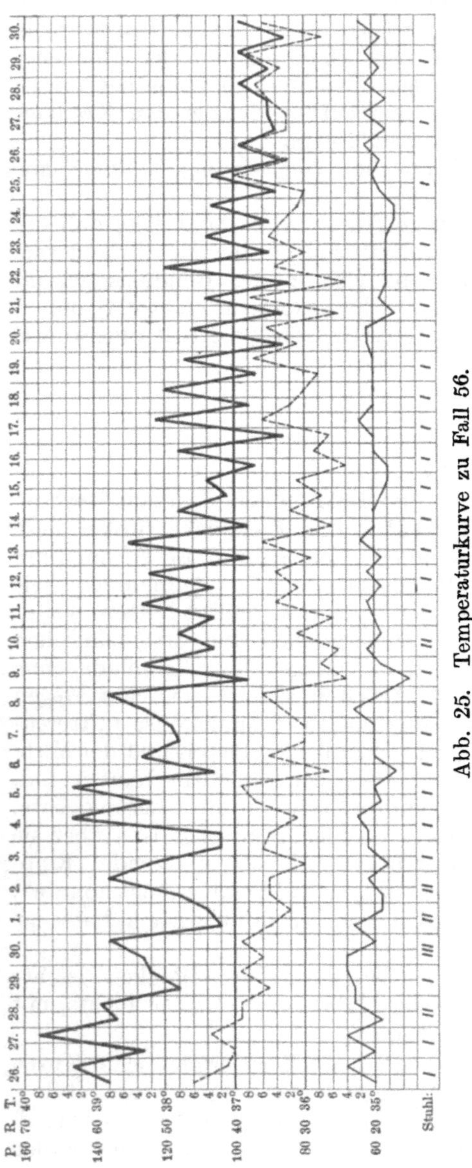

Abb. 25. Temperaturkurve zu Fall 56.

Am 26. September bestand das Fieber noch immer und die Untersuchung verlief nach allen Richtungen hin negativ, Widal war negativ, Leukozyten 8400. Den Verlauf der Temperatur zeigt die beifolgende Kurve, Abb. 25.

Besprechung: Während der ersten Tage meiner Behandlung konnte ich in diesem Falle eine Diagnose nicht stellen. Das Fieber, die Leukozytose und die Erscheinungen am Abdomen sprachen für Appendizitis, obwohl das Fehlen aller Muskelspannung und die doch recht geringe Schmerzhaftigkeit in der Blinddarmgegend sie zweifelhaft machte. Die Halsentzündung war praktisch schon vorüber, als ich den Kranken sah und konnte deshalb für die Symptome nicht verantwortlich gemacht werden.

Am 26. September hatte sich aber das Krankheitsbild völlig geändert. Kontinuierliches Fieber mit einer niedrigen Leukozytenzahl und einer negativen Tuberkulinreaktion waren nun die wichtigsten Züge, das heißt nach aller Wahrscheinlichkeit entweder Typhus oder eine der unbekannten Infektionen, die wir ohne Grund Grippe nennen. Diese letztere Möglichkeit wurde bald durch das lange Anhalten des Fiebers ausgeschlossen. Bei der Annahme eines Typhus fehlt uns noch eine Erklärung für die Leukozytose im Beginn der Erkrankung und das Fehlen der Widalschen Reaktion. Eine solche Erklärung konnten wir aber nicht finden. Diese Erscheinungen können gut als ein Beispiel für die ganz unerklärlichen Symptome gelten, die ganz charakteristisch sich in jedem wirklich genau beschriebenen Krankheitsfalle finden.

Verlauf: Am 3. Oktober war Widal positiv, am 8. fiel die Ophthalmoreaktion mit Tuberkulin negativ aus.

Am 9. November wurde der Knabe gesund entlassen.

Diagnose: Typhus.

Fall 57.

Eine portugiesische Hausfrau von 52 Jahren kam am 25. Oktober 1907 in das Krankenhaus. Die Familienanamnese war negativ, schädliche Gewohnheiten nicht vorhanden. Vor zwei Jahren hatte sie eine Fehlgeburt und zwei weitere Fehlgeburten seit ihrer Verheiratung vor drei Jahren. Ein Kind ist gesund. Seit sieben Jahren klagt sie über unbestimmte Schmerzen im Leibe, die aber nicht sehr schlimm sind.

Vor drei Wochen erkrankte sie mit einem dumpfen anhaltenden Schmerz, der in der linken unteren Bauchseite seinen Anfang nahm, von wo aus sich heftigere Schmerzattacken um den Leib herum und an beiden Seiten der Brust aufwärts bis zum Nacken verbreiteten. Der Appetit ist schlecht, gelegentlich besteht Übelkeit, aber kein Erbrechen. Der Stuhlgang ist angehalten. In den letzten drei Wochen war die Harnentleerung etwas schmerzhaft.

Die Untersuchung zeigte Fettleibigkeit. Die Brustorgane sind normal, das Abdomen zeigt in seinem oberen Teile tympanitischen Schall, weiter nach unten ist es gedämpft und dort ist die Druckschmerzhaftigkeit so groß, daß eine Palpation unmöglich ist. Der Blutdruck beträgt 100 mm Hg. Die Zahl der weißen Blutkörperchen beläuft sich auf 14 900. Urin, Temperatur, Puls und Atmung sind normal. Während der Woche, die sie sich im Krankenhaus aufgehalten, klagte sie über Schmerzen in allen Teilen des Körpers.

Besprechung: Syphilis ist die erste Möglichkeit, an die wir in diesem Falle mit Rücksicht auf die häufigen Fehlgeburten denken. Es bleibt aber unmöglich, irgend ein besonderes Organ als Ursache der Erkrankung aufzufinden oder eine genauere Anamnese zu erlangen, so daß das Krankheitsbild vor der Hand nicht sicher zu stellen ist und weiterer Untersuchungen bedarf.

Natürlich fragen wir zunächst, ob die Druckschmerzhaftigkeit im Abdomen und die Schmerzen bei der Miktion nicht auf eine chronische Infektion der Tuben und der Blase zurückzuführen sind. Diese Möglichkeit kann man nicht absolut ausschließen, aber bei dem Fehlen von Fieber, Leukozytose und Veränderungen im Urin scheint sie sehr unwahrscheinlich.

Die sehr weite Ausbreitung und Ausstrahlung der Schmerzen und ihre Verbindung mit Erbrechen, Obstipation und Appetitlosigkeit führt uns zu dem Schlusse, daß, wenn irgend eine entzündliche Veränderung in den Beckenorganen bestanden hat, sie doch jetzt erloschen ist und nur noch auf dem Wege des Nervensystems ihre Wirkung äußert.

Verlauf: Wenige Tage vor ihrer Entlassung wälzte sie sich eines Nachts im Bett umher und schrie vor Schmerzen, aber eine subkutane Injektion von sterilem Wasser brachte ihr augenblickliche Erleichterung. Auch das Einlegen von Vaginaltampons besserte ihren psychischen Zustand.

Offenbar war der Erfolg der Therapie hier von ausschlaggebendem diagnostischem Werte. Trotzdem glaube ich, daß man durch genaue Untersuchungen des psychischen Zustandes ebenso weit kommen kann, ohne zu solchen Maßnahmen wie hier zu greifen, denen immer etwas von Charlatanerie anhaftet.

Diagnose: Neurose.

Fall 58.

Ein 26 jähriges Ladenmädchen kam am 28. Mai 1907 zur ärztlichen Untersuchung. Im April 1906 machte sie eine Krankheit durch, die der gegenwärtigen sehr ähnelte. Damals brachte medikamentöse Behandlung keine Besserung, aber sechs Wochen Ruhe und Landaufenthalt stellten sie völlig her.

Im März 1907 bekam sie dumpfe kolikähnliche Schmerzen, begleitet von Druckschmerzhaftigkeit im unteren Teile des Leibes, die sehr anhaltend waren, in keinen Beziehungen zu den Mahlzeiten oder zur Art der aufgenommenen Nahrung standen und die sie oft des Nachts nicht schlafen ließen. Durch Druck wurden die Beschwerden gewöhnlich gemildert. Oft mußte sie die ganze Nacht auf dem Bauche liegend schlafen. Zugleich mit den Schmerzen stellte sich Verstopfung ein, und sie glaubt, blaß geworden zu sein.

Bei der Untersuchung zeigte sich der Leib aufgetrieben, weich, im ganzen Umfange tympanitisch, aber nirgends auf Druck schmerzhaft. Auch die Brustorgane waren normal. Hämoglobingehalt 60%. Im Blutausstrich zeigte sich neben vielen getüpfelten Zellen etwas Polychromatophilie.

Der Urin schwankte um 780 ccm in 24 Stunden, enthielt eine Spur von Eiweiß und zahlreiche hyaline und granulierte Zylinder, gelegentlich auch mit Zellbelag.

Besprechung: Obwohl dieser Fall eine ganze Reihe von Ärzten in Verlegenheit brachte, geschah dies nur, weil eine Blutuntersuchung unterlassen wurde, denn es gibt nur eine einzige Krankheit, die oft bei dem Fehlen einer ausgesprochenen Anämie zur Erscheinung basophil getüpfelter Zellen führt. Diese Krankheit ist die chronische Bleivergiftung. Andere Krankheiten (z. B. Diabetes) können unter Umständen ein ähnliches Blutbild hervorrufen, aber dies ist nur sehr selten der Fall.

Bleivergiftung ist eine sehr häufige Krankheit, aber Fehldiagnosen sind nach meiner Meinung noch häufiger. Das hat nicht in der Schwierigkeit der Diagnose seinen Grund, denn gerade das Gegenteil ist der Fall, sondern darin, daß die Ärzte sehr oft gar nicht an die Möglichkeit denken und deshalb auch die Kranken nicht entsprechend untersuchen, um ihr Vorhandensein sicherzustellen. Wenn erst einmal unsere Aufmerksamkeit auf diese Diagnose gerichtet ist, so sollen wir, wie im vorliegenden Falle, nach einer sehr auffallenden Gruppe von beweisenden Symptomen suchen. Ein chronischer Schmerz im Abdomen, der durch Druck Linderung erfährt, müßte nähere Beziehungen zu den Mahlzeiten haben, wenn er auf Duodenalgeschwür oder irgend einer anderen Ursache beruhte und nicht auf Blei. Die Verbindung mit Verstopfung, Blässe und Albuminurie sollte uns sicher nach dem Bleisaum am Zahnfleisch suchen lassen, einem von den Zeichen, was am häufigsten bei schneller Untersuchung vergessen wird.

Verlauf: Am Zahnfleisch fand sich ein typischer Bleisaum, Mutter und Schwester der Patientin zeigten ähnliche, aber weniger schwere Störungen. Die Kranke erhielt jeden Morgen 30 g Magnesiumsulphat, Jodkali dreimal täglich 0,3 g. Gelegentlich waren auch noch kleine Dosen von Morphium und Atropin notwendig. Terpentinumschläge linderten die Schmerzen mehr oder weniger. Am 6. Juni war der Appetit besser geworden, die Kolikanfälle verschwanden und die Farbe begann sich zu bessern. Am 9. Juli konnte sie nach Hause gehen. Es stellte sich heraus, daß die ganze Familie ihr Trinkwasser durch ein 25 m langes Bleirohr von einem Brunnen her bezog.

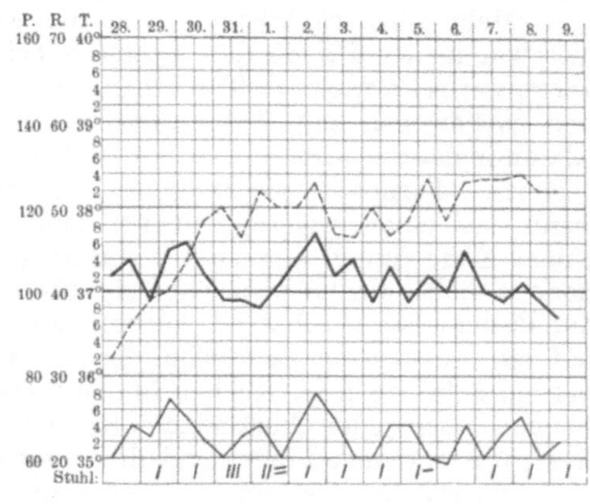

Abb. 26. Temperaturkurve zu Fall 58.

Zu beachten ist (Abb. 26) die auffallende Pulszunahme und die andauernde Beschleunigung nach der ersten Woche der Behandlung. Die Verlangsamung des Pulses bei Bleivergiftung wird zwar oft erwähnt, hat aber meiner Meinung nach noch keine befriedigende Erklärung gefunden.

Fall 59.

Ein 45 jähriger italienischer Fleischer kam am 20. Juni 1907 zur Untersuchung. Er erzählte, er sei bis vor $1\frac{1}{2}$ Jahren (sechs Monate nach seiner Auswanderung) nie krank gewesen und habe dann bemerkt, daß sein Leib an Umfang etwas zugenommen habe. Er merkte auch ein Pochen in der Magengrube mit vagen Schmerzen im Leibe, starker Abnahme seiner Kräfte, gelegentlichen Schüttelfrösten und leichtem Fieber. Zeitweise schien sein Leib angeschwollen zu sein, aber neuerdings ist er wieder kleiner. Der Schmerz ist andauernd dumpf und an unfreundlichen kalten Tagen schlimmer. Er wird leicht müde und hat seit sechs Monaten nicht gearbeitet; aber sein Gewicht ist gleich geblieben.

Seit drei Monaten klagt er über Sausen im Kopf mit Schwindelanfällen und seit vier Wochen über Nachtschweiß. Appetit und Schlaf sind gut, aber der Stuhlgang kann nur durch Abführmittel in Ordnung gehalten werden.

Die Untersuchung der Brustorgane verlief negativ. Auf der linken Seite zeigt der Leib Dämpfung, die sich aber bei Lagewechsel nicht verändert. In der Gegend des Nabels besteht leichte Druckschmerzhaftigkeit. Dort wird auch eine lebhafte Pulsation gefühlt, die mit dem Herzschlage synchron ist. Sie war deutlich, und bei der Palpation konnte man ein systolisches Rauschen darüber fühlen. Die subkutane Tuberkulinreaktion war völlig negativ. Der Urin schwankte um 600 ccm in 24 Stunden, war frei von Eiweiß, aber enthielt einige hyaline und granulierte Zylinder. Blut negativ, Leukozyten 7000. Temperatur, Puls und Atmung normal.

Besprechung: Bei dem Vorhandensein andauernder Schmerzen im Leibe mit Anschwellung des Abdomens, Schwäche, Nachtschweiß und Obstipation muß man stets an die Möglichkeit einer tuberkulösen Peritonitis denken. In dem vorliegenden Falle wird aber die Diagnose dadurch unwahrscheinlich gemacht, daß gegenwärtig kein Fieber besteht, die Tuberkulinprobe negativ ausfiel und sich die charakteristischen Veränderungen einer trockenen oder feuchten Tuberkulose nicht nachweisen ließen.

Mehr Wahrscheinlichkeit hat die Annahme eines Aortenaneurysmas, und dies war in der Tat die Diagnose des behandelnden Arztes. Dagegen sprachen aber zwei sehr wichtige Tatsachen: Der Schmerz war an der unrechten Stelle, und es ließ sich kein Tumor nachweisen. Der Schmerz beim Aneurysma der Abdominalaorta wird fast ausschließlich im Rücken und an den Schenkeln angegeben. Ferner ist die Diagnose auf ein Aneurysma nur dann gut begründet, wenn wir einen ausgesprochenen Tumor mit einem Anfange, der Mitte und einem Ende finden können. Wenn auch die Pulsation, die wir im Leibe finden, noch so heftig ist (und ich habe sie schon so stark gesehen, daß das Bett, in dem der Patient lag, geschüttelt wurde), so haben wir doch kein Recht, die Diagnose auf ein Aneurysma zu stellen, bis wir außer der Pulsation einen Tumor oder heftige Schmerzen im Rücken finden. Deutliche Pulsation, Töne und Geräusche können über jeder Abdominalaorta gefunden werden, die oberflächlich genug liegt, um mit dem Finger und dem Stethoskop erreicht zu werden.

Es scheint fast unglaublich, daß eine so erhebliche Krankheit wie hier lediglich dadurch hervorgerufen werden konnte, daß die Aufmerksamkeit des Kranken auf die normale, wenn auch lebhafte Pulsation eines Blutgefäßes gerichtet wurde; aber dies war hier wirklich der Fall. „Lebhaft pulsierende Aorta" ist nur eine ungewöhnliche Lebhaftigkeit in der Pulsation eines völlig normalen Blutgefäßes; bei Personen von neurotischer Veranlagung wird sie sehr häufig fälschlicherweise für ein Abdominalaneurysma gehalten.

Wirklich kann ich mitteilen, daß fünf oder sechs Fälle, bei denen ich von der Diagnose eines abdominalen Aneurysmas hörte, sich als nichts anderes als eine pulsierende Aorta herausstellten. Nichts anderes, als die Erfahrung, die man dadurch gewinnt, daß man solch einen Fall bis zur völligen und dauernden Heilung verfolgt, dadurch, daß man die Symptome nicht beachtet und die Aufmerksamkeit des Kranken nach anderen Richtungen hin lenkt, kann den Kranken selbst und seinen Arzt von den eben erwähnten Tatsachen überzeugen.

Bei einem wirklichen Aneurysma der abdominellen Aorta liegt der Tumor selten in der Mittellinie. Er ist größer und massiger und pulsiert viel weniger heftig als die dynamische Aorta. Am erstaunlichsten bei der letzteren ist die Tatsache, daß sie oft unmittelbar unter der Haut der Bauchwand erscheint, so daß sie von unseren Fingerspitzen nur durch die Dicke eines Stückes Löschpapier getrennt zu sein scheint. Wenn wir an unsere Erfahrungen im Seziersaal denken, so erscheint es ganz unmöglich, daß die Aorta so nahe an der Bauchwand liegen kann. Wahrscheinlich beruht dies auf einer etwas atypischen Krümmung der Wirbelsäule.

Man kann nicht zweifeln, daß drei Faktoren bei der Entstehung der Neurosen, die wir als pulsierende Bauchaorta bezeichnen, mitwirken,

1. eine ungewöhnlich oberflächliche Lage der Bauchaorta,
2. ein sensitives und leicht bewegliches Temperament, wie es sich in schnellen Bewegungen, raschem, aufgeregtem Sprechen, lebhaften Patellarreflexen und leicht gesteigerter Herzaktion zeigt,
3. die unnormale Konzentration der Aufmerksamkeit auf die Pulsation.

Sie wird noch begünstigt durch das augenscheinliche Interesse des Arztes, das sich in der sorgfältigen und wiederholten Untersuchung der Gegend, seiner Verschlossenheit und gelegentlich in unwillkürlichen Bemerkungen äußert. Wenn durch irgend ein Mißgeschick der Patient zu ahnen beginnt, daß er ein Aneurysma hat, so wird er sicher aus einem Lexikon oder sonst woher bald erfahren, was die Krankheit wirklich bedeutet. Von da an verbringt er Tag und Nacht mit einem Gefühle, als hätte er in seinem Leibe eine Dynamitpatrone, die jede Minute explodieren kann. Natürlich hat dies einen Einfluß auf seinen geistigen Zustand und läßt ihn um so sorgfältiger sich selbst beobachten, wobei die Pulsation noch stärker wird, und bald auch Schmerzen auftreten. Aber das soll noch einmal wiederholt werden, der Schmerz ist an dem Orte, auf den seine Aufmerksamkeit gerichtet ist und nicht dort, wo er sein müßte, wenn wirklich ein Aneurysma bestände.

Ich habe etwas länger bei der Natur dieser Störung und den Mitteln zu ihrer Diagnose verweilt, weil sie durchaus nicht selten ist und zu viel unnötigem Elend führen kann, wenn man sie irrtümlich für ein Aneurysma hält und auch darum, weil sie in den meisten Lehrbüchern nicht ausführlich beschrieben ist.

Verlauf: Gasansammlungen im Leibe und die Beobachtung der pulsierenden Arterie waren immer die Ursachen der Krankheitserscheinungen. Dies wurde dem Kranken erklärt und vom 27. Juni ab war er frei von Klagen. Zehn Tage später begann er wieder zu arbeiten und ist seitdem gesund geblieben.

Diagnose: Pulsierende Bauchaorta.

Fall 60.

Ein 27 jähriger Buchdrucker kam am 19. August 1907 in das Krankenhaus. Seine Familienanamnese ist ohne Belang, er hat auch keine schädlichen Gewohnheiten. Er erzählt, daß er im vergangenen Mai zwei Tage lang Nierenkoliken hatte und sich seitdem wohl befunden habe. Vor zwei Wochen begann sein Stuhlgang etwas unregelmäßig zu werden. Der Appetit blieb gut und auch der Schlaf war nicht gestört. Am Morgen der Aufnahme bekam er heftige Krämpfe im Leibe, hatte sechsmal Stuhlgang und mußte sechsmal brechen. Der Schmerz wird im ganzen Leibe verspürt.

Die Untersuchung zeigte zwei Drüsen in der Größe von kleinen Spielkugeln in der rechten Achselhöhle. Andere Drüsen schienen nicht vergrößert zu sein. Über der Herzspitze hörte man ein weiches systolisches Geräusch. Im übrigen sind die Brustorgane negativ. Der Leib ist leicht eingezogen, es besteht eine allgemeine Muskelspannung, besonders im Epigastrium und auf der rechten Seite in der Nähe des Nabels. Bei der Perkussion ist der Leib tympanitisch mit Ausnahme der linken Seite, wo aber weder eine Resistenz, noch Druckschmerzhaftigkeit festgestellt werden kann. Die Temperatur beträgt bei der Aufnahme 37,7 °, Leukozyten 16 000 mit 96% polynukleären Zellen. Am nächsten Tage war die Temperatur und die Zahl der weißen Blutkörperchen normal. Die Diarrhoe ist besser geworden.

Besprechung: Welche Untersuchungen müssen hier noch angestellt werden, um in der Diagnose weiter zu kommen. Bei einem Buchdrucker, der über Leibschmerzen klagt, sollten wir sofort nach einem Bleisaum am Zahnfleisch sehen und in einem Blutausstrich nach basophilen Granulationen suchen. Beides fand sich in diesem Falle nicht. Auch das Auftreten einer Diarrhoe ist bei der Bleivergiftung sehr ungewöhnlich.

Eine Röntgenuntersuchung ist mit Rücksicht auf die Angabe des Patienten, daß er vor einigen Monaten an Nierenkolik gelitten habe, angezeigt. Die weitere physikalische Untersuchung zeigt aber nichts, was auf eine solche Krankheit hinweisen könnte.

Eine Perforationsperitonitis würde den Schmerz, das Erbrechen, das Fieber, die Leukozytose, die Muskelspannung und die Druckschmerzhaftigkeit erklären. Aber das Vorhandensein von Durchfall bei gutem Appetit und Schlaf macht die Annahme sehr unwahrscheinlich, besonders, da sich kein Punkt findet, wo Schmerz und Druckschmerzhaftigkeit in deutlichem Maße ausgesprochen sind.

Um noch weitere Sicherheit über den Blutbefund zu bekommen, muß man aber auch an eine akute lymphoide Leukämie denken. Ich habe Leukämien gesehen, die die gleichen Symptome hatten, wie sie hier vorliegen, und wo die Drüsenvergrößerungen nicht mehr ausgesprochen waren. — Die Untersuchung des Blutes schloß aber jeden Zweifel aus.

Warum soll es sich nicht um eine einfache Gastroenteritis handeln, besonders wenn wir die Jahreszeit ins Auge fassen, in der die Symptome auftraten? Schwere Krämpfe im Leibe, allgemeine Muskelstarre im Abdomen, vorübergehendes Fieber und Leukozytose, alles das stimmt mit der Diagnose völlig überein, und es gibt auch kein wichtiges Zeichen, das dagegen spricht.

Verlauf: Die Röntgenuntersuchung zeigte keinen Anlaß zu der Annahme eines Nierensteins. Nach Bettruhe und Regelung der Diät, 0,3 g Kalomel und 30,0 g Magnesiumsulphat wurde der Patient am 22. geheilt entlassen.

Diagnose: Akute Gastroenteritis.

Fall 61.

Ein 44 jähriger Fuhrmann, dessen Familienanamnese ohne Belang war, kam am 24. August 1907 zum ersten Mal zur Untersuchung.

Seit vielen Jahren trinkt er täglich 12—20 Glas Bier und 3—5 Glas Branntwein. Er priemt und raucht außerdem täglich 3—4 Pfeifen. Bis vor fünf Monaten war er stets gesund und kräftig, dann begann er über dumpfe Schmerzen im Leibe zu klagen, die nicht bestimmt lokalisiert waren, aber in der unteren Hälfte sich stärker fühlbar machten. Dazu kam Niedergeschlagenheit und Flatulenz nach den Mahlzeiten und häufiges Erbrechen unmittelbar nach der Nahrungsaufnahme. Das Erbrochene ist bitter, grüngelblich, enthält aber nie Blut, der Appetit ist schlecht, der Stuhlgang angehalten und der Kranke ist in den letzten vier Wochen kurzatmig geworden. Während der letzten 14 Tage mußte er zweimal in der Nacht Urin lassen. Vor zwei Jahren wog er 155 Pfd., jetzt beträgt sein Gewicht 121 Pfd.

Die Untersuchung zeigte die Haut trocken und von atlasartiger Beschaffenheit. Die Ausatmung hat einen ausgesprochen alkoholischen Geruch, die Arterien sind sämtlich fühlbar, und es besteht deutliche Pulsation der Brachialarterien. Die Brust- und Leiborgane zeigen nichts Abnormes. Die Blutuntersuchung ergibt rote Blutkörperchen 2 030 000, weiße Zellen 7200, Hämoglobin 25%. Im gefärbten Präparat sieht man Achromie, leichte Poikilozytose, viele schlecht gefärbte Blutkörperchen, aber keine kernhaltigen.

Der Urin war negativ. Nach einer Probemahlzeit ist der Magensaft frei von Salzsäure. Die Magenkapazität beträgt 690 ccm. Der Stuhl ist dunkelbraun und gibt mit Guajak eine deutlich ausgesprochene Reaktion. Rektale Untersuchung negativ; die Prostata war nicht vergrößert.

Besprechung: Der übermäßige Gebrauch von Alkohol und Tabak führt natürlich zu dem Verdacht einer Leberzirrhose. Sowohl die langanhaltenden Symptome von Seiten des Magens wie die anderen kleineren Beschwerden lassen sich so erklären. Der Blutgehalt in den Fäzes, wie er durch die Guajakreaktion festgestellt wurde, kann von Blutaustritt aus den erweiterten Venen im Ösophagus oder im Magen herrühren. Gegen diese Annahme spricht aber die außerordentlich starke Anämie ohne die Angabe von schweren Blutverlusten. Selbst wenn der Blutabgang durch den Darm erfolgt wäre, wäre der Patient wohl durch Schwäche, Mattigkeit und Durst auf den Verlust von so viel Blut aufmerksam geworden, wenn er die bestehende Anämie erklären könnte. Es ist außerdem ungewöhnlich, daß eine Zirrhose dem Patienten so sehr schwächt und so ausgesprochene Symptome, wie sie hier vorliegen, hervorruft, ohne sich durch irgendwelche Veränderungen in der Größe der Leber oder in der Ansammlung von Aszites zu zeigen.

Immer, wenn ein Patient nach dem 40. Lebensjahre, der früher frei von Magenbeschwerden war, über irgendwelche Störungen von Seiten des Magens, seien sie schwer oder leicht, klagt, muß an die Möglichkeit eines Magenkarzinoms gedacht werden. Diese Diagnose würde alle Symptome des vorliegenden Falles, auch die Anämie, erklären. Es bleibt aber merkwürdig, daß dabei keine

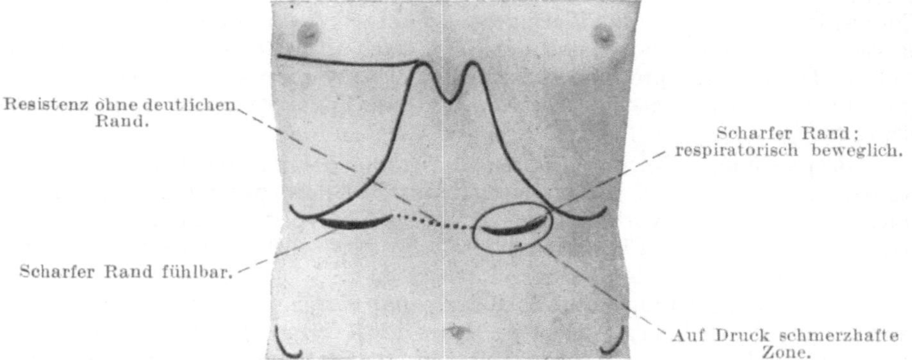

Abb. 27. Untersuchungsergebnis in Fall 61. Hauptklagen: dumpfe Leibschmerzen, Erbrechen und Flatulenz.

ausgesprochenen Zeichen von Stauung im Magen, weder Speisereste im Erbrochenen, noch in der Spülflüssigkeit gefunden werden. Wenn es sich um Krebs handelt, so sitzt er wahrscheinlich nicht am Pylorus, wie es gewöhnlich der Fall ist.

Ein so ausgesprochener Grad von Blutarmut im Verein mit Magensymptomen und Achylia gastrica läßt auch an eine perniziöse Anämie denken. Das Blut zeigte aber nicht die dabei auftretenden charakteristischen Veränderungen, sondern spricht für eine typische sekundäre Anämie.

Alles in allem ist Magenkarzinom die wahrscheinlichste Diagnose.

Verlauf: Am Morgen des 27. August war der rechte Mittelfinger bleich und kalt bis zum Knöchel. Die Untersuchung des Patienten im warmen Bade zeigte einen scharfen Vorsprung in der Lebergegend, der mit der Atmung sich herabbewegte (Abb. 27).

Am 3. September wurde das Abdomen geöffnet und ein inoperables Karzinom an der Vorderwand des Magens gefunden. Die Masse, die man vor der Operation für die Leber gehalten hatte, erwies sich als ein Teil des Magentumors.

Diagnose: Magenkarzinom.

Fall 62.

Ein italienischer Schuhmacher im Alter von 32 Jahren hatte seit Jahresfrist über allgemeine Schmerzen im Leibe mit zeitweise blutigem Durchfall zu klagen. Sehr ausgesprochene Darmgeräusche. Innerhalb zwei Monaten hatte er 28 Pfd. an Gewicht abgenommen. Seit der letzten Woche besteht Verstopfung.

Die Untersuchung verlief negativ mit Ausnahme einer palpablen Milz und eines Hämoglobingehaltes von 65%. Während der 14 Tage, die er unter Beobachtung stand, hatte er kein Fieber, keine Diarrhoe und nahm 8 Pfd. an Gewicht zu. Er klagte über leichte Leibschmerzen, besonders des Nachts, In der Gegend beider Darmbeinschaufeln bestand leichte Druckschmerzhaftigkeit. In der Poliklinik und im Krankenhause wurde die Diagnose auf Kolitis, möglicherweise tuberkulöser Natur, gestellt.

Im nächsten Frühjahr, 22. Mai 1905, kam er wieder ins Krankenhaus. Er gab an, daß die Schmerzen nicht nachgelassen hätten. Die Verstopfung ist sehr stark und wird noch immer schlimmer. Auch die Darmgeräusche sind noch zu hören. Seit der letzten Aufnahme hat er wieder 14 Pfd. an Gewicht abgenommen. Ein wenig oberhalb der Blinddarmgegend findet sich eine feste, scharf begrenzte, Masse von der Größe und Gestalt der Niere, nach allen Richtungen frei beweglich und auf Druck ausgesprochen schmerzhaft. Tuberkulinreaktion negativ. Stuhlgang übelriechend, wässrig, frei von Blut und Tuberkelbazillen, enthält aber etwas Schleim.

Besprechung: Bei der zweiten Aufnahme ins Krankenhaus kamen mit Rücksicht auf die dabei gewonnenen Kenntnisse nur zwei Krankheiten in Betracht, welche die vorliegenden Symptome hervorrufen konnten, nämlich Krebs des Cökums und Cökaltuberkulose. Letztere wird unwahrscheinlich durch den negativen Ausfall der Tuberkulinreaktion.

Die wichtigste Frage bleibt: Konnte das Karzinom, welches sich nun am Cökum ganz deutlich zeigt, schon im Jahre 1904 vermutet werden? Sicher war eine positive Diagnose der Krankheit nicht möglich, aber ich meine, immer, wenn wir bei Kranken von sehr lauten und ausgesprochenen Darmgeräuschen hören, die ein ganzes Jahr hindurch von in kurzen Intervallen immer wieder auftretenden Schmerzen begleitet werden, müssen wir vermuten, daß irgendwelche Krankheit zu einer Darmstenose mit muskulärer Hypertrophie des dahinter liegenden Darmteiles geführt hat. Es ist wahr, daß auch in vielen Fällen von Diarrhoe infolge von Kolik Darmgeräusche zu hören sind, aber wir finden dieses Symptom gewöhnlich nur in den akuten Fällen. In Fällen, die sich über ein Jahr erstrecken, ist es viel seltener. Auch viele Frauen werden zur Zeit der Menstruation von Darmgeräuschen geplagt oder immer dann, wenn sie besonders nervös sind. Aber die Störungen halten niemals so lange an, wie in dem vorliegenden Falle.

Mit Ausnahme dieses Symptoms war die Diagnose einer chronischen Kolitis im Jahre 1904 sicher zu rechtfertigen. Der Fall bringt uns aber in sehr deutlicher Weise die wohlbekannte Regel wieder in Erinnerung, daß man bei allen Fällen von langanhaltender Diarrhoe eine Darmverengung ins Auge fassen soll, besonders, wenn auch nicht ausschließlich, bei älteren Leuten. Es ist eine ganz bekannte Tatsache, daß viele Fälle von Krebs der Flexura sigmoidea mit Diarrhoe beginnen.

Abgesehen von den Wahrnehmungen, wie wir sie durch einen Fall wie den vorliegenden erhalten, ist die Diagnose des Darmkrebses mit den Untersuchungsmethoden, wie sie uns jetzt zur Verfügung stehen, oft völlig unmöglich. Wir haben guten Grund für die Annahme, daß er oft jahrelang besteht und doch völlig symptomlos verläuft. Die Symptome, die wir wahrnehmen können, treten erst am Ende der Krankheit auf; z. B. hatte ein Patient, den ich im Jahre 1906 wegen Schmerzen hoch oben im Rektum mit Abgang von Blut und Schleim untersuchte, seit wenigstens 15 Jahren an periodisch auftretenden schweren Schmerzanfällen mit erheblicher Verstopfung zu klagen, die man auf eine Appendizitis zurückführte. Bei der Autopsie im Juli 1907 fand man einen Krebs der Flexura sigmoidea, aber keine Appendizitis. Bei einer anderen Gruppe von Fällen fühlt der Patient das Vorhandensein eines Tumors im Leibe schon seit drei oder vier Jahren ohne Schmerzen oder Störungen des Stuhlganges, und bei der Untersuchung erweist sich der Tumor als krebsig. Nicht selten wird über Schmerzen in der Magengrube geklagt, die so eng mit den üblichen Magensymptomen verbunden sind, daß unsere ganze Aufmerksamkeit nach dieser Richtung hin gelenkt wird.

Verlauf: Auf die Diagnose einer tuberkulösen Kolitis hin wurde die Operation vorgenommen. Ein Tumor von der Größe einer Orange wurde im Cökum gefunden und exstirpiert. Die mikroskopische Untersuchung ergibt ein Adenokarzinom. Geheilt entlassen am 23. Juni.

Ein Jahr später, 5. Juli 1906, kam der Kranke zurück. Für eine Reihe von Monaten hatte ihm die Operation geholfen und er hatte 20 Pfd. an Gewicht zugenommen, aber seit einiger Zeit sind die Schmerzen und blutigen Stühle wiedergekehrt, diesmal in der linken unteren Bauchgegend, wo man eine auf Druck schmerzhafte Masse von 3:5 cm Ausdehnung feststellen kann. Die Operation zeigt ein inoperables Karzinom der Flexura sigmoidea. Die Cökalgegend ist normal. Inguinale Kolostomie. Am 7. Juli 1906 wurde er aus der klinischen Behandlung entlassen.

Diagnose: Rezidivierender Darmkrebs.

Fall 63.

Ein 11jähriger Knabe kam am 28. September 1903 zur Untersuchung. Seit seinem dritten Lebensjahre, wo er Malaria hatte, klagte er über stechende Schmerzen in den Armen und Schenkeln, besonders des Nachts. Die Füße zeigen gelegentlich Lähmungen der Zehen. Seit drei Monaten wird er oft von anfallsweise auftretenden Leibschmerzen gequält, die von Schüttelfrösten, Erbrechen und stärkeren Schmerzen in den Armen und Beinen begleitet sind. Zweimal hatte er tonisch-klonische Krämpfe.

Besprechung: Wenn ein Kind im Sommer über Bauchschmerzen klagt, so wäre es töricht, Malaria als die Ursache anzunehmen; aber es ist ebenso töricht, nicht daran zu denken, daß Malaria die Ursache sein könnte. Aus unbekannten Gründen verlaufen die Malariaanfälle bei Kindern und jungen Leuten viel häufiger atypisch als die bei älteren Personen.

1. Malaria kann bei Kindern oft ohne irgendwelche Symptome bestehen, so daß sie nur durch die Blutuntersuchung nachgewiesen werden kann.
2. In vielen Fällen verursacht sie nur wiederkehrende Kopfschmerzen und Verdrossenheit, die in Wirklichkeit auf einer Temperatursteigerung, die alle 24 oder 48 Stunden ohne Schüttelfröste wiederkehrt, beruhen.
3. Erbrechen, das in regelmäßigen Zeiträumen oder über den anderen Tag wiederkehrt, war in einigen der von mir beobachteten Fälle bis zu der Ausführung der Blutuntersuchung der einzige Hinweis auf die bestehende Malaria.
4. Jeder Behandlung trotzende Diarrhoe besteht manchmal in Verbindung mit einer Malaria-Infektion des Blutes und wird durch die Anwendung von Chinin rasch geheilt.

5. Leibschmerzen von der Art, wie sie in diesem Fall vorliegen, gehören vielleicht zu den allerhäufigsten typischen Erscheinungen der Malaria. In einigen Fällen wird der Schmerz in die rechte Iliakalgegend verlegt.

In unser Krankenhaus wurden während einer Woche drei derartige Patienten zur Operation gesandt, weil man an Appendizitis dachte. Alle hatten Malaria und wurden rasch durch Chinin geheilt. Diese Fälle sind von Dr. James M. Jackson im Boston Medical and Surgical Journal, 26. Juni 1902 beschrieben worden.

Ich habe auch in der Besprechung eines früheren Falles (siehe S. 89) auf einen Fall von Malaria hingewiesen, der, wie eine Pneumonie, mit heftigen Schmerzen in der Brust begann.

6. Bei Erwachsenen sehen wir nicht selten Malariaanfälle, bei denen zentrale Symptome wie akute Manie oder Koma im Vordergrunde stehen.

Wenn nun Malaria eine so verwirrende Menge von klinischen Erscheinungen verursachen kann, was kann uns dann zu der richtigen Diagnose führen? Darauf ist zu antworten, daß man bei allen diesen atypischen Formen eine sorgfältige Blutuntersuchung vornehmen muß, wenn unregelmäßiges Fieber und eine niedrige Leukozytenzahl besteht. Vergrößerung der Milz und der feste, nicht schmerzende Rand des Organs, der gewöhnlich durch Palpation bei solchen Fällen zu fühlen ist, kann uns gleichfalls auf Malaria hinweisen. Auch der Erfolg der Therapie kann für die Diagnose sprechen, aber das darf nicht dazu führen, daß man dem Patienten Tag für Tag durch eine Woche oder länger 1—2 g Chinin gibt. Das ist keine therapeutische Probe, sondern ein grober Schnitzer. Eine Darreichung durch zwei oder drei Tage genügt, um die Sache in 999 von 1000 Fällen klarzustellen, und in den übrigen Fällen erhält man keinen Aufschluß, wenn man die Darreichung des Chinins fortsetzt.

Verlauf: Das Blut enthielt eine Menge von Tertianaparasiten. Lähmung des Vorderarmes und der Zehen, Patellarreflexe fehlen.

Diagnose: Malaria tertiana.

Fall 64.

Ein 51 jähriges Kontorfräulein kam am 2. Januar 1906 ins Krankenhaus mit der Angabe, daß sie schon viele ähnliche Anfälle wie den gegenwärtigen durchgemacht habe, aber dabei immer arbeitsfähig geblieben sei. Vor zwei Tagen fühlte sie am Nachmittage einige Unbehaglichkeit im Leibe. Am frühen Morgen des gestrigen Tages erwachte sie mit heftigen anhaltenden, aber nicht bestimmt lokalisierten Schmerzen besonders in der rechten Seite des Leibes; sie waren begleitet von Aufblähung und hartnäckiger Obstipation. In der letzten Nacht wurde der Schmerz in der linken Seite verspürt. Sie hat mehrere Male gebrochen und konnte wegen der Schmerzen nur schlecht schlafen. Temperatur siehe beifolgende Kurve (Abb. 28).

Das Abdomen ist ausgedehnt, tympanitisch, und im ganzen druckschmerzhaft. Leukozyten 4600, Urin, spezifisches Gewicht 1029. Sehr leichte Spur von Eiweiß, zahlreiche fein granulierte Zylinder. Im übrigen verlief die Untersuchung negativ. Ein Glyzerineinlauf und Wärmflaschen auf den Leib gelegt gaben ihr einige Erleichterung, aber am Morgen des 4. begann die Temperatur zu steigen, obwohl die Zahl der weißen Zellen noch immer 4000 betrug. Darauf wurde die Operation vorgenommen.

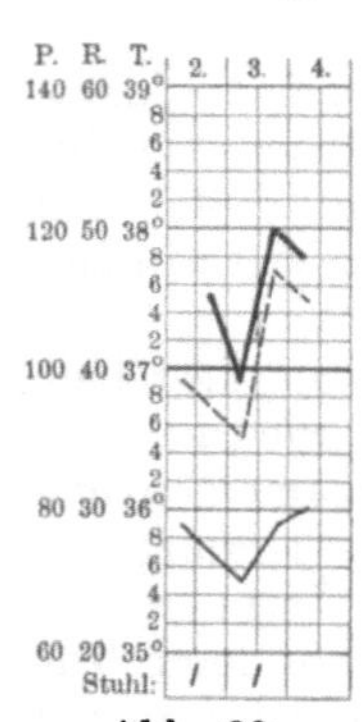

Abb. 28.
Temperaturkurve
zu Fall 64.

Besprechung: Eine sichere Diagnose war hier unmöglich, aber der Gesamteindruck der Patientin machte es klar, daß sie sehr schwer krank war, wobei die Symptome sich andauernd verschlimmerten. Deshalb wurde der Leib geöffnet ohne eine klare Vorstellung darüber, was man wohl finden würde.

Verlauf: Man fand eine chronische ulzeröse Enteritis und Kolitis mit zahlreichen Strikturen und Divertikeln. Eines von diesen Divertikeln, welches einen Apfelsinenkern enthielt, war perforiert und führte zu einer allgemeinen Peritonitis, an der die Kranke starb.

Bei der Autopsie schien die Darmentzündung auf Tuberkulose oder Syphilis zu beruhen.

Dieser Fall ist hier angeführt worden vor allem um zu zeigen, wie kurzdauernd und wie leicht die Symptome einer tödlich verlaufenden allgemeinen Peritonitis sein können.

Der Schmerz war während der Zeit der Beobachtung niemals heftig, und es bestand keine Muskelspannung. Die Leukopenie war zweifellos eine Folge der heftigen Virulenz des Prozesses; aber vor der Operation konnte man dessen nicht sicher sein.

Es ist wahrscheinlich, daß die Kranke früher viele leichte, unvollständige Perforationen des Darmes durchgemacht hat, welche aber durch Adhäsionen geschützt wurden, so daß es nicht zu einer allgemeinen Peritonitis kam. In einem normalen Darme kann ein Apfelsinenkern keinen Schaden anrichten. Nur beim Vorhandensein von schweren Ulzerationen mit Verdünnung der Darmwand wie es hier der Fall war, konnte ein derartiger Fremdkörper gefährlich werden.

Diagnose: Perforierende Kolitis und allgemeine Peritonitis.

Fall 65.

Eine 54 jährige Frau hatte vor einem Jahre nach den Mahlzeiten an Krämpfen in den verschiedenen Teilen des Leibes gelitten. Der Schmerz war nicht heftig gewesen, hatte sie aber dazu geführt, aus ihrer Nahrung eines nach dem andern in der Hoffnung auf Besserung fortzulassen, so daß sie jetzt nur noch sehr wenig ißt und während des Jahres 45 Pfd. an Gewicht abgenommen hat.

Seit acht Monaten wird der Stuhlgang häufiger und tritt jetzt 8—10 mal täglich mit Blutbeimischung und Schmerzen ein.

Bei der Untersuchung zeigten sich die inneren Organe, der Urin, Temperatur, Puls und Atmung normal. Die rektale Untersuchung zeigte einen erschlafften äußeren Schließmuskel mit Erweiterung oberhalb. Rote Blutkörperchen 1 792 000, Hämoglobin 25%, Leukozyten 124 000, davon 86% polynukleäre Zellen.

Besprechung: Chronische Kolitis ist bei älteren Personen so häufig, daß wir bei diesem Falle natürlich zuerst daran denken. Besonders häufig tritt sie auf bei einem leichten Grad von interstitiellen Entzündungen in den Nieren, wie sie sich durch erhöhten Blutdruck mit oder ohne charakteristische Veränderungen des Urins kennzeichnen. Diese Möglichkeit kann sicher durch keine der hier vorliegenden Tatsachen ausgeschlossen werden.

Perniziöse Anämie führt zu einer Verminderung in der Zahl der roten Blutkörperchen, wie es hier der Fall ist, und ist oft mit chronischer Diarrhoe verbunden. Aber die feineren Veränderungen zeigen das Bild einer sekundären Anämie.

Jeder Fall, der derartige Symptome zeigt, verlangt eine sehr sorgfältige Untersuchung des Rektums und des unteren Teiles der Flexur mit dem Rektoskop, weil Karzinom dieses Darmteils eine häufige Ursache all der Erscheinungen ist, wie sie hier vorliegen.

Verlauf: Rektoskopisch konnte eine blumenkohlartige Masse festgestellt werden, die den oberen Teil des Rektums fast völlig verschloß, mit fauligen serosanguinolenten Absonderungen. Eine Probeexzision ergab Krebs.

Diagnose: Krebs des Rektums.

Fall 66.

Ein kräftiger, muskulöser, junger Mann von 26 Jahren, seinem Berufe nach Maschinist, war bis vor drei Jahren stets vollkommen gesund, machte dann einen akuten Anfall von Blinddarmentzündung durch, weshalb er operiert wurde. Eine 15 cm lange Inzision war notwendig. Die Wunde wurde lange Zeit drainiert, und es entwickelte sich später ein großer Bauchbruch. Nachher schien er völlig wohl bis vor fünf Tagen; dann hatte er einen Anfall von plötzlich einsetzenden allgemeinen Schmerzen im Leibe, der etwa 18 Stunden anhielt und von Verstopfung begleitet war. Die zwei folgenden Tage fühlte er sich wieder völlig wohl, darauf trat ein neuer Schmerzanfall ein, begleitet von Übelkeit und Erbrechen. Dieser Zustand hatte nahezu 24 Stunden angehalten, als der Patient zur Untersuchung kam.

Bei der Untersuchung zeigten der Kopf, die Brust und die Extremitäten nichts Abnormes. Der Leib war im ganzen leicht druckschmerzhaft und es bestand ein mäßiger Grad nicht lokalisierter Muskelspannung. Anfälle kolikartiger Schmerzen, bald hier, bald dort, aber meistens in der Gegend des Nabels, wiederholten sich in Zeiträumen von wenigen Minuten. An der Stelle der Narbe bestand keine Vorwölbung und nirgends ein palpabler Tumor. In den abhängenden Partien war leichte Dämpfung, die sich bei Lagewechsel veränderte. Die Temperatur war normal, der Puls 110 und von geringer Spannung. Der Gesichtsausdruck war niedergeschlagen und zeugte von heftigen Schmerzen. Tatsächlich sah der Patient ganz außergewöhnlich schlecht aus.

Blut und Urin zeigten keine Abweichungen von der Norm, ein Bleisaum am Zahnfleisch bestand nicht. Ein Einlauf führte zu einer geringen Entleerung von normalem Aussehen.

Besprechung: Darmverschluß und allgemeine Peritonitis sind die wahrscheinlichsten Annahmen. Weder in der Beschäftigung noch bei der Untersuchung des Blutes und des Zahnfleisches findet sich etwas, was für Bleivergiftung spricht. Wenn es sich um eine Perforationsperitonitis handelte, müßte man eine ausgesprochene Schmerzhaftigkeit und etwas Fieber erwarten. Ich habe aber doch wiederholt akute Fälle von sehr heftiger Peritonitis gesehen ohne Fieber oder Empfindlichkeit des Leibes. Wir haben keinen Hinweis für den Ursprung der Peritonitis und nichts spricht für eine Verbindung der Symptome mit dem Magen oder der Gallenblase, während der Blinddarm durch den chirurgischen Eingriff ausgeschlossen erscheint.

Was können wir aus dem Vorhandensein einer beweglichen Dämpfung in den abhängenden Partien des Leibes schließen? Bei dem Fehlen von Diarrhoe ist aller Grund zu der Annahme, daß dieses Zeichen für freie Flüssigkeit in der Peritonealhöhle spricht, aber das findet man ebenso häufig in vielen Fällen von Darmverschluß, wie bei der allgemeinen Perforationsperitonitis.

Viele der vorliegenden Symptome könnten durch eine einfache Obstipation erklärt werden. Wirklich erscheint dies auf dem Papier als eine ganz vernünftige Ursache. Am Bett des Kranken konnte sie jedoch ganz leicht durch die in die Augen springende Heftigkeit der Beschwerden des Kranken und durch die allgemeine Niedergeschlagenheit, die sie begleiteten, ausgeschlossen werden. Aus denselben Gründen konnten auch die mannigfachen Neurosen außer acht gelassen werden, die im allgemeinen die häufigen Ursachen von allgemeinen Schmerzen im Leibe sind.

Per exclusionem kommt man zu Darmverschluß als der wahrscheinlichsten Diagnose.

Verlauf: Der Leib wurde bald geöffnet, das Mesenterium des unteren Ileums fand sich fest um sich selbst gedreht und leitete zu einer Gruppe von Darmschlingen, die stark ausgedehnt und von dunkelroter Farbe waren. In der Gegend der Appendix fanden sich zahlreiche Adhäsionen, die aber dem Anscheine nach in keiner direkten Verbindung zu der Strangulation standen. Etwa ein Liter sanguinolenten Serums fand sich in der Bauchhöhle.

Die Darmschlingen wurden wieder in die richtige Lage gebracht, die Wunde genäht, und der Patient kam ohne Komplikationen zur Genesung.

Dieser Fall spricht für die Wahrheit der Regel, daß bei jungen Leuten die meisten Fälle von Darmverschluß auf irgend eine Weise mit den Veränderungen einer vorausgegangenen Peritonitis oder Operation in Verbindung stehen, während bei alten Leuten die große Mehrzahl der Fälle auf Krebs zurückzuführen ist. Aus unbekannten Gründen kommt es viel häufiger zu einem Volvulus bei solchen Patienten, die früher eine Operation oder Entzündung durchgemacht haben, selbst dann, wenn eine Strangulation durch Adhäsionen nicht aufgefunden werden kann.

Diagnose: Darmverschluß, Volvulus.

Tabelle III. Allgemeine Schmerzen im Leibe. Symptome.

Ursachen	Anamnese	Stuhlgang	Spannung und Druckschmerzhaftigkeit	Flüssigkeit und palpable Tumoren	Reflexe	Zahnfleisch	Fieber und Leukozyten	Blut
Verstopfung	Gewöhnlich chronische Fälle	Unzureichend und unregelmäßig	Gering oder fehlend	0	Normal	Normal	0	Normal
Diarrhoe und Enteritis	Gewöhnlich akute Fälle	Überreichlich. Schmerzen vor, während und nach dem Stuhlgange	Gering oder fehlend	0	Normal	Normal	Gewöhnlich fehlend	Normal
Appendizitis mit oder ohne allgemeine Peritonitis	Frühere Anfälle. Plötzlicher Beginn	Gewöhnlich akute Verstopfung	In der rechten Brustseite	Oft	Normal	Normal	+	Polynukleäre Leukozytose
Bleivergiftung	Beschäftigung oder Trinken bleihaltigen Wassers	Gewöhnlich akute Verstopfung	Manchmal Spannung während der Kolikanfälle. Selten Druckschmerzhaftigkeit	0	Normal, bis Extensorenlähmung eintritt	Gewöhnlich Bleisaum	0	Tüpfelzellen
Darmverschluß	Vorhergegangene Peritonitis oder Operation	Fehlt	Über den ganzen Leib. Gewöhnlich Auftreibung	Oft	Normal	Normal	+	Polynukleäre Leukozytose
Tabes	Lanzinierende Schmerzen. Blasensymptome	. . . . . .	Wenig oder fehlend	0	Pupillenstarre. Schwäche oder Fehlen des Patellar- und Achillessehnenreflexes	Normal	Gewöhnlich fehlend	Fast stets normal
Tuberkulöse Peritonitis	. . . . . .	. . . . . .	Gering, allgemein	Gewöhnlich eines oder beides	Normal	Normal	Gewöhnlich Fieber	Normal
Magendarm-Neurose	. . . . . .	. . . . . .	Fehlt	0	Normal	. . . .	0	Normal

Ursachen der Schmerzen im Epigastrium.

Verstopfung
Diarrhoe und Enteritis
Akute Verdauungsstörung
Appendizitis
Neurosen
Bleivergiftung
Darmverschluß
Tabes
Tabes mesaraica

} Genaue Statistiken nicht erreichbar. Nur die ersten drei Krankheiten häufig die Ursache von Schmerzen im Epigastrium

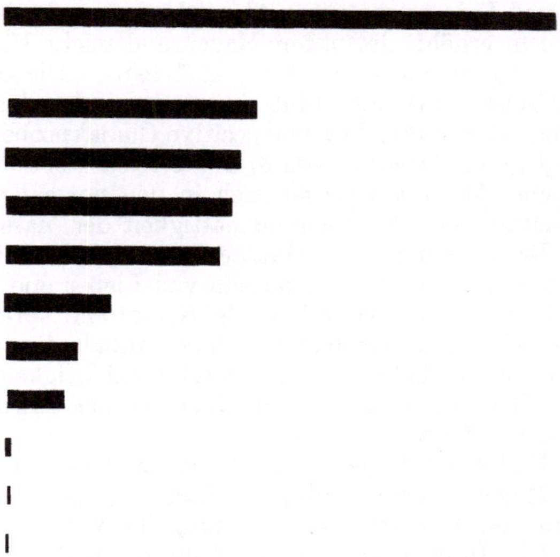

1.	Stauung in Magen und Leber auf Grund von Zirrhose oder Herzkrankheit	898
2.	Appendizitis	350
3.	Peptisches Geschwür	347
4.	Gallensteine	329
5.	Hyperchlorhydrie [1]	326
6.	Magenkrebs	133
7.	Perikarditis	88
8.	Magenneurose	72
9.	Pankreatitis	7
10.	Verwachsungen am Pylorus	2
11.	Angina abdominalis	1

[1] Viele dieser Fälle mögen tatsächlich peptische Geschwüre sein. Nur Operation oder der autoptische Befund ermöglichen eine sichere Entscheidung.

5. Kapitel.

Schmerzen im Epigastrium.

Fall 67.

Ein 40jähriger italienischer Arbeiter kam am 22. November 1906 in das Krankenhaus; seit 16 Tagen hat er über Schmerzen in der Magengrube zu klagen. Die Schmerzen erschienen ziemlich plötzlich und sind seitdem dumpf, aber anhaltend, zeitweise so stark, daß sie den Kranken im Schlafe stören. Seit Beginn der Beschwerden konnte er nicht mehr arbeiten. Nahrungsaufnahme und Körperhaltung haben keinen Einfluß auf sie. Es bestehen keine Symptome von seiten des Magens oder der Nieren, keine Gelbsucht, keine Verstopfung und keine Gewichtsabnahme. Geschlechtskrankheiten leugnet der Patient und war, soviel er weiß, niemals früher krank.

Die körperliche Untersuchung ist mit Ausnahme des Abdomens negativ. Dicht unter dem Schwertfortsatz fühlt man deutlich eine knotige Masse, ein wenig nach links von der Mittellinie; sie ist auf Druck nicht schmerzhaft und steigt mit der Inspiration deutlich herab. Die Leberdämpfung reicht nach oben bis zum 4. Zwischenrippenraum, der untere Rand kann aber nicht gefühlt werden. Blut und Urin zeigen keine Abweichung von der Norm. Der Mageninhalt ist auf 2160 ccm erhöht, der untere Magenrand reicht 12 cm unter den Nabel, der obere bleibt $2\frac{1}{2}$ cm darüber. Freie HCl fehlt. Die Gesamtazidität beträgt 0,12%. Organische Säure oder Blut sind nicht vorhanden, ebensowenig im Magenrückstande. Der Stuhl gibt keine positive Guajakprobe. Die Temperatur des Kranken bewegt sich größtenteils um 37,2 °, erreicht aber oft 37,8 ° und gelegentlich 38,3 °. Puls und Atmung bewegen sich in den normalen Grenzen. Zeitweise bestand eine auffallende Druckschmerzhaftigkeit der Masse im Epigastrium.

Besprechung: Tuberkulöse Peritonitis ist bei neueingewanderten Italienern sehr häufig. Das Vorhandensein von Fieber und von Schmerzen im Leibe ohne sehr heftige und beunruhigende Symptome spricht ganz für eine tuberkulöse Peritonitis, aber wir haben keinen Anhalt für das Vorhandensein von freier Flüssigkeit im Leibe, von Druckschmerzhaftigkeit, Muskelspannung oder lokalisierten Tumoren, wie sie zur Diagnose der Erkrankung notwendig sind, wenn Flüssigkeit fehlt.

Einige der Magensymptome dieses Falles stimmen völlig mit der Annahme eines Magenkarzinoms überein, dagegen spricht aber der plötzliche Beginn, das Fehlen von Kachexie, von Stauung im Magen oder Blutbeimengungen.

Die Infiltration um ein teilweise perforiertes Magengeschwür kann gelegentlich Tumoren im linken Hypochondrium hervorrufen, die den hier beschriebenen ähneln. Da aber die Symptome anscheinend in keiner Beziehung zur Nahrungsaufnahme stehen und über der indolenten Stelle weder Druckschmerzhaftigkeit noch Muskelspannung vorhanden ist, haben wir keinen hinreichenden Grund, diese Möglichkeit ernstlich in Betracht zu ziehen.

Für eine Erkrankung der Gallenblase liegt der Tumor auf der falschen Seite, und das Fehlen von Koliken und Gelbsucht macht es unnötig, weiter in dieser Richtung hin zu forschen.

Eine bösartige Erkrankung der Leber könnte ein Fieber, wie es hier beschrieben ist, hervorrufen und entsteht gelegentlich ohne vorangehende oder gleichzeitige Magengeschwulst. Diese Möglichkeit kann nicht ausgeschlossen werden, besonders da die Leber nach oben vergrößert erscheint, aber das linke Hypochondrium ist ein sehr ungewöhnlicher Platz für eine Leberneubildung.

Andererseits entspricht die Lage des hier beschriebenen Tumor völlig dem Punkte, an dem Lebersyphilis sich am häufigsten zeigt. Diese Diagnose würde das Fieber erklären und stimmt ebensogut mit der Anamnese und dem guten Ernährungszustande des Kranken überein. Bei dem Fehlen anderer Beweise kommt man nur zu einem Verdacht auf Syphilis. Behandlung mit Jodkali und Quecksilber und die Anstellung der Wassermannschen Probe sind hier als Mittel, zu einer sicheren Diagnose zu gelangen, angezeigt.

Verlauf: Am 6. Dezember wurde der Leib geöffnet, und man fand die Leber durch feine, dichte Verwachsungen an die Magenwand geheftet. Der Tumor, den man von außen gefühlt hatte, bestand aus einer unregelmäßigen, höckerigen weißgelblichen Erhöhung, aus der durch Kauterisation eine beträchtliche Menge eiterähnlicher Flüssigkeit entleert wurde.

Die mikroskopische Untersuchung ergab ein Gumma.

Der Patient verließ das Krankenhaus am 29. Dezember und fühlte sich völlig wohl.

Diagnose: Lebergumma, Syphilis.

Fall 68.

Ein 29 jähriger Arbeiter in einer Gummifabrik, der seines Wissens noch nie krank war, kam am 10. April 1907 in das Krankenhaus. Zeitweise trinkt er täglich acht Glas Bier und vier Glas Branntwein, zu anderen Zeiten nimmt er bis zu einer Woche keinen Alkohol. Seit zwei Wochen klagt er über heftige Schmerzen im Epigastrium, Appetitlosigkeit und hartnäckige Obstipation.

Der Kranke war sehr nervös, zitterte und war blaß. Die Zahl der roten Blutkörperchen betrug 2 750 000, Hämoglobin 65%, Leukozyten 7200. Im gefärbten Blutausstrich zählte man 78% polynukleäre Zellen und fand sehr ausgesprochene Tüpfelung der roten Blutkörperchen. Der Leib war flach, mäßig gespannt und leicht druckschmerzhaft. Die Reflexe waren sehr lebhaft, und es bestand eine Hyperästhesie an den Füßen. Der zweite Aortenton war akzentuiert. Der Urin zeigte eine sehr geringe Spur von Eiweiß, im übrigen war er negativ, wie auch die ganze übrige Untersuchung.

Drei Tage nach seiner Aufnahme bekam der Kranke plötzlich einen so heftigen maniakalischen Anfall, daß er mit Gewalt festgehalten werden mußte; er hielt sechs Tage an, worauf Genesung eintrat. Die Temperatur war häufig über 37,2° und erreichte einmal 38,6° auf der Höhe des maniakalischen Anfalles.

Besprechung: Die Anamnese, der maniakalische Anfall und die Magensymptome deuten auf Alkoholismus. Die Anämie kann aber auf diese Weise nicht erklärt werden.

Tuberkulöse Peritonitis und Meningitis wird durch die gespannte druckschmerzhafte Bauchwand und die von Fieber begleitete maniakalische Attacke nahegelegt. Diese Form der Tuberkulose führt aber selten zu einer Anämie, und maniakalische Anfälle passen auch gar nicht dazu, es sei denn, daß andere Gehirnsymptome (Lethargie, Koma, Schielen, Kopfschmerzen oder Erbrechen) gleichfalls vorhanden sind.

Die Arbeit in einer Gummifabrik führt oft zu einer hartnäckigen allgemeinen Schwäche, aber nicht, soweit meine Kenntnis reicht, zu Fieber, Manie oder zu irgend etwas Ähnlichem wie einer schweren Blutarmut.

Nephritis muß in Betracht gezogen werden. Man könnte damit die Albuminurie, den akzentuierten zweiten Aortenton und die Manie erklären. Aber eine Nephritis, die solange dauert, daß sie zu einer so hochgradigen Anämie führt, müßte sicher auch zu einer nachweisbaren Herzvergrößerung und anderen urämischen Erscheinungen geführt haben, wie Kopfschmerzen, Erbrechen oder Hämorrhagien.

Bleivergiftung muß jedesmal bei einem Falle [mit in Rechnung gezogen werden, der anämische Symptome und Erscheinungen seitens des Gehirns zusammen darbietet, besonders wenn die roten Blutkörperchen wie hier basophile Tüpfelung zeigen. Betrachtet man das Krankheitsbild von diesem Gesichtspunkte, so stimmen alle Symptome ganz natürlich überein, Bleikolik, Bleianämie, Bleinephritis, Bleienzephalopathie.

Verlauf: Die Behandlung bestand anfangs in Glyzerineinläufen und Magnesiumsulphat mit etwas Morphium gegen die Schmerzen. Dreimal täglich erhielt der Kranke 0,5 g Jodkali, und zur Schmerzlinderung wurden heiße Umschläge und Terpentinauflagen angewendet. Während der maniakalischen Attacke war einmal Chloroformnarkose notwendig. Mehrmals wurde als Schlafmittel 1,0 g Trional gegeben.

Am 19. April betrug die Zahl der roten Blutkörperchen 3 600 000 und Tüpfelzellen wurden nicht mehr gefunden.

Vom 23. April ab war er fast genesen und konnte nach Hause gehen. Es stellte sich später heraus, daß das Trinkwasser, das er genoß, durch ein Bleirohr floß, und daß er selten das Wasser auslaufen ließ, bevor er am Morgen trank.

In Verbindung mit diesem Falle will ich noch kurz einen Patienten erwähnen, zu dem ich wegen Anämie und Krampfanfällen gerufen wurde. Es war eine junge Frau mit einem drei Monate alten Kinde; sie lebte in einem ländlichen Orte und arbeitete nur im Haushalt. Epilepsie und Anämie waren die Diagnosen, die man früher gestellt hatte. Die Untersuchung zeigte, daß alle anderen Mitglieder des Hauses mit Ausnahme des kleinen Kindes einen ausgesprochenen Saum am Zahnfleisch und alle anderen Zeichen von Bleivergiftung zeigten. Nachdem man die durch Bleibeimengungen vergiftete Wasserleitung aufgegeben hatte, genas die Kranke rasch. Siehe Seite 431.

Diagnose: Bleivergiftung.

Fall 69.

Ein 23 jähriger Grobschmied kam am 24. November 1900 in das Krankenhaus. Die Familienanamnese und seine eigene Vergangenheit waren ohne Belang; auch hatte er keine schädlichen Gewohnheiten. Seit drei Wochen hatte er über Schmerzen im Epigastrium zu klagen, die gewöhnlich gegen 11 Uhr des Morgens sich einstellten und anscheinend in keiner Beziehung zu der Nahrungsaufnahme standen; sie waren, wie er sagte, von ziehendem Charakter und wurden beim Hinlegen besser. Im Epigastrium bestand leichte Druckschmerzhaftigkeit, besonders unterhalb des rechten Rippenbogens. Der Stuhlgang war sehr angehalten und erfolgte nur einmal alle drei Tage. Vor drei Tagen begann er zu erbrechen, und dies hat sich seither ein- oder zweimal täglich wiederholt. Im Erbrochenen fand sich kein Blut, auch keine Speisereste; es war von gelber Farbe. Der Schmerz war, wenn der Kranke frühmorgens erwachte, nie erheblich. Manchmal trat er nach dem Wassertrinken ein.

Seit dem vergangenen Juli hat der Kranke 15 Pfd. an Gewicht verloren.

Die körperliche Untersuchung verlief völlig negativ mit der Ausnahme, daß Knoten in der Gegend des Colon sigmoideum gefühlt wurden.

Es ist nicht sehr wahrscheinlich, daß ein Grobschmied von 26 Jahren an einer reinen Neurasthenie leidet, und er befindet sich in dem Alter, in dem Magenkrebs etwas sehr Seltenes ist. Die Schmerzen erschienen zu einer Zeit, wo der Magen wahrscheinlich leer ist und leiten daher auf die Annahme einer Hyperchlorhydrie oder eines Duodenalgeschwürs. Die Tatsache, daß das Erbrochene nie Nahrung enthält, festigt diese Annahme, und die ganze negativ verlaufende Untersuchung stimmt damit völlig überein. Es ist möglich, daß die Knoten, die man in der Gegend des S romanums fühlt, auf die Anhäufung von Stuhl hinter einer Striktur beruhen, die krebsigen oder anderen Ursprungs sein kann. Ich habe einen Fall von Darmkarzinom bei einem Burschen von 21 Jahren gesehen, so daß die Jugend des Kranken diese Möglichkeit nicht ausschließt, und auch das Erbrechen und die Obstipation passen damit sehr gut zusammen. Aber bei dem Fehlen ausgesprochener Symptome wie sichtbare Peristaltik, Blut im Stuhle und Auftreibung des Leibes scheint mir nichts weiter für diese Annahme zu sprechen.

Können dann nicht die Symptome auf einer sogenannten einfachen Obstipation beruhen, und wenn dies der Fall ist, warum sind sie gerade jetzt in Erscheinung getreten und nicht schon früher?

Im ganzen machen die Jugend des Kranken und die kurze Dauer der Krankheitserscheinungen Krebs und Stuhlverstopfung weniger wahrscheinlich als die anderen eben besprochenen Annahmen, aber bei den hier vorliegenden Tatsachen kann eine Sicherheit darüber nicht erlangt werden. Nur der Erfolg der Therapie, die Behandlung des Kranken auf Duodenalgeschwür, die bei den ersten Stadien mit einer Hyperchlorhydrie übereinstimmt, kann uns größere Gewißheit verschaffen.

Nach der Einnahme von Rizinusöl per os und Öleinläufen kam es zu gewaltigen Stuhlentleerungen. Die Guajakprobe war negativ. Auch die Einnahme von Olivenöl brachte ihm große Erleichterung, und ebenso eine Magengeschwürdiät. — Nach fünf Tagen schien er völlig gesund.

Diagnose: Obstipation.

Fall 70.

Ein 22jähriges Stubenmädchen mit negativer Familien- und persönlicher Anamnese kam am 2. März 1907 in das Krankenhaus. Im Februar 1906 litt sie an einer sogenannten Grippe, worauf sich Schmerzen im Leibe, Schwäche und ein Gewichtsverlust von 10 Pfd. einstellten. Die Schmerzen traten plötzlich auf und waren von nagendem Charakter, manchmal kamen sie unmittelbar nach den Mahlzeiten, manchmal später, niemals dauerten sie lange und waren sehr heftig. Seither sind von Zeit zu Zeit diese Schmerzen immer wiedergekehrt. Vor vier Wochen waren die Beschwerden heftiger und von Aufstoßen begleitet. Der Schmerz bleibt nicht immer auf das Epigastrium beschränkt, sondern geht auch nach dem unteren Teile des Leibes, nach der linken Brustseite und nach dem Rücken. Anscheinend wurde er besonders durch Brot, Kartoffeln und Fleisch hervorgerufen. Gelegentlich brachte das Trinken von heißem Wasser Erleichterung, nicht aber das Einnehmen von Natron bicarbonicum. Die letzten beiden Nächte konnte sie der Schmerzen wegen nicht schlafen. Außerdem klagt sie über Klopfen im Magen; zu erbrechen braucht sie nur selten. Augenblicklich ist der Stuhlgang regelmäßig, und sie fühlt sich, abgesehen von ihrer Schwäche, ziemlich wohl.

Bei der Untersuchung fand sich, daß zwar die Wangen gerötet, aber die Lippen blaß waren. Brust, Leib und Urin zeigten nichts von Belang. Die Blutuntersuchung ergab Erythrozyten 4976000, Leukozyten 5600, Hämoglobin 60%. Im gefärbten Präparat fand sich außer einer leichten Achromie nichts Wesentliches.

Die Behandlung der Kranken bestand in einer sorgfältigen Diät.

Besprechung: Bleivergiftung bleibt stets eine der Möglichkeiten, wenn ein Kranker, der sichtlich anämisch ist, über Leibschmerzen klagt. Hier kann sie aber meiner Ansicht nach durch das Fehlen von Tüpfelzellen ausgeschlossen werden. Ich habe niemals einen sicheren Fall von Bleivergiftung ohne solche gesehen. Es findet sich auch sonst nichts, was den Verdacht einer Bleivergiftung bei der Kranken hätte bestärken können. Wenn die Patientin etwas älter gewesen wäre, so hätte das ganze Krankheitsbild völlig auf ein Magenkarzinom gepaßt, das auch die Anämie erklärt hätte. Da aber die Symptome ein Jahr gedauert haben, müßten wir wohl sicherere Beweise für eine Krebsgeschwulst finden, wenn darauf die Beschwerden der Kranken zurückzuführen wären.

Bleichsucht ist gewöhnlich von Obstipation und Vermehrung der freien Säure im Magen, wie sie auch hier vorzuliegen scheint, begleitet; Alter und Beschäftigung sprechen für diese Diagnose, die man vorderhand annehmen mag in der Hoffnung, sie durch die Ergebnisse der Behandlung sicherzustellen. Die Schmerzen sind in diesem Falle ganz typisch für die, wie sie sich am häufigsten bei einer Obstipation finden, ob diese nun die Ursache ist oder nicht.

Verlauf: Der Stuhlgang wurde durch Cascara und Einläufe geregelt. Außerdem erhielt die Kranke nach jeder Mahlzeit 0,6 g Ferrum Blaudii. Die Genesung trat ohne weitere Ereignisse ein.

Diagnose: Chlorose.

Fall 71.

Eine 35 jährige verheiratete Frau kam am 5. Dezember 1906 in das Krankenhaus. Sie war immer gesund, hatte aber an sogenannten Gallenanfällen gelitten. Vor vier Jahren wurde sie wegen einer eingeklemmten Hernie operiert. Seither klagt sie häufig über heftige, krampfähnliche Schmerzen im Epigastrium, die manchmal durch Stuhlgang Milderung erfahren. Am 10. Dezember 1905 blieb die Regel aus, und sie litt an Brechen und Kopfschmerzen. Im Januar 1906 wurde sie wegen einer Extrauteringravidität operiert. Die Genesung wurde durch Durchfälle und Meteorismus des Leibes gestört. Später war sie hartnäckig verstopft. Sie hatte das Gefühl, als ob die Därme herausfallen sollten, und fand Erleichterung, wenn sie den Leib mit den Händen stützte. Vor zwei Monaten erwachte sie mit heftigen Schmerzen in der rechten Hand. Am nächsten Morgen war die Hand so stark angeschwollen, daß sie sie nicht schließen konnte. Die Beschwerden gingen wieder vorüber, aber seither kann sie, wie sie sagt, nie wissen, ob nicht plötzlich ein heftiger, schießender Schmerz eintreten wird. Die Schmerzen dauern von einer Minute bis zu vier Stunden. Sie gibt an, früher neurasthenisch und hysterisch gewesen zu sein. Jetzt kommt sie in das Krankenhaus in der Erwartung einer Operation, von einem Chirurgen mit der Diagnose eines Darmverschlusses mechanischen Ursprunges hereingesandt.

Die physikalische Untersuchung zeigte ungleiche Pupillen, die auf Lichteinfall nicht reagieren. Die Patellarreflexe waren vorhanden, aber schwach; der Achillessehnenreflex fehlt. Im übrigen verlief die Untersuchung der Reflexe negativ. Die Sensibilität war nicht gestört, keine Ataxie. Unter dem rechten Rippenbogen fühlte man bei tiefer Atmung eine unter die Rippen herabsteigende Resistenz, die leicht druckschmerzhaft war.

Im übrigen verlief die Untersuchung einschließlich Blut und Urin völlig ergebnislos.

Besprechung: Wir stehen hier sicher vor einem sehr komplizierten Fall. Ohne Zweifel kann die Obstipation zum Teil für die Symptome verantwortlich gemacht werden. Aber die Schmerzen sind sehr weit verbreitet und für eine Stuhlverstopfung ungewöhnlich heftig. Außerdem hat die Untersuchung noch gewisse Tatsachen ergeben, die sich unmöglich so erklären lassen.

Darmverschluß durch Stränge oder Verwachsungen droht immer solchen Leuten, die wegen einer eingeklemmten Hernie oder wegen einer Extrauteringravidität operiert worden sind. Aber aus dem gleichen Grunde, wie wir ihn in dem letzten Kapitel besprochen haben, kann man nicht den Darmverschluß für alle Symptome dieses Falles verantwortlich machen.

Vieles in dem Verhalten und der Erscheinung der Kranken und einiges in den Symptomen deutet auf eine Neurose. Aber damit kann nicht das Fehlen der Achillessehnenreflexe und der Pupillarreaktion erklärt werden.

Diese eben erwähnten Erscheinungen geben uns praktisch die Sicherheit, daß die Kranke eine Tabes dorsalis hat. Die einzige wichtige Frage, die noch erledigt werden muß, ist die, ob die Tabes alle diese Symptome erklärt. Sicher sind die Schmerzen für Tabes ganz charakteristisch, und die gastrointestinalen Symptome lassen sich gut als Krisen erklären. Die Resistenz in der rechten Weiche hat sicher nichts mit der Tabes zu tun und spricht überhaupt für gar keine Krankheit, vielmehr handelt es sich einfach um eine sogenannte Wanderniere.

Alles in allem scheint es vernünftig, die jetzt vorhandenen Symptome alle auf die Tabes zurückzuführen, und die Behandlung der Kranken soll sich darauf aufbauen. Die hauptsächlichste Lehre dieses Falles liegt darin, wie sehr ein ernster Chirurg mit jedem operativen Eingriff zurückhalten soll, wenn bei einem Kranken die Pupillarreaktion und die Achillessehnenreflexe fehlen.

Verlauf: Die Kranke blieb nur zwei Tage im Krankenhause, in das sie nur mit Widerwillen und deshalb gekommen war, weil sie eine zweite Operation für notwendig hielt. Als es sich herausstellte, daß sie nicht operiert werden würde, gab sie an, sich völlig wohl zu fühlen und ging sofort nach Hause.

Diagnose: Tabes dorsalis.

Fall 72.

Eine verheiratete 42jährige Frau mit negativer Familien- und persönlicher Anamnese kam am 1. Dezember 1906 in das Krankenhaus. Am 28. Januar 1906 brach sie das Bein und mußte acht Wochen zu Bett liegen. In dieser Zeit verlor sie den Appetit, klagte über Herzklopfen, quälende Schmerzen im Epigastrium und ein Gefühl, als ob in ihrem Körper vom Nabel zum Rücken Stränge ausgespannt wären. Gelegentlich erbrach sie weißliche Massen. Sie hat verschiedene Medikamente ohne Erfolg gebraucht. Im Juli begann sie an Krücken umherzugehen, aber die Krankheitserscheinungen blieben bestehen. Der Appetit war schlecht, und sie nahm vom Januar bis zum Dezember 30 Pfd. ab.

Die Untersuchung verlief völlig negativ mit Ausnahme einer Leukozytose von 20 000. Die Magenkapazität betrug 910 ccm, der Magen war stark gesenkt. Nüchtern bestanden keine Rückstände, und nach der Probemahlzeit fand sich freie Salzsäure in einer Menge von 0,23 %. Blut war nicht vorhanden. Drei Tage später war die Zahl der weißen Blutkörperchen auf 10 000 gesunken und bewegte sich während der drei Wochen ihres Krankenhausaufenthaltes zwischen 10 000 und 16 000. Niemals bestanden irgendwelche Abweichungen von der Norm in Temperatur, Puls und Atmung.

Besprechung: Es ist ganz natürlich, daß man in diesem Falle zunächst Krebs fürchtet, denn frische Erscheinungen von seiten des Magens drohen bei einem Patienten über 40 Jahren stets mit Krebs. Das Vorhandensein von reichlichen Mengen freier Salzsäure im Mageninhalt schließt Krebs durchaus nicht aus. In dieser Hinsicht gibt uns das Fehlen eines Tumors oder von Magenrückständen noch den größten Trost, denn eines von diesen Symptomen würde bei einer Krankheitsdauer von einem Jahre wohl schon vorhanden sein.

Die Tatsache, daß die Kranke keine Magenbeschwerden hatte, bis sie das Bein brach und deswegen zu Bett liegen mußte, gibt der Ansicht, daß bei Magendarmerkrankungen immer nach psychischen Ursachen gesucht werden muß, eine gewichtige Stütze; sie soll uns dazu anleiten, den geistigen Zustand der Kranken immer sehr sorgfältig zu beobachten.

Verlauf: Bei genauerer Befragung stellte es sich heraus, daß die Kranke sich vor einem Magenkrebs fürchtete. Durch den negativen Ausfall der Magenuntersuchung wurde sie sehr ermutigt und nahm in 18 Tagen $7\frac{1}{4}$ Pfd. zu, hauptsächlich als Folge von Mästung, wobei sie Abführmittel und Myrrhenpillen, ein- oder zweimal des Nachts aromatische Kalkmischung, bei Beschwerden Natriumbikarbonat und vor den Mahlzeiten eine Tasse Quassiaabkochung erhielt. Auch 0,5 g Bromnatrium nach den Mahlzeiten gab ihr Erleichterung, und zwei- oder dreimal mußte sie des Nachts Trional erhalten. Der Hauptpunkt bei ihrer Genesung aber war die Mastkur.

Die Leukozytose ist nicht erklärt, und wir müssen sie für eine der unerklärlichen Tatsachen halten, wie sie sich fast stets bei gut beobachteten Fällen finden.

Diagnose: Magenneurose.

Fall 73.

Ein 38 jähriger Geschäftshelfer kam am 19. Dezember 1907 ins Krankenhaus. Vor sieben Jahren litt er an Bandwurm, von dem bis vor drei Jahren große Stücke abgegangen sind, worauf dann der ganze Wurm den Körper verließ. Seither hatte er Anfälle von Schmerzen im Epigastrium und Erbrechen, oft mit Gelbsucht. Die Familienanamnese ist gut, er hat keine schädlichen Gewohnheiten. Vor acht Tagen bekam er plötzlich wieder Schmerzen im Epigastrium, die nach dem Erbrechen verschwanden. Eine Stunde später kehrten die Schmerzen zurück, und er brach wiederum. Dies wiederholte sich am Tage fünfmal. Am nächsten Tage verhielt er sich ruhig und hatte weder Schmerzen noch Brechen. Am dritten Tage fing er wieder an zu arbeiten, und Schmerzen und Erbrechen kehrten zurück. Am vierten arbeitete er nicht und war gesund. Am fünften versuchte er wieder zu arbeiten und hatte abermals Schmerzen und Erbrechen. Die letzten drei Tage hatte er nicht gearbeitet und sich dabei ganz wohl gefühlt. Diese Verbindung von Schmerzen mit Arbeit hat sich in allen vorhergegangenen Anfällen gezeigt; er hat niemals Schmerzen in der Nacht, an Sonntagen oder an Feiertagen. Seit der Zeit, wo er an diesen Schmerzanfällen leidet, hat er seine Beschäftigung dreimal gewechselt. Die Schmerzen stehen in keiner deutlichen Abhängigkeit von der Zeit oder von der Art der Nahrungsaufnahme. Das Erbrochene besteht aus kleinen Mengen von grünlicher Flüssigkeit und Speichel. Weder im Erbrochenen noch im Stuhlgang hat er jemals Speisereste oder Blut gefunden. Während der Anfälle ist der Appetit schlecht und der Stuhlgang angehalten. Er gibt an, daß er während der letzten Anfälle deutlich gelb gewesen sei. Im Laufe des vergangenen Jahres hat er 5 Pfd. an Gewicht verloren.

Bei der Untersuchung kann Gelbsucht nicht festgestellt werden. Eine ganze Reihe von Zähnen fehlt; die übrigen sind in gutem Zustande. An der

Herzspitze hört man ein nicht fortgeleitetes, systolisches Geräusch. Der Herzspitzenstoß liegt im 5. Interkostalraum innerhalb der Mamillarlinie. Der zweite Aortenton ist lauter als der zweite Pulmonalton. Lunge normal. Der Leib ist flach, leicht gespannt, im ganzen tympanitisch und bei Druck im Epigastrium sehr wenig schmerzhaft. In der Gallenblasengegend findet sich eine leichte Resistenz, es besteht aber keine Gelbsucht. Die Leber ist nicht zu fühlen. Im übrigen verläuft die Untersuchung einschließlich Blut und Urin negativ.

Besprechung: Der Bandwurm hat sicher mit der ganzen Krankheit nichts zu tun. Es ist ganz unwahrscheinlich, daß die Schmerzen im Epigastrium und das Erbrechen, woran der Kranke von 1900—1904 gelitten hat, in irgendwelcher Verbindung mit dem Bandwurm stehen. Es ist überhaupt der Erwähnung wert, daß in Wirklichkeit alle die Symptome, die man gewohnheitsmäßig dem Bandwurm zuschreibt, rein mythologisch sind. In der weitaus überwiegenden Mehrzahl der Fälle macht ein Bandwurm überhaupt keine Symptome.

Seitdem man die Diagnose der Gastralgie, diesen alten Feind einer klaren Diagnose und nützlichen Behandlung, zu Grabe getragen hat, hat sich gezeigt, daß Schmerzen wie die des Kranken gewöhnlich auf eine der beiden Ursachen zurückzuführen sind: Duodenalgeschwür oder Gallensteine, und da die Anfälle offenbar mit Gelbsucht einhergingen, ist unser erster Gedanke Gallensteine. Aber bei genauerer Untersuchung des Falles finden wir, daß jetzt keine Gelbsucht besteht, obwohl der Kranke sich selbst jetzt ebenso für gelb hält, wie bei den früheren Anfällen. Das läßt uns daran zweifeln, ob er überhaupt jemals Gelbsucht gehabt hat. Ich habe oft Grund gehabt, den eigenen Angaben des Patienten in dieser Hinsicht zu mißtrauen. Kranke und ihre Freunde gebrauchen oft das Wort Gelbsucht, um nichts anderes als Blässe zu bezeichnen. Auf die Betrachtung des Duodenalgeschwürs werde ich später zurückkommen.

Aneurysma der Bauchaorta oder Angina abdominalis wird durch die Steigerung der Schmerzen bei Anstrengung und die hohe Pulsspannung wahrscheinlicher gemacht. Andererseits besteht bei den erwähnten Ursachen selten ein Schmerz, der Erbrechen hervorruft und darauf nachläßt. Die Untersuchung gibt keinen Anlaß zur Annahme eines Aneurysma.

Ist es wahrscheinlich, daß der Verlust der Zähne einige oder alle Beschwerden des Kranken erklären kann? Das scheint mir nicht der Fall zu sein. Trotz der vielen positiven Angaben über den engen Zusammenhang von Verdauungsbeschwerden mit schlechtem Gebiß habe ich niemals einen klinischen Beweis dafür gefunden, der uns erlauben würde, mehr als „vielleicht" zu sagen, denn es ist außerordentlich häufig, daß wir Leute untersuchen, die ihr ganzes Leben frei von Magenbeschwerden waren, obwohl sie nur einen oder zwei schwarze Haken im Munde haben. Ich leugne durchaus nicht die Möglichkeit, daß Unterernährung oder schlechte Verdauung in gewissen Fällen auf schlechte Zähne zurückgeführt werden kann, aber ich meine, wir brauchen noch ein genaueres Studium und bessere Beweise, um diese positiven Angaben und die kostspieligen Kreuzzüge des Staates und der Kommunen, wie sie jetzt im Schwunge sind, gerechtfertigt zu finden.

Eine bestimmte Diagnose würde in diesem Falle leichter sein, wenn wir wüßten, ob

1. Blut im Stuhle ist,
2. eine Vermehrung der Salzsäure im Mageninhalt besteht.

Aber selbst bei dem Fehlen dieser Angaben ist meines Erachtens die Diagnose auf Duodenalgeschwür zu rechtfertigen. Zwischen dieser Krankheit und der Hyperazidität, welche zu ihr führt, ist eine strenge Trennung nicht immer möglich, wie in einem folgenden Falle gezeigt werden wird.

Das Fehlen jeglicher Ursache seitens des Temperamentes oder der Beschäftigung für die Beschwerden, die man so oft bei Hyperchlorhydrie findet, läßt im ganzen mehr zur Annahme eines Geschwürs neigen.

Verlauf: Am 1. Januar 1908 wurde der Leib geöffnet; die Gallenblase und die Gallengänge verhielten sich normal, aber es fand sich ein kleines Duodenalgeschwür. Kein Aneurysma. Der Patient machte eine gute Genesung durch.

Diagnose: Duodenalgeschwür.

Fall 74.

Eine verheiratete 47 jährige Frau kam am 21. Dezember 1907 in das Krankenhaus. Die Familienanamnese und ihre Lebensgewohnheiten waren ohne Belang. Sie gibt an, daß sie seit 18 Jahren an Krämpfen im Leibe zu leiden habe, die alle drei bis vier Monate eintreten und daß sie während der letzten 14 Tage viel heftiger und häufiger, siebenmal in der Zeit, aufgetreten seien. Der Schmerz beginnt ganz plötzlich ohne erkennbare Ursache im Epigastrium ohne jede Beziehung zur Nahrungsaufnahme oder zur Tageszeit. Er strahlt nach der rechten Seite hin aus, dauert drei bis vier Stunden und weckt sie oft aus dem Schlafe. Gewöhnlich kommt es dabei zum Erbrechen von Nahrung oder bräunlicher Flüssigkeit. Gelbsucht soll nicht vorhanden gewesen sein. Zwischen den Anfällen fühlt sie sich völlig wohl, obwohl der Schmerz so heftig ist, daß Morphium nötig wird. Der Stuhlgang ist regelmäßig, die Urinentleerung normal; sie hat aber die letzten drei Tage weniger Urin gelassen als gewöhnlich. Sie glaubt ziemlich viel abgenommen zu haben.

Die körperliche Untersuchung verläuft negativ mit Ausnahme beträchtlicher Druckschmerzhaftigkeit im Epigastrium. Die Zahl der Leukozyten beträgt 15 800. Das gefärbte Präparat zeigt keine Veränderungen. Im Urin findet sich eine leichte Spur von Albumen, spez. Gew. 1080, wenig hyaline und granulierte Zylinder.

Besprechung: Solche Symptome wie hier können auf Obstipation beruhen, aber die negativen Angaben darüber wurden durch unsere Beobachtung im Krankenhause bestätigt. Auch für Bleivergiftung spricht die Anamnese mit Ausnahme der langen Dauer; die Untersuchung des Blutes und das Fehlen eines Bleisaumes lassen uns diese Krankheit ausschließen.

Die ganze Untersuchung, vor allem der Pupillen und der wichtigsten Reflexe, läßt auch Tabes mit gastrischen Krisen außer Betracht bleiben. Der regelmäßige Stuhlgang und die lange Dauer der Erscheinungen macht eine chronische Darmverengung (Krebs) sehr unwahrscheinlich.

Magenkarzinom bleibt immer zu fürchten, wenn ein Patient im Alter von 47 Jahren wiederholt bräunliche Flüssigkeit erbrochen hat, über heftige Schmerzen im Epigastrium klagt und viel an Körpergewicht abgenommen hat. Durch die Untersuchung mit der Magensonde konnte die Tatsache festgestellt werden, daß keine Stauung im Magen bestand, und sich Blut weder im Mageninhalt noch im Erbrochenen fand. Die Größe des Magens war normal, ein Tumor nicht vorhanden.

Bei Duodenalgeschwüren handelt es sich oft um sehr langanhaltende Beschwerden, ähnlich wie in diesem Falle, und die Anamnese zeigt auch nichts, was sie ausschließen könnte. Auch die Tatsache, daß Blut weder im Erbrochenen, noch in dem künstlich gewonnenen Mageninhalt oder dem Stuhlgang gefunden wurde, schließt ein Geschwür durchaus nicht aus. Die Ausstrahlung des Schmerzes dagegen, der plötzliche Beginn und die schnelle Besserung durch Morphium sind für Duodenalgeschwür weniger charakteristisch, als für die Krankheit, die wir gleich betrachten wollen.

Auch auf das Fehlen jeglicher Beziehung zwischen Schmerz und der Verdauungstätigkeit wollen wir aufmerksam machen.

Gallensteine können alle Symptome dieses Falles erklären, wenn auch die Diagnose uns nicht so ins Auge springt, wie es der Fall wäre, wenn Gelbsucht bestände. Wir sind aber nicht länger überrascht, Gallensteine ohne Gelbsucht zu finden, und im ganzen scheint keine andere Diagnose so wahrscheinlich. Der negative Ausfall der Untersuchung spricht durchaus nicht gegen diese Annahme und auch die Beschaffenheit des Urins braucht uns darin nicht wankend zu machen, obwohl es nicht ganz klar ist, warum Eiweiß und Zylinder vorhanden sind.

Verlauf: Am 26. Dezember wurde eine Laparotomie vorgenommen und 15 große Steine in der Gallenblase gefunden. Die Patientin machte eine gute Heilung durch.

Diagnose: Gallensteine.

Fall 75.

Ein 49jähriger Schneider mit guter Familienanamnese und frei von schädlichen Gewohnheiten kam am 15. Juni 1907 in das Krankenhaus. Seit den letzten 18 Jahren hatte er gelegentlich etwa jeden Monat Anfälle von dumpfen Schmerzen im Epigastrium, die gewöhnlich am Nachmittage begannen. Diese Anfälle haben ihn niemals viel gestört und bleiben oft einen Monat oder länger aus. Aber in den letzten zehn Jahren sind sie häufiger geworden, und die Schmerzen haben sich sowohl am Morgen wie am Nachmittag eingestellt und waren von einem Gefühl von Schwere im Leibe begleitet, seltener aber von Erbrechen. Seit einem Jahre begannen die Schmerzen regelmäßig zwischen 10 und 12 Uhr vormittags und zwischen 4 und 6 Uhr nachmittags mit Ausnahme der Zeit, wo er sich in Behandlung befand. Der Schmerz ist scharf, strahlt manchmal vom Epigastrium nach dem Rücken, selten nach dem linken Hypochondrium aus. Zum Teil wird er durch Nahrungsaufnahme gemildert, ganz durch doppelkohlensaures Natron, niemals durch Druck. Häufig stößt er Gas auf.

Vor zwei Monaten erbrach er an einem Tage, wo andauernd saure Flüssigkeit hochkam, auf einmal etwa 3 Liter saure, schäumende, gelbe Flüssigkeit und hatte darauf große Erleichterung. Vor zwei Wochen erbrach er eine ähnliche Menge, und zuletzt kam noch etwas schokoladenbraune Flüssigkeit. Er glaubt, im letzten halben Jahre etwa 20 Pfd. abgenommen zu haben, hat aber bis zum 29. Mai gearbeitet und hat sich bis vor kurzer Zeit so kräftig wie immer gefühlt, hat auch gut gegessen und geschlafen.

Die körperliche Untersuchung verläuft negativ mit der Ausnahme, daß der Mageninhalt 2220 ccm faßt, der Magen bis $7\frac{1}{2}$ cm unterhalb des Nabels reicht und deutliche Peristaltik zeigt.

Besprechung: Wir haben hier eine Anamnese, die für ein Duodenalgeschwür fast typisch ist. Ich habe sie hier wiedergegeben, um zu zeigen, daß man in solchen Fällen manchmal bei der Operation kein Geschwür findet. Einer der erfahrensten Kliniker meiner Bekanntschaft schrieb mir vor kurzem in einem Briefe: ,,Nach meiner Erfahrung bedeutet Hyperchlorhydrie gewöhnlich Duodenalgeschwür." Ich stimme mit dieser Behauptung durchaus überein, wenn wir sie wörtlich nehmen, d. h. wenn wir ,,gewöhnlich" von ,,immer" unterscheiden. Meine Absicht ist hier, einen von den schwachen Punkten in unseren klinischen Diagnosen aufzudecken, besonders unsere Unfähigkeit, die beiden in Betracht kommenden Krankheiten sicher zu unterscheiden. Hätten wir von Anfang an gewußt, daß der Kranke ein Alkoholiker war, so hätte sich unsere Ansicht ein wenig mehr zur Hyperchlorhydrie geneigt, da diese Störung nicht selten mit Alkoholismus

zusammen vorkommt. Aber auch dann noch hätten wir uns in dem Bereiche von
Möglichkeiten befunden.

Verlauf: Die Operation am 9. Juli zeigte weder Erweiterung noch Geschwürsbildung, weder Geschwüre oder Narbenbildung irgendwo im Magen oder
Duodenum. Der Pylorus war gut durchgängig.

Der Patient erholte sich gut und berichtete am 28. Juli 1908, daß er ähnliche Schmerzanfälle, aber weniger heftig, wiederum gehabt hätte. Er gibt nun
zu, daß er zeitweise reichlich Schnaps trinkt, aber er glaubt, daß das nichts mit
seinen Magenanfällen zu tun hat.

Diagnose: Hyperchlorhydrie (Alkoholismus ?).

Fall 76.

Ein 46 jähriger Landmann kam am 19. Februar 1907 in das Krankenhaus.
Die Familienanamnese ist negativ, schädliche Gewohnheiten liegen nicht vor.
Seit den letzten zwei Jahren leidet er häufig an heftigen Anfällen von Schmerzen
im Epigastrium, die ohne erkennbare Ursache auftreten und etwa einmal im
Monat durch Erbrechen erleichtert werden. Die letzten 14 Tage haben die
Schmerzen an Heftigkeit zugenommen. Er lokalisiert sie ganz genau unterhalb
des Schwertfortsatzes und beschreibt sie als heftig und stärker werdend durch
Husten, Anstrengung oder nach dem Essen von Schweinefleisch, Eiern und
Kalbfleisch. Des Nachts sind sie gewöhnlich schlimmer, besonders unmittelbar
nach dem Zubettegehen. Durch Wärmflaschen werden sie etwas gemildert,
aber sie lassen ihn gewöhnlich den größten Teil der Nacht nicht schlafen.

Die Untersuchung zeigte den Herzstoß 5 cm auswärts der Mamillarlinie
im 5. Interkostalraum. Man hört ein präsystolisches Geräusch an der Herzspitze, das in einen scharfen ersten Ton ausgeht. Auch ein kurzes systolisches
Geräusch kann man dort wahrnehmen. Beide Geräusche werden nach der Achselhöhle zu fortgeleitet. Der zweite Pulmonalton ist sehr scharf zu hören. An der
Basis des Herzens kann man in der Gegend der Aorta ein weiches systolisches
Schwirren fühlen und man hört ein hochklingendes diastolisches Geräusch an
der Ansatzstelle des rechten dritten Rippenknorpels am Sternum und darüber,
zugleich mit einem weichen systolischen Geräusch, das über der ganzen Herzgegend wahrzunehmen ist. Der zweite Aortenton ist nicht zu hören. Der Puls
ist langsam ansteigend, die Arterien sind verdickt und geschlängelt. Auch die
Arteria brachialis ist geschlängelt. Blutdruck 195 mm Hg. Bei der Atmung
fühlt man den Leberrand, und es besteht dort eine mäßige Druckschmerzhaftigkeit, die genau unter dem Schwertfortsatz liegt; auch Muskelspannung ist vorhanden.

Besprechung: Hier ist, wie in den meisten vorangegangenen und noch
folgenden Fällen, der Schmerz in der Nacht schlimmer als am Tage. Diese
Symptome werden oft als charakteristisch für die Schmerzen bei Gallensteinen
oder Duodenalgeschwür angegeben, und auch andere Züge dieses Krankheitsbildes würden mit diesen beiden Diagnosen übereinstimmen. Es ist aber von
grundlegender Bedeutung, bei der Betrachtung dieses Krankheitsfalles darauf
zu achten, daß der Schmerz durch Bewegung und beim Husten heftiger wird.
Dies ist bei Duodenalgeschwür und Gallensteinen gewöhnlich nicht der Fall,
wenn auch entzündliche Verwachsungen einmal derart liegen können, daß sie
bei der Muskelanspannung ausgedehnt werden und so Schmerzen verursachen.
Das Vorhandensein von wohl ausgesprochenen Herzveränderungen (Aortenstenose
und Insuffizienz) und besonders das Bestehen des hohen Blutdruckes muß uns
jeden Schmerz daraufhin verdächtig machen, daß er in Zusammenhang mit dem
Zirkulationssystem steht. Das Auftreten bei Bewegung ist außerordentlich

charakteristisch für Angina pectoris. Werden solche Schmerzen jemals so tief wie im Epigastrium empfunden? Es ist dies sicher der Fall, und deshalb ist vielleicht auch der Ausdruck Angina abdominalis passender. Ich habe eine ganze Reihe solcher Fälle gesehen, die ohne jeden Erfolg von Magenspezialisten behandelt worden sind, die auf die Verhältnisse des Herzens und der Gefäße nicht geachtet hatten. Um weitere Sicherheit in der Diagnose zu erlangen, müßte man sehr genau die Wirkung von Ruhe und Nitroglyzerin beobachten. Sicherlich wird keine Art von Magenbeschwerden oder Schmerzen von Seiten der Gallenblase durch Nitroglyzerin gebessert.

Verlauf: Eine Beobachtung von wenigen Tagen im Krankenhause zeigte uns die Wahrheit unserer Vermutung. Bei Ruhe wurden die Anfälle weniger heftig und wenn sie auftraten, rasch durch Nitroglyzerin gebessert.

Diagnose: Angina pectoris.

Fall 77.

Ein 49 jähriger Handelsmann kam am 10. Dezember 1907 mit Klagen über Schmerzen, Stuhlverstopfung und Erbrechen in das Krankenhaus. Er trinkt täglich einige Glas Schnaps, war aber bis zum Beginn der vorliegenden Krankheit nie krank. Auch seine Familienanamnese ist frei von Besonderheiten. Seit fünf Wochen leidet er an Schmerzen im Leibe. Die Schmerzen begannen zu einer Zeit, wo er sich nicht wohl fühlte, und machten ihn einige Tage arbeitsunfähig; sie begannen im Epigastrium, sind zur Nachtzeit schlimmer, werden durch Essen gebessert und sind von starken Blähungen und Aufstoßen begleitet. Gewöhnlich beginnen sie etwa um 4 Uhr nachmittags, werden am heftigsten zwischen 11 und 4 Uhr des Nachts, worauf sie langsam nachlassen. In der letzten Zeit sind sie jede Nacht aufgetreten. Oft muß er, wenn die Schmerzen heftig sind, erbrechen, in der letzten Nacht dreimal. Jeden zweiten oder dritten Tag hat der Kranke geringe Stuhlentleerung. Vor zwei Monaten betrug sein Körpergewicht 135, jetzt 116 Pfd.

Die körperliche Untersuchung einschließlich des Urins ist negativ. Ein Bleisaum ist nicht zu sehen. Die Zahl der Leukozyten beträgt 10 400 mit 80% polynukleären Zellen, 18% Lymphozyten und 2% eosinophilen Zellen. Nicht ausgesprochene Tüpfelung und anormale Färbung vieler roter Blutkörperchen. Hämoglobin 90%.

Drei Tage später enthielt der Urin eine Spur Albumen mit zahlreichen hyalinen, fein und grob granulierten Zylindern, von denen viele einen Zellbelag zeigten.

Besprechung: Unser erster Eindruck ist natürlich der, daß der Branntwein hier eine große Rolle spielt. Aber beim weiteren Nachdenken findet man eigentlich keinen Grund dafür, warum jetzt plötzlich die Schmerzen auftreten, wo Patient doch schon so lange Zeit trinkt.

Die Tatsache der Stuhlverstopfung führt zu der Frage, ob diese Störung nicht alle die Symptome hervorrufen kann, seien sie nun von der gewöhnlichen funktionellen Art oder durch eine Striktur (bösartig?) hervorgerufen. Aber wieder erhebt sich die Frage: Warum soll er jetzt plötzlich im Alter von 49 Jahren Beschwerden von seiner Obstipation bekommen? Die funktionellen Arten dieser Krankheit zeigen sich gewöhnlich lange vor diesem Alter. Bei einem Manne in diesen Jahren könnte nur eine besondere Veränderung der Diät oder schwere nervöse Überanstrengung das plötzliche Auftreten einer funktionellen Obstipation erklären.

Natürlich ist es möglich, wie ich schon früher erwähnt habe, daß ein Darmkrebs viele Monate oder selbst Jahre ohne irgendwelche Symptome bestehen kann. Wenn wir aber die Anamnese durchgehen und ihn im Hinblick auf diese Möglichkeit untersuchen, so finden wir nichts, was mit Ausnahme der verdächtigen Gewichtsabnahme dafür spricht.

Ein Schmerz, der durch Nahrungsaufnahme gemildert wird, beruht oft auf Hyperazidität oder peptischem Geschwür, und wir finden auch in diesem Falle nichts, was diese Erkrankungen mit Sicherheit ausschließen könnte; sie müssen ebenso wie die Cholelithiasis immer im Hintergrunde unserer Gedanken bleiben, wenn plötzlich auftretende epigastrische Schmerzen das hervorstechende Symptom sind.

Bevor wir weitere Untersuchungen anstellen oder uns in andere Kombinationen einlassen, müssen wir die Möglichkeiten durchgehen, die sich in der Anwesenheit von deutlichen Tüpfelzellen bei dem Fehlen einer Anämie ergeben. Obwohl ein Bleisaum nicht zu finden ist, und auch nichts in der Beschäftigung des Patienten auf eine Bleivergiftung hinweist, so ist doch diese Blutveränderung so charakteristisch, daß man sich zunächst vor allem anstrengen muß, ihr zu folgen.

Verlauf: Während der ersten drei Tage konnte eine Diagnose nicht gestellt werden. Später wurde festgestellt, daß er seit drei Monaten Wasser trinkt, das durch eine 10 m lange Bleiröhre geleitet wird. Der Blutdruck betrug 105 mm Hg. Am 17. Dezember waren die Kolikanfälle weniger ausgesprochen, aber zum ersten Male zeigte sich eine plötzliche Muskelschwäche beider Arme. Am 24. waren die Koliken verschwunden und der Urin normal, aber in den Armen und am Rücken war eine ausgesprochene Muskelschwäche festzustellen. An dem gleichen Tage fand man einen deutlichen Bleisaum am Zahnfleisch, der aber nur auf der Innenseite der Zähne des Oberkiefers sichtbar war.

Diagnose: Bleivergiftung.

Fall 78.

Ein 64jähriger Neger kam am 7. August 1907 in das Krankenhaus; er erzählte, daß seine Mutter im Alter von 85 Jahren gestorben sei, „weil sie zuviel arbeiten mußte". Im übrigen ist seine Familienanamnese ohne Belang. Er klagt jetzt über heftige Schmerzen im Epigastrium, die seit drei Monaten vorhanden sind. Zeitweise habe er täglich 1 Liter Schnaps getrunken. Vor 15 Jahren hatte er ein venerisches Geschwür, das lokal mit Kalomel und innerlich mit Jodkali behandelt wurde. Die Behandlung dauerte sechs Monate, sekundäre Symptome wurden nicht beobachtet. Die letzte Zeit hat er täglich 3—4 Glas Branntwein und 3—4 Glas Bier getrunken, nur die letzten vier Monate war er abstinent; er raucht und kaut Tabak.

Bei Beginn der Schmerzen vor drei Monaten fiel er auf der Straße hin, obwohl er nicht bewußtlos war. Seither strahlt der Schmerz vom Epigastrium rings um die Brust oder nach der linken Seite und nach dem Rücken zu aus. Gelegentlich schießt er vom Kreuz heraus zur linken Schulter oder von der rechten Schulter den Schenkel herab, aber am schlimmsten bleibt er immer im Epigastrium.

Vor drei Wochen wurde er in der Poliklinik untersucht und glaubt, es sei ihm dabei etwas zerrissen worden. Er hat kein Erbrechen, keine Kopfschmerzen, oder Herzklopfen. Im Januar 1907 wog er 180, im Juni 145, jetzt 140 Pfd. Die Verdauung ist gut.

Die Untersuchung zeigte Blässe der Schleimhäute. Das Herz ist frei von Veränderungen mit Ausnahme einer Verstärkung des zweiten Aortentones. Die Karotiden sind vorspringend und leicht palpabel. Der Blutdruck beträgt

130 mm Hg. Die rechte Lunge zeigt eine beträchtliche Anzahl von groben Rasselgeräuschen unterhalb der Skapula und eine mäßige Dämpfung, die bis zur Basis der Lunge reicht. Etwa 3—4 cm unterhalb des rechten Rippenrandes findet sich ein runder Knoten von 3 cm Durchmesser, beträchtlich über die Haut erhaben und sichtbar nicht mit ihr verwachsen. Er ist etwas beweglich, auf Druck nicht schmerzhaft und steigt bei der Atmung nicht herab. In den abschüssigen Partien des Leibes findet sich Dämpfung, die sich bei Lagewechsel verändert. Der Penis hat einen Umfang von 15 cm, ist deutlich ödematös und ebenso das Perineum. Bewegungen im Rücken sind schmerzhaft und beschränkt.

Die rektale Untersuchung zeigt, daß die Prostata die Größe einer kleinen Orange hat, sehr fest und unbeweglich im Becken sitzt, wobei sie das Rektum merklich vorwölbt. Der rechte Hoden ist vergrößert und auf Druck schmerzhaft.

Rote Blutkörperchen 2 696 000, Leukozyten 14 200, histologisches Blutbild ohne Veränderungen. Hämoglobin 45%.

Besprechung: Ein Aneurysma der Abdominalaorta muß als Ursache von Schmerzen, wie sie in diesem Falle beschrieben sind, sicher in Betracht gezogen werden, besonders wenn die Anamnese einer syphilitischen Infektion so völlig sicher gestellt ist wie hier. Den vergrößerten Hoden würde man natürlich als syphilitische Orchitis erklären. Den plötzlichen Beginn der Schmerzen und ihre heftige Wirkung könnte man auf eine teilweise Ruptur des Aneurysma zurückführen.

Gegen diese Diagnose spricht jedoch das Ergebnis der rektalen Untersuchung. Ich kenne keine Form syphilitischer Veränderungen, welche derartige Veränderungen in der Prostata hervorrufen könnte. Eine andere gewichtige Tatsache, die später zu unserer Kenntnis kam, war die völlige Unwirksamkeit einer lange fortgesetzten antisyphilitischen Behandlung, der er sich neuerdings unterzogen hatte. Eine bösartige Geschwulst ist sicher die häufigste Ursache für einen ausgedehnten harten unbeweglichen Tumor in Verbindung mit der Prostata. Das würde auch leicht die Anämie und den Knoten in der Bauchwand erklären, obwohl beides möglicherweise auch durch Syphilis hervorgebracht werden könnte. Wenn eine bösartige Erkrankung die richtige Diagnose ist, warum ist dann der Patient so plötzlich davon betroffen worden, daß er vor drei Monaten auf der Straße hinfiel? Auf diese Frage kann ich keine befriedigende Antwort geben; vielleicht haben seine Trinkergewohnheiten etwas damit zu tun.

Verlauf: Der Kranke starb am 10. August.

Die Autopsie ergab ein Sarkom des rechten Hodens mit Metastasen in der Prostata, den Niebennieren, im Duodenum, den Bronchialdrüsen, der Pleura, dem Perikard und der Bauchwand.

Diagnose: Sarkom des Hodens mit Metastasen.

Fall 79.

Eine farbige Frau von 24 Jahren wurde am 1. August 1907 in das Krankenhaus aufgenommen. Vor sieben Monaten begann sie über starke dauernde Schmerzen um den Nabel herum zu klagen, die links etwas stärker waren wie rechts. Zu dieser Zeit wurde auch ein großer harter Tumor in der Nähe des Nabels gefunden. In den Monaten, die darauf folgten, hatte sie viele Schmerzanfälle in derselben Gegend und die Temperatur bewegte sich von 37,8 ° bis 40,6 °. Zu gleicher Zeit nahm die Geschwulst an Größe ab. Während der letzten vier Monate hatte sie gelegentlich Anfälle von Schmerzen, die zwei oder drei Tage anhielten. Im Laufe der letzten vier Wochen bestanden auch heftige Schmerzen im Epigastrium, die etwa alle vier Stunden kamen, anhielten, zum Erbrechen führten, aber während der letzten 24 Stunden war sie schmerzfrei. Sie hat in den letzten sieben Monaten 12 Pfd. an Gewicht verloren, aber bis auf die letzten vier Tage sich nicht sehr schwach gefühlt. Nasenbluten hat sie während ihres ganzen Lebens sehr häufig gehabt, besonders zur Zeit der Menstruation. Jahrelang litt sie an Verstopfung, aber mit Nachhilfe erfolgte doch gewöhnlich täglich eine Entleerung. Die Temperatur geht niemals über 37,2 °, Hämoglobin 80%, Leukozyten 8800, Urin normal.

Die Untersuchung ergibt keine Veränderung der Brustorgane; der Leib wird ganz steif gehalten, besonders in den unteren Partien, wo eine leichte Dämpfung besteht. Auf Druck ist der ganze Leib recht schmerzhaft. Eine Erklärung für diese Schmerzhaftigkeit wird nicht gefunden.

Bei der Untersuchung von der Scheide aus fühlt man der rechten Seite der Gebärmutter entlang einen Strang, aber der Fundus kann wegen der Spannung des Leibes nicht gefühlt werden. Auch bei der Untersuchung im warmen Bade und selbst in der Äthernarkose läßt die Muskelspannung nicht völlig nach.

Besprechung: Die klinische Erfahrung lehrt uns, daß bei jeder Erkrankung einer Negerin, wenn die Symptome unterhalb des Gürtels liegen, sich schließlich ein fibröser Tumor des Uterus als die richtige Diagnose herauszustellen pflegt. Die Untersuchung war in diesem Falle so unzureichend, daß man nichts Bestimmtes über den Uterus aussagen konnte. Der Knoten, der vor einigen Monaten so leicht zu fühlen war, würde sich sehr gut mit der Idee eines Fibroms vereinigen lassen, aber die sichtbare Abnahme der Größe, das langanhaltende Fieber von drei Monaten Dauer und die allgemeine Muskelspannung der Bauchwand paßt nicht gut zu dieser Diagnose.

Eine Beckenperitonitis von einer Pyosalpynx ausgehend könnte den Strang, den man von der Vagina aus fühlte und auch die Druckschmerzhaftigkeit im unteren Teile des Leibes erklären, nicht aber das langanhaltende Fieber, die weitausgedehnte Spannung der Bauchwand und den Tumor in der Nähe des Nabels. Wohl aber erklärt eine tuberkulöse Peritonitis alle diese Tatsachen und ist außerdem außerordentlich häufig bei jungen Farbigen.

Verlauf: Am 7. August wurde das Abdomen geöffnet, und es zeigte sich eine tuberkulöse Peritonitis mit vielfachen Verklebungen der Eingeweide untereinander ohne Flüssigkeit.

Diagnose: Tuberkulöse Peritonitis.

Fall 80.

Eine verheiratete 38 jährige Frau kam am 10. Dezember 1907 wegen anhaltender Leibschmerzen, die sie schon seit einigen Wochen unfähig zu jeder Arbeit machten, in das Krankenhaus. Seit $3\frac{1}{2}$ Jahren hat sie die Schmerzen hin und wieder einmal empfunden; zeitweise waren sie sehr schwer und ließen sie nicht schlafen. Nun ist der Schmerz jeden Tag vorhanden. Früher hatte sie zeitweise durch viele Wochen keine Beschwerden. Die Schmerzen sind weder von der Nahrungsaufnahme noch von der Tageszeit abhängig. Der Appetit ist ziemlich in Ordnung; sie hat niemals Gelbsucht gehabt. Gelegentlich muß sie erbrechen, wobei das Erbrochene in keiner Weise charakteristisch ist. Alle drei Tage etwa erfolgt Stuhlgang. Sie hat keinen Husten, keine Kopfschmerzen und glaubt in den letzten acht Monaten etwa 20 Pfd. an Gewicht abgenommen zu haben. Seit dieser Zeit konnte sie auch wegen der Schmerzen nicht mehr arbeiten.

Die Untersuchung zeigt beträchtliche Gewichtsabnahme und Blässe der Schleimhäute. Temperatur, Puls und Atmung sind normal, ebenso die Brustorgane. Das Abdomen ist etwas eingezogen, steif, im ganzen Umfange tympanitisch und im Epigastrium druckschmerzhaft. Eine Resistenz ist nirgends fühlbar. Blut und Urin zeigen keine Veränderungen.

Besprechung: Die Symptome ähneln ganz außerordentlich denen des letzten Falles (tuberkulöse Peritonitis), aber hier verlaufen ganze Wochen frei von Symptomen und niemals hat Fieber bestanden. Alle die gewöhnlichen Erwägungen, die sich auch in dem letzten Falle ergaben, wurden studiert und verfolgt, aber ganz ohne Ergebnis. Wir konnten keinen positiven Beweis für eine Darmstriktur, Bleivergiftung, Magengeschwür, Cholelithiasis oder für irgendeine Form einer Peritonitis finden. Auch fand sich kein Grund, an eine Erkrankung der Niere oder irgend eines anderen Teiles des Harntraktes zu denken. Unter solchen Verhältnissen haben wir wohl das Recht, uns zu fragen, ob nicht alle diese Symptome auf einer einfachen Obstipation beruhen können. Es scheint außergewöhnlich, daß ein Gewichtsverlust von 20 Pfd. dadurch hervorgerufen werden kann; nur der Erfolg der Therapie kann die Frage entscheiden. Wenn alle Symptome nach Regulierung des Stuhlganges verschwinden und wenn, solange der Stuhlgang regelmäßig erfolgt, die Schmerzen nicht wiederkehren, erscheint die Diagnose gerechtfertigt.

Verlauf: Unter sorgfältiger Diät mit 1,0 g Natriumbikarbonat nach den Mahlzeiten und milden Abführmitteln hörten die Schmerzen der Patientin auf, so daß sie nach sechs Tagen das Krankenhaus verlassen konnte; bis 1910 hat sie sich weiterhin gut befunden.

Diagnose: Obstipation.

Fall 81.

Ein 32jähriger russischer Jude kam am 11. Februar 1908 zur Aufnahme. Seit fünf Monaten klagte er über krampfhafte Schmerzen im Epigastrium, die um 4 Uhr nachmittags beginnen und die ganze Nacht bis zur Frühe des nächsten Tages anhalten. In den vergangenen Jahren hat er gelegentlich wenige Anfälle gehabt. Die Schmerzen haben keine Beziehung zur Nahrungsaufnahme, aber an den Tagen, wo der Magen in der Poliklinik ausgewaschen wurde, hat er sich wohler gefühlt. Er hat guten Appetit und ißt tüchtig, muß aber täglich erbrechen, manchmal von selbst, andere Male mit Absicht, um seine Beschwerden zu erleichtern. Es werden große Mengen erbrochen, oft mehr, als er seit der letzten Mahlzeit zu sich genommen hat. Der Stuhlgang erfolgt, wenn er nicht nachhilft, nur alle 5—6 Tage. Vor etwa einer Woche erwachte er gegen 2 Uhr in der Nacht und fühlte sich sehr schwach. Bald bekam er keine Luft und hatte zunächst 24 Stunden große Atembeschwerden. Vor einem Jahre wog er 144, jetzt 114 Pfd. Früher war er Maler, hatte aber während der letzten 13 Jahre nichts mit Blei zu tun.

Die Untersuchung verlief negativ mit Ausnahme der Tatsache, daß unter dem rechten Rippenbogen Druckschmerzhaftigkeit und leichter Spasmus besteht. Brustorgane normal. Der Magen faßt 3240 ccm Flüssigkeit. Das Waschwasser des Magens riecht stark nach organischen Säuren, und es ist schwer, den Magen ganz rein zu waschen. Bei Aufblähung mit Luft reicht der untere Rand des Magens bis in die Mitte zwischen Nabel und Schambein. Die Sahlische Untersuchungsmethode wurde mit folgendem Ergebnis angewandt: 300 ccm der Probeflüssigkeit wurden eingegeben. Nach einer Stunde betrugen die Rückstände 315 ccm, davon 100 ccm Probeflüssigkeit und 206 ccm sezernierte Flüssigkeit. Daher haben in einer Stunde etwa 63% den Magen verlassen, während es in der Norm 75—90% tun. Der Salzsäuregehalt des Magensaftes betrug 3,4%, in der Norm 3,5%. Diagnose: Mangelnde Motilität mit Hypersekretion.

Während des Aufenthaltes im Krankenhause waren die Hauptsymptome ein brennender Schmerz im Epigastrium, Blähung und Verstopfung. Weder Diät noch Medizin oder Waschung des Magens brachte Erleichterung.

Besprechung: Wir wiederholten in diesem Fall die therapeutische Probe, die wir in den letzten Fällen so glücklich angewandt haben, aber auch wenn der Stuhlgang ganz in Ordnung war, dauerten die Beschwerden unverändert an. Obstipation war deswegen nicht die eigentliche Krankheit, sie war das Ergebnis, nicht aber die Ursache.

Bleivergiftung konnte durch die Untersuchung des Blutes und des Zahnfleisches ausgeschlossen werden.

Druckschmerzhaftigkeit und Spasmus unter dem rechten Rippenrande bei einem Kranken, der an paroxysmalen Schmerzen im Epigastrium leidet, lassen uns an Gallensteine denken. Diese Möglichkeit kann nicht ausgeschlossen werden und war eine der Annahmen, die der Chirurg, der später operierte, machte.

Es muß aber auch augenscheinlich noch etwas neben der Gallenblase krank sein, denn der Magen des Kranken ist deutlich dilatiert und entleert sich nicht wie er soll. Dies kann aber auch eine Folge der wiederholten Gallensteinanfälle sein, veranlaßt durch die dabei zustande gekommenen Adhäsionen.

Für die Annahme eines Magenkrebses, dieser häufigsten Ursache der Pylorusstenose, scheint die Krankheit in diesem Falle zu langdauernd. Können wir aber den Gewichtsverlust irgendwie anders erklären? Auf diese letzte Frage soll mit besonderer Betonung geantwortet werden, daß Kranke ein Fünftel, ja ein Viertel ihres Gewichts infolge von Gallensteinen oder Magengeschwür verlieren können.

In dem vorliegenden Falle konnte vor der Operation nur das sicher gesagt werden, daß eine Behinderung in dem Ausflusse des Mageninhaltes bestand. Als Ursache dafür kamen die Narben eines Duodenalgeschwürs und Adhäsionen als Folge wiederholter Gallensteinanfälle am ehesten in Betracht.

Verlauf: Am 19. Februar wurde der Leib geöffnet; Magen, Duodenum, Gallenblase waren gesund, aber der Pylorus durch Adhäsionen beträchtlich zusammengeschnürt. Es wurde eine Gastroenteroanastomie angelegt. Nach der Operation ging es dem Kranken besser und am 13. März befand er sich völlig wohl mit Ausnahme von etwas Schwäche. Am 20. Mai wurde er ganz frei von irgendwelchen Symptomen von seiten des Magens entlassen.

Diagnose: Adhäsionen am Pylorus.

Fall 82.

Eine verheiratete 32jährige Frau hatte seit einigen Monaten über heftige Schmerzen im Epigastrium zu klagen, die unmittelbar nach den Mahlzeiten auftraten, etwa eine Viertelstunde anhielten und nach dem Aufstoßen von Gas sich besserten. Sie kam am 29. Juni 1907 ins Krankenhaus. Mit 15 Jahren hatte sie Typhus, mit 20 Jahren Diphtherie, Scharlach mit 22 Jahren und vor 5 Jahren „Peritonitis". Seit 15 Jahren ist sie verheiratet, hat keine Kinder und hat auch keine Fehlgeburten durchgemacht. Vor 5 Jahren wog sie 250 Pfd.; sie glaubt, in der letzten Zeit noch zugenommen zu haben. Alle Wochen trinkt sie zwei- oder dreimal tüchtig Branntwein. Vor vier Tagen aß sie sehr hastig zum Abendbrot. Um 1 Uhr erwachte sie unter heftigen Schmerzen im Epigastrium, die seither angehalten haben.

Nach Betastung des Epigastriums wird der Schmerz krampfhaft und scheint nach dem Rücken zu durchzugehen. Bei jedem tiefen Atemzuge wird er schlimmer und auch durch Bewegung vermehrt. Stuhlgang erfolgte in der letzten Nacht zum ersten Male seit der Erkrankung und zwar auf Abführpillen. Sie konnte wegen der Schmerzen nicht schlafen und glaubt in der letzten Nacht deliriert zu haben. Die Temperatur beträgt 38,9 °, Puls 100, Respiration 30. Bei der Perkussion besteht an der Basis beider Lungen leichte Druckschmerzhaftigkeit, sonst findet sich aber keine Veränderung der Norm. Oberhalb des Nabels ist das Abdomen etwas eingezogen, weniger darunter. Die Bauchwand ist sehr dick und schwappend. Im Unterteil besteht leichte Spannung, weniger im Epigastrium, wo der Schmerz am heftigsten ist. Bei tiefem Druck treten Schmerzen auf beiden Seiten im Unterleibe und im rechten Hypochondrium auf. Der Rand der Leber kann nicht gefühlt werden.

Am nächsten Morgen war der Schmerz deutlicher auf das Epigastrium lokalisiert, und Temperatur, und Puls blieben erhöht, während die Leukozyten von 13 400 auf 17 000 gestiegen waren.

Besprechung: Aus dieser sehr bunten Anamnese mit ihren verschiedenen Hinweisen auf Dyspepsie, Peritonitis und Alkoholismus konnte man keine klare Handhabe für eine Diagnose gewinnen. Die Obstipation und der weit ausgebreitete Schmerz im Rücken und vorn am Körper sind bekannte Züge einiger Arten von Neurose, aber das Bestehen von Fieber und die Leukozytose machen eine nervöse Erkrankung unwahrscheinlich. Im Vordergrunde des klinischen Bildes steht der Schmerz im Epigastrium und die Druckschmerzhaftigkeit mit akutem Beginn. Daraus können sich noch viele Möglichkeiten entwickeln, aber zurzeit ist eine klare Diagnose nicht möglich. Das Problem, das sich hier bietet, ist eins, das uns sehr häufig entgegentritt. Wir haben guten Grund zu der Annahme, daß im Verlaufe von 24 oder 48 Stunden die Diagnose viel klarer sein wird. Aber ist es nicht gefährlich, solange zu warten? Sollte man nicht bald zu einer Operation schreiten, bevor drohendere Symptome auftreten? Allgemeine Regeln, durch deren Befolgung man in jedem Falle die Schwierigkeit vermeiden kann, lassen sich hier nicht geben. Die Entscheidung beruht hauptsächlich auf zwei Punkten der Krankenbeobachtung:

1. Wie krank ist der Patient?
2. Geht es ihm von Stunde zu Stunde schlechter?

Die Beantwortung der ersten Frage beruht auf einer langen und gereiften klinischen Erfahrung. Man gewinnt einen allgemeinen Eindruck, über den man sich keine klare Rechenschaft geben kann. Der Ausdruck des Gesichts und die Beschaffenheit des Pulses sind vielleicht die wichtigsten Dinge für die Beurteilung.

Wichtiger noch ist die nachweisbare Veränderung bestimmter Erscheinungen, die während der Beobachtung zutage treten, wie der Temperatur, des Pulses, der Atmung, der Leukozytose, des Grades und der Verteilung der Muskelspannung, der Druckschmerzhaftigkeit und Schmerzen. Während wir nun den Verlauf der Dinge abwarten, kann der Schmerz sehr wohl Zeit haben, sich irgendwo festzusetzen. Die sorgfältige Beobachtung der meisten derartigen Fälle zeigt uns drei Stadien,

1. den Initialschmerz, dessen Lokalisation von großem diagnostischen Werte ist, wenn die Anamnese klar und bestimmt lautet,
2. die darauffolgenden Ausstrahlungen des Schmerzes, die oft sehr irreführend sind,
3. die endgültige Beschränkung des Schmerzes auf einen bestimmten Punkt, die für die Diagnose sehr wichtig ist; es ist aber häufig gefährlich, solange zu warten.

Die Symptome scheinen hier nicht stark genug zu sein, um ein perforiertes Magengeschwür oder eine akute Peritonitis anzunehmen, obwohl keines von ihnen sich ausschließen läßt. Gallensteine sind demnächst die häufigsten Ursachen für Schmerzen dieser Art, wenn man, wie es in dem vorliegenden Falle leicht möglich ist, Blei, Tabes, Obstipation, Peritonitis und Angina pectoris ausschließen kann. Da Fieber besteht und eine Leukozytose vorhanden ist, hat

man Grund zu der Annahme, daß es sich hier auch um eine Cholezystitis handeln
kann.

Anfang Juli wurde operiert und dabei eine vergrößerte, ödematöse, zum
Teil schon gangränöse Gallenblase gefunden, die einen fazettierten Stein enthielt.
Die Patientin machte eine gute Heilung durch.

Diagnose: Cholelithiasis und gangränöse Gallenblase.

Fall 83.

Eine 48jährige Frau wurde am 14. Februar 1908 in das Krankenhaus aufgenommen; sie hatte vier Kinder, die alle gestorben sind. Das erste war kongenital
idiotisch, das zweite hatte einen Wasserkopf, das dritte war totgeboren, und das
vierte starb im Alter von drei Jahren an Lungenentzündung. Während der
letzten Monate der dritten Schwangerschaft hatte sie wiederholt Krampfanfälle;
während der vorangegangenen traten solche Störungen nicht ein. Fehlgeburten
hat sie nicht gehabt. Ihre Lebensgewohnheiten sind gute, doch mußte sie während
der letzten zehn Jahre jede Nacht 8—10 mal Wasser lassen.

In den letzten 17 Jahren hatte sie zahlreiche Anfälle von Schmerzen im
Epigastrium mit Aufblähung des Leibes und Aufstoßen. Der Schmerz war nie
kolikartig und war auch nie von Gelbsucht begleitet, aber er strahlt nach dem
Rücken zu aus und war gelegentlich so stark, daß Morphium notwendig wurde.
Die Schmerzanfälle haben keine Beziehungen zu ihrem Gemütszustande, auch
nicht zu der Art und Zeit der Nahrungsaufnahme. Das Körpergewicht ist
unverändert.

Vor $2\frac{1}{2}$ Wochen hatte sie einen plötzlichen Schmerzanfall, der schlimmer
war, als irgend einer der vorigen, und brach in den ersten 24 Stunden zu wiederholten Malen. Seit fünf Tagen hat sie Fieber und hat seither das Bett gehütet.
Sie hat täglich Schüttelfröste, die 15—20 Minuten dauern und zu der gleichen
Stunde wiederkehren. Der Stuhlgang war angehalten. Sie hat sich die letzten
14 Tage nur sehr vorsichtig ernährt.

Temperatur, Puls und Atmung ist normal; die Patientin ist sehr dick;
die Skleren zeigen eine leicht gelbliche Verfärbung. Die Brustorgane sind ohne
Veränderung, auch das Abdomen zeigt nur eine allgemeine Druckschmerzhaftigkeit. 5 cm unterhalb des Rippenrandes fühlt man einen gerundeten Rand (ver-
mutlich die Leber), der bei der Einatmung herabsteigt; dort und unmittelbar
darüber besteht eine ausgesprochene Druckschmerzhaftigkeit. Die Oberfläche
der Leber erscheint unregelmäßig. Das rechte Sakroiliakalgelenk erscheint auf
Druck schmerzhaft; deshalb liegt sie besser, wenn sie ein Kissen unter der Lendenwirbelsäule hat. Schmerzen und Erbrechen dauern nach der Aufnahme ins
Krankenhaus fort trotz Abführmittel, Gegenmittel und Nahrungsentziehung.
Die Zahl der Leukozyten betrug bei der Aufnahme 8000 und stieg am dritten
Tage auf 17 000, bei 90% polynukleären Zellen. Die Temperatur stieg zu der
gleichen Zeit auf 38,9 °.

Besprechung: Wenn bei einer Frau die Schwangerschaften wie hier verlaufen, so muß man stets an Syphilis als eine mögliche Ursache für die später
eintretenden Erscheinungen denken. Das Vorhandensein von Schüttelfrösten
und der Eindruck einer höckerigen Leber weist auf dieses Organ als den möglichen Sitz der syphilitischen Veränderung. Wegen solcher Schüttelfröste habe
ich zweimal gesehen, daß Patienten wochenlang mit Chinin behandelt wurden
zu einer Zeit, da Syphilis der Leber die richtige Diagnose war.

In diesem Falle weist uns die normale Temperatur darauf hin, ob die
Schüttelfröste nicht nervösen Ursprungs sind. Zittern und Sichschütteln sind
ganz gewöhnliche nervöse Symptome mit oder ohne das Gefühl von Kälte und

werden unter solchen Bedingungen nicht für einen Schüttelfrost angesehen, der gewöhnlich Fieber nach sich zieht. Wir sind durchaus nicht sicher, ob die Temperatur bis zum 14. Februar immer normal gewesen ist, im Gegenteil sprechen die Angaben der Patientin direkt dagegen. Wir können uns aber durchaus nicht mit der Diagnose einer Psychoneurose begnügen, wenn so ausgesprochene physikalische Veränderungen vorhanden sind, wie wir sie oben beschrieben haben.

Können alle die Störungen auf einer Entzündung im Sakroiliakalgelenk beruhen? Die Aufmerksamkeit wird auf diesen Punkt durch die Druckschmerzhaftigkeit über dem Gelenk gerichtet und die Besserung der Schmerzen, die eine Unterstützung der Lendenwirbelsäule gewährt. Aber die Gelbsucht, die Vergrößerung der Leber und das andauernde Erbrechen kann man nicht so erklären. Schmerzen und Druckschmerzhaftigkeit in verschiedenen Teilen des Leibes können durch Nervenausstrahlungen hervorgerufen werden, die ihren Ursprung in einer Erkrankung des Sakroiliakalgelenks haben. Sowohl Gallensteine wie Appendizitis können so vorgetäuscht werden; aber in diesem Falle haben wir andere objektive Zeichen.

Bei weitem die häufigste Krankheit, die unter einem Bilde, wie wir es hier beschrieben haben, verläuft, ist die Cholelithiasis, und obwohl der Fall in mancher Hinsicht atypisch ist, scheint es doch die beste Diagnose.

Verlauf: Die Operation zeigte eine vergrößerte, dickwandige, perforierte Gallenblase, die von einer beträchtlichen Menge Eiters umgeben war und zahlreiche Gallensteine enthielt.

Diagnose: Cholelithiasis mit Perforation.

Fall 84.

Ein 13 jähriger Schüler wurde am 14. Februar 1908 in das Krankenhaus aufgenommen. Im November und Dezember 1906 litt er an einer akuten Entzündung der Harnröhre, und in dem Eiter wurden Gonokokken nachgewiesen. Im Laufe der letzten drei Jahre hatte er etwa ein Jahr lang Rheumatismus in Perioden, die sechs Wochen bis drei Monate andauerten. Die Familienanamnese ist ohne Belang; bis auf die letzten zwei Jahre war er gesund.

Vor einer Woche begann er über Schmerzen im Epigastrium zu klagen. Vor fünf Tagen schwollen die Knie an, und er hatte Schmerzen bei Bewegungen und legte sich zu Bett, das er seitdem gehütet hat. In den letzten beiden Tagen haben sich die Knie gebessert und andere Gelenke sind nicht ergriffen worden. Gestern begann er sehr schnell zu atmen, hatte aber weder Husten noch Erbrechen.

Die körperliche Untersuchung zeigt leicht erschwerte Atmung und Blässe der Schleimhäute. Temperatur 37,9 °, Puls 112, Atmung 28. Die Herzdämpfung reicht bis zum 6. Interkostalraum, 5 cm außerhalb der linken Mamillarlinie. Der rechte Rand ragt $2\frac{3}{4}$ cm über den rechten Sternalrand hinaus. Der Herzleberwinkel ist stumpf. Über der ganzen Herzgegend, am lautesten aber über der Herzspitze, hört man ein systolisches und ein rauhes diastolisches Geräusch. Das letztere vernimmt man außerdem über dem unteren Rand des Sternums. Auf der linken Rückenseite findet sich eine Dämpfung, die bis 2 cm unterhalb des Axillarwinkels reicht, dann nach vorn schräg zu der Herzdämpfung herabsteigt. Über dem größten Teile der gedämpften Zone hört man Bronchialatmen, vermehrten Stimm- und Pektoralfremitus und feine feuchte Geräusche. An der Basis, wo die Dämpfung am ausgesprochensten ist, hört man Flüstergeräusche und die Atmung nur sehr leise. Später konnte man Kapillarpuls nachweisen, und das diastolische Geräusch erwies sich am lautesten am linken Rande des Sternums und fast ebenso laut im zweiten rechten Interkostalraum. Husten

bestand niemals. Die Zahl der Leukozyten schwankte zwischen 12 000 und
13 000. Der Urin, 900—1200 ccm in 24 Stunden, war frei von Albumen.

Besprechung: Augenscheinlich leidet der Junge an einer Gelenkentzündung,
und die Gonorrhoe ist deren wahrscheinliche Ursache. Von Wichtigkeit ist
augenblicklich die Entscheidung, welche Komplikationen dazu getreten sind.
Wahrscheinlich hat sich in der Stille noch eine Infektion dazu gefunden, und die

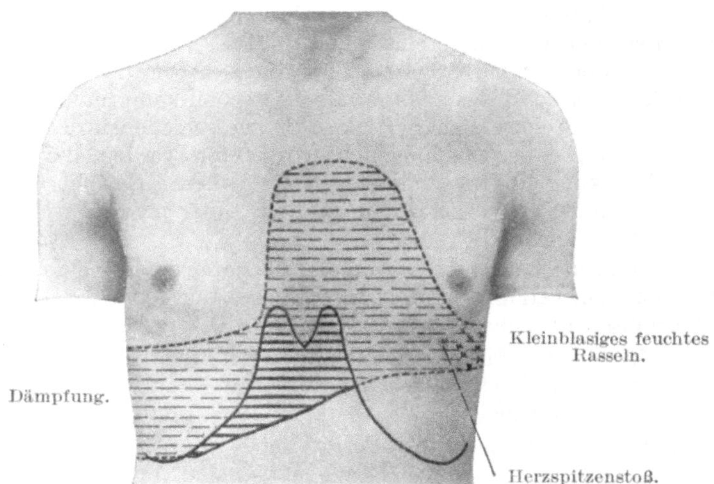

Abb. 29. Perkussionsergebnis bei einem Kranken (Fall 84), der hauptsächlich über Schmerzen
im Epigastrium klagt. (Vgl. auch Abb. 30).

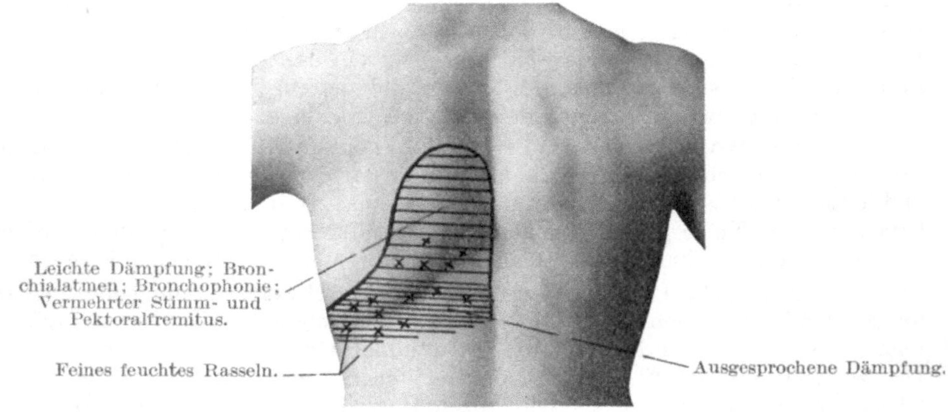

Abb. 30. Nachweisbare Veränderungen in einem Falle von Perikarditis (Fall 84. Vgl. auch
Abb. 29).

Ergebnisse der physikalischen Untersuchung lenken unsere Aufmerksamkeit
hauptsächlich auf das Herz und die Lungen.

Pneumonie mit oder ohne Empyem könnte die Erscheinungen links hinten
erklären, und es ist ja eine ganz gewöhnliche Tatsache, daß Lungenentzündung
und Rippenfellentzündung oft mit Schmerzen im Abdomen bei Kindern einsetzen. Das Fehlen von Husten schließt eine Lungenentzündung durchaus
nicht aus.

Aber die Erscheinungen am Herzen verlangen auch eine Erklärung. Die Vergrößerung der Herzdämpfung und das doppelte Geräusch an der Spitze sind das gewöhnliche Zeichen einer Endokarditis mit Erkrankung der Aorten- und Mitralklappen. Aber die rechte Begrenzung oberhalb des Herzens (siehe Abb. 29 und 30) spricht mehr für eine Perikarditis, obwohl typische Reibegeräusche nicht angegeben sind. Wenn ein perikarditischer Erguß vorhanden wäre, so würde dies nicht nur die Ergebnisse der Perkussion und die durch die Auskultation erwiesenen Abweichungen von der Norm erklären, sondern auch die Erscheinungen an der Hinterseite der linken Lunge, da dies gerade die Gegend der Lunge ist, auf die ein Perikardialexsudat bei bettlägerigen Patienten seinen Druck ausübt. Durch diesen Druck kommt es zu einer genügenden Kompression der Lunge, um die Erscheinungen einer Pneumonie vorzutäuschen. Es ist unmöglich, einen pneumonischen Herd, der zu den anderen Krankheitserscheinungen noch hinzukommt, auszuschließen; aber die Erfahrung lehrt, daß wir gewöhnlich dann das richtige treffen, wenn wir ein klinisches Bild durch eine und nicht durch zwei Diagnosen erklären. Daher erscheint Perikarditis die beste Mutmaßung.

Verlauf: Die Temperatur wurde im Verlaufe von zehn Tagen normal. Die Geräusche verschwanden und der Junge schien am 28. Februar völlig gesund.

Diagnose: Akute Perikarditis.

Fall 85.

Ein 65 jähriger Totengräber kam am 16. Dezember 1907 zur Untersuchung. Er klagte über paroxysmale Schmerzen im Leibe, die nur durch Morphium erleichtert werden konnten. Vor drei Jahren begann er an Atemnot und Einschlafen der Beine zu leiden. Diese Störungen traten seitdem immer hin und wieder auf, aber er gibt an, es ginge ihm besser, wenn er schwer arbeitet, als wenn er ruhig zu Hause sitzt.

Im Juli 1907 hatte er Anfälle von plötzlichen krampfähnlichen Schmerzen im oberen Teile des Leibes, begleitet von Atemnot und anhaltendem Erbrechen faulig riechender, grünlicher Flüssigkeit. Nach 24 Stunden besserte sich der Schmerz nach einer Morphiuminjektion. Seither hatte er wiederholt ähnliche Anfälle, die allmählich an Häufigkeit zunahmen, an Heftigkeit aber geringer waren. Jetzt hat er sie jeden zweiten oder dritten Tag, ohne dabei brechen zu müssen. In den letzten drei Monaten ist es ihm aufgefallen, daß er am Tage und in der Nacht vor den Anfällen große Mengen blassen Urins lassen muß und am Tage nach den Schmerzen nur kleine Mengen dunklen Urins. Der Leib ist oft aufgetrieben, doch geht das ohne Behandlung zurück.

Die Untersuchung zeigt gleich weite Pupillen, die gut reagieren. Die Zunge ist groß und weich, besonders in ihrem hinteren Teile. Die Herzspitze reicht $2\frac{1}{2}$ cm über die Mamillarlinie hinaus und liegt im 5. Interkostalraum. Der erste Ton an der Spitze ist weich, der zweite klingt etwas akzentuiert. Geräusche sind nicht zu hören. Der Blutdruck schwankt zwischen 140 und 160 mm Hg. Die Arterien sind hart und geschlängelt. Das Abdomen zeigt allgemeine aktive Spannung, der Leberrand ist 3 cm unterhalb des Rippenbogens zu fühlen. Die Patellarreflexe können auf keine Weise ausgelöst werden. Im Durchschnitt beträgt die 24 stündige Urinmenge 1200 ccm mit einem spezifischen Gewicht von 1020. Der Urin enthält kein Eiweiß; im Sediment finden sich wenig hyaline und granulierte Zylinder. Die Zahl der weißen Blutkörperchen beträgt 6100.

Während seines Aufenthaltes im Krankenhause hatte der Patient zahlreiche Anfälle von Leibschmerzen, die stets in der Nacht auftraten und durch Morphium so völlige Besserung erfuhren, daß er sich am nächsten Tage wohl fühlte und aufzustehen wünschte. Nitroglyzerin und Amylnitrit wurden wiederholt

ohne günstigen Einfluß versucht. Der Mehrzahl der Schmerzanfälle ging leichte
Atemnot voraus. Manchmal brach der Patient während des Anfalles.

Der Verlust der Patellarreflexe wurde entweder auf eine spinale Arteriosklerose oder mit größerer Wahrscheinlichkeit auf eine in der Jugend durch-
gemachte Diphtherie zurückgeführt.

Besprechung: Bei einem Patienten, dem die Patellarreflexe fehlen, und
der über paroxysmale Schmerzen im Leibe klagt, muß der Gedanke an Tabes
ganz automatisch vor uns aufsteigen. In diesem Falle bleibt die Möglichkeit
einer Tabes bis zum Schluß unausschließbar, wenn es auch sehr ungewöhnlich ist,
daß sich die Pupillen normal verhalten und andere Zeichen der Tabes (lanzinierende Schmerzen, Störungen der Schließmuskulatur, Sensibilitätsstörungen,
Ataxie, syphilitische Anamnese) fehlen.

Angina pectoris (oder Angina abdominalis) ist unser nächster Gedanke,
wenn wir die nachgewiesene Herzschwäche und die Veränderungen der Arterien
in Betracht ziehen, aber Angina wird fast nie von Brechen begleitet, und man
findet nur selten einen Fall, der durch Nitrite gar keine Besserung erfährt.

Obwohl die Schmerzen nicht an dem typischen Orte auftreten und auch
nicht die für Cholelithiasis typischen Ausstrahlungen zeigen, bleibt doch eine Anzahl von Punkten, die für diese Diagnose sprechen. Es wäre aber sehr ungewöhnlich, wenn man in der Anamnese eines Patienten, der seit sechs Monaten an
Gallensteinen leidet, weder Fieber noch Schüttelfrost erwähnt fände. Auch
die Verbindung der Schmerzen mit Atemnot und mit Veränderungen in der
Urinausscheidung ist bei Cholelithiasis durchaus nicht zu erwarten.

Magengeschwür könnte solche Schmerzen hervorrufen; aber die kurzen
Anfälle, die durch Morphium völlig behoben werden können, sind in keiner Weise
für diese Krankheit charakteristisch. Ferner findet man sehr selten ein Magengeschwür zugleich mit Erscheinungen von Herzschwäche.

Bleivergiftung, einfache Obstipation, Darmverschluß durch Krebs läßt
sich leicht ausschließen.

Es ist von Wichtigkeit, den Hintergrund dieses ganzen Falles genauer zu
betrachten. Etwa drei Jahre lang vor Beginn der jetzigen Erscheinungen hat
der Patient an Atemnot und Anschwellungen der Beine gelitten. Die Untersuchung, die jetzt ausgeführt wurde, scheint dafür zu sprechen, daß dies nicht
auf einer primären Erkrankung der Herzklappen, sondern eher auf einer Erkrankung der Gefäße beruht hat. Es ist möglich, daß alle Symptome au
diese gleiche Ursache zurückzuführen sind, die nur auf verschiedene Organe
einwirkte. Es ist eine wohlbekannte Tatsache, daß bei arteriosklerotischen
Leuten von Zeit zu Zeit eine ganze Menge verschiedener paroxysmaler Anfäll
auftreten, die in früheren Jahren lediglich auf die Obliteration, embolische Ver
stopfung oder Ruptur des einen oder anderen Blutgefäßes zurückgeführt wurden
In dem Lichte sorgfältiger pathologischer Untersuchungen sind wir dazu ge
kommen, diese paroxysmalen Anfälle als Gefäßkrisen [1]) zu betrachten. Di
Annahme von Gefäßspasmen ist an die Stelle der älteren Idee von groben Schäd
gungen der Gefäße getreten mit Rücksicht auf die Tatsache, daß man bei de
Autopsie in solchen Fällen häufig gröbere Veränderungen an den Gefäßen nicht
findet. Unter diese große Gruppe von Gefäßkrisen gehören aller Wahrschein
lichkeit nach viele von den vorübergehenden Hemiplegien, Monoplegien, Aphasien
Koma, lokalen oder allgemeinen Spasmen, die man früher als die Folge dauernde
anatomischer Veränderungen ansah. Gefäßkrisen im Bereiche der Korona
arterien nimmt man als Ursache für die Fälle von tödlicher Angina pectoris a
bei denen man eine ausgesprochene Verengung der Koronararterien nicht finde

---

[1]) Über **Pals** Anschauungen über diese Krisen siehe S. 12.

Die gastrischen und andere Krisen, die bei der Tabes vorkommen, sind sehr wahrscheinlich in der gleichen Weise zu erklären.

In dem vorliegenden Falle sprechen besonders drei Dinge für die Annahme von Gefäßkrisen: 1. die sonderbaren „Veränderungen in der Urinausscheidung, die ganz an die Urina spastica" erinnern, wie wir sie bei vasomotorischen Erkrankungen und hysterischen Zuständen finden, 2. die Anschwellung des Leibes während der Anfälle und 3. ihr Zusammenauftreten mit Atemnot.

Verlauf: Der Kranke starb an Lungenentzündung nach Verlauf eines Monates.

Die Autopsie ergab eine Arteriosklerose mit Hypertrophie und Dilatation des Herzens. Der Stamm der Arteria coeliaca und die Koronararterien waren von dem arteriosklerotischen Prozesse nur leicht betroffen. Keine Tabes.

Diagnose: Arteriosklerose, Gefäßkrisen.

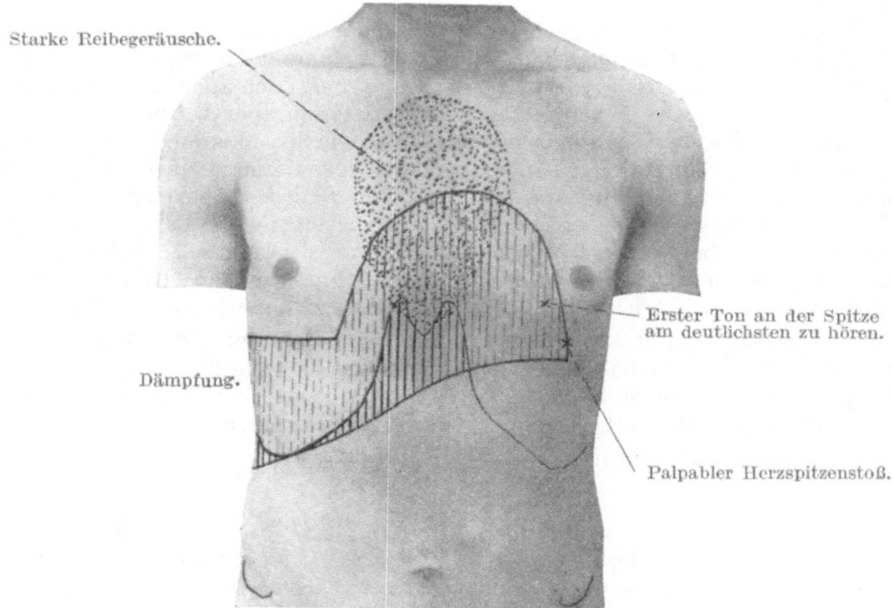

Abb. 31. Zone der Reibegeräusche und Perkussionsergebnis in Fall 86. Hauptklage: Schmerzen im Epigastirium.

Fall 86.

Ein 10 jähriger Schulknabe kam am 28. Januar 1908 wegen Schmerzen im Epigastrium in das Krankenhaus, die in der letzten Nacht nach einem Abendbrot von Schweinefleisch, Bohnen und Käse aufgetreten waren und die ihn seither nicht schlafen ließen.

Er gibt an, er hätte das Gefühl, als ob ihn jemand in den Magen gestoßen hätte. Atmen oder Gähnen verursacht in dieser Gegend und in der linken Achsel Schmerzen. Er hat fast andauernd Übelkeit und ist seit gestern früh fiebrig. Ein Bruder von ihm ist im Kinderkrankenhause wegen Tuberkulose des Knies in Behandlung gewesen. Bei der Aufnahme betrug die Temperatur 39,1 °, Puls 98, Respiration 30; die Atmung ist ächzend. Jetzt klagt er über Schmerzen im Epigastrium und an der Spitze des Sternums. Der Herzleberwinkel ist stumpf und über der Zone, die in der Abbildung angegeben ist (Abb. 31), findet sich ein hin- und hergehendes Reiben, am lautesten im zweiten rechten Interkostalraum.

Im übrigen verläuft die Untersuchung ergebnislos. Die Zahl der Leukozyten beläuft sich auf 9600. Urin negativ.

Am Tage nach der Einlieferung verschwand das Reibegeräusch, und die Temperatur fiel in zwei Tagen zur Norm ab. Am 5. Februar konnte er schon in der Krankenabteilung umherspielen, und ein ziemlich lautes systolisches Geräusch war an der Herzspitze und in der Achselgrube zu hören. Der Herzleberwinkel war nun ein rechter.

Besprechung: Die erste Erklärung für die Erscheinungen, die uns in den Sinn kommt, ist natürlich irgendwelche Verdauungsstörung, weil die Symptome sich so unmittelbar nach der Einnahme einer schweren Mahlzeit einstellten. Aber eine einfache derartige Indigestion erklärt nicht eine Temperatursteigerung auf 39,1 ⁰ achtundvierzig Stunden später. Aller Wahrscheinlichkeit nach sind die Verdauungsstörungen das Ergebnis und nicht die Ursache der gegenwärtigen Erkrankung.

Tuberkulose der Wirbelsäule soll, wie man sagt, zusammen mit Schmerzen im Epigastrium vorkommen, wie sie hier vorliegen, und das Bestehen einer Tuberkulose bei einem Bruder des Kranken muß uns auch hier diese Erkrankung ernstlich in Betracht ziehen lassen. Es findet sich aber bei der Untersuchung nichts, solch eine Annahme zu begründen, weder ein Spasmus der Spinalmuskulatur, noch eine Vorwölbung oder Druckschmerzhaftigkeit irgend eines Wirbels. Auch sonst finden sich keinerlei Anzeichen für Tuberkulose. Nach Ausschluß dieser beiden Annahmen und bei sorgfältiger Berücksichtigung der Untersuchungsergebnisse bleibt Perikarditis die einzig richtige Diagnose. Wirklich konnte die Diagnose nur schwer verfehlt werden, höchstens auf Grund eines leider allzu weit verbreiteten Irrtums, der Unterlassung, danach zu suchen.

Verlauf: Später kam noch zur Kenntnis, daß der Patient im Alter von drei Jahren über erhebliche Schmerzen und Schwäche in den Beinen klagte und zu gleicher Zeit Fieber hatte.

Die Genesung verlief ohne weitere Komplikationen.

Diagnose: Perikarditis.

Fall 87.

Ein 56 jähriger Messingarbeiter wurde am 30. Januar 1908 in das Krankenhaus aufgenommen. Seine Anamnese ist bis vor acht Wochen frei von Besonderheiten, nur ist hervorzuheben, daß er seit einer Reihe von Jahren täglich etwa 5 Glas Branntwein trinkt. Vor acht Wochen begannen bei ihm Schmerzen im Leibe, am schlimmsten in der Magengrube. Dieser Schmerz ist scharf und brennend, in der letzten Zeit fast immer vorhanden, so daß er in der Nacht nicht schlafen kann. In den letzten zwei Wochen hat sich der Schmerz zeitweise auch unter den linken Rippenbogen gezogen. Erbrechen und Aufstoßen war nicht vorhanden, aber nach und nach hat er völlig den Appetit verloren. Durch Nahrungsaufnahme wird der Schmerz gar nicht beeinflußt. Das Körpergewicht hat in drei Monaten um 42 Pfd. abgenommen. Stuhlgang regelmäßig.

Bei der Untersuchung erweisen sich Temperatur, Puls und Atmung normal, ebenso die Lunge. Das Herz zeigt keine Vergrößerung, und die Herztöne sind regelmäßig und kräftig. An der Herzspitze hört man ein schwaches systolisches Geräusch, das nach der Achselhöhle zu fortgeleitet wird, und das man auch über der Pulmonalarterie und schwächer in der Aortengegend wahrnimmt. Über der ganzen Herzgegend, besonders über der linken Brustseite, hört man nur während der Inspiration ein schwaches systolisches Geräusch, am lautesten im dritten Interkostalraum und in der vorderen Axillarlinie. Im vierten Interkostalraum, nahe dem linken Sternalrande, besteht ein knisterndes, systoli-

sches Geräusch, das von der Atmung nicht beeinflußt wird. Der zweite Aortenton ist beträchtlich akzentuiert, die Arterienwände sind etwas verstärkt.

Die Untersuchung des Stuhls verlief ohne Befund. Die Guajakprobe auf
Blut ist negativ.

Die Magenkapazität beträgt 2280 ccm Wasser. Der untere Rand reicht
etwa 3 cm unterhalb des Nabels. Nach einer Probemahlzeit findet sich in dem
Mageninhalt weder freie Salzsäure noch Milchsäure. Die Guajakprobe ist negativ.

Besprechung: Der Branntwein ist ein so alter Freund dieses Kranken,
daß man nicht annehmen kann, er könnte ihm noch in seinem 56. Jahre Beschwerden machen. Wahrscheinlich hat er mit den Krankheitserscheinungen
in diesem Falle nichts zu tun.

Magengeschwür kann solche Schmerzen hervorrufen und erklärt auch
völlig einen Gewichtsverlust von 42 Pfd. im Verlaufe von zwei Monaten. Aber
das Fehlen des Appetits, die Abwesenheit von Erbrechen und Aufstoßen und
die kurze Dauer der Symptome macht es unwahrscheinlich.

Was sollen wir aus dem sonderbaren Befunde am Herzen schließen? Hat
er etwas mit den Symptomen zu tun, über die geklagt wird? Systolische Geräusche, die bei der Ausatmung fehlen und am besten entlang den Rändern der
Herzdämpfung zu hören sind, stellen die häufigste Art der sogenannten kardio-
respiratorischen Geräusche dar. Dieses Phänomen hat keine klinische Bedeutung
mit der Ausnahme, daß es sich in einer beträchtlichen Anzahl von Fällen in
Verbindung mit pleuralen oder pleuroperikardialen Adhäsionen findet, die auf
Tuberkulose beruhen können. Dasselbe kann man von den knisternden systolischen Geräuschen aussagen, die gelegentlich den Arzt täuschen können.

Es ist gut, wenn man es sich zur Regel macht, immer nach Beweisen für
Magenkrebs zu suchen, wenn ein Patient nach 40 Jahren zu uns mit einer frischen
und unaufgeklärten Anamnese von Magensymptomen kommt, mögen sie nun
leicht oder schwer sein. Diätfehler, Kummer und solche Ursachen bringen derartige Wirkungen bei einer Person von 56 Jahren nicht gleich hervor. Wenn
die Magensymptome auf irgend eine andere Ursache als auf Krebs zurückzuführen sind, stellt sich bei sorgfältiger Befragung des Patienten gewöhnlich
heraus, daß sie mit Unterbrechungen schon seit Jahren bestanden haben. Im
vorliegenden Falle stützen die nachgewiesene Vergrößerung des Magens und
das Fehlen von freier Salzsäure im Mageninhalt die Auffassung, wobei aber die
Anamnese die wichtigste Bedeutung hat.

Sehr charakteristisch für Magenkrebs ist das allmähliche, aber vollständige
Versagen des Appetits in diesem Falle; andererseits ist das Fehlen von Brechen
und von irgendwelchen Beziehungen zwischen Schmerz und Nahrungsaufnahme
weniger häufig.

Verlauf: Durch Eingabe von 0,6 g Orthoform viermal täglich und von
Salzsäure nach den Mahlzeiten wurden die Beschwerden etwas erleichtert.

Der Patient starb am 15. März. Die Autopsie ergab ein Karzinom des
Magens.

Diagnose: Magenkarzinom.

Fall 88.

Ein 52jähriger Maurer kam am 7. April 1908 mit der Diagnose von Gallensteinen in das Krankenhaus. Seine Familien- und persönliche Anamnese waren
negativ, schädliche Gewohnheiten hat er nicht. Seit drei Monaten klagt er über
Schmerzen im Epigastrium, die nicht schlimm sind, aber nach dem Essen heftiger
werden und gewöhnlich nach der rechten Rückenseite zu ausstrahlen. Seit

sechs Wochen hat er bemerkt, daß der Stuhl weiß, der Urin sehr dunkel und daß Gelbsucht aufgetreten ist. Während der ganzen Zeit war der Appetit gut, und er brauchte nicht zu brechen.

Die Untersuchung zeigt den Patienten dunkelgelb verfärbt. Die Lungen sind vorn hypersonor mit leicht verlängerter Ausatmung. Über dem Kreuzbein besteht eine weiche verschiebliche subkutan gelegene Vorwölbung von der Größe eines Zweimarkstückes. Sonst kam bei der Untersuchung nichts heraus. Die Palpation des Leibes versagte wegen ständiger Muskelspannung. Am 11. April wurde das Abdomen weicher und eine unbestimmte Masse war in der Gegend der Gallenblase zu fühlen. Mittelst des Magenschlauches wurde die Fassungskraft des Magens auf 1260 ccm Wasser festgestellt, wobei der untere Rand $2^3/_4$ cm unterhalb des Nabels herabreichte. Bei nüchterner Aushebung fanden sich keine Speisereste. Nach einer Probemahlzeit fand man 0,09% HCl; Milchsäure und Blut waren nicht vorhanden.

Besprechung: Wenn man die kongenitalen Fälle außer Acht läßt, führt uns eine fieberlose, anhaltende Gelbsucht gewöhnlich dazu, zwischen folgenden drei Ursachen zu wählen:

1. Gallensteine und ihre Wirkungen,
2. Krebs des Pankreas, der Gallengänge, gelegentlich auch der Leber selbst,
3. Zirrhose.

Lebersyphilis ist bei weitem weniger häufig die Ursache langanhaltender Gelbsucht, und hier ist auch die Dauer lang genug, um akute Infektionen und einen katarrhalischen Ikterus ausschließen zu können.

Gegen Gallensteine sprechen im vorliegenden Falle die hochgradige Verfärbung, die ohne Veränderung sechs Wochen anhält, das Fehlen von Koliken und das Vorhandensein eines Tumors in der Gegend der Gallenblase. Langanhaltende Gelbsucht, die auf Gallensteinen beruht, findet sich gewöhnlich in Verbindung mit einer normal großen oder kontrahierten Gallenblase (Gesetz von Curvoisier). Es ist aber sehr wohl möglich, daß die Masse in der Gallenblasengegend nicht auf eine Ausdehnung derselben zu beziehen ist.

Zirrhose führt fast nie zu einem schweren Ikterus. Die Färbung ist nur leicht oder mäßig. Selten bestehen dabei Schmerzen, und gewöhnlich findet sich entweder eine Vergrößerung der Leber oder irgendwelche Anzeichen von Stauung im Bereiche der Vena portae.

Daher scheint Karzinom die wahrscheinlichste Diagnose. Ob es sich dabei um das Pankreas oder die Gallengänge handelt, können wir nicht unterscheiden. Daß es sich wahrscheinlich nicht um ein Karzinom der Leber selbst handelt, kann man aus dem Fehlen von Magensymptomen und von objektiven Anzeichen einer Magenerkrankung schließen.

Verlauf: Die am 23. April vorgenommene Operation zeigte eine mäßige Vergrößerung der Leber, Ausdehnung der Gallenblase und eine harte, augenscheinlich krebsige Gewebsmasse in der Gegend des Pankreas. Der Patient erholte sich nach der Operation gut.

Diagnose: Karzinom des Pankreas (chronische Pankreatitis?).

Fall 89.

Ein 32 jähriger Mann kam am 8. April 1908 zur Aufnahme ins Krankenhaus mit der Angabe, daß seine Mutter an „verschiedenen Krankheiten" gestorben sei. Sein Vater hatte vier Jahre lang anhaltenden Husten. Ein Bruder ist im Alter von 24 Jahren an Schwindsucht und eine Schwester im gleichen Alter an „Abszeß des Rektums" gestorben. Der Patient hatte unter Umständen gelebt, die eine tuberkulöse Ansteckung möglich erscheinen ließen.

Seit seinem 19. Jahre hatte er Anfälle, die man epileptisch nannte; sie ereigneten sich stets während des Schlafes und brachten ihn nicht zum Erwachen. Am Morgen stand er mit Kopfweh und allgemeinen Schmerzen auf und fand gewöhnlich, daß er sich in die Zunge gebissen hatte. Anfänglich kamen diese Anfälle etwa einmal monatlich, jetzt ereignen sie sich nur alle halben Jahr einmal. Trotz dessen war er kräftig und gesund bis vor vier Jahren, wo er plötzlich 4 Liter Flüssigkeit ausbrach. Darauf wurde er in eine Tuberkuloseheilstätte gesandt, wo er sechs Monate blieb; aber soviel bekannt ist, hat er nie gehustet, und es wurden keine Veränderungen auf den Lungen gefunden. Vor zwei Jahren wog er 160, jetzt 137 Pfd. Er hat keine schädlichen Gewohnheiten.

Die letzten sechs Wochen stand er wegen Leibschmerzen in Behandlung, die keine bestimmte Lokalisation zeigten; vor vier Tagen mußte er einige Male erbrechen, und das hat angehalten und ist eher noch heftiger geworden. Die letzten beiden Tage hat er etwa 2 Liter dunkelbrauner Massen ausgebrochen, vermischt mit Nahrung, die nach seiner Meinung wenigstens 24 Stunden früher genossen war. Der Schmerz ist jetzt am heftigsten im Epigastrium und unter beiden Rippenbogen. Gelegentlich tritt durch Erbrechen eine Erleichterung ein. Nach dem Essen sind die Schmerzen niemals schlimmer. Gestern hat er zum ersten Male Herzklopfen gehabt. Der Appetit ist gut, aber seit drei Wochen besteht leichte Verstopfung.

Die Untersuchung verläuft völlig negativ mit Ausnahme einer leichten Druckschmerzhaftigkeit im linken Epigastrium und unter beiden Rippenbogen. Das Erbrochene enthält freie HCl, und die Guajakprobe auf Blut ist positiv, sowohl im Mageninhalt wie im Stuhl. Trotz sorgfältiger Diät halten die Schmerzen und das Erbrechen an.

Besprechung: Abdominalsymptome jeder Art, die bei einem Patienten mit einer so ausgesprochenen tuberkulösen Anamnese auftreten, treiben uns zu einer ganz sorgfältigen Nachforschung nach Beweisen für das Bestehen einer tuberkulösen Peritonitis. Dies gilt auch für die Fälle, wo der Beginn noch akuter ist als in unserem Falle. Aber bei dem Fehlen von Fieber und allen lokalen Erscheinungen einer tuberkulösen Peritonitis (freie Flüssigkeit, allgemeine Druckschmerzhaftigkeit, Muskelspannung, tumorartige Massen) kann man die Krankheit ausschließen.

Kann man irgendwie die epileptischen Anfälle, von denen in der Anamnese die Rede ist, mit den gegenwärtigen Symptomen in Verbindung bringen? Solche Anfälle können auf zerebraler Syphilis beruhen, und die gleiche Krankheit könnte, wenn sie Leber und Milz ergreift, jetzt akut einsetzende Schmerzen im Leibe hervorrufen. Aber da weder die Leber noch die Milz vergrößert sind, da kein Fieber, keine Blutarmut oder andere Veränderungen, die auf Syphilis hinweisen, vorhanden sind, haben wir nicht genügend Ursache, diese Krankheit ernstlich in Betracht zu ziehen.

Bei der Behandlung von Fällen, bei denen Schmerzen und Erbrechen im Vordergrunde stehen, habe ich mich oft irreführen lassen und vergessen, an die Möglichkeit einer chronischen Darmverengung zu denken, weil greifbare Magensymptome durchaus im Vordergrunde des Bildes standen. Besonders wenn, wie hier, Obstipation besteht, soll man diese Möglichkeit nie aus dem Auge verlieren. Aber es bleibt nur die Erwähnung einer Möglichkeit, bis dafür Beweise gefunden werden. In dem vorliegenden Falle ist es nun der positive Ausfall der Blutprobe im Stuhl, der von allen physikalischen Erscheinungen für eine Darmverengung sprechen könnte. Bei dem Fehlen eines Tumors, von sichtbarer Peristaltik und Intestinalgeräuschen verdient die Annahme eines chronischen Verschlusses keine weitere Beachtung.

Wenn also die Symptome, wie es am wahrscheinlichsten scheint, vom Magen ausgehen, so verdienen nur zwei Krankheiten weiter Betrachtung: Krebs und Geschwür. Bei dem Fehlen von Alkoholmißbrauch und anderen Ursachen einer chronischen Kongestion der Magenschleimhaut (Herzkrankheit, Zirrhose) sind Krebs und Geschwür die beiden einzigen Ursachen, die anhaltendes Erbrechen und Schmerzen im Epigastrium hervorrufen können. Die Wahrscheinlichkeit nimmt noch zu, wenn der Zustand des Kranken trotz sorgfältiger Diät sich nicht bessert. Gegen Krebs spricht die Jugend des Kranken, die Tatsache, daß keine Retentionen im Magen bestehen und besonders der andauernd gute Appetit. Auch das Vorhandensein von freier Salzsäure spricht etwas gegen die Annahme eines Krebses. Im ganzen ist die Annahme eines peptischen Geschwürs des Magens oder des Duodenums wohl die beste.

Verlauf: Am 15. Mai wurde der Magen eröffnet und man fand eine zusammengezogene Narbe an der Hinterwand des Magens. Anlegung einer hinteren Gastroenteroanastomose. Dem Patienten ging es gut.

Diagnose: Magengeschwür.

Fall 90.

Eine 28jährige Wärterin kam am 5. Mai 1898 in das Krankenhaus. Sie gab an, sie hätte vor sieben Jahren „Malaria des Magens" gehabt und damals an Fieber und Schüttelfrösten gelitten. Damals hatte sie weder Erbrechen noch Schmerzen und fühlte sich bis auf gelegentlich auftretenden Frost bis vor drei Jahren ganz wohl. Dann begann ein nagender Schmerz im Magen, der sich unmittelbar nach dem Essen einstellte und auf den Blähung des Magens und Aufstoßen erfolgte, das bis zwei Stunden nach der Mahlzeit anhielt. In den letzten Jahren ist dieses Aufstoßen stärker geworden. Gelegentlich werden enorme Mengen von Gas sehr geräuschvoll ausgetrieben. Um von diesem nagenden Gefühl Erleichterung zu finden, bringt sie sich manchmal selbst zum Erbrechen; sie entleert dabei etwa $\frac{1}{4}$ Liter weißen Schleim, in dem sie einige Male Blutfäserchen gesehen haben will. Der Appetit ist gut, der Stuhlgang regelmäßig.

Die Untersuchung ergibt eine sehr ausgesprochene Pulsation in der Nähe des Nabels. Darüber fühlt man deutliches Rauschen und hört ein systolisches Geräusch. In der Mitte des Epigastriums besteht leichte Druckschmerzhaftigkeit. Im übrigen ergibt die Untersuchung keine Abweichung von der Norm.

Die Guajakprobe auf Blut im Stuhl war negativ. Mit der Diagnose einer Magenneurose setzte man die Kranke auf eine Diät von Kohlehydraten und Fett, worauf auf einmal die Erscheinungen nachließen.

Besprechung: Jeder, der Gelegenheit hatte, das donnerähnliche Geräusch zu hören, unter dem die Kranke Gas aus dem Magen entleerte, wurde auf die Diagnose einer Magenneurose hingestoßen, denn diesen Explosionen geht gewöhnlich als Ursache das gewohnheitsmäßige Verschlucken von Luft voraus, das seinerseits wieder fast immer auf einer Magenneurose beruht. Die wichtigste Frage ist die: Können wir ein Magengeschwür ausschließen? Viele der Symptome sprechen für diese Krankheit und die neurotische Veranlagung der Kranken schließt sie durchaus nicht aus. Andererseits ist es ungewöhnlich, daß ein derartiger Kranker bei leerem Magen frei von Schmerzen und anderen Magensymptomen ist.

Obwohl viele Magenbeschwerden ohne Blutungen verlaufen, kann man hier meiner Meinung nach unmöglich die Diagnose auf ein Geschwür stellen, bis eine Blutung eingetreten ist. Die Blutfäserchen in dem Erbrochenen haben natürlich keine Bedeutung, und auch die Druckschmerzhaftigkeit im Epigastrium hat keinen diagnostischen Wert.

Der Gedanke an ein Aneurysma kann sowohl den Arzt wie den Kranken täuschen, wenn, wie hier, Schmerzen im Leibe sich zusammen mit ausgesprochener Pulsation, fühlbarem Rauschen und einem systolischen Geräusch in der Nähe des Nabels finden. Die Mittel, durch die man hier und in ähnlichen Fällen ein Aneurysma ausschließen kann, haben wir bereits auf S. 108 ausführlich besprochen.

Auch Malaria zog man bei Stellung der Diagnose mit in Betracht, aber eine sorgfältige Temperaturmessung erlaubte es, sie auszuschließen. Die Diagnose blieb unentschieden, wobei Magengeschwür und Magenneurose die beiden Möglichkeiten waren.

Verlauf: Vom 6. Juni an erhielt sie wieder gewöhnliche Diät und fühlte sich ganz wohl. Mit einiger Sorgfalt in der Ernährung und unter besseren Lebensverhältnissen geht es der Patientin bis jetzt, 1910, gut.

Die anhaltende Besserung nach so kurzer Behandlung spricht meiner Meinung nach sehr gegen ein Magengeschwür.

Diagnose: Magenneurose.

Fall 91.

Eine 30jährige Jüdin wurde am 30. Juni 1900 wegen Cholezystitis operiert. Die Gallenblase wurde drainiert. Nach der Operation ging es ihr andauernd gut, und sie hatte drei Kinder. Am 13. März 1907 kam sie ins Krankenhaus mit Klagen über Schmerzen im Epigastrium, die seit zwei Jahren in unregelmäßigen Zeiten auftraten und nach dem Essen schlimmer waren. Im vergangenen Monat haben die Schmerzen an Heftigkeit zugenommen und strahlten nach dem Rücken zu aus, aber nicht nach den Seiten. Sie wachte in der Nacht oft wegen der Schmerzen auf. Der Stuhlgang ist angehalten, und in den letzten vier Wochen hat sie sehr wenig gegessen, obwohl der Appetit gut war. Sie hat viel an Kraft verloren und liegt seit vier Tagen zu Bett.

Bei der Aufnahme und auch später bewegte sich der Puls meist um 90 und stieg nicht selten bis 120. Die Abendtemperatur war gewöhnlich über 37,2 ^{0}, aber unter 37,8 ^{0}.

Die Untersuchung ergab an den Brustorganen keine Abweichung von der Norm. Es bestand eine allgemeine Spannung des Leibes, besonders um den Nabel herum, wo sich ausgesprochene Druckschmerzhaftigkeit fand. Bei der Aufnahme fanden sich 27 000 Leukozyten, von denen 88% polynukleäre Zellen waren. Drei Tage später war die Druckschmerzhaftigkeit verschwunden und die Leukozytenzahl zur Norm zurückgegangen. So blieb es auch später. Der Urin war stets frei.

Die Untersuchung des Erbrochenen zeigte freie Salzsäure im Überfluß. Die Guajakprobe auf Blut fiel positiv aus. Die Sondenuntersuchung des Magens verlief negativ. Bei zweimaliger Untersuchung fand man auch im Stuhle kein Blut. Die Patientin klagte über heftige Schmerzen im Leibe, die aber durch subkutane Injektion von sterilem Wasser wesentlich gebessert wurden.

Die Patientin wurde sorgfältig ernährt und erhielt kleine Dosen von Kokain (0,015) und gegen die Magenbeschwerden wiederholt 1,5 g von Hoffmanns Anodyne. Ein- oder zweimal bekam sie 0,01 g Morphium. Nähreinläufe wurden versucht, aber sie wurden stets schon nach kurzer Zeit entleert. Flüssigkeiten vertrug die Patientin schon nach wenigen Tagen gut und war meistenteils frei von Schmerz und Erbrechen.

Besprechung: Die Symptome gleichen hier vollständig denen, die wir früher besprochen und als charakteristisch für Cholezystitis gefunden haben. Da die Gallenblase drainiert wurde und wahrscheinlich größtenteils geschrumpft ist, ist es nicht wahrscheinlich, eine Wiederholung der Entzündung hier anzunehmen, besonders, da die Patientin anscheinend fünf Jahre lang frei von Symptomen war. Die gleichen Betrachtungen lassen es uns aber auch seltsam erscheinen, warum sich denn nicht in der Umgebung der Gallenblase Adhäsionen gebildet haben, die zu Rückständen im Magen und zu Schmerzanfällen schon früher hätten führen müssen. Das Fehlen jeglicher Stauung im Magen, wie es durch die Sondenuntersuchung festgestellt wurde, macht diese Annahme weniger wahrscheinlich. Die lokalen Erscheinungen bei der Aufnahme und die Leukozytose weisen eher auf eine lokale Peritonitis, vielleicht von einem Magengeschwür ausgehend. Wenn dies aber wirklich der Fall ist, so können wir nicht das Verschwinden aller Erscheinungen innerhalb drei Tagen erwarten. Man kommt nicht um die Annahme herum, daß die Schmerzen der Patientin durch die subkutanen Injektionen von Wasser so wesentlich gebessert wurden.

Über chronische Appendizitis habe ich in diesem Buche bisher noch nicht ausführlich gesprochen, weil es mir schwer erscheint, darüber zu einer bestimmten Anschauung zu kommen. Aber sicher ähnelt dieser Fall sehr denen, welche die Chirurgen gewöhnlich unter dieser Diagnose operieren. Die in die Kindheit zurückgehenden Anfälle, die man bei chronischer Appendizitis oft erwähnt findet, sind hier nicht vorhanden. Es bestand niemals lokale Druckschmerzhaftigkeit oder Muskelspannung in der Blinddarmgegend, noch auch nur Schmerzausstrahlung dorthin. Trotzdessen ist es aber sicher, daß Fälle, die keine typischeren Erscheinungen zeigten als unserer, nach der Entfernung eines adhärenten abgeknickten Wurmfortsatzes völlig gesund wurden. In diesem Zusammenhange möchte ich die Aufmerksamkeit auf die folgende Tabelle lenken, die die Schlüsse enthält, zu denen Graham und Guthrie [1]) durch das Studium einer großen Reihe von Fällen aus der Mayosschen Klinik gekommen sind.

Differentialdiagnose der milder verlaufenden Fälle von chronischer Appendizitis, Magengeschwür und Gallensteinen.

Krankheit	Durchschnittsalter	Anfälle in der Kindheit	Regelmäßiges Auftreten nach dem Essen	Schwere der Verdauungsstörungen	Art der Erleichterung	Ausstrahlungen des Schmerzes	Veranlagung
Chronische Appendizitis (dyspeptisch. Typus)	34	+	0	Beträchtlich	Durch Abgang von Winden oder Stuhlgang	Nach der Blinddarmgegend zu	Neurotisch
Gallensteine	40	0	0	Leicht	Plötzlich, oft durch Morphium	Nach dem Rücken, rechterSchulter und rechter Achsel	0
Magengeschwür	45	?	++	Anfänglich mäßig	Durch Nahrungsaufnahme, alkalische Pulver, Erbrechen oder Magenspülung	0	0

---

[1]) Journ. Amer. Medical Assoc. 19. März 1910.

Die Erfahrungen dieser Beobachter stimmen mit meinen meisten Beobachtungen überein und scheinen das beste zu sein, was bisher darüber bekannt geworden ist.

Nach einer so sorgfältigen Beobachtung und Betrachtung des Falles waren wir doch nicht imstande, zu einer bestimmten Diagnose zu gelangen. Wir konnten nicht mit Bestimmtheit den Magen, die Gallenblase oder irgend ein anderes Organ als Ursache der Beschwerden erklären, noch waren wir uns irgendwie über das Fehlen einer schweren Erkrankung sicher, die einen chirurgischen Eingriff gefordert hätte. Deshalb wurde am 24. März der Leib geöffnet; aber die sorgfältigste Untersuchung zeigte keinerlei Erkrankung. Die Kranke genas ohne weitere Störungen.

Diagnose: Magenneurose.

Fall 92.

Eine 23 jährige Schneiderin, deren Mutter an Magenkrebs gestorben ist, kam am 28. Januar 1907 zur Untersuchung. Sie gab an, daß sie etwa ein Jahr lang täglich große Mengen von Bier, Wein und Branntwein und während der letzten zwei Wochen alle Tage $\frac{1}{2}$—$2\frac{1}{2}$ Liter Schnaps getrunken habe. Während dieser letzten Zeit hat sie praktisch gar nichts gegessen und den größten Teil der Zeit zu Bett zugebracht. Vor wenigen Tagen sah sie, wenn sie nur die Augen schloß, große Tiere und andere Erscheinungen. Die letzten drei Tage hat sie fast andauernd gebrochen und klagt über Schmerzen im Epigastrium, die während der letzten beiden Tage schlimmer geworden sind, besonders beim tiefen Atmen. In der vergangenen Nacht war die Atmung ziemlich beschwert und deshalb flach. In dem Erbrochenen war niemals Blut.

Temperatur, Puls und Atmung sind normal. Die linke Pupille ist erheblich größer als die rechte, aber beide reagieren normal. Die Zunge bedeckt ein dicker bräunlicher Belag, und es besteht ausgesprochener Tremor der Finger. Die Brustorgane zeigen keine Abweichung von der Norm. Der Leib war im ganzen straff und auf Druck empfindlich, besonders ausgesprochen im Epigastrium. Die Leberdämpfung war nicht vergrößert und es befand sich auch keine bewegliche Dämpfung in den abhängigen Partien des Leibes.

Besprechung: Die Hauptsache liegt in diesem Falle in der Entscheidung, ob die chronische Alkoholvergiftung, an der die Kranke leidet, für alle Symptome verantwortlich gemacht werden kann. Wir sind nicht gewöhnt, so außerordentlich ausgesprochene Druckschmerzhaftigkeit und Spannung des Leibes mit Delirium tremens oder einfachem Alkoholismus zu verbinden. Andererseits müßte, wenn es sich um eine Perforationsperitonitis (Magen, Gallenblase, Appendizitis) handelt, Ansteigen der Temperatur, des Pulses, der Atmung oder der Leukozytenzahl vorhanden sein, was aber nicht der Fall ist. Nichts in dem Falle spricht für Bleivergiftung, Tabes, chronischen Darmverschluß, Stauungsleber, Perikarditis, Lungenentzündung oder irgend eine der anderen Ursachen von Schmerzen im Epigastrium, die wir auf den vorangegangenen Seiten besprochen haben.

Ist es möglich, daß die Symptome lediglich auf das anhaltende Erbrechen zurückzuführen sind infolge der Anstrengung, die dabei die Bauchmuskeln erleiden? Wir entschlossen uns, diese Diagnose anzunehmen und richteten danach die Behandlung ein.

Verlauf: Am nächsten Tage war der Schmerz viel geringer und ebenso die Druckschmerzhaftigkeit und der Tremor. Das Erbrechen hatte aufgehört.

Vom 3. Februar an war Patientin völlig frei von Beschwerden und am 6. verließ sie in gutem Zustande das Krankenhaus.

Die Behandlung bestand in der Darreichung von Milch zu ein Drittel mit
Kalkwasser verdünnt, alle 2 Stunden 120 g nach dem Erbrechen, Orthoform
viermal täglich 0,6 g, heiße Umschläge auf den Leib stündlich, wenn sie nicht
schlief, alle vier Stunden 15 g Branntwein, Erlenmeyersches Bromsalz und
Ta. Capsici vor dem Essen. Nach den ersten beiden Tagen wurde der Branntwein weggelassen. Auch die anderen Medizinen waren nach dem 13. nicht mehr
nötig.

Diagnose: Alkoholismus.

Fall 93.

Ein 48jähriger Fuhrmann kam am 12. August 1908 in das Krankenhaus.
Die Diagnose des behandelnden Arztes lautete auf Magengeschwür und
Aneurysma der Bauchaorta. Die Familienanamnese war ohne Belang mit Ausnahme der Tatsache, daß sich eine Schwester im Irrenhause befindet. Die persönliche Anamnese ist gleichfalls frei von Besonderheiten; der Kranke hat keine
schädlichen Gewohnheiten. Vor zehn Wochen begann er über andauernde
Schmerzen im Epigastrium zu klagen, die gelegentlich dumpf, gelegentlich aber
auch sehr heftig waren. Nach zwei oder drei Tagen mußte er wegen der Schmerzen
und der Schwäche die Arbeit aufgeben, aber er hat die ganze Zeit auch nicht
einen Tag zu Bett gelegen. Vor dieser Krankheit hatte er niemals ähnliche
Schmerzen gehabt. Am heftigsten sind sie eine Stunde vor dem Essen, werden
durch die Nahrungsaufnahme nicht gelindert und strahlen niemals nach einem
anderen Punkte aus. Zu gleicher Zeit hat er Beschwerden und ausstrahlende
Schmerzen im Nacken, den Beinen und an der rechten Brustseite. Die letzten
zwei oder drei Wochen fühlte er sich am Tage schläfrig und nervös, während
ihn in der Nacht die Schmerzen und Aufgeregtheit oft nicht schlafen ließen.
Den größten Teil des Vormittags klagte er über Kopfschmerzen. Die letzten
vier oder fünf Wochen war er kurzatmig, hat aber keine Schwellung der Füße
wahrgenommen. Stuhlgang einmal in vier Tagen, Appetit schlecht, kein Erbrechen.

Bei der Untersuchung zeigt sich ein in seinem Ernährungszustande herunter-
gekommener Mann. Die Brustorgane sind normal, der Leib ist ausgesprochen
eingezogen und im Epigastrium etwas druckempfindlich; dort ist auch eine
ausgesprochene Pulsation sichtbar und von einem Punkte 5 cm unterhalb des
Sternums bis $2\frac{1}{2}$ cm oberhalb des Nabels fühlbar. Im übrigen verlief die Untersuchung negativ. Auch Blut, Urin, Temperatur zeigen keine Veränderungen.
Der Patient war sehr niedergeschlagen, schien apathisch und verweigert von
Zeit zu Zeit die Nahrungsaufnahme.

Die Untersuchung mit der Magensonde ergab eine Kapazität von 900 ccm
Wasser, zeigte also keine Vergrößerung. Nach einer Probemahlzeit enthielt der
Mageninhalt 0,12% freie HCl, keine Milchsäure, kein Blut.

Besprechung: Obwohl in diesem Falle ein Aneurysma der Bauchaorta
angenommen worden war, weisen die Untersuchungsergebnisse ganz deutlich
auf eine lebhaft pulsierende Aorta hin, deren Differentialdiagnose wir bereits
besprochen haben (vgl. S. 108).

Magenkarzinom ist gleichfalls möglich, wenn ein Mann von 48 Jahren
zum ersten Male in seinem Leben über Verdauungsbeschwerden klagt. Die
Abmagerung macht in diesem Falle die Annahme noch wahrscheinlicher, und
der negative Ausfall der Magenuntersuchung setzt uns nicht instand, Krebs
mit Sicherheit auszuschließen. Wir wollen darauf weiter unten zurückkommen.

Magengeschwür verursacht keine so weit ausgebreiteten Schmerzen, wie
sie hier vorliegen. Wäre dies die richtige Diagnose, so müßten wir auch ein

Nachlassen der Schmerzen nach der Nahrungsaufnahme und mit großer Wahrscheinlichkeit etwas Blut im Mageninhalt erwarten. Wenn also ein Geschwür auch nicht alle hier vorliegenden Tatsachen erklären kann, so müssen wir doch in unserem Urteil darüber zurückhaltend sein, wie wir es bereits gegenüber der Annahme eines Karzinoms waren.

Können die Erscheinungen als die Folge einer einfachen Obstipation mit Unterernährung, wie die Abmagerung zeigt, angesehen werden? Das ist sehr wohl möglich, aber wir brauchen dann noch einen Grund für das plötzliche Auftreten der Verstopfung bei einem 48jährigen gesunden Fuhrmann.

Wir dürfen in diesem Falle die psychischen Symptome nicht außer Acht lassen. Ein Arbeiter mittleren Alters beginnt nicht plötzlich ohne Ursache schlaflos und nervös zu werden. Der gewöhnliche Grund für solche Symptome ist Alkoholismus, der auch hier nicht mit Bestimmtheit ausgeschlossen werden kann. Im Hinblick auf die Depression des Kranken, die andauernden Kopfschmerzen, die Aufgeregtheit, Schlaflosigkeit, Apathie erscheint eine leichte Art von geistiger Erkrankung (depressive manische Psychose) wahrscheinlich, besonders, da keine Ursache in seinem jetzigen und früheren Leben für die Depression gefunden werden kann. Wenn man dies für richtig hält, so bleibt die Frage: Lassen sich auch die Symptome von Seiten des Leibes, die Appetitlosigkeit und die Abmagerung so erklären? Darauf ist zu antworten, daß es in Sanatorien und Irrenhäusern als ganz allgemeine Erfahrung gilt, daß im Vordergrunde des klinischen Bildes hauptsächlich gastrointestinale Symptome stehen, die ebenso schwer auftreten, wie bei organischen Erkrankungen. Der weitere Verlauf solcher Fälle zeigt aber das Fehlen jeglicher Krankheit und bringt uns zu dem Schluß, daß die Gastrointestinalsymptome nur ein Ausdruck des ganzen Symptomenkomplexes sind, den wir als Psychose bezeichnen. Wenn wir also in diesem Falle eine leichte Psychose als vorliegend annehmen, so können wir auch die Magenerscheinungen darauf zurückführen, auch dann, wenn wir bei einem geistig normalen Menschen sehr stark an ein Magengeschwür oder ein Karzinom denken würden.

Verlauf: Die Depression des Kranken wurde immer schwerer; zwei Psychiater erklärten den Fall für eine einfache Melancholie, und er wurde in ein Irrenhaus überführt.

Diagnose: Melancholie.

Fall 94.

Ein 40jähriger italienischer Arbeiter hatte vor fünf Jahren und vor einem Jahre Anfälle von Rheumatismus. Eine ganze Reihe von Gelenken waren geschwollen, schmerzhaft und bei jeder Attacke einige Wochen lang auf Druck empfindlich. Aber in allen Gelenken hat sich die Funktion völlig wieder hergestellt. Er trinkt täglich zwei Glas Branntwein vor dem Frühstück und vier Glas Bier im Laufe des Tages. Geschlechtskrankheiten werden verneint.

Seit sechs Wochen klagt er über Schmerzen im Epigastrium und unter dem rechten Rippenbogen, die allmählich schlimmer geworden sind und zeitweise den Schlaf vertreiben, die aber niemals in irgendwelchem Zusammenhange mit der Nahrungsaufnahme stehen. Der Patient muß stets dreimal in der Nacht Wasser lassen.

Status praesens: Der Herzstoß reicht im 5. Interkostalraum 1 cm außerhalb der Mamillarlinie. Keine Vergrößerung des Herzens nach rechts. Herzaktion regelmäßig, 80 in der Minute, der erste Ton an der Spitze ist durch ein langes blasendes Geräusch ersetzt, das auch in der linken Achselhöhle zu hören ist.

Am Ansatz des dritten linken Rippenknorpels hört man am stärksten ein diastolisches Geräusch, das schwach auch im 2. rechten Interkostalraum wahrgenommen wird. Der zweite Pulmonalton ist akzentuiert.

Alle oberflächlichen Arterien pulsieren sehr stark. Es besteht Kapillarpuls.

Fingernägel leicht gekrümmt, Lungen negativ.

Im oberen rechten Teile des Bauches fühlt man bei bimanueller Palpation sehr leicht einen Tumor, der bei tiefer Inspiration etwa 3 cm tief herabsteigt, mit abgerundetem Rand und von halbfluktuierender Konsistenz. Die Leberdämpfung reicht in der Mamillarlinie 8,5 cm unter den Rippenrand und 12,5 cm unter den Schwertfortsatz. Ob die Leber mit der beschriebenen Tumormasse im Zusammenhang steht oder nicht, kann nicht sicher festgestellt werden. Der Leberrand ist links von der Mittellinie scharf, kann aber rechts nicht deutlich gefühlt werden.

Die Milz ist 2 cm unterhalb des Rippenbogens zu fühlen. Im übrigen sind die Bauchorgane negativ und ebenso der ganze übrige Körper. Urin 1200, spezifisches Gewicht 1021, kein Eiweiß, Blut oder Zylinder. Blut normal.

Die Kystoskopie zeigt, daß beide Nieren normal arbeiten.

Besprechung: Völlig klar ist, daß der Patient an einem Aorten- und Mitralfehler, wahrscheinlich rheumatischen Ursprungs, leidet. Das interessante Problem, das jetzt noch zu lösen ist, betrifft die Masse in dem rechten Hypochondrium. Ist es die Leber, die Niere oder handelt es sich um einen retroperitonealen Tumor?

Der lange Alkoholismus könnte wohl zu einer Zirrhose geführt haben, aber eine Leberzirrhose verursacht selten Schmerzen und die zirrhotische Leber ist hart und nicht halbfluktuierend. Weiter ist es nicht gewöhnlich, daß man die Leber bimanuell palpieren kann, obwohl dies auch durchaus nicht unmöglich ist. Es scheinen Gründe zu der Annahme vorhanden zu sein, daß die Leber in diesem Falle wirklich vergrößert ist, aber außerdem ist auch sonst noch etwas nicht in Ordnung.

Eine Masse, die man bei bimanueller Palpation in der rechten Seite findet, erweist sich gewöhnlich als mit der Niere in Verbindung stehend und daran dachten wir auch, als wir die Kystoskopie anwandten. Die Ergebnisse der Untersuchung lassen eine Nierenerkrankung ausschließen und wurden auch in diesem Sinne gedeutet.

Tumoren der retroperitonealen Drüsen verursachen nicht selten eine Anschwellung, wie sie hier beschrieben ist. Die Diagnose solcher Tumoren ist aber unmöglich, bis deutlichere Drucksymptome (Schmerzen im Rücken und in den Schenkeln) auftreten, oder bis sich an irgend einer anderen Stelle des Körpers eine bösartige Erkrankung findet, die Metastasen in der jetzt betrachteten Gegend möglich erscheinen läßt.

Syphilis der Leber und Krebs der Leber oder des Kolon würde nicht eine so weiche Masse hervorrufen, wie sie hier beschrieben ist. Ist es möglich, daß einfache Stauung auf Grund der Herzerkrankung eine Vergrößerung der Leber von so weicher Konsistenz hervorrufen könnte? Dagegen spricht das Fehlen von Stauungserscheinungen auf den Lungen, in den Schenkeln und in der Bauchhöhle und die Tatsache, daß der Tumor nicht mit Sicherheit mit dem Leberrande in Verbindung gebracht werden kann, den man links von der Mittellinie fühlt. Ein Chirurg, der den Kranken mit untersuchte, bezog die Symptome auf einen Tumor der Gallenblase oder der Niere. Alles in allem war der Fall so zweifelhaft in diesem Punkte, daß eine probatorische Laparotomie gerechtfertigt erschien.

Verlauf: Die Operation zeigte Nieren- und Gallenblase in Ordnung. Eine große dunkle vergrößerte Leber war der einzige Befund.

Dieser Fall scheint mir deswegen von außergewöhnlicher Wichtigkeit, weil er beweist, daß passive Hyperämie der Leber eines von den Vorkommnissen ist, die bei der Diagnose von Erkrankungen im rechten oberen Teile des Leibes ernstlich in Betracht gezogen werden müssen. Soviel ich weiß, ist dies einer von den sehr wenigen Fällen, in denen man wegen einer Stauungsleber die Laparotomie vorgenommen hat.

Diagnose: Stauungsleber.

Fall 95.

Eine 66jährige Privatsekretärin kam am 2. März 1907 ins Krankenhaus. Ihr Vater starb an Schwindsucht. Mit 12 Jahren hatte sie Diphtherie, vor 25 Jahren hatte sie entzündlichen Rheumatismus und Ophthalmie, war eine Woche zu Bett und hatte seither einen leichten ähnlichen Anfall. In den vergangenen 30 Jahren hatte sie etwa 12 Kolikanfälle, die durch plötzlich einsetzende Schmerzen im Leibe sich kennzeichneten. Am 19. Juli 1906 hatte sie den letzten Anfall. Vor 10 Jahren war ein Blinddarmabszeß eröffnet und drainiert worden. Sie hatte nie Ikterus, war aber stets sehr zur Verstopfung geneigt. Ihr Höchstgewicht betrug vor 6 Monaten 182 Pfd. Vor sechs Wochen hatte sie innerhalb einer Woche mehrere Anfälle von Verdauungsbeschwerden. Nachher fühlte sie sich sechs Wochen lang wohl, dann trat plötzlich ein heftiger Anfall von Schmerzen im Epigastrium ein, der etwa eine Stunde anhielt. Seither hatte sie fünf oder sechs ähnliche Anfälle durchgemacht. Die meisten kamen nach dem Frühstück und dauerten mehrere Stunden an, bis Morphium Erleichterung schaffte.

Der Schmerz scheint nach keiner Richtung hin auszustrahlen. Drei Tage lang war sie ikterisch.

Die Untersuchung ergab Fettleibigkeit und ausgesprochenen Ikterus, verlief aber im übrigen negativ. Die Patellarreflexe fehlen. Am 6. März war die Gelbsucht zurückgegangen, und die Kranke fühlte sich wohl bis auf eine leichte Halsentzündung.

Besprechung: Da eine tuberkulöse Peritonitis sich zum ersten Male mit akuten Symptomen, wie sie hier vorliegen, zeigen kann, verdient sie für einen Augenblick Beachtung, besonders im Hinblick auf die tuberkulöse Familiengeschichte. Aber es fehlen alle physikalischen Untersuchungsergebnisse, die dieser Krankheit entsprechen und bei dem Fehlen von Fieber verdient sie keine weitere Besprechung.

Anfälle von Schmerzen im Leibe bei einem Kranken, dem die Patellarreflexe fehlen, müssen uns immer auf Tabes hinweisen, aber hier fehlen alle anderen dafür sprechenden Erscheinungen und es ist sehr wohl möglich, daß die Diphtherie, an der die Kranke im Alter von 12 Jahren gelitten hat, eine Neuritis hervorgerufen hat, die die Ursache dieser Veränderung ist.

Bei älteren Personen mit ausgesprochener Neigung zur Verstopfung brauchen wir keine weiteren Erklärungen für viele störende Erscheinungen im Leibe. Aber Verstopfung verursacht nie so heftige Schmerzen, daß Morphium notwendig wird, es sei denn, daß es sich um eine organische Obstipation handelt. Das Alter der Kranken und die Art der Schmerzen stimmen mit dieser Annahme völlig überein, und die Erfahrung hat uns gelehrt, daß Darmverschluß stets eine ernste Gefahr für alle Leute ist, die wegen Appendizitis operiert wurden, besonders wenn die Bildung von Adhäsionen durch die Drainierung der Wunde begünstigt wurde. Wenn es sich aber wirklich um einen Darmverschluß handelt, so müßten wir Ausdehnung des Leibes oder Erbrechen erwarten, während die Schmerzanfälle wahrscheinlich nicht so häufig und in so kurzen Intervallen auftreten würden.

Ein peptisches Geschwür ist wie in so vielen Fällen eine Möglichkeit, die wir nicht ausschließen können. Aber das Vorhandensein von Gelbsucht, die schnelle Besserung durch Morphium und das Fehlen irgendwelcher bestimmter Beziehungen zwischen Schmerz und Nahrungsaufnahme lenkt unsere Aufmerksamkeit eher auf Gallensteine. Seit dem Auftreten des Ikterus ist diese Diagnose ziemlich sicher geworden; sie wird gestützt durch Alter und Geschlecht, die Fettleibigkeit und die Art der Schmerzen.

Verlauf: Am 9. März wurde der Leib geöffnet und man fand eine kleine Gallenblase, die völlig mit Steinen angefüllt war.

Diagnose: Gallensteine.

Fall 96.

Eine 70jährige Witwe sah ich bei einer Konsultation am 8. November 1901. Die Mutter starb im Alter von 81 Jahren, der Vater mit 60 Jahren an Diabetes. Drei Geschwister starben an Lungentuberkulose, eines durch einen Unfall, eines aus unbekannter Ursache, eines lebt noch.

Die Kranke hatte zehn Kinder, von ihrem ersten Manne acht, von denen zwei an Lungentuberkulose starben und eines an „Wassersucht"; eine Tochter starb an den Folgen einer Operation, drei starben in der Kindheit aus unbekannten Gründen; ein Kind ist am Leben. Die beiden Kinder von dem zweiten Manne sind am Leben und gesund.

Sie hat die üblichen Kinderkrankheiten durchgemacht, war aber im übrigen bis 1890 gesund, wo sie wegen eines eingeklemmten Bruches operiert wurde. Im folgenden Jahre fühlte sie sich nicht wohl, hatte Fieber, Schüttelfrost, öfters Erbrechen und wurde 1891 wegen eines Empyems der rechten Pleurahöhle operiert. Sechs Monate lang sezernierte die Wunde, dann heilte sie endlich aus. Seither klagt sie über Magenbeschwerden, saures und bitteres Aufstoßen, dumpfe Schmerzen im Epigastrium, Kopfschmerzen, allgemeines Übelbefinden und allmähliche Abnahme des Körpergewichtes im ganzen um 20 Pfd.

Im Mai 1908 hatte sie einen Anfall von schweren Schmerzen im Epigastrium, zwischen Nabel und Schwertfortsatz. Durch heißes Trinken wurden die Schmerzen gebessert. Einen Monat später ereignete sich ein ähnlicher Anfall. Ein herbeigerufener Arzt nannte die Krankheit eine „akute Neuralgie des Magens". Er gab ihr etwas zum Erbrechen, und sie brach 24 Stunden lang fast andauernd. Das Erbrochene bestand zum größten Teile aus grünlichen bitteren Massen. Ein neuer Anfall war am 1. September 1901 und wurde durch heiße Getränke behoben. Auch dabei bestand etwas Erbrechen. Nächster Anfall am 8. September, dann am 14. Die beiden letzten wurden durch Morphium erleichtert. Der letzte war am 19. Oktober; er war der allerschwerste. Zwischen den Anfällen nährte sich die Kranke von flüssigen und halbfesten Speisen und hatte weder über Schmerzen, noch über Verdauungsbeschwerden zu klagen. Der Schmerz nahm anscheinend seinen Ursprung von einem Punkte an der rechten Rückenseite in der Höhe der 6. oder 7. Rippe und strahlte vorn nach der Magengrube zu aus und von dort aus abwärts in die linke Leibseite. An diesem Punkte des Rückens war nichts zu sehen, aber auf Druck tat er weh. Nach einer subkutanen Morphiuminjektion begann sie zu brechen, und das wiederholte sich drei Tage lang alle halbe Stunden. Die Patientin wurde sehr schwach, aber die Temperatur war normal; der Puls betrug 60. Während dieser 36 Stunden ließ sie nur sehr wenig Urin, aber am Ende der Zeit entleerte sie fast 2 Liter.

Die Untersuchung zeigte einen Urin mit einem spezifischen Gewicht von 1022, sehr hochgestellt, mit etwa 0,1% Eiweiß. Das Sediment enthielt wenig hyaline und fein granulierte Zylinder, mit Fetttröpfchen. Eine Urinprobe, 16 Stunden später, war trübe, enthielt 0,1% Eiweiß und das Sediment enthielt außer den früheren Bestandteilen reichlich Phosphate und Kristalle von oxalsaurem Kalk. Die Patientin klagte jetzt über Schmerzen in beiden Seiten und Übelbefinden im ganzen Leibe, besonders auf der rechten Seite. Die Temperatur betrugt 37,8°, der Puls 88. Es bestehen Kopfschmerzen; der Blutdruck beträgt 145. Weder jetzt noch in einem der früheren Anfälle bestand Gelbsucht, aber die Patientin gibt an, sie sähe immer ein wenig gelb aus.

Sie ist eine gut aussehende Dame, etwas fett; Leber von normaler Größe. Ein auf Druck außerordentlich schmerzhafter Punkt liegt in der Mitte zwischen Schwertfortsatz und Nabel. Herz und Lunge negativ. Dickdarm aufgebläht. Die Sklera ist nahe der Regenbogenhaut klarblau. Wenn man das Augenlid umwendet, findet man an der Peripherie eine leichte gelbliche Verfärbung.

Besprechung: Darmverschluß ist natürlich unser erster Gedanke, wenn ein Kranker über plötzlich einsetzende Schmerzen von Seiten des Leibes klagt und früher eine Operation wegen einer eingeklemmten Hernie durchgemacht hat. Aber in diesem Falle besteht weder Auftreibung des Leibes noch Verstopfung oder Diarrhoe, keine sichtbare Peristaltik und ein ungewöhnlicher Grad von Wohlbefinden zwischen den Anfällen.

Wenn ein Patient so ausgesprochen, wie es hier der Fall ist, durch heiße Getränke in seinen Beschwerden erleichtert wird, so erscheint Aufblähung des Magens mit Pylorospasmus eine natürliche Erklärung. Aber dieses Symptom hängt praktisch in allen Fällen von einer tiefer sitzenden Ursache ab, wie Geschwür oder Gallensteine. Die lange Anamnese von Verdauungsbeschwerden, die in heftige Schmerzanfälle übergehen, stimmt mit den beiden Diagnosen überein, die wir weiter unten erörtern.

Eine von den irreführenden Erscheinungen ist das Verhalten des Urins. Können die Symptome auf Urämie zurückgeführt werden, die, wie man sagt, in gewissen Fällen auch Schmerzanfälle im Leibe auslösen kann? Der Urin spricht nicht für eine akute Nephritis und wenn irgendeine Art chronischer Nephritis vorhanden wäre, müßte das Herz hypertrophisch und ein höherer Blutdruck vorhanden sein. Aller Wahrscheinlichkeit nach muß man daher die Urinveränderung als Ergebnis irgend einer Reizung der Nieren auffassen und darf ihr keine ernste Bedeutung beimessen.

Bei einer der späteren Untersuchungen fiel die Entleerung von Blut im Urin auf, weil sie auf die Möglichkeit von Nierensteinen oder Tumor hinweist, aber man muß dabei daran denken, daß diese Urinprobe nach Entleerung von 2 Litern Urin, die auf eine akute Retention erfolgte, gelassen wurde. Diese Verknüpfung von Ereignissen kann sehr leicht Hämaturie erzeugen. Im ganzen spricht bei dem Fehlen jeden Palpationsbefundes in der Nierengegend kein hinreichender Grund dafür, dieses Organ für erkrankt zu halten.

Es bleiben also noch zwei Krankheiten übrig, die hier schon so oft in Betracht gezogen und besprochen wurden: Gallensteine und peptisches Geschwür. Der Druckpunkt am Rücken spricht eher für Gallensteinschmerzen als für Magengeschwür und es ist wohl wichtig, daß in einem der Anfälle der Schmerz von diesem Punkte nach vorn ausstrahlte. Die unmittelbare Erleichterung der Schmerzen durch Morphium und das Fehlen von Verdauungsstörungen zwischen den Anfällen spricht gleichfalls für die Diagnose von Gallensteinen, besonders, da die peripheren Teile der Lederhaut schon eine leichte

gelbliche Verfärbung zeigen [1]).   Wenn man auf diesen Punkt achtet, so wird die
genauere Untersuchung des Serums häufig unnötig.

Das andauernde Erbrechen nach der Eingabe von Morphium ist wahrscheinlich auf eine der nicht seltenen Idiosynkrasien gegen dieses Medikament
zurückzuführen.

Verlauf: Am nächsten Tage zeigte sich ein leichter Ikterus an der Lederhaut; er wurde immer tiefer, bis die Haut fast kaffeefarben war.   Die Stühle
wurden sorgfältig gesiebt, aber kein Stein gefunden.   Leber druckschmerzhaft,
zwei Tage später konnte die Gallenblase gefühlt werden.   Urin enthielt reichlich
Gallenfarbstoff, Stühle tonfarben.   Temperatur 37,8 ⁰ bis 38,4 ⁰, Puls 80—100.
Schmerzen in beiden Seiten.   Der Schmerzpunkt im Rücken hat sich in ein Mal
verwandelt, das aussieht, als ob dort irgend eine lokale Behandlung stattgefunden
hätte.   Es sieht etwa so aus: ☐, hat scharf begrenzte Ränder, ist auf Druck
nicht schmerzhaft, nicht geschwollen und nicht heiß.

Die Operation ergab Steine im gemeinsamen Gallengang.

Diagnose: Gallensteine.

---

[1]) Es ist vielleicht hier der Ort, darauf aufmerksam zu machen, daß, wenn wir
einen leichten Grad von Gelbsucht erwarten oder vermuten, immer besonders die peripheren Teile der Sklera untersuchen werden sollen, die viel früher als die Gegend um die
Iris eine gelbe Verfärbung zeigen.   Nur in den ausgesprocheneren Graden von Ikterus
erstreckt sich die gelbe Farbe bis an die Iris.

Tabelle IV. Schmerzen im Epigastrium. Symptome.

Ursache	Dauer der Symptome	Alter	Schmerzen	Druckschmerz-haftigkeit	Art der Besserung	Fieber und Leukozytose	Frühere Anfälle	Herzver-änderungen
Stauung in Magen und Leber (Herz- oder Nierenerkran-kung)	Tage oder Wochen	Jedes	Meist auf Druck. Dumpf	Deutlich weit-verbreitet	Bessere Herztätigkeit	0	. . . . .	Gewöhnlich ins Auge fallend
Appendizitis	Minuten oder Stunden	Jedes	Begleitet von Übel-keit.Initialsymptom	Rechte Iliakalgegend	. . . . .	+	Gewöhnlich	0
Magengeschwür	Periodisch durch viele Jahre	Jedes, beginnt gewöhnlich in der Jugend	Kehrt bei leerem Magen zur gleichen Stunde wieder	Gewöhnlich nicht	Speiseaufnahme, Alkali, Er-brechen,Spülung	0	Gewöhnlich	0
Hyperchlorhydrie	Gewöhnlich chronisch	Jung (im Anfange)	Kehrt zur gleichen Stunde wieder, wenn der Magen leer ist	Gewöhnlich nicht	Speiseaufnahme, Alkali, Er-brechen,Spülung	0	Gewöhnlich	0
Magenkrebs	Wochen oder Monate	40—60	Oft gering und unregelmäßig	Oft nicht	Gewöhnlich durch Magen-spülung	Fehlt gewöhnlich	. . . . .	0
Perikarditis	Stunden oder Tage	10—30	Initialsymptom	Nicht charakteristisch	Heiße oder kalte Umschläge	+	0	Oft Reiben in der Herz-gegend
Magenneurose	Jahre	Jedes	Abhängig von Unterernährung oder zu vielem Essen	Nicht charakteristisch	Erziehung	0	. . . . .	0
Gallensteine	Periodisch, gewöhnlich chronisch	Zweite Hälfte des Lebens	Plötzlich, heftig, verlangt Morphium	Gewöhnlich nicht	Gewöhnlich Morphium	Oft	Gewöhnlich	0
Pankreatitis	Stunden	Zweite Lebens-hälfte	Verbunden mit Kollaps	Akut	. . . . .	+	0	0
Angina abdominalis	Minuten, wiederkeh-rend	Zweite Lebens-hälfte	Hervorgerufen durch Anstrengung oder Aufregung	Fehlt	Ruhe	0	Gewöhnlich	Oft

Ursachen der Schmerzen im rechten Hypochondrium.

---

1. Leberstauung

2. Gallensteine und akute Cholecystitis   648

3. Hochsitzender Appendix (entzündet)   70

4. Leberkrebs   25

5. Ureterenstein   15

6. Nierenstein   10

7. Magen- oder Darmsteine   9

8. Subphrenischer Abszeß   4

Seltenere Ursachen sind: Hydro- und Pyonephrose, renale und perinale Infektionen, Sakroiliakalerkrankungen und retroperitoneale Neubildungen.

6. Kapitel.

Schmerzen im rechten Hypochondrium.

Fall 97.

Ein 12jähriger Knabe kam am 6. April 1908 mit Klagen über Empfindlichkeit und Schmerzen im rechten Hypochondrium in das Krankenhaus. Die Temperatur betrug 37,8 °. Die Diagnose des behandelnden Arztes lautete auf Gallenblasenentzündung.

Die Familien- und persönliche Anamnese gab keinen Aufschluß, aber der Knabe hatte seit zwei Monaten fast andauernd an den beschriebenen Beschwerden zu leiden. Sie wurden allmählich schlimmer und sind jetzt bei tiefer Einatmung heftiger. Gelegentlich hat er einen heftigen Schmerz an der rechten Schulter. Abgesehen davon hat er keinerlei Symptome und konnte bis fünf Tage vor der Aufnahme ins Krankenhaus zur Schule gehen. Es bestand ausgesprochene Verstopfung.

Die Untersuchung zeigte, daß man den Herzspitzenstoß am besten im vierten Interkostalraum unmittelbar neben der Mamillarlinie sehen und fühlen konnte. Die Herztöne waren regelmäßig und kräftig. Ein weiches systolisches Geräusch war an der Herzspitze zu hören, das weit fortgeleitet wurde. Der zweite Pulmonalton war leicht akzentuiert, der Puls ohne Besonderheiten. Lunge normal, ebenso der Leib mit der Ausnahme von Druckschmerzhaftigkeit und beträchtlicher willkürlicher Muskelspannung im rechten Hypochondrium und in der Gegend der rechten Beckenschaufel. Den Verlauf der Temperatur zeigt die Kurve, Abb. 32.

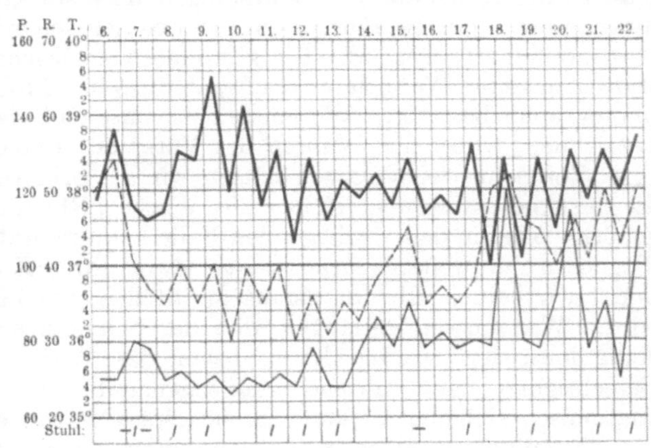

Abb. 32.   Temperaturkurve zu Fall 97.

Die Zahl der Leukozyten betrug am 7. April 9200.

Am 7. April, am Tage nach der Aufnahme, stieg die Temperatur auf 39,1 ° und der Schmerz wurde heftiger. Ein Chirurg, der den Knaben untersuchte, hielt eine operative Untersuchung der Gallengänge für notwendig, man wartete aber mit der Operation, bis die Eltern des Knaben verständigt werden konnten.

Inzwischen fand man rechts hinten unten Dämpfung und Abschwächung des Atmungsgeräusches, und am 10. April war die Muskelspannung im Leibe völlig verschwunden. An diesem Tage machte man in der Dämpfungszone eine Probepunktion, erhielt aber keine Flüssigkeit. Eine Röntgenaufnahme zeigte am 13. April keine Veränderungen der Lunge oder der Pleura und auch keine Vergrößerung des Herzens nach rechts. So war die Diagnose bis dahin völlig zweifelhaft.

Am 15. April, neun Tage nach der Aufnahme, hörte man zum ersten Male ein dumpfes perikardiales Reiben, und der rechte Rand der Herzdämpfung überschritt in der Höhe der fünften Rippe um zwei Querfinger die Mittellinie.

Besprechung: Gallensteine sind bei einem Knaben von 12 Jahren so selten, daß man mit der Diagnose sehr zögern soll, ganz gleichgültig, wie sehr die Symptome auch an die Krankheit erinnern. Die Schmerzen und die Muskelspannung sind das einzige Positive, was hier auf Gallensteine hinweist, obwohl das Fieber mit einer Entzündung der Gallenblase ganz gut übereinstimmen würde. Ohne charakteristischere Klagen in Fällen ohne Gelbsucht und fühlbare Gallenblase sollten wir nicht die Diagnose auf Gallensteine stellen, bis jede andere Möglichkeit vollkommen ausgeschlossen ist.

Leibschmerzen bei Kindern weisen stets auf Erkrankungen der Lunge, Pneumonie oder Pleuritis, ebenso hin, wie auf solche des Leibes. In der gutgemeinten Absicht, den Zweifel durch eine Diagnose dieser Art zu lösen, kam man zu der Annahme von Dämpfung und verstärktem Atmungsgeräusch rechts hinten unten; das ist aber wegen der wechselnden Höhe der Leberdämpfung eine sehr zweifelhafte Gegend. Die physikalischen Zeichen, die wir gefunden hatten, wurden in keiner Weise durch die Ergebnisse einer Probepunktion und der Röntgenphotographie bestätigt. Wir müssen also unseren Befund als eine Gehörstäuschung bezeichnen, wobei der Wunsch der Vater des Gedankens war.

Von sehr vielen Ärzten hätten wir als Erklärung dunkler Schmerzen, wie die hier beschriebenen, sicher die Worte „Rheumatismus" oder „Neuralgie" gehört. Aber in dem vorliegenden Falle kann man diese veraltete Verlegenheitsdiagnosen ohne weiteres zurückweisen. Zwölfjährige Knaben haben keine Neuralgien und auch keinen Rheumatismus an Stellen, wo hier über Schmerzen geklagt wird. Wir müssen verlangen, daß der Schmerz auf ein Gelenk oder in seine Nähe lokalisiert werden kann, bevor das Wort Rheumatismus irgendwelche Berechtigung hat, während alle sogenannten neuralgischen Schmerzen dem anatomisch sicheren Verlaufe irgend eines Nerven entsprechen müssen.

Entzündung eines nicht herabgestiegenen (subhepatischen) Wurmfortsatzes wird durch die Lage der Schmerzen und der Muskelspannung wahrscheinlich gemacht. Der Beginn war nicht so plötzlich und die Zahl der Leukozyten auch nicht so hoch, wie in den meisten Fällen von Appendizitis, wenn sie mit so starkem Fieber und so heftigen Schmerzen auftreten. Indessen konnte doch, bis die Muskelspannung nachließ und das perikardiale Reibegeräusch nachgewiesen wurde, ein hochgelegener Appendix nicht ausgeschlossen werden.

Wir müssen uns fragen, ob wohl die Lage des Herzspitzenstoßes (im vierten Interkostalraum neben der Brustwarze) irgend eine pathologische Bedeutung hat und für die Diagnose hätte verwendet werden können. Beide Fragen müssen mit Nein beantwortet werden. Bei einem Knaben in diesem Alter findet man den Herzspitzenstoß nicht selten so gelegen.

Ich glaube nicht, daß bis zu dem Auftreten der perikardialen Reibegeräusche in diesem Falle eine Diagnose gestellt werden konnte und ebensowenig bin ich der Meinung, daß die Perikarditis, die nachher in so typischer Weise verlief, selbst die Ursache aller vorangegangenen Symptome war. Mir scheint die Ansicht gut begründet, daß viele Infektionen, besonders bei jungen Leuten, in ihren Frühstadien ebenso weitverbreitet und nicht lokalisiert sind, wie ihre Symptome. Wahrscheinlich ist das Auftreten der Entzündung an einer deutlichen wohl umschriebenen Stelle mit Exsudaten und den anderen pathologischen Veränderungen durch einen weiteren Schritt in dem Verlauf des infektiösen Prozesses hervorgerufen. Von dieser Idee gingen die französischen Ärzte aus, die zur Lokalisation eines vorher allgemeinen Prozesses subkutane Terpentininjektionen anwendeten, um das hervorzurufen, was sie einen Fixationsabszeß nannten.

Wahrscheinlich hätte die bakteriologische Untersuchung des Blutes uns in diesem Falle weitergebracht. Die Blutkultur ist gegenwärtig das einzige Mittel, um viele Infektionen in den frühen unlokalisierten Stadien zu erkennen.

Verlauf: Am 19. April war die Zone der Herzdämpfung beträchtlich vergrößert und reichte nun nach links bis in die Axilla hinein. Die Zahl der Leukozyten war von 9200 bei der Aufnahme am 18. auf 19 900 gewachsen. Das Reibegeräusch war inzwischen verschwunden und dafür Dämpfung und abgeschwächtes Atmungsgeräusch links hinten unten aufgetreten.

Am 20. reichte die Herzdämpfung nach links bis fast an die hintere Axillarlinie; die Leukozytenzahl betrug 22 000 mit 80% polynukleären Zellen. Daraufhin wurde die Diagnose auf ein Perikardialexsudat gestellt und die Punktion im fünften Interkostalraum $2\frac{1}{2}$ cm außerhalb der linken Mamilla, gerade neben dem fühlbaren Herzspitzenstoß ausgeführt. Dabei entleerte man 210 ccm trüber sanguinolenter Flüssigkeit mit einem spezifischen Gewicht von 1022 und 2,1% Eiweiß. Das Sediment zeigte 87,5% polynukleäre Zellen. Tuberkelbazillen wurden nicht gefunden. Unmittelbar nach der Entleerung konnte man wieder die Reibegeräusche über der ganzen Herzgegend hören und der Knabe klagte über große Schmerzen. Schmerz und hörbares Reiben dauerte mit vorübergehender Erleichterung während der nächsten drei Tage an.

Am 23. April wurde der Fall wiederum von dem Chirurgen gesehen und am 24. wurde nach Rippenresektion das Perikard geöffnet und drainiert. Darauf entwickelte sich ein linksseitiger Pleuraerguß, der später eitrig wurde; aber nach einer sehr langwierigen Krankheit wurde der Knabe doch schließlich völlig gesund.

Behandlung: Der Stuhlgang wurde durch Kalomel viertelstündlich 0,015 g bis zum Verbrauch von 10 Dosen geregelt, danach mit Kaskara und durch Einläufe. Gegen die Schmerzen wurden heiße Umschläge und Terpentinauflagen angewendet. Auch ein Senfumschlag auf den Leib schaffte etwas Erleichterung und später bekam der Knabe einen Eisbeutel auf die Herzgegend und außerdem täglich 0,0075 g Morphium subkutan injiziert.

Diagnose: Perikarditis mit Exsudat.

Fall 98.

Ein sehr nervöser jüdischer Bursche von 18 Jahren kam am 19. Juli 1907 zur Untersuchung; seine Krankheit begann im November 1906, wo er 14 Tage lang von Schmerzen in der rechten Flanke und an der rechten Seite des Rückens gequält wurde. Zu gleicher Zeit bestanden Kopfschmerzen, Schwindelgefühl und Schwäche in den Beinen. Er glaubt sich Schaden getan zu haben, als er im Oktober 1906 eine schwere Last hob. Ende Dezember hatte er einen ähnlichen, aber leichteren Anfall. Er gibt an, daß er seit dem 20. Januar an ständigen Schmerzen in der rechten Lendengegend zu leiden habe, die bei tiefer Einatmung ihn mit heftigen Stichen quälen. Gelegentlich ist der Schmerz nach abwärts nach der Leistengegend und nach aufwärts zum Epigastrium ausgestrahlt. Der

Urin ist gewöhnlich klar, aber manchmal rot gefärbt und frei von Trübungen.
Patient hat an Gewicht zugenommen, ist aber seit Februar schwächer geworden.

Im Januar wurde er sorgfältig untersucht, ohne daß man eine Erkrankung
fand. Am 12. Juni zeigte der Urin eine leichte Spur von Eiweiß mit viel Zellen
und Blut im Sediment.

Im übrigen verlief die Untersuchung negativ mit der Ausnahme, daß der
rechte gerade Bauchmuskel angespannt war, und daß auf der rechten Seite
Druckschmerzhaftigkeit bestand, am ausgesprochensten am Rippenbogen in der
rechten Mamillarlinie und in der Gegend der rechten Beckenschaufel.

Zu der Zeit dieser Untersuchung konnte man den unteren Rand der rechten
Niere bei tiefer Einatmung fühlen, und es bestand dort eine leichte Druckschmerzhaftigkeit entlang der Brustwirbel. Die Beweglichkeit der Wirbelsäule war frei.
Es bestand weder Fieber noch Leukozytose. Der Urin schwankte sehr im spezifischen Gewicht. Innerhalb 24 Stunden betrug es zweimal unter 1008 und dreimal
über 1020. Immer fand sich eine sehr geringe Spur von Eiweiß und im Sediment
eine sehr geringe Zahl von roten Blutkörperchen und Leukozyten. Eine Probe
zeigte ein Blutgerinnsel von der Größe einer Bohne.

Am 26. wurde die Kystoskopie ausgeführt; man fand am Blaseneingang
einen bräunlichen, zylindrischen, kittähnlichen Pfropf. Der Eingang des rechten
Ureters war stark erweitert, und es entleerte sich aus ihm etwas Eiter; aus dem
linken Ureter kam ein kräftiger Strom klaren Urins.

Besprechung: Bei der wirklichen Untersuchung des Patienten war es
viel schwieriger, als wenn man den Fall gedruckt liest, sich dem Eindruck zu
entziehen, den das neurotische Temperament ausübte. Jeder Patient, der so
andauernd nur auf sich selbst achtet, besonders wenn er zur jüdischen Rasse
gehört, läuft Gefahr, fälschlich beschuldigt oder dafür angesehen zu werden,
daß es sich bei ihm nur um eine reine Neurose handelt. Ein vorsichtigeres Urteil
zeigt aber, daß da noch irgend etwas im Hintergrunde steht, was nicht in Ordnung ist.

Der Patient selbst war geneigt, alle seine Beschwerden auf die Anstrengung
im vergangenen Oktober zurückzuführen, aber bei sorgfältiger Befragung stellte
es sich sicher heraus, daß alle diese Erscheinungen erst einige Wochen nach der
angeblichen Überanstrengung aufgetreten sind.

Wir können darauf Wert legen, daß bei der Untersuchung sich keine Angaben über die Verhältnisse der Sakroiliakalgelenke fanden. Viele der Symptome,
wie wir sie hier beschrieben haben, könnten auf irgendeine Schädigung dieser
Gelenke zurückgeführt werden. Tatsächlich fanden sich aber die Gelenke normal,
obwohl dies hier nicht ausdrücklich angegeben ist.

Das Hauptergebnis dieses Falles ist die Unmöglichkeit einer zufriedenstellenden Diagnose durch die gewöhnliche Methode der physikalischen Untersuchung bei vielen Erkrankungen, die den rechten oberen Teil des Abdomens
betreffen. Ohne Kystoskopie hätte man einen hochliegenden Appendix (siehe
Fall 96) nicht ausschließen können, und die Diagnose hätte lange Zeit zweifelhaft
bleiben müssen. In der Tat ist der Fall sehr geeignet, die Wichtigkeit der Kystoskopie auch in Fällen zu zeigen, die weder Symptome von seiten der Blase, noch
richtige Nierenkoliken aufweisen.

Es bleibt nur noch übrig, uns darüber klar zu werden, welche Veränderungen wir auf Grund unserer Ergebnisse in der Niere erwarten können. Bösartige Erkrankungen der Niere sind im Alter von 18 Jahren selten und nicht
sicher zu erklären, wenn ein Tumor und Hämaturie fehlen. Tuberkulose der
Niere müßte Fieber, Eiter im Urin und Blasenstörungen hervorrufen. Auch
würde in der Mehrzahl der Fälle nach acht Monate langem Leiden ein Tumor
fühlbar sein. Nierensteine scheinen die entsprechende Diagnose.

Verlauf: Eine Röntgenaufnahme zeigte am 28. einen Schatten, augenscheinlich im Becken der rechten Niere. Am selben Tage bestätigte die Operation das Ergebnis der Röntgenuntersuchung, obwohl der Stein bei der Berührung sich in feinen Sand auflöste. Der Patient machte eine gute Genesung durch.

Diagnose: Nierenstein.

Fall 99.

Ein 26 jähriger Handlungsgehilfe, dessen Familienanamnese nichts Wichtiges enthüllte, hatte im Alter von acht Jahren Typhus und hat seit zehn Jahren an Verstopfung zu leiden. Seine Gewohnheiten sind gut mit der Ausnahme, daß er täglich 20 Zigaretten raucht. Die letzten vier Monate war seine Verstopfung schlimmer als gewöhnlich, der Stuhlgang erfolgte nur einmal alle vier bis fünf Tage. In den letzten 14 Tagen hatte er Kopfschmerzen, die aber jetzt verschwunden sind. Während dieser Zeit war der Appetit schlecht. Vor acht Tagen begann ein anhaltender, mäßig heftiger Schmerz am rechten Rippenrande. Vor fünf Tagen bemerkte er, daß seine Augen gelb wurden, und der Urin eine tiefrote Farbe annahm.

Bei der Untersuchung ergab es sich, daß die Skleren mäßig gelb waren und auch die Haut beträchtlich verfärbt. Beide Tonsillen waren leicht vergrößert, und es fanden sich einige Flecke auf der rechten Mandel. Der Herzspitzenstoß war weder zu hören noch zu sehen. Die Töne hörte man am besten im vierten Interkostalraum $7\frac{1}{2}$ cm von der Mittellinie. Es bestanden weder Geräusche noch andere Veränderungen der Töne. Im rechten oberen Teile des Bauches fand sich Spannung mit Druckschmerzhaftigkeit und Dämpfung, die sich $3\frac{1}{2}$ cm über die Rippen nach oben ausdehnte. Bei der Einatmung konnte man fühlen, wie ein scharfer Rand an diesem Punkte sich nach abwärts bewegte. Der obere Rand der Leberdämpfung liegt in der Höhe der sechsten Rippe. Im übrigen verlief die Untersuchung des Leibes negativ und ebenso die der übrigen Organe. Der Urin enthielt Gallenfarbstoff und eine sehr leichte Spur von Eiweiß. Es bestand keine Anämie und keine Leukozytose.

Der Patient kam am 22. Februar zur ersten Untersuchung. Unter Natriumphosphat 1,25 g nach den Mahlzeiten und heißen Umschlägen auf das Hypochondrium besserte sich sein Zustand, und am 4. März hatte die gelbe Farbe beträchtlich abgenommen. Die Verstopfung wurde später durch Kaskara und Einläufe bekämpft.

Besprechung: Jeder Fall, der zu Gelbsucht führt und in dessen Anamnese man Typhus findet, macht eine Cholezystitis mit den daraus folgenden Gallensteinen wahrscheinlich, und diese Möglichkeit kann man auch hier nicht ausschließen. Wir können aber bei Fehlen von Kolik, Fieber, Schüttelfrösten oder Erbrechen und da die Gallenblase nicht fühlbar ist, in dieser Richtung über Vermutungen nicht hinauskommen.

Fälle von verhältnismäßig kurz dauernder Gelbsucht mit oder ohne leichte Vergrößerung der Leber, wie sie hier vorhanden ist, bezeichnen wir aus alter Gewohnheit als katarrhalische Gelbsucht, wenn sich nichts Deutlicheres im Verlaufe herausstellt. Aber es ist immerhin möglich, daß diese Fälle entweder auf einer vorübergehenden Verstopfung des Gallenganges durch einen Stein oder einer herabsteigenden Infektion, Cholangitis, beruhen. Dafür, daß die sogenannte katarrhalische Gelbsucht sich von einer Entzündung des Duodenums aus nach aufwärts ausdehnt, bestehen, wenn überhaupt, nur geringe Beweise. Jetzt aber und bis unsere Kenntnisse über diesen Punkt nicht wesentlich erweitert sind, müssen wir uns mit dem alten Ausdruck begnügen.

Verlauf: Am 15. März war das Aussehen des Patienten wieder normal und die Galle war aus dem Urin verschwunden. Er fühlte sich völlig wohl und verließ das Krankenhaus in den nächsten Tagen, ohne daß bisher ein Rückfall eingetreten ist.

Diagnose: Katarrhalische Gelbsucht.

Fall 100.

Ein 77jähriger Witwer kam am 25. Februar 1908 in das Krankenhaus. Er war immer als Zimmermann beschäftigt und fühlte sich stark und wohl mit Ausnahme von zwei Malariaanfällen, den einen vor vielen, den anderen vor acht Jahren.

Vor 17 Jahren konnte er 14 Monate nicht arbeiten, weil er unter Erscheinungen litt, die der eine Arzt auf einen Magenkrebs, andere Doktoren auf Störungen von seiten der Leber zurückführten. Zu der Zeit klagte er über Schmerzen unter dem rechten Rippenrande. Dieser Schmerz strahlte nach dem Rücken zu aus, und zu gleicher Zeit bestand Erbrechen und häufig schwarzer Stuhlgang; er brach niemals Blut, war niemals gelbsüchtig und hatte niemals Schüttelfröste, Fieber oder Koliken. Zur Nacht war der Schmerz stets schlimmer, aber er hatte keine Beziehungen zu der Art der aufgenommenen Nahrung, noch zur Zeit der Mahlzeiten.

Von diesem Anfall wurde er wieder völlig gesund und hat seitdem mit Ausnahme von zwei Monaten vor sieben Jahren stets gearbeitet. Damals lag er unter Erscheinungen im Krankenhaus, die man als Duodenalgeschwür bezeichnet hatte. Der Stuhlgang enthielt zu der Zeit häufig Blut, und das Gewicht des Kranken sank auf 200 Pfd. und ist seitdem so geblieben.

Ein Jahr später hatte er einen Anfall von Erbrechen mit teerartigen Stühlen ähnlich denen vor einem Jahre, aber in wenigen Tagen war er wieder hergestellt. Vor drei Jahren hatte er einen Anfall von Erbrechen, der neun Stunden anhielt. Damals enthielt der Stuhl kein Blut, aber er mußte 14 Tage zu Hause bleiben. Zwischen diesen Anfällen, also den größten Teil der letzten 15 Jahre, fühlte er sich völlig wohl. Vor 20 Monaten hatte er einen schweren Anfall von Schmerzen unter dem rechten Rippenrande und zu gleicher Zeit erschien ein roter Fleck gerade unterhalb der letzten Rippe. Der Arzt sagte ihm, er litte wahrscheinlich an einem Leberabszeß; ein oder zwei Tage darauf wurde der Urin plötzlich rot und blieb so zehn Tage lang. Dann gingen die Schmerzen und der rote Fleck allmählich zurück und der Urin wurde wieder normal.

Vor einem Jahre hatte er einen Anfall von Verdauungsbeschwerden mit Schmerzen unter dem rechten Rippenrande und war damals so schwach, daß er von seinem Stuhl fiel, während der Arzt mit ihm sprach. Seine Lebensgewohnheiten waren stets sehr gute.

Das letzte halbe Jahr klagte er über dumpfe Schmerzen unter dem rechten Rippenrande. Beim Umhergehen wird der Schmerz schlimmer, durch die Nahrungsaufnahme erleidet er keine Veränderung. Gelegentlich wird er heftig und strahlt dann nach anderen Punkten des Leibes und dem Rücken zu aus. Vor drei Tagen hatte er solch einen Anfall, der durch Trinken von drei Gläsern kalten Wassers gebessert wurde.

Seit sechs Wochen bemerkte er eine Anschwellung unter dem rechten Rippenbogen, die seither an Größe beständig zugenommen hat und auf Druck außerordentlich schmerzhaft geworden ist. Er hat weder Fieber noch Gelbsucht oder Erbrechen gehabt und keine Veränderungen in der Menge und Farbe des Urins bemerkt. Auch an dem Stuhl konnte er keine Veränderung wahrnehmen

Die Untersuchung zeigt keine Kachexie und keine Veränderungen an den Brustorganen. Der rechte Rippenbogen ist deutlich vorgewölbt und in der Mitte dieser Vorwölbung findet man eine runde Erhebung, die auf Druck sehr schmerzhaft ist (siehe Abb. 33). Diese Masse ist fest, etwas beweglich und erreicht manchmal im Epigastrium die Mittellinie. Dicht unterhalb des Tumors kann man den Leberrand fühlen, der deutlich unregelmäßig gestaltet ist.

Im übrigen verlief die Untersuchung ohne Ergebnis, auch die des Blutes und des Urins. Im Stuhlgang ist okkultes Blut nicht vorhanden.

Bei der weiteren Beobachtung zeigte sich Bewegung des Tumors bei Lagewechsel des Patienten bis zum linken Rippenrand hin. Dabei schob sich auch der

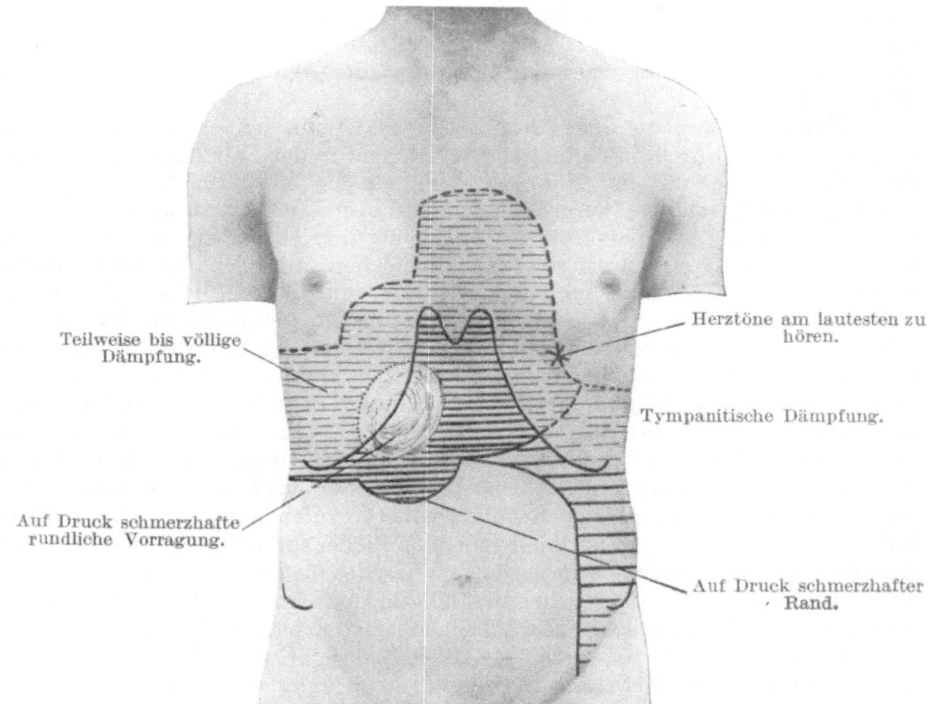

Abb. 33. Ergebnis der Untersuchung eines Kranken mit Klagen über Schwellung und Schmerzen unter dem rechten Rippenbogen (Fall 100).

obere Rand der Leberdämpfung nach abwärts. Bei der Untersuchung mit der Sonde reicht der gefüllte Magen bis $2\frac{1}{2}$ cm unterhalb des Nabels. Der obere Rand lag am Ende des Schwertfortsatzes. Nach einer Probemahlzeit enthielt der Mageninhalt Salzsäure 0,11%, Gesamtazidität 0,17%; kein okkultes Blut.

Besprechung: Die Vorgeschichte dieses Falles weist auf die Diagnose eines Duodenalgeschwürs hin. Zwischen diesem Initialsymptom und den Beschwerden der letzten sechs Monate finden sich aber zwei auffällige Erscheinungen, die wir zuerst kurz besprechen wollen.

Wie können wir das Auftreten der roten Färbung im rechten Hypochondrium zugleich mit dem Erscheinen von rotem Urin erklären? Da diese Symptome zu gleicher Zeit begannen und miteinander verschwanden, ist es vernünftig, nach einer gemeinsamen Ursache zu suchen. Wir können vermuten, daß der Fleck im Hypochondrium auf einen purpuraartigen Blutaustritt zurückzuführen ist, und daß die Verfärbung des Urins auf ähnliche Ekchymosen in der Niere beruht. Solche Ereignisse wären leicht verständlich, wenn Gelbsucht bestanden hätte, denn wir sind daran gewöhnt, alle Arten von Blutaustritt und Hämorrhagie bei ikterischen Kranken zu finden. Richardson und andere Autoren haben aber darauf hingewiesen, daß die Neigung zu Hämorrhagien bei Leberkrankheiten nicht allein auf solche mit Ikterus beschränkt ist. Wenn wir also annehmen, was durch den weiteren Verlauf des Falles gerechtfertigt wird, daß der Patient zur Zeit der Erscheinungen, um deren Erklärung wir uns jetzt bemühen, eine Lebererkrankung gehabt hat, so ist die Annahme von multiplen Blutungen ganz angebracht.

Was sollen wir aus dem Ohnmachtsanfalle machen, der sich vor einem Jahre ereignet hat? Da der Patient wiederholt schwere Darmblutungen, wahrscheinlich auf Grund seines Duodenalgeschwürs gehabt hat, ist es nicht unwahrscheinlich, daß der Schwächeanfall auf der Wiederholung einer solchen Blutung beruht hat.

Wenn wir nun zu den Ereignissen des letzten halben Jahres kommen, so finden wir sie durch den anhaltenden Schmerz in der Lebergegend charakterisiert, der offenbar mit der Nahrungsaufnahme nichts zu tun hat, aber später durch die unregelmäßige Vergrößerung der Leber kompliziert wurde.

Bei Kranken, die niemals unter Bedingungen gelebt haben, die einer Echinokokkeninfektion günstig waren (Zusammenleben mit Schafen und Schäferhunden, besonders in Griechenland, Australien und Island), haben wir nur zwei Erkrankungen ins Auge zu fassen, um eine knotige Vergrößerung der Leber zu erklären, nämlich Krebs und Syphilis. Die Knoten bei der Leberzirrhose sind nur selten, wenn überhaupt jemals durch die Bauchwand zu fühlen. Die Lebervergrößerung bei Stauung, fettiger Entartung, Leukämie, Pseudoleukämie, Amyloiderkrankung, Ikterus auf Grund von Verschluß der Gallengänge und Leberabszeß führt nicht zu knotiger Gestaltung der Oberfläche. So wird unser Problem in engere Grenzen gewiesen: Krebs oder Syphilis. Ich habe nie gesehen, daß Syphilis so heftige Schmerzen hervorrufen kann, wie sie in diesem Falle vorhanden waren. Auch das Fehlen von Fieber spricht gegen diese Diagnose. Das Gleiche gilt, wenn auch in geringerem Grade, für das Fehlen einer syphilitischen Anamnese und syphilitischer Veränderungen in anderen Teilen des Körpers. Leberkrebs — und das scheint die wahrscheinlichste Erklärung für die Beschwerden, an denen der Kranke jetzt leidet — ist selten primär. Wir können annehmen, daß es sich um eine Metastase handelt, die von einer Geschwulst ausgeht, die sich infolge des peptischen Geschwürs entwickelt hat, das, wie wir mit Recht behaupten können, vor einigen Jahren bestanden hat. Wir haben aber keinen bestimmten Beweis für solch einen Tumor im Magen oder Duodenum, und der Ausgangspunkt der Erkrankung bleibt daher ungewiß.

Verlauf: Am 17. März wurde der Leib geöffnet, und man fand eine feste, knotige, anscheinend bösartige Vergrößerung der Leber von der Größe einer Kokosnuß. Das Abdomen wurde wieder geschlossen, und der Patient verließ das Krankenhaus am 19. März. Er starb drei Monate später.

Diagnose: Leberkrebs.

Fall 101.

Der Patient, ein 36jähriger Stallbursche, kam am 7. März 1908 zum ersten Male zur Untersuchung. Vor drei Jahren hatte er oft an Magenbeschwerden zu leiden, aber von da an fühlte er sich bis vor sechs Wochen gesund, worauf Erbrechen und heftige Schmerzen im rechten oberen Teile des Leibes eintraten. Das Erbrochene enthielt manchmal große Mengen der aufgenommenen Nahrung.

Der Schmerz ist sehr heftig und zwang ihn, die letzten 14 Tage allnächtlich aufzustehen und Morphiumtabletten zu nehmen.

Zurzeit ist der Schmerz am heftigsten zwei Stunden nach den Mahlzeiten; er ist aber auch des Nachts sehr störend. Manchmal strahlt er nach dem linken Rippenrande und nach der rechten Brustwarze zu aus. Seit drei Wochen hat der Kranke sich nur von Brot, Tee und Milch ernährt.

Bei der Untersuchung findet sich die rechte Pupille etwas weiter als die linke. Beide reagieren normal. Die Haut war überall auffallend weich und fühlte sich atlasartig an. Die Radialarterien waren beträchtlich verdickt und der zweite Aortenton stärker als der Pulmonalton. Im übrigen bestanden keine Veränderungen an den Brustorganen. Im rechten oberen Teile des Leibes fand sich mäßige Druckschmerzhaftigkeit. Die Untersuchung einschließlich des Blutes und Urins brachte sonst nichts heraus. Nüchtern war der Magen leer; die Fassungskraft des Magens betrug 720 ccm, und die Perkussion zeigte nach der Aufblähung mit Luft keine Vergrößerung des Organs. Die mikroskopische und chemische Untersuchung des Mageninhalts nach der Probemahlzeit zeigte keine Abweichung von der Norm.

Später stellte es sich heraus, daß dieser Anfall auf eine Niederlage folgte, in der er eine Woche lang große Mengen Schnaps und Bier trank. Vorher hatte er jahrelang keinen Schnaps getrunken.

Besprechung: Alte Überlieferung hat uns daran gewöhnt, bei allen Schmerzen, die in der Nacht schlimmer auftreten als bei Tage, an Syphilis zu denken. Wir haben aber bereits aus den Fällen, die wir hier besprochen haben, gesehen, daß die Schmerzen bei Hyperchlorhydrie, Gallensteinen, peptischem Geschwür, Bleivergiftung in vielen Fällen in der Nacht schlimmer sind. In dem vorliegenden Falle wird der Verdacht auf Syphilis durch das Auffinden verdickter Radialarterien, eines akzentuierten zweiten Aortentones und ungleicher Pupillen verstärkt. Aber die Untersuchung ergibt keinen bestimmten Hinweis, um die Diagnose einer viszeralen Syphilis zu rechtfertigen.

Auch die anderen eben erwähnten Schmerzursachen finden hier keine genügende Bestätigung, obwohl nur Blei mit Sicherheit ausgeschlossen werden kann. Der auffallendste Punkt bei der Untersuchung ist die atlasartige Beschaffenheit der Haut; sie spricht, wenn sie bei arbeitenden Leuten deutlich hervortritt, für starken Alkoholmißbrauch in letzter Zeit und wenn, wie in diesem Falle, die Anamnese nicht sofort solche Trinkneigung verrät, kann der Beweis durch den Untersuchungsbefund, der eine Bemerkung über die Beschaffenheit der Haut enthält, sehr wichtig sein. Besonders gilt dies bei dem plötzlichen Eintritt ausgesprochen gastrischer Erscheinungen bei Erwachsenen.

Verlauf: Der Patient wurde auf Lenhartzsche Diät gesetzt und genas in ein paar Wochen.

Diagnose: Alkoholische Gastritis.

Fall 102.

Ein junger jüdischer Stubenmaler im Alter von 18 Jahren, der am 18. März 1908 zum erstenmal zur Untersuchung kam, hat einige Anfälle von Rheumatismus durchgemacht, hat sich aber trotz dessen bis vor fünf Wochen stets wohl gefühlt. Dann begannen Schmerzen im rechten oberen Teile des Abdomens zugleich mit Atemnot bei Anstrengung, Schwäche und Husten mit schaumigem weißen Auswurf. Die letzten zehn Tage lag er zu Bett und konnte des Nachts wegen Herzbeschwerden nicht niedrig liegen.

Die Untersuchung zeigte einen blassen, etwas zyanotischen Mann. Die Venen des Halses sind stark ausgedehnt und zeigen eine systolische Pulsation. Auch die Karotiden pulsieren heftig. Das Herz zeigt eine diffuse Pulsation im zweiten, dritten, vierten und fünften linken Interkostalraum, aber am kräftigsten sah und fühlte man den Herzstoß im sechsten Interkostalraum, $2\frac{3}{4}$ cm außerhalb der Mamillarlinie. Die Herzdämpfung überschritt den rechten Sternalrand um 3 cm, und die Pulsation konnte etwa $2\frac{1}{2}$ cm außerhalb des rechten Sternalrandes noch gefühlt werden. Die Herztätigkeit war regelmäßig und betrug 110. An der Herzspitze hörte man ein systolisches und ein präsystolisches Geräusch. In der linken Achselhöhle und entlang dem linken Sternalrande wurde das systolische Geräusch stärker, und außerdem konnte man ein musikalisches diastolisches Geräusch hören. Der zweite Pulmonalton war deutlich verstärkt, der zweite Aortenton fehlte. Der Puls war von niedriger Spannung, Kapillarpuls ließ sich nicht nachweisen. Die Lungen waren normal mit der Ausnahme, daß man an der Basis der linken Seite einige wenige feuchte Rasselgeräusche hören konnte. In den abhängigen Partien des Leibes fand sich Dämpfung, die sich bei Lagewechsel veränderte. Der Leberrand war 8 cm unterhalb der Rippen zu fühlen. Die Leber war druckschmerzhaft und bewegte sich mit jeder Systole. Der Urin betrug etwa 900 ccm in 24 Stunden bei einem spezifischen Gewicht von 1025. Er enthielt eine leichte Spur von Eiweiß und wenige granulierte Zylinder. Das Blut zeigte keine Besonderheiten. Fieber bestand nicht.

Besprechung: Für die Diagnose und Behandlung des Falles ist es von Wichtigkeit, sich ein Bild von seiner Dauer zu machen. Selbst eine flüchtige Untersuchung der Herzveränderung muß uns überzeugen, daß das Herz schon beträchtliche Zeit vor den letzten fünf Wochen krank war, während deren er sich selbst krank fühlte. Im Hinblick auf die Vergrößerung des Herzens und die Art der Geräusche, (welche Stenosen und deshalb chronische Veränderungen wahrscheinlich machen), müssen wir annehmen, daß die Krankheit schon seit Monaten, wenn nicht seit Jahren bestanden hat.

Herzveränderungen, die eine ausgesprochene Hypertrophie hervorbringen, beruhen am häufigsten auf

1. Klappenerkrankung,
2. chronischer Nephritis und
3. Perikardialverwachsung mit oder ohne interstitieller Myokarditis.

Eine Nierenerkrankung kann durch die geringe Spannung des Pulses und die Beschaffenheit des Urins ausgeschlossen werden. Perikardialverwachsung kann an und für sich kein so ausgesprochenes systolisches Geräusch hervorrufen und könnte auch nicht die Veränderungen in den Arterien (hebender Puls) erklären. Wir können nicht die Möglichkeit einer Perikardverwachsung im Verein mit anderen Veränderungen ausschließen, aber allein kann sie nicht die Tatsachen erklären.

Die Erscheinungen weisen sicher auf das Bestehen einer Erkrankung einer Aortenklappe und wahrscheinlich auf ähnliche Veränderungen an der Mitralis. Ist die Aortenveränderung eine einfache oder eine komplizierte? Die physikalischen Zeichen sind lediglich für eine Insuffizienz beweisend, aber die Erfahrung am Sektionstisch hat mich zu der Ansicht geführt, daß in jedem Falle von Aorteninsuffizienz in langdauernden Herzkrankheiten bei jungen Leuten auch immer ebenso eine Aortenstenose vorhanden ist, ob nun die physikalischen Zeichen dafür sprechen oder nicht, mit anderen Worten: Eine Erkrankung der Aortenklappen, die auf Endokarditis beruht, führt immer ebenso zu einer Stenose wie zu einer Insuffizienz, wenn sie länger als wenige Wochen dauert.

Da dieser Fall vor der Entdeckung der Wassermannschen Probe sich ereignete, hatten wir kein Mittel, um sicher festzustellen, ob die Aortenveränderung möglicher- oder wahrscheinlicherweise auf Syphilis zurückzuführen war.

In Hinsicht auf die Mitralklappen können wir nicht sicherstellen, ob hier jetzt eine Endokarditis am Werke ist oder nicht. Das systolische Geräusch kann auf einer relativen Insuffizienz ohne Schädigung der Klappen selbst beruhen, während das präsystolische Geräusch der Art sein kann, wie es von Flint beschrieben worden ist. Aber die starke Betonung des zweiten Aortentones gibt uns einigen Grund für die Annahme einer wirklichen Veränderung an der Mitralklappe.

Augenscheinlich besteht eine Leberstauung, die auch die Beschwerden und die Druckschmerzhaftigkeit im rechten Hypochondrium erklärt, und diese Tatsache macht es im Verein mit dem wachsenden Aszites (bewegliche Dämpfung in den abhängenden Partien) klar, daß die Trikuspidalklappe schlecht schließt. Auch dies stützt unsere Annahme von einer organischen Erkrankung der Mitralis. Der Urin ist ein typischer Stauungsharn.

Warum läßt die Herzkraft gerade jetzt nach? Wir können solche Ereignisse durch die Annahme des Versagens der Kompensation aus wahrscheinlich mechanischen Gründen erklären. Man nimmt an, daß das betreffende Individuum gerade an der Grenze seiner Reservekraft angelangt ist oder sie bereits überschritten hat.

Von Hunter Dunn [1]) ist aber darauf hingewiesen worden, daß viele dieser Kompensationsstörungen, die ohne bekannte Überanstrengung auftreten, tatsächlich auf dem frischen Ausbruch einer Endokarditis beruhen, die auf der früher erkrankten Klappe schlief. Die Möglichkeit muß wohl dann in Betracht gezogen werden, wenn, wie hier, die Kompensationsstörung ganz aus heiterem Himmel hereinbricht und von einer polynukleären Leukozytose mit oder ohne Temperatursteigerungen begleitet wird.

Verlauf: Der Bursche lebte im Krankenhause vom 16. März bis 8. April. Niemals zeigte sich eine Besserung und trotz Digitalis, Strychnin, Diuretin, Kalomel und anderen Medikamenten starb er.

Die Autopsie zeigte eine fibröse Endokarditis der Mitral- und Aortenklappe mit Stenose und Insuffizienz beider. An beiden Klappen fand sich ein frischer verruköser Prozeß und leichte akute Degeneration des Herzmuskels.

Diagnose: Inkompensierter, kombinierter Mitral- und Aortenfehler.

Fall 103.

Ein 58jähriger irischer Arbeiter kam am 18. Februar 1908 in das Krankenhaus. Seine Familienanamnese ist ohne Belang, aber er gibt an, daß er seit zwei Jahren an Bronchitis leidet und daß er sein ganzes Leben lang bis vor $1\frac{1}{2}$ Jahren sehr stark geraucht hat. Seit Mitte Oktober ist seine Bronchitis sehr heftig geworden, und er fühlte sich schwach und müde, aber er mußte weiter arbeiten, weil ihn die Familienverhältnisse dazu zwangen. Vor drei Tagen machte er eine Durchnässung durch und mußte seither das Bett hüten. Er klagt über Schmerzen im rechten Hypochondrium mit Husten besonders bei der Arbeit. Er entleert beträchtliche Mengen gelben Auswurfes, nie aber Blut. Im letzten November hatte er einige Zeit Schmerzen in der linken Brustseite. Vor zwei Jahren wog er 185, jetzt 135 Pfd.; bei jedem Husten wird der Schmerz in der rechten Seite des Leibes unterhalb der Rippen schlimmer.

Die Untersuchung zeigte kleine, gleichweite Pupillen, die normal reagieren. Der Rachen ist gerötet und leicht geschwollen, die Herzaktion ist ungleichmäßig und unregelmäßig, sonst aber ohne Veränderungen. Der Puls ist sichtlich gespannt und die Arterien leicht fühlbar, aber bei der Messung des Blutdruckes

---

[1]) Journ. Amer. Med. Assoc. 1907. 9. Februar.

findet man nur 120 mm Hg. Beim Liegen bestand keine Dyspnoe und es traten keine Ödeme auf. Die unteren zwei Drittel der rechten Lunge zeigen Dämpfung. An der Basis findet man ausgesprochenes Bronchialatmen mit verstärktem Stimm- und Pektoralfremitus und zahlreiche feine feuchte Geräusche. Die Geräusche wurden im oberen Teile der gedämpften Zone schwächer.

Während eines zehntägigen Aufenthaltes im Krankenhause trat keine merkliche Veränderung dieser Symptome auf. Der Patient hatte ein unregelmäßiges Fieber, das zu wiederholten Malen bis 38,9 ⁰ stieg, aber stets innerhalb 24 Stunden für einige Zeit zur Norm abfiel.

Besprechung: Chronische Bronchitis, gewöhnlich mit disseminierten Bronchiektasen ist die häufigste Ursache für länger dauernden Husten, wie man ihn im Winter bei alten Leuten findet. Die Tatsache, daß unser Patient das ganze Jahr zu husten scheint, schließt diese Art von Bronchiektasen nicht aus, aber der Gewichtsverlust, die Schmerzen im linken Hypochondrium und das scharfe Bronchialatmen paßt nicht gut mit der Annahme einer Bronchitis und Bronchiektase überein. Die Untersuchung des Sputums ist zur Lösung dieser Frage nur von geringer Bedeutung.

Die Unregelmäßigkeit in der Herztätigkeit und die Beweise für Veränderungen in den peripheren Arterien lassen uns daran denken, ob nicht die Erscheinungen an der Basis der rechten Lunge auf einem Hydrothorax infolge von Herzschwäche beruhen. Sicher sind diese Zeichen durchaus nicht für Hydrothorax charakteristisch, aber man könnte sie doch mit diesem Zustande zusammenbringen, wenn nicht das Fehlen von Dyspnoe und Ödemen deutlich gegen Bestehen jeglicher Herzschwäche sprechen würde, die stark genug ist, um einen Hydrothorax hervorzurufen.

Wenn wir unsere Aufmerksamkeit allein auf die Ergebnisse der physikalischen Untersuchung richten, so spricht alles für das Bestehen eines Lungenabszesses, entweder auf Grund eines postpneumonischen Empyems, das in einen Bronchus durchgebrochen ist, oder aus irgendwelcher unbekannten Ursache (primärer Lungenabszeß). Aber die lange Dauer der Symptome und die Tatsache, daß nichts für einen akuten Beginn spricht, machen die Annahme ziemlich unwahrscheinlich.

Mit Ausnahme der ungewöhnlichen Länge der Erscheinungen muß man natürlich zu allererst in diesem Falle an Lungentuberkulose denken. Wie die Verhältnisse liegen, kann man die Krankheit durchaus nicht ausschließen. Deswegen sind wiederholte sorgfältige Untersuchungen des Auswurfs notwendig.

Verlauf: Im Auswurf finden sich zahlreiche Tuberkelbazillen und Pneumokokken innerhalb und außerhalb der Leukozyten. Der Patient blieb bis zum 2. März im Krankenhaus, ohne daß sich Veränderungen in seinem Zustand zeigten, mit der Ausnahme, daß er 4 Pfd. zunahm. Er litt stark an Schlaflosigkeit, weshalb er zweimal je 1,0 g Chlorhydrat und 0,5 g Veronal erhielt. Der Husten wurde durch Kodein 0,015 g gebessert, der Stuhlgang durch Abführmittel in Ordnung gehalten. Nach den ersten paar Tagen konnte er das Bett verlassen und sich draußen herumbewegen und nahm an Kräften beträchtlich zu.

Diagnose: Phthise.

Fall 104.

Ein 38 jähriger englischer Schneider, der am 11. März 1908 ins Krankenhaus kam, klagte über Schmerzen im ganzen Körper, besonders seit sieben Wochen in den Beinen. Die Schmerzen waren so heftig, daß er seine Arbeit aufgeben mußte, wurden aber durch die Behandlung gebessert. Vor drei Tagen zeigten sich Schmerzen im rechten oberen Teile des Leibes, die nach anderen Punkten des Abdomens und nach rückwärts zu ausstrahlten. Der Appetit war schlecht, aber er hat nicht gebrochen. Der Stuhlgang erfolgte nur auf Abführmittel. Drei Tage hatte er heftigen Schüttelfrost und mußte seitdem stark schwitzen. In bezug auf sein Wasser hat er keine Veränderungen bemerkt.

Die Untersuchung zeigte keine Störung in den Brustorganen. Das Abdomen war aufgetrieben, überall tympanitisch und mäßig gespannt. Der Patient schien ziemlich heftige Schmerzen zu haben; wenn man aber seine Aufmerksamkeit ablenkte, konnte man bei der Palpation tief eindrücken, ohne irgendwelche Schmerzhaftigkeit zu bemerken. Die Versuche, den Stuhlgang zu regeln, schlugen fehl. Die Zahl der Leukozyten betrug 14 000, am nächsten Tage 21 000, am dritten 25 200. Die Temperatur schwankte zwischen 38,4 ⁰ und 38,9 ⁰, der Puls zwischen 90 und 100. Der Urin zeigte keine Veränderungen.

Besprechung: Die Angaben des Patienten über sich selbst lassen uns über die Natur seiner Störungen völlig im Unklaren. Die Entdeckung, daß die Druckschmerzhaftigkeit des Leibes offensichtlich verschwindet, wenn die Aufmerksamkeit abgelenkt ist, bringt uns in die Gefahr, seine Beschwerden und ernsteren Symptome zu vernachlässigen.

Bei dem Vorhandensein von Schmerzen, Schüttelfrost und einer beständig ansteigenden Leukozytose besteht fast sicher irgendwo ein Infektionsherd. Unser bester Führer ist aller Wahrscheinlichkeit nach der Initialschmerz, da wir noch nicht bei dem dritten Stadium in der Entwickelung der Infektion angelangt sind, wo nach den verschiedenen Ausstrahlungen der Schmerz und die Druckschmerzhaftigkeit sich endlich auf die eigentliche Stelle der Erkrankung beschränkt (siehe Näheres über diesen Punkt S. 163). Nichts spricht in unserem Falle für eine Beteiligung der Niere oder des Magens. Daher ist im ganzen der wahrscheinlichste Ort für unsere Nachforschungen die Gallenblase. Bis dahin bleibt noch manche andere Möglichkeit übrig. Ich habe einen Fall gesehen, der dem unseren sehr ähnelte, in dem man bei der Operation eine Thrombose einer Mesenterialarterie fand, aber ich habe nie eine richtige Diagnose einer derartigen Erkrankung vor der Operation gestellt und gehört.

Auch eine Appendizitis oder eine Entzündung im Gebiete der Pfortader könnte vorliegen.

Diagnose: Akute Cholezystitis.

Fall 105.

Eine 60 jährige ungarische Frau kam am 22. August 1907 ins Krankenhaus. Sie gab an, seit zwei Monaten Schmerzen im rechten oberen Teile des Leibes zu haben, behauptet aber, ihre Krankheit beruhe lediglich auf dem Ärger über ihre Stieftochter. Deswegen hat sie ihren Appetit verloren, der Stuhlgang ist in Unordnung geraten, und sie kann nicht schlafen. — Sie hatte fünf Kinder, keine Fehlgeburten und hat sich stets wohl gefühlt. Vor 20 Jahren ist die Menopause eingetreten. Die persönliche und die Familienanamnese sind durchaus gut.

Bei der Untersuchung fiel ihre ausgesprochene Blässe auf. Die Drüsen waren nicht vergrößert. Es bestand eine Ptosis des linken oberen Augenlides. Im übrigen waren aber die Augen normal mit Ausnahme einer ausgesprochenen Ungleichheit der Pupillen und des Fehlens der Lichtreaktion. Die Brustorgane verhielten sich normal, das Abdomen ist dick und weich. Die ganze rechte Hälfte wurde von einer harten, glatten, knotigen, unbeweglichen, auf Druck nicht schmerzhaften, an den Rändern sehr scharfen Masse eingenommen. Die Dämpfung über dieser Zone ging in die Leberdämpfung über, die in der sechsten Rippe begann.

Der untere Rand des Tumors lag 15 cm unterhalb des Rippenrandes (Abb. 34). Es bestanden ein leichtes Ödem an den Schienbeinen und ausgesprochene Krampfadern an beiden Beinen.

Hämoglobingehalt 20%, Leukozyten 2000, Urin normal. — Untersuchung von der Scheide und vom Rektum aus negativ.

Der Mageninhalt zeigte nach einer Probemahlzeit keine freie Salzsäure und kein okkultes Blut. Die Magenkapazität betrug 1500 ccm. Nüchtern fanden sich keine Rückstände.

Besprechung: Das Problem, das uns hier entgegentritt, ist das eines Tumors im rechten Hypochondrium im Verein mit Anämie, eines Tumors, der nach jeder Richtung hin sich als völlig unregelmäßig in seiner Gestalt erweist. Unter diesen Bedingungen kommen folgende Möglichkeiten für die Diagnose in Betracht:

1. Leberkrebs, Syphilis; weniger wahrscheinlich Echinokokkus, vergrößerte Gallenblase, Abwärtsverlegung des normalen Organs.

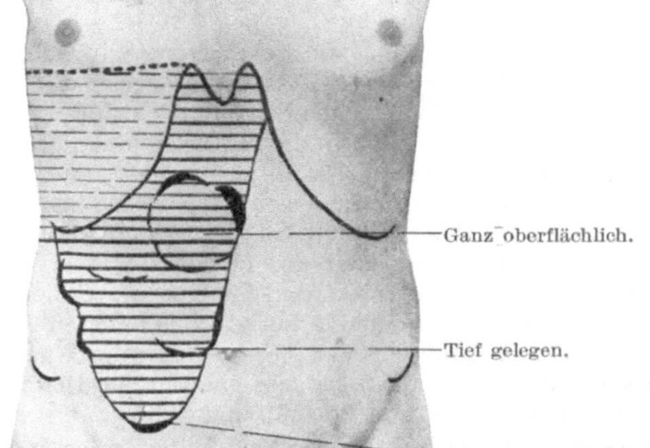

Abb. 34. Begrenzung der im Falle 105 gefühlten Tumoren. Hauptklage: Schmerzen im rechten Hypochondrium.

2. Nierentuberkulose, Hydronephrose oder Pyonephrose, zystische Degeneration, Neubildung.
3. Retroperitonealer Tumor, der die Leber in ihrer Lage verändert und nach vorwärts drängt. Tumoren des Magens oder Darmes scheiden hier praktisch aus. Exsudate oder miteinander verklebte Darmmassen, wie wir sie bei der tuberkulösen Peritonitis finden, sind kleiner und haben keine scharfen Ränder.

Wenn wir also zu den drei Hauptgruppen, über die wir vorher gesprochen haben, zurückkommen, so können wir Verlagerungen der Leber und Vergrößerung der Gallenblase ausschließen, da die Gestalt des Tumors, wie er hier vorliegt, in keiner Weise damit übereinstimmt. Echinokokkenzysten der Leber verursachen keine so schwere Anämie und sind gewöhnlich groß genug, um von den Kranken selbst wahrgenommen zu werden, bevor sie der Arzt entdeckt. Diese Patientin hatte von ihrer Geschwulst gar keine Ahnung.

Krebs und Syphilis der Leber bleiben noch als Möglichkeiten zurück, die wir jezt besprechen wollen.

Unter den Tumoren, die in Verbindung mit der Niere stehen, sind die, welche auf Tuberkulose beruhen, vielleicht die häufigsten. Sie rufen ohne Ausnahme Pyurie und Blasensymptome hervor, die hier fehlen. Ferner ist auch die Gestalt des Tumors und seine Lage im Abdomen in keiner Weise für die Geschwülste charakteristisch, die von der Niere ihren Ursprung nehmen. Bei einem Patienten, der an Nierentuberkulose leidet, müßte man auch Fieber und Schmerzen erwarten, obwohl diese Symptome weniger konstant sind als die eben erwähnten.

Hydronephrose und Pyonephrose verursachen weiche, runde Tumoren, die sich gewöhnlich elastisch anfühlen und tiefer in der Lendengegend liegen, als die hier in Frage stehende Masse. Oft erscheinen sie intermittierend, wobei ihr Verschwinden von einer vermehrten Urinausscheidung begleitet wird.

Zystennieren sind praktisch immer kongenital und bilateral. Sie sind nicht mit Anämie verbunden, und keine der bisher erwähnten Nierenveränderungen bringt überhaupt in der großen Mehrzahl der Fälle eine beträchtliche Anämie zustande.

Neubildungen der Niere können schwere Anämie hervorrufen, aber wenn das der Fall ist, so sind sie praktisch immer mit Hämaturie verbunden, die hier fehlte.

Retroperitoneale Tumoren, die ihren Ausgang von den prävertebralen Lymphdrüsen nehmen, können gelegentlich ein Bild hervorrufen, das dem hier gesehenen völlig ähnelt.

Die Tatsache, daß der Tumor unbeweglich ist, spricht eher für einen retroperitonealen Ausgang als für einen Zusammenhang mit der Leber. Nicht selten schieben diese retroperitonealen Geschwülste die Leber nach vorn und unten, so daß das, was wir palpieren können, tatsächlich nicht die Neubildung selbst, sondern die normale Leber ist. Ich habe an langen und erfolglosen Besprechungen der Art teilgenommen, um was für eine Lebererkrankung es sich wohl in einem bestimmten Falle handeln möchte, und schließlich fanden wir bei der Operation oder Autopsie nur, daß wir ein falsches Organ im Verdacht gehabt hatten. Die knotige Beschaffenheit der Geschwulst, an der diese Frau leidet, schließt die letztere Möglichkeit aus.

Der Tumor ist sicher nicht die normale Leber; entweder handelt es sich um eine kranke Leber oder um eine Neubildung, die von anderswoher ausgeht.

Mit diesen Möglichkeiten im Geiste kehren wir zu dem allgemeinen Studium des Falles zurück und nun fällt uns die Tatsache auf, daß die Patientin eine Ptosis hat und daß die Pupillen auf Lichteinfall nicht reagieren. Beide Symptome sind charakteristische Folgen einer alten Syphilis. Dies bringt uns natürlich dazu, ihr eine größere Aufmerksamkeit zu schenken und die therapeutische Probe zu versuchen. Eine Jod- und Quecksilberkur wird bei keiner bösartigen Neubildung Schaden bringen, wird aber wahrscheinlich merkliche Besserung hervorrufen, allgemein und am Orte der Erkrankung, wenn es sich um eine Syphilis der Leber handelt.

Verlauf: Unter Quecksilberanwendung und Jodkali 0,3—3 g erholte sich die Patientin in zehn Tagen ganz auffallend, und die Größe des Tumors nahm zusehends ab. Mit Ausnahme gelegentlicher Dosen von Veronal 0,3 g und Aufstreichen einer 25prozentigen alkoholischen Menthollösung auf das Epigastrium, um die Schmerzen zu mildern, wurden keine anderen Medikamente gegeben.

Diagnose: Lebersyphilis.

Fall 106.

Eine 42jährige russische Jüdin klagte seit 1½ Jahren über einen brennenden Schmerz in dem rechten oberen Teile des Leibes, der fast immer gleichmäßig ist, sie nicht am Schlafen hindert, manchmal sich auch nach dem Rücken zu bewegt, aber nie kolikartig oder paroxysmal auftritt. Gelegentlich mußte sie erbrechen, hatte aber nie Gelbsucht. Zu der gleichen Zeit hatte sie nach den Mahlzeiten Beschwerden im oberen Teile des Leibes mit Aufstoßen und Verstopfung, wobei der Stuhlgang nur alle vier bis fünf Tage einmal erfolgte. Seit einem Vierteljahre sind alle diese Erscheinungen schlimmer geworden, und sie mußte fast alle Tage nach dem Essen brechen. Blut oder Nahrung war im Erbrochenen nicht vorhanden, sie hat viel an Gewicht abgenommen, der Appetit ist schlecht, und sie hat einen großen Teil der vergangenen Zeit zu Bett zugebracht.

Die Patientin war fettleibig; die Brustorgane negativ, die Bauchwände schlaff, schwappend und weich. Die rechte Niere konnte man drei Finger breit unterhalb dem Rippenbogen fühlen, und ebenso war auch der Rand der Leber palpabel. Die übrige Untersuchung des Blutes, des Pulses, die Temperatur, die Atmung, der Blutdruck waren negativ. Die Urinmenge schwankte in 24 Stunden von 750—1050 ccm mit einem spezifischen Gewicht von 1012—1019. Es fanden sich ganz leichte Spuren von Eiweiß und wenige hyaline und braune granulierte Zylinder. Die Untersuchung des Mageninhaltes und des Stuhles zeigte keine Abweichung von der Norm.

Besprechung: Wenn ein russischer Jude über einen brennenden Schmerz klagt, zeigt es sich bei genauer Befragung, daß er Brennen hat, aber keinen Schmerz. Das Wort „Brennen“ wird von den Juden bei der Beschreibung ihrer Beschwerden viel häufiger als von jeder anderen Rasse gebraucht, und gewöhnlich sind Patienten, die diesen Ausdruck gebrauchen, frei von jeder organischen Erkrankung. Ob es sich um eine kutane Parästhesie in Verbindung mit nervöser Schwäche handelt, oder ob das Gefühl auf Stauung und Zersetzung des Mageninhaltes zurückzuführen ist, läßt sich häufig nur schwer entscheiden.

Magenbeschwerden, die zum erstenmal bei einer Patientin von über 40 Jahren auftreten, lassen uns an Magenkrebs denken. Aber wenn die Krankheit seit 18 Jahren bestanden hat, müssen wir fast sicher schon Stauung, Kachexie oder Anämie finden. Ein peptisches Geschwür kann nicht sicher ausgeschlossen werden, aber die Symptome sind nicht deutlich genug, um die Einleitung einer entsprechenden Behandlung zu rechtfertigen, bis andere wahrscheinlichere Annahmen betrachtet worden sind.

Die tastbare Niere und das Vorhandensein von Eiweiß und Zylindern im Urin machen es uns zur Pflicht, zu schauen, ob die Symptome nicht auf irgendeiner Nierenerkrankung beruhen. Die Symptome könnten von der Niere selber ausgehen, wenn sie einen direkten Druck auf den Pylorus oder den Darm ausübt, so daß sie die Verdauungsbewegungen verzögern. Das scheint aber im Hinblick auf die mäßige Größe und die freie Beweglichkeit des Magens unwahrscheinlich. Man könnte die Niere auch dann für Beschwerden, wie sie hier vorliegen, verantwortlich machen, wenn sie der Sitz einer chronischen Nephritis mit nachfolgender Urämie wäre, aber das normale Verhalten des Herzens und des Blutdruckes schließt dies aus, und der Urin ist keineswegs typisch für eine akute Nephritis.

Augenscheinlich leidet die Kranke an einer allgemeinen Enteroptose und diese kann im Verein mit der Fettleibigkeit, der schwachen Bauchmuskulatur und der Obstipation ihre Beschwerden völlig erklären.

Es empfiehlt sich hier, ein Wort über die psychische Bedeutung des grünen Erbrechens zu sagen. Natürlich weiß jeder Arzt, daß lang anhaltendes und heftiges Erbrechen schließlich durch den Druck, den die Bauchwand auf die Gallenblase ausübt, zu der Entleerung grüngefärbter Massen führt. Aber in der Vorstellung des Patienten hat grünes Erbrechen oft eine ganz erschreckende Bedeutung, so daß es sich empfiehlt, jeden Patienten, der über dieses Symptom klagt, ausführlich darüber zu belehren.

Verlauf: Eine engsitzende Leibbinde gab der Kranken ausgesprochene Erleichterung, und nach der Regulierung des Stuhlganges durch Kalomel 0,03 g alle 15 Minuten, bis 10 Dosen verbraucht waren, nach einer halben Stunde durch Kaskara konnte sie nach 14 Tagen das Krankenhaus wesentlich gebessert verlassen.

Diagnose: Hängebauch.

Fall 107.

Ein 54jähriger Zimmermann kam am 19. Juni 1908 in das Krankenhaus mit der Angabe, daß er vor sechs Wochen bei der Arbeit plötzlich heftige Schmerzen im rechten oberen Teile des Leibes verspürt habe, die nach der rechten Schulter zu ausstrahlten. Durch heißes Trinken wurden die Schmerzen besser. Am nächsten Tage mußte er einmal erbrechen. Am folgenden Morgen ging er wieder zur Arbeit. Nach einer Woche kam der Schmerz zurück und hat seither fast beständig angehalten, obwohl er die beiden letzten Tage weniger heftig war. Bei seinem Beginn fand sich außerdem eine Anschwellung des Leibes und Gelbsucht. Der Urin war dunkel, die Stühle hell und die letzten fünf Wochen hatte Patient starkes Hautjucken. Fieber und Erbrechen war nicht vorhanden. Appetit schlecht, mäßige Verstopfung.

Bei der Untersuchung zeigte sich eine mäßige Gelbsucht und überall deutliche Kratzeffekte. Die Brustorgane verhielten sich normal. Der Leib war im Epigastrium und einige Zentimeter rechts davon druckschmerzhaft. Der obere Teil des rechten geraden Bauchmuskels war stärker gespannt als der linke. Der Leberrand konnte 3 cm unterhalb des rechten Rippenbogens gefühlt werden. In den letzten acht Wochen hat der Patient 42 Pfd. an Gewicht abgenommen.

Besprechung: Das diagnostische Problem, das hier auftritt, betrifft die Ursache der Abmagerung, der Gelbsucht, der anhaltenden Schmerzen und der Lebervergrößerung bei einem 54jährigen Manne. Krebs des Pankreas oder der Gallengänge könnte alle diese Symptome hervorrufen und ist bei Leuten dieses Alters ihre häufigste Ursache. Aber man kann nur schwer verstehen, warum derartige Veränderungen so plötzlich Schmerzen und Gelbsucht hervorrufen sollten. Die angenommene Ursache, Krebs, entwickelt sich allmählich und man müßte daher auch annehmen, daß die Symptome nach und nach auftauchten, nicht aber plötzlich. Die klinische Erfahrung hat aber gezeigt, daß auch ein Karzinom sich plötzlich und mit den hier beschriebenen Erscheinungen zeigen kann. Wir müssen uns mit dieser Tatsache abfinden, ob wir sie verstehen oder nicht. Gegen Krebs spricht das Fehlen einer vergrößerten Gallenblase, die doch die Regel ist, wenn durch Karzinom die Gallengänge abgeschlossen sind. Aber dieser Einwand ist nicht triftig genug, um die Annahme eines Krebses sicher auszuschließen. Die Möglichkeit muß noch weiter erwogen werden.

Ein Stein im gemeinsamen Gallengang könnte alle hier beschriebenen Symptome hervorrufen und würde besser als ein Karzinom es tut, den plötzlichen Beginn und die Gallenkolik erklären. Ein Gewichtsverlust von 42 Pfd. in acht Wochen erscheint bei dem ersten Blick bei einer Gallenkolik erstaunlich. Aber die Erfahrung zeigt, daß das durchaus nicht ungewöhnlich ist. Auffälliger ist das Fehlen von Fieber, Schüttelfrost, Erbrechen und von Veränderungen in der Intensität des Ikterus. Alles dies müßten wir erwarten, wenn ein Stein den Ductus choledochus verschließt. Der mäßige Grad von Gelbsucht spricht andererseits eher für einen Stein als für Karzinom.

Verschluß der Gallengänge durch entzündliche Narbenbildung auf Grund von Syphilis oder anderer Ursachen ist eine sehr selten vorkommende Erkrankung; sie zeigt sich gewöhnlich allmählich und verursacht keine heftigen Schmerzen.

In der Krankengeschichte finden wir keine Angaben über die Lebensgewohnheiten des Kranken. Wenn wir annehmen, daß er ein starker Trinker ist, könnte man die Gelbsucht auf eine Leberzirrhose zurückführen, besonders da der Rand des Organs leicht zu fühlen war. Dagegen kann der plötzlich einsetzende Schmerz schwerlich auf einer Zirrhose beruhen, und wie der Fall liegt, haben wir keinen Anhalt zu einer solchen Annahme. Die Lebensweise des Patienten müßte noch genauer erschlossen werden. Im ganzen schwankt die Diagnose zwischen Stein und Karzinom, wobei aber ein Stein etwas wahrscheinlicher bleibt.

Verlauf: Am 22. Juni wurde der Leib geöffnet und aus dem Ductus choledochus zwei große Steine entfernt. Der Patient genas ohne weitere Ereignisse.

Das Hautjucken wurde durch Pudern der Haut mit einem Pulver, das zu gleichen Teilen aus Natrium salizylicum, Talk und Stärke bestand, und auch durch alkalisches Pulver gemildert.

Diagnose: Steine im Ductus choledochus.

Fall 108.

Eine 29 jährige, unverheiratete Frau wurde am 11. März 1908 in das Krankenhaus aufgenommen. Seit ihrem 16. Lebensjahre leidet sie zeitweise an Stuhlverstopfung, schlimmer wenn sie viel umhergeht. Auf die Frage über die Natur dieser Stuhlverstopfung gibt sie an, es zeigt sich ein Schmerz im rechten oberen Teile des Leibes, der so heftig ist, daß sie nicht einmal den Druck der Kleider aushalten kann und zugleich zeigt sich eine bei körperlicher Bewegung deutlichere Vorwölbung. Während der letzten fünf Monate waren diese Störungen besonders heftig. Ohne Nachhilfe kommt es selten zu Stuhlgang, und die Entleerungen sind gering, hart und oft schwarz. Der Appetit ist schlecht, aber sie braucht nicht zu brechen. Es besteht seit Jahren ziemlich starker Husten und hin und wieder Auswurf; Blut hat sie aber niemals ausgehustet. Seit vier Monaten besteht starke Atemnot und Herzklopfen. Der Urin ist zeitweise trübe, enthält niemals Blut und wird nachts in großen Mengen gelassen. In den letzten Monaten hat sie 5 Pfd. an Gewicht verloren.

Die Kranke ist bleich (Hämoglobin 75%). Über der rechten Hälfte des Rumpfes und der Innenseite des rechten Oberarmes finden sich zahlreiche gelbbraune, unregelmäßig gestaltete Flecke. In den Leistenbeugen und Achselhöhlen sind die Drüsen palpabel. Die Zunge ist flach geformt, an der Spitze am breitesten; sie wird sehr weit hervorgestreckt, und dabei werden die vorderen Gaumenbögen herabgezogen. Man hört über der ganzen Herzgegend ein schwaches systolisches Geräusch, das aber darüber hinaus nicht fortgeleitet wird. Das Herz ist nicht vergrößert. Der zweite Pulmonalton ist stärker als der zweite Aortenton. Im Epigastrium findet sich eine lebhafte Pulsation nach oben und nach den Seiten, die so stark ist, daß die aufgelegte Hand bei jedem Herzschlage etwa 2 cm in die Höhe gehoben wird. Unter dem rechten Rippenbogen kann man mit den Händen eine weiche rundliche Masse fühlen, die etwa 10 cm lang und 5 cm breit und nach allen Richtungen frei beweglich ist. Sie ist auf Druck sehr schmerzhaft.

Besprechung: Die Punkte, die bei diesem Falle eine besondere Besprechung verdienen, sind die Natur der Stuhlverstopfung, die Erklärung des Herzgeräusches in Verbindung mit der Dyspnoe und dem Herzklopfen der Kranken, die Bedeutung der Art und Weise, wie die Zunge hervorgestreckt wird, die Natur der Effloreszenzen auf der Brust und die Bedeutung des Tumors im rechten Hypochondrium. Es ist klar, daß ein Darmverschluß nicht besteht. Es bleibt uns zu erklären übrig, warum die Vorwölbung im rechten oberen Teile des Leibes und der damit verbundene Schmerz bei Bewegung ausgesprochener ist. Dies ist nicht selten der Fall bei einer druckschmerzhaften Stauungsleber, wie wir sie als das Ergebnis von Herzinsuffizienz finden. Aber besteht denn in diesem Falle eine solche Insuffizienz?

Da das Herz nicht vergrößert und der zweite Pulmonalton nicht stärker ist, wie wir ihn bei einer Frau von 29 Jahren erwarten können, bleibt nur noch das Geräusch übrig, das an eine Erkrankung des Herzens denken läßt, aber es empfiehlt sich, niemals allein auf ein systolisches Geräusch hin den Schluß auf eine Herzerkrankung zu machen, besonders, wenn es sich um einen anämischen Kranken handelt. Es ist klüger, dann das Geräusch als ein anämisches und funktionelles zu betrachten. Wir haben also keinen Grund zu der Annahme, daß die Herzkraft herabgesetzt ist und daß die Vorwölbung im rechten oberen Teile des Leibes in irgendwelcher Beziehung dazu steht.

Ein Kranker, der seine Zunge in der oben beschriebenen Weise herausstreckt, daß man sie ganz sehen kann, hat gewöhnlich die Gewohnheit, sie selbst im Spiegel zu betrachten. Die Gaumenbögen werden dann bei der Anstrengung, die Zunge völlig nach außen zu bringen, herabgezogen. Diese Tatsachen geben uns einen gewissen Hinweis auf den geistigen Zustand der Patientin und dessen Bedeutung für die Erklärung der Erscheinungen.

Die Hauteruption, die hier vorliegt, scheint der Pityriasis versicolor zu entsprechen, obwohl auch noch andere Möglichkeiten bestehen, vorausgesetzt, daß diese Veränderung schon lange vorhanden ist. Tinea versicolor ist die häufigste Ursache für derartige Ausschläge. Die Masse im rechten Hypochondrium entspricht genau einer Wanderniere, obwohl nicht alle solche Nieren auf Druck schmerzen. Sie ist wahrscheinlich die Masse, die die Kranke zeitweise fühlt, wenn sie glaubt, an Verstopfung zu leiden. Es erklärt dies auch das starke Hervortreten, wenn die Patientin steht.

Die Verbindung einer Wanderniere mit den verschiedenen sogenannten neurasthenischen Symptomen ist eine uns klinisch wohl bekannte Tatsache. Daß die Patientin stark neurotisch veranlagt ist, wird durch die heftige Pulsation der Bauchaorta (lebhaft pulsierende Aorta), durch die Art und Weise, wie sie die Zunge herausstreckt und durch die chronische Obstipation wahrscheinlich gemacht. Bei dem Fehlen jeder anderen organischen Veränderung scheint die Diagnose auf Wanderniere in Verbindung mit leichter Anämie bei einer neurotischen Person die beste Erklärung der Erscheinungen. Die Dyspnoe läßt sich gut auf die Anämie zurückführen.

Die Patientin erhielt eine engsitzende Leibbinde, die ihr augenscheinlich sehr gut half. Belehrung und allgemeine tonische Behandlung (Blauds Pillen dreimal täglich 0,6, Strychnintinktur 10—15 Tropfen vor jeder Mahlzeit) spielten eine große Rolle bei ihrer Besserung.

Diagnose: Schwäche, Wanderniere.

Fall 109.

Eine 56jährige amerikanische Frau hatte seit fünf Monaten viel an Magenbeschwerden zu leiden gehabt. Vor vier Wochen hatte sie ganz plötzlich heftige dunkle wässerige Durchfälle. Dazu gesellten sich Erbrechen, Schüttelfrost und Schmerzen im Epigastrium und Rücken. Eine Woche lang stand sie mehr oder weniger unter Opium, worauf die Beschwerden seitens des Magens und Darmes nachließen; aber seitdem war sie größtenteils zu Bett, fühlte sich sehr schwach und litt zumeist an Schmerzen im rechten oberen Teile des Leibes und im Kreuz. Dieser Schmerz ist beständig vorhanden und wird gelegentlich heftiger. Opium hat sie sehr häufig genommen; seit mehreren Wochen nimmt sie ausschließlich flüssige Diät. Obwohl die Schmerzen nur im Anschluß an das Essen auftreten, muß sie doch fast jeden Tag, wenn auch unregelmäßig, erbrechen. Blut hat sie niemals entleert, und auch nie Gelbsucht gehabt. Seit fünf Tagen klagte sie über leichten Husten und hat seit einigen Monaten bei körperlicher Anstrengung Atemnot. Sie hat 5 Pfd. an Gewicht verloren. Häufig ist der Schmerz so heftig, daß sie des Nachts nicht schlafen kann.

Bei der Untersuchung waren die Schleimhäute blaß. Die Brustorgane boten einen negativen Befund mit Ausnahme eines leicht abgeschwächten Atmungsgeräusches auf der rechten Seite unterhalb des Schulterblattes. Die Abdominalorgane sind völlig frei von Veränderungen, nur kann man den Leberrand bei tiefer Einatmung fühlen.

Rote Blutkörperchen 4 032 000, Leukozyten 6800, Hämoglobin 55%. Das gefärbte Blutpräparat zeigte leichte Peukilozytose. Die Auszählung ergab normales Verhalten.

Die sorgfältigste Untersuchung im warmen Bade mit vollständig zufriedenstellender Entspannung der Bauchmuskulatur zeigte absolut nichts. Der Magen ist nüchtern leer. Die Magenkapazität beträgt 1080 ccm; nach der Aufblähung mit Luft reicht der untere Rand des Organs $2\frac{1}{2}$ cm unterhalb des Nabels. Nach einer Probemahlzeit enthält der Magensaft keine freie Salzsäure, aber auch keine organische Säure. Im Magen- und Darminhalt verläuft die Guajakprobe negativ.

Nach dreiwöchentlichem Aufenthalt im Krankenhause hatte die Kranke 3 Pfd. an Gewicht zugenommen, klagte aber immer noch über Schmerzen und fühlte sich recht elend.

Besprechung: Die schwarze Farbe der Stühle in Verbindung mit langandauernden Magenbeschwerden bilden einen wichtigen Teil des klinischen Bildes eines peptischen Geschwürs. Wir müssen aber auch in Rechnung ziehen, daß die Kranke wegen ihrer Magenbeschwerden seit fünf Monaten in Behandlung stand und daß sie ziemlich viel Opium erhalten hat. Es ist sehr wohl möglich, daß ihre Symptome ganz oder zum Teil auf die Behandlung zurückzuführen sind. Die schwarzen Stühle können in diesem Falle sehr wohl auf das am häufigsten gegebene Magenmedikament (Bismutum subnitricum) zurückzuführen sein. Bei Kranken, die vier Monate lang derartig behandelt wurden, ist es nicht überraschend, keine freie Salzsäure im Magen zu finden. Der Magen entleert sich ganz normal, ist nicht vergrößert und der Mageninhalt enthält kein Blut. Noch ein Punkt stützt unsere Meinung, daß es sich hier um keine Erkrankung des Magens handelt, nämlich, daß die Patientin seit einem Jahre über Atemnot klagt, obwohl Herz und Lunge gesund sind. Diese Dyspnoe geht dem Auftreten der Magensymptome wenigstens sieben Monate voraus. Es wäre ganz natürlich, wenn wir die Dyspnoe und die Magensymptome zusammen auf die Anämie zurückführten, wie sie die vorgenommene Blutuntersuchung erwiesen hat. Wenn aber umgekehrt die Anämie das Ergebnis von Ulkusblutungen wäre, hätte die Atemnot nicht vor den Magensymptomen auftreten können.

Aber nach einer Behandlung, die auf der Annahme aufgebaut war, daß die Blutarmut die Ursache ihrer Beschwerden sei, ergab sich keine deutliche Besserung und wir hielten es daher für richtig, eine Probelaparotomie vorzunehmen.

Verlauf: Die Operation ergab nicht die geringsten Veränderungen; nachher fühlte sich die Patientin wesentlich gebessert und ist auch weiter gesund geblieben. Derartige Fälle sollte man im Geiste behalten, wenn man über die Operation wegen chronischer Appendizitis spricht, bei denen die Appendix nur für das Auge des Chirurgen Veränderungen zeigt, während sich der Pathologe davon nicht überzeugen läßt. „Aber die Beschwerden des Kranken sind nach der Operation verschwunden", sagt der Chirurg. Das mag richtig sein, aber sie taten es auch in dem eben beschriebenen Falle, obwohl nichts entfernt wurde. Überreichliche Erfahrung spricht dafür, daß Operation und die Hygiene der Nachbehandlung an und für sich die Erscheinungen vieler Patienten wesentlich bessern kann.

Diagnose: Schwäche.

Fall 110.

Am 18. März 1907 untersuchte ich einen 39jährigen russischen Schneider, der seit 15 Wochen über Schmerzen im rechten oberen Teile des Leibes klagte.

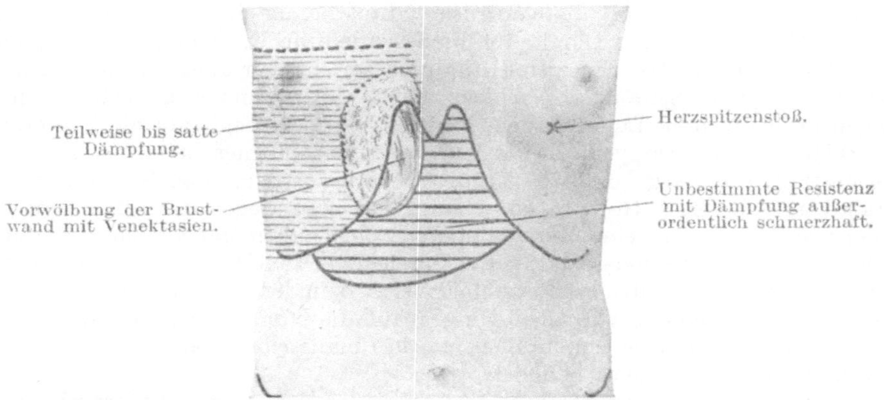

Abb. 35. Darstellung der in Fall 110 mitgeteilten Vorwölbung und Resistenzsymptome: Schmerzen in derselben Gegend, Schwäche, Dypnoe und Husten.

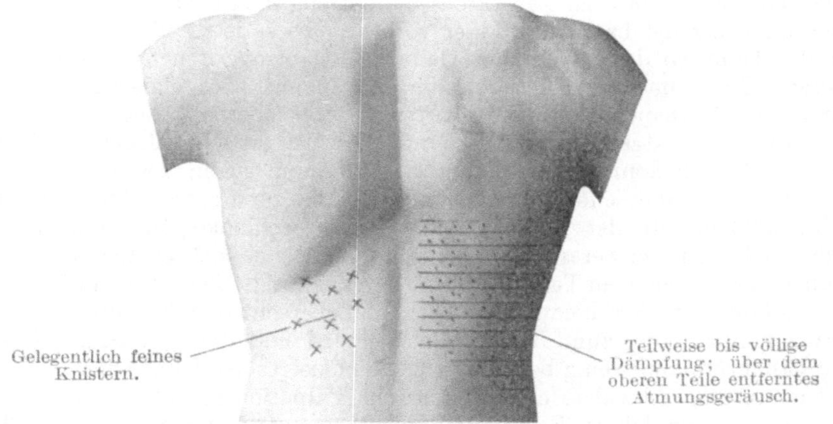

Abb. 36. Untersuchungsergebnis am Rücken des gleichen Kranken (Fall 110, vgl. auch Abb. 35).

Zu gleicher Zeit bestand heftiger trockener Husten, Kurzatmigkeit und zunehmende Schwäche, Fieber aber, soviel er weiß, niemals. Die letzten 14 Tage lag er unter Nachtschweißen und Druckschmerzhaftigkeit an der linken Schulter zu Bett. Deshalb konnte er auch nicht auf der linken Seite schlafen. An Körpergewicht und Kräften ist er zurückgegangen, er konnte aber, wenn auch mit Unterbrechungen, bis 14 Tage vor der Aufnahme arbeiten. Die Familienanamnese, seine eigene Vergangenheit und seine Lebensgewohnheiten sind gute.

Die Untersuchung zeigte einen blassen, herabgekommenen und schlecht aussehenden Mann. Die Untersuchung des Herzens ergab keine Veränderungen. Auf der rechten Seite des Rückens bestand eine Dämpfung unterhalb des Schulterblattwinkels mit vermindertem Atmungsgeräusch und Pektoralfremitus. Die Verhältnisse im Abdomen zeigt am besten die Abb. 35.

Die Temperatur des Kranken schwankte acht Tage lang zwischen 37,2 ⁰ und 38,4 ⁰. Die Zahl der roten Blutkörperchen betrug 4 Millionen, Leukozyten 11 000 und Hämoglobin 60%. Das gefärbte Blutpräparat zeigte keine Veränderungen. Der Urin war stets vollkommen normal. Im Stuhlgange fanden sich zahlreiche Eier von Trichuris trichiuria. In beiden oberen Schlüsselbeingruben fanden sich ziemlich große palpable Drüsen. Brustorgane, Kopf und Extremitäten frei von Veränderungen. Durch Abführen werden die Erscheinungen gemildert.

Besprechung: Auf den ersten Eindruck spricht hier alles für eine Phthise: Husten, Dyspnoe, Schwäche, Nachtschweiße. Aber wenn sich auch Veränderungen in der rechten Lunge finden, genügen sie doch nicht, um die Symptome zu erklären. Ein Empyem ist vielleicht wahrscheinlicher, aber ich habe nie von einer Eiterbrust gehört, wo sich der Eiter so nahe an den Schwertfortsatz heran vorgearbeitet hätte. Es ist schade, daß man wegen des schlechten Befindens des Kranken keine Röntgenphotographie aufgenommen hat. Dadurch hätte man einige Aufschlüsse darüber bekommen, ob die Ursache der Beschwerden oberhalb oder unterhalb des Zwerchfelles sich befindet. Natürlich richtet sich unsere Aufmerksamkeit vor allen Dingen auf die Vorwölbung, die wir in der Abb. 35 sehen und beim ersten Blick möchte man sicher glauben, daß sie sich unterhalb des Zwerchfelles befindet.

Tumoren der Leber kommen uns zuerst in den Sinn. Leberkrebs zeigt sich fast nie nur an dieser Stelle. Wir finden ausnahmslos eine Vergrößerung der gesamten Leber nach unten und knotige Massen unter den Rippen. Niemals habe ich gehört, daß ein Leberkrebs eine streng umgrenzte Hervorwölbung der Brustwand erzeugt hat, wie sie hier vorliegt. Diese letzte Bemerkung gilt auch für die Tumoren des Kolon, der Gallenblase, retroperitonealer Drüsen und der Nieren. Die Annahme eines okkulten Karzinoms wird einigermaßen gestützt durch das Vorhandensein vergrößerter Drüsen oberhalb des Schlüsselbeines, die man als Metastasen auffassen könnte. Aber es ist sehr schwer, zu einer Klarheit darüber zu kommen, wo denn das Karzinom sitzen könnte.

Bei den zahlreichen Untersuchungen hatte man sehr häufig auch an eine Echinokokkenzyste der Leber gedacht; aber Echinokokken verursachen niemals weder ein schweres Krankheitsgefühl noch so heftige Schmerzen, es sei denn, daß sich schon ein Tumor gebildet hat, der viel größer ist, als in diesem Falle. Die auffallendste Erscheinung ist bei den Leberechinokokken die, daß sie dem Kranken nur wenig zum Bewußtsein kommen und die allgemeine Gesundheit und Ernährung nur wenig beeinflussen. Auch zeigte der Tumor hier nicht das für Echinokokkengeschwülste charakteristische Palpationsgefühl.

Kann eine lokale Erkrankung der Brustwand die Symptome erklären? So könnte man an Tuberkulose, Syphilis, Aktinomykose oder eine Neubildung denken, aber dann müßte sie die Rippen-und Interkostalräume selbst mit ergreifen, hier aber erschienen die Rippen völlig unverändert und waren lediglich durch irgend etwas dahinter Liegendes nach vorn gedrängt.

Leber- oder subphrenischer Abszeß verursachen oft genau an diesem Punkte eine Vorwölbung und einige der Erscheinungen dieses Falles, wie Schmerzen, Husten und Atemnot, Schwäche und Nachtschweiße könnten derart erklärt werden. Andererseits finden wir aber in der Anamnese keine der für diese Abszesse typischen Ursachen, keine Dyspnoe, keine Appendizitis, weder ein peptisches Geschwür noch Gallensteine. Auch erscheint es merkwürdig, daß beim Vorhandensein eines so großen Abszesses, der sich als Tumor kundgibt, die Leukozyten nicht stärker vermehrt sein sollten. Trotz aller dieser Einwendungen entspricht das klinische Bild aber viel eher einem subphrenischen Prozeß, als irgend einer anderen Erkrankung.

Verlauf: Eine Woche später wurde die Laparotomie vorgenommen und ein subphrenischer Abszeß gefunden. dessen Ausgangsherd unsicher blieb.

Diagnose: Subphrenischer Abszeß.

Fall 111.

Ein 58jähriger Heizer arbeitete in den Jahren 1904/05 am Panamakanal, mußte aber im Dezember 1905 wegen eines langandauernden Dysenterieanfalles nach Hause zurückkehren. Obwohl er stets sehr stark getrunken hat, fühlte er sich bis Mai 1905 völlig wohl und wog damals 212 Pfd. Im Mai zeigten sich unregelmäßig auftretende, kolikartige Schmerzen im rechten oberen Teile des Leibes, die zur Nachtzeit viel schlimmer waren, ihn aber am Tage gewöhnlich nicht störten. Zeitweise waren sie so heftig, daß er Morphium bekommen mußte. Es bestand keine Ausstrahlung der Schmerzen und kein Erbrechen, wohl aber Übelkeit, die durch das Aufstoßen von Gas beträchtlich erleichtert wurde. Der Stuhlgang war eher vermehrt, und jede Entleerung milderte die Beschwerden. Zeitweise war der Stuhl tonfarben, zu anderen Zeiten braun. Um den 1. Juni herum wurde der Stuhl andauernd tonfarben, die Haut wurde gelb und der Urin dunkel. Von da an bis jetzt (8. August) hatte er keine Schmerzen, aber heute früh bekam er plötzlich mehrere heftige Krampfanfälle, brach das erste Mal und hatte Schüttelfrost. Das Gewicht beträgt jetzt 161 Pfd.; er hat 50 Pfd. abgenommen, aber er konnte bis vor sechs Wochen arbeiten.

Die Untersuchung des Patienten ergibt nichts Krankhaftes bis auf einen intensiven Ikterus mit bräunlicher Verfärbung der Schleimhäute und Vergrößerung der Leberdämpfung, so daß das Organ in der Mamillarlinie von der fünften Rippe bis 2½ cm unterhalb des Rippenrandes reicht. Unter dem Leberrande konnte man leicht eine weiche runde Masse von der Größe einer Zitrone fühlen. Die Leber war nicht palpabel. Zahl der Leukozyten 16 600, Hämoglobin 90%. Die Cammidgeprobe war positiv. Am Nachmittag nach der Aufnahme setzte sich der Patient plötzlich im Bett auf und schrie vor Schmerzen laut auf. Der Schmerz war im Epigastrium aufgetreten und, wie der Kranke angab, viel stärker, als an den Tagen vorher. Von da ab war der ganze Leib völlig gespannt mit ausgesprochener Druckschmerzhaftigkeit im Epigastrium. Im Laufe der Nacht brach der Patient mehrere Male.

Besprechung: Die Anamnese einer Dysenterie während des Aufenthaltes in den Tropen soll uns, wenn sich darauf Symptome von seiten der Leber einstellen, immer daran erinnern, daß Leberabszeß eine häufige Komplikation der tropischen Dysenterie ist. Diese Annahme scheint hier ganz besonders naheliegend, da Schüttelfröste, Fieber, Leukozytose und eine vergrößerte Leber vorhanden sind. Aber die Schmerzen bei Leberabszeß werden nur selten als krampfartig beschrieben. Oft verläuft die Krankheit ganz ohne Schmerzen, und wenn Beschwerden vorhanden sind, so ist der Schmerz stets dumpf und langsam zunehmend. Auch der weiche Tumor unterhalb des Rippenbogens kann nicht auf einen Leberabszeß zurückgeführt werden und wir erwarten dabei auch keine so tiefe und andauernde Gelbsucht wie hier. Die kolikartigen Schmerzen und die Gelbsucht könnten sehr wohl auf einem Stein im Ductus choledochus beruhen. Sitzt dieser Stein nahe dem Abgang des Ductus cysticus, so kann sich eine Infiltration von da über die Gallenblase weiter verbreitet haben. Eine eitrige

Cholezystitis mit Perforation der Gallenblase könnte dann den Schüttelfrost und den übrigen heftigen Schmerz am Tage der Aufnahme erklären.

Dagegen spricht wieder die Tatsache, daß eine Gallenblase, in der sich Steine gebildet haben, nicht häufig so ausgedehnt ist, um als Tumor, wie er hier unter der Leber des Kranken hervorkam, zu erscheinen. Auch die heftige und andauernde Gelbsucht sind etwas ungewöhnlich für einen Choledochusstein.

Auch eine Leberzirrhose scheint nicht wahrscheinlich, obwohl die gewöhnliche Ursache der Erkrankung hier vorhanden war; ein Schmerz, wie er hier auftrat, wird selten oder überhaupt nie bei der Zirrhose gefunden und die Gelbsucht, die manchmal bei Zirrhose auftritt, ist fast nie stark. Karzinom des Pankreas oder der Gallengänge ist die häufigste Ursache eines schweren und anhaltenden Ikterus bei einem Manne dieses Alters. Der Tumor unter den Rippen könnte die vergrößerte Gallenblase sein, die sich gewöhnlich dabei bildet. Andererseits ist der Schmerz heftiger und plötzlicher in seinem Beginn, als wir ihn bei einem Verschluß der Gallengänge durch Neubildung erwarten müßten. Die Kolik und die Veränderungen in der Färbung des Stuhles sprechen mir eher für eine Cholelithiasis. Keine der Tatsachen kann aber ein Karzinom ausschließen und das bleibt alles in allem die wahrscheinlichste Diagnose.

Wie können wir den Schüttelfrost und den oben beschriebenen, so außerordentlich heftigen Schmerzanfall erklären? Nach meiner Erfahrung ist ein Schmerz im Leibe, wie er hier beschrieben wird, der den Patienten plötzlich in Todesangst aufschreien läßt, fast ohne Ausnahme auf eine Ursache zurückzuführen, eine Perforationsperitonitis. Diese könnte die Folge irgend einer der erwähnten Krankheiten sein. Stein oder Karzinom können eine Ulzeration der Gallengänge hervorrufen und zunächst zu einer umschriebenen Peritonitis geführt haben, die später perforierte und virulente Flüssigkeit in das ungeschützte Peritoneum entleerte.

Verlauf: Der Kranke starb nach drei Tagen. Den Verlauf der Temperatur zeigt die beifolgende Kurve Abb. 37. Er konnte nur sehr wenig essen und delirierte die letzten 24 Stunden.

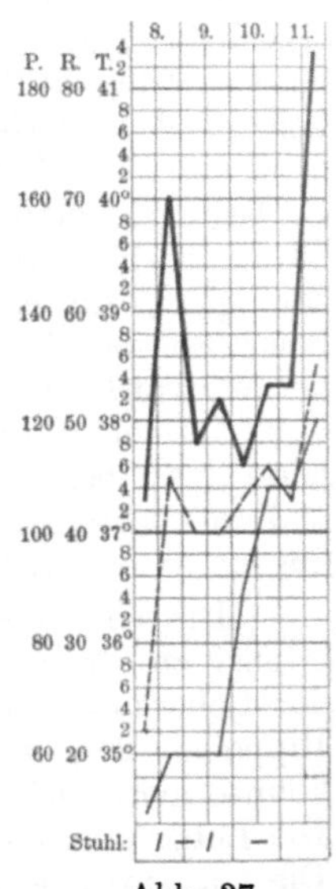

Abb. 37.
Temperaturkurve
zu Fall 111.

Die Autopsie ergab ein Karzinom am Pankreaskopf, das den Ductus choledochus fast völlig komprimierte. Die Bauchspeicheldrüse selbst war praktisch zerstört, die Gallenblase war vergrößert, sehr ausgedehnt, nicht entzündet und enthielt einen einzigen Gallenstein. Auch die hintere Wand des Magens war ausgedehnt und krebsig infiltriert. Außerdem bestand eine akute allgemeine Peritonitis, für die sich eine Ursache nicht fand.

Diagnose: Pankreaskarzinom.

Fall 112.

Ein 35jähriger Neger klagte seit zwei Monaten über anhaltende Schmerzen im rechten Hypochondrium. Sie begannen stets unmittelbar nach dem Essen und dauerten etwa zwei Stunden. Der Appetit war gut, der Stuhlgang angehalten; nur auf Nachhilfe erfolgte alle 2—7 Tage einmal Stuhlgang. Er litt außerdem an Taubheit und Prickeln in den Schenkeln verbunden mit Schwäche und mußte die letzten 14 Tage husten, wobei wenig weißer Auswurf entleert wurde.

Die Untersuchung zeigte ein unregelmäßiges Fieber (siehe Kurve, Abb. 38). Die Haut war sehr trocken und abschuppend, das Herz nicht verändert und ebensowenig die Lungen. Man fühlte in der rechten Regio iliaca undeutlich eine knotige Masse, auf Druck schmerzhaft, aber manchmal schwer zu umgrenzen. Der Leib ist eingezogen, und in der Umgebung des Nabels kann man Peristaltik beobachten. An der linken Hand und auf dem Rücken des rechten Fußes sieht man eine etwas erhöhte Zone geröteter Haut mit einem roten weichen Zentrum, etwa 2½ cm im Durchmesser. Die Brustorgane sind ohne Veränderungen, ebenso Blut und Urin.

Die Untersuchung des Magens mittelst des Magenschlauches zeigte, daß er etwa 690 ccm Wasser ohne Beschwerde faßte. Nach der Luftaufblähung reichte der untere Rand gerade bis zum Nabel. Nach einer Probemahlzeit enthielt der Magensaft 0,1% freie HCl, kein okkultes Blut, keine Milchsäure. Nüchtern war der Magen leer.

Besprechung: Ausgedehnte Erörterungen sind hier nicht notwendig. Eine knotige Masse in der rechten Cökalgegend in Verbindung mit sichtbarer Peristaltik, verbunden mit ausgesprochener Obstipation und Fieber deutet auf eine chronische Darmverengung in der Gegend des Cökums hin. Obstipationen in dieser Gegend beruhen praktisch niemals allein auf Anhäufung von Stuhl, sondern es besteht fast immer eine Striktur des Darmes, hinter der sich die Fäzes anhäufen. Eine solche Darmstriktur kann syphilitischen, karzinomatösen oder tuberkulösen Ursprungs sein. Gelegentlich führt auch eine chronische Appendizitis mit Adhäsionen zu solchen Störungen.

Man kann auch denken, daß der Patient früher einmal einen Abszeß hatte. Dieser wurde abgekapselt und bildete sich in einen Tumor um, wie wir ihn hier fühlen. Die dabei gebildeten Adhäsionen können dann zu den Symptomen führen, wie wir sie hier beschrieben haben.

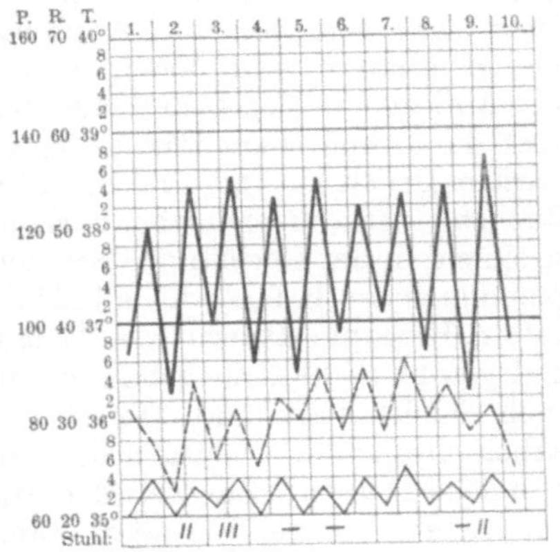

Abb. 38. Temperaturkurve zu Fall 112.

Ein eingezogener Leib und regelmäßiges Fieber ohne Leukozytose spricht aber ganz deutlich für Tuberkulose. Wenn die Striktur eine tuberkulöse ist, so besteht der Tumor wahrscheinlich aus verkästen Drüsen, die dem Cökum anhängen, das selbst tuberkulös infiltriert ist. Die Tatsache, daß der Patient ein Neger ist und das Vorhandensein von Fieber, besonders der Art, wie es die Kurve zeigt, macht Tuberkulose viel wahrscheinlicher. Syphilis führt selten zu einem so großen Tumor in dieser Gegend. Ausgedehnte syphilitische Infiltrationen finden wir häufig in der Gegend des Rektums. Die Diagnose einer perizökalen Tuberkulose wird noch verstärkt durch den Charakter der Hautveränderungen, die ganz ausgesprochen tuberkulöser Natur sind.

Ohne Erklärung bleibt es, warum in diesem Falle der Schmerz vor allem im rechten Hypochondrium angegeben wurde und nicht in der Gegend des Tumors selbst, wie es in der Regel der Fall ist.

Verlauf: Der Patient blieb zehn Tage im Krankenhaus, klagte beständig, er bekäme nicht genug Medizin und zeigte keinerlei Besserung. Darauf wurde der Leib geöffnet, und man fand eine tuberkulöse Masse in der Blinddarmgegend mit zahlreichen allgemeinen Verwachsungen, aber keine Flüssigkeit. Bei dem

Tode, der vier Wochen später eintrat, fand man außerdem Tuberkulose der Lunge, der Nebennieren, der Lymphdrüsen, der Haut und fast aller anderen Organe.

Diagnose: Pericökaltuberkulose.

Fall 113.

Ein 25 jähriger Landwirt, dessen Vater an Tuberkulose starb, dessen Familienanamnese im übrigen aber gut ist, kam am 25. Januar 1906 mit folgender Erzählung ins Krankenhaus:

Seit den letzten 15 Jahren hat er von Zeit zu Zeit Schmerzanfälle im rechten oberen Teile des Leibes, die alle 3—5 Tage auftreten, dann allmählich nachlassen, ihn aber stets sehr schwächen. Die letzten drei Tage waren die Schmerzen so scharf lokalisiert, daß er ihre Gegend gerade mit einem Finger bedecken konnte.

Bis vor einem Jahre hatte er ungefähr zwei Anfälle im Jahre, aber im vergangenen Jahre kamen die Anfälle in Zeiträumen von einer bis vier Wochen und standen augenscheinlich in Abhängigkeit von schwerer Arbeit oder dem Essen schwerer Speisen. Während der Anfälle ist der Schmerz nicht gleichmäßig, sondern krampfartig und wird gelegentlich durch einen Schnaps und das Auflegen heißer Umschläge gelindert oder auch, wenn sich der Kranke so über die Lehne eines Stuhles legt, daß er auf den schmerzhaften Punkt einen starken Druck ausübt. Bei dem letzten Anfall strahlte der Schmerz nach dem Rücken zu aus, niemals aber nach einer anderen Gegend. Vor drei Jahren glaubt er einmal in der Gegend des Schmerzes eine auf Druck schmerzhafte Beule wahrgenommen zu haben, die allmählich wieder verschwunden ist. Die schmerzhaften Krämpfe dauern 15—20 Minuten. Vor drei Jahren wurde er sehr blaß und glaubt es seitdem geblieben zu sein. Bei den schlimmsten Anfällen hat er auch Schüttelfrost und Fieber. Im letzten Jahre konnte er nur sehr leichte Arbeit verrichten. Gelegentlich muß er bei einem Anfalle brechen, gewöhnlich grünliche Massen. Zur Zeit der Anfälle hat er in der Nacht Stuhlgang. Laufen auf hartem Pflaster besonders während eines Anfalles verursacht Schmerzen im rechten oberen Teile des Leibes und manchmal auch Atemnot. Zwischen den Anfällen ist der Appetit immer gut, der Stuhlgang angehalten. Ende 1903 wog er 185, jetzt 165 Pfd. Arbeiten, die Bücken oder das Heben schwerer Lasten notwendig machen, bringen gewöhnlich innerhalb zwei oder drei Stunden einen Anfall zum Ausbruch.

Die Untersuchung zeigte keine Gelbsucht. Weder die Brustorgane noch die des Leibes zeigten irgendwelche Veränderungen, und auch Blut und Urin waren völlig normal. Nachdem er 14 Tage lang frei von den Erscheinungen sich im Krankenhause aufgehalten hatte, wurde er entlassen.

Am 24. Mai 1907 kam er zum zweiten Male wieder und gab an, daß er seit den letzten 14 Monaten ganz ähnliche Schmerzanfälle gehabt hätte wie früher. Der schlimmste Anfall war vor 10 Monaten, wo der Schmerz so stark war, daß selbst Morphium oder Opium keine Besserung brachte. Er dauerte vier Stunden. Eine ganze Woche nachher konnte er das Bett nicht verlassen. In diesem Frühjahr hatte er fünf oder sechs Wochen lang fast anhaltende Schmerzen, nachdem er einmal Ahornsirup gegessen hatte. Nach dem Anfall ist der Urin immer hochgestellt, fast schwarz; die Farbe des Stuhles ist nicht auffallend.

Das vorige Mal war die Untersuchung völlig ergebnislos verlaufen. Diesmal ergab die Untersuchung des Magens nach einer Probemahlzeit freie Salzsäure 0,29%, in dem nüchternen Magenrückstand 0,23%. Weder im Stuhl noch im Mageninhalt fand sich Blut.

Besprechung: Vieles spricht in diesem Falle für Gallensteine, obwohl das Alter und das Geschlecht des Kranken dabei ungewöhnlich ist. Die Verbindung solcher Schmerzen, wie sie hier beschrieben sind, mit Schüttelfrost und Fieber, mit tiefer Verfärbung des Urins, die auf Gallenbeimengung beruhen kann und mit einer Beule, die die Gallenblase sein könnte, vervollständigt das klinische Bild einer Cholelithiasis. Dieses Bild wird noch deutlicher, wenn wir auf das Freisein von Magensymptomen zwischen den Schmerzanfällen achten. Außerdem kann sich beim Bücken die Lage eines Steines in der Gallenblase so verändern, daß er inkarzeriert wird und Schmerzen hervorruft.

Aber diese Beschwerden bestehen nun seit 15 Jahren und Gallensteine sind praktisch bei einem zehnjährigen Knaben unbekannt; in diesem Alter begannen die Schmerzen bei unserem Kranken. Dann kann man auch schwer einsehen, warum eine Gallensteinkolik nicht durch Morphium oder Chloroform gebessert werden sollte, und warum sich nicht eine Druckschmerzhaftigkeit in der Gegend der Gallenblase eingestellt hat. Patienten mit vielen Gallensteinanfällen klagen fast stets über typische Ausstrahlungen der Schmerzen, die hier mit einer einzigen Ausnahme völlig gefehlt haben. Auch das Fehlen von Ikterus und einer vergrößerten Gallenblase vermehrt noch die bereits gegen Gallensteine angeführten Momente.

Nächst Gallensteinen ist die allerhäufigste Ursache für Symptome, wie sie hier vorliegen, ein peptisches Geschwür, sei es des Magens oder des Duodenums. Die lange Dauer der Anfälle, die allmähliche Verkürzung der freien Zeiträume zwischen ihnen, der Überschuß von Salzsäure im Mageninhalt und die Besserung, die der Schmerz durch Druck erfährt, sind Tatsachen, die uns überzeugen können, daß hier wirklich ein peptisches Geschwür vorliegt. Andererseits bleibt es merkwürdig, daß wir weder im Mageninhalt noch im Stuhl eine Guajakprobe erhalten können. Warum die Schmerzen beim Gehen auf harter Unterlage schlimmer werden und warum die Anfälle im Verein mit nächtlichen Stuhlentleerungen auftreten, das sind Probleme, die ich nicht lösen kann.

Ein hoher (nicht herabgestiegener) Appendix kommt uns gleichfalls als zu erwägende Möglichkeit in Erinnerung. Aber wann gab es einen Fall von Appendizitis, bei dem die Schmerzen durch starken Druck, wie hier, nachließen?

Verlauf: Am 29. Mai wurde der Leib geöffnet, und ein Duodenalgeschwür gefunden; es war perforiert und mit der Gallenblase verwachsen.

Bei der Besserung, die in diesem Falle der Schmerz durch Druck erfuhr, denke ich an einen anderen Fall von Duodenalgeschwür, den ich in Oxford im Sommer 1908 zusammen mit Osler sah. Der Mann erzählte uns, seine Schmerzen seien so schlimm, daß seine Frau oft die halbe Nacht auf seinem Magen knieen müßte, um sie zu mildern.

Diagnose: Duodenalgeschwür, lokale Peritonitis.

Fall 114.

Ein alleinstehendes 37 jähriges Fräulein kam am 20. Juli 1906 ins Krankenhaus. Bis zum Alter von fünf Jahren litt sie an Krämpfen mit Verlust des Bewußtseins, doch sind diese später nicht mehr aufgetreten. Im Alter von zwölf Jahren hatte sie Diphtherie mit Gaumensegellähmung. 1892 fiel sie beim Turnen und verletzte sich am Rücken; seither konnte sie nicht mehr arbeiten und litt an heftigen Schmerzen in der mittleren Gegend des Rückens und am Scheitel. Zeitweise hat sie ein Zusammenziehungsgefühl im Halse. Im Jahre 1902 konsultierte sie einen Orthopäden und hat seither hin und wieder ein Korsett getragen, aber mit wenig Erfolg. Vor einem Jahre wurde eine Verbiegung der Nasenscheidewand operiert. Vor drei Wochen begannen sehr heftige Schmerzen in der rechten Seite des Gesichts, worauf man in der Annahme einer Erkrankung des Antrums eine Operation vornahm, ohne daß etwas gefunden wurde. Der Schmerz ließ darauf sofort nach und nach der subkutanen Injektion von sterilem Wasser konnte die Kranke auch schlafen.

Seither litt sie besonders an Schmerzen im rechten Hypochondrium, die am frühen Morgen schlimmer waren und etwas besser wurden, wenn sie früh Urin ließ oder erbrach.

Die Untersuchung zeigte Steifheit des Abdomens und ausgesprochene Schmerzhaftigkeit der rechten Hälfte des Kopfes und des Rückens, besonders in der Gegend der Brustwirbelsäule. Die inneren Organe, Blut und Urin sind normal, ebenso Puls und Atmung. Die Atmung schwankt zwischen 30 und 45. Sie wacht oft von krampfhaften Schmerzen im Nacken auf, die bei dem Versuch zu gähnen bedeutend schlimmer werden. Ihr Aussehen ist gut, aber sie klagt über Schmerzen im Leibe, die sie nicht essen lassen und Erbrechen und Kopfschmerzen hervorrufen.

Besprechung: Wenn wir den Fall lesen, so bekommen wir den Eindruck, daß es sich hier um eine Erkrankung nervösen Ursprungs handelt, die durch eine ganze Reihe sich ungerechtfertigt einmischender Behandlungsversuche noch schlimmer gemacht wurde. Aber bei jedem Fall, wo wir zuerst diesen Eindruck haben, müssen wir ihn nach Kräften bekämpfen durch die Bemühung, das Bestehen irgendwelcher organischen Erkrankung nachzuweisen. Nur auf diesem Wege können wir der Gefahr aus dem Wege gehen, vielen Patienten Unrecht zu tun, die an einer organischen Erkrankung und nervösen Störung leiden, wobei die letzteren im Vordergrunde stehen können. Eines von den Problemen, die uns zuerst in Anspruch nahmen, war das: Warum wird der Schmerz besser, wenn die Kranke früh morgens Urin gelassen hat? Diese Symptomenverknüpfung ist durchaus nicht ungewöhnlich und spricht nach meiner Erfahrung dafür, daß der Schmerz auf eine Gasausdehnung des Kolons zurückzuführen ist, die gebessert wird, wenn die Entleerung der Blase die Spannung im Becken genügend herabsetzt, um das Gas entweichen zu lassen.

Die einseitige Verteilung der Überempfindlichkeit an Kopf und Rumpf, die Besserung der Schmerzen durch die subkutane Injektion von sterilem Wasser, die schnelle Atmung und die Vorgeschichte ihrer Heilungsversuche berechtigt uns nach meiner Meinung zu der Annahme, daß der negative Ausfall der Untersuchung hier der Wahrheit entspricht und daß wir so berechtigt sind, die bedenkliche Diagnose „Hysterie" zu stellen. Aber nur auf dem Wege therapeutischer Versuche, d. h. durch Ausprobieren der Behandlungsergebnisse, die auf der Annahme beruhen, daß es sich um Gewohnheitsschmerzen und nervöse Schwäche handelt, können uns weitere Sicherheit über die Diagnose verschaffen. Daher wandten wir uns solchen Versuchen zu.

Verlauf: Mit Aneiferung und Erziehung brachten wir die Kranke nach vier Wochen so weit, etwa 15 Meter weit zu laufen, ohne daß man sie stützen mußte. Zwei Wochen später konnte sie schon 800 Meter gehen und die Kopfschmerzen waren wesentlich besser. Sie klagte aber immer noch über Beschwerden im Leibe und hat sie seither in Zwischenräumen immer wieder gehabt, besonders beim Herumlaufen.

Dieser Fall erscheint mir zu dem Beweise sehr geeignet, wie gering die Wichtigkeit der Reflexursachen für allgemeine nervöse Störungen ist, die auf die letzte Generation von Medizinern einen so großen Einfluß ausgeübt haben. Es ist nur ein Wunder, daß diese Patientin ohne Exstirpation des Wurmfortsatzes oder der Gebärmutter davonkam. In vielen Kliniken hätte man ihr auch noch eine Gastroenteroanastomie angelegt. Ich glaube, die Meinung bricht sich immer mehr Bahn, daß, wenn die Anamnese und die Ergebnisse der Untersuchung mit Sicherheit auf eine allgemeine Neurose hinweisen, wir durch die Annahme sogenannter Reflex- oder lokaler Ursachen der Störung nichts gewinnen, sondern der Patient wird dadurch geschädigt, indem man seine Aufmerksamkeit auf einen bestimmten Körperteil hinlenkt und die Zeit seiner Arbeitsunfähigkeit noch verlängert, indem man ihm die normale Hilfe und Unterstützung durch ein arbeitsames Leben entzieht.

Diagnose: Hysteria minor.

Fall 115.

Eine portugiesische Schneiderin im Alter von 40 Jahren kam am 21. Dezember 1898 in das Krankenhaus. Als kleines Mädchen hatte sie in Portugal Typhus. Im vergangenen Juni lag sie wegen Malaria eine Woche zu Bett und hat sich seither nicht mehr wohl gefühlt. Nun klagt sie seit fünf Wochen über Fieber. Die ersten 14 Tage hat sie gearbeitet, aber sie hatte den größten Teil der letzten fünf Wochen Kopfschmerzen, Appetitlosigkeit, Erbrechen, Durchfälle und Husten. Seit zehn Tagen liegt sie zu Bett.

Die Untersuchung zeigt keine Abmagerung. Über beiden Lungen hört man viele feine Rasselgeräusche, vermischt mit wenig Giemen. Die Zahl der Geräusche ist immer auf der Seite größer, auf der sie liegt. Es besteht eine leichte Zyanose und Nasenflügelatmung. An der Basis der rechten Lunge ist der Stimmfremitus leicht vermehrt. Die Zahl der weißen Zellen beträgt 6800 mit 56% polynukleären Zellen. Widalsche Reaktion positiv. Die Milz ist bei tiefer Einatmung zu fühlen.

Am 4. Januar bekam sie plötzlich des Nachts heftige Schmerzen im rechten oberen Teile des Leibes mit Erbrechen, Schweißausbruch und schwachem, schnellen Puls. Trotz 0,02 Morphium, 0,002 Strychnin hielten Schmerzen und Erbrechen an. Am nächsten Morgen fand sich eine ausgesprochene Druckschmerzhaftigkeit an der Stelle des Schmerzes und in der Gegend der Gallenblase fühlte man deutlich eine empfindliche runde Masse. Am 5. Januar betrug die Zahl der weißen Blutkörperchen um 10 Uhr morgens 12 800, um 9 Uhr abends 23 600 und am 6. Januar früh 9 Uhr 22 800. Auch jetzt bestand noch keine Spannung des Leibes.

Besprechung: Die Patientin hatte ein langdauerndes Fieber. In den gemäßigten Klimaten gibt es, wie ich an anderer Stelle gezeigt habe [1]), nur drei verbreitete Fieber, welche länger als zwei Wochen anhalten, nämlich Typhus, Tuberkulose und Sepsis. Diese Frau hat Husten, Zyanose, Geräusche über beiden Lungen und da sich die Nasenflügel deutlich bewegen, besteht höchstwahrscheinlich Dyspnoe. Kann sie nicht an einer Miliartuberkulose mit tuberkulöser Peritonitis leiden, wobei sich die letztere in einem dieser akuten Schmerzanfälle äußert, die so oft fälschlicherweise für Appendizitis, Cholezystitis, Darmverschluß und andere abdominelle Krankheiten angesehen werden? Wenn dies aber der Fall ist, warum ist die Patientin nach fünfwöchentlicher Krankheit nicht mehr herabgekommen? Solange wir nicht in der Lage sind, Tuberkulose in der Anamnese, durch Untersuchung des Sputums oder in irgend einem Teile des Körpers nachzuweisen, sind wir nicht imstande, die Annahme weiter zu begründen.

Wenn wir hören, daß die Widalsche Reaktion positiv ist, scheint es zunächst unnötig, noch weiter über die Diagnose zu grübeln. Nichts spricht in diesem Falle gegen Typhus, da auch Lungenerscheinungen, wie sie hier beschrieben sind, der Ausdruck der gewöhnlichen Typhusbronchitis sein können. Da sie aber früher schon einmal Typhus gehabt hat, kann die positive Widalsche

---

[1]) Bost. med. and surg. Journ. 1907, August.

Reaktion noch eine Folge der damaligen Erkrankung sein. Wir wissen, daß die Widalsche Reaktion 30 Jahre und länger nach einem Typhusanfall positiv bleiben kann. Die Vergrößerung der Milz stimmt sowohl mit Typhus als auch mit Tuberkulose sehr gut überein. Da hier kein Grund für eine allgemeine septische Infektion vorhanden ist und die Leukozytenzahl anfänglich niedrig war, brauchen wir andere Krankheiten als Typhus oder Tuberkulose nicht in Betracht zu ziehen. Die selteneren Ursachen langdauernden Fiebers (Meningitis, Rheumatismus, Syphilis, Leukämie, bösartige Geschwülste) verdienen hier keine ernste Betrachtung. Aber in diesem Falle schien das Drama zwei Akte zu haben, und der zweite, der am 4. Januar begann, wirft sein Licht auf den ersten, denn die neu auftretenden Schmerzen sind ganz charakteristisch für eine Cholezystitis, und diese ist eine häufige Komplikation des Typhus, nicht aber einer Tuberkulose.

Verlauf: Am 6. wurde operiert und es fand sich eine injizierte ausgedehnte Gallenblase, die mit Eiter angefüllt war, mit einer gangränösen Stelle in der Wand und mit mehreren Steinen.

Die Krankheit nahm dann den gewöhnlichen Verlauf eines Typhus, Typhusbazillen wurden aus der Gallenblase gezüchtet.

Diagnose: Cholezystitis im Verlauf eines Typhus.

Tabelle V. Schmerzen im rechten Hypochondrium. Symptome.

Ursache	Alter	Schmerzen	Druck-schmerz-haftigkeit u. Muskel-spannung	Fieber und Leuko-zyten	Gelbsucht	Beziehung zur Nahrungs-aufnahme	Sonstige Störungen	Art der Erleichterung	Ergebnisse der Palpation	Ergebnis der Röntgen-unter-suchung
Hyperämie der Leber (Stauungsleber)	. . . .	Dumpf	Ausge-sprochen, weit verbreitet	0	Gelegent-lich	0	Am Herzen	Ruhe, Ent-leerung, Herz-anregung	Große, druck-empfindliche Leber	0
Gallensteine	Gewöhn-lich nach 40	Plötzlich, heftig	Nach den Anfällen	Während des Anfalles	Oft	Gering, wenn überhaupt	0	Morphium	Gewöhnlich 0, manchmal palpable Gallenblase	0
Akute Chole-zystitis	. . . .	Heftig und anhaltend	Lokal	+	Selten	0	0	Resorption oder Operation	Lok. Muskel-spannung u. Druckschmerz	0
Peptisches Ge-schwür	Durch-schnittlich 45	Regelmäßig nach den Mahlzeiten	0	0	0	Erleichterung durch Essen; kommt wie-der, wenn der Magen leer ist	0	Nahrungsauf-nahme, Alkalien, Er-brechen, Spülung	0	0
Nierenstein	. . . .	In der Nieren-gegend und entlang dem Ureter	Gering, wenn überhaupt	0	0	0	0	Durchtritt d. Steines oder Operation	0	+
Hoch-geschlagener Appendix	. . . .	Scharf und konstant	Lokal	+	0	0	0	Resorption oder Operation	Lokale Mus-kelspannung und Druck-schmerz	0
Leberkrebs	Gewöhn-lich nach 40	Nicht anhaltend	0	Gelegent-lich	Oft	0	Gewöhnlich am Magen	. . . . .	In der Regel große, knotige Leber	0

Tabelle V. Schmerzen im rechten Hypochondrium. Symptome. (Fortsetzung.)

Ursache	Alter	Schmerzen	Druck-schmerz-haftigkeit u. Muskel-spannung	Fieber und Leuko-zyten	Gelbsucht	Beziehung zur Nahrungs-aufnahme	Sonstige Störungen	Art der Erleichterung	Ergebnisse der Palpation	Ergebnis der Röntgen-unter-suchung
Ureterenstein	. . . .	Entlang dem Ureter	0	Selten	0	0	0	Durchtritt des Steines od. Operation	0	+
Subphrenischer Abszeß	. . . .	Gewöhnlich dumpf	Fehlt ge-wöhnlich	+	0	0	Appendix, Magen, (Ge-schwür)	Resorption oder Operation	Gewöhnlich 0	0
Pneumonie oder Pleuritis	Gewöhn-lich unter 20	In den ersten Tagen der Krankheit	Im Beginne der Krankheit	+	0	0	Lungen oder Pleura	Resorption od. Operation	Muskelspan-nung u. Druck-schmerz	Manchmal wertvoll
Perinephritischer Abszess	. . . .	Tiefsitzend, selten heftig	Tiefsitzend, selten heftig	+	0	0	0	Resorption oder Operation	. . . . .	0
Hydro- oder Pyonephrose	Unter 35 in 75 %	Leicht	Leicht	Gelegent-lich	0	0	0	Spontane Entleerung od. Operation	. . . . .	0
Lebersyphilis	. . . .	Leicht	Leicht	Fehlt ge-wöhnlich	Gelegent-lich	0	Oft andere luetische Er-scheinungen	Hg u. JK	. . . . .	0

7. Kapitel

Schmerzen im linken Hypochondrium.

Das linke Hypochondrium ist nur selten der Sitz von Schmerzen, die uns in Verlegenheit bringen können. Ich habe nur sehr wenige diagnostische Probleme kennen gelernt, die hier ihren Sitz hatten. Viele Störungen, die vom Magen ausgehen, kommen im linken Hypochondrium zum Ausdruck, aber gewöhnlich ist ihr Ursprung und ihre Natur ziemlich klar.

I. Blähungen, die häufigste aller Ursachen für Schmerzen im unteren Teile der linken Achselgegend, führen auch häufig zu Klagen unterhalb des linken Rippenbogens. Die Besserung, die durch das Entweichen von Winden eintritt, läßt oft die Ursache solcher Schmerzen klar werden, aber wir müssen uns daran erinnern, daß in vielen Fällen die Blähungen selbst eine Erklärung verlangen. Die Schmerzen, die zur Gasbildung führen und durch Entleerung von Winden gebessert werden, können beruhen auf

1. Angina pectoris,
2. peptischem Geschwür und Hyperchlorhydrie,
3. chronischer Appendizitis,
4. Gallensteinen (selten).

Selbst Zahnschmerzen können zu immer wiederkehrenden Blähungen Veranlassung geben und zeitweise gebessert werden, so oft das Gas (Luft?) entleert wird.

II. Chirurgische Erkrankungen der Niere (Stein, Tuberkulose, Neubildung, lokale Infektion, Hydronephrose) verursachen gewöhnlich Schmerzen im linken Hypochondrium. Häufiger wird der Schmerz aber in der Lendengegend, in der Lumbalgegend oder entlang dem Verlaufe des Ureters empfunden. Das Vorhandensein eines Tumors und die Veränderungen im Urin weisen gewöhnlich auf die Niere als die Quelle der Schmerzen hin.

III. Verwachsung in der Umgebung der Milz, Anämie, splenische Anämie, Malaria, Syphilis, Polyzythämie führen oft zu Schmerzen im linken Hypochondrium und darüber, aber die in die Augen fallende Vergrößerung des Organs führt uns auf den rechten Weg, wenn wir nicht überhaupt die Untersuchung des Kranken unterlassen.

IV. Krebs der Flexura lienalis und des Kolons verursacht selten Schmerz an der Stelle der Erkrankung. Gewöhnlich werden solche Schmerzen in der Gegend des Nabels oder über den ganzen Leib verbreitet empfunden.

Noch manche andere Erkrankungen, die in der Tabelle V erwähnt sind, können ebensogut wie im rechten auch im linken Hypochondrium Schmerzen hervorrufen, z. B. Pneumonie und Pleuritis besonders bei Kindern. Es hat aber keinen Zweck, sie hier noch besonders zu betrachten.

Im ganzen glaube ich, daß die meisten Schmerzen im linken Hypochondrium entweder ihren sichtbaren Ursprung von einer der leicht erkennbaren Quellen nehmen, die unter I, II, III und IV erwähnt sind oder sich durch die gleichen Erwägungen erklären lassen, wie wir sie bereits bei der Betrachtung des rechten Hypochondriums angestellt haben. Einige von den möglichen Ursachen, die uns in Zweifel führen können, sind in den folgenden Fällen dargestellt.

Fall 116.

Ein 21 jähriger Bleiweißarbeiter kam am 16. Juli 1906 in das Krankenhaus. Familienanamnese, persönliche Vergangenheit und Lebensgewohnheiten waren ohne Belang. Vor vier Jahren hatte er Syphilis. Vor fünf Jahren entleerte er etwas blutigen Urin, teils mit Gerinnseln, zeitweise auch reines Blut. Das dauerte etwa zehn Tage. Dann fühlte er sich bis vor zwei Jahren wohl, worauf dumpfe ziehende Schmerzen unter dem linken Rippenbogen auftraten, die Tag und Nacht 14 Tage lang fast gleichmäßig anhielten und ihn bei der Arbeit, nicht aber im Schlaf störten. Damals entleerte er mit dem Urin etwas eiterähnliche weiße Materie, besonders am Ende der Miktion. Nach 14 Tagen ging es ihm schon wieder gut genug, um arbeiten zu können, aber er merkt noch jetzt diese weiße Beimischung und gelegentlich kleine Fäden im Urin. Zeitweise ist der Urin völlig klar, aber in den letzten fünf Monaten war dies nur an fünf aufeinanderfolgenden Tagen der Fall. Blut hat er seit vier oder fünf Jahren nicht mehr entleert. Zeitweise riecht der Urin außerordentlich schlecht. Vor acht Monaten und vor einem Jahre hatte er ähnliche Schmerzanfälle, die wie früher nach der Entleerung von Eiter besser wurden.

Der gegenwärtige Anfall begann vor fünf Monaten. Er hatte ziehende Schmerzen unter den linken Rippen, so heftig, daß er nicht arbeiten konnte, obwohl der Schlaf nicht gestört war. Zeitweise mußte er sich vor Schmerzen krümmen. Zu Beginn dieser Zeit glaubt er hohes Fieber gehabt zu haben. Jetzt muß er stündlich Urin lassen. Er hat etwa 20 Pfd. an Gewicht abgenommen.

Die Untersuchung der Brustorgane ergibt nichts Besonderes. Im linken Hypochondrium findet sich eine unregelmäßig gestaltete Masse, die bimanuell palpiert werden kann, hart und schmerzhaft ist. Sie ist nicht beweglich. Leukozyten 11 700. Die Temperatur bewegt sich meistenteils um 37,5 °. Puls und Respiration sind nicht erhöht.

Der Urin enthält Eiter, zeitweise in großen Mengen, zeitweise nur wenig; im übrigen ist er ohne Veränderung. Die subkutane Injektion von 5 mg Tuberkulin verursacht Fieber, allgemeine Niedergeschlagenheit und heftigere Schmerzen in der Gegend der Geschwulst.

Besprechung: Wenn wir unsere Aufmerksamkeit hauptsächlich auf die Anamnese dieses Falles richten, so wird unser erster Eindruck natürlich zur Diagnose einer Bleivergiftung führen. Jeder Schmerz im Leibe kann bei einem Bleiarbeiter eine Bleikolik sein. Wir wissen auch, daß durch das Blei die Nieren geschädigt werden. Andererseits enthüllt uns die Untersuchung Tatsachen, die sich so nicht erklären lassen, und führt uns zu der Sicherheit, daß das Blei in diesem Falle sicher nur eine untergeordnete Rolle spielen kann. Ein Tumor, den man mit beiden Händen fühlt, und der Eiter im Urin hat mit Blei nichts zu tun.

Leibschmerzen bei Kranken, die Syphilis gehabt haben, leiten uns zu der Annahme einer Tabes mit gastrischen Krisen. Wenn wir mit dieser Idee den Fall überblicken, fehlt uns eine Erwähnung über das Verhalten der Pupillenreaktion sowie der Patellar- und Achillessehnenreflexe. Wir wissen, daß Tabes oft Blasensymptome hervorruft und gelegentlich zu einer Harnverhaltung führt.

Auf diesem Wege kann es zu einer Zystitis und Pyurie kommen und auf dem Wege einer aufsteigenden Infektion zu einer Pyelonephritis. So ließen sich alle hier erwähnten Tatsachen erklären. Tatsächlich waren aber die Reaktion der Pupillen und die Reflexe normal, und nichts unterstützt die Annahme einer Tabes.

Eine lokale Erkrankung der Niere mit Pyurie und Tumorbildung beim Bestehen einer leichten Leukozytose und Fieber erweist sich häufig als eine Nierentuberkulose. Der positive Ausfall der Tuberkulinreaktion hat bei einem Erwachsenen keine besondere Bedeutung, da viele Erwachsene auf Tuberkulin reagieren, ob sie nun krank sind oder nicht. Auffälliger ist schon die Vermehrung der Schmerzen und die Druckschmerzhaftigkeit des Tumors, die unmittelbar auf die Injektion folgte. Wir kommen anscheinend in unseren Vermutungen über die Natur der vorliegenden Störung nicht weiter, bis wir über die folgenden Punkte besser unterrichtet sind:

1. Können in dem Sedimente des zentrifugierten Urins Tuberkelbazillen nachgewiesen werden?
2. Wenn dies nicht der Fall ist, was ergibt die Injektion des Sedimentes bei einem Kaninchen oder Meerschweinchen?
3. Was ergibt eine Röntgenaufnahme der Niere?

Aber selbst ohne diese Tatsachen bleibt Nierentuberkulose die wahrscheinlichste Diagnose.

Verlauf: Am 21. Juni wurde die Niere eröffnet und aus einer von Balken durchzogenen Kaverne, die Steinfragmente enthielt, eine beträchtliche Menge Eiter entleert. Ein sicherer Beweis für Tuberkulose wurde nicht gefunden.

Diagnose: Hydronephrose mit Stein.

Fall 117.

Ein 37jähriger Zimmermann, dessen Mutter an Schwindsucht gestorben war, hatte vor 18 Jahren einen Anfall von Hirnfieber und lag zehn Tage zu Bett. Vor zehn Jahren fiel er beim Tragen einer schweren Last hin und brach sich vier Rippen. Darauf lag er zwölf Wochen zu Bett, aber seine linke Seite ist seither nie wieder in Ordnung gekommen. Seit sieben Jahren hat er blutende Hämorrhoiden. Seine Lebensgewohnheiten sind gut.

Vor vier Jahren bekam er stechende Schmerzen unter dem linken Rippenbogen, die etwa alle 15 Minuten auftraten, aber gewöhnlich nicht sehr schwer waren. Nur gelegentlich wurden die Schmerzen sehr unangenehm und strahlten dann nach dem Herzen und nach dem Rücken zu aus. Während dieser Anfälle mußte er gewöhnlich schwitzen und gelegentlich, nicht aber zur Zeit der Schmerzen, fühlt er Herzklopfen. Er arbeitete unregelmäßig und obwohl er sich manchmal schwach fühlte, war er doch niemals wirklich entkräftet.

Vor zwölf Tagen erwachte er in der Nacht mit großer Atemnot, heftigen schneidenden Schmerzen in der Gegend des Herzens, die nach dem linken Arm zu ausstrahlten, kaltem Schweiß und großer Schwäche. Dieser Anfall dauerte fünf Minuten. Nachher blieb er eine Woche zu Bett mit leichten stechenden Schmerzen wie früher und andauernden Beschwerden in der Herzgegend, im linken Arm und im Rücken. Vor vier Tagen erwachte er mit schlimmen quetschenden Schmerzen in der Gegend der linken Brustwarze, die nach dem Rücken zu durchgingen, aber bei tiefem Atmen nicht schlimmer wurden. Die nächsten drei Tage mußte er wieder das Bett hüten. Heute stand er auf und fühlte sich viel wohler, aber er hat noch immer das Gefühl von Schmerzen und Quetschen in der linken Seite.

Bei der Untersuchung sieht und fühlt man den Herzspitzenstoß im vierten Interkostalraum 10 cm von der Mittellinie. Es besteht keine Vergrößerung nach rechts. Herztöne regelmäßig und von guter Beschaffenheit. Ein weiches systolisches· Geräusch ist an der Herzspitze wahrzunehmen, das nach der Achselhöhle zu fortgeleitet wird. Die Gefäßwände sind etwas verdickt, besonders oberhalb des Ellbogens, aber die Arterien sind nicht geschlängelt. Blutdruck 150 mm Hg, bei der Aufnahme, eine Woche später 130 mm Hg. Blut und Urin normal. Links hinten unten in der Gegend des Schulterblattwinkels und darunter sind in einem Bezirke von der Größe einer Hand die Atemgeräusche und der Stimmfremitus vermindert. Eine Stelle von etwa 5 cm Durchmesser in der linken mittleren Axillaris ist in der Höhe der sechsten und siebenten Rippe auf Druck schmerzhaft. Auch darunter sind über den Rippen kleine druckschmerzhafte Stellen verstreut.

Besprechung: Blähungen sind die häufigsten Ursachen von derartigen Schmerzen, wie sie hier beschrieben sind, aber sie sind selten so häufig, und da hier von Magensymptomen keine Rede ist, können wir in dieser Weise die Beschwerden des Kranken nicht erklären.

Die Erscheinungen an der Hinterseite der linken Lunge stimmen mit einer chronischen Pleuraverdickung überein, wie wir sie als Folge alter Tuberkulose kennen, und die Familienanamnese verstärkt noch diese Möglichkeit. Aber obwohl es möglich ist, daß der Patient eine tuberkulöse Peritonitis hatte, können wir auf diesem Wege die paroxysmalen Schmerzanfälle nicht erklären, besonders, da sie anscheinend von der Atmung unabhängig sind. Die Kallusmassen, die sich nach Rippenbrüchen bilden, kapseln manchmal Nerven ein und rufen Schmerzen hervor, wie man sie an den Stümpfen amputierter Gliedmaßen findet. Vielleicht können wir so die Angabe des Patienten erklären, daß die linke Seite, seit er vor zwölf Jahren die Rippen gebrochen hat, niemals wieder in Ordnung ist. Aber es scheint sehr unwahrscheinlich, daß die paroxysmalen Anfälle mit den Rippenfrakturen zusammenhängen sollen. Es ist auch schwer zu sagen, wie groß die Rolle ist, die seine alte Pleuritis bei dem Gefühle von Schwäche in der linken Seite, von Schwere und Schmerzen, worüber er jetzt noch klagt, gespielt hat. Die Druckschmerzhaftigkeit, die jetzt noch besteht, kann sicherlich nicht auf die Pleuritis zurückgeführt werden.

Funktionelle Angina pectoris ist die natürliche Erklärung für heftige paroxysmale Schmerzen, die sich über den linken Arm erstrecken bei einem Kranken, dessen Alter und verhältnismäßig niedriger Blutdruck eine organische Erkrankung des Zirkulationsapparates nicht wahrscheinlich erscheinen lassen. Diese Annahme wird noch durch die lange Dauer der Beschwerden und durch die Tatsache bekräftigt, daß sich kein Zusammenhang zwischen Schmerz und Anstrengung findet.

Bei der Verbindung von paroxysmalen Schmerzanfällen dieser Art besonders mit präkordialen Schmerzen von mäßiger Heftigkeit und langer Dauer darf der Arzt niemals die geistige Beschaffenheit des Kranken außer acht lassen. Schmerzen, von denen ein Kranker annimmt, sie liegen in der Herzgegend, setzen sich stets aus zwei Elementen zusammen: erstens aus dem Schmerz selbst und zweitens aus dem, was der Kranke davon denkt. Dieser letzte Punkt ist bei weitem der wichtigere, wenn er auch häufig ganz unbewußt in Erscheinung tritt. Vickery lehrte mich vor Jahren, daß man bei der Behandlung von Kranken, die über derartige Schmerzen in der Präkordial- und linken Achselgegend klagen, wenn man durch die Untersuchung organische Erkrankungen ausgeschlossen hat, folgendermaßen fragen soll: „Nehmen Sie an, Sie hätten den gleichen Schmerz im Schienbein, wären Sie da auch zu mir gekommen?" Dieser kluge psychologische Kunstgriff macht es dem Patienten möglich, den

Schmerz selbst von dem, was er darüber denkt, zu trennen und zu entscheiden, ob er nicht die Furcht vor Herzerkrankung und deren Folgen zu seinen Leiden noch zugefügt hat. Der Schmerz in den Schienbeinen ist befreit von den Zutaten und vagen Befürchtungen, die gewöhnlich mit Schmerzen in der Herzgegend verbunden werden. Gerade diese allgemeinen Befürchtungen verdoppeln ihre organische Wirkung und die Neigung, den Schmerz zu verschlimmern. Es ist wirklich erstaunlich, wie schnell ein solcher Schmerz nachläßt, wenn der Patient weiß, daß sein Herz völlig gesund ist.

Verlauf: Bei der weiteren Verfolgung des Falles kam es heraus, daß der Patient während der ganzen Arbeitszeit Tabak rauchte und kaute. Nach zehntägigem Aufenthalt im Krankenhause, wobei sich der Kranke größtenteils völlig wohl fühlte, wünschte er herauszugehen. Er wurde mit dem Rate, mit dem Rauchen aufzuhören, entlassen.

Diagnose: Funktionelle Angina pectoris.

Fall 118.

Eine 45 jährige Wäscherin mit negativer persönlicher und Familienanamnese wurde am 2. März 1904 in das Krankenhaus aufgenommen. Vor sechs Jahren hat die Regel aufgehört. Jahrelang hat sie sehr viel Alkohol getrunken. Vor einem Monat begannen heftige **Schmerzen im linken Hypochondrium,** die durch Einreiben mit Jodtinktur besser wurden. Vor drei Wochen hatte sie einen ähnlichen Anfall, der in der gleichen Weise kuriert wurde. Vor neun Tagen bestanden geringe Schmerzen im unteren Teile des Leibes, die nach Anwendung eines Scheidenzäpfchens aufhörten. Seither war sie die halbe Zeit zu Bett, weil sie an Übelkeit und Schmerzen im linken Hypochondrium litt. Sie gibt an, Blut gebrochen zu haben, aber ihre Tochter hat nur grüne und dunkelbraune Massen gesehen. Eine Woche lang war der Urin rötlich gefärbt. Seit fünf Monaten war sie blaß geworden.

Bei der Aufnahme befand sich die Kranke in sichtlich urämischem Zustande. Die Brustorgane waren normal, alle oberflächlichen Lymphdrüsen beträchtlich vergrößert. Nur wenige Kubikzentimeter Urin konnten aus der Blase entleert werden und zwar fast reines Blut mit etwas Eiter, aber ohne Zylinder. Blutdruck 250 mm Hg. Die Patientin war halb komatös mit starkem Zittern der Hände; sie starb am 4. März.

Besprechung: Peptisches Geschwür ist natürlich unser erster Gedanke, aber bei der weiteren Verfolgung des Falles findet sich dafür kein Anhalt. Die Verhältnisse im Leibe und der hohe Blutdruck können so nicht erklärt werden.

Leberzirrhose mit Vergrößerung der Milz könnte die Erscheinungen im Abdomen erklären. Das Blutbrechen könnte man dann als das Ergebnis einer Stauung im Magen auffassen. Die alkoholische Anamnese macht diese Erklärung verständlich, aber bei sorgfältiger Palpation gewannen wir nicht den Eindruck, daß die Abdominaltumoren, wie wir sie in der Abb. 39 sehen, die vergrößerte Leber und Milz darstellen. Wir finden auf keiner Seite scharfe Ränder und die respiratorische Verschieblichkeit ist nur gering. Die allgemeine Vergrößerung der Lymphdrüsen könnte auf Syphilis beruhen. Vergrößerung der Leber und der Milz ist gleichfalls eine Folge dieser Krankheit, und die Schmerzen, über die die Patientin klagt, können die Folgen einer lokalen Peritonitis (Perihepatitis und Perisplenitis) sein. Die Magenblutungen könnten bei dieser Annahme als Folge fibröser Veränderungen in der Milz erklärt werden, wobei der Zirkulationsmechanismus der gleiche ist, wie bei der splenischen Anämie. Dagegen aber müssen wir die gleichen Betrachtungen anführen, die uns eine Zirrhose ausschließen lassen; die Massen im Abdomen sehen nicht aus wie Milz und Leber.

Aus dem gleichen Grunde und wegen des negativen Ausfalles der Blutuntersuchung können wir eine Leukämie ausschließen, obwohl diese Krankheit
die Drüsenvergrößerungen und (infolge einer Gehirnhämorrhagie) auch den
hohen Blutdruck und den halbkomatösen Zustand erklärt.

Eine tuberkulöse Peritonitis als Teilerscheinung einer allgemeinen Tuberkulose könnte fast alle Symptome dieses Falles hervorrufen. Die Krankheit
verursacht Tumoren im Leibe, die mehr oder weniger undeutlich gefühlt werden,
erscheint oft in Verbindung mit Leibschmerzen und würde, wenn wir eine begleitende tuberkulöse Meningitis mit Hydrocephalus internus annehmen, auch den
hohen Blutdruck und das psychische Verhalten der Kranken erklären. Wir

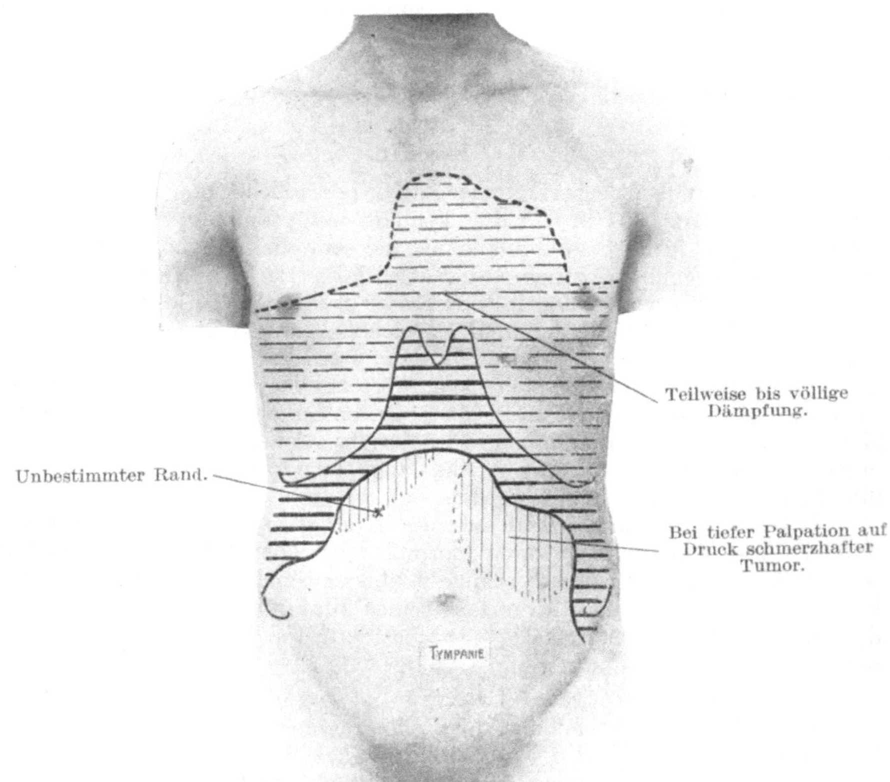

Abb. 39.   Untersuchungsergebnis in Fall 118.

müssen aber dann auch einige Hirnnervenlähmungen erwarten, Fieber, Erscheinungen an den Lungen, wenn auch nur die einer diffusen Bronchitis, also einen
Hinweis auf einen Herd, von dem aus die früher lokale Krankheit sich jetzt
ausgebreitet haben kann. Auch freie Flüssigkeit müßte dann wahrscheinlich
im Leibe nachweisbar sein.

Wir finden hier keine besonderen Angaben darüber‘ daß die Massen im
Leibe bimanuell palpiert werden konnten und daß eine Verbindung mit der
Niere wahrscheinlich erschien. Wenn wir irgend zu der Annahme neigen,
daß Nierenveränderungen bestehen, und wenn diese Veränderungen, obwohl
anscheinend grob chirurgischer Natur, mit hohem Blutdruck verbunden sind,
müssen wir an die Möglichkeit einer Zystenniere denken. Es gibt kaum eine

andere nicht nephritische, nicht entzündliche Veränderung der Niere, die in Verbindung mit Blutdrucksteigerung auftritt. Zystenniere ist gewöhnlich eine bilaterale kongenitale Affektion. Warum sollen aber dann die Symptome erst seit einem Monat aufgetreten sein? Warum ist die Krankheit so lange völlig latent verlaufen? Zur Antwort kann ich nur sagen, daß dies der gewöhnliche Verlauf der Krankheit ist, welche die Nierensubstanz so langsam und allmählich zerstört, daß sich das ganze Organsystem daran gewöhnt, wie in jeder anderen Form einer chronischen interstitiellen Nephritis, die praktisch den hier beschriebenen Veränderungen völlig entspricht. Was aber die Ursache des schließlichen Zusammenbruches ist, können wir gewöhnlich nicht entscheiden.

Verlauf: Die Autopsie zeigte kongenitale Zystenniere. Es war von der Nierensubstanz nichts mehr übrig. Hämorrhagien in mehrere der Zysten hatten stattgefunden, und im linken Nierenbecken fand sich Eiter.

Diagnose: Kongenitale Zystenniere.

Fall 119.

Eine 39jährige verheiratete Frau hat eine Schwester vor 13 Jahren an Schwindsucht verloren. Im übrigen ist die Familienanamnese ohne Belang. In ihrem 17. und 25. Jahre ging es ihr ziemlich schlecht, und man sagte damals, sie litte an Blutarmut. Vor fünf Jahren hatte sie einen ersten Fieberanfall mit Schmerzen in der linken Unterbauchgegend. Seither verspürt sie mehr oder minder Beschwerden in der Beckengegend, besonders nach langem Stehen oder harter Arbeit. Um die Weihnachtszeit des Jahres 1906 klagte sie über heftige Schmerzanfälle im linken Hypochondrium. Der Schmerz war so stark, daß sie sich umherwälzte; man sagte, Gasanhäufungen im Magen seien daran schuld. Im Winter ließen dann die Schmerzen nach, aber der Leib schien anzuschwellen. Im März 1907 bemerkte sie in der linken Oberbauchgegend eine sichtbare Vorwölbung, welche bis jetzt stetig zugenommen hat. Im Mai mußte sie ihre Kleider 10 cm weiter machen und sie glaubt, in der linken Seite einen Tumor gefühlt zu haben.

Jetzt, Juli 1907, besteht, wenn sie steht, ein ziehender Schmerz und ein Gefühl von Druck, wenn sie auf der linken Seite liegt. Seit dem Frühjahr hatte sie wiederholt Anfälle von Herzklopfen verbunden mit Pulsieren im Halse, das in die Ohren hinaufklingt, und mit leichter Atemnot. Einmal im Sommer sah sie rote Punkte vor ihren Augen, sonst hat sie aber nirgendwo Blutungen bemerkt. Das Zahnfleisch war öfter geschwollen. Vor drei Wochen hörte sie beim Wasserlassen Geräusche im Nachtgeschirr und als sie nachsah, fand sie den Urin rotgefärbt und darin mehrere harte dunkelbraune Körnchen von der Größe großer Stecknadelköpfe. Sie hatte dabei keine Schmerzen und merkte auch keine Störungen beim Wasserlassen.

Bei der Untersuchung im Krankenhause zeigte der Urin keinerlei Veränderungen.

Die Untersuchung verlief negativ mit Ausnahme des linken Hypochondriums, wo sich eine Veränderung zeigte, wie sie in der Abb. 40 wiedergegeben ist. Der Tumor ist nur wenig auf Druck schmerzhaft und bewegt sich frei mit der Atmung hin und her. Er ist von sehr harter Beschaffenheit.

Besprechung: Wenn uns ein Patient erzählt, daß sein Magen so empfindlich ist, daß er nicht einmal den Druck der Kleider aushalten kann und daß er ganz aufgebläht ist, so zeigt die Untersuchung gewöhnlich nichts besonderes, weder eine tatsächliche Ausdehnung noch eine Vorwölbung. Solche Erscheinungen finden wir gewöhnlich bei neurotischen Personen als Ursache der Schmerzen, die Head so vorzüglich beschrieben hat. In dem vorliegenden Falle zeigt aber das Ergebnis der Untersuchung, daß die Kranke vollkommen mit der Angabe Recht hat, ihr Leib sei aufgetrieben. Tatsächlich macht es das Ergebnis der Palpation ganz unnötig, andere Organe als die Milz und die Niere überhaupt in Betracht zu ziehen.

Der vorliegende Tumor scheint eher der Milz als der Niere anzugehören und zwar aus folgenden Gründen:

1. Er hat einen scharfen harten Rand, der oberflächlich liegt und leicht zu fühlen ist. Nierentumoren zeigen gewöhnlich keine ausgesprochenen Ränder, sondern verschwinden in der Tiefe des Leibes. Sie sind selten so hart und oberflächlich gelegen, wie die von der Milz ausgehenden.

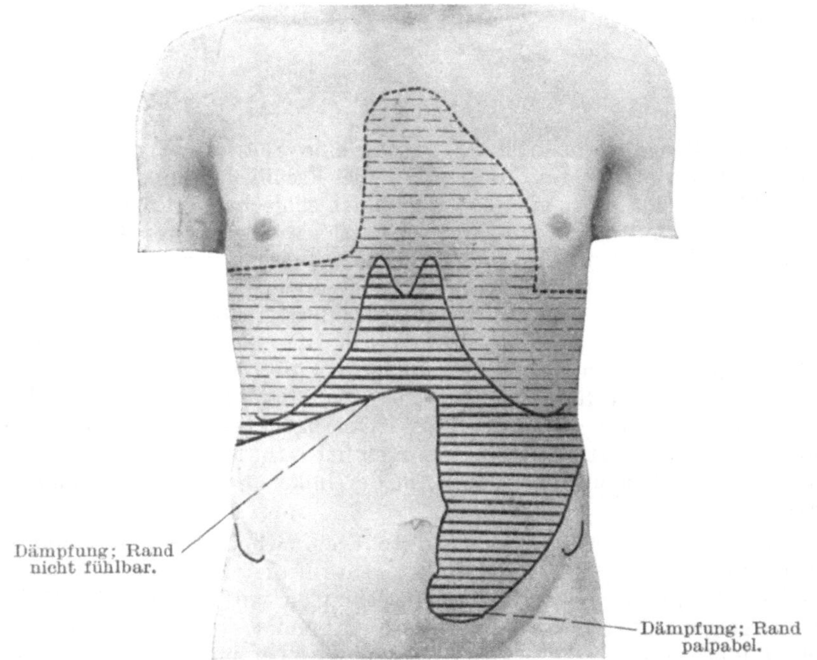

Abb. 40. Perkussionsbefund in einem Falle von Schmerzen in der linken Bauchseite.
(Fall 119.)

2. Im vorliegenden Falle steigt der Tumor bei tiefer Einatmung wenigstens 2—3 cm herab. Nierentumoren bewegen sich manchmal 1—1½ cm, oft überhaupt nicht.

3. Man kann den Tumor nicht bimanuell palpieren, während dies bei Nierentumoren die Regel ist.

4. Wir wissen nicht, ob das aufgeblähte Kolon den Tumor überlagert, aber im Hinblick auf seine oberflächliche Lage scheint dies sehr unwahrscheinlich. Tumoren, über die das aufgeblähte Kolon hinweggeht, nehmen ihren Ursprung von der Niere oder den retroperitonealen Drüsen.

Alle Symptome sprechen also in diesem Falle für die Annahme, daß der Tumor der Milz angehört. Nehmen wir dies an, so müssen wir folgende Möglichkeiten in Betracht ziehen:

1. **Leukämie** (bestätigt oder verworfen durch das Ergebnis der Blutuntersuchung).

2. **Malaria** (bestätigt oder verworfen durch das Ergebnis der Blutuntersuchung).

Die Leber kann noch lange Zeit vergrößert bleiben, nachdem die Malaria geheilt ist, eine Tatsache, die wir häufig sehen. In solchen Fällen bieten aber auch die Patienten keine Krankheitserscheinungen.

2. **Syphilis** (Anämie, Vergrößerung der Leber und Aszites finden sich oft im Gefolge der Milzschwellung). Die Anamnese, Anzeichen für Syphilis an anderen Stellen, das Ergebnis der Behandlung und der Ausfall der Wassermannschen Probe müssen hier die Entscheidung ermöglichen.

4. **Splenische Anämie** (die Diagnose beruht auf dem Vorhandensein einer chronischen Anämie von sekundärem Typus, oft in Verbindung mit Magenblutungen). Alle anderen Ursachen für eine Vergrößerung der Milz muß man ausschließen können.

5. **Zirrhose der Leber und Bantische Krankheit.** Bei der Zirrhose haben wir eine Milzvergrößerung, die von der Leber ausgeht, bei der Bantischen Krankheit eine von der Milz verursachte Leberzirrhose. Das Endresultat ist dasselbe. Ohne Beweise für das Bestehen einer Zirrhose, die hier fehlen, kann man keine von beiden Diagnosen stellen.

6. **Vergrößerung der Milz aus unbekannter Ursache** ist eine seltene, aber wohl bekannte klinische Erscheinung. Sie verursacht oft keine anderen Symptome als die, die auf dem Gewicht und dem Herabziehen des vergrößerten Organs beruhen. Die Diagnose stützt sich natürlich auf die Ausschließung aller bekannten Ursachen, wie wir sie bisher aufgeführt haben. Abszesse, Neubildungen und Echinokokken der Milz kommen so selten vor, daß man sie praktisch vernachlässigen kann. Die Vergrößerung der Milz, wie wir sie bei akuten Infektionskrankheiten sehen, erreicht nie einen so bedeutenden Grad, wie sie das begleitende Bild (Abb. 40) zeigt.

Der nächste Schritt unserer Differentialdiagnose beruht offensichtlich auf dem Ergebnis der Blutuntersuchung.

Die Blutuntersuchung zeigte 277 000 Leukozyten, 4 800 000 rote Blutkörperchen, 75% Hämoglobin. Unter den Leukozyten waren 35% myeloide, 4% eosinophile, 2% Mastzellen und 52% polynukleäre Zellen.

Diagnose: Myeloide Leukämie.

Fall 120.

Ein sechsjähriges Mädchen, dessen Mutter an galoppierender Schwindsucht starb, kam am 2. September 1907 ins Krankenhaus. Sie trinkt täglich drei Tassen Tee und ißt sehr viel Zuckerzeug. Vor kurzer Zeit ist sie wegen kongenitalen Stars operiert worden. Seit neun Tagen leidet sie an Schwäche mit Druckschmerzhaftigkeit und Schmerzen im linken oberen Teile des Leibes. Am 1. September betrug die Zahl der weißen Blutkörperchen 19 000, die Temperatur 39,5°. Die Widalsche Reaktion war negativ. Im Blut fanden sich keine Parasiten. Der Urin zeigte eine mäßige Menge von Eiter, war im übrigen aber nicht verändert.

Die Untersuchung des Kindes am 2. September ergab einen mäßigen Grad von Lichtscheu; das Kind schien auffällig apathisch.

Die Untersuchung des Leibes verlief negativ mit der Ausnahme, daß sich in der Gegend des linken Hypochondriums eine auffallende Druckschmerzhaftigkeit mit leichter Muskelspannung findet, die nach hinten bis zum Rücken reicht.

In der vorderen Axillarlinie findet sich eine Dämpfung von der siebenten Rippe bis zum Rippenbogen. Der Kostovertebralwinkel ist auf Druck schmerzhaft.

Die kulturelle Untersuchung des Urins ergibt das Vorhandensein von kleinen Bazillen. Das Eitersediment des Urins blieb während des ganzen Aufenthaltes im Krankenhause unverändert. Die Röntgenaufnahme beider Nieren zeigte keine Veränderung. Die Temperatur zeigt die beifolgende Kurve (Abb. 41).

Besprechung: Chirurgische Erkrankungen der Niere sind in diesem Alter selten. Nierenstein und Nierentuberkulose, die die Schmerzen erklären könnten, sind bei kleinen Kindern besonders selten.

Die Dämpfung in der Axillarlinie, die Schmerzen, das Fieber und die Druckschmerzhaftigkeit können für eine Peritonitis sprechen. Wir finden keine Angabe, ob sich außer diesen Zeichen auskultatorische Erscheinungen als Beweis für eine derartige Erkrankung finden. Wir müssen nach einer Verminderung des Atmungsgeräusches in Verbindung mit Abnahme des Stimm- und Pektoralfremitus suchen. Auch Reibegeräusche können vielleicht gehört werden. Tatsächlich bestand aber keins dieser Symptome, und es sprach auch nichts für

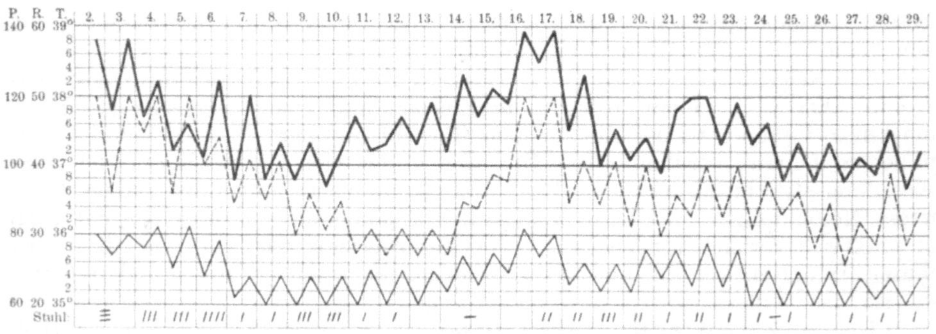

Abb. 41.   Temperaturkurve zu Fall 120.

eine Pneumonie. Ich erwähnte Pneumonie und Pleuritis deshalb besonders, weil sie sich bei Kindern häufig lediglich durch Schmerzen im Leibe ohne Störungen von Seiten der Brustorgane zeigen.

Das wichtigste Ergebnis der Untersuchung ist das Vorhandensein von Eiter im Urin. Vor einigen Jahren wäre das ohne weitere Bedeutung vorübergegangen. Aber nachdem so viel über die akuten Infektionen der Nieren gesprochen und geschrieben worden ist, hämatogener oder aufsteigender Art, untersucht man das Sediment des Harns sorgfältiger. Besonders achten wir darauf bei kleinen Mädchen, die von der frühesten Kindheit an dazu neigen, Niereninfektionen, wahrscheinlich aufsteigender Art, zu bekommen. Das Vorhandensein von Kolibazillen in Reinkultur aus dem aseptisch entnommenen Urin, wie es hier der Fall war, bestätigt die Annahme einer Niereninfektion. Bei dem negativen Ergebnis der Röntgenuntersuchung muß man als Arbeitsdiagnose sich mit einer Niereninfektion begnügen. (Die Besprechung der verschiedenen klinischen Arten von Niereninfektionen siehe unter „Rückenschmerzen" S. 70.)

Verlauf: Vom 13. Oktober ging es dem Kinde gut. Die Behandlung bestand in Reizmitteln, Abführmitteln, dreimal täglich 0,2 g Urotropin und reichlichem Wassertrinken.

Diagnose: Niereninfektion.

Fall 121.

Ein 40jähriger Baumwollspinner wurde am 3. März 1908 in das Krankenhaus aufgenommen. Vor vier Jahren war er wegen Magenbeschwerden im Krankenhaus. Eine Schwester starb im Alter von 35 Jahren an Magenkrebs. Er genießt täglich sechs Tassen Tee. Im übrigen sind seine Gewohnheiten gut.

Seit Ende 1900 leidet er an hin und wieder auftretenden Schmerzen im linken Hypochondrium, die beim Atemholen schlimmer werden, und dabei besteht beträchtliches Übelkeitsgefühl und Erbrechen, Darniederliegen des Appetits und Verstopfung. Das Erbrochene bestand zuerst aus saurer Flüssigkeit, später aus gelbbraunen oder grünen, bitteren Massen, die weder Eiter noch Blut oder Schleim enthielten. Nahrungsaufnahme mildert manchmal den Schmerz, manchmal wird er aber auch noch schlimmer. Oft mußte der Kranke Morphium nehmen, um die Schmerzen zu betäuben. Die letzten 14 Tage bestanden sie fast andauernd. Er konnte nicht arbeiten. Sein Höchstgewicht betrug 125, jetzt 117 Pfd.

Der Patient ist blaß mit dunklen Ringen um die Augen. Die Pupillen sind klein und gleichmäßig und reagieren sehr langsam auf Licht und Konvergenz. Die Tonsillen sind etwas vergrößert. Weder Brust- noch Bauchorgane zeigen Abweichungen von der Norm. Die Patellarreflexe sind sehr lebhaft. Die Magenkapazität beträgt 840 ccm. Nach Luftaufblähung überragt der untere Rand des Magens den Nabel um $2\frac{1}{2}$ cm. Nach einer Probemahlzeit findet man 0,32% freie HCl. Milchsäure und Blut sind nicht vorhanden. Nüchtern ist der Magen leer.

Besprechung: Es handelt sich hier um langandauernde Schmerzen infolge chronischer Dyspepsie, die, wie es so oft der Fall ist, zum Morphiumgebrauch geführt haben. Daran müssen wir denken, denn Leibschmerzen, die Morphium verlangen, lassen uns sofort an Gallensteine denken.

Die weitere Untersuchung zeigt, daß die motorische Kraft des Magens gut und der Ausgang frei ist. Es bestand kein Erbrechen von aufgenommener Nahrung, sondern nur Flüssigkeit wurde entleert, die wir als Magensaft auffassen müssen. Die Untersuchung mit der Sonde zeigte keine Stauung.

Da die meisten Fälle von Magenkarzinom mit Pylorusstenose und Stauung einhergehen, macht das Fehlen einer Stauung, besonders im Hinblick auf die lange Dauer der Symptome (1900—1908) die Annahme eines Karzinoms unwahrscheinlich. Die Ergebnisse der Untersuchung zeigen nichts, was für Leukämie, Pleuritis und andere außerhalb des Magens gelegene Ursachen von Schmerzen im linken Hypochondrium sprechen könnte. Krebs der Flexura lienalis könnte zu den meisten der hier vorhandenen Symptome führen, aber ein Tumor ist nicht palpabel. Es besteht weder sichtbare Peristaltik noch Diarrhoe, und der Stuhlgang enthält kein Blut. Die bestehende Obstipation kann auf viele Ursachen zurückgeführt werden.

Der hohe Säuregehalt des Magensaftes ist an und für sich schon eine teilweise Diagnose und kann viele der Erscheinungen erklären. Das Hauptproblem, das noch zu lösen bleibt, ist das, ob außer der Hyperchlorhydrie noch etwas Ernstes vorliegt. Viele, wahrscheinlich die meisten Fälle, bei denen Hyperazidität mit so lang andauernden Symptomen und besonders schwer auftritt, erweisen sich früher oder später als Geschwüre. Ohne Operation kann eine genauere Diagnose nicht gestellt werden. Der negative Ausfall der Guajakreaktion im Mageninhalt und im Stuhlgang schließen ein Geschwür durchaus nicht aus.

Welche Behandlung sollen wir hier einschlagen? Die Hauptregel scheint mir für solche Fälle folgende zu sein:

Man versucht mit einer Behandlung durch gesunde Lebensweise, Diät und Medikamente. Kann man dadurch den Patienten nicht beschwerdefrei machen, so soll man zur Operation raten.

Aus dem, was wir bisher über den Fall erfahren haben, wird es nicht klar, ob schon ernste Versuche gemacht worden sind, die Symptome durch nichtoperative Maßnahmen zu bekämpfen. Daher soll man damit beginnen. Ich habe wiederholt ausgezeichnete Erfolge mit einer Modifikation der Lenhartzschen Diät erzielt, wie sie Hewes empfohlen hat und die hauptsächlich aus folgender Zusammenstellung besteht:

Für die ersten zwei oder drei Tage:	Für die nächsten zwei oder drei Wochen:	Für die folgenden zwei Monate:
60 g Milch 2 gestoßene Zwieback 30 g Zucker alle zwei Stunden, solange der Patient wach ist	180—240 g Milch 4 gestoßene Zwieback 30—60 g Zucker acht solche Mahlzeiten in 24 Stunden	Milch u. Zwieback, Brei von Maismehl mit Sahne oder Salz, Kartoffelbrei, Gelees, Milch mit dem Weißei von 2 Eiern, Brei von Ei und Sahne, Schokolade, Erbspüree. Acht Mahlzeiten in 24 Std.

Wenn sich der Patient trotz dieser Diät nicht wohl fühlt, soll er so viel Natron bicarbonicum nehmen, bis es ihm besser geht. Wie groß diese Dosen sein müssen, kann man nur durch Versuche finden; sie können zwischen 0,6—3,5 g liegen.

Verlauf: Bei einer späteren Untersuchung fand man nach einer Probemahlzeit 0,11% freie Salzsäure. Der Patient klagte über kalte Schweiße des Nachts; aber unter sorgfältiger Diät, Abführpulver, Olivenöl zwei Teelöffel nach den Mahlzeiten und gelegentlicher Magenwaschung fühlte er sich vom 11. März an praktisch ganz wohl. Ruhe und Freisein von Sorgen scheint besonders günstig auf seine Genesung gewirkt zu haben, die am 19. vollendet war.

Diagnose: Hyperchlorhydrie.

Fall 122.

Ein 44jähriger Fuhrmann kam am 4. April 1908 ins Krankenhaus. Bis vor vier Jahren war er immer gesund, dann erlitt er einen heftigen Stoß in die linke Seite, worauf er sechs Wochen lang krank war und über Schmerzen in der linken Seite und blutigen Urin klagte. Seither hat er in dieser Gegend stets etwas Schmerzen gehabt und nach jeder außergewöhnlichen Anstrengung war der Urin blutig. Letzten Winter mußte er wegen der Heftigkeit der Schmerzen die Arbeit aufgeben. Vor drei Wochen hatte er einen ganz besonders scharfen Schmerz im linken Hypochondrium, gerade unterhalb der Rippen, der nach dem linken Schenkel zu ausstrahlte, gelegentlich auch nach dem linken Hoden und nach aufwärts zum Herzen. Seither hatte er drei oder vier Anfälle, die 5—24 Stunden anhielten und alle gleicher Art waren. Wenn die Schmerzen sehr schlimm sind, muß er brechen und dabei wird es ihm etwas besser. Unter dem Rippenbogen im linken Hypochondrium besteht Druckschmerzhaftigkeit während und nach den Anfällen. Die letzten drei Wochen hat er größtenteils zu Bett gelegen, hat aber keinen blutigen Urin gehabt. Das Gewicht betrug vor 1½ Jahren 197, jetzt 167 Pfd.

Die Untersuchung zeigte keine Veränderung an den Brustorganen. Die Arterien sind leicht palpabel. Der zweite Aortenton ist lauter als der Pulmonalton. Blutdruck 140 mm Hg. In der linken Lendengegend besteht Muskelspannung und Druckschmerzhaftigkeit, die bei der Einatmung schlimmer wird.

Temperatur, Puls, Respiration und Blut sind normal. Die Urinmenge beträgt in 24 Stunden 1200 ccm. Spezifisches Gewicht 1022. Spuren von Eiweiß und zahlreiche, frische, rote Blutkörperchen, keine Zylinder.

Besprechung: Können wir die Erscheinungen mit dem vor vier Jahren erlittenen Unfall in Zusammenhang bringen? Unmittelbar nachher hatte der Patient Hämaturie, und diese ist seither mehr oder minder bestehen geblieben. Können wir uns irgend eine Art von Verletzung vorstellen, die eine so langandauernde Wirkung hervorbringen könnte? Ich kann nicht einsehen, wie das geschehen sollte. Das Trauma kann nach meiner Meinung als unbedeutend für die Entwickelung der gegenwärtigen Krankheit angesehen werden. Bei dem Fehlen aller Blasensymptome verdient auch die Hämaturie, die von dort ihren Ausgang nehmen könnte, keine weitere Bedeutung. Das klinische Bild ist das einer Nierenkolik in Verbindung mit Hämaturie und einem Gewichtsverlust von 30 Pfd. Eine bösartige Erkrankung der Niere könnte diese drei Symptome hervorrufen, würde aber kaum solange gedauert haben. Entweder hätte sie zum Tode des Kranken oder doch zu der Bildung eines palpablen Tumors geführt. Die Hämorrhagien bei den Nierentumoren sind häufig lange andauernd und so reichlich, daß sie eine ausgesprochene Anämie hervorrufen können.

Eine Nierentuberkulose von so langer Dauer hätte zu Tumorbildung und Pyurie geführt. Deshalb konnte man sie leicht ausschließen.

Chronische Nephritis, parenchymatöser oder interstitieller Art, kann von plötzlich eintretenden Blutungen begleitet sein, ohne daß die anderen Erscheinungen von seiten des Urins wesentlich schlimmer werden (Zylinder, Epithelien, mangelhafte Ausscheidung fester Bestandteile). Solche Blutungen können schmerzlos verlaufen oder zu Kolikanfällen führen, wenn sich Gerinnsel bilden, die nur schwer in die Blase getrieben werden. Im vorliegenden Falle zeigen sich aber keine Zeichen einer Nephritis.

Es bleiben uns noch die beiden häufigsten und rätselhaftesten Gründe für Hämaturie, erstens Stein und zweitens unbekannte Ursache. Diese letztere ist nach meiner Meinung die häufigste aller Arten der Hämaturie. Zwischen ihr und Nierenstein unterscheidet am besten die Röntgenuntersuchung.

Verlauf: Eine am 8. April vorgenommene Röntgenphotographie zeigte einen kleinen runden Schatten in der Gegend der Niere. Durch die Kystoskopie wurde die Diagnose auf einen Nierenstein noch gefestigt. Bei der späteren Operation wurde der Stein gefunden.

Diagnose: Nierenstein.

Fall 123.

Ein 35 jähriger Handlungsgehilfe kam am 21. Oktober 1907 in das Krankenhaus. Vor vier Jahren wurde er wegen Blinddarmentzündung operiert. Zu der gleichen Zeit hatte er eine Rippenfellentzündung links. Er gibt an, immer bleich gewesen zu sein. Vor acht Wochen begann er sich unwohl zu fühlen und hatte Schmerzen erst im linken unteren Teil des Leibes, dann im linken Hypochondrium, der linken Hüfte und am Rücken in der Gegend der linken Niere; außerdem klagte er über Eingeschlafensein in dem Schenkel von der Leistenbeuge bis zum Knie. Vor $3\frac{1}{2}$ Wochen merkte er das erste Mal einen Knoten in der linken oberen Bauchgegend, und zu gleicher Zeit begann eine sehr heftige Verstopfung, wobei der Stuhlgang auch durch Einläufe kaum erzielt werden konnte. Blut war in dem Stuhl nicht nachzuweisen.

Bei der Untersuchung zeigte sich ausgesprochene Blässe der Schleimhäute; die Brustorgane waren frei von Veränderungen. Im linken oberen Teile des

Leibes fand sich eine ausgesprochene Resistenz, die auf Druck sehr schmerzhaft war, außerdem besteht eine beträchtliche Empfindlichkeit der Muskulatur des linken Beines. Vier Tage später konnte man die linke Seite besser palpieren und entdeckte dabei eine Masse, die die ganze Gegend vom Rücken bis zur Vorderseite einnahm, unbeweglich, auf Druck leicht schmerzhaft war und sich sehr leicht nachweisen ließ. Blutdruck normal. Der aufgeblähte Dickdarm lag über der Masse. Urin 1200 innerhalb 24 Stunden, von normaler Farbe, spezifisches Gewicht 1020, kein Eiweiß, im Sediment keine pathologischen Bestandteile (vgl. Abb. 42). Im übrigen verlief die Untersuchung ergebnislos.

Besprechung: Es ist möglich, daß die Rippenfellentzündung, die der Kranke vor vier Jahren durchgemacht hat, mit seinen jetzigen Symptomen in irgendwelcher Verbindung steht. Es ist eine bekannte Tatsache, daß sehr viele Patienten nach einer Rippenfellentzündung noch lange Zeit einen gewissen Grad von Schmerzen in dem einen oder anderen Teil der kranken Brustseite haben, Schmerzen, die manchmal monate- und selbst jahrelang anhalten. In solchen Fällen müssen wir aber erwarten, noch irgendwelche Reste der abgelaufenen Pleuritis nachweisen zu können, aber hier war nichts derartiges zu finden. Außerdem

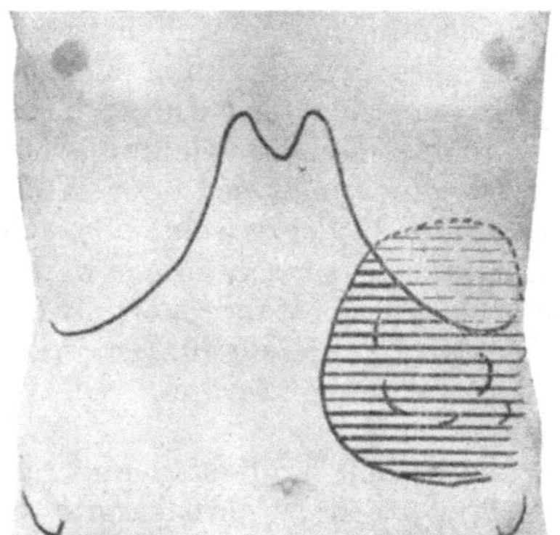

Abb. 42. Grenzen des Tumors in Fall 123; bimanuell zu palpieren.

ist es ganz klar, daß die Pleuritis höchstens einen kleinen Teil der hier vorliegenden Tatsachen erklären könnte.

Leukämie könnte den Tumor im Leibe und die Blässe der Haut erklären. Selbst vor der Blutuntersuchung kann man dies aber ausschließen durch die Tatsache, daß das Kolon vor dem Tumor verläuft. Auch die Untersuchung des Blutes verlief negativ.

Karzinom der Flexura lienalis des Dickdarmes könnte gerade in dieser Gegend einen Tumor hervorrufen und alle hier vorliegenden Beschwerden erklären, wir müßten aber, wenn es sich wirklich um ein Karzinom handelte, wenigstens eines der gewöhnlichen Anzeichen einer Darmverengung zu finden erwarten, wie sichtbare Peristaltik, Darmgeräusche, makroskopisch nachweisbares oder okkultes Blut im Stuhlgang, Durchfälle oder Verstopfung. Hier fanden wir keines dieser Symptome, mit Ausnahme der Obstipation, die sehr wohl auf andere Ursachen zurückgeführt werden könnte.

Die Geschwulst befindet sich in einer Lage, wie sie gewöhnlich von der Niere ausgehende Neubildungen haben. In Betracht kommen Tuberkulose, Zysten und Tumoren. Gegen Tuberkulose spricht die Tatsache, daß hier weder Fieber besteht, noch Eiter im Urin ist. Die starken Schmerzen und vor allen Dingen der Bezirk ihrer Ausstrahlung geht auch über das hinaus, was wir bei

Nierentuberkulose zu sehen gewöhnt sind. Die letzte Bemerkung gilt auch für Nierenzysten, die oft einen viel größeren Umfang annehmen, als die hier vorliegende Masse, ohne daß überhaupt Schmerzen dabei empfunden werden. Die meisten chronisch verlaufenden Nierenzysten bewirken auch eine Erhöhung des Blutdruckes, der hier fehlt. Neubildungen in der Niere könnten alle hier vorliegenden Symptome erklären, aber sie verursachen in der Mehrzahl der Fälle Hämaturie. Die knotige Beschaffenheit des Tumors würde, wenn sich die Beobachtung als korrekt erweist, mit ziemlicher Sicherheit eine Neubildung erweisen. In manchen Fällen gleicht aber die unregelmäßige Oberfläche einer Zystenniere oder einer tuberkulösen Niere den Knoten einer bösartigen Neubildung gar sehr.

Verlauf: Der Kranke wurde am 25. März operiert und man fand einen Tumor der Nebenniere.

Diagnose: Tumor der Nebenniere.

Fall 124.

Ein 33 jähriges, alleinstehendes Fräulein kam am 28. Juni 1901 zum ersten Mal zur Untersuchung. Die Familienanamnese ist ebenso wie die persönliche ohne Belang, die Lebensgewohnheiten sind frei von jeder Schädlichkeit. Vor acht Jahren wog die Kranke 122 Pfd., jetzt wiegt sie 104 Pfd.

Seit zwei Jahren hat sie fast täglich Anfälle von heftigen, den ganzen Leib einnehmenden Schmerzen, wobei Geräusche auftreten. Der Schmerz ist am schlimmsten im linken Hypochondrium, dauert 1—12 Stunden und ist so stark, daß die Patientin sich umherwirft und laut aufschreit; er strahlt nach der linken Schulter zu aus. Zur Nahrungsaufnahme steht er in keinem bestimmten Verhältnis. Bei dem Auftreten der Anfälle bricht die Patientin gewöhnlich, wobei sie sehr schnell Erleichterung fühlt, aber in den letzten sieben Monaten hat sie nur zweimal zu brechen brauchen. Das Erbrochene besteht in der Regel aus der neuerdings aufgenommenen Nahrung, aber manchmal fand man auch noch Reste von zwei Tage vorher aufgenommenen Speisen, die die Menge der letztaufgenommenen Mahlzeit bei weitem überstiegen.

Eine halbe bis eine Stunde nach der Mahlzeit klagt sie über Unbehagen und saures Aufstoßen, oft stellt sich mit den Schmerzanfällen Diarrhoe ein (drei bis vier Stuhlgänge). In den Fäzes findet sich Schleim, aber kein Blut. Die Kranke hat mit Ausnahme der heftigen Schmerzanfälle weiter gearbeitet.

Untersuchung: Gut genährt, deutliche Peristaltik unterhalb des Nabels mit leichter allgemeiner Ausdehnung des Leibes, zahlreiche Darmgeräusche, keine Druckschmerzhaftigkeit, Zahl der Leukozyten 8 800, Hämoglobin 95%. Die Geräusche beim Aufstoßen kann man im ganzen Hause hören.

Magen- und Darminhalt negativ. Körpertemperatur bei dreiwöchentlicher Beobachtung normal.

Besprechung: Die Klagen über langanhaltende Schmerzen im Magen und das Vorhandensein einer Stauung lassen es angeraten erscheinen, kurz die Möglichkeit einer Hyperazidität oder eines verengenden Geschwürs in der Nähe des Pylorus zu betrachten. Die meisten der Klagen, die wir bei der Kranken finden, ließen sich so erklären. Zwei Tatsachen sprechen aber gegen diese Diagnose: erstens: unterhalb des Nabels besteht eine sichtbare Peristaltik; bei einem gut genährten Menschen hat dies einen ausgesprochenen diagnostischen Wert und zielt eher auf den Darm, als auf den Magen als Quelle der Beschwerden; zweitens: charakteristisch für den vorliegenden Fall sind die außerordentlich lauten Darmgeräusche; auch sie lenken wie die Peristaltik unsere Aufmerksamkeit von dem Magen ab.

Das Ergebnis der Untersuchung habe ich hier mitgeteilt, wie es mir der behandelnde Arzt angegeben hatte. Dabei fehlen die Angaben, die wir brauchen, um Bleivergiftung und Tabes auszuschließen, und jede von beiden Krankheiten könnte zum Teil oder sogar ganz die Symptome erklären. Bei meiner eigenen Untersuchung fand ich weder einen Bleisaum am Zahnfleisch noch Körnelung roter Blutkörperchen, ferner keine Veränderung an den Pupillar- und Sehnenreflexen. Alter und Symptome würden zu einer Magenneurose gut passen, bestände nicht die sichtbare Peristaltik, die wir bei der Untersuchung fanden.

Nach dem Ausschluß der oben erwähnten Möglichkeit bleibt chronischer Darmverschluß die am meisten wahrscheinliche Diagnose. Aber auf welcher Ursache beruht er? Bei einem Kranken, bei dem keine Ursache zur Bildung von Verwachsungen in der Bauchhöhle bekannt ist (Appendizitis, Pyosalpinx oder Erkrankungen der Gallenblase mit oder ohne Operation) bleibt Karzinom die häufigste Ursache für eine chronische Darmverengung. Das Alter der Patientin läßt uns diese Krankheit nicht ausschließen. Ein wichtiger Grund gegen die Annahme eines Karzinoms ist die lange Dauer der Symptome. Darmkrebs kann oft zwei Jahre und länger bestehen, aber in solchen Fällen führt er gewöhnlich zu einem nachweisbaren Tumor. Bei dem Fehlen eines solchen Tumors bleibt unsere beste Diagnose chronischer Darmverschluß aus unbekannter Ursache. Die charakteristischen Symptome sind dabei die sichtbare Peristaltik und die lauten Darmgeräusche.

Verlauf: Bei der Operation am 17. Juli fanden sich 3—15 cm lange Strikturen im Dünndarm. Der Darm war verdickt, und in den kontrahierten Teilen fanden sich tuberkulöse Veränderungen.

Diagnose: Tuberkulöse Enteritis.

Ursachen der Schmerzen in der rechten Darmbeingrube.

1. Appendizitis — 1169

2. Pyosalpynx — 427

3. Dysmenorrhoe — 81

4. Extrauterinschwangerschaft — 28

5. Ovarialzyste mit Stieldrehung — 21

6. Psychoneurose und Angst vor Appendizitis — 17

7. Schleimkolik — 5

8. Ureterenstein — 1

Verstopfung in der Ileocökalgegend (Neubildung, Tuberkulose, Adhäsionen) macht gelegentlich Schmerzen in der rechten Iliakalgegend. In der Regel ist der Schmerz aber nicht derartig lokalisiert.

Inguinalhernien erzeugen gewöhnlich Schmerzen in der Inguinalgegend, die nach der Iliakalgegend und sonst in die Nachbarschaft ausstrahlen können.

Alle Ursachen von Schmerzen im ganzen Leibe (z. B. tuberkulöse Peritonitis) können Schmerzen in der rechten Regio iliaca bedingen. Umgekehrt können die oben erwähnten lokalen Ursachen ausnahmsweise zu allgemein verbreiteten Schmerzen führen,

Viele der „herabziehenden" Schmerzen in der Inguinalgegend bei geschwächten Frauen (siehe S. 55) erstrecken sich hin und wieder auf die eine oder andere Iliakalgegend.

8. Kapitel.

Schmerzen in der rechten Darmbeingrube.

Fall 125.

Ein 15 jähriges Mädchen sah ich zum ersten Mal am 21. Juli 1898. Seit sechs Monaten war sie etwas heruntergekommen. Blässe, Atemnot, Blutleere und Schwäche brachten sie zur Behandlung in die Poliklinik, wo bei einer Untersuchung am 26. März ein Hämoglobingehalt von 55% festgestellt wurde. Die Kranke klagte über mäßige Schmerzen im ganzen Leib während ihrer Krankheit, aber die Beschwerden waren bis zum 21. Juni nicht allzu heftig; dann wurden sie schlimmer und traten hauptsächlich in der Gegend der rechten Darmbeinschaufel auf.

Wie sie sagt, ist es eigentlich mehr Übelbefinden als Schmerz, Aufsteigen in einen Wagen oder Aufstehen von einem Stuhl macht die Schmerzen schlimmer. Später hinkte sie beim Laufen; im übrigen fühlt sie sich wohl. Bei zweiwöchentlicher Beobachtung kein Fieber, Stuhlgang regelmäßig, letzte Menstruation vor zehn Tagen.

Die Untersuchung verläuft mit Ausnahme einer ziemlich großen, harten, flachen Geschwulst, die den größten Teil der rechten Unterbauchgegend nahe dem Poupartschen Bande einnimmt, negativ. An der Unterseite dieser Masse fühlt man eine diagonal gelagerte, druckschmerzhafte Vorwölbung.

Zahl der Leukozyten 7 400, Hämoglobin 95%. Urin negativ. Untersuchung von der Scheide aus ohne Ergebnis.

Besprechung: Der Hauptpunkt ist in diesem Falle das Vorhandensein einer ausgedehnten Resistenz der rechten Unterbauchgegend in Verbindung mit Blutarmut, wobei der langsamen Entwickelung allgemeine Symptome, wie Schwäche und Atemnot, vorausgegangen sind. Dies alles kann bei einem 15 jährigen Mädchen kaum auf die Ursache zurückgeführt werden, die in der zweiten Hälfte des Lebens solche Dinge hervorzurufen pflegt, nämlich: eine bösartige Neubildung.

Für eine Appendizitis oder Pyosalpinx erscheint der Beginn zu allmählich, die vorhergegangenen allgemeinen Symptome zu ausgesprochen, das Fieber und die Zahl der Leukozyten zu gering. Was man über die Verhältnisse und die Umgebung des Mädchens erfuhr, ließ eine gonorrhoische Infektion sehr unwahrscheinlich erscheinen. Eierstocksgeschwülste, besonders Dermoide können bei Mädchen in dem Alter vorkommen, aber sie verursachen selten so starke, konstitutionelle Beschwerden und können nicht als „Kuchen" beschrieben werden, da sie in der Regel elastisch und kugelig sind. Die Menstruation war stets regelmäßig und die letzte Periode ist vor so kurzer Zeit eingetreten, daß eine Extrauterinschwangerschaft unmöglich zu sein scheint.

Viele Punkte weisen bei diesem Falle auf eine pericökale Tuberkulose hin. Diese Punkte sind vor allen Dingen: die früh einsetzende allgemeine Schwäche und Anämie, der langsame Beginn und mäßige Grad der Schmerzen im Leibe und endlich die große Ausdehnung der Geschwulst. Gegen diese Diagnose spricht das Fehlen von Fieber und von auffallenden Störungen in der Stuhlentleerung; man erwartet Verstopfung mit oder ohne zwischendurch auftretende Durchfälle. Die Diagnose schwankt also zwischen einer Eierstockszyste und einer pericökalen Tuberkulose, wobei das letztere noch wahrscheinlicher ist.

Verlauf: Die Operation zeigte am 4. August einen Tumor von der Größe einer Zitrone, der von Tuberkeln übersät war, sowie einen pericökalen Abszeß, in den auch die Tube einbezogen war.

Diagnose: Pericökale Tuberkulose.

In den beiden folgenden Fällen ist nach meiner Meinung vor der Operation eine genauere Differentialdiagnose unmöglich. Ich führe sie hier nur auf, um die Verschiedenheit der klinischen Bilder zu erläutern, unter denen eine pericökale Tuberkulose auftreten kann.

Fall 126.

Ein kleines, sechsjähriges Mädchen kam am 19. September 1905 zum ersten Mal zur Untersuchung. Im Januar des gleichen Jahres hatte sie Keuchhusten. Seitdem klagte sie sehr häufig über Schmerzen in der rechten Unterbauchgegend, die nach dem Essen schlimmer wurden, und mußte fast jeden Tag brechen. Seit fünf Monaten ist die schmerzhafte Gegend auch auf Druck empfindlich.

Sonst bestehen keine Klagen. Appetit gut, Stuhlgang regelmäßig, Urin normal.

Die Untersuchung zeigt ein schlecht genährtes Kind, Brustorgane negativ, Leib ohne Veränderung mit Ausnahme einer leichten Druckempfindlichkeit in der Appendixgegend. Zahl der Leukozyten 8 000; kein Fieber.

Operation wie bei einer Appendizitis. Man fand Tuberkulose einer etwa 10 cm langen Dünndarmschlinge; diese wurde exidiert und die Diagnose mikroskopisch bestätigt.

Ein Jahr später (28. September 1906) befand sich das Kind in einer glänzenden allgemeinen Verfassung. Appetit, Stuhlgang und Schlaf gut, leichte Verdickung in der Blinddarmgegend, verschiedene Abszesse sind durchgebrochen; im Oktober kam es in das Kinderkrankenhaus und war zwölf Tage sehr krank.

Gelegentlich wacht es in der Nacht vor Schmerzen auf, (anfallsweise auftretende Schmerzen mit Darmgeräuschen), schläft aber bald wieder ein, manchmal muß sie unter Schmerzen brechen, durchschnittlich einmal am Tage. Bettnässen ein- bis zweimal in der Woche. Das Kind ist gleichgültig und hat keine Lust zu körperlicher Bewegung, keine Atemnot, Gewicht 31 Pfd., leichte Resistenz in der Blinddarmgegend, keine Muskelspannung oder Druckschmerzhaftigkeit.

Diagnose: Pericökale Tuberkulose.

Fall 127.

Ein junger Mann wurde am 19. März 1906 wegen chronischer Appendizitis in das Krankenhaus aufgenommen. Im vergangenen Jahre waren mehrere Schmerzanfälle in der Gegend der rechten Darmbeinschaufel, Durchfall im Verlauf eines Anfalles, kein Erbrechen. Die meisten Anfälle dauern nur wenige Stunden. Stuhlgang regelmäßig.

Untersuchung zeigt die Brustorgane normal, Leib gleichfalls frei von Veränderungen mit Ausnahme einer großen, unbestimmt begrenzten Masse in der rechten Regio iliaca, die leichte Druckschmerzhaftigkeit aufweist und darüber Muskelspannung zeigt.

Durch Stuhlentleerung wird der Tumor nicht verändert; fühlt sich wohl, kein Fieber, Puls 90.

Operation 21. März. Etwas freie Flüssigkeit, eine knotige Masse in der Ileocökalgegend, ähnliche kleinere Massen konnte man im Mesenterium und entlang des Blinddarmes fühlen. Blinddarm verwachsen.

14. April gesund entlassen.

Die mikroskopische Untersuchung der entfernten Teile ergibt Tuberkulose.

Diagnose: Tuberkulose der Blinddarmgegend.

Fall 128.

Am 23. Oktober 1902 kam ich zu der Untersuchung einer 31 jährigen verheirateten Frau, der man im Jahre 1897 die linke Tube und den Eierstock operativ entfernt hatte.

Seit 18 Monaten hat sie mehr oder minder anhaltende Schmerzen, hauptsächlich in der rechten unteren Bauchgegend, die letzten sechs Wochen waren die Schmerzen sehr schlimm, kein Fieber, kein Schüttelfrost, letzte Periode im Juli und dann wieder drei Wochen vor der Aufnahme, wo sie fünf Tage anhielt und sehr stark war. Damals entleerten sich auch viele Blutgerinnsel, darunter eines von der Größe eines Hühnereies.

Die Diagnose des Hausarztes lautete auf Extrauterinschwangerschaft.

Untersuchung: Durckschmerzhaftigkeit über der Gebärmutter; in der Blinddarmgegend eine bewegliche Masse an der rechten Seite des Beckens, anscheinend in Verbindung mit dem Uterus, der nicht vergrößert erscheint. Die Kranke hatte leicht erhöhte Temperatur und normalen Puls. Das Allgemeinbefinden war ausgezeichnet. Dauer der Beobachtung zwölf Tage.

Besprechung: Die wesentlichen Punkte bei diesem Fall sind die Schmerzen in der rechten unteren Bauchgegend, die seit 18 Monaten bestehen und ein Ausbleiben der Periode seit drei Monaten. Diese letztere Tatsache führt uns zu der Annahme, daß auch die Geschlechtsorgane mit von der Krankheit betroffen sind sind und läßt uns eine einfache Appendizitis ausschließen. Ausbleiben der Periode kann auf eine der folgenden Möglichkeiten zurückgeführt werden: Normale Schwangerschaft, Extrauterinschwangerschaft, Pyosalpinx, Ovarialzyste[1]), Fibrom und Tubentuberkulose. Es ist dies aber weniger häufig der Fall bei Ovarialzysten und Pyosalpinx und viel seltener, wenn es sich um ein Fibrom handelt, als bei jeglicher Form der Schwangerschaft. Die Blutung, die drei Wochen vor der Aufnahme in das Krankenhaus eintrat, kam zu einer Zeit, die mit der normalen Periode nicht übereinstimmte. In mancher Hinsicht klingt das ganz wie eine Fehlgeburt, man muß aber sehr vorsichtig sein, wenn eine Kranke derartige Angaben macht; denn nicht selten hört man vollkommen freie Erfindungen, um den Arzt dazu zu bringen, die Gebärmutter auszukratzen und so eine Fehlgeburt selbst herbeizuführen. Höchstwahrscheinlich hätte man die Diagnose klar gestellt, wenn man eine Sonde in die Gebärmutter hätte einführen wollen, aber da die Möglichkeit einer normalen Schwangerschaft vorlag, war dies nicht angebracht.

---

[1]) Weder hier noch in den folgenden Fällen versuche ich zwischen Ovarial- und Parovarialzyste, noch zwischen ihnen und Zysten des Ligamentum latum oder einer Hydrosalpynx zu unterscheiden, weil dazu die Untersuchung allein meist nicht ausreicht.

Im ganzen scheint mir eine Diagnose hier unmöglich, und ich führe den Fall als ein Beispiel dafür an, wie auch heute noch die Grenzen unserer diagnostischen Fähigkeiten eng gezogen sind.

Verlauf: Eine Operation, die man in der Annahme einer Ovarialzyste vornahm, zeigte einen normalen schwangeren Uterus (im dritten Monat), stark nach rechts verlagert, später, im sechsten Monat vergeblicher Versuch, eine Fehlgeburt hervorzurufen, Geburt eines gesunden Kindes zur rechten Zeit.

Diagnose: Normale Schwangerschaft.

Fall 129.

Eine 42 jährige verheiratete Frau hat ein zwei Jahre altes Kind und hat vor drei Jahren eine Fehlgeburt durchgemacht. Seit drei Monaten hat sie periodisch auftretende Anfälle von Schmerzen in der rechten Unterbauchgegend, bei denen sie sich im ganzen sehr unwohl fühlt. Sie traten zuerst alle vier Wochen, jetzt alle zwei Wochen auf. Erbrechen, Obstipation, Aufblähung des Leibes werden durch Eingüsse erleichtert, Periode normal. Der letzte Anfall begann vor zehn Tagen, und die Schmerzen haben seither angehalten, sie strahlen nach der rechten Hüfte und der Flanke zu aus. Wenn sie sich nach irgend etwas ausstreckt, hat sie das Gefühl von Spannung in der rechten unteren Bauchgegend.

Untersuchung: Harter, glatter Tumor in der rechten Regio iliaca, etwas druckschmerzhaft, etwa von der Größe einer großen Orange, keine Fluktuation. Die Untersuchung von der Scheide aus kann nicht feststellen, ob der Tumor mit dem Uterus zusammenhängt oder nicht. Kein Fieber, Leukozyten normal.

Besprechung: Mit Recht denken wir bei jedem Kranken, der über Schmerzen in der rechten Bauchgegend klagt, an die Möglichkeit einer Appendizitis, aber in dem vorliegenden Falle kann diese Annahme schnell verlassen werden. Ein appendizitischer Abszeß dauert selten, wenn je, so lange und erreicht nie eine solche Größe, ohne ausgesprochenere allgemeine und lokale Störungen hervorzurufen.

Ein Abszeß der Tube müßte wahrscheinlich stärkere Schmerzhaftigkeit hervorrufen und wird selten so groß. Das Alter der Frau ist nicht typisch für eine Tubenerkrankung, obwohl dies an und für sich von keiner großen Bedeutung ist.

Der Tumor erinnert besonders an ein Fibrom des Uterus oder eine Ovarialzyste. Fibrome liegen gewöhnlich in der Mittellinie und hängen deutlich mit dem Uterus zusammen, selten sind sie von glatter Oberfläche; bis zum Eintreten profuser Blutungen rufen sie gewöhnlich keinerlei Symptome hervor, sondern erst, wenn sie eine wesentlich größere Ausdehnung erreicht haben.

Mit Ausnahme der ausgesprochenen Härte und des Fehlens jeglicher Beweglichkeit ist der Tumor ziemlich typisch für eine Ovarialzyste. So große Zysten rufen selten ausgesprochene Symptome hervor, es sei denn, daß es zu einer Drehung des Stieles kommt mit darauf folgender Nekrose, Blutung oder lokaler Peritonitis. Etwas derartiges mag hier wohl vorliegen.

Verlauf: Die Operation zeigt eine Zyste von der Größe eines Kindskopfes. Der Stiel war gedreht. Die Kranke wurde nach drei Wochen entlassen; ein Jahr später hörte man von ihr, daß sie seit der Operation völlig gesund ist.

Diagnose: Ovarialzyste mit Stieldrehung.

Fall 130.

Ein 24 jähriger italienischer Arbeiter kam am 22. August 1908 in das Krankenhaus und klagte über Schmerzen in der rechten Bauchgegend, die zwar erst seit zehn Tagen sehr heftig wurden, ihn aber schon seit März hin und wieder gestört hatten. Er hatte weder Verstopfung noch Erbrechen, weder Gelbsucht noch Kopfschmerzen. Der Schmerz ist zur Nachtzeit schlimmer, wird durch den Gebrauch von Jod gebessert und ist nach der Nahrungsaufnahme heftiger. Hat bis vor vier Tagen gearbeitet. Familien- und persönliche Anamnese belanglos.

Untersuchung: Narben am Nacken in der Nähe des Kieferwinkels, Druckschmerzhaftigkeit im ganzen Leib bei tiefem Druck, am stärksten in der rechten Regio iliaca ausgesprochen. Im übrigen zeigte die Untersuchung einschließlich Blut, Urin, Temperatur, Puls und Atmung nichts von der Norm Abweichendes.

Besprechung: Dieser Fall wurde unter der Diagnose einer akuten Appendizitis operiert. Gegen diese Annahme sprachen aber die folgenden Erwägungen, auf die man, wie ich glaube, zu wenig geachtet hat:

Die Schmerzen des Kranken waren weder heftig, noch deutlich lokalisiert. Das gleiche gilt von der Druckschmerzhaftigkeit. Der Kranke litt nie an Verstopfung, Erbrechen oder Fieber, es bestand keine Leukozytose. Mithin mußte man nach meiner Meinung auch alle anderen Möglichkeiten in Betracht ziehen.

Die Symptome waren von langer Dauer und hatten nur wenig an Heftigkeit zugenommen. Die lange Dauer der Krankheit, die Narben im Nacken und die Tatsache, daß es sich bei dem Patienten um einen neu eingewanderten Italiener handelt, machen eine Abdominaltuberkulose zu einer ganz natürlichen Möglichkeit. Viele Fälle von Peritonealtuberkulose rufen keine ausgesprocheneren Symptome hervor, als die hier beschriebenen, wenn auch das Fehlen von Fieber etwas überraschend ist.

Die Schmerzen zeigen keine der für Ureterensteine charakteristischen Ausstrahlungen, und auch bei der Untersuchung des Urins spricht nichts für diese Krankheit.

Gallensteinschmerzen werden oft in der rechten Iliakalgegend angegeben, aber auf Grund der hier vorliegenden Tatsachen kann man die Diagnose darauf nicht stellen. Auch dafür ist kein genügender Grund vorhanden, irgend einen Teil des Gastrointestinaltraktus für erkrankt zu halten.

Junge italienische Arbeiter leiden nur selten an funktionellen Neurosen. Ich habe einmal einen ähnlichen Fall gesehen, bei dem sich der Patient später als ein Schwindler herausstellte, aber er hatte augenscheinliche Gründe für seine Lügen, was bei unserem Patienten nicht der Fall ist. Im ganzen meine ich: hätte der Chirurg, der die Operation ausführte, ernstlich an die Möglichkeit einer Tuberkulose gedacht, so hätte er die Diagnose einer Blinddarmentzündung niemals gestellt.

Die Operation zeigte einen normalen Wurmfortsatz. Im Mesenterium und entlang der Wirbelsäule fühlte man zahlreiche Drüsen von der Größe der Kugeln, mit denen Kinder spielen. Zwei von ihnen schienen auf der einen Seite etwas erweicht. Der Patient erholte sich rasch und andauernd.

Der Verlauf dieses Falles scheint zu beweisen, daß es sich hier um tuberkulöse Drüsen handelte. Die Genesung des Kranken macht die Annahme einer bösartigen Erkrankung unmöglich, und für die Annahme eines Typhus findet sich gar kein Anhalt. Was hätte man für eine Behandlung eingeschlagen, wenn man vor der Operation die richtige Diagnose gestellt hätte? Ich glaube, man hätte nur allgemeine hygienische und diätetische Maßregeln angeben sollen, wie wir sie bei der Lungentuberkulose anzuwenden pflegen.

Diagnose: Tabes mesenterica.

Fall 131.

Eine junge, verheiratete Frau klagt seit der Geburt ihres zweiten Kindes vor vier Monaten über hin und wieder, alle 1—2 Wochen, anfallsweise auftretende Schmerzen in der Blinddarmgegend. Die Schmerzen sind beim Stehen und bei Anstrengung schlimmer.

Untersuchung: Leichte Vergrößerung der Schilddrüse. In der Blinddarmgegend fühlt man eine flache, knotige, glatte Masse von der Gestalt einer großen Orange, die nach beiden Seiten des Beckens frei beweglich ist. Deutliche Fluktuation. Ein Zusammenhang mit dem Uterus läßt sich nicht nachweisen.

Am nächsten Tage, 15. September, um 4 Uhr nachmittags plötzlich außerordentlich heftige Schmerzen mit Erbrechen. Der Anfall dauerte bis 12 Uhr nachts, dann Schlaf. In der Bauchhöhle läßt sich freie Flüssigkeit nachweisen.

16. September: Fühlte sich tagsüber wohl, am Abend ein ähnlicher Anfall.

17. September: Operation. Ovarialzyste mit Stieldrehung.

Besprechung: Dies ist ein typischer Fall, wobei die Diagnose sehr leicht ist. Die glatte, kugelige, schmerzhafte Masse in der rechten Blinddarmgegend, die freie Beweglichkeit des Tumors, der plötzliche Eintritt der heftigsten Schmerzen und der Nachweis von freier Flüssigkeit in der Bauchhöhle geben das typische Bild einer Ovarialzyste mit Stieldrehung. In vielen, vielleicht in den meisten Fällen, können wir aber weder über das Vorhandensein einer Zyste noch einer Drehung so sicher sein, weil wir keine Gelegenheit hatten, den Kranken vor dem Eintritt der akuten Symptome zu untersuchen und zu befragen. Sehr große, zentral gelegene Zysten können dann nachgewiesen werden, wenn sie sich scharf nach vorwärts drängen und die Seiten frei von Vorwölbung und ohne Dämpfung bei Perkussion lassen. Die Diagnose wird wesentlich gestützt, wenn der Patient selbst merken konnte, wie der Tumor von der einen Seite des Leibes seinen Ursprung nahm und erst später den zentralen Sitz eingenommen hat; aber die Mehrzahl der Kranken erinnern sich gewöhnlich nicht daran und schenken der Lage des Tumors keine besondere Beachtung, bis es ihnen endlich auffällt, daß die Vergrößerung weder auf Fettleibigkeit noch auf einen sogenannten Hochstand des Magens zurückgeführt werden kann. Unter diesen Umständen kann es schwierig oder unmöglich werden, die Erkrankung von einer tuberkulösen Peritonitis zu unterscheiden. Die anderen häufigeren Ursachen eines Aszites (Zirrhose, Herz- oder Nierenerkrankung, krebsige Bauchfellentzündung) sind viel leichter zu erkennen.

Bei einer anderen Gruppe von Fällen ist die Zyste kleiner und erinnert nicht sehr an Aszites, sie ist aber so bretthart, daß man sich kaum vorstellen kann, sie solle Flüssigkeit enthalten. Eine sorgfältige Untersuchung in der Narkose und die Einführung einer Sonde in die Gebärmutter wird gewöhnlich über diesen Punkt Aufklärung verschaffen.

In der Regel ist es nutzlos, eine weitere Unterscheidung der verschiedenen Arten von Ovarialtumor zu versuchen. Gelegentlich wird man die kleineren und festeren Tumoren (Eierstockfibrom, Karzinom, Sarkom) an ihrer Konsistenz und an dem Zusammenauftreten mit Aszites erkennen können, der bei ihnen viel häufiger ist als bei zystischen Tumoren.

Das Vorhandensein einer Stieldrehung bei einem Ovarialtumor läßt sich oft ohne Schwierigkeit nachweisen, vorausgesetzt, daß wir den Fall gesehen und untersucht haben, bevor die Drehung eingetreten ist.

Wenn wir wissen, daß ein Eierstockstumor vorhanden ist, so spricht das Eintreten akuter Abdominalsymptome irgendwelcher Art in hohem Grade für das Vorhandensein einer Drehung. Wenn wir aber den Kranken nach dem Beginn der akuten Symptome das erste Mal sehen, so kann es ganz unmöglich sein, den Zustand von einer Perforationsperitonitis oder einem Darmverschluß zu unterscheiden. Der Leib kann so empfindlich, die Muskeln so stark gespannt sein, daß man bei der Untersuchung nichts herausbringt, während Schmerz, Erbrechen, Verstopfung und die allgemeine Niedergeschlagenheit irreführend sein können.

Diagnose: Ovarialzyste mit Stieldrehung.

Fall 132.

Ein 17 Jahre altes Schulmädchen hatte im Verlauf der letzten acht Monate drei Anfälle, die dem gegenwärtigen ganz entsprachen. Periode regelmäßig und normal.

Gestern allgemeine Schmerzen im Leib mit Erbrechen und Durchfall, weshalb sie den Arzt aufsuchte.

Untersuchung: Temperatur 38,9 ^{0}, Puls 105, Atmung 25, leichte Spannung und beträchtliche Schmerzhaftigkeit in der rechten Unterbauchgegend, Zahl der Leukozyten 14 000.

Operation: Normaler Wurmfortsatz, beträchtliche Mengen blutiger Flüssigkeit im Becken. Man findet eine $2\frac{1}{2}$ cm im Durchmesser betragende rupturierte Ovarialzyste, aus der sich ein gelatinöses Material entleert.

Besprechung: Vieles, was wir bei der Besprechung des letzten Falles erwähnt haben, gilt in der gleichen Weise für diesen. Ohne genaue Kenntnis der Verhältnisse, die vor dem jetzigen Anfall bestanden, war Appendizitis die natürlichste und vernünftigste Diagnose. Solche Irrtümer sind unvermeidlich. Aus diesem Grunde habe ich rupturierte Ovarialzysten nicht des genaueren unter den Möglichkeiten der Differentialdiagnose besprochen; denn ich habe mir vorgenommen, hauptsächlich die erkennbaren und zu erweisenden Möglichkeiten zu erörtern.

Diagnose: Perforierte Ovarialzyste.

Fall 133.

Eine 57jährige verheiratete Frau kam am 15. Januar 1908 zur Untersuchung. Vor acht Monaten fühlte sie beim Aufstehen aus dem Bett plötzlich einen heftigen scharfen Schmerz in der Blinddarmgegend, der nachließ, nachdem sie eine Stunde gelegen hatte. Seither zahlreiche ähnliche Anfälle, drei oder mehr in jeder Woche. Vor zwei Monaten merkte sie einen Knoten in der rechten Seite des Leibes, sie dachte, daß sie dort fetter würde. Während der Schmerzanfälle scheint der Knoten größer zu sein. Sie glaubte im übrigen, an Gewicht abgenommen zu haben.

Untersuchung: Mageres, sorgenvolles Gesicht, Leib vorgewölbt, besonders rechts von der Mittellinie unterhalb des Nabels. Dort besteht leichte Dämpfung, im übrigen Tympanie. Eine große, leicht elastische Masse dehnt sich vom Becken bis eine Hand breit oberhalb des Nabels aus, auf Druck nicht schmerzhaft, frei beweglich.

Die Vaginaluntersuchung gibt keinen weiteren Aufschluß.

Die Operation zeigte eine vielkammerige Ovarialzyste von etwa 24 cm Durchmesser. Es bestanden keine Adhäsionen, mit Ausnahme einiger weniger am Wurmfortsatz. In zwei Wochen gesund.

Besprechung: Diesen Fall habe ich angeführt, um das Vorkommen von Schmerzanfällen in Verbindung mit leicht nachweisbaren Ovarialzysten zu zeigen. Diese Anfälle waren aber, wie man leicht zeigen konnte, nicht auf eine Stieldrehung zurückzuführen. Ihre Ursache bleibt unerklärt.

Diagnose: Ovarialzyste.

Fall 134.

Ein 58jähriger Mann klagt seit zwei Tagen über Schmerzen in der rechten Bauchseite, die nach dem Rücken zu sich ausdehnen, nach oben zu ausstrahlen und bei Bewegung heftiger werden. Dumpfe Schmerzen, die gelegentlich zunehmen. Sonst keine Symptome. Temperatur 37,8 °, Puls 62, Leukozyten 12 000. Druckschmerzhaftigkeit in der rechten Lendengegend und entsprechend dem Ureter herabsteigend bis zum Mc Burneyschen Punkte, keine Muskelspannung, Urin normal. Die Zonen, die auf Druck am meisten schmerzen, liegen

1. in der Mitte zwischen dem Rippenbogen und der Spina iliaca anterior superior und
2. über der rechten Niere.

Besprechung: Obwohl man bei diesem Falle die Diagnose auf eine Appendizitis stellte und auch solche operierte, sprachen doch mehrere Punkte auf das deutlichste gegen eine solche Annahme.

Vor allen Dingen ist die Tatsache wichtig, daß der Schmerz und die Druckschmerzhaftigkeit in der Lendengegend und im Verlauf des Ureters stärker ausgesprochen war als am Mc Burneyschen Punkt. Auch das Fehlen der Muskelspannung spricht entschieden gegen eine Blinddarmentzündung.

Dumpfe Schmerzen, die gelegentlich heftiger werden, findet man bei Wurmfortsatzkoliken, aber ebenso bei Kolikschmerzen anderen Ursprunges (Darm, Gallenblase, Nieren, Uterus).

In diesem Falle weist so viel auf die Niere hin, daß, selbst wenn der Urin völlig normal ist, Kystoskopie und Ureterenkatheterismus angezeigt erscheinen.

Verlauf: Die Operation zeigte im Ureter einen Stein von der Größe einer großen Bohne. Heilung ohne Komplikationen.

Diagnose: Stein im rechten Ureter.

Fall 135.

Ein 24jähriges Ladenmädchen kam am 21. Juni 1906 in das Krankenhaus. Vor 1½ Jahren hatte sie eine Rippenfellentzündung durchgemacht. Vor einem Monat begann, ohne daß sie einen Grund dafür wußte, der Leib weh zu tun und auf Druck zu schmerzen, besonders in seinem unteren Teile und auf der rechten Seite. Es bestanden zurzeit keine Schmerzen, aber sie war zu schwach, um arbeiten zu können und mußte teilweise zu Bett liegen. Die Periode war regelmäßig und normal.

Die Untersuchung zeigte normale Temperatur, Puls und Atmung, keine Veränderung an den Brustorganen, allgemeine Muskelspannung des Leibes, besonders im rechten unteren Teile, wo man ausgesprochene Druckschmerzhaftigkeit und eine oval gestaltete Vorwölbung von der Größe einer halben Zitrone fand.

Besprechung: Das Vorhandensein einer hervorragenden Masse in der Blinddarmgegend engt das Feld der Möglichkeiten wesentlich ein. Der wichtigste Punkt für die Differentialdiagnose scheint mir in dem Falle der allmähliche Beginn der Symptome und Erscheinungen ohne das Auftreten von Schmerzen zu sein. Appendizitis und Pyosalpinx haben einen allmählichen Beginn, aber fast nie treten sie ohne ausgesprochene Schmerzen auf. Wenn wir diese beiden Möglichkeiten zunächst außer acht lassen, bleibt uns noch eine linksseitige Ovarialzyste, Krebs und Tuberkulose der Blinddarmgegend und die Annahme einer Extrauterinschwangerschaft. Wenn wir den Angaben des Mädchens trauen, so wird die letztere durch das regelmäßige Auftreten der Periode und das Fehlen von Schmerzen ausgeschlossen.

Krebs ist in diesem Alter außerordentlich selten und müßte zu Symptomen führen, die man am deutlichsten auf den Darm zurückführen könnte.

Ovarialzyste läßt sich nicht ausschließen, aber zwei Punkte leiten uns zu der allein übrig bleibenden Möglichkeit einer Tuberkulose. Diese Punkte sind:

1. das Vorhandensein einer Pleuritis (d. h. einer Tuberkulose vor $1\frac{1}{2}$ Jahren) und

2. die weite Ausdehnung der Druckschmerzhaftigkeit und der Spannung am Leibe. Ovarialzysten verursachen gewöhnlich weder Druckschmerzhaftigkeit, noch Muskelspannung, ausgenommen in den Fällen, wo noch andere akute Symptome vorhanden sind, die aber hier fehlen.

Verlauf: Die Kranke wurde am 23. Juni operiert. Man fand einen großen tuberkulösen Abszeß, der von der rechten Tube ausging und drainiert wurde.

Diagnose: Tuberkulose der rechten Tube.

Fall 136.

Eine 34 jährige verheiratete Frau kam am 29. Juli 1908 in das Krankenhaus. Der Vater starb an Schwindsucht, eines der Geschwister ist teilweise gelähmt. Die Kranke selbst war ein Siebenmonatskind und soll bei der Geburt nur 1 Pfd. (?) gewogen haben. Sie hatte viermal Masern und viele Anfälle von Grippe. Vor einem Jahre hatte sie einen ähnlichen Anfall wie den jetzigen; früher trank sie ziemlich viel Alkohol, um Kräfte zu haben, seit sechs Monaten fühlt sie sich nicht wohl und klagt über schießende Schmerzen in verschiedenen Teilen des Leibes, besonders in der rechten Unterbauchgegend und auch im Rücken, in den Knien und in anderen Gelenken. Seit drei Tagen hat sie häufige weiche, schleimige Entleerungen, wobei sie in der Blinddarmgegend heftige Schmerzen verspürt; auch die Schmerzen in den Gelenken und im Rücken sind heftiger geworden.

Die Untersuchung zeigt ein leichtes systolisches Schwirren an der Herzspitze mit einem systolischen Geräusch, das aber in der Pulmonalgegend lauter ist und in der Achselhöhle nicht wahrgenommen wird, keine Vergrößerung des Herzens, leichte allgemeine Druckschmerzhaftigkeit des Leibes, in der Blinddarmgegend stärker ausgesprochen. Blut, Urin, Puls, Temperatur und Atmung normal.

In dem Stuhl finden sich wenige Nahrungsreste und große Mengen von Schleim. Die Kranke liegt den größten Teil der Zeit mit geschlossenen Augen zu Bett und schenkt den Vorgängen um sie herum keine Beachtung; sie klagt über Schmerzen in den verschiedensten Teilen des Körpers.

Besprechung: Die Vermutung einer Tuberkulose, die natürlich in uns entsteht, wenn wir hören, daß der Vater an Schwindsucht gestorben ist, wird von den anderen Tatsachen dieses Falles nur wenig unterstützt. Es stimmt, daß die Kranke leichte allgemeine Druckschmerzhaftigkeit im Leibe hat, aber niemals hat irgendwelches Fieber bestanden, noch konnten freie Flüssigkeit oder tuberkulöse Tumoren im Leibe nachgewiesen werden. Auch das bringt uns in der Diagnose nicht weiter, daß die Kranke zeitweise stark getrunken hat und daß sie offenbar als sehr schwaches Kind zur Welt gekommen ist. Möglicherweise kann ihr Alkoholismus etwas mit dem geistigen Verhalten oder mit den verschiedenen Schmerzen zu tun haben, über die sie klagt. Der ausstrahlende Charakter der Schmerzen und ihre Verteilung entspricht vollkommen dem, was wir bei der Tabes als lanzinierende Schmerzen bezeichnen.

Die Untersuchung, soweit wir sie hier mitgeteilt haben, gibt keinerlei Anlaß, diese Annahme zu stützen oder zu verlassen, aber von meiner eigenen Untersuchung des Falles weiß ich, daß sämtliche Reflexe normal waren.

Die wichtigsten Symptome scheinen mir bei diesem Falle gegenwärtig folgende zu sein:

Schmerzen in der rechten Iliakalgegend, begleitet von häufigen an Schleim sehr reichen Stuhlentleerungen. Wenn wir das bei einem Menschen von dem Temperament und dem Zustande finden, wie es sich aus dem Mitgeteilten ergibt, sprechen die Symptome ganz besonders für den Zustand, der als Colica mucosa oder Schleimkolik bekannt ist. Die meisten erfahrenen Ärzte kennen drei Typen dieser Erkrankung:

1. Viel Schmerzen, mäßige Verstopfung und Neurasthenie,
2. Starke Verstopfung mit mäßigen Schmerzen und Neurasthenie,
3. Starke Neurasthenie mit mäßiger Verstopfung und Schmerzen.

In allen Fällen enthält der Stuhl wechselnde Mengen von Schleim, manchmal mit den Fäzes gemischt, manchmal so reichlich, daß er tatsächlich die ganze Entleerung ausmacht.

Meiner Meinung nach ist aber der zugrunde liegende Hauptfaktor in allen Fällen der neurasthenische Status, der die Ursache der Verstopfung und daher auch der Schmerzen und der Schleimbildung ist. Die Behandlung muß, wenn sie Erfolg haben will, sich vor allem auf die Beseitigung der Obstipation richten; diese kann aber nicht dauernd behoben werden, bis der nervöse Zustand mit seinen Gewohnheiten wieder in Ordnung gebracht ist.

Verlauf: Unter der Behandlung wie bei einer Obstipation mit 0,3 Ferrum Blaudii dreimal täglich wurde die Patientin am 19. August gebessert entlassen.

Diagnose: Colitis mucosa.

Fall 137.

Ein 17 Jahre altes Schulmädchen kam am 4. Dezember 1908 zum ersten Male zur Untersuchung. Vor sechs Tagen hatte sie Magenschmerzen, die etwa 24 Stunden anhielten und dann besser wurden. Vor drei Wochen ging es ihr ähnlich, aber die Schmerzen waren weniger heftig; seither hat sie ähnliche Anfälle drei oder vier Mal am Tage gehabt.

Bei der Untersuchung erwiesen sich Temperatur, Puls und Atmung normal. Die Brustorgane sind frei von Veränderungen. Die Bauchwand ist allgemein druckschmerzhaft mit leichter Muskelspannung auf der ganzen rechten Seite. Die letzte Periode war vor zwei Wochen. Die Diät war frei von allen Schädlichkeiten.

Der gegenwärtige Anfall erfolgte unmittelbar nach etwas hohem Springen im Turnen. Der Schmerz war fast ebenso stark im Rücken als vorn. Während der dreitägigen Beobachtung war der Stuhlgang normal. Die Temperatur war stets normal, ebenso der Puls. Die Schmerzen hielten trotzdessen an und ließen sie die letzten drei Nächte fast gar nicht schlafen; zeitweise waren sie rhythmisch, kamen alle 15 Minuten und hielten immer etwa zwei Minuten an. Das Mädchen und die Familie waren alle mit den Symptomen einer Appendizitis wohl vertraut und fürchteten sich sehr davor. Die Zahl der Leukozyten bewegte sich um 10 000. Druck auf die linke Seite des Leibes verursachte Schmerzen in der Gegend des Wurmfortsatzes. Im übrigen verlief die Untersuchung ganz ohne Ergebnis.

Besprechung: Die Ausdehnung der Schmerzen und die Druckschmerzhaftigkeit im Rücken, das Fehlen von Fieber, erhöhtem Pulse und Vermehrung der Leukozyten, sowie der offenbare Zusammenhang mit einer Überanstrengung zur Zeit des Beginnes, ließ mich zuerst annehmen, daß es sich in diesem Falle um eine Zerrung der Rückenmuskulatur oder der Sakroiliakalgelenke handelt. Die Möglichkeit einer reinen Neurose konnte ich nicht ausschließen, da die Kranke, ein außergewöhnlich hochgeschossenes und nervöses Mädchen, Appendizitis ihr ganzes Leben lang kannte und fürchtete. Tatsächlich wurde mir diese Diagnose fertig entgegengebracht, als ich zu der Kranken kam.

Aber gegen beide Möglichkeiten sprach die Tatsache, daß die Schmerzen weder durch vollständige Bettruhe, noch durch einen Pflasterverband des Rückens und Erhöhung der Wirbelsäule durch ein Kissen und die wiederholten Versicherungen gebessert wurde, daß sie nicht an Blinddarmentzündung litte; im Gegenteil, der Schmerz hielt mit geringeren Unterbrechungen an. Hitze gab nur sehr geringe Erleichterung, und Aspirin erwies sich gleichfalls als unwirksam. Das Urteil wurde aber noch mehr durch den rhythmischen Charakter der Schmerzen beeinflußt, der gewöhnlich Spasmen in einem Hohlorgan anzeigt. Das ließ sich mit keiner meiner früheren Annahmen vereinen, und die Diagnose mußte auf Appendikularkolik umgeändert werden. Niemals fand ich irgend ein Anzeichen für irgendwelche Beteiligung des Harntraktes. Die Schmerzen entsprachen niemals dem Verlauf des Ureters und zeigten keine für Nephrolithiasis typische Ausstrahlungen. Der Urin war stets ganz negativ.

Verlauf: Am 8. Dezember Operation. Sie zeigte einen um sich selbst gebogenen, mit alten Adhäsionen bedeckten, nicht entzündeten Wurmfortsatz.

Diagnose: Appendikularkolik (chronische Appendizitis).

Fall 138.

Eine 35jährige schottische Hausfrau kam am 7. Februar 1908 zu der ersten Untersuchung. Die Familienanamnese ist gut; nur starb ihre Mutter an Krebs.

Sie hatte vor sieben Jahren, bald nach ihrer Verheiratung akuten Gelenkrheumatismus mit Fieber und großer Schwäche. Seit einem Jahr hat sie fast andauernde Schmerzen in dem rechten unteren Teile des Leibes. Es ist keine Kolik, aber der Schmerz ist andauernd, und oft ist Morphium notwendig. Durch Niederlegen wird der Schmerz gebessert und stets verschwindet er zur Nachtzeit. Sie schläft gut und hat bis vor drei Wochen gearbeitet; sie ist außer Bett.

Gelegentlich strahlt der Schmerz am rechten Schenkel nach unten, aber nirgends anders hin; keine Gelbsucht, keine Symptome von seiten der Harnorgane, des Herzens, der Lungen; nichts spricht für eine Infektion.

Untersuchung: Keine Abmagerung oder Blutarmut. Die Untersuchung der Eingeweide verläuft ohne Ergebnis mit der Ausnahme, daß man im rechten oberen Quadranten bimanuell eine Masse fühlen kann, die von unregelmäßiger Oberfläche ist und bei der Einatmung bis zum Nabel herabsteigt.

Druckschmerzhaftigkeit der rechten unteren Lendenmuskulatur (vgl. Abb. 43), kutane Tuberkulinprobe negativ. Eine mit dem Katheter entnommene Urinprobe zeigt mikroskopisch Blut und Eiter. Die Kystoskopie zeigt eine normale Blase. Aus dem rechten Ureter bekommt man einen trüben Urin; ein damit infiziertes Meerschweinchen wird fünf Wochen später getötet und normal gefunden.

Besprechung: In diesem Falle ist das Merkwürdige, daß die Druckschmerzhaftigkeit in der Lendengegend liegt, wo man auch einen Tumor bimanuell fühlen kann, obgleich über Schmerzen in der rechten Blinddarmgegend geklagt wird. Die Tatsache, daß die Beschwerden beim Liegen der Patientin verschwinden, spricht für einen Zusammenhang mit der Niere eher als mit irgendeinem anderen Gebilde in der Nähe des Cökums.

Nierentumoren rufen Schmerzen, Vergrößerungen des Organes und oft Urinveränderungen hervor, aber unwahrscheinlich wäre die große Menge von Eiter im Verhältnis zu der Menge des Blutes.

Eine richtige Hämaturie hat hier auch nicht bestanden, und Nierentumoren, die ein Jahr lang bestehen, führen gewöhnlich zu so schlimmen Hämaturien, daß es zu einer Anämie kommt; auch würde um diese Zeit wahrscheinlich schon Abmagerung vorhanden sein.

Nierentuberkulose könnte alle Symptome erklären, obwohl sie gewöhnlich nicht zu so schweren und lang anhaltenden Schmerzen führt und fast immer Blasensymptome hervorruft, über die hier nicht geklagt wird; trotz dessen läßt uns nur der Ausfall des Tierversuches in diesem Fall Tuberkulose ausschließen.

Es ist möglich, daß eine einfache Lockerung und Verlagerung der Niere derartige Symptome hervorrufen kann. Diese Annahme wird durch das Verschwinden der Schmerzen in liegender Stellung begünstigt, aber wir können nicht erwarten, daß eine in sich selbst gesunde Niere einen trüben, blut- und eiterhaltigen Urin entleert, auch wenn sie ihre Lage so verändert, daß es zu einer Abknickung der Blutgefäße kommt, was zu einer Stauungshämaturie führen könnte.

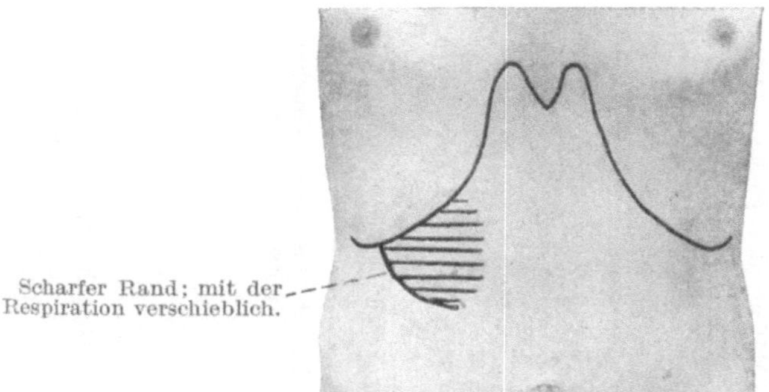

Abb. 43. Lage des Tumors in Fall 138.

Die hier vorhandene Vergrößerung genügt völlig, um eine einfache Wanderniere auszuschließen.

Die wichtigste Tatsache, die wir noch wissen müssen, erhalten wir durch eine Untersuchung mit Röntgenstrahlen mit besonderer Rücksicht auf Steinbildung. Der einzige Punkt, der hier deutlich gegen Stein spricht, ist das Fehlen jeglicher Kolik.

Der gute Ernährungszustand stimmt besser zu der Diagnose einer Nephrolithiasis als zu einem anderen Zustande, der zu einer Vergrößerung der Niere führen könnte. Es ist nicht leicht einzusehen, warum Steinbildung im Nierenbecken zu einer Vergrößerung der Niere führen sollte, ehe der Harnabfluß eine Störung erleidet; von dieser Komplikation ist hier nicht die Rede. Es ist aber eine ganz bekannte Tatsache, daß Nieren, die lediglich an einer unkomplizierten Nephrolithiasis erkrankt sind, wesentlich vergrößert erscheinen, wenn man sie vor der Operation untersucht.

Verlauf: Die Röntgenphotographie zeigt Steine in beiden Nieren.

Operation: In der rechten Niere ein Stein, dessen Körper die Größe einer Pflaume hat und von dem 2—3 cm lange Auswüchse ausgehen. In der linken Niere drei Steine, der größte so groß wie eine Spielkugel, der kleinste von der Größe einer Erbse.

Am 12. November geheilt entlassen.

Diagnose: Steine in beiden Nieren.

Tabelle VI. Schmerzen in der rechten Darmbeingrube. Symptome.

Ursache	Frühere Anfälle	Bedingungen zum Auftreten	Schmerz	Druckschmerz und Muskelspannung	Fieber und Leukozytose	Regel	Vaginale oder rektale Untersuchung	Röntgenbild und Hämaturie
Appendizitis	+	Junge Männer	Oft zuerst allgemein, dann lokalisiert	Rechte Iliakalgegend; Hauptsymptom	+	. . . . .	Schmerzhafte Resistenz, hochsitzend, rechts	0
Pyosalpynx	?	Gonorrhoische Infektion	Unbestimmt, im Becken	Mäßig oder gering	+	Schmerzhaft, reichlich oder fehlend	Schmerzhafte Resistenz in der Tubengegend	0
Dysmenorrhoe	+	Neurotische, unverheiratete Frauen	Kolikartig zu Beginn der Regel	0	0	. . . . .	0	0
Psychoneurose	?	Neurotische, unverheiratete Frauen	Gewöhnlich nach Art der bekannten Appendizitisschmerzen	0	0	. . . . .	0	0
Ovarialzyste mit Stieldrehung	Oft	Langbestehender Tumor	Heftig; oft aussetzend	Mäßig oder ausgesprochen	Manchmal	. . . . .	Gewöhnl. deutlicher, oft elast. Tumor	0
Extrauterinschwangerschaft	?	Amenorrhoe	Leicht oder fehlend bis zur Ruptur	Leicht bis zur Ruptur	Manchmal	Fehlt	Druckschmerzhafte Resistenz in der Tubengegend	0
Schleimkolik	+	Neurotische, verstopfte Frauen	Kolikartig, oft allgemein	0	0	. . . . .	0	0
Ureterenstein	0	. . . . .	Oft leicht oder fehlend; kann Appendizitis vortäuschen	Gewöhnlich leicht oder fehlend	Fehlt gewöhnlich	. . . . .	0	+

Ursachen der Schmerzen in der linken unteren Bauchgegend.

1. Pyosalpynx und Becken- adhäsionen	▬▬▬▬▬▬▬▬▬▬▬▬	340
2. Extrauterinschwanger- schaft	▬▬▬	29
3. Dysmenorrhoe	▬▬	24
4. Ovarialzyste mit Stiel- drehung	▬	21
5. Ureterenstein	▪	4
6. Krebs der Flexura sig- moidea	▪	2

Zu erwähnen sind außerdem Inguinalhernien, Schwächezustände neurotischer Frauen und die zeitweisen atypischen Lokalisationen einiger Ursachen von diffusen Schmerzen im Leibe.

9. Kapitel.

Schmerzen in der linken unteren Bauchgegend.

Fall 139.

Eine 46jährige Hausfrau sah ich am 10. Mai 1907 bei einer Konsultation. Die Diagnose des Hausarztes lautete auf Darmkrebs, wahrscheinlich der Flexura sigmoidea. Die Patientin hatte seit drei oder vier Jahren Magenstörungen, die sich durch Schmerzen in der Nähe des linken Rückenrandes mit Erbrechen einer grünlichen Flüssigkeit und kaffeegrundähnlicher Massen zeigten. Das Erbrochene war manchmal sauer, manchmal bitter; nach dem Erbrechen wurde der Schmerz besser. Im letzten Jahre hatte sie kein Erbrechen und nur mäßige Schmerzen in der linken Seite. Vor sechs Wochen empfand sie plötzlich einen schneidenden Schmerz im linken unteren Teil des Leibes, der 24 Stunden anhielt, worauf sie fünf Wochen lang das Bett hüten mußte. Stuhlgang erfolgte jeden zweiten Tag. Sie hat 5 oder 6 Pfd. an Gewicht abgenommen.

Die Untersuchung ergab einen entsprechenden Ernährungszustand und ausgesprochene Blässe. Zahl der roten Blutkörperchen 3 332 000. Hämoglobingehalt 50%, polynukleäre Zellen 52%; ausgesprochene Achromie, Urin negativ, Brustorgane negativ.

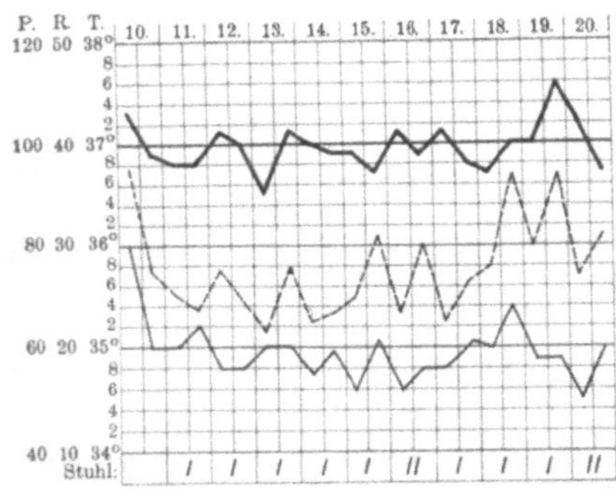

Abb. 44. Temperaturkurve zu Fall 139.

Oberhalb und an der linken Seite des Nabels fühlt man eine harte, bewegliche, wurstähnliche Masse, die sich von der Mittellinie schräg nach außen und unten etwa 9 cm weit erstreckt.

Die Untersuchung des Magens mit der Sonde ergab nüchtern keine Rückstände und auch keine Vergrößerung des Organs. Nach einer Probemahlzeit betrug der Salzsäuregehalt 0,28%, die Gesamtazidität 0,35%. Die Guajakprobe war negativ, sowohl im Mageninhalt als im Stuhlgang.

Im allgemeinen stimmte ich der Annahme eines Karzinoms der Flexura sigmoidea zu.

Besprechung: Wenigstens drei Jahre anhaltende Magenbeschwerden, die zur Blutarmut und Hyperchlorhydrie, aber nicht zu irgendwelcher Magenerweiterung geführt haben. Das ist der Hintergrund, gegen den sich die neu aufgetretenen Symptome dieses Falles abheben.

Plötzlich eintretende Schmerzen in der linken Unterbauchgegend und in der gleichen Gegend ein Tumor, über die Dauer dessen Bestehens wir uns kein Urteil bilden können, sind die Tatsachen, die miteinander zu einer befriedigenden Diagnose verbunden werden müssen.

Bei einem solchen Tumor und derartigen Schmerzen scheint auf den ersten Blick die Diagnose eines Dickdarmkrebses ganz sicher, aber ein Karzinom, das so lange bestanden hat, um als großer Tumor fühlbar zu sein, müßte dies durch sichtbare Peristaltik erweisen, durch Darmgeräusche, makroskopisches oder okkultes Blut im Stuhlgang, durch Diarrhoe oder ausgesprochene Verstopfung. Daß keines dieser Symptome vorhanden ist, muß uns sicher auffallen. Läge der Tumor höher oben im Leibe, so würden wir wahrscheinlich an ein perigastritisches Exsudat denken, das von einem perforierenden Magengeschwür herrühren könnte. Die lange Dauer der Beschwerden, die gegenwärtig bestehende Hyperazidität, die Anämie, der neuerliche akute Schmerzanfall, all das stimmt mit der Diagnose völlig überein. Es bleibt aber etwas merkwürdig, daß die Symptome zu einem so vollständigen Stillstand gekommen sind, wie es hier seit dem Anfall vor sechs Wochen offenbar der Fall ist.

Da in der Krankengeschichte nichts über die Ergebnisse der Untersuchung der Beckenorgane mitgeteilt ist, will ich hier noch mitteilen, daß dort nichts gefunden wurde, was eines der Organe mit der jetzt zur Beobachtung stehenden Krankheit in Zusammenhang bringen ließ.

Verlauf: Am 21. Mai wurde der Leib geöffnet. Der Tumor erwies sich als ein perigastritisches Exsudat, das mit der Bauchwand zusammenhing; dahinter fand sich die Verengerung eines Sanduhrmagens, durch die kaum der kleine Finger hindurch konnte und die offenbar auf der Narbe eines alten Magengeschwürs beruhte. Es wurde eine Gastroenteroanastomose angelegt. Sechs Tage nach der Operation ging es der Kranken gut.

Diagnose: Perforiertes Magengeschwür.

Fall 140.

Eine 26 jährige Hausfrau kam am 27. Dezember 1906 in das Krankenhaus. Seit zwei Monaten klagte sie über Schmerzen in der linken Unterbauchgegend, die zuerst schießender Art waren und sich nach dem Rücken zu ausbreiteten; später waren sie mehr dumpf und anhaltend, gelegentlich zur Nacht heftiger. Den Schmerz begleitete Schwäche und die Notwendigkeit häufigen Wasserlassens. Der Appetit war gut, der Stuhlgang regelmäßig, der Urin seit einem Monat dunkel und trübe.

Den Temperaturverlauf zeigt die beifolgende Kurve (Abb. 45). Der Urin war alkalisch und enthielt eine große Menge von Eiter und gelegentlich ziemlich viel geronnenes Blut. Das spezifische Gewicht war stets niedrig und schwankte um 1012; der Eiweißgehalt war hoch. Zylinder wurden nicht gefunden.

Die Untersuchung der Brustorgane und des Leibes verlief negativ, ebenso die Röntgenphotographie der Nierengegend.

Nach dem Eintritt in das Krankenhaus war der Urin zeitweise völlig normal, zu anderen Zeiten enthielt er reichlich Blut.

In den ersten Tagen des Januar 1907 wurden wiederholt kleine Steine entleert; am 6. verlegte einer die Uretra und mußte entfernt werden, er bestand aus Kalziumphosphat, das sich um einen Kern von Muzin abgelagert hatte. Der Abgang war nicht schmerzhaft.

Wiederholte Untersuchungen des Harnsedimentes ergaben keine Tuberkelbazillen.

Besprechung: Die Hauptzüge dieses Falles sind Schmerzen der linken unteren Bauchgegend von zweimonatlicher Dauer, während des letzten Monats mit der häufigen Entleerung eines alkalischen trüben Urins verbunden, der große Mengen von Blut und Eiter enthielt. Auch das andauernde Fieber ist von Wichtigkeit.

Alle diese Symptome können durch eine Nierentuberkulose hervorgerufen worden sein, und diese Möglichkeit kann man auch nach den hier gegebenen Tatsachen nicht ausschließen. Die Impfung von Tieren ist notwendig, aber das Fehlen jeglicher Nachtschweiße, Vergrößerung der Nieren, wie es sich durch die Palpation und die Röntgenuntersuchung ergibt, das Vorhandensein eines alkalischen Urins mit andauernder reichlicher Blutbeimischung sind Tatsachen, die den negativen Ausfall der Untersuchung auf Tuberkelbazillen noch unterstützen.

Wird die Röntgenuntersuchung von einem erfahrenen Spezialisten vorgenommen, der ihren Ausfall für negativ erklärt, so spricht das in hohem Grade gegen das Vorhandensein eines Nierensteines. Das Vorherrschen von Blasensymptomen in diesem Falle, das Fehlen jeglicher Kolik und die anscheinend dauernde Ausscheidung von Blut und Eiter scheinen gleichfalls eine Nephrolithiasis auszuschließen. Bösartige Erkrankungen der Niere führen selten dazu, daß die Blasensymptome im Vordergrund stehen und daß so reichlich Eiter mit dem Urin entleert wird. Wenn wir nicht annehmen, daß die Neubildung durch eine Blasenkrankheit kompliziert wird, können wir den alkalischen Urin nicht erklären. Blasensteine sind bei Frauen selten, wenn wir von sekundären Steinen absehen, die sich um Haarnadeln und andere eingeführte Fremdkörper herum bilden.

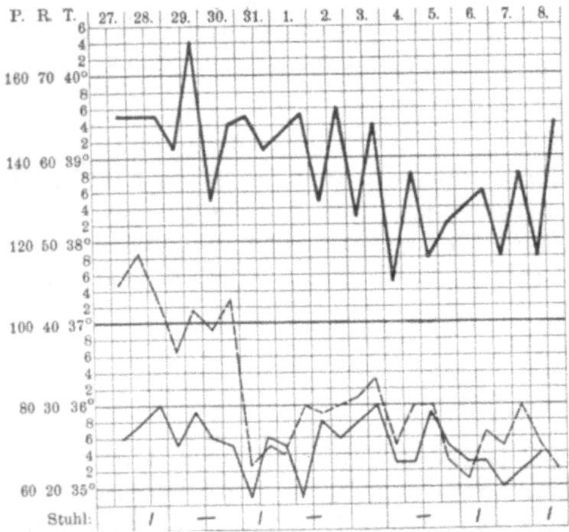

Abb. 45. Temperaturkurve zu Fall 140.

In unserem Falle hören wir nichts von der Einführung eines Fremdkörpers, und auch die ganze Krankengeschichte spricht gegen Blasensteine. In einem Sinne sind wir natürlich ganz sicher, daß Steine in der Blase gewesen sind, da mehrere kleine sie verlassen haben, aber bei der Seltenheit primärer Blasensteine bei Frauen und bei dem Fehlen stärkerer Schmerzen bei heftigen Bewegungen können wir schließen, daß die kleinen herausbeförderten Steine nur das sekundäre Ergebnis irgendeiner anderen Erkrankung sind. Es bleibt nur die Frage, welche Krankheit wahrscheinlich vorliegt.

Chronische Zystitis betrachtet man jetzt allgemein als das Symptom einer tiefer sitzenden Allgemeinerkrankung. Die Tage, wo man an eine primäre oder idiopathische Zystitis glaubte, sind vorüber.

Gonorrhoische Blasenentzündung ist sicher selten, es sei denn, daß sie nur eine Teilerscheinung bei einer augenfälligen, akuten und allgemeinen Infektion des Urogenitaltraktes darstellt.

Tuberkulose ist eine häufige Ursache von Zystitis, die praktisch immer sekundär von einer Nierentuberkulose abhängt. Die Gründe, warum wir sie hier ausschließen können, haben wir bereits angeführt.

Ein Blasentumor bleibt somit die einzige Ursache für eine Zystitis bei Frauen, die häufiger vorkommt und dagegen sprechen hier keine gewichtigen Gründe. Das Vorkommen von kleinen Steinchen in und auf einem Blasentumor ist eine ganz bekannte Tatsache.

Verlauf: Am 23. Januar zeigte die Kystoskopie eine Blase mit sehr faul und schlecht aussehender Schleimhaut, und an der linken Seite sah man erhabene Tumormassen.

Die Operation bestätigte am 26. Januar diese Diagnose. Eine Probeexzision wurde mikroskopisch untersucht und erwies sich als zweifellos bösartig. Die Wände der Blase waren stark verdickt und zusammengezogen.

Diagnose: Blasenkrebs.

Fall 141.

Eine 44 jährige Wäscherin wurde am 24. Dezember 1907 in das Krankenhaus aufgenommen. Eine ihrer Schwestern ist an Schwindsucht gestorben. Im übrigen ist die Familienanamnese ohne Belang. Während ihres ganzen Lebens litt sie gelegentlich an Migräne. Heute morgen um $\frac{1}{2}9$ Uhr bekam sie plötzlich während des Waschens heftige anhaltende Schmerzen zwischen Nabel und der linken Flanke. Bald nachher mußte sie das genossene Frühstück ausbrechen; die Schmerzen wurden bald so stark, daß sie sich bis zum Abend nicht hinlegen konnte. Sie hatte andauernd zu klagen, aber die Beschwerden wechselten an Heftigkeit, und immerfort mußte sie eine dünne gelbliche Flüssigkeit erbrechen.

In der Gegend des Schmerzes besteht einige Empfindlichkeit. Kopfschmerzen hat sie augenblicklich nicht. Stuhlgang erfolgte vor zwei Tagen nach Abführmitteln, seither nicht mehr. Seit Jahren ist sie so stark verhärtet, daß sie bisweilen eine Woche lang ohne Stuhlgang herumläuft.

Die Untersuchung der Brustorgane verlief negativ, mit Ausnahme eines akzentuierten zweiten Aortentones. Urin und Blut waren normal.

Die rechte Niere stieg bei tiefer Einatmung zwei Querfinger breit unter den Rippenrand herab. Während der ersten zwei Tage, die die Patientin im Krankenhause zubrachte, erbrach sie alles, was sie zu sich nahm. Endlich wurde Stuhlgang durch Kalomel und Einläufe erzielt, und am 27. konnte die Kranke Milch genießen und fühlte sich sehr wohl.

Die erste Urinuntersuchung ergab Zucker, Azeton und Azetessigsäure, später war Zucker nicht mehr vorhanden, aber Azeton und Essigsäure konnte noch bis zum 28. nachgewiesen werden.

Besprechung: Die chronische Obstipation, die zu akut einsetzenden Schmerzen und anhaltendem Erbrechen führt, muß uns natürlich sehr in dem Sinne beeinflussen, daß wir an ein Karzinom des Dickdarms denken, besonders, wenn die Patientin 44 Jahre alt ist. Was sollen wir aber sagen, wenn, nachdem die Diagnose glücklich gestellt ist, es uns gelingt, den Stuhlgang in Gang zu bringen und darauf alle Krankheitserscheinungen verschwinden?

Ich habe diesen Fall deshalb hier aufgenommen, um ausdrücklich darauf hinzuweisen, daß eine solche Genesung durchaus nicht das Vorhandensein eines Karzinoms ausschließt. In den Frühstadien der Erkrankung, wenn die Neubildung nur wenig umfangreich ist, führt eine zeitweise Verstopfung mit der Anhäufung von Stuhlmassen hinter der Striktur oft zu Symptomen, die den hier beschriebenen vollkommen gleichen, die aber trotzdem unter Behandlung verschwinden und oft monatelang nicht wieder zu kommen brauchen. Nur eine sorgfältige Verfolgung des Falles kann uns berechtigen, ein Karzinom auszuschließen.

Verlauf: Am 1. Januar fand sich im Urin wieder Zucker, am 2. war er verschwunden und kehrte nicht wieder, obwohl die Patientin eine volle gemischte Diät erhielt. Dabei hielt man den Stuhlgang durch Abführmittel in Ordnung. Soviel ich weiß, sind die bedrohlichen Symptome nicht wiedergekehrt.

Diagnose: Obstipation.

Fall 142.

Ein 32 jähriger Stallknecht kam am 3. Juni 1902 in das Krankenhaus. Die Familienanamnese ist ebenso wie seine persönliche ganz ohne Belang.

Bis jetzt hat er täglich fünf oder sechs Glas Bier und drei oder vier Glas Schnaps getrunken. Geschlechtskrankheiten werden in Abrede gestellt. Gestern morgen erwachte er mit Schüttelfrost, Zähneklappern, Fieber, Erbrechen, Kopfschmerzen und Schmerzen in der linken Leistengegend. Die letzte Nacht hat er noch schlecht geschlafen. Die Temperatur kann man aus der begleitenden Kurve ersehen (Abb. 46). Am 6. fand man Druckschmerzhaftigkeit der beträchtlich angeschwollenen Lymphdrüsen in der linken Leistengegend. Am oberen Teile der linken Tibia fand man eine Operationsnarbe. Der Knochen ist unterhalb davon sehr rauh; die Haut ist in dieser Gegend blaurot verfärbt, und man findet mehrere geschwürige Stellen von der Größe eines Zweimarkstückes. Die Röntgenphotographie zeigt die Tibia in ihrem oberen Drittel beträchtlich verdickt, die Fibula in ihrer ganzen Länge. Im übrigen verlief die Untersuchung einschließlich des Blutes und des Urins vollständig negativ.

Besprechung: Diese Krankengeschichte scheint zu einem Falle von Fieber mit schmerzhaften Drüsen in der Leistengegend zusammenzuschrumpfen. Unser Hauptversuch ist, die Ursache der Drüsenvergrößerung zu ergründen. Die Geschwürsbildung an den Unterschenkeln kann völlig genügen, um zu einer Vergrößerung der Drüsen zu führen, die wir als Bubo kennen. Da man Leukämie durch den Ausfall der Blutuntersuchung und Pseudoleukämie durch das Fehlen jeglicher weiterer Drüsenvergrößerung ausschließen kann, so brauchen wir nur noch die Natur der Geschwüre zu prüfen, die zu der Drüsenschwellung und damit zu

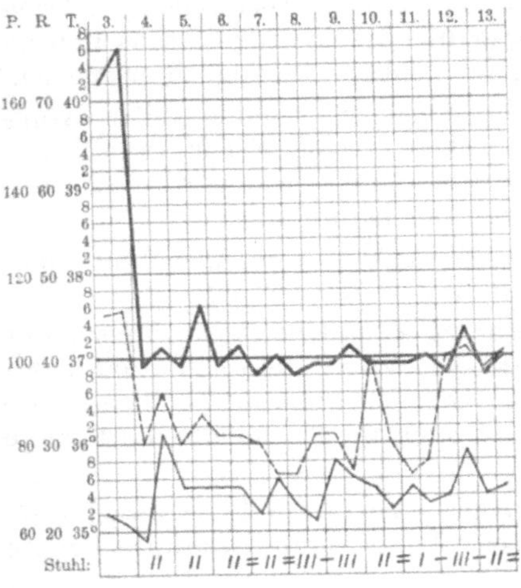

Abb. 46. Temperaturkurve zu Fall 142.

Schmerzen und Fieber geführt haben. Ulzerationen beruhen in dieser Gegend sehr häufig auf schlechter Gewebsernährung auf Grund von Krampfadern, daher auch der Name Krampfadergeschwüre. Nächstdem ist Syphilis die häufigste Ursache, obwohl sie öfters Geschwüre an der Wade oder oberhalb des Knies erzeugt als auf dem Schienbein. Da aber die Röntgenphotographie Knochenveränderungen aufweist, die außerordentlich oft bei Syphilis vorkommen, bleibt das doch die wahrscheinlichste Annahme. Über die Ursache der akuten Infektion mit dem hohen Fieber und Schüttelfrost können wir nichts Bestimmtes aussagen; vielleicht handelt es sich um eine sekundäre Infektion der in ihrer Kraft herabgesetzten Gewebe, wie man das im Leben solcher Menschen in vielen Fällen beobachten kann.

Verlauf: Unter Jodkali wurden die Drüsen kleiner, das Fieber ging herab und die Schenkel begannen zu heilen. Am 14. wurde der Kranke entlassen.

Diagnose: Syphilitische Drüsenschwellung.

Fall 143.

Eine 27 jährige Hausfrau ließ sich am 21. Januar 1908 in das Krankenhaus aufnehmen, weil sie über Schmerzen in der linken Unterbauchgegend klagte, die innerhalb drei Wochen zum zweiten Male sehr heftig auftraten. Der erste

Anfall vor 20 Tagen war gleichfalls sehr stark, dauerte aber nur etwa eine Minute. Gestern begannen in der Nacht um 2 Uhr an demselben Punkte wieder heftige Schmerzen, dauerten bis 10 Uhr morgens, hörten dann plötzlich auf bis heute morgen gegen 5 Uhr, wo sie wiederkehrten. Zeitweise will sie in der Gegend des Schmerzes eine Schwellung gesehen und gefühlt haben. Sie hatte drei Kinder, von denen das jüngste drei Monate alt ist. Periode normal, keine anderen Krankheiten.

Untersuchung: Leib im linken unteren Teile vorgewölbt, es besteht dort zirkumskripte Dämpfung, und man fühlt eine große harte, unregelmäßig gestaltete Masse, die beweglich und auf Druck sehr schmerzhaft ist. Sie ist augenscheinlich mit dem Uterus nicht verwachsen, kann aber von der Scheide aus gefühlt werden. Im übrigen verläuft die Untersuchung einschließlich Puls, Temperatur und Urin negativ.

Besprechung: Die Verbindung von Schmerzen in der linken Regio iliaca mit einem harten, unregelmäßig gestalteten Tumor in der gleichen Gegend läßt uns natürlich an eine bösartige Neubildung denken. Der häufigste Sitz für derartige Geschwülste des Darmes ist in dieser Körpergegend die Flexura sigmoidea. Das Alter der Kranken schließt diese Möglichkeit in keiner Weise aus.

Ich habe ein Karzinom der Flexura sigmoidea bei der Autopsie eines Burschen gesehen, der vor seinem 21. Jahre starb. In dem vorliegenden Falle bestehen aber keine hinreichenden Darmsymptome, um an den Dickdarm zu denken und ein Tumor von der beschriebenen Größe hätte sicher derartige Symptome hervorgerufen, wenn der Dickdarm davon betroffen gewesen wäre.

Wahrscheinlicher erscheint eine Eierstocksgeschwulst. Wir können nicht erwarten, daß die häufigeren Arten von Ovarialtumor an Festigkeit und Oberflächengestaltung dem vorliegenden Tumor entsprechen, aber in dieser Hinsicht habe ich mich oft getäuscht und sah bei der Operation einen zystischen Tumor, der sich bei der Untersuchung durch die Bauchdecken so hart wie ein Stück Holz anfühlte, so daß ich meinem Tastbefunde nicht mehr sicher traue. Solide Tumoren des Ovariums sind viel seltener, besonders bei Frauen dieses Alters und werden selten unbemerkt so groß.

Fibrome des Uterus müßten deutlich eine Verbindung mit diesem Organ zeigen und würden wohl nicht so auf eine Seite gelagert sein.

Unkomplizierte Ovarialtumoren rufen Symptome, wie die hier beschriebenen, nicht hervor, aber es gibt eine ganze Reihe von Zufällen, denen sie ausgesetzt sind und durch die heftige Schmerzen ausgelöst werden können. Da wir in der großen Mehrzahl der Fälle nicht imstande sind, diese Vorgänge klinisch auseinander zu halten, tun wir am besten, wenn wir stets denken, der häufigste von ihnen hätte sich ereignet und das ist eine Stieldrehung.

Verlauf: Die Operation zeigt eine gangränöse, strangulierte, vielkammerige Ovarialzyste mit einem doppelt um sich selbst gedrehten Stiel und einem Liter sanguinolenter Flüssigkeit in der Bauchhöhle.

Es empfiehlt sich, hier einige von den verschiedenen Symptomen strangulierter Ovarialzysten aufzuführen, da sie manchmal Erscheinungen hervorrufen, die in dem beschriebenen Falle sich nicht finden.

1. In vielen Fällen sehen wir wiederholte Anfälle, die der Art nach klinisch dem beschriebenen Anfalle ähneln, aber weniger heftig sind. Viele dieser Anfälle beruhen zweifellos auf kleinen Herden lokalisierter Bauchfellentzündung, die zu Adhäsionen führen, die man bei Operationen nach Jahren so oft findet.
2. Ganz allgemeine Druckschmerzhaftigkeit des Leibes mit Muskelspannung, Erbrechen und bedeutenden Krankheitsgefühlen erzeugen oft ganz das

Bild einer akuten Peritonitis, die man nur dann ausschließen kann, wenn der Kranke oder der Hausarzt vorher schon von der Existenz der Geschwulst etwas wußte.

3. Tumoren, die auf der rechten Seite des Leibes liegen, sind ebenso häufig wie die linksseitigen. In einer beträchtlichen Anzahl von Fällen findet man die Zysten in der Mittellinie, wobei die Diagnose erheblich erschwert wird.

4. Mäßiges Fieber und Leukozytose sind die Regel. Das Fieber schwankt in den meisten Fällen von 37,8 ^{0} bis 38,9 ^{0}. Die Zahl der Leukozyten zwischen 14 000—20 000.

5. Wenn während eines Anfalles die Regel eintritt, werden die Schmerzen oft gebessert.

Diagnose: Vielkammerige Ovarialzyste (Stieldrehung).

Fall 144.

Eine 67 jährige Witwe ließ im September 1908 wegen Schmerzen in der linken unteren Bauchgegend ihren Hausarzt kommen. Seit fünf oder sechs Jahren hat sie schon einen blutigen, etwas übelriechenden Ausfluß bemerkt. Sie hatte angenommen, er beruhe auf Hämorrhoiden und hatte die Behandlung entsprechend eingerichtet; jetzt ergab aber die Untersuchung, daß er aus der Scheide kam. Die letzte Woche wurde der Ausfluß stärker und das Blut war hellrot. Vor vier Wochen war gleichfalls eine Woche lang stärkerer Ausfluß vorhanden und in gleichen Perioden hat er sich in den letzten fünf Jahren von Zeit zu Zeit wiederholt.

Die jetzt vorliegende Krankheit begann vor drei Wochen mit Schmerzen, Druckschmerzhaftigkeit und Auftreibung der linken Unterbauchgegend. Dabei bestand während der ersten Woche Fieber bis 38,4 ^{0}; allmählich fiel es zur Norm ab, so daß vor zehn Tagen der Hausarzt seine Besuche für drei Tage einstellen konnte. Mit dem Verschwinden des Fiebers besserte sich auch allmählich die Schwäche, die Druckschmerzhaftigkeit und die Schmerzen, über die sie vorher zu klagen hatte, aber vor einer Woche kamen alle Symptome zurück, und während der letzten acht Tage schwankte das Fieber um 37,8 ^{0}. Jetzt werden die Schmerzen nicht nur in der linken unteren Bauchgegend angegeben, sondern auch im linken Schenkel und in der Kniegegend. Der Stuhlgang wurde durch Einläufe geregelt.

Der Appetit war sehr schlecht, und es bestand ein ausgesprochenes Übelbefinden, so daß sie die letzten vier Wochen größtenteils im Bett zugebracht hat. An Gewicht hat sie beträchtlich abgenommen. Erbrechen bestand nicht, ebensowenig Husten und andere als die bereits beschriebenen Schmerzen. Vor 13 Jahren hatte die Regel aufgehört.

Als ich die Kranke am 19. Oktober 1910 bei einer Konsultation sah, betrug die Temperatur 38,5 ^{0}. Es bestand mäßige Abmagerung. An der rechten Lungenspitze schienen die physiologischen Eigentümlichkeiten dieser Gegend bei der Auskultation und Perkussion etwas stark ausgesprochen. Im übrigen waren die Brustorgane normal.

Der linke untere Teil des Abdomens war von einer glatten, resistenten, anscheinend elastischen Masse eingenommen, über der die Muskulatur stark gespannt war. Der Tumor war deutlich druckschmerzhaft. Die gleiche Masse konnte man von der Scheide aus fühlen, aber sie schien mit dem Uterus, der normal war, nicht in Verbindung zu stehen.

Die Zahl der Leukozyten betrug 25 600, davon waren 90% polynukleäre. Es bestand keine Anämie. Der Urin war normal.

Drei Wochen später berichtete der Hausarzt, daß es der Patientin noch ebenso ginge, die Temperatur erreiche jede Nacht noch immer 38,4 °, um am Morgen normal oder subnormal zu sein. Die Schmerzen wären nur gering und der Ausfluß hätte aufgehört.

Besprechung: Uteruskarzinom war die erste Annahme wegen des übelriechenden Ausflusses. Daß es sich aber nicht um ein gewöhnliches Karzinom, das die Cervix uteris einnahm, handeln konnte, ergab sich leicht durch die Scheidenuntersuchung.

Ein Karzinom des Uteruskörpers konnte nicht ausgeschlossen werden, da man eine Intrauterinuntersuchung nicht vorgenommen hatte. Es ist aber sehr unwahrscheinlich, daß so heftiges Fieber und Druckschmerzhaftigkeit in der linken Iliakalgegend durch eine Neubildung im Körper des Uterus hervorgerufen werden sollte.

Demnächst dachte man an ein Karzinom der Flexura sigmoidea. Die Lage des Tumors, das Alter der Kranken und das Vorhandensein von blutigem Ausflusse, von dem die Kranke annahm, er käme aus dem Darm, sprechen für diese Diagnose. Andererseits konnte man vom Rektum aus nichts Sicheres fühlen. Es fand sich kein Beweis für eine Darmverengerung und keine Diarrhoe während des länger als einen Monat bestehenden, anhaltenden Fiebers, so daß das Vorhandensein einer unkomplizierten Neubildung sehr unwahrscheinlich wurde. Dasselbe galt für eine Neubildung des Ovariums; auch an eine Pyosalpinx dachte man, aber mit Rücksicht auf das Alter der Patientin erschien das doch recht unwahrscheinlich.

Eine Divertikulitis wird durch alle Tatsachen dieses Falles stark in den Vordergrund geschoben. Das Alter der Kranken, die Lage und Konsistenz des Tumors sind ebenso typisch wie das anhaltende Fieber mit Leukozytose.

Verlauf: Bei der Operation fand man am 13. November eine ausgedehnte entzündliche Masse, die zwischen der Blase, dem unteren Teile der Flexura sigmoidea und den angrenzenden Organen lag. Im Mittelpunkt, nahe der Flexur fand sich eine Eiter enthaltende Höhlung mit etwa einem Eßlöffel voll Eiter; von da aus führte ein Gang zu einem Hohlraum, der mit dem Inneren des Dickdarmes kommunizierte. Dieser selbst war eine ganze Strecke weit nach oben und unten von diesem Gang stark verdickt und infiltriert.

Die mikroskopische Untersuchung zeigte später, daß der Gang von einem Divertikel seinen Ursprung nahm. Der Eiter wurde entleert, die Wunde drainiert, und dabei noch ein Teil der Flexura sigmoidea reseziert.

Die Patientin wurde zwar etwas langsam, aber doch ohne Komplikationen wieder gesund.

Diagnose: Divertikulitis der Flexura sigmoidea.

Allgemeine Betrachtung über die Diagnose von Schmerzen im Leibe.

Wenn ich auch der allgemeinen Gewohnheit gefolgt bin, indem ich die Ursachen lokalisierter, von den über das ganze Abdomen verbreiteten Schmerzen trennte, so muß doch hervorgehoben werden, daß diese Trennung durchaus nicht immer den Tatsachen entspricht, Krankheiten, wie Blinddarmentzündung, deren Schmerzen eigentlich in die rechte Unterbauchgegend gehören, zeigen oft die Schmerzen über den ganzen Leib verbreitet. Andererseits kann z. B. eine Bleivergiftung, die gewöhnlich weitverbreitete Schmerzen im Leibe hervorruft, an einem einzigen Punkte zu Kolikschmerzen führen, wodurch wir sehr leicht irregeleitet werden können.

So kann wohl einer, der unter einem Kapitel nach einer bestimmten Art von Schmerzen sucht, sich wundern, daß er sie nicht findet und überrascht sein, wenn er sie in einem anderen Kapitel sieht. Einige Schmerzursachen sind unter zwei verschiedenen Kapiteln angeführt (z. B. Extrauterinschwangerschaft, Ovarialzyste mit Stieldrehung), weil sie ebenso häufig rechts wie links vorkommen.

Wenn wir der möglichen Ursache von irgendwelchen Schmerzen im Leibe nachgehen und darüber nachdenken, so werden wir gut beraten sein, wenn wir die folgenden, in die Augen springenden Regeln beachten:

1. Denke in erster Linie an den Magen-Darmkanal und wenn die einfacheren Störungen (wie Verstopfung und Kolitis) auszuschließen sind, dann denke besonders an Blinddarmentzündung, Magengeschwür, Neubildung des Magens oder des Dickdarmes und an die weiteren Folgeerscheinungen dieser Veränderungen (Peritonitis, Darmverschluß).

2. Demnächst denke (bei Frauen) an die Geschlechtsorgane, (Pyosalpinx, Ovarialzyste, Uterusfibrom, Extrauterinschwangerschaft).

3. Die Gallenblase und -gänge soll man besonders dann ins Auge fassen, wenn der Kranke über das mittlere Alter hinaus ist.

4. Der Harntrakt spielt demnächst am häufigsten als Ursache für Leibschmerzen eine bedeutende Rolle, besonders bei älteren Männern und jungen Mädchen.

Um eine dieser Ursachen nun sicher herauszufinden, erweisen sich eine genau aufgenommene Anamnese, die Palpation, die Untersuchung von Blut und Urin, Röntgenuntersuchung und Kystoskopie als die wirksamsten Hilfsmittel.

Tabelle VII. Schmerzen in der linken Iliakalgegend. Symptome.

Ursache	Bedingungen des Auftretens	Schmerz	Druckschmerz-haftigkeit	Fieber und Leukozytose	Physikalische Symptome	Besserung
Pyosalpynx oder Beckenadhäsionen	Gonorrhoische Infektion	Dumpf, ständig	Von der Scheide aus	Mäßig	Resistenz in der Tubengegend von der Scheide aus fühlbar	Resorption oder Operation
Dysmenorrhoe	Unverheiratete, neurotische Frauen	Kolikartig zu Beginn der Regel	0	0	0	Eintritt der Regel; (oft)Schwangersch.
Krebs der Flexura sigmoidea	Leute mittleren Alters	Leicht oder periodisch mit Verstopfung oder Durchfall	0	0	Gewöhnlich keine positive Guajakprobe der Fäzes	0
Extrauterinschwangerschaft	Amenorrhoe	Fehlt oft bis zur Ruptur	Leicht bis zur Ruptur	Gelegentlich	Resistenz in der Tubengegend von der Vagina aus	Operation oder Resorption
Ovarialzyste mit Stieldrehung	Oft früher schon erkannter Tumor	Leicht, heftig oder intermittierend	Oft heftig	Oft	Tumor oft durch Muskelspannung undeutlich	Operation
Ureterenstein	. . . .	Entlang d. Ureter; Blasentenesmus	Gewöhnlich leicht	Fehlt gewöhnlich	Röntgenschatten; Hämaturie	Operation oder Abgang des Steines

Ursachen der Schmerzen in der Achselgegend.

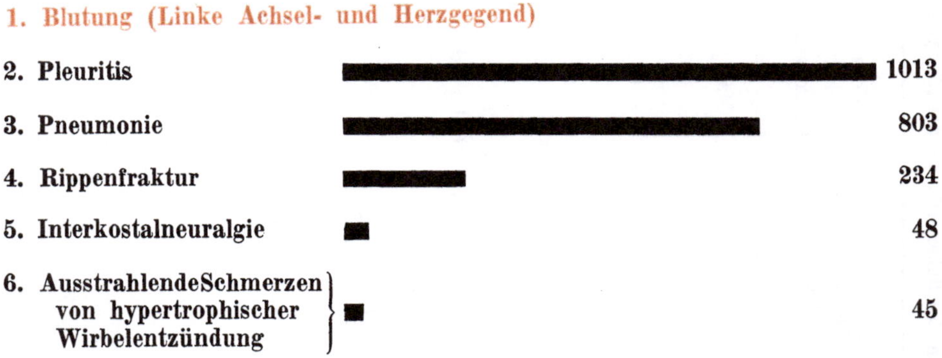
1. Blutung (Linke Achsel- und Herzgegend)
2. Pleuritis
1013
3. Pneumonie
803
4. Rippenfraktur
234
5. Interkostalneuralgie
48
6. AusstrahlendeSchmerzen von hypertrophischer Wirbelentzündung
45

Unter anderen Erkrankungen, die wegen ihrer Seltenheit als Ursachen von Achselschmerzen hier nicht graphisch dargestellt sind, finden sich

Herpes zoster.
Rippentuberkulose.
Rippentumor.
Rippenaktinomykose.
Angina pectoris.
Tiefsitzende Abszesse der Achselgegend.

Frakturen und Verrenkungen der Schulter und des Oberarmknochens führen oft zu Achselschmerzen; sie bieten aber, was den Ursprung des Schmerzes anlangt, gewöhnlich keine diagnostischen Schwierigkeiten.

Endlich gibt es noch eine große Gruppe von Achselschmerzen, offenbar muskulären Ursprungs, die dem Lumbago entsprechen. Oft bezeichnet man sie als „Pleurodynie.“ Ihre wirkliche Natur ist unklar, und die Diagnose stets unsicher; deshalb sind sie hier nicht mit verwertet.

10. Kapitel

Schmerzen in der Achselgegend.

Fall 145.

Ein 39jähriger Stallknecht kam am 24. November 1908 in das Krankenhaus. Die Familienanamnese ist ohne Belang, seine Lebensgewohnheiten sind frei von Schädlichkeiten. Die eigene Anamnese ergibt nur einen Anfall von Malaria im September 1907. Vor drei Tagen bekam er bei der Arbeit einen heftigen Schüttelfrost. Er ging nach Hause, aber nicht zu Bett. Am nächsten Morgen begann er wie gewöhnlich zu arbeiten, mußte aber um Mittag aufhören und zu Bett gehen, das er seitdem mit Kopfschmerzen, hohem Fieber, Schmerzen in der linken Brustseite, Halsweh, Übelkeit und heftigem Erbrechen, dauernd hütet. Stuhlgang wurde heute morgen durch Abführmittel erzielt. Beim Schlucken fühlte er bisweilen scharfe Schmerzen, die vom Halse nach dem linken Ohr zu ausstrahlten.

Die Temperatur des Kranken zeigt die beifolgende Kurve (Abb. 47).

Bei der Aufnahme war die Atmung leicht und ohne Beteiligung der Nasenflügel. Er klagte über Taubheit und Ohrenklingen, besonders im linken Ohr. Es bestand ein Einwärtsschielen des rechten Auges, das, wie er sagt, schon lange besteht. Ferner bestand ein leichter Krampfhusten ohne Auswurf. Die Untersuchung der inneren Organe verlief ohne Ergebnis, nur links hinten unten fand man an der Lunge eine leichte Dämpfung mit leichter Veränderung des Stimmfremitus. Dicht unterhalb des Schulterblattes waren die Atmungsgeräusche etwas abgeschwächt, der Klang der Flüsterstimme vermehrt, und hin und wieder hörte man ein knackendes Geräusch; kein Bronchialatmen. Die Zahl der Leukozyten betrug 20 000, Urin 960 ccm, spezifisches Gewicht 1023, im Urin wenige hyaline und zahlreiche feine granulierte Zylinder, sowie eine leichte Spur von Eiweiß.

Besprechung: Augenscheinlich handelt es sich hier um eine Infektionskrankheit, obwohl die Magensymptome im Vordergrunde des klinischen Bildes stehen. Für eine einfache Halsentzündung ist der Patient zu krank, und die Untersuchung der Mandeln zeigte nichts, was die Diagnose rechtfertigen konnte.

Das schlechte Hören, die Geräusche und die ausschießenden Schmerzen nach dem linken Ohre zu könnten auf eine Mittelohrentzündung hinweisen, aber wenn der Schmerz nicht schärfer lokalisiert und andauernd im Ohre oder in der Nähe des Ohres empfunden wird, kann man bei dem Fehlen von Ausfluß und ohne Kenntnis von der Beschaffenheit des Trommelfells keine sichere Diagnose stellen.

Eine akute Meningitis kann so beginnen und in unseren Mitteilungen findet sich nichts über das Verhalten der Nackenmuskeln und das Kernigsche Zeichen.

Das Schielen könnte von größtem diagnostischem Werte sein, wenn wir die Angaben des Patienten außer acht liessen, daß es schon seit einer Reihe von Jahren besteht. Tatsächlich zeigt aber die Untersuchung weder Nackensteifigkeit, noch Kernigs Zeichen. Ohne Lumbalpunktion kann man nicht weiter kommen, und die Möglichkeit einer Meningitis bleibt bestehen, bis wir eine bessere Erklärung für die Symptome finden.

Später erfuhren wir, daß der Patient große Dosen von Chinin vor seiner Aufnahme ins Krankenhaus bekommen hatte, weil der Schüttelfrost und der frühere Anfall von Malaria zu der Anwendung dieses Medikamentes geführt hatten.

Obwohl die Lungenerscheinungen nur sehr leicht und nicht sehr ausgesprochen sind, so genügen sie doch, um die Diagnose auf eine Pneumonie zu stellen, wenn wir sie im Zusammenhang mit dem anhaltenden Fieber, der Leukozytose, dem Schmerz in der Brust und den Symptomen von seiten des Magen-

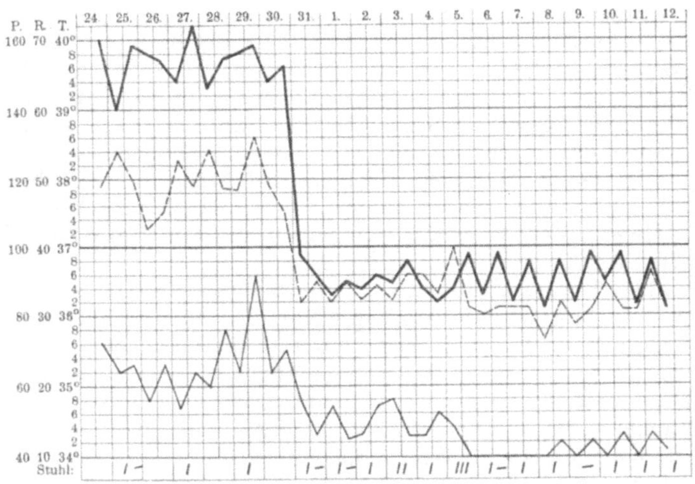

Abb. 47. Temperaturkurve zu Fall 145.

darmkanals betrachten. Fälle von Lungenentzündung, die nicht schon frühzeitig scharf ausgesprochene Zeichen von Infiltration der Lungen zeigen, beginnen häufig mit leichten Magendarmerscheinungen von einigen Tagen Dauer, über deren Bedeutung man sich nur in der Verbindung mit Fieber und Leukozytose klarer werden kann.

Verlauf: Später wurde rostfarbenes, zähes Sputum entleert, und darin fanden sich vorwiegend Pneumokokken.

Die Lungenerscheinungen waren nie stärker ausgesprochen als bei der Aufnahme. Am 26. zeigten sich an verschiedenen Teilen der Lunge feuchte Rasselgeräusche und der Patient begann etwas zu delirieren. Am 31., am Tage nach der Krisis, fand man ein Reibegeräusch im sechsten linken Interkostalraum an der vorderen Axillarlinie. Am 12. Februar verließ der Patient völlig geheilt das Krankenhaus.

Die Behandlung bestand in Abführmitteln, einem Brustwickel, Eisbeutel und Heißwasserumschlägen gegen die Schmerzen, sowie gelegentlich etwas Morphium.

Diagnose: Lungenentzündung.

Fall 146.

Ein italienischer Landarbeiter im Alter von 66 Jahren kam zum ersten Male am 30. Januar 1908 zur Untersuchung. Seine Familienanamnese ist ebenso ohne Bedeutung wie seine eigene und seine Lebensgewohnheiten. Vor 72 Stunden verlor er das Gleichgewicht und fiel auf die Erde, als er auf einen Stuhl stieg, um ein Tuch über ein Vogelbauer zu breiten, und schlug dabei mit der linken Seite gegen die Stuhllehne. Einige Minuten war er bewußtlos und spürte später einen heftigen Schmerz in der linken Brustseite, der beim Husten und tiefen Atmen schlimmer wurde. Seither hat der Schmerz angehalten, und es hat sich noch ein leichter trockener Husten hinzugesellt. Seit zwei Tagen hat er Fieber. Bei der Aufnahme betrug die Temperatur 37,5°, Puls 79, Atmung 20. Es bestand eine ausgesprochene Vorwölbung der unteren Brust- und oberen Lendenwirbelsäule. Die Atmung war langsam. Ferner fand sich eine leichte diffuse systolische Pulsation unter beiden Schlüsselbeinen, besonders auf der linken Seite. Das Herz war frei von Veränderungen. Über beiden Lungen hörte man weitausgebreitetes Giemen und Pfeifen. Über der achten und neunten linken Rippe bestand in der mittleren Axillarlinie Schmerz. Krepitieren konnte nicht deutlich nachgewiesen werden. Bei der Auskultation hörte man in der schmerzhaften Zone ein rauhes inspiratorisches Kratzen. An der Spitze der linken Achsel fand sich eine Andeutung von Bronchialatmen. Am linken Zeigefinger fand sich eine halbverheilte Wunde, die seit einem Monat bestehen soll, aus der sich etwas seropurulente Flüssigkeit entleerte. Am folgenden Tage fand sich dort eine deutliche eitrige Absonderung.

Besprechung: Fieber, Husten, Rasselgeräusche und Schmerzen in der Achselgegend bei einem 66jährigen Manne könnten uns zu der Diagnose einer Pneumonie verleiten, wenn wir gewöhnt sind, nur nach Symptomen allein zu urteilen. Soweit die Lungensymptome in Betracht kommen, gleichen sie völlig denen, wie man sie bei einer zentralen Pneumonie oder bei einer Pneumokokkeninfektion findet, die sich noch nirgends lokalisiert hat. Wichtiger spricht gegen eine Lungenentzündung der Temperaturverlauf, die langsame Atmung und das Fehlen von Erscheinungen seitens des Magendarmkanals. Als ich den Patienten sah, waren die Leukozyten noch nicht gezählt worden und weil mir dies als eine der wichtigsten diagnostischen Daten erscheint, tat ich es sofort und fand dabei 2500 Leukozyten. Eine so niedrige Zahl findet man selten bei Lungenentzündung, es sei denn, daß der Patient viel schwerer krank ist, als es hier der Fall zu sein scheint.

Die Pulsation unterhalb der Schlüsselbeine hatte den behandelnden Arzt sehr ängstlich gemacht, der sie mit einem Aneurysma in Verbindung brachte, das auch die Schmerzen in der Seite hervorrufen sollte. Es fand sich aber tatsächlich keine Spur von Aneurysma und die Pulsation war auch nicht ausgesprochener, als man sie oft bei mageren Leuten sieht, bei denen die Arteria subclavia nahe unter der Haut liegt.

Für Pleuritis fanden sich keine sicheren physikalischen Zeichen, und obwohl diese Diagnose oft lediglich auf Grund der Angaben des Patienten gestellt wird, so rechtfertigt sie die Erfahrung nicht immer. Viele Patienten und nicht wenige Ärzte sprechen von pleuritischen Schmerzen, auch wenn sie selbst gar nicht im Ernst an irgendeine Form von Pleuritis denken. Das rauhe kratzende Geräusch war wohl auf eine andere Ursache zurückzuführen, die ich bald erwähnen werde.

Schmerzen muskulären Ursprungs, die sogenannte Pleurodynie, verbunden mit Hexenschuß und Steifigkeit der Nackenmuskulatur, wechseln in ihrer Heftigkeit direkt mit dem Grade der Muskelanstrengung. Hier bestand offenbar keine solche Veränderung. Pleurodynie führt gewöhnlich zu weitverbreiteter Druckschmerzhaftigkeit, seltener zu lokaler, wie es hier der Fall ist.

Das Hervorspringen der Brust- und Lendenwirbel führte zu der Frage, ob irgendeine Form von Spondylitis durch Ausstrahlungen entlang den Nervenwurzeln die Schmerzen des Kranken verursachen kann. Derartige Schmerzen werden oft bei Husten und tiefem Atmen schlimmer; sie führen aber nicht zu Druckschmerzhaftigkeit in der mittleren Axillarlinie, und es wäre auch sehr unwahrscheinlich, daß sie plötzlich nach einem Falle beginnen.

Die Tatsache, daß beim Druck an dem Wirbelende der neunten Rippe Schmerzen in der Gegend der Axillarlinie an dieser Rippe auftreten, spricht mit Sicherheit für eine Fraktur der Rippe, und in dem gleichen Sinne spricht die lokale Druckschmerzhaftigkeit und das rauhe kratzende Geräusch. Beim Fehlen von Krepitieren kann man weitergehende Beweise nicht erlangen, bis sich ein Kallus bildet. Die Diagnose wäre zweifellos augenblicklich richtig gestellt worden, hätte der Patient nicht zufällig gefiebert. Wahrscheinlich beruhte das Fieber auf der leichten Infektion am Zeigefinger.

Verlauf: Der Patient erhielt einen Heftpflasterverband und konnte zwei Tage später leichte Arbeiten wieder aufnehmen.

Diagnose: Rippenfraktur.

Fall 147.

Ein 25 jähriges Stubenmädchen kam am 20. Juni 1906 in das Krankenhaus. Vor neun Tagen spürte sie plötzlich heftige schießende Schmerzen im unteren Teile der Rippen und in der Gegend der rechten Achselhöhle, die beim Husten oder tiefem Atmen nicht schlimmer wurden. Die Schmerzen hielten einen Tag an. Darauf begannen Schmerzen im Kopf, den Knien, zu gleicher Zeit Fieber, Schüttelfrost, allgemeine Schwäche. Vor vier Tagen konnte sie nicht mehr arbeiten, da sie zu matt war. Der Stuhlgang war regelmäßig, aber sie mußte einmal brechen.

Die physikalische Untersuchung verläuft negativ. Weiße Blutzellen 2500, die Widalsche Reaktion ist negativ, der Urin normal bis auf eine positive Diazoreaktion. — Den Verlauf des Fiebers zeigt die beifolgende Kurve (Abb. 48).

Besprechung: Anfangs war es unmöglich, eine Pneumonie auszuschließen, obwohl die Verbindung einer so niedrigen Leukozytenzahl mit einem ziemlich guten allgemeinen Zustande Lungenentzündung sehr unwahrscheinlich machte. Hätte eine Leukozytose bestanden, so würde ich eine bestehende oder in der Entwickelung begriffene Pneumonie angenommen haben, selbst beim Fehlen jeglicher bestimmterer Zeichen von seiten der Lungen.

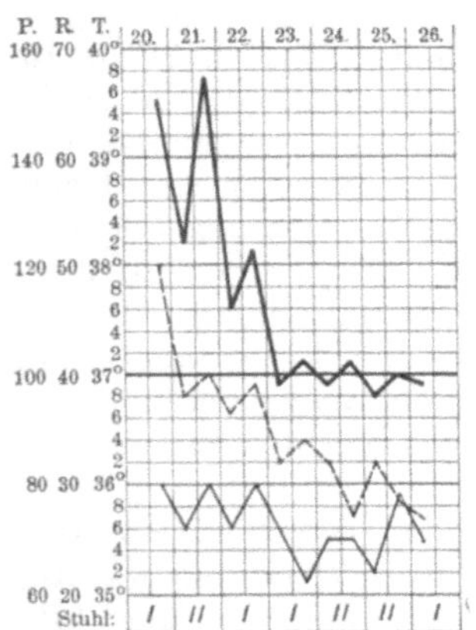

Abb. 48. Temperaturkurve zu Fall 147.

Ich kenne einen ziemlich ähnlichen Fall, der unter den Erfolgen eines Arztes aufgezählt wird, der sich einbildete, er könne den Verlauf eines Typhus durch seine Behandlung abkürzen. Es ist zwar wahr, daß Typhus nicht selten während der Beobachtung kein länger dauerndes Fieber zeigt, als wir es hier haben, aber das Vorhandensein einer Diazoreaktion genügt durchaus nicht, um unter solchen Umständen die Diagnose auf Typhus zu stellen. Bei so kurzem Fieber kann man nur durch den Nachweis der Typhusbazillen oder allenfalls durch das Vorhandensein einer sicheren Widalschen Reaktion die Diagnose recht-

fertigen. Pleuritis kann man wegen der kurzen Dauer der Schmerzen und des
Fehlens jeglicher physikalischer Erscheinungen ausschließen.

Ich kenne Fälle von Tertiana-Malaria, die ganz ähnliche Symptome, wie sie
hier vorliegen, hervorgerufen hatten, aber Schmerzen und Fieber waren viel
deutlicher intermittierend und hörten erst nach Chinin dauernd auf. In unserem
Falle wurde Chinin nicht angewendet.

Es ist Brauch, solche Fälle als Grippe oder Influenza zu bezeichnen. Aber
beide Worte werden von dem Arzte, der die Diagnose stellt, selten sehr ernst
genommen. Mir scheinen sie dazu geeignet, den Patienten und nicht selten
den Arzt selbst irre zu führen; sie verbergen uns die Tatsache, daß wir hier etwas
vor uns haben, was wir nicht kennen. Ein wohlbekannter Name kann uns leicht
zu der Annahme führen, daß wir etwas über die Krankheit selbst wissen, auf
die wir ihn anwenden. So wird jeder Fortschritt verhindert. Es ist viel besser,
die Tatsache zuzugeben, daß es wahrscheinlich ebenso viel unbenamte und unbekannte Infektionen gibt, als die schon beschriebenen und in unseren Lehrbüchern benannten, und daß wir es in einem Falle, wie hier, mit einer dieser unbekannten Infektionen zu tun haben.

Verlauf: In sechs Tagen schien die Kranke völlig gesund. Die Behandlung
bestand hauptsächlich in der gelegentlichen Darreichung von Abführ- und Schlaf-
mitteln.

Diagnose: Unbekannte Infektion.

Fall 148.

Ein Malermeister kam am 18. November 1907 in das Krankenhaus. Die
Familienanamnese ist ohne Belang. Vom 16.—32. Jahre litt er an Neuralgien
an der rechten Seite des Vorderkopfes. Im Jahre 1878 war er davon geheilt.
Mit 18 Jahren hatte er Typhus, vor 20 Jahren litt er sechs Wochen an Lumbago
und hat auch seither noch einige derartige leichtere Anfälle gehabt. Bleikolik
hatte er niemals, niemals auch irgendwelche Gelenkschmerzen. Seine Lebensgewohnheiten sind gut.

Seit sechs Jahren wird er von Schmerzen in dem oberen Teile der linken
Brust geplagt, und diese Anfälle sind allmählich heftiger und schlimmer geworden.
Jetzt bestehen die Schmerzen fast andauernd, wenn er keine Medizin nimmt.
Der Schmerz tritt in dreifacher Weise auf, erstens ein dumpfer, brennender
Schmerz, der fast immer in der Brust vorhanden ist, zweitens ein schrecklich
heftiger Schmerz mit dem Gefühl, als wenn er in einem Schraubstock zusammen-
gepreßt würde; dieser tritt einmal in der Woche bis einmal im Monat auf und
hat ihn wiederholt des Nachts aus dem Schlafe geweckt; drittens ein scharfer,
schießender, stechender Schmerz, der in der linken Brustseite beginnt, zu der
Schulter und zum Halse ausstrahlt und manchmal auch in den Armen empfunden wird. Er tritt in unregelmäßigen Zwischenräumen auf, in den letzten
zwei bis drei Jahren häufiger. Magensymptome bestehen nicht. Die Schmerzen
scheinen zur Nahrungsaufnahme in keinerlei Beziehung zu stehen. Es besteht
weder Atemnot, Husten, Herzklopfen noch Ödem. Vor Jahren schien Anstrengung
die Schmerzen schlimmer zu machen. Jetzt glaubt er eher, daß sie dadurch
besser werden, so daß er sich in der letzten Zeit vor der Bettruhe fürchtet. Seit
Mai 1902 steht er in poliklinischer Behandlung. Er besorgt noch sein Geschäft
und kann mit Unterbrechung arbeiten.

Die Untersuchung zeigt einen fetten Mann mit normaler Temperatur, Puls
und Atmung. Blutdruck 150 mm Hg. Urin in 24 Stunden 1200, spezifisches
Gewicht 1027, kein Albumen, keine Zylinder. Zahl der weißen Blutkörperchen
14 000, keine Tüpfelzellen, kein Bleisaum.

Auf den ersten Ton an der Herzspitze folgt ein weiches Geräusch, das man am besten in der Gegend der Aorta hört und das nicht nach der Achsel zu fortgeleitet wird. Der zweite Aortenton ist stark akzentuiert. Es besteht keine nachweisbare Vergrößerung des Herzens, Puls gleichmäßig und regelmäßig, Wände der Arterien nicht verändert.

Im übrigen verläuft die Untersuchung negativ mit der Ausnahme, daß sich an den Seiten eine leichte Dämpfung findet, die sich aber bei Lagewechsel nicht verändert.

Besprechung: Wenn ein Maler über irgendwelche Schmerzen klagt, so führt uns unsere Kenntnis von der Bleivergiftung dazu, soviel es nur geht, die Schmerzen mit der Beschäftigung des Kranken in Verbindung zu bringen. In unserem Falle findet sich aber kein deutlicher Beweis für eine Bleivergiftung (Tüpfelzellen finden sich nicht selten auch bei Bleiarbeitern, die keine Krankheitszeichen aufweisen), und die Schmerzen sind auch nicht so, wie sie gewöhnlich durch Bleivergiftung hervorgerufen werden.

Die Erwähnung von Lumbago in der Anamnese läßt uns auch jetzt nach Hinweisen auf diese Krankheit suchen, aber es besteht jetzt keine solche enge Verbindung zwischen Schmerz und Bewegung der affizierten Muskeln, wie man sie bei Lumbago erwarten müßte.

Die Lage und das andauernde Bestehen der Schmerzen entspricht denen, die wir beim Aortenaneurysma zu sehen gewöhnt sind, und nur durch eine Röntgenuntersuchung (die hier unterlassen wurde), kann man ein Aneurysma mit Sicherheit ausschließen. Angina pectoris führt zu Schmerzen, die in ihrer Art und Lokalisation mit den hier beschriebenen völlig übereinstimmen. Die Angabe des Patienten, daß Anstrengung sie jetzt besser zu machen scheint, ist praktisch der einzige Grund, der gegen die Diagnose spricht, aber doch nicht genügend, um sie auszuschließen. Über die Natur und die Prognose der Krankheit könnten wir besser urteilen, wenn wir wüßten, ob der Patient ein sehr starker Raucher ist. Ohne Anwendung der therapeutischen Probe (Nitroglyzerin oder Amylnitrit) und ohne Röntgenuntersuchung können wir nicht weiter kommen.

Verlauf: Patient hat Nitroglyzerin in Dosen von 0,0006 gebraucht und jahrelang hatte er von einer einzigen Tablette deutliche Besserung. Allmählich mußte er die Dosis steigern und jetzt nimmt er in 24 Stunden etwa 0,02.

Die Röntgenuntersuchung zeigte kein Aneurysma.

Während des Aufenthaltes im Krankenhause hatte der Patient fast täglich Anfälle, die am besten durch Amylnitrit erleichtert wurden. Sitzen oder Umhergehen scheint die Anfälle hervorzurufen; sie werden aber dadurch auch gebessert.

Am 2. Dezember wurde er gebessert entlassen.

Diagnose: Angina pectoris.

Fall 149.

Ein 36 jähriger Zimmermann kam am 3. November 1906 in das Krankenhaus. Die Familienanamnese ist gut, ebenso seine eigene. Er ist ein starker Raucher und hat seit 15 Jahren täglich 3—4 Glas starken Branntwein getrunken.

Vor fünf Jahren begannen Schmerzen in der linken Brustseite und in der Magengrube, die bei Anstrengung und Aufregung eintraten und allmählich an Heftigkeit und Häufigkeit zunahmen. Die Schmerzen sind stechend, dauern eine halbe Minute und zwingen ihn, mit jeder Beschäftigung inne zu halten und sich zurückzubeugen. Gelegentlich treten die Schmerzen auch zur Nachtzeit auf, und dann muß er sich aufsetzen.

Im letzten Winter begann Herzklopfen und Atemnot bei Anstrengung. Vor vier Monaten mußte er auf Rat seines Arztes mit der Arbeit aufhören und ging aufs Land. Darauf wurde es sofort schlechter und eine Zeitlang konnte er nicht schlafen, wenn er nicht wenigstens vier Kissen unter dem Kopfe hatte. Der Leib schwoll an und war in seinem oberen Teile auf Druck schmerzhaft. Die Symptome sind jetzt viel besser geworden, so daß er wieder auf einem Kissen schlafen kann. Vor zwei oder drei Jahren merkte seine Frau, daß die eine Pupille größer war als die andere. In den letzten drei Jahren hat er 12 Pfd. an Gewicht abgenommen.

Bei der Untersuchung fand sich die Beobachtung bezüglich der Pupillen bestätigt; beide waren leicht unregelmäßig, reagierten aber normal. Der Herzstoß lag im sechsten Interkostalraum 3 cm außerhalb der Mammilla. Man hörte und zwar am besten in der Herzspitze ein lautes Geräusch, das über die ganze Herzgegend nach der Achsel zu fortgeleitet wurde. In der Achselhöhle und im Rücken hörte man außerdem ein scharfes diastolisches Geräusch, das den zweiten Ton ersetzte. In der Aortengegend hörte man überhaupt keinen zweiten Ton. Der Puls war hebend. Der systolische Blutdruck betrug 165. Tägliche Harnmenge etwa 900 mit einer Spur von Albumen, aber frei von Zylindern. Gelegentlich hörte man an der Herzspitze ein präsystolisches Geräusch. Während der ersten zehn Tage, die er im Krankenhause war, erhielt er jeden Morgen 30,0 g Magnesiumsulphat, Tinctura Digitalis, viermal täglich 0,6 Jodkali und so oft es not tat 0,0006 Nitroglyzerin. Während dieser Zeit war der Verlauf ohne weitere Ereignisse. Die Nacht zum 14. verlief weniger gut. Am 15. mußte er öfters brechen, der Puls war rasch und schwach.

Besprechung: Die Schmerzen sprechen sehr stark für Angina pectoris, aber der Patient scheint für die organische Art dieser Beschwerden, die auf Arteriosklerose beruhen, etwas jung und für den funktionellen Typus zu krank. Wie im vorhergehenden Falle können wir auch hier ein Aneurysma nicht ausschließen, weil der Patient zu krank ist, um mit Röntgenstrahlen durchleuchtet zu werden. Die Schmerzen und die Ungleichheit der Pupillen erinnern uns ausdrücklich an diese Krankheit.

Was die Art der Herzveränderung anlangt, so handelt es sich wohl sicher um eine sogenannte Aorteninsuffizienz mit Hypertrophie und Dilatation des Herzens. Bei einem Patienten in diesem Alter berechtigt uns das Auftreten einer Aortenerkrankung, ohne daß in der Anamnese Gelenkrheumatismus vorhanden ist, den Fall als Syphilis zu behandeln, besonders wenn sich Herzveränderungen in Verbindung mit unregelmäßigen und ungleichen Pupillen finden. Diese Annahme beruht auf der Tatsache, daß die Syphilis des Herzgefäßsystems gewöhnlich im Aortenbogen beginnt und sich von dort über die Aortenklappen erstreckt.

Verlauf: Um 7 Uhr abends gab er an, daß es ihm selten so schlecht gegangen sei, und fühlte, daß er zu Bett bleiben müsse. Aber er glaubte, daß er am nächsten Tage würde aufstehen können. Um 8 Uhr wurde er bewußtlos und starb innerhalb weniger Minuten.

Bei der Autopsie fand sich keine Erklärung für den plötzlichen Tod. Das Herz war stark erweitert und hypertrophisch. Es bestand eine chronische fibröse Myokarditis, und die Herzwand war nahe der Spitze des linken Ventrikels auffällig verdünnt. Die Öffnungen der Kranzgefäße waren verengt und die Aortenklappen stark verändert. Unmittelbar oberhalb der Aortenklappen und im ganzen Arcus aortae fanden sich sehr zahlreiche fibröse Plaques, ferner bestand eine chronische Pleuritis und eine chronische Perihepatitis mit Adhäsionen.

Die mikroskopische Untersuchung der Aortenwand zeigte Treponema pallidum in großer Anzahl.

Diagnose: Syphilis des Herzens und der Aorta.

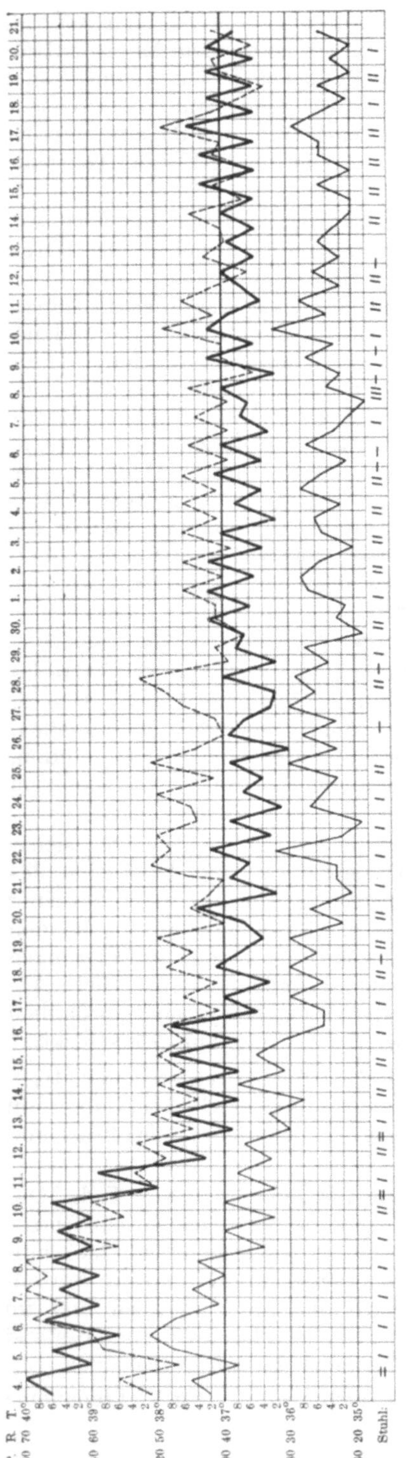

Abb. 49. Temperaturkurve zu Fall 150.

Fall 150.

Ein 19 jähriger jüdischer Arbeiter kam am 4. November 1907 ins Krankenhaus. Die Familienanamnese ist gut, ebenso seine eigene und seine Lebensgewohnheiten. Im Februar 1907 begann ein lauter, klingender, metallischer Husten, bei dem reichlich Auswurf entleert wurde. Zu gleicher Zeit bestanden Schmerzen im oberen Teile der linken Brustseite vorn und hinten. Zuerst wurde es wieder besser, dann aber schlechter. In der letzten Zeit hat er die Brustschmerzen weniger verspürt, obwohl er noch viel husten muß. Vor drei Tagen bekam er im Verlaufe eines starken Hustenanfalles plötzlich heftige Schmerzen im unteren Teile der linken Brust vorn und hinten. Die Schmerzen sind seitdem nach und nach besser geworden, sind aber beim Husten noch immer häufig. Zur gleichen Zeit wurde die Atmung kurz, ein für ihn ganz neues Ereignis, und er fühlte sich fiebrig.

Temperatur, Puls und Atmung zeigt die beifolgende Kurve (Abb. 49).

Die Regenbogenhaut des linken Auges ist blau, die des anderen braun; die rechte Pupille ist kleiner, deutlich unregelmäßig und mehr nach der Innenseite des Auges zu gelagert. Die Sehkraft dieses Auges ist wesentlich herabgesetzt.

Der rechte Rand der Herzdämpfung überschreitet die Mittellinie um 8 cm und reicht bis fast an die rechte Brustwarzenlinie heran. Der linke Rand der Herzdämpfung überschreitet die Mittellinie nur um $2\frac{1}{2}$ cm. Die Herztöne hört man am besten im zweiten und dritten Interkostalraum. Der Rhythmus ist fötal, die Töne sind scharf und deutlich, auf der linken Seite des Sternums schwer wahrnehmbar. In der Gegend der linken Brustwarze ist im ganzen hypersonorer Schall, rechts besteht eine leichte Schallabschwächung. Die Atmungsgeräusche sind links stark abgeschwächt, rechts lauter als gewöhnlich. Stimm- und Brustfremitus fehlt links fast völlig.

Im übrigen verläuft die Untersuchung des Leibes und des ganzen Körpers ergebnislos.

Am 17. November ging es dem Kranken viel besser, obwohl der physikalische Befund sich nicht geändert hatte. An der Spitze der linken Lunge fanden sich einige feuchte Geräusche mit fernliegendem Bronchialatmen und leichter Dämpfung (Abb. 50).

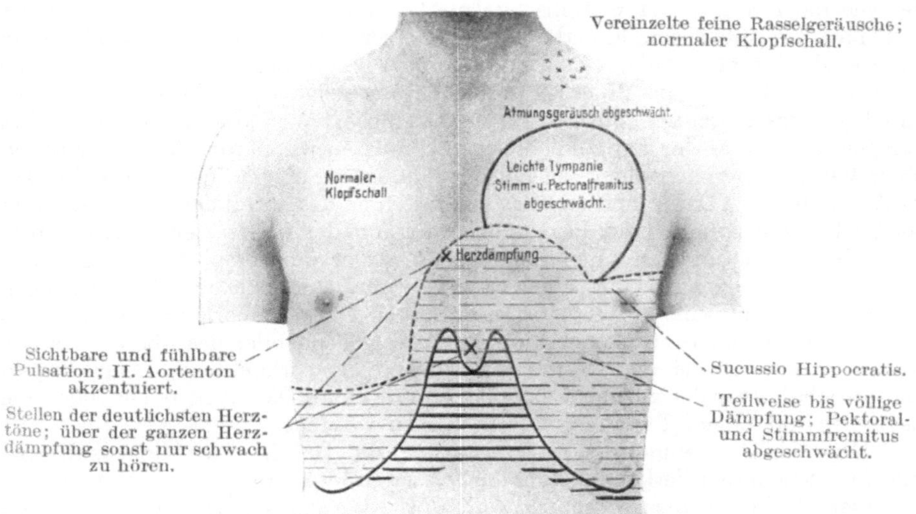

Abb. 50. Untersuchungsergebnis in Fall 150. Husten, Fieber und plötzlich einsetzender Schmerz in der unteren linken Achselgegend sind die Hauptklagen.

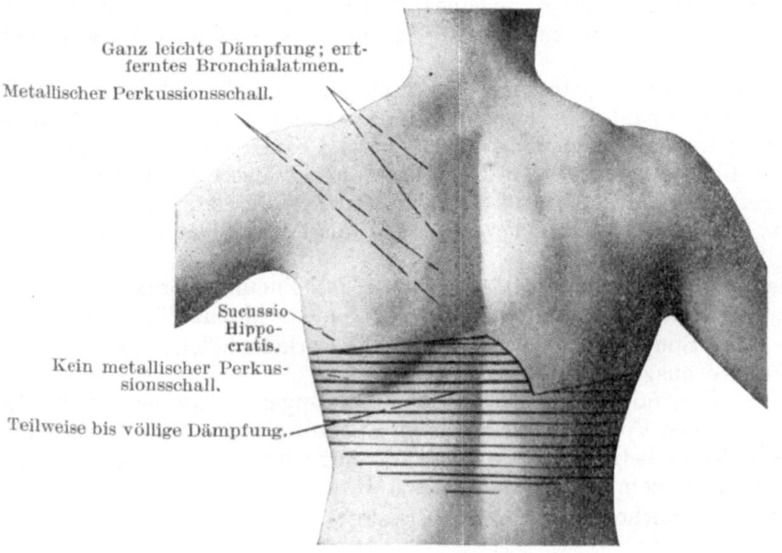

Abb. 51. Untersuchungsergebnis in Fall 150 (vgl. auch Abb. 50).

Die Röntgendurchleuchtung zeigte einen Schatten in der linken Lungengegend in der Höhe des Schulterblattwinkels. Es fanden sich Anhaltspunkte für das Vorhandensein von Flüssigkeit unterhalb dieses Punktes.

Besprechung: Obwohl Fieber, Schmerzen in der Brust und Husten so oft die Vorläufer einer Lungenentzündung sind, haben im vorliegenden Falle die

Symptome viel zu lange gedauert, um überhaupt typisch zu sein, und sobald wir uns nur die Untersuchungsergebnisse ansehen, wird es uns ganz klar, daß das Bild in keiner Weise auf eine Lungenentzündung paßt.

Die Ausdehnung der Dämpfung in Verbindung mit der Verlagerung des Herzens nach rechts, der metallische Husten und die Schmerzen in der Brust weisen auf ein Aneurysma hin, aber die Schmerzen sind links und die Ausdehnung der Herzdämpfung rechts. Es sind keine Drucksymptome vorhanden, keine Pulsation, und auch die Röntgendurchleuchtung zeigt keine Veränderung, nur die Klagen des Patienten sprechen für die Diagnose. Wenn das Herz nach rechts verlagert ist, wie es der Fall zu sein scheint, müssen wir natürlich den Ursachen dieser Verlagerung nachgehen und mit der häufigsten, einem linksseitigen Pleuraerguß beginnen. Dafür spricht. die Veränderung des Atmungsgeräusches und das Fehlen von Stimm- und Pektoralfremitus auf der linken Seite. Aber trotz dieser Zeichen, kann man einen Pleuraerguß, sei er nur serös oder. eitrig, unter allen Umständen wegen eines einzigen Symptoms ausschließen, nämlich wegen des hypersonoren Schalles auf der ganzen linken Seite. Überlauter Schall eines Teiles einer Brustseite, z. B. der unteren Achselgegend oder des oberen Viertels kann sehr gut mit einem Pleuraerguß zusammen vorkommen. Aber hypersonorer Schall über der ganzen Lunge ist, soweit meine Kenntnis reicht, noch nie zusammen mit einem Pleuraerguß beschrieben worden.

Über einer pneumonischen Infiltration, die tief in der Lungensubstanz liegt, findet man den Perkussionsschall nicht selten hypersonor oder tympanitisch. Aber niemals kommt dies, soviel ich weiß, über einer ganzen Lunge vor, die einen Pleuraerguß enthält. Überlauter Schall auf einer Lunge mit Verdrängung des Herzens nach der entgegengesetzten Seite spricht auf das deutlichste für Pneumothorax, was auch die beste Diagnose in diesem Falle zu sein scheint.

Emphysem führt gewöhnlich zu einer allgemeinen Klangverschärfung, ist aber niemals einseitig, führt nie zu einer Verlagerung des Herzens und verursacht keine Schmerzen.

Der lang anhaltende Husten mit Geräusch und Schallverkürzung auf der linken Lungenspitze beruht auf der einem Pneumothorax fast stets zugrunde liegenden Erkrankung an Lungentuberkulose. Die Röntgendurchleuchtung und die Beweise für Flüssigkeit, die sich allmählich an der Basis der linken Lunge ansammelte, beruhen sicher auf der Entwickelung eines Exsudats, das den Pneumothorax, wie es gewöhnlich der Fall ist, allmählich in einen Hydrothorax umwandelt.

Über die beiden klinischen Hauptgruppen des Pneumothorax haben wir bereits früher gesprochen, so daß wir hier nichts mehr hinzuzufügen haben.

Verlauf: Das Sputum enthielt zahlreiche Tuberkelbazillen; die Sucussio Hippokratis konnte ausgelöst werden.

Am 19. Dezember fanden sich, soweit man die Lungensymptome in Betracht zieht, noch immer keine Veränderungen in dem Zustand des Patienten; er fühlte sich viel wohler, hatte beträchtlich an Gewicht zugenommen und hustete fast gar nicht. Am 21. Dezember konnte er nach Hause gehen.

Diagnose: Pneumothorax (Lungentuberkulose).

Fall 151.

Ein 52jähriger Fuhrmann kam am 3. April 1908 in das Krankenhaus. Die Familienanamnese ist ohne Belang, seine Lebensgewohnheiten sind gut. Im Jahre 1872 hatte er eine Rippenfellentzündung und mußte wegen Fieber und Schmerzen in der Brust zehn Wochen lang das Bett hüten. Er wurde nicht punktiert. Seither ging es ihm gut. Im Oktober 1907 fiel ihm ein Wollballen von 4 Ztr. Gewicht auf die rechte Brustseite. Er empfand einige Schmerzen, die aber nach einigen Tagen wieder verschwanden. Er glaubt nicht, daß damals eine Rippe gebrochen war. Vor drei Wochen begannen dumpfe, aber anhaltende Schmerzen in der rechten Brustseite, die beim tiefen Atmen schlimmer wurden. Diese Beschwerden dauerten eine Woche. Am 30. März begann er zu arbeiten, aber bald kehrten die Schmerzen zurück, so daß er die Arbeit aufgeben mußte. Jetzt empfindet er, wenn er zu Bett liegt, keine Schmerzen, hat weder Fieber noch Husten, einen ausgezeichneten Appetit und fühlt sich überhaupt in jeder Beziehung ganz wohl.

Temperatur, Puls und Atmung ist normal, ebenso der Urin. Er liegt ganz bequem ohne Atemnot im Bett. Das Herz ist frei von Veränderungen, die Arterien etwas geschlängelt mit sichtbarer Pulsation in der Radialis, Brachialis und den Axillararterien. Die rechte Brustseite ist vorn unterhalb der vierten Rippe und hinten unterhalb der Spina scapulae gedämpft. Über diesem Bezirk fehlt das Atmungsgeräusch und ebenso Stimm- und Pektoralfremitus.

Besprechung: Da der Patient früher eine Pleuritis auf der rechten Seite hatte, müssen wir überlegen, ob die organisierten Reste dieser Erkrankung (pleuritische Verwachsungen) für die Symptome, die jetzt im Vordergrunde stehen, verantwortlich gemacht werden können. Ich möchte sagen, sicherlich kann eine Entzündung, die vor 36 Jahren völlig überstanden wurde, jetzt Schmerzen nicht mehr hervorrufen. Die Schmerzen nach einem Pleuraerguß können noch monatelang anhalten, auch ein Jahr oder zwei, aber niemals 36 Jahre. Pleuritische Verwachsungen können wohl Schallverkürzung und abgeschwächtes Atmungsgeräusch bewirken, aber nicht satte Dämpfung mit Fehlen jeglichen Atmungsgeräusches.

Kann die Verletzung vom Oktober 1907 die Ursache der gegenwärtigen Störung sein? Daß seit dem damaligen Stoß und dem Beginn der gegenwärtigen Schmerzen fünf Monate verflossen sind, macht dies sehr unwahrscheinlich. Hydrothorax kommt, soviel ich weiß, niemals nach einer derartigen Verletzung ohne Rippenfraktur oder Verletzung der Pleura vor. Auch Angina pectoris kann meiner Ansicht nach mit einem solchen Unfalle in keinen ursächlichen Zusammenhang gebracht werden.

Hydropische Ansammlungen bei Herz- und Nierenerkrankungen pflegen wohl die rechte Brustseite einzunehmen, aber es fehlt hier jeglicher Beweis für eine derartige Erkrankung, obwohl etwas Arteriosklerose der peripheren Gefäße vorhanden zu sein scheint. Ferner pflegt ein Hydrothorax keine Schmerzen zu verursachen.

Diese Möglichkeiten können leicht ausgeschlossen werden und dann stellt sich die Diagnose auf einen Pleuraerguß so automatisch ein, daß die Berechtigung fraglich erscheint, einen solchen Fall in dieses Buch aufzunehmen, das sich doch vor allem mit diagnostischen Schwierigkeiten beschäftigen soll. Darauf kann ich nur das eine sagen: „Ich habe bei meinen Konsultationen wiederholt Fälle von exsudativer Pleuritis angetroffen, die vorher nicht diagnostiziert worden waren und zwar deshalb, weil der Patient so wenig über Schmerzen in der Brust klagte, daß keine gründliche physikalische Untersuchung vorgenommen wurde. Unter solchen Verhältnissen lautet die Diagnose gewöhnlich auf Typhus, Autointoxikation oder Ptomainvergiftung.“

Es ist erwähnenswert, daß der Kranke mit seiner nichtpunktierten Pleuritis 1872 zehn Wochen zu Bett gelegen hat, während 1908 die ganze Krankheit weniger als 14 Tage dauerte.

Verlauf: Eine paravertebrale Dämpfung ließ sich nachweisen. Die Breite der Dämpfung betrug an der Basis etwa 8 cm. Die rechte Pleurahöhle wurde punktiert wobei 960 ccm Flüssigkeit entleert wurden; spezifisches Gewicht 1017, Albumen 2,7%, Lymphozyten 87%.

Die Flüssigkeit sammelte sich nicht wieder an. Am 9. April wurde der Patient geheilt entlassen mit der Mahnung, mehr wie andere Menschen auf frische Luft zu achten (bei Tag und Nacht), die Mahlzeiten regelmäßig einzunehmen und Exzesse jeder Art zu vermeiden.

Diagnose: Pleuritischer Erguß.

Fall 152.

Eine 35 jährige italienische Hausfrau kam am 25. April 1907 in das Krankenhaus. Vor drei Jahren hatte sie eine Operation durchgemacht, worauf die Regel ausblieb. Darauf traten häufig Blutwallungen auf, die vom Leibe nach dem Kopfe zu stiegen und von Schwitzen und manchmal außerordentlichen Kopfschmerzen begleitet waren. In den letzten fünf Monaten hatte sie wiederholt Schmerzanfälle im Epigastrium und in der linken Brustseite, aber die Schmerzen waren nicht heftig genug, um sie an das Bett zu fesseln. Sie hielten manchmal fast den ganzen Tag an. Manchmal verliefen sie auch an der Innenseite des Armes bis zu den Fingerspitzen. Der Schmerz kommt plötzlich; dabei hat sie in der Haut ein Gefühl, als würde sie mit Nadeln gestochen und manchmal im ganzen Leibe Hitzegefühl. Der Urin brennt sie beim Wasserlassen.

Bis zur Aufnahme ins Krankenhaus hat sie gearbeitet, obwohl Nahrungsaufnahme und Schlaf schlecht, und der Stuhlgang angehalten war.

Temperatur, Puls und Atmung verhalten sich normal; die Untersuchung der Brustorgane und des Leibes ist negativ. Aus der Scheide entleert sich ein dünner, gelblicher Ausfluß. Der Urin zeigt eine beträchtliche Menge von Eiter.

Besprechung: Alles in diesem Falle führt uns dazu, viele der Symptome dieses Falles als die Folgen einer künstlichen Menopause aufzufassen. Wir müssen uns aber hüten, daß uns nicht die gewohnte und typische Ausdrucksweise einer solchen Patientin gelegentlich irreleitet und uns dazu führt, tiefer liegende organische Erkrankungen, wie z. B. eine Lungentuberkulose, zu übersehen. Wenn das der Fall sein könnte, so wird der Gebrauch eines Thermometers in der überwiegenden Mehrzahl der Fälle bald zeigen, ob Fieber besteht oder nicht, oder ob der Schmerz und das Hitzegefühl auf vasomotorischen Veränderungen beruht.

Das Auftreten von Eiter im Urin macht es notwendig, nach irgendeiner lokalen Infektion des Urogenitaltraktes zu suchen, die mit den Herzsymptomen in ursächlicher Verbindung stehen könnte. So ist z. B. die gonorrhoische Endokarditis bei weitem nicht so selten, wie man oft annimmt. Der erste Punkt, über den wir ganz sicher gehen müssen, ist aber der, ob es sich hier wirklich um genuine Pyurie handelt und nicht um eine Vermischung von Urin mit eitrigem Vaginalausfluß. Im vorliegenden Falle zeigte eine Urinprobe, die mit dem Katheter entnommen war, keinen Eiter. Ein Ausstrich des Scheidenausflusses zeigte eine große Menge von verschiedenen Saprophyten, aber keine Gonokokken.

Wenn wir nun zu der Hauptklage, Schmerzen in der Brust und dem Epigastrium zurückkehren, so fällt uns zunächst auf, daß sie von Parästhesien begleitet sind, daß sie mit körperlicher Anstrengung nichts zu tun haben und oft mehrere Stunden anhalten. Diese Tatsachen zeigen in Verbindung mit dem negativen Ausfall der Untersuchung, daß es sich nicht um irgendeine organische Art von Angina pectoris handelt, sondern daß sie zu der lokalen Gruppe von Schmerzen gehören, der man den Namen von „funktioneller" oder „falscher" Angina gegeben hat. Wie in so vielen ähnlichen Fällen hat auch hier die vermehrte Aufmerksamkeit der Kranken die Beschwerden wesentlich erhöht. Daraus ergibt sich die klinische Wichtigkeit, mit um so größerer Bestimmtheit, Deutlichkeit und Ausführlichkeit die Kranke über die Ungefährlichkeit ihres Zustandes aufzuklären.

Verlauf: Nach ausführlicher Belehrung und mehrtägiger Ruhe mit voller Diät ging es der Patientin so viel besser, daß man sie nach Hause gehen ließ.

Diagnose: Beschwerden bei künstlicher Menopause.

Fall 153.

Ein portugiesischer Holzfäller wurde am 30. Mai 1908 in das Krankenhaus aufgenommen. Die persönliche und Familienanamnese ist gut, ebenso seine Lebensgewohnheiten.

Vor drei Wochen begannen Schmerzen in der linken Brustseite mit Husten, dickem gelben Auswurf, zugleich Kopfschmerzen, Rückenschmerzen, Mangel an Appetit und gelegentlichem Erbrechen. In der letzten Woche wurden diese Beschwerden schlimmer. Vor drei Tagen mußte er das Bett aufsuchen. Im Halse geht es nun besser.

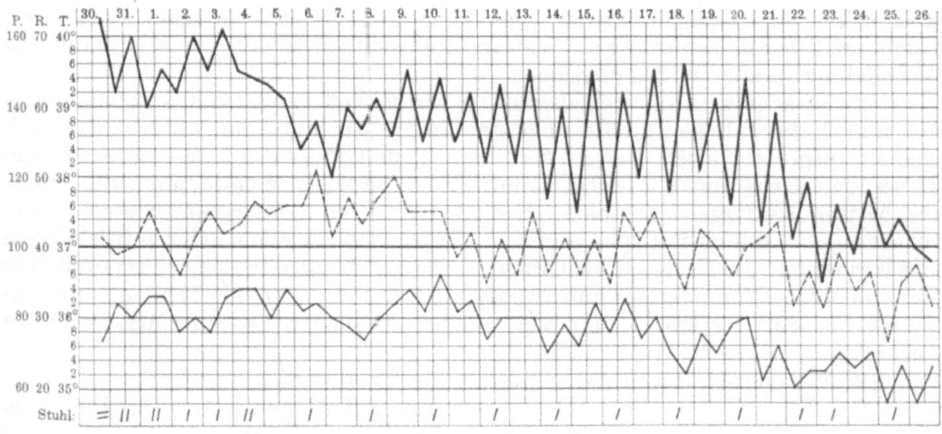

Abb. 52. Temperaturkurve zu Fall 153.

Den Verlauf der Temperatur, des Pulses und der Atmung zeigt die beifolgende Kurve (Abb. 52).

Der Patient delirierte leicht, atmete sehr schnell und hatte einen leichten trockenen Husten. Die Zahl der Leukozyten betrug 5000 im ccm. Der Urin war negativ, ebenso Widal. Das Herz ist frei von Veränderungen. Über beiden Lungen verstreut sind zahlreiche grobe Rasselgeräusche wahrzunehmen. In der linken Rückenseite unterhalb des unteren Schulterblattrandes war der Stimmfremitus leicht vermehrt. Das rechte Schlüsselbein stand etwas mehr heraus wie das linke und unmittelbar darunter war das Ausatmungsgeräusch verlängert. Der Leib wurde ziemlich steif gehalten und zeigte überall leichte Druckschmerzhaftigkeit. Die Milz war nicht zu fühlen, ein Hautausschlag bestand nicht.

Besprechung: Eine niedrige Leukozytenzahl bei einem Patienten, dem es nicht offenbar sehr schlecht geht, kann als wichtiger Beweis gegen die Diagnose einer Pneumonie gelten, besonders, wenn die Lungen des Patienten dafür nur wenig sprechen.

Lungentuberkulose scheint im Hinblick auf die lange Dauer des Hustens und des Auswurfs wahrscheinlicher, aber nur, wenn wir an das Bestehen einer

Miliartuberkulose glauben, denn sonst finden wir auf den Lungen nicht genug, um den plötzlichen und schweren Beginn der Krankheit zu rechtfertigen. Eine Miliartuberkulose läßt sich hier nicht ausschließen. Es spricht vieles dafür, aber die Diagnose ist doch nicht ganz sicher. Die Möglichkeit muß man deswegen im Auge behalten, bis alle anderen Annahmen erschöpft sind.

Eine akute Bronchitis oder eine Bronchitis irgendeiner anderen Art könnte die meisten der hier vorliegenden Tatsachen erklären. Auch diese Diagnose kann hier nicht ganz ausgeschlossen werden, aber ich hatte bei der Untersuchung des Kranken den Eindruck, er sei zu krank für eine einfache Bronchitis. Die Gründe für solch einen persönlichen Eindruck lassen sich aber nur schwer angeben. Bronchitis und Miliartuberkulose bleiben deswegen die Möglichkeiten, die je nach dem weiteren Verlauf der Erkrankung in den Vordergrund treten oder verlassen werden können.

Eine Infektion zahlreicher kleiner Bronchiektasen mit Influenzabazillen (wie wir das häufig unter dem klinischen Bilde des chronischen Winterhustens sehen) wird durch die Anamnese wahrscheinlich gemacht und würde auch mit den beschriebenen physikalischen Erscheinungen übereinstimmen. Sie führt aber selten zu so hohem Fieber, verursacht gewöhnlich eine Leukozytose und sehr reichlich münzenförmigen Auswurf, und endlich finden wir sehr häufig in Verbindung damit ein Emphysem.

Es ist aber wichtig, niemals auf die Möglichkeit eines Typhus zu vergessen, wenn auch die Jahreszeit dafür nicht gewöhnlich ist, und wenn wir bis jetzt auch keinen ausgesprochenen Beweis für einen Typhus haben. Man soll bei jedem fiebernden Patienten mit unbestimmten und farblosen Symptomen, die weder ein bestimmtes Organ noch eine Organgruppe in den Vordergrund treten lassen, an die Möglichkeit eines Typhus denken. Typhus ist von allen anderen Infektionen die Krankheit, die Fieber hervorbringt, ohne durch irgendwelche Besonderheiten auf eine lokale Veränderung hinzuweisen. Deshalb müssen wir in allen ähnlichen Fällen uns daran erinnern, mit den üblichen Methoden nach der Krankheit zu suchen.

Blut-Gallen-Kulturen fielen positiv für Typhus aus.

Die Krankheit verlief ohne weitere Komplikationen. Am 13. Juni kam der Patient gesund nach Hause. Es bestanden nur noch wenig Husten und Auswurf.

Die Behandlung bestand darin, daß der Kranke gleich nach der Aufnahme in Zeiten von 15 Minuten 10 Dosen von je 0,015 g Kalomel erhielt, darauf Seifenwassereinläufe, dann bekam er alle vier Stunden Abwaschungen mit Alkohol und Wasser von 27°, wenn die Temperatur über 39,5° stieg, dreimal täglich 0,5 g Urotropin zweimal in der Woche und gelegentlich Terpentinumschläge. Während der Rekonvaleszenz hatte er eine ziemlich ausgedehnte Furunkulose. Aus einem der Furunkel wurden Staphylokokken gezüchtet. Deswegen erhielt der Kranke eine Staphylokokken-Vakzine

Diagnose: Typhus.

Fall 154.

Ein türkischer Teppichstopfer im Alter von 47 Jahren suchte am 2. Mai 1908 das Krankenhaus auf mit der Erzählung, daß er im Alter von 26 Jahren drei Wochen lang krank gewesen sei und bei der Arbeit über kurzen Atem zu klagen gehabt hätte. Seither hätte er sich bis vor drei Wochen wohl gefühlt, bekam dann zugleich mit schwerer Atemnot Schmerzen im Nacken und in der linken Brustseite. Er bemerkte auch eine vermehrte Harnabsonderung in der Nacht. Seit zehn Tagen hat er Husten und eitrigen Auswurf.

Während des zehnwöchentlichen Aufenthaltes im Krankenhause war die Temperatur des Kranken gewöhnlich normal, der Puls 100, Atmung 27. Die tägliche Urinmenge war im allgemeinen vermindert, im Durchschnitt 750 ccm, spezifisches Gewicht 1023; dabei enthielt der Urin kein Eiweiß und keine Zylinder.

Der Herzspitzenstoß konnte im dritten Interkostalraum am besten gesehen und gefühlt werden und zwar 10 cm nach rechts von der Mittellinie. Im vierten Interkostalraum war der Herzspitzenstoß kaum zu fühlen. Die Herztöne waren am lautesten und der Herzstoß am deutlichsten dicht unterhalb des Schwertfortsatzes zu fühlen. Die Töne waren laut und regelmäßig, der zweite Pulmonalton verstärkt. Der Puls war kräftig und gut gespannt. Vorn war der Perkussionsschall unterhalb der vierten linken Rippe gedämpft und ebenso unterhalb der fünften rechten Rippe, sowie hinten unterhalb des linken Skapularwinkels. Dagegen ging rechts hinten die Dämpfung noch zwei Querfinger höher. Über dieser gedämpften Zone war das Atmungsgeräusch, der Pektoral- und Stimmfremitus vermindert. Es fanden sich zahlreiche feine Rasselgeräusche an der linken Basis und wenige grobe nach dem Husten über der linken Spitze hinten. Der systolische Blutdruck betrug 145. Die Milz war leicht zu fühlen; Abdomen und Extremitäten im übrigen negativ.

In der Nacht vom 4. Mai wurde die Atmung des Kranken plötzlich sehr schnell und beschwert. Respiration 42, Puls 130, weithin schallendes Trachealrasseln, der erste Herzton kaum zu hören, der zweite Pulmonalton laut akzentuiert. Puls war schwach, der Patient wurde grau, zyanotisch und mit Schweiß bedeckt.

Besprechung: Bestände nicht die andauernde subnormale Temperatur, wie es hier der Fall ist, im Verein mit den akut aufgetretenen Schmerzen in der Achselgegend und der Atemnot, so könnte man in diesem Falle an eine Lungenentzündung denken, obwohl die Dauer dafür etwas zu lang ist.

Die Symptome über den Lungen weisen auf eine Flüssigkeitsanhäufung in beiden Brusthöhlen hin. Handelt es sich dabei um ein Exsudat oder Transsudat, um eine Entzündung oder die Folge einer allgemeinen Wassersucht? Doppelte pleuritische Ergüsse sind sehr selten; das Fehlen von Fieber und Schmerzen machen im Verein mit der Atmung einen Pleuraerguß noch weniger wahrscheinlich. Wirklich hätte man wohl kaum an die Möglichkeit auch nur gedacht, wenn nicht Herz und Nieren zu wenig Veränderungen zeigten, um einen so ausgesprochenen Hydrothorax hervorzurufen.

Der Urin zeigt keine Anzeichen einer Nierenerkrankung, da die geringen Abweichungen von der Norm eher für eine chronische Stauung charakteristisch sind. Am Herzen ist der akzentuierte zweite Pulmonalton die wesentliche Abweichung von der Norm und spricht weniger für eine Veränderung am Herzen als an den Lungen. Die Verlagerung des Herzspitzenstoßes muß man auch eher als die Folge des Pleuraergusses, als eine Erkrankung des Herzens selbst auffassen. Im ganzen erhalten wir also durch die Untersuchung des Organs selbst keinen direkten Beweis für eine Herzkrankheit und wenn wir überhaupt eine Herzschwäche annehmen, so können wir dies nur auf Grund der deutlichen Stauung im Lungenkreislauf. Das befriedigt nicht sehr, aber in diesem Dilemma befinden wir uns sehr häufig. Die Erfahrung hat aber gezeigt, daß man im allgemeinen gut tut, in solchen Fällen eine Veränderung des Myokards anzunehmen, vorausgesetzt, daß keine Nephritis, Kropf oder Perikardverwachsung vorliegt. Solche Diagnosen wie Myokarditis werden heutzutage häufiger gestellt als es gerechtfertigt ist, seit die Gewohnheit der regelmäßigen Blutdruckmessung so viele Fälle von latenter chronischer Nephritis zeigt, die wir durch die Untersuchung des Urins nicht erkennen können.

In diesem Falle kommen wir wohl nicht darum herum, den Herzmuskel für die Ursache der Zirkulationsstörung verantwortlich zu machen, wenn es

auch vielleicht klüger ist, von einer Herzmuskelschwäche als von einer Myokarditis
zu sprechen. Der akute Anfall vom 4. Mai scheint unsere Meinung zu bestätigen,
daß es sich um eine organische Herzschwäche handelt. Dieser Anfall erweist
sich leicht als ein akutes Lungenödem, eines der interessantesten und seltsamsten
klinischen Bilder. Die übergroße Mehrzahl solcher Anfälle ereignet sich bei
Personen, deren Herzgefäßsystem zwar ausgesprochene, aber nicht extreme
Grade von Degeneration oder Schwäche zeigt. In vielen Fällen besteht außerdem
auch eine chronische Erkrankung der Niere; das ist aber alles, was wir darüber
wissen. Über die Natur und die auslösenden Ursachen der Anfälle wissen wir
so gut wie nichts und in einigen wenigen Fällen werden wir nicht einmal durch
eine nachweisbare Herz- oder Nierenerkrankung gewarnt. Das Lungenödem
erscheint wie ein Blitz aus heiterem Himmel. Es ist ganz klar, daß diese hier
kurz erwähnten Arten des Lungenödems streng zu scheiden sind von den gewöhnlichen lang anhaltenden, nach und nach zunehmenden Fällen, wie wir sie
bei unkompensierten Herzfehlern finden.

Dem Kranken wurde ein Aderlaß von ½ Liter gemacht und er erhielt
0,002 Strychnin und 0,001 Digitalon subkutan. Darauf fiel der Puls auf 100
und Schweiß und Dyspnoe wurden geringer. Darauf punktierte man die linke
Brust und entleerte 1½ Liter Flüssigkeit. Hierauf sank der Puls auf 90. Nach
0,01 Morphium schlief der Patient ein, schlief fünf Stunden lang und erwachte
wesentlich gestärkt mit guter Gesichtsfarbe und kräftiger und regelmäßiger
Herztätigkeit.

Die aus der Brusthöhle entleerte Flüssigkeit hatte ein spezifisches Gewicht
von 1011, mit 2,7% Eiweiß, im Sediment 76% Leukozyten, 14% polynukleäre
Zellen und 10% Endothelzellen.

Zwei Tage später ging es ihm wieder schlechter. Darauf wurde die andere
Brusthälfte punktiert und 2 Liter Flüssigkeit abgezogen. Spezifisches Gewicht
wieder 1011, Albumen nur 1,2%, Lymphozyten 77%. Dann bekam der Kranke
jeden Morgen 15 g Magnesiumsulphat, ferner vor dem Mittag- und Abendbrot
4,0 g Wermut in wenig Wasser und viermal täglich 1,0 g Diuretin. Nach der
Punktion stieg die Urinmenge merklich an. Am 6. Juni verließ er das Krankenhaus wesentlich gebessert.

Diagnose: Herzschwäche, akutes Lungenödem.

Fall 155.

Eine alleinstehende 25 jährige Frau, eine Krankenpflegerin, kam am 2. Januar
1906 in das Krankenhaus. Am Tage vor der Aufnahme hatte sie Schmerzen in
der linken Seite. Sie war deshalb mehrere Male in der Nacht aufgewacht. Sie
kann auf dem Rücken und auf der linken Seite nur unbequem liegen, wogegen
Druck auf die linke Seite oder das Liegen auf der Seite die Schmerzen bessert.
Unter dem rechten Rippenbogen besteht vorn ein auf Druck außerordentlich
schmerzhafter Punkt.

Die Untersuchung zeigte Muskelspannung im rechten Hypochondrium mit
Druckschmerzhaftigkeit. Der Schmerz wurde aber außerdem beständig in der
linken Achselgegend an einem Punkte, der in gleicher Höhe wie die linke Brustwarze lag, angegeben. Im übrigen ist die Untersuchung einschließlich Blut
und Urin negativ. Die Temperatur schwankte zwischen 37,2 ⁰ und 38,4 ⁰. Die
Schmerzen wurden durch Morphium nicht gebessert und traten am Tage zwei-
oder dreimal auf, wobei jeder Anfall eine viertel bis halbe Stunde dauerte. Der
schmerzhafte Punkt im rechten oberen Quadranten wurde immer empfindlicher,
und die Muskulatur darüber stärker gespannt. Druck in dieser Gegend ließ
den Schmerz nach der linken Achsel zu ausstrahlen.

Ein Chirurg sah die Patientin täglich, ohne vor der Hand eine Operation anzuraten. Am vierten Tage des Aufenthaltes stieg die Zahl der weißen Zellen auf 14 000.

Besprechung: Diesen Fall teile ich hier mit, um den ungewöhnlichen Zusammenhang des Schmerzes mit einem von der Stelle der Veränderung weit entfernten Punkte durch ein Beispiel zu zeigen. Hier wie in vielen anderen Fällen erwiesen sich die Druckschmerzhaftigkeit und die Muskelspannung als ein besserer Führer als der Schmerz, und so ist es immer, wenn die beiden nicht miteinander übereinstimmen. Ein rhythmischer oder spasmodischer Charakter bei irgend einem Schmerz weisen gewöhnlich auf angestrengte vergebliche peristaltische Bewegung eines muskulären Hohlorganes hin. Ein solches Organ befindet sich aber nicht in der linken Achselgegend. Das naheliegende muskuläre Hohlorgan ist das Herz und im ganzen klinischen Bilde spricht nichts anderes dafür, den Schmerz mit dem Organ in Verbindung zu bringen. Die ansteigende Leukozytenzahl und das Fieber sind gleichfalls Tatsachen, die man gewöhnlich nicht bei Angina irgendwelcher Art findet.

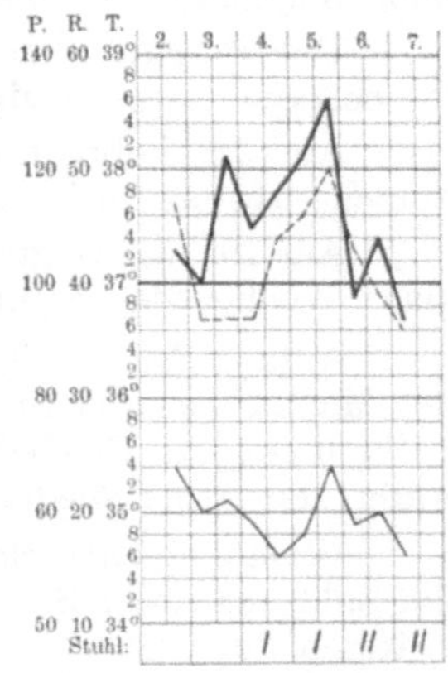

Abb. 53. Temperaturkurve zu Fall 155.

Verlauf: Nach drei Tagen wurde der Leib geöffnet und man fand eine stark ausgedehnte Gallenblase. Der Ductus cysticus war erweitert, um sich herum gedreht und durch einen großen Stein verschlossen. Drei andere Steine waren in der Gallenblase, die man in einem Zustande akuter Entzündung fand.

Diagnose: Gallensteine.

Fall 156.

Ein 25 jähriger schwedischer Maschinist kam am 8. Februar 1907 in das Krankenhaus. Vor fünf Wochen hatte er an einer Halsentzündung krank gelegen. Nach zwei Wochen begann er wieder zu arbeiten, klagte aber bald über Schmerzen in Füßen und Beinen, und einmal waren beide Knie rot und geschwollen. Vor zehn Tagen gab er die Arbeit auf und ging zu Bett, weil er Fieber und Kopfschmerzen hatte, appetitlos und schwach war. Seine Hauptklagen waren in der vergangenen Woche Schmerzen auf beiden Brustseiten, am schlimmsten vorn rechts. Die Beine waren nur etwas steif und die letzten Tage taten sie weh.

Die Untersuchung der Brust ergab in der Gegend der rechten Achselhöhle eine sehr leichte Dämpfung mit Verminderung des Atmungsgeräusches und einer Andeutung von Reiben. Das Herz war normal; es bestand weder Rötung noch Schwellung irgend eines Gelenkes, aber bei Bewegung schmerzte das rechte Knie etwas und außerdem bestand eine leichte Steifigkeit des Nackens. Leib negativ. Temperatur 38,8 °, Puls 120, Respiration 30. Hämoglobin 70%, Leukozyten 24 000, Urin normal.

Am 12. Februar fand man noch immer keine genauere Lokalisation der Infektion mit der Ausnahme, daß die Krankheitserscheinungen in der unteren Achselgegend leicht vermehrt waren. Der Patient machte einen entschieden kranken Eindruck. Die Zahl der Leukozyten war auf 25 400 gestiegen.

Am 14. zeigten sich Schmerzen und Anschwellung des ganzen rechten Schenkels, ohne daß Druckschmerzhaftigkeit bestand. Am sechsten Tage trat eine Schwellung des linken Fußes auf, und die Venen unterhalb des linken Knies waren deutlich ausgedehnt. Auch jetzt fand sich noch keine Druckschmerzhaftigkeit und keine weiteren Veränderungen in der rechten Brustseite.

Am 16. hatte die Schwellung des linken Schenkels bedeutend zugenommen, und über den geröteten strangförmigen Venen der linken Wade bestand Druckschmerzhaftigkeit. Die Zahl der weißen Blutkörperchen blieb dieselbe, wobei 88% polynukleäre Zellen waren.

Der Patient blieb bis zum 12. August, sechs Monate, im Krankenhaus. Es bestand etwas teigige Schwellung des rechten Fußes.

Am 24. Februar zeigte sich eine ausgesprochene Nephritis, die bis Juli anhielt, aber endlich verschwand.

Am 10. Mai zeigte sich auf der linken Seite eine Pleuritis, die im Verlaufe einer Woche wieder zurückging.

Anfang März zeigte sich Thrombose in beiden Armen, und in der Mitte des Monats bestand für eine Reihe von Tagen blutiger Auswurf, ohne daß sich dafür besondere Erscheinungen auf den Lungen nachweisen ließen. Am 1. April waren die Arme wieder normal und die Beine ebenso.

Allmählich entwickelte sich eine ausgesprochene Anämie, so daß am 13. April die Zahl der roten Blutkörperchen 2 725 000 mit 65% Hämoglobin betrug. Im späteren Juni zeigten sich auf dem Rücken des linken Fußes Purpuraflecke, die innerhalb weniger Tage verschwanden.

Besprechung: Da die Krankengeschichte dieses Falles mit einer Angina beginnt, paßt es hier gut, einige von den Krankheitserscheinungen zu betrachten, die die klinische Erfahrung der letzten 15 Jahre mit Halsentzündung zu vereinen pflegt. Obwohl die Mehrzahl der Fälle von Mandelentzündung von ihrem Ursprungspunkte nicht weiter als bis zu den Lymphdrüsen des Kieferwinkels fortschreitet, zeigt doch die ganze ausgesprochene Hinfälligkeit, welche der akuten Infektion besonders häufig folgt oder sie begleitet, die Wahrscheinlichkeit, daß die Krankheit selten wirklich lokalisiert bleibt. Es scheint außer jedem Zweifel zu sein, daß in vielen Fällen eine Infektion zuerst an den Tonsillen beginnt, bald darauf in dem einen oder anderen Gelenk, auf dem Endokard, in den Nieren oder in den serösen Höhlen sich zeigt. Das deutet darauf hin, daß in einer beträchtlichen Anzahl von Fällen Bakterien im Blut zirkulieren, obwohl man sie auf dem Wege der Blutkulturen noch nicht oft nachgewiesen hat.

Der eben beschriebene Fall wird dadurch hauptsächlich merkwürdig, daß er bei einem Patienten nacheinander die schwersten Komplikationen einer Mandelentzündung aufweist. Zuerst litt er an einer multiplen Gelenkentzündung und rechtsseitigen Pleuritis, dann folgen eine ganze Reihe von Infektionen der peripheren Venen, die zu multiplen Thromben führten. Darauf entwickelte sich eine Nephritis, wie ich sie oft bei Angina als das einzige Mittel des Körpers beobachtet habe, sich der schädlichen Eindringlinge zu entledigen. Die Lungenblutungen sind wahrscheinlich ebenso zu erklären, wie die Purpuraflecke, welche einige Tage später auftraten. Nur eine histologische Untersuchung könnte mit Sicherheit feststellen, ob diese Lungen- und Hautblutungen auf Embolien beruhen oder auf einer anderen Ursache. Die Entwickelung einer ausgesprochenen Anämie bei einer sechsmonatlichen Krankheit von der Schwere ist nicht wunderbar, besonders da chronische Sepsis allmählich eine Blutarmut hervorruft. Es bleibt aber sehr merkwürdig, daß das Herz anscheinend ohne jede Schädigung davonkam. Möglicherweise könnte man die vorübergehende Nackensteifigkeit als eine versteckte Infektion der Meningen (Meningismus) auffassen, da wir aus Erfahrung wissen, daß alle serösen Häute (Pleura, Perikard, Peritoneum, Meningen) in den Fällen allgemeiner Sepsis erkranken können.

Ein anderes merkwürdiges Ergebnis ist bei diesem Falle, daß der Kranke schließlich wieder völlig gesund wurde. Die Behandlung bestand hauptsächlich in guter Ernährung.

Diagnose: Sepsis mit Thrombosen.

Fall 157.

Ein 29 jähriger italienischer Arbeiter wurde am 18. März 1908 in das Krankenhaus aufgenommen. Die Familienanamnese war negativ, ebenso seine persönliche. Schädliche Gewohnheiten hatte er nicht.

Vor vier Wochen begannen Schmerzen in der linken Brustseite, besonders in der unteren Achselgegend, die begleitet und erschwert wurden durch Husten oder durch tiefes Einatmen. Bei Anstrengung bestand eine leichte Dyspnoe. Seit drei Tagen fühlte er sich kalt und fiebrig, besonders zur Nachtzeit; im Urin hat er nichts Bemerkenswertes wahrgenommen und hatte auch außer den oben erwähnten keine anderen Schmerzen.

Bei der Untersuchung zeigte sich das Herz normal. Die rechte Brustseite bewegte sich besser als die linke, und es fand sich eine leichte Dämpfung an der rechten Lungenspitze bis herunter zur zweiten Rippe mit bronchovesikulärem Atmen und vermehrtem Stimmfremitus. An der Basis der Lunge in der linken Axillarlinie bestand eine Dämpfung unterhalb der sechsten Rippe. Der Pektoralfremitus fehlte, Stimm- und Atmungsgeräusch waren vermindert. Über der Dämpfungszone fanden sich verstreut wenige feine Rasselgeräusche, die man bis zur Höhe der zweiten Rippe wahrnehmen konnte. Im Rücken reichte die Dämpfung bis zum unteren Schulterblattwinkel in die Höhe. Hinten waren über der ganzen linken Lunge der Pektoralfremitus herabgesetzt oder fehlend, und gleicherweise unterhalb des Schulterblattwinkels die Stimm- und Atmungsgeräusche. An der entgegengesetzten Seite wurde ein paravertebrales Dreieck herausperkutiert. Das Abdomen war im allgemeinen gespannt und zeigte an den Seiten leichte Dämpfung, die sich aber bei Lagewechsel nicht veränderte. Während der nächsten zehn Tage schwankte die Temperatur zwischen 37,2 ° bis 38,4 °, Puls 70—80, Atmung 20—25. Der Urin betrug 1200—1500 in 24 Stunden, wobei eine leichte Spur Albumen, eine mäßige Menge von Eiter, zahlreiche hyaline und granulierte Zylinder, darunter Blut- und Fett-Zylinder vorhanden waren. Die Zahl der Leukozyten betrug 6700, Hämoglobin 75%.

Am 22. März hatte die Dämpfung an der Brust etwas abgenommen und das Rauchfußsche Dreieck war nicht mehr deutlich. Die Dämpfung auf der linken Seite schien in der Axillarlinie höher hinaufzusteigen als in der Nähe der Wirbelsäule. Jetzt fühlte man einen großen Tumor in der linken Flanke, konnte ihn aber wegen der Spannung des ganzen Leibes nicht deutlich umgrenzen, auch nicht bei der Untersuchung im warmen Bade.

Am 24. März ergab die Röntgenuntersuchung einen großen Stein in der linken Niere.

Am 27. März hatte sich die Dämpfungszone in der linken Brust nicht verändert, aber es bestanden grobe feuchte Rasselgeräusche links hinten unten und an der Seite. Der Urin enthielt noch immer eine geringe Menge von Eiter. Die Kystoskopie zeigte, daß der Eiter aus dem linken Ureter kam, während der rechte normalen Urin entleerte.

Besprechung: Die Zeichen an der Lungenbasis in der linken Axilla und am Rücken scheinen für eine lokalisierte Pleuritis mit oder ohne einen kleinen Erguß zu sprechen. Im Hinblick auf die weitere Entwickelung des Falles glaube ich aber, daß das paravertebrale Dreieck nur herausperkutiert wurde, weil man etwas finden wollte. Selbst in den ersten Tagen der Beobachtung hatte jeder,

der den Patienten sah, den Eindruck, daß dieser Pleuraerguß nicht genügte, um das ausgesprochene Fieber und die allgemeinen Symptome zu erklären. Wir alle dachten daran, daß noch etwas anderes dahinter stecken müsse.

Die erste Bestätigung erhielt unsere Vermutung durch den Eiterbefund im Urin. Daraufhin wurde die Nierengegend noch sorgfältiger untersucht, wobei der Tumor in der linken Flanke ans Licht kam.

Wenn ich jetzt die Krankengeschichte durchgehe, so ist es spaßhaft, zu sehen, wie schnell von da an die Symptome seitens der Lunge in den Hintergrund traten und im klinischen Bilde die Niere in den Vordergrund kam. Wie weit dies dem wirklichen Verlauf der Krankheit entspricht oder auf die Psychologie des behandelnden Arztes zurückzuführen ist, läßt sich nur schwer sagen.

Verlauf: Am 28. März zeigte die Operation eine große Niere, die mit dickem Eiter angefüllt und mit dem Zwerchfell und anderen umgebenden Geweben verwachsen war. Einen Stein fand man nicht, aber nahe der Oberfläche der Niere fand sich eine eingelagerte Kalkplatte. Über das Ergebnis der histologischen Untersuchung findet sich nichts berichtet.

Der Patient machte ein gute Heilung durch.

Diagnose: Eiterniere (Tuberkulose?).

Fall 158.

Eine 40jährige Frau suchte das Krankenhaus am 13. Februar 1908 auf. Sie hat vor drei Jahren Typhus durchgemacht und wurde vor sieben Jahren wegen einer Extrauterinschwangerschaft operiert. Im übrigen war sie nie krank, aber sie hat im vergangenen Winter öfters Schnupfen gehabt.

Vor sechs Wochen klagte sie über Schmerzen in der linken Brustseite. Vor vier Wochen mußte sie ihre Arbeit aufgeben, weil sie stets unmittelbar nach dem Essen brechen mußte. Das Erbrochene enthielt selten Nahrung, gewöhnlich war es grünlich verfärbt. Es bestand andauernd Schmerzhaftigkeit im Epigastrium und ziemlich heftige Schmerzen im linken Arm und auf der linken Seite; seit mehreren Wochen hat sie fast gar keine feste Nahrung zu sich genommen. Es bestand beträchtliche Atemnot und Herzklopfen, außerdem ein Gewichtsverlust von 26 Pfd. Zweimal hatte sie des Nachts mehrere Stunden anhaltend Schüttelfrost. Sie gab zu, gelegentlich Alkohol zu sich zu nehmen, und man merkte das auch bei der Aufnahme an ihrem Geruch. Des Nachts mußte sie hin und wieder wiederholt Urin lassen.

Die Untersuchung verlief mit Ausnahme einer beträchtlichen Druckschmerzhaftigkeit im Epigastrium und einer mäßigen Vergrößerung der Achseldrüsen in beiden Seiten völlig ergebnislos. Blutdruck 155 mm Hg.

Besprechung: Auf S. 608 dieses Buches habe ich auf einen Fall hingewiesen, den man als Neurasthenie diagnostiziert und behandelt hatte, und der kurz nachher starb, wobei sich ein Krebs der Pleura fand. In dem Falle waren die Symptome ähnlich den oben beschriebenen und die Erinnerung an den damals gemachten Fehler führte mich dazu, besondere Vorsicht bei der Diagnose angeblich neurasthenischer Schmerzen in einer Brustseite zu üben. Das Vorhandensein vergrößerter Drüsen würde mit einer bösartigen Brusterkrankung vollkommen übereinstimmen, und ist oft unser Hauptführer bei der Auffindung einer solchen Krankheit. Die Bedeutung der Drüsenschwellung wird aber dadurch abgeschwächt, daß sie sich beiderseits findet. Drüsenveränderungen als Folge bösartiger Geschwülste sind gewöhnlich einseitig. Im vorliegenden Falle gab ich mir alle Mühe, Zeichen eines malignen Tumors zu finden, hatte aber damit keinen Erfolg.

Durch den negativen Ausfall der Untersuchung einschließlich der Temperatur konnten wir auch eine Pleuritis ausschließen. Die Ausdehnung der Schmerzen nach dem linken Arm, das Vorhandensein von Atemnot und Herzklopfen und endlich das Alter der Kranken würde völlig mit der Annahme einer Angina pectoris übereinstimmen. Dagegen spricht aber das Fehlen jeglicher Beziehung der Schmerzen zu Anstrengung als Schmerzursache, die lange Dauer und der mäßige Grad des Leidens sowie der niedrige Blutdruck.

Nachdem man diese und alle anderen Möglichkeiten ausgeschlossen hatte, an die man noch denken konnte, schien die Diagnose einer Neurose, als die beste und es empfahl sich, daraufhin die Behandlung einzuleiten.

Ich erkläre mir den Schmerz in der linken Axilla als Folge der häufigsten aller Ursachen für derartige Beschwerden, nämlich Blähungen. Wenn der Magen durch verschluckte atmosphärische Luft oder durch Gase als Folge der Magengärung ausgedehnt wird, nimmt die Magenblase, die man bei der Durchleuchtung gewöhnlich in der Nähe der Cardia findet, beträchtliche Ausdehnung an, reicht hinauf bis in die Achselgegend und verursacht häufig sehr starke Beschwerden. Der Patient glaubt gewöhnlich an eine Herzkrankheit. Dadurch wird die Nervosität vermehrt und infolge der Nervosität die Blähung. Der Circulus vitiosus ist dann in schönster Ordnung.

Verlauf: Die Patientin wurde ins Bett gebracht, auf flüssige und breiige Nahrung gesetzt und bekam die beiden nächsten Tage Paraldehyd. Innerhalb zweier Tage ließ das Erbrechen nach und sie fühlte sich viel besser. Sie hatte offenbar hart und schwer zu arbeiten und machte einen neurasthenischen Eindruck, zeigte bei dem leichtesten unerwarteten Geräusch starkes Zucken. Am 20. Februar konnte sie ihre Arbeit wieder aufnehmen.

Diagnose: Neurose.

Fall 159.

Ein griechischer Kellner mit negativer Familienanamnese ließ sich am 13. November 1907 in das Krankenhaus aufnehmen. Er gab an, daß es ihm schon die letzten vier Monate nicht recht gut ging, hatte aber bis vor drei Wochen keine bestimmten Beschwerden. Dann zeigten sich in der Brust vorn und an der linken Seite heftige Schmerzen mit sehr störendem Husten, aber ohne Auswurf. Wenn er ausgestreckt dalag, ging es ihm ziemlich gut, und er hatte über keine Atemnot zu klagen. Er fröstelte, fühlte sich fiebrig und litt viel unter Schwindel und starken Kopfschmerzen. In den letzten drei Wochen hat er 20 Pfd. an Gewicht abgenommen.

Bei der Aufnahme konnte der Patient wegen seiner Atemnot nicht liegen. Der Herzspitzenstoß war weder zu sehen noch zu fühlen. Die Herzdämpfungszone, wie sie in der Abbildung genau dargestellt ist, hatte eine totale Breite von 28 cm; der linke Rand lag im fünften Interkostalraum 18 cm links von der Mittellinie. Vorn oben rechts bestand über der Dämpfungszone bronchiales Atmen, und links hinten in der Nähe des Schulterblattwinkels fanden sich alle Symptome einer Lungeninfiltration. Das Abdomen war überall mit Ausnahme der Nabelgegend und der linken Flanke gedämpft. Die Temperatur zeigte während des ganzen Aufenthaltes im Krankenhause, der drei Monate betrug, unregelmäßige Erhöhungen (siehe Abb. 54).

Das Blut enthielt 9900 weiße Blutkörperchen und 90% Hämoglobin. Urin frei von Veränderungen. Am 15. ließ sich ein Pulsus paradoxus nachweisen.

Besprechung: Wenn wir die Angabe eines hin und hergehenden Reibegeräusches an dem Punkte, wie ihn die Abbildung zeigt, als sicher annehmen, bleibt kein Zweifel an der Diagnose einer Perikarditis. Es bleibt nur noch zu

entscheiden, ob ein perikarditisches Exsudat vorhanden ist, und welche anderen
Störungen die Perikarditis noch komplizieren.

Die Differentialdiagnose zwischen einem perikarditischen Erguß und
Herzdilatation ist anerkannterweise sehr schwer, oft unmöglich. Im vorliegenden

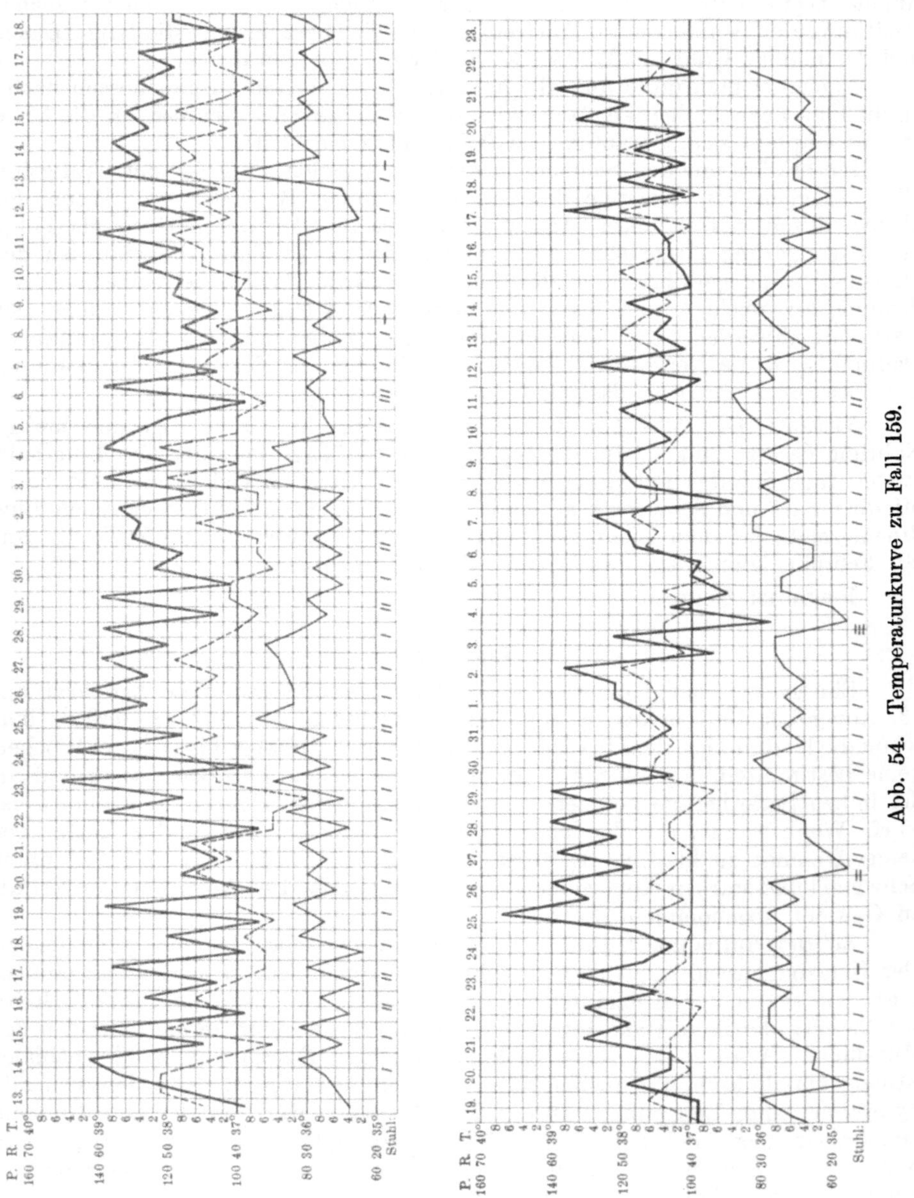

Abb. 54. Temperaturkurve zu Fall 159.

Falle haben wir keinen vernünftigen Grund für die Annahme einer Herzerweiterung, keine Klappenveränderung, Arterienverkalkung, keinen Kropf oder
chronische Nephritis, nicht die Anamnese starken Biertrinkens. Die Dämpfungszone links hinten ist aller Wahrscheinlichkeit nach auf den Druck zurückzuführen, den ein Perikardial-Exsudat auf die Lunge ausübt, auf einen pleuritischen

Erguß oder ein stark vergrößertes Herz. Die letztere Möglichkeit wird in den Lehrbüchern selten erwähnt, aber ich habe mich durch Beobachtung am Sektionstisch davon überzeugt, daß sehr stark vergrößerte Herzen bei andauernder Rückenlage des Patienten die linke Lunge so komprimieren, daß es zu einer Atelektase oder zu einer pseudopneumonischen Infiltration der Lunge kommt, ganz ähnlich, wie bei einem Perikardialexsudat. In diesem Falle nimmt man oft irrtümlich eine richtige Pneumonie an. Die klinische Erfahrung hat ergeben, daß wir in Fällen von starker Herzvergrößerung mit oder ohne Herzbeutelwassersucht, in denen wir eine Dämpfung in der Nähe des Schulterblattwinkels nachweisen, in der großen Mehrzahl der Fälle diese Veränderung auf den Druck zurückzuführen haben, den die Lunge durch das Herz, durch einen Herzbeutel- oder Pleura-Erguß erleidet, nicht aber auf eine Infiltration der Lunge selbst.

Das Vorhandensein andauernden hohen Fiebers und das Fehlen jeglicher Ursache für eine Herzdilatation leiten zu der Annahme eines Herzbeutelergusses.

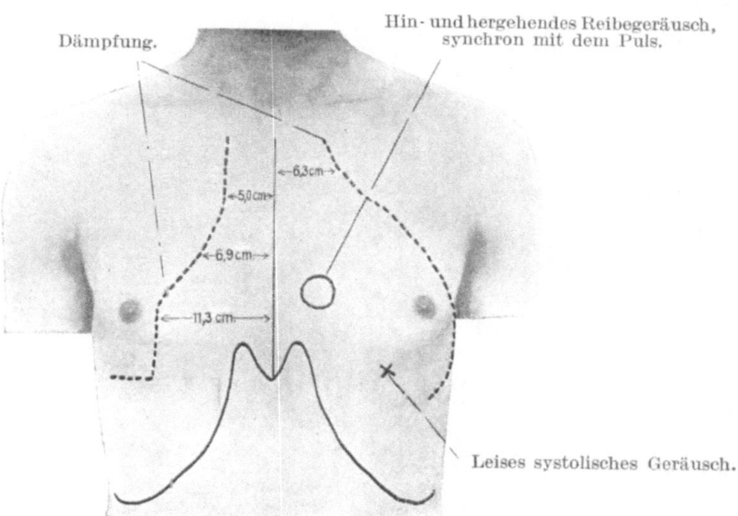

Abb. 55. Grenzen der Herzdämpfung in Fall 159.

Die lange Dauer der Krankheit, während der sich eine merkliche Besserung nicht zeigt, spricht für tuberkulösen Ursprung. Die ausgedehnte Dämpfung im Leibe beruht aller Wahrscheinlichkeit nach auf Aszites, entweder als Folge einer tuberkulösen Peritonitis oder Stauung. Besonders bei den Fällen von chronischer Perikarditis, die zu einer vollständigen Obliteration des Perikardialsackes geführt haben, pflegt sich ein starker Aszites anzuhäufen, aber in unserem Falle hat die Entzündung wohl nicht lange genug gedauert, um zu diesem Ergebnis zu führen.

Eine weitere Förderung unserer Kenntnis über die Natur der Flüssigkeit in der Bauchhöhle könnten wir durch Punktion erlangen, denn eine hydropische Flüssigkeit wird ein anderes spezifisches Gewicht zeigen, als eine tuberkulöse.

Verlauf: Die linke Lunge zeigte andauernd die gleiche Dämpfung, wie sie oben beschrieben wurde. Das Sputum wurde zwölfmal mit negativem Erfolge nach Tuberkelbazillen untersucht. Über beide Lungen verbreitet bestand geringe Schallverkürzung und Bronchialatmen. Im Februar stieg die Temperatur und erreichte 39,5 ° bis 40 °, gewöhnlich aber 38,9 °.

Er starb am 4. Juni 1908; keine Autopsie.

Diagnose: Perikarditis.

Fall 160.

Ein 46jähriger Nachtwächter kam am 24. August 1906 zur Aufnahme ins Krankenhaus. Bis vor 11 Monaten war er ein starker Trinker. Vor 20 Jahren hatte er Syphilis. Seit über zwei Jahren klagt er über einen trockenen Husten ohne Auswurf mit Nachtschweiß und Schmerzen in der linken Brustseite. Allmählich ist eine immer stärker werdende Atemnot aufgetreten, besonders bei Beschäftigung, aber er kann ruhig liegen und fühlt sich bei rechter Seitenlage am wohlsten.

Die letzten zehn Monate hatte er Schmerzen im oberen Teile der linken Brustseite und Anfälle von heftigem Husten; zeitweise verliert er für einige Stunden die Stimme, aber niemals war er beständig heiser. Nitroglyzerin brachte eine beträchtliche Erleichterung; aber er hat doch den ganzen Sommer über geröchelt und gekeucht, besonders während der letzten vier Tage. Der Schlaf ist schlecht, er hat an Gewicht abgenommen und klagt über Appetitlosigkeit.

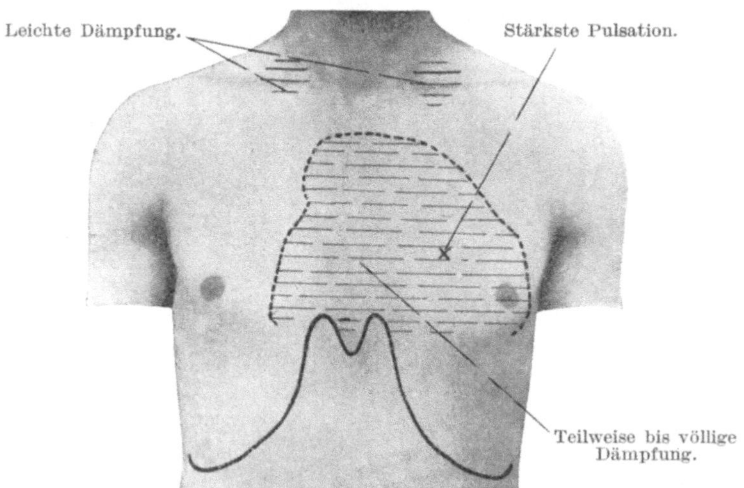

Abb. 56. Untersuchungsergebnis bei einem Patienten, der über Dypnoe, Husten, Abmagerung, Nachtschweiße und Brustschmerzen klagte (Fall 160).

Der Herzspitzenstoß liegt im fünften Interkostalraum $1\frac{1}{2}$ cm außerhalb der Brustwarze; der rechte Rand der Herzdämpfung liegt im vierten Interkostalraum 5 cm außerhalb des rechten Sternalrandes. In der Gegend, die in der beigegebenen Abbildung zu sehen ist, besteht über der linken Brustseite eine ausgesprochene Vorwölbung und beträchtliche Pulsation im dritten und vierten linken Interkostalraum. Die Venen des Nackens und der Arme sind angeschwollen. Man hört über beiden Lungen laute keuchende und pfeifende Geräusche.

Im übrigen verläuft die Untersuchung von Herz, Blut und Urin negativ (Abb. 56).

Besprechung: Hätte man den Patienten sorgfältig untersucht und über den Fall nachgedacht, so wäre der einzige Zweifel in der Diagnose die Frage gewesen, ob es sich um ein Aneurysma oder um einen bösartigen Tumor der Brustorgane handelt. Beim Fehlen einer solchen Untersuchung habe ich aber einmal gesehen, daß ein Fall, der dem beschriebenen sehr ähnelte, monatelang als Schwindsucht behandelt wurde, weil man den Husten, die Nachtschweiße, die Abmagerung und die Brustschmerzen als hinreichenden Beweis einer Phthise ansah.

In einem anderen Falle führte das Giemen und Pfeifen zur Diagnose eines Bronchialasthmas, und darauf hatte man alle möglichen Arten von Behandlung gegründet. Wenn wir nun zu dem einzigen diagnostischen Problem zurückkehren, das hier in Frage kommen könnte (Aneurysma oder maligner Brusttumor), so möchte ich zunächst sagen, daß in einer beträchtlichen Anzahl von Fällen, bei denen sich diese Frage erhoben hatte, meines Wissens stets der Verlauf ein Aneurysma zeigte. Bei diesem Patienten sprechen die syphilitische Anamnese, das Fehlen jeglicher Drüsenschwellung und die langsame Entwickelung der Symptome, die offenbar schon seit mindestens zwei Jahren dauern, völlig für Aneurysma. Gewichtsverlust ist absolut charakteristisch und kommt, wie ich früher schon einmal gezeigt habe [1]), in der übergroßen Zahl aller Fälle vor. Ich hebe diesen Punkt besonders deshalb hervor, weil es mir mehrere Male vorgekommen ist, daß bei der Besprechung der Differentialdiagnose die Abmagerung als Grund gegen Aneurysma und für bösartigen Tumor angeführt wurde.

Verlauf: Die Röntgendurchleuchtung zeigte einen großen Schatten, der der Dämpfungszone entsprach. Die Maße schienen in den nächsten Tagen an Größe zuzunehmen und dann wieder abzuschwellen, wobei die Pulsation von Zeit zu Zeit an Heftigkeit und Ausdehnung schwankte. Es bestanden zwei besonders hervortretende Punkte, der eine über der Herzgegend und einer darüber unterhalb des Schlüsselbeins. Ein Sarkom der Brustwand war ernstlich in Betracht gezogen worden.

Der Kranke starb am 16. September. Die Autopsie zeigte ein Aneurysma des obersten Teiles der Aorta; Ruptur in das Perikard. Kompressionsatrophie und Bronchopneumonie der linken Lunge. Das Aneurysma enthielt ein sehr dickes Gerinnsel vor und über dem Herzen.

Diagnose: Aortenaneurysma.

Fall 161.

Im März 1898 kam eine 33jährige Hausfrau mit Lungenblutungen, die man auf eine Phthise zurückführte, in das Krankenhaus. Bei der Untersuchung fand sich die Lunge völlig frei. Im Oktober 1898 stand sie wiederum wegen Pleuritis mit Erguß und einer Analfistel in Behandlung. Im Jahre 1896 war sie nervös zusammengebrochen und seit dieser Zeit sehr reizbar und auf sich selbst bedacht. Im April 1899 klagte sie zuerst über Schmerzen in der rechten Brustseite, die bei Husten und Lachen viel heftiger wurden.

Der Urin enthielt eine Spur von Gallenfarbstoff und ziemlich viele Leukozyten; im übrigen war er negativ und ebenso Temperatur, Blut, Puls und Atmung.

Die Untersuchung am 23. April verlief negativ mit Ausnahme eines Fleckes rechts hinten in der Nähe des Skapularwinkels, wo eine leichte Dämpfung, sowie Verminderung des Stimmfremitus, der Atmung und des Pektoralfremitus bestand.

Besprechung: Lungenblutung irgend welcher Menge, 30 ccm oder mehr, heißt in 999 von 1000 Fällen Lungentuberkulose, wenn eine Erkrankung des Herzens und der Aorta ausgeschlossen werden kann, wie dies in den meisten Fällen leicht geschieht. Die üblichen Ursachen für Blutungen (Erkrankungen des Halses, vikariierende Menstruation, hämorrhagische Diathese) haben praktisch keine Bedeutung, d. h. gewöhnlich fallen sie einem völlig in die Augen, wie bei Purpura haemorrhagica oder sind ganz mystisch, wie vikariierende Menstruation. Lungenblutungen wegen Distomiasis kommen wohl in Japan vor, aber nicht bei uns. Die Tatsache, daß sich bei der Lungenuntersuchung keine Veränderungen nach

---

[1]) Journ. Amer. Med. Assoc. 17. März 1906.

einer auf Tuberkulose beruhenden Hämoptyse ergeben, entspricht völlig der Regel, wenn die Lungenblutung das erste Zeichen der Krankheit ist. Wir finden ganz gewöhnlich die ersten Krankheitszeichen erst einige Monate später; in vielen Fällen finden wir sie überhaupt nicht, und erst bei der Autopsie können wir die Tuberkulose nachweisen. All das bezieht sich aber auf ein Ereignis, das schon über ein Jahr zurückliegt. Können wir nicht annehmen, daß ihr ganzes gegenwärtiges Leiden mit ihrem nervösen Zustande zusammenhängt und auf Gewohnheitsschmerzen beruht? Dagegen spricht die Tatsache, daß sie kürzlich eine Pleuritis mit Erguß und eine Analfistel durchgemacht hat, zwei Erkrankungen, die praktisch in jedem Falle tuberkulöser Natur sind. Wenn wir diese Störungen im Auge behalten, so müssen wir natürlich annehmen, daß die gegenwärtigen Schmerzen in irgend einer Weise mit ihrer alten Pleuritis zusammenhängen, von der sich noch einiges an der rechten Basis nachweisen läßt.

Es bestehen aber auch noch zwei andere Möglichkeiten, die wir vorerst kurz betrachten müssen. Der Urin enthält Gallenfarbstoff; das lenkt unsere Aufmerksamkeit auf die Leber, und eine Vergrößerung der Leber nach oben könnte alle die Zeichen hervorrufen, wie sie hier vorliegen, Erscheinungen, die, wenn man sie als Pleuritis auffaßt, entweder auf einen geringen Erguss oder auf eine ausgesprochene Pleuraverdickung zurückzuführen sind. Ich habe gesehen, daß Leberabszesse alle diese Symptome hervorriefen, so daß man sie irrtümlich für ein Empyem hielt. Gegen die Möglichkeit einer Lebererkrankung läßt sich nicht viel sagen, da unsere Untersuchungsmethoden gerade bei Lebererkrankungen so unzureichend sind. Wir können aber hervorheben, daß keine Lebervergrößerung nach abwärts zu bestehen scheint, daß kein Ikterus der Haut oder der Konjunktiven besteht, noch auch eine der üblichen Ursachen für Zirrhose, Leberabszeß, Stauungsleber, amyloide oder fettige Entartung, keine Veränderung an der Milz, den Drüsen oder dem Blute, die an Leukämie oder Hodgkinsche Krankheit denken lassen. Das ist das beste, womit wir Lebererkrankungen ausschließen können. Hätten dieselben Erscheinungen im Rücken im Verlaufe einer Appendizitis, einer Amöbendysenterie oder Cholelithiasis bestanden, so hätte die ganze Sachlage eher für einen Leberabszeß gesprochen.

Ich stellte einmal die Diagnose auf einen eitrigen Pleuraerguß in einem Falle, der dem unseren sehr ähnelte. $3\frac{1}{2}$ cm unterhalb des Schulterblattwinkels machte ich eine Probepunktion, bekam Eiter und überwies den Fall sofort dem Chirurgen zur weiteren Behandlung; er legte die Pleura frei, fand sie feucht und unverändert und verzieh mir großmütig nicht ohne einige entmutigende Worte über die Kunst der Diagnostik.

Die weitere Untersuchung zeigte, daß das Zwerchfell bis nahe an den Schulterblattwinkel herausgedrängt war und daß durch die emporgewölbte Oberfläche Fluktuation gefühlt werden konnte. Eine zweite Punktion zwölf Tage später, nachdem das Rippenfell ohne Infektion ausgeheilt war, entleerte einen Liter Eiter aus der Nierengegend. Seit der Zeit erinnere ich mich stets an die Möglichkeit eines perinephritischen oder subphrenischen Abszesses, wenn es sich um Dinge handelt, die beim ersten Blick an einen Erguß (serös oder eitrig) an der rechten Lungenbasis erinnern. Das Vorhandensein von Leukozyten im Urin macht in diesem Falle die Betrachtung der Niere noch notwendiger, aber wir müssen erst sicher stellen, daß die Leukozyten auch wirklich aus dem Harnkanal stammen, indem wir eine durch den Katheter gewonnene Urinprobe untersuchen. Nachdem dies geschehen, zeigte das Urinsediment nicht länger Leukozyten, und da andere Tatsachen nicht auf die Niere hinwiesen, kam ich zu meiner ersten Idee zurück, einer Pleuritis an der rechten Lungenbasis.

Dieser Fall ist einer von den vielen, die die lange Dauer der Schmerzen und physikalische Erscheinungen nach dem Ausheilen eines Pleuraergusses erweisen. Vielleicht in der Mehrzahl der Fälle dauern sie wenig mehr oder kürzer als ein Jahr.

Verlauf: Die Schmerzen blieben meist auf den Rücken beschränkt und erreichten während des fünftägigen Aufenthaltes im Krankenhause nicht die Seite, verschwanden aber bald unter Ruhe, guter Ernährung und Hautreizen.

Diagnose: Alte Pleuritis.

Fall 162.

Eine 23jährige Maschinenschreiberin verlor ihre Mutter und einen ihrer Brüder an Lungenschwindsucht. Vor $2\frac{1}{2}$ Jahren hütete sie wegen Schmerzen in der linken Achselgegend mehrere Wochen lang das Bett. Der ganze Anfall dauerte drei Monate.

Letzthin merkt sie, wenn sie sich nervös fühlt, Schmerzen in der linken Seite, die einige Minuten sehr heftig sind und noch zwei bis drei Tage darauf Unbehagen zurücklassen. Manchmal bringt körperliche Bewegung Erleichterung. Husten oder Schwitzen vermehrt die Schmerzen nicht. Vor fünf Monaten nahmen die Beschwerden zu. Seit sechs Wochen kann sie fast nicht mehr schlafen und muß oft aufstehen. Das Gewicht sank von 132 auf 108 Pfund. Der Schmerz besteht hauptsächlich in der linken Seite, aber auf der linken Brustseite besteht außerdem ein beständiges Druckgefühl mit gelegentlich auftretenden scharfen Schmerzen; zur Nachtzeit sind die Klagen größer. Sie hat ziemlich viel unter schlechter Verdauung und Verstopfung zu leiden.

Untersuchung: Herzspitzenstoß im fünften Interkostalraum in der Mamillarlinie. Neben dem ersten Ton hört man ein systolisches Geräusch, am stärksten an der Spitze, aber auch in der ganzen Herz- und Achselgegend. Der zweite Pulmonalton ist etwas lauter, als der zweite Aortenton.

Es finden sich druckschmerzhafte Punkte in der Nähe des unteren Skapularrandes, in der hinteren Axillarlinie im fünften, sechsten und siebenten Interkostalraum und von der vierten bis achten Rippe entlang dem Sternalrand. Sensibilität normal.

Besprechung: Im Hinblick auf die Lage der Schmerzen und die Familienanamnese, die auf eine Tuberkulose hinweist, wäre es falsch, in diesem Falle nicht an eine Pleuritis zu denken. Aber die Untersuchung konnte sie nicht sicher feststellen, und ohne Beweise soll man keine Diagnose stellen.

Ein Schmerz, der auf Dyspepsie und Blähungen beruht, würde kaum so anhaltend sein, und das gleiche Charakteristikum schließt auch beide Arten von Angina pectoris aus. Muskelschmerzen (Pleurodynie) würde bei körperlicher Bewegung eher schlimmer werden, als nachlassen. Für lokale Erkrankungen der Brustwand fehlen alle Beweise.

Interkostalneuralgien sind durch Schmerzen, die den hier beschriebenen völlig ähneln, charakterisiert und ganz besonders durch Druckpunkte, die etwa den hier gefundenen entsprechen. Ich halte die Interkostalneuralgie für eine seltene Erkrankung, obwohl die Diagnose so oft gestellt wird. Mit Interkostalneuralgie meint man gewöhnlich den sogenannten primären Typus, der nichts mit irgend einer Druckursache, wie Aneurysma oder Spondylitis zu tun hat. Druckschmerzen dieser Art sind natürlich durchaus nicht selten. Aber eine primäre Interkostalneuralgie, die nicht von Herpes begleitet wird, und für die wir keine Ursachen finden, ist meiner Meinung nach geradezu selten. Die Diagnose ist darum, wie alle Diagnosen einer „primären" oder dunklen Störung eine von denen, mit denen wir nie recht zufrieden sind und die wir nur dann dulden, wenn wir unser Bestes getan haben, durch sorgfältigste Untersuchung und genaue Überlegung alle anderen bekannten Möglichkeiten auszuschließen. In dem vorliegenden Falle würde ich z. B. mich nicht eher zufriedengestellt haben, bis eine Erkrankung der Wirbelsäule so weit als möglich ausgeschlossen gewesen wäre.

Verlauf: Die Schmerzen verschwanden allmählich im Verlaufe von sechs Wochen. Man versuchte die verschiedensten Behandlungsarten, aber keine von ihnen hatte irgendwelche günstige Wirkung.

Diagnose: Interkostalneuralgie.

Fall 163.

Ein irischer Kutscher im Alter von 28 Jahren, der viel Schnaps trank, merkte seit etwa einer Woche Schmerzen in der unteren rechten Axillargegend. Einige Male kamen sie zugleich mit Erbrechen und leichtem Husten. Auf einen Unfall kann er sich nicht erinnern. Familien- und persönliche Anamnese gut.

Die Untersuchung verlief negativ mit Ausnahme einer rundlichen Schwellung von etwa 15 cm Durchmesser nahe dem rechten Rippenrande in der Axillarlinie. Die Schwellung ist braun und zeigt im Zentrum eine leicht fluktuierende, eingesunkene Stelle.

Besprechung: In diesem Falle scheint alles dafür zu sprechen, daß Schmerz und Tumor miteinander zusammenhängen. Es bleibt also nur die Frage, was ist die Natur des Tumors?

Die häufigsten Ursachen sind septische Osteomyelitis oder tuberkulöse Osteomyelitis einer Rippe. Der Patient hätte ja in einem seiner Alkoholexzesse, ohne es zu merken, sich eine oder mehrere Rippen brechen können, aber die Kallusbildung, die sich eingestellt hätte, hätte nie zu einer Masse geführt, wie wir sie hier beschrieben haben.

Ein Lipom oder ein Empyema necessitatis würde keine braune Oberfläche erzeugen; beide wären, wenn sie überhaupt fluktuieren, über und über fluktuierend. Bösartige Tumoren der Brustwand zeigen sich nicht oft an dem beschriebenen Punkte. Aktinomykose kann man nicht ausschließen, aber es ist eine seltene Erkrankung, und man müßte erst die häufigeren Ursachen einer Schädigung dieser Gegend ins Auge fassen.

Ohne eine Inzision kommt man in der Diagnose nicht weiter.

Verlauf: Durch Inzision entleerte man 60 ccm Eiter und fand eine Höhlung, die zu einer Rippe hinführte. Daselbst zeigte sich bei der Sondierung rauher Knochen. Zeichen für Aktinomykose fanden sich nicht. Der Patient schien sehr geschwächt.

Diagnose: Rippentuberkulose.

Fall 164.

Ein 28 jähriges beschäftigungsloses Mädchen kam am 15. Januar 1908 ins Krankenhaus. Neun Monate vorher erkältete sie sich beim Tanzen und hatte eine Woche später Schmerzen in der linken Brustseite. Seither hatte sie beständig Schmerzen, zeitweise schlimmer, am ärgsten nach dem Essen. Atmung oder Bewegung hatten darauf keinen Einfluß. Der Appetit ist gut, aber sie klagt über Aufblähung des Magens mit Gas und lebt seit einer Reihe von Monaten von einer Diät, die Fleisch, Eier, Süßigkeiten, Salz und grobe Nahrungsmittel ausschließt. Sie hat niemals erbrochen. Der Stuhl ist angehalten, und bei Bewegung hat sie auffallende Atemnot. Vor einem Jahre wog sie 150 Pfund, glaubt aber an Gewicht abgenommen zu haben.

Die Untersuchung zeigt ein ziemlich fettes Mädchen von 149½ Pfund. Über der ganzen Herzgegend hört man ein schwaches systolisches Geräusch, das aber nirgendshin weitergeleitet wird. Der Herzspitzenstoß ist weder zu sehen, noch zu fühlen. Der obere Dämpfungsrand liegt im fünften Interkostalraum in der Mamillarlinie. Der zweite Aortenton ist lauter, als der Pulmonalton. Im übrigen verläuft die Untersuchung negativ, einschließlich Blut und Urin.

Besprechung: Der einzige objektive Befund ist bei der Untersuchung das Herzgeräusch und die Akzentuation des zweiten Aortentones. Beide Befunde genügen aber weder allein, noch in Verbindung miteinander, um irgendwelche Krankheit sicherzustellen.

Nach der Anamnese hat sie sehr schlecht gelebt und nach der Untersuchung erscheint sie fett. Vielleicht hat sie versucht, ihr Gewicht herabzusetzen, das vor sechs Monaten vielleicht noch größer war. Beim Fehlen jeglicher lokalen Ursache für die Schmerzen denkt man natürlich an Neurasthenie, besonders wenn die Ernährung so unzureichend ist. Aber wir finden keine Druckpunkte, die den Nervenaustritten entsprechen, während die Tatsache, daß die Schmerzen nach dem Essen schlimmer werden, für Neurasthenie ganz uncharakteristisch ist. Wenn auch die Diagnose nicht positiv ausgeschlossen werden kann, bleibt sie doch unwahrscheinlich. Muskelschmerzen (Pleurodynie) sollten von Bewegung mehr und von der Nahrungsaufnahme weniger beeinflußt werden.

Im Hinblick auf diese Tatsachen und auf das Fehlen jeglicher offenbarer Verbindung zwischen dem Herzgeräusch und den Schmerzen scheint es angebracht, sie auf eine Verdauungsstörung zurückzuführen, die in der ungenügenden Ernährung im Verein mit der Gasbildung im Magen ihre Erklärung findet. Auf S. 235 habe ich bereits erwähnt, wie häufig Schmerzen in der Axillarlinie auf diesen Ursachen beruhen. Derartige Schmerzen bilden ein sehr häufiges Element in dem klinischen Bilde der Magenneurosen mit oder ohne Unterernährung. Bei Frauen ist keine Ursache für Magenbeschwerden häufiger als Unterernährung. Der Circulus vitiosus kommt in folgender Weise zustande:

Irgendwelche vorübergehende Erkrankung oder Depression führt zu Verdauungsstörungen; irgend eine mehr oder weniger reichlich genommene Nahrung macht dem Patienten Beschwerden und wird von da an ausgeschaltet. Die nervösen Beschwerden halten an, andere Speisen werden nicht mehr genossen. Die Ernährung des ganzen Körpers einschließlich des Magens selbst beginnt zu leiden und die Ernährung leidet noch mehr infolge von Magenstauung und ungenügender Magensaftabsonderung. Die so hervorgerufenen Beschwerden bringen den Patienten dazu, Luft in den Magen einzupumpen, wodurch das Unbehagen noch steigt, und er in der Nahrungsaufnahme noch ängstlicher wird. Dann ist der Kreis geschlossen. Um ihn zu brechen, muß man den Patienten zum Essen zwingen trotz seiner beträchtlichen Schmerzen, bis die allgemeine und dann auch die lokale Ernährung gebessert wird. Ein schwacher Magen kann ebenso wenig wie ein schwacher Muskel ohne Übung gestärkt werden, und das führt natürlich wenigstens für eine Zeitlang zu einer Vermehrung der Beschwerden.

Verlauf: Die Patientin wurde auf reichliche Diät gesetzt, erhielt Brustwickel, nach dem Essen 2,0 Natron bicarbonicum und vor dem Essen 2,0 Elixir. ammon. valerianat. Am 21. Januar ging es der Patientin völlig gut und sie konnte nach Hause entlassen werden.

Diagnose: Unterernährung.

Tabelle VIII. Achselschmerzen. Symptome.

Ursache	Begünstigende Umstände	Schmerz	Fieber und Leukozytose	Husten	Lokale Symptome	Art der Besserung
Blähung	Neurose, Schwäche, Schlemmerei	Dumpf; dabei Dyspepsie oder Verstopfung	0	0	Tympanie der Achselgegend	Aufstoßen; Na_2CO_2
Pleuritis	Tuberkulöse Umgebung	Brustwarzengegend; beim Atmen schlimmer	Leicht oder fehlend	+	Reibegeräusche	Oberflächliches Atmen; Ruhigstellung durch Verband
Pneumonie	Alkoholismus und andere schwächende Umstände	Brustwarzengegend; beim Atmen schlimmer	+	+	Infiltration	Oberflächliches Atmen; Ruhigstellung durch Verband
Rippenfraktur	Trauma	Dumpf; bei Druck auf Wirbelsäule und Brustbein schlimmer	0	Gelegentlich	Krepitation oder Kallus	Oberflächliches Atmen; Ruhigstellung durch Verband
„Neuralgie"	. . . .	Ausstrahlend, intermittierend	0	0	Druckpunkte an den Nervenaustritten	?
Spinale Arthritis	Husten, Schneuzen, Umwenden im Bette	Ausstrahlend, intermittierend	0	0	Steifheit der Wirbelsäule	Immobilisierung der Wirbelsäule
„Pleurodynie"	Feuchtes, kaltes Wetter	Bei Muskelanstrengung	0	0	0	Hitze und Massage

Ursachen der Schmerzen in den Armen.

Verschiedene Arten von Arthritis (infektiös, atrophisch, hypertrophisch)

Bursitis subacromialis und subcoracoidea	203
Ermüdung und Beschäftigungsneuritis	91
Osteomyelitis humeri	20
Aneurysma	14
Neuralgie (unbekannte Ursache	10
Mediastinaltumor	7
Neubildungen an Arm und Schulter	4
Hals-Rippe	3
Angina pectoris	1

Unter den hier nicht aufgeführten Ursachen finden sich noch:

1. Wunden, mit oder ohne Lymphangitis oder Thrombose;
2. Quetschungen, Frakturen, Überanstrengung und Überdehnung;
3. Poliomyelitis und Reizung der Hirnrinde (Tumor, Gumma).

11. Kapitel.

Schmerzen in den Armen.

Fall 165.

Ein Theateragent von 35 Jahren kam am 10. Januar 1907 in das Krankenhaus. Vor zehn Tagen überanstrengte er seinen Arm durch Turnen an einem Trapez. Vor einer Woche begannen plötzlich Beschwerden und Schmerzen in den Muskeln des rechten Armes mit geringen Schmerzen im anderen und in den Füßen. Die Gelenke waren frei, und es bestand weder Fieber noch Schüttelfrost. Aber der rechte Arm war oberhalb des Ellbogens geschwollen, wo er auch auf Druck schmerzhafter war, als irgendwo anders. Es bestanden dauernd heftige Stirnkopfschmerzen und ein quälender, trockener Husten. Den ersten Tag blieb er zu Bett. Als es ihm nicht besser ging, stand er wieder auf und ging seitdem meistenteils umher. Vor vier Tagen bemerkte er Kurzatmigkeit, besonders bei der Arbeit und seit drei Tagen fröstelte es ihn manchmal. Heute klagte er vor allem über Husten, Schmerzen im ganzen Körper, Schwäche und heftige Schmerzen bei Bewegungen im rechten Handgelenk. In der Nacht muß er drei- bis viermal aufstehen und Wasser lassen.

Bei der Untersuchung ist Temperatur, Puls, Atmung, Blut und Urin normal. Patient sah krank aus und atmete unter Beschwerden. Die Lungen waren hinten beide etwas gedämpft und darüber fanden sich zahlreiche feine und grobe Geräusche. Das Herz war nicht verändert, ebenso das Abdomen. Am nächsten Tage waren die Geräusche auf der Brust verschwunden. Darauf war die Hauptklage die über Schmerzen im ganzen rechten Arm, und es bestand eine leichte allgemeine Schwellung und eine auffallend große Druckschmerzhaftigkeit. Meistenteils wurde der Arm steif gehalten. Ein Chirurg fand nichts Krankhaftes an den Schleimbeuteln oder Gelenken.

Die Schmerzen hinderten aber durchaus nicht am Schlafen. Die Temperatur blieb völlig normal. Am 18. Januar fiel der Patient hin und zerbrach dabei eine Tasse. Unmittelbar nachher bekam er einen Krampfanfall, wobei der Körper steif wurde, die Augen heraufgerollt waren und die Lider hin und her flatterten.

Besprechung: Alles, was die Untersuchung in diesem Falle herausgebracht hat, ist das Bestehen einer leichten Bronchitis und eines schmerzhaften Armes, der sehr wahrscheinlich auf Überanstrengung zurückzuführen ist. Es besteht keinerlei Hinweis auf eine Entzündung oder irgendwelche Knochenverletzung, auch nicht auf Veränderungen in den Gelenken. Die Schmerzen folgen keinem Nervenverlauf, sind unabhängig von Bewegung und stehen in keiner Verbindung mit einer Herz- oder Gefäßerkrankung. Durch die sorgfältige Untersuchung konnte Halsrippe und Tumor ausgeschlossen werden.

Im Hinblick auf alle diese negativen Untersuchungsergebnisse und unter Würdigung gewisser neurotischer Manieren, die deutlich zutage traten, aber sich nicht leicht beschreiben lassen, neigten wir vom ersten Tage der Krankheit an zur Diagnose einer traumatischen Neurose. Nach dem Anfalle, der seiner Natur nach deutlich hysterisch war, wurden wir in unserer Diagnose noch bestärkt und leiteten eine entsprechende Behandlung ein.

Verlauf: Aus dem oben erwähnten Anfalle konnte der Patient nicht auf einmal geweckt werden. Deswegen kümmerte man sich nicht um ihn und nach 20 Minuten setzte er sich selbst auf und tat, als wäre nichts passiert. Bis zu dieser Zeit war der Arm steif gehalten worden, und allen Bewegungsversuchen wurde Widerstand geleistet, weil, wie er sagte, dadurch heftige Schmerzen entstünden. Nach dem Anfall wurde der Kranke ordentlich ausgescholten, der Arm wurde erhoben, die Finger mit Gewalt gebeugt und ausgestreckt, etwa fünf Minuten lang, ohne daß man auf sein Schreien und Wehren achtete. Dabei zeigte sich, daß die Bewegungen, denen der Kranke nicht Widerstand leistete, frei waren. Tags darauf war der Patient auf und lief im Krankenzimmer umher, wobei er seinen Arm so gut wie stets gebrauchte, und es fanden sich keine Zeichen der früheren Unbeweglichkeit mehr. Er wünschte nun herauszugehen und zu arbeiten. Die Lungen waren in Ordnung und er wurde geheilt entlassen.

Es ist erwähnenswert, daß es sich bei dem Falle um keinerlei Schadenersatz handelte. Viele, die über traumatische Neurose geschrieben haben und manche Juristen, die sich mit Schadenersatzgesetzen beschäftigen, sind der Meinung, daß die Symptome der traumatischen Neurose vor allen Dingen durch die Erwartung einer Entschädigung hervorgerufen werden. Fälle wie der hier beschriebene widersprechen solchen Annahmen.

Diagnose: Traumatische Neurose.

Fall 166.

Am 26. Dezember 1907 kam ein 45jähriger türkischer Juwelier in das Krankenhaus. Familien- und persönliche Anamnese sind ohne Belang; Geschlechtskrankheiten werden verneint.

Vor drei Jahren hatte er den ersten Anfall von Rheumatismus in der rechten Hand und im Unterarm und später in der anderen Hand und im anderen Arm. Die Gelenke waren dabei nicht beteiligt und die Schmerzen wurden durch Bewegung nicht vermehrt. Ein halbes Jahr später erstreckte sich der Schmerz bis zu den Schultern und zum Nacken. Vor drei Jahren gab er die Arbeit auf und hat sie seither nicht wieder aufgenommen. Vor einem Vierteljahr zeigte sich zuerst ein quälender Husten mit schaumigem Auswurf, der seither fortbestanden hat. Seit derselben Zeit merkt er Heiserkeit und Atemnot bei Anstrengung. Die letzten fünf Monate konnte er des Nachts nicht liegen. Der Appetit ist gut, der Schlaf schlecht.

Das auffallendste Symptom des Kranken ist ein lauter klingender Husten, für den bei der Untersuchung der Lungen keine Ursache gefunden werden konnte. Über der Basis des Herzens hört man ein scharfes systolisches Geräusch. Die Dämpfungszone ist in der Abb. 57 dargestellt. Im übrigen verläuft die Untersuchung negativ.

Besprechung: Wegen der Symptome, die sich bei dem Falle später entwickelt haben, zeigt er uns nicht mehr ein diagnostisches Problem von besonderer Schwierigkeit. Irgend ein Patient, der einen langwierigen heftigen Husten hat mit Atemnot, Heiserkeit, Schmerzen in den Armen und einer Dämpfungszone über dem Manubrium sterni, dabei keinen Herz- und Lungenbefund auf-

weist, hat nach aller menschlichen Wahrscheinlichkeit entweder ein Aortenaneurysma oder einen Mediastinaltumor. Auf diese Möglichkeit will ich später
eingehen.

Das große Interesse des Falles liegt in den drei Jahren, die zu dem Auftreten der gegenwärtigen ausgesprochenen Symptome von Mediastinaldruck geführt haben. Bis vor ganz kurzer Zeit hielt man den Fall, wie die meisten anderen
für einen Rheumatismus. Ich habe in verschiedenen Teilen dieses Buches Gelegenheit genommen, auf die Gefahren und Täuschungen hinzuweisen, die in
den meisten Diagnosen von „Rheumatismus" verborgen liegen. Kein anderes

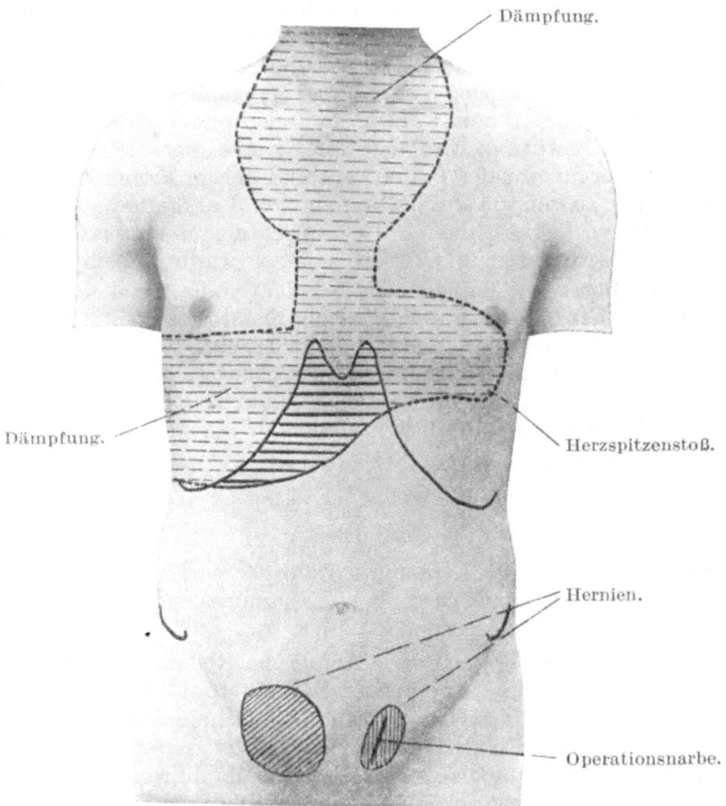

Abb. 57. Untersuchungsergebnis bei einem Kranken, der seit drei Jahren über Schmerzen
in den Armen klagte (Fall 166).

Wort in dem Vokabularium eines Arztes verbirgt so häufig einen gefährlichen
Mißgriff, einen Fehler, dessentwegen sich der Arzt bittere Vorwürfe macht, wenn
er ihn entdeckt. Wie können diese Gefahren vermieden werden?

1. Man soll niemals das Wort Rheumatismus gebrauchen, bis der Beweis
einer akuten Infektion mit ausgesprochener und vorherrschender Beteiligung
der Gelenke erbracht ist. Muskelschmerzen kann man ausschließen, da ihr
unterscheidender Charakter in der Zunahme der Schmerzen besonders bei Bewegung des Muskels liegt. Die Erkennung von Nervenschmerzen, die sich
durch den engen Anschluß der Beschwerden an den anatomischen Verlauf eines
oder mehrerer Nerven sicherstellen lassen, wird uns weiter zurückhalten, das
Wort Rheumatismus unvorsichtig zu gebrauchen. Schmerzen, die auf Ent-

zündung des subkutanen Gewebes oder tieferer Teile beruhen, zeigen sich gewöhnlich durch die üblichen Anzeichen von Erguß (Druckschmerzen, Rötung, Schwellung, Hitze).

2. Wenn Muskelschmerzen, Neuralgien und subkutane Entzündungen ausgeschlossen sind, so bleibt doch noch eine sehr große Gruppe von Veränderungen in oder um die Gelenke, Exostosen, Entzündungen des Periostes, septische oder tuberkulöse Osteomyelitis, maligne Tumoren der Knochen, Knorpel oder des Periostes, Einklemmung von Gelenkkapselfalten oder Gelenkkörpern, Gicht, Arthritis auf hämophiler Grundlage, Gelenkeiterungen und andere seltenere Affektionen. Von allen diesen läßt sich der echte Rheumatismus, d. h. akute Infektion, Polyarthritis unbekannten Ursprungs, in der überwiegenden Mehrzahl der Fälle durch die Tatsache unterscheiden, daß er zu keinen bleibenden Veränderungen in irgend einem Teile der Gelenke führt und das Röntgenbild negativ ausfällt.

Eingeklemmte Falten der Gelenkkapseln, traumatische Gelenkentzündung und eitrige Arthritis brauchen bei der Röntgenuntersuchung auch kein charakteristisches Bild zu geben, aber die Anamnese und die bestehenden Symptome machen gewöhnlich die Diagnose klar.

Ein Punkt, auf den noch Gewicht zu legen ist, ist der: wenn wir auch einer Diagnose auf Rheumatismus so ziemlich sicher sind, so brauchen wir doch bei jedem Falle, der länger als zwei Wochen dauert, eine zufriedenstellende Röntgenphotographie.

3. Hier will ich noch einige der Krankheiten aufzählen, die so häufig als Rheumatismus diagnostiziert werden. In dieser Liste finden wir viele Fälle von Tabes dorsalis, Aortenaneurysma und Osteomyelitis (septische oder tuberkulöse), weniger Fälle von bösartigen Tumoren des Mediastinums, der prävertebralen oder abdominellen Drüsen und der langen Röhrenknochen, endlich nicht zu wenig Fälle von Druckneuritis (Spondylitis, Bursitis subacromialis, Halsrippe).

Wenn wir nun zu unserem Falle zurückkehren, so müssen wir die Differentialdiagnose zwischen Aneurysma oder Mediastinaltumor suchen. Der Hauptgrund gegen Tumor liegt in der langen Dauer der Symptome ohne irgendwelche Beteiligung der äußeren Lymphdrüsen und ohne in die Augen fallende Verschlimmerung oder Erschöpfung in dem körperlichen Zustande des Kranken. Wie ich schon sagte, lösen sich diagnostische Probleme, wobei es sich um eine Unterscheidung zwischen Aneurysma oder Mediastinaltumor handelt, gewöhnlich durch die Entdeckung eines Aneurysmas.

Verlauf: Die Röntgenphotographie bestätigte die Diagnose eines Aneurysma. Am 8. Januar hörte man ein diastolisches Geräusch, am deutlichsten an der Spitze. Puls zeigte keine Veränderung. Zeitweise war das Geräusch am deutlichsten im fünften Interkostalraum in der vorderen Axillarlinie zu hören und konnte bis zur hinteren Axillarlinie wahrgenommen werden. Das Geräusch war laut und ersetzte völlig den zweiten Spitzenton. Gelatineinjektionen brachten zwar große Schmerzen, aber keine Besserung.

Der Patient verließ das Krankenhaus am 24. Februar.

Diagnose: Aneurysma.

Fall 167.

Eine 59jährige Waschfrau kam am 10. Februar 1908 in das Krankenhaus.

Vor drei Jahren hatte sie, wie man ihr sagte, einen gutartigen Tumor der linken Brust, der im September 1905 entfernt wurde. Sonst war sie bis vor drei Jahren gesund; dann begannen bei Bewegung Schmerzen im Oberarm und in der

Schulter. Seit Weihnachten 1907 konnte sie nur noch wenig oder gar nicht mehr arbeiten. Bis vor ganz kurzer Zeit hatte sie keine Schmerzen, wenn der Arm still gehalten wurde. Husten bringt Schmerzen hervor, Atmen nicht. Seit vierzehn Tagen hat sie ähnliche Beschwerden in der linken Weiche und Hüfte.

Die Untersuchung ergab keine Abmagerung, normale Temperatur, Puls, Atmung, Blut und Urin. Auch die Brust- und Bauchorgane sind normal, aber es zeigte sich, daß die Patientin den rechten Arm nur unter heftigen Schmerzen heben konnte. Die größte Druckschmerzhaftigkeit begann vorn im Oberarm. Atrophie bestand nicht. Hautreiz und kleine Dosen von Morphium brachten überhaupt keine Besserung. Am 19. stellte es sich heraus, daß der rechte Arm und die rechte Brustseite fast völlig anästhetisch waren.

Der konsultierte Orthopäde betrachtete den Fall als eine Bursitis subacromialis oder subcoracoidea. Ein Neurologe stimmte damit überein. Die Schmerzen in der rechten Weiche verschwanden nach kurzem Krankenhausaufenthalt.

Besprechung: Gegen die Diagnose einer subakromialen Schleimbeutelentzündung spricht vor allen Dingen die anästhetische Zone, die nicht allein den rechten Arm, sondern auch die rechte Brustseite in sich faßte, was die anderen Ärzte augenscheinlich übersehen hatten. Ich habe niemals etwas von einer Bursitis gehört, die eine so weit ausgedehnte Anästhesie hervorrief. Weniger wichtige Punkte, die gegen die Diagnose einer Bursitis sprechen, sind das Fehlen jeglichen Traumas oder eines Nachweises dafür, daß Abduktion oder Rotation besonders schmerzhaft ist und endlich die Tatsache, daß die Schmerzen in der Nacht nicht auffallend schlimmer sind. In der großen Mehrzahl ist das Entgegengesetzte der Fall.

Ein drei Monate langes Leiden mit Schmerzen und Unbeweglichkeit in Verbindung mit einer so ausgesprochenen Anästhesie sollte uns stets zu einer Untersuchung des Mediastinums durch Röntgenstrahlen bringen, besonders, wenn wir keinen positiven Beweis dafür haben, daß der im Jahre 1905 operierte Mammatumor wirklich so gutartig war, wie die Kranke annimmt.

Verlauf: Ein am 26. aufgenommenes Röntgenbild zeigte einen weitausgebreiteten Schatten im Mediastinum. Am 4. März klagte die Kranke über Erstickungsgefühl in der Brust und geringe Schwellung der rechten Hand. Die Venen auf der rechten Seite des Nackens begannen sich stark zu füllen.

Die Patientin verließ das Krankenhaus ungeheilt am 4. März.

Diagnose: Mediastinaltumor, Metastasen.

Fall 168.

Ein 49 jähriger Schreiber kam am 25. Juli 1908 zur Aufnahme ins Krankenhaus. Vor 22 Jahren war er auch im Krankenhause; damals litt er an einer Gesichtsneuralgie, war aber von da bis vor fünf Monaten völlig gesund; dann begannen heftige Schmerzen unter der rechten Schulter, die schließlich den ganzen rechten Arm herabgingen. Die ersten zwei oder drei Tage störten ihn die Schmerzen nicht in der Nacht, aber seit sieben Wochen zwangen sie ihn zum Aufgeben der Arbeit. Einmal mußte er Morphium bekommen. Am heftigsten sind die Schmerzen in der Nähe des Ellbogengelenkes. Die Gelenke scheinen nicht ergriffen zu sein; keine Behinderung der Bewegung. Appetit und Schlaf sind schlecht. Seit vier Wochen hat er täglich fünf bis sechs weiche Stuhlentleerungen.

Die Untersuchung verlief völlig negativ. Es bestand große Druckschmerzhaftigkeit entlang den Nervenstämmen. Die Röntgenaufnahme zeigte keine Veränderungen in der Brust, am Nacken oder in den Gelenken. Am zweiten

Tage seines Krankenhausaufenthaltes hatte er einen Rückfall seiner Gesichtsneuralgie, die er früher 22 Jahre lang nicht mehr gehabt hatte.

Besprechung: Neuralgie d. h. Nervenschmerzen unbekannter Ursache ist stets eine unbefriedigende Diagnose, eine, die wir nur mit der größten Zurückhaltung und als Folge einer sorgfältigen Ausschließung aller anderer Ursachen für solche Schmerzen gelten lassen. Im vorliegenden Falle können wir die Diagnose auf eine Neuralgie nur dann mit Berechtigung stellen, wenn

1. keine Beziehung zur Anstrengung besteht (Angina pectoris),
2. keine Verletzung des Körperteils (unerklärte Fraktur, traumatische Neuritis, Kontusion oder traumatische Zerrung der Nervenstämme, Zerreißung muskulöser, kapsulärer oder bindegewebiger Fasern), vorhanden sind.
3. keine Zeichen einer Bursitis (Bewegungsbeschränkung, Druckschmerzhaftigkeit, Druckpunkte auf der Schulter oder in der Gegend des Sulcus bicipitalis bestehen,
4. keinerlei Zeichen von Entzündung der Venen, Lymphdrüsen oder des subkutanen Gewebes sich finden,
5. keine lokale Veränderung des Knochens oder Periostes (septische oder tuberkulöse Osteomyelitis, Periostitis, gutartiger oder bösartiger Tumor) da sind,
6. kein Beweis für Druckwirkung (Halsrippe, Aneurysma, Drüsen im Mediastinum, in der Fossa supraclavicularis oder in der Achselhöhle, kein Lungentumor vorliegt,
7. keine atrophische oder hypertrophische Arthritis (Röntgenbild),
8. keine Beschäftigungsneurose,
9. keine Infektionskrankheit oder Wirbelsäulenerkrankung bestehen.

Im vorliegenden Falle kann man durch wiederholtes genaues Befragen alle diese Möglichkeiten ausschließen. Wir haben also Grund zu der Annahme, daß der Patient wirklich an Nervenschmerzen unbekannter Ursache leidet. Daher wurde die Diagnose auf Brachialneuralgie endgültig festgestellt.

Verlauf: Unter Aspirin, 18 Stunden lang stündlich 0,5 g, kalter und heißer Douche, Ruhe und reichlicher Diät wurden die Schmerzen bis zum 2. Juli erheblich besser. Am 7. Juli konnte er praktisch genesen das Krankenhaus verlassen.

Diagnose: Neuralgie.

Fall 169.

Eine 28jährige Farbige kam am 23. Juli 1907 in das Krankenhaus. Sie hat noch nicht die Regel gehabt, fühlte sich aber im übrigen bis vor einer Woche ganz wohl. Damals erwachte sie mit Halsschmerzen und Steifheit der ganzen linken Seite, so daß sie weder Arm noch Bein bewegen konnte. Seither hatte sie in beiden Armen heftige Schmerzen und hat manchmal Morphium gebraucht.

Bei der Aufnahme waren die Arme, Knie und Unterschenkel druckschmerzhaft und geschwollen, wobei die Druckempfindlichkeit in den Muskeln ebenso groß war, wie in den Gelenken. Im übrigen ergab die Untersuchung keine Krankheitserscheinungen, obwohl die Temperatur eine Woche lang zwischen 37,8 ° und 39 ° schwankte, um in der nächsten Woche allmählich zur Norm abzufallen. Das Blut zeigte eine mäßige polynukleäre Leukozytose. Der Urin enthielt die ersten fünf Tage Gallenfarbstoff; damals hatte sie auch öfter Nasenbluten. Die Konjunktiven waren deutlich gelb verfärbt.

Besprechung: Es scheint ganz augenscheinlich, daß wir es mit einer Infektion zu tun haben. Das ausgesprochene Fieber, die Gelbsucht, wahrscheinlich hämolytisch, die polynukleäre Leukozytose und die Beweise für eine lokale Entzündung, alles das deutet auf einen bakteriellen Ursprung hin. Schwellung der Extremitäten ist kein häufiges Symptom, wenn Herz und Nieren gesund sind, wie es hier der Fall zu sein scheint. Besonders gilt dies für den Arm.

Venenverschluß durch infektiöse Thromben müßte zu einer gut lokalisierten strangförmigen Schwellung entlang dem Verlaufe einer oder mehrerer Venen führen. Hier besteht nichts derartiges.

Lymphangitis ist gewöhnlich die Folge irgend einer Infektion im Anschluß an eine Hautverletzung. Gewöhnlich führt sie zu einer Hautrötung, die von dem Punkte der Verletzung oder dessen Nachbarschaft aus die Extremität aufwärts bis zu den nächstgelegenen Lymphdrüsen geht. Aber auch von einer solchen Entzündung findet sich hier nichts.

Von septischer Myositis wissen wir so wenig, daß es schwer fällt, darüber bei unseren diagnostischen Erwägungen bestimmte Bemerkungen zu machen. Ich habe niemals von so ausgedehnten Myositisfällen gehört mit Ausnahme der Krankheit, die wir gleich besprechen wollen.

Trichinose könnte fast alle Symptome dieses Falles hervorrufen, obwohl sie sich nicht häufig auf die Extremitäten beschränkt und nur selten in Verbindung mit solchen Ödemen auftritt. Die Rasse der Kranken, die polynukleäre Leukozytose und das Fehlen einer Eosinophilie spricht in diesem Falle gegen Trichinose.

Nach Ausschluß aller dieser Möglichkeiten bleibt nichts übrig, als die Annahme einer Entzündung des subkutanen Gewebes und der Gelenke ohne Beteiligung der Venen und Lymphgefäße, ohne Zusammenhang mit einer infizierten Wunde oder einem unbekannten Parasiten. In der großen Mehrzahl der Fälle geht die Druckschmerzhaftigkeit und die Schwellung bald auf die Gelenke über, wobei die anderen Gewebe frei werden. Deshalb und weil die Gelenke endlich gesunden, nennt man derartige Fälle häufig Rheumatismus.

Aus den oben, S. 268, erwähnten Gründen bin ich der Meinung, daß dieser Ausdruck lediglich für Gelenkerkrankungen bewahrt bleiben muß, bei denen es sich nicht um dauernde Gelenkveränderungen und nicht um Erkrankungen des subkutanen Gewebes um die Gelenke handelt.

Verlauf: Die Kranke erhielt heiße Umschläge um die Extremitäten und stündlich 0,5 g Natrium salicylicum. Am 3. August stand sie auf und ging umher; alle Schmerzen und Schwellungen waren verschwunden mit Ausnahme an der linken Hand. Auch sie kam im Verlauf von sechs Wochen zur Genesung.

Diagnose: Infektiöse Zellgewebsentzündung mit Arthritis.

Fall 170.

Ein 18jähriges Mädchen war früher stets gesund mit Ausnahme einer Beule über dem linken Schlüsselbein, die sich vor fünf Jahren bildete, aufbrach und mehrere Monate eiterte.

Vor 1½ Jahren hatte sie leichte Schmerzen und beträchtliche Bewegungshemmung in der rechten Schulter. Die Rotation schmerzt, und dabei tritt Knarren auf, aber die Abduktion ist nicht beschränkt. Der Musculus deltoideus ist sehr schwach und deutlich atrophisch.

Die Untersuchung einschließlich Temperatur, Puls, Atmung, Blut und Urin verlief negativ.

Besprechung: Schwäche, Schmerzen und Steifheit im Schultergelenk von sechs Monate langer Dauer ergibt ein klinisches Bild, das viele diagnostische Möglichkeiten vor uns auftauchen läßt. Da die allgemeine Untersuchung keine Veränderung in den inneren Organen oder einem anderen Teile des Körpers ergibt, sind wir berechtigt, unsere Aufmerksamkeit auf die lokale Veränderung zu lenken.

Bursitis subacromialis könnte alle hier beschriebenen Symptome hervorrufen; aber die Anamnese ergibt keine Ursachen dieser Erkrankung (Trauma, langdauernde Fixation oder Sepsis). Wenn die Untersuchung einschließlich Röntgenuntersuchung keine andere Krankheit des Knochens oder der Gelenke zeigt, wird die Annahme einer Bursitis sehr wahrscheinlich werden.

Auch eine tuberkulöse Osteomyelitis, die den Kopf des Humerus einnimmt, könnte alle Symptome, über die die Patientin klagt, erklären. Die Tatsache, daß hier eine chronische Eiterung bald wiederkehrt, die ihren Ursprung von einer Eiterbeule auf der linken Seite des Halses hat (wahrscheinlich einer tuberkulösen Drüse), führt uns zu der Annahme, daß der Knochen auch tuberkulös erkrankt ist; obwohl hier keine sichtbare Beteiligung der Weichteile über dem Gelenk vorhanden ist, kann der tuberkulöse Prozeß doch eine Zerstörung des Knochens (Caries sicca) herbeiführen. Weitere Beweise muß die Röntgenuntersuchung ergeben. Nur dadurch können wir eine bisher unerkannte Fraktur am oberen Ende des Humerus ausschließen. Es wäre allerdings seltsam, wenn wir bei einem jungen Mädchen, das augenscheinlich von jeder Krankheit an einem anderen Körperteile frei ist, eine Humerusfraktur ohne ein vorhergegangenes Trauma finden würden. In den früheren Stadien einer solchen Verletzung findet sich in der Anamnese das Vorhandensein von Blutungen und Schwellung besonders auf der Innenseite des Armes. Sechs Monate nach der Fraktur müßten wir annehmen, daß die Symptome entweder vorübergegangen sind, oder es müßte sich irgend eine Knochendeformation zeigen.

Lähmung des Nervus circumflexus zeigt sich gewöhnlich aus wenig mehr augenfälligen Ursachen, wie hier. Im Falle einer solchen Lähmung bestände keine sichtbare oder fühlbare Kontraktion der Muskelfasern des Deltoideus, wenn die Patientin sich bemüht, den Arm zu heben (Abduktion). In dem vorliegenden Falle bestand eine deutliche Spannung und Bewegung des Deltoideus unter der palpierenden Hand, wenn die Patientin sich anstrengte, obwohl es nicht zu einer merklichen Bewegung kam.

Atrophische oder hypertrophische Arthritis würde fast sicher das eine oder andere Gelenk mehr oder minder ergriffen haben. Alter und Geschlecht sind typisch für atrophische Arthritis, nicht so für die hypertrophischen Veränderungen. Auch für diese Krankheit lassen sich weitere Beweise nur durch die Röntgenuntersuchung finden.

Ein tiefer Achselabszeß, klein und hoch oben unter dem Musculus pectoralis führt manchmal zu einer Fixation des Schultergelenks und zu Schmerzen bei jedem Versuch der Bewegung. Aber bei sorgfältiger Untersuchung der oberen Achselgegend hinter dem Pektoralis würde man bei tiefem Eindrücken Druckschmerzhaftigkeit und Induration finden. Auch würde wohl etwas Fieber bestehen. In dem gegenwärtigen Falle ist ein solcher Abszeß unwahrscheinlich wegen der langen Dauer der Symptome.

Verlauf: Die Röntgendurchleuchtung zeigte eine ausgedehnte Nekrose des Humeruskopfes, der deswegen reseziert wurde. Die Untersuchung zeigte Tuberkulose. Das Mädchen erholte sich gut, und behielt eine sehr gute Gebrauchsfähigkeit des Armes.

Diagnose: Tuberkulose des Humerus.

Fall 171.

Ein 31 jähriger Handlungsgehilfe bekam vor sechs Wochen einen Schlag auf die rechte Schulter. Nachher schwoll die Schulter an und wurde steif. Irgendwelche genauen Schilderungen über seine Krankheit kann der Patient nicht machen.

Untersuchung: Es besteht ein fast vollständiger Verlust der aktiven Bewegung im Schultergelenk. Passive Bewegungen sind nach allen Richtungen hin etwas beschränkt. Über dem oberen Drittel des Humerus besteht ausgesprochene Druckschmerzhaftigkeit, keine Schwellung, keine Aushöhlung des Deltoideus, aber ausgesprochene Atrophie des ganzen Oberarmes. Die Achselhöhle ist voll von schmerzhaften Drüsen. Temperatur 37,8—39,5 °, Leukozyten 8000.

Besprechung: Die Symptome scheinen auf irgend eine Art von Osteomyelitis hinzuweisen, aber warum geht es dem Manne nicht besser? Warum besteht eine Atrophie des ganzen Armes und eine so ausgesprochene Kraftlosigkeit der Schulter? Sechs Wochen langer Nichtgebrauch allein könnte Atrophie und Bewegungsbeschränkung im Gefolge haben. Steckt hier vielleicht eine bösartige Erkrankung dahinter, irgend eine Veränderung von seiten des Zentralnervensystems oder eine Tuberkulose. Das Verhalten der Temperatur und die druckempfindlichen Drüsen in der Achsel führen zu der Annahme, daß noch irgend eine Infektion vorliegt, obwohl die Zahl der Leukozyten so niedrig ist. Die letzterwähnte Tatsache läßt uns eher eine Tuberkulose als die Ursachen der Osteomyelitis annehmen. Augenscheinlich bedürfen wir hauptsächlich einer Röntgenuntersuchung, die aller Wahrscheinlichkeit nach zu einer genauen Kenntnis der Verhältnisse unterhalb des Deltoideus führen wird.

Fälle dieser Art eröffnen ein weites Feld von Möglichkeiten für die Differentialdiagnose. Die Vorgeschichte eines Traumas macht es notwendig, eine Fraktur oder Dislokation des Humerus, sowie eine Entzündung der Bursa subacromialis in Betracht zu ziehen. Eine Kontusion oder ein Hämatom wäre sicherlich schon vor Wochen geheilt, aber es kann auch noch ein Element von traumatischer Neurose bei dem Falle vorhanden sein.

Andererseits ist es wichtig, sich daran zu erinnern, daß von Patienten in der Anamnese eine Verletzung oft außerhalb des ganzen Zusammenhanges angegeben wird, weil sie in ihrem Geiste nach irgend einer Erklärung für eine empfindliche und druckschmerzhafte Anschwellung suchen, die in Wirklichkeit auf einer Tuberkulose, einer septischen Osteomyelitis oder irgend einer anderen Krankheit beruht, bei deren Entstehung die Verletzung nur eine sehr untergeordnete Rolle spielt.

Ferner müssen wir nicht vergessen, daß eine Bursitis subacromialis gelegentlich durch allzulange Immobilisierung des Schultergelenks entstehen kann, das nach einer Verletzung von einem nervösen Patienten oder einer überängstlichen Mutter verhätschelt wird. Wenn wir alle diese Möglichkeiten an uns vorüberziehen lassen, so können wir eine Fraktur und Dislokation durch den negativen Ausfall der Röntgenuntersuchung ausschließen, Bursitis wegen des Fehlens der charakteristischen Bewegungsbeschränkung, Neubildung gleichfalls auf Grund der Röntgenphotographie. Die Druckschmerzhaftigkeit spricht deutlich für eine Osteomyelitis, besonders wenn ein Trauma ausgeschlossen werden kann. Hier werden die Ergebnisse einer exploratorischen Inzision sehr wichtig sein. Tuberkulose entweder in der Form der Caries sicca oder unter Beteiligung des subkutanen Gewebes müßte sich bei einer Röntgenuntersuchung zeigen.

Verlauf: Die Röntgenphotographie zeigte eine große Höhle im Kopf des Humerus und eine kleine im Schaft. Das Schultergelenk ist verwachsen.

Nach der Operation kam der Patient zur Genesung. Der resezierte Knochen zeigte keine Tuberkulose.

Diagnose: Septische Osteomyelitis.

Fall 172.

Vor zwei Monaten wurde der linke Arm eines Fuhrmanns plötzlich steif und schmerzte des Nachts nahe am Humerushalse, zwei Tage später zeigte sich eine Anschwellung der Finger und der Handfläche, deren Haut zu glänzen begann. Nach drei Tagen schwoll der ganze Arm an. Darauf erstreckte sich der Schmerz bis in den oberen Teil des Rückens. Der Kranke wurde wegen Neuritis behandelt, war zwei Wochen zu Bett, aber ohne Erfolg. Jetzt geht es viel besser, die Ödeme sind verschwunden.

Untersuchung: Alle Bewegungen können im linken Schultergelenk frei ausgeführt werden. Die Muskulatur ist noch sehr schwach, es besteht Druck-schmerzhaftigkeit über dem Schulterblatt, die später unter Hautreizen und Natrium salicylicum verschwand. Röntgenuntersuchung negativ.

Besprechung: Die früheren Symptome erinnern uns an Tuberkulose des Humerus oder an Bursitis subacromialis; aber keine von beiden Krankheiten führt zu so starker Schwellung des Unterarms. Tuberkulose kann mit hinreichender Sicherheit durch den negativen Ausfall der Röntgenuntersuchung ausgeschlossen werden, eine Bursitis durch das Fehlen von Spasmen, der charakteristischen Behinderung der Beweglichkeit, sowie durch das ausgedehnte Ödem.

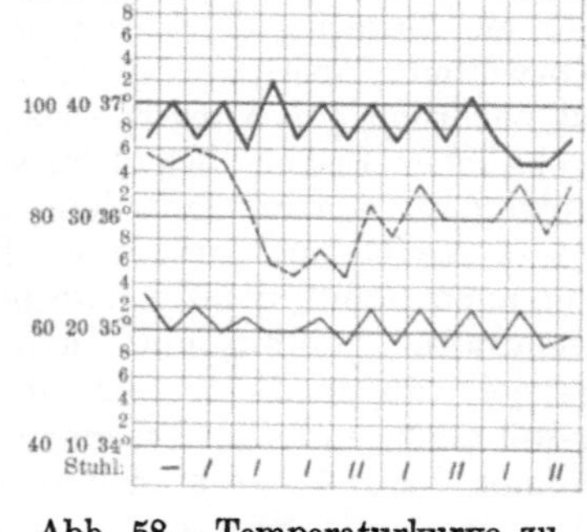

Abb. 58. Temperaturkurve zu Fall 172.

Diese Ödeme könnte man erklären durch Druck, der durch einen Tumor im Thoraxraum oder eine Halsrippe auf die Venen des Armes ausgeübt wird, aber die Tatsache, daß sie so schnell verschwanden, und daß die Untersuchung keinen Beweis für derartige Druckursachen ergab, genügt, um sie auszuschließen.

Schwellung des Armes ohne sichtbare Ursache beruht gewöhnlich auf einer Thrombophlebitis; aber eine solche Diagnose darf man nicht stellen, bis man Anschwellung oder Druckschmerzhaftigkeit im Verlaufe einer oder mehrerer Venen findet.

Brachialneuralgie ist eine denkbare Diagnose, obwohl das Vorhandensein von Ödemen und das Fehlen von Druckschmerzhaftigkeit, die scharf dem Verlaufe irgend eines bekannten Nerven folgt, sie etwas unwahrscheinlich machen.

Diffuse Entzündung des subkutanen Gewebes, sogenannte Cellulitis, ist nach meiner Meinung kein so seltenes Vorkommnis, selbst beim Fehlen irgend einer bekannten Ursache. Wir hören nur so wenig von derartigen Affektionen, weil sie gewöhnlich unter dem Namen Muskelrheumatismus gehen, wie es auch im vorliegenden Falle geschah. Im Hinblick auf den Verlauf des Falles scheint mir Zellulitis die beste Diagnose.

Verlauf: Der Patient kam in drei Wochen zur völligen Genesung.

Diagnose: Cellulitis.

Fall 173.

Eine 35jährige Hausfrau litt seit vielen Jahren an Rheumatismus in der rechten Schulter. Seit drei Jahren wurden die Schmerzen schlimmer und werden besonders in der Gegend des rechten Schlüsselbeins und im ganzen rechten Arme angegeben. Gelegentlich beschränken sie sich auf das untere Ende der Ulna.

Im Laufe eines Monats schien sie die Kraft des Armes verloren zu haben, und der Schmerz ist so stark, daß er sie oft des Nachts nicht schlafen läßt.

Die Untersuchung zeigte eine pulsierende Masse oberhalb des linken Schlüsselbeins, die das Gefühl eines festen Widerstandes dahinter und ringsherum gab. Rückwärtsbewegung des Armes verursacht heftige Schmerzen. Die Außenseite der pulsierenden Masse ist auf Druck sehr empfindlich. Es besteht keine merkbare Atrophie oder Verminderung der Abduktion. Die Temperatur schwankt von 36,7—37,5 °, Puls 90—120, Urin hell, sauer, spezifisches Gewicht 1016, leichteste Spur von Albumen. Sediment: zahlreiche Blutkörperchen, kleine runde, mononukleäre Zellen, zum Teil verfettet; zahlreiche Kristalle von oxalsaurem Kalk. Innere Organe negativ.

Besprechung: Die Diagnose wurde in diesem Falle nicht einmal geahnt, bis die tatsächlichen Verhältnisse bei der Operation klar wurden. Das scheint mir ein Unrecht, denn es gibt sehr wenig Ursachen, die zu einer pulsierenden Vorwölbung oberhalb des Schlüsselbeins führen können. Unser erster Gedanke ist natürlich ein Aneurysma, aber für ein Aneurysma ist hier ein sehr ungewöhnlicher Platz, obwohl Erweiterung der Subklavia oder der Karotis oft als Folge einer Aorteninsuffizienz und in Verbindung mit einer diffusen Erweiterung des Aortenbogens vorkommt. Dieser Zustand ist kein Aneurysma, und man soll ihn auch damit nicht verwechseln, da es hier nicht zu einer Veränderung der Gefäßwand kommt, und auch keine Neigung zu Ruptur der Arterien besteht. Ferner wäre in dieser Gegend ein Aneurysma von zweijähriger Dauer sehr ungewöhnlich und die Ursachen der deutlichen Resistenz um den pulsierenden Tumor herum lassen sich nicht mit der Diagnose eines Aneurysma erklären.

Kann die Pulsation nur übermittelt sein durch einen Tumor oder eine Drüsengeschwulst, die auf einer normal pulsierenden Arterie liegt? Es wäre doch sehr unwahrscheinlich, daß seit drei Jahren Druckschmerzhaftigkeit im Arm besteht, die nicht schon einen größeren Umfang erreicht und der Patientin mehr geschadet hätte. Auch Metastasen hätten sich wohl schon gebildet. Das Vorhandensein geringen Fiebers läßt uns an eine Drüsentuberkulose denken, aber solche Prozesse verursachen nur selten Schmerzen und könnten kaum ohne Abszeßbildung bestehen.

Brachialneuralgie ist eine Diagnose, die man nur stellen darf, wenn keine Möglichkeit besteht, den bestehenden Schmerz auf eine mechanische Ursache zurückzuführen. Beim Bestehen eines Tumors, wie er hier beschrieben wird, hat die Diagnose einer Neuralgie keine Berechtigung. In neun von zehn Fällen bedeutet ein pulsierender Tumor oberhalb der Klavikula das Bestehen einer Halsrippe, wobei die Pulsation auf die Arteria subclavia zurückzuführen ist, die über die Rippe hinweggeht, während die Schmerzen im Arm vom Druck auf den Plexus brachialis herrühren.

Die feste Resistenz um und über der Pulsation war die Rippe, die unter der Arterie lag. Hätte man ein Röntgenbild aufgenommen, so hätte sich die Diagnose mit Leichtigkeit ergeben. Aber auch ohne Röntgenuntersuchung konnte man eine verhältnismäßig richtige Diagnose aus der Anamnese und dem physikalischen Befunde stellen, vorausgesetzt, daß man jemals einen derartigen Fall gesehen hat.

Bei der Operation fand sich der Plexus brachialis und die Arteria subclavia durch eine Halsrippe in die Höhe gedrückt, welche die erste Rippe 5 cm vom Sternum entfernt erreichte. Nach der Resektion der Halsrippe verschwanden die Schmerzen innerhalb zehn Tagen und kehrten nie wieder.

Diagnose: Halsrippe.

Fall 174.

Ein stark alkoholischer, 33 jähriger Handlungsgehilfe wurde unter der Diagnose Osteomyelitis humeri in das Krankenhaus gesandt. Er hatte seit drei Monaten Schmerzen im Oberarm, zeitweise heftig, gelegentlich strahlen sie nach der Armbeuge und dem Vorderarm aus. Tag und Nacht machten keinen Unterschied.

Vor einem Monat begann eine Anschwellung, und Schmerz und Druckempfindlichkeit wurden größer. Im übrigen fühlte er sich wohl.

Untersuchung: Der ganze rechte Oberarm von 5 cm stärkerem Umfang als der linke. Eine harte (Knochen?) Vergrößerung fühlt man unterhalb der Muskulatur. Die ganze Schwellung ist heiß und empfindlich. Auf der Innenseite des Armes sieht man das Venengeflecht deutlich hervorspringen.

Besprechung: Die Tatsache einer Verdickung des Oberarms unter der Schulter und unterhalb des Schmerzpunktes läßt viele der Möglichkeiten, die wir in dem vorangegangenen Falle besprochen haben, ausschließen. Bursitis subacromialis, Arthritis des Schultergelenks, Lähmung des Nervus circumflexus, Neuritis brachialis, tuberkulöse Erkrankung ohne Abszeßbildung (Caries sicca), all das führt zu Atrophie, nicht aber zur Anschwellung. Die Hitze und Empfindlichkeit führt uns eher zur Annahme einer septischen Osteomyelitis, einer Periostitis oder zu einer Tuberkulose mit Eiterbildung und Infiltration der darüber liegenden Gewebe, aber dabei hätte man eher Fluktuation, als eine solche auffallend harte Beschaffenheit erwartet. Im übrigen führt eine Osteomyelitis oder Periostitis selten zur Anschwellung der oberflächlichen Venen.

Syphilitische Erkrankung des Knochens oder Gumma mit Beteiligung der Haut würde wahrscheinlich viel weniger Schmerzen und nur eine geringe oder gar keine Anschwellung hervorrufen. Nach dreimonatlicher Dauer fände man sicher schon eine Beteiligung der Haut, entweder Verfärbung oder Ulzeration.

Anschwellung der Venen am Arm mit Zunahme des Umfanges des ganzen Armes und ausgesprochener Verhärtung ist ganz charakteristisch für maligne Tumoren des Knochens.

Verlauf: Die Röntgenphotographie zeigte nur eine leichte Zunahme des Knochenschattens, augenscheinlich eine Periostitis. Wassermann war negativ. — Die Operation ergab ein Osteosarkom.

Diagnose: Sarcoma humeri.

Fall 175.

Ein 12 jähriger Schulknabe erhielt vor acht Wochen einen Schlag auf den rechten Arm, gerade unterhalb der Schulter. Der Arm schwoll auf einmal an, und in den wenigen Wochen fanden sich solche Schmerzen, daß des Nachts Morphium gegeben werden mußte.

Untersuchung: Eine Schwellung von der Größe einer halben Orange zeigte sich unterhalb des Deltoideus und erstreckte sich etwa $\frac{1}{3}$ des Armes nach abwärts, wobei sie ihn halb umgab. Die Bewegungen im Schultergelenk sind frei und schmerzlos. Die Venen über dem unteren Teil des Armes sind angeschwollen. Die Schwellung ist ziemlich weich, sehr empfindlich und augenscheinlich mit dem Knochen verwachsen. Eine vergrößerte, nicht druckschmerzhafte Drüse findet sich in der rechten Achselhöhle (mikroskopisch normal).

Besprechung: Die akute Schwellung und die Schmerzen in der Nähe des Humeruskopfes sind charakteristisch für septische Osteomyelitis, besonders bei einem Jungen dieses Alters. Aber im Verlauf von acht Wochen mußte man annehmen, daß der Eiter entweder an der Oberfläche durchgebrochen wäre oder daß eine allgemeine Septikämie sich entwickelt hätte.

Erfahrene Betrüger kommen zu ihrem Ziele, indem sie unsere Aufmerksamkeit zur rechten Zeit an einen falschen Ort lenken. Durch einen ähnlichen psychologischen Vorgang wird die Anamnese einer Verletzung, wie sie hier vorliegt, zu einer der häufigsten und gefährlichsten Fußangeln für ungeübte Diagnostiker. Unsere Aufmerksamkeit wird natürlich auf eine bestimmte Gruppe von Veränderungen, die Verrenkung, Fraktur, Hämatom oder Bursitis gelenkt, wie sie das Resultat einer Verletzung sein könnte. Während wir uns bemühen, zwischen diesen Möglichkeiten zu entscheiden, oder vielleicht eine Behandlung einleiten, die die eine oder die andere bessern soll, kann sich das in der Tat vorhandene, aber gar nicht in Betracht gezogene Neoplasma oder eine Tuberkulose ohne Hinderung ausbreiten. Wir vergessen im Augenblick, daß Osteosarkom in dieser Gegend und in diesem Alter häufig ist.

Die hervortretenden Venen auf der Schwellung sprechen ziemlich deutlich für Tumor, aber dagegen spricht offenbar die normale mikroskopische Struktur der Achseldrüse, die man als Metastase eines Knochentumors verändert anzutreffen erwartet. Man muß sich aber immer daran erinnern, daß die histologische Untersuchung einer Drüse unter Bedingungen wie hier sehr irreführen kann. Ich kenne zwei Fälle von bösartigen Tumoren des Mediastinums, bei denen sich große Achseldrüsen fanden, die nach der Exzision keine histologischen Veränderungen zeigten. Diagnostische Schlüsse aus der mikroskopischen Veränderung von Drüsen in der Nachbarschaft der fraglichen Veränderung sind nur dann von Wert, wenn die Resultate der Untersuchung positiv sind. Negative Resultate sind wertlos, wie es sich auch in diesem Falle im weiteren Verlauf zeigte.

Verlauf: Die Inzision führte zur Entleerung einer weichen Masse, die an Sagokörner erinnerte. Bei der mikroskopischen Untersuchung zeigten diese Körnchen die Struktur eines Rundzellensarkoms.

Diagnose: Sarcoma humeri.

Fall 176.

Ein 10jähriger Knabe wurde wegen eines Tumors des Humerus in das Krankenhaus gesandt. Das Wichtigste in der Anamnese waren Schmerzen im rechten Oberarm seit einem Monat bestehend mit darauffolgender Anschwellung ohne Druckschmerzhaftigkeit. Vor 14 Tagen wurden die Schmerzen heftiger, ohne daß eine Ursache dafür bekannt war.

Untersuchung: Patient sieht schlecht aus, rechter Unter- und Oberarm ist geschwollen (Radialpuls gut), Bewegung frei. Die untere Hälfte des Humerus ist auf Druck schmerzhaft.

Besprechung: Der Knabe befindet sich in dem Alter, wo septische Osteomyelitis oder maligne Tumoren gerne die Enden der langen Knochen befallen. Das schlechte Aussehen des Knaben und das Fehlen von Druckempfindlichkeit sprechen eher für einen Tumor, aber man muß daran denken, daß Druckschmerzhaftigkeit nur im oberen Teile des Armes fehlt, während der untere lebhaft empfindlich ist.

Warum ist der ganze Arm geschwollen? Wir haben keinen Beweis für die Druckwirkung eines Tumors, eines Aneurysma oder einer Halsrippe, keine Beweise für eine Venenentzündung oder Entzündung des Unterhautzellgewebes. Eine solche Schwellung wäre sehr ungewöhnlich, hätten wir es mit einer tuberkulösen Osteomyelitis zu tun.

Die Diagnose kann ohne Röntgenphotographie oder Operation nicht klargestellt werden. Wir müssen daher zu diesen Maßnahmen unsere Zuflucht nehmen.

Verlauf: Die Röntgenphotographie zeigte eine Verdickung des Periost über einem verdickten Humerus mit einer dunklen Zone in der Mitte des unteren Drittels des Knochens. Aus einer Höhle, die von verdicktem Knochengewebe und Periost überlagert war, wurden 90 ccm Eiter entleert. Daraus wuchsen Streptokokken in Reinkultur. Temperatur 37,2—37,8 °.

Der Kranke genas innerhalb einer Woche.

Diagnose: Septische Osteomyelitis.

Fall 177.

Ein 57jähriger Holzarbeiter fiel im Jahre 1901 eine Treppe herab. Er verletzte sich an der rechten Schulter und im Nacken. Drei Monate lang blieb die Schulter schmerzhaft.

Im Jahre 1903 begannen heftige Schmerzen zwischen den Schultern, die ihn mehrere Wochen an der Arbeit hinderten und durch keine Medizin gebessert wurden.

Im September 1904 begannen Schmerzen im Nacken und hielten bis zum Januar 1905 an. Im Dezember 1904 wurden die Schmerzen zwischen den Schultern und in der rechten Schulter wieder heftiger und dauerten bis jetzt — 17. Januar 1905. Durch Lage oder Bewegung werden die Schmerzen nicht verändert, sind aber oft so heftig, daß Patient nicht schlafen kann.

Seit zwei Monaten hat der Patient Husten mit reichlichem weißen Auswurf. Durch den Husten wird der Schmerz in der rechten Schulter und im Nacken schlimmer.

In den letzten zwei Jahren hat er 20 Pfd. an Gewicht verloren.

Untersuchung: Linke Pupille größer als die rechte. Der Kranke steht merklich nach vorn übergebeugt. Bei jedem Herzschlage wird das Manubrium sterni gehoben. Über dem ganzen Herzen hört man ein diastolisches Geräusch, am lautesten im zweiten rechten Interkostalraum. Das Herz selbst ist nicht vergrößert. Pulsus celer. Kehlkopf und Luftröhre normal. An der rechten Spitze besteht Dämpfung, Druckschmerzhaftigkeit, Bronchialatmen und erhöhter Pektoralfremitus. Das rechte Schlüsselbein und die Schulter sind auf Druck schmerzhaft, aber Bewegungen nach allen Richtungen frei. Keine Muskelatrophie. Im übrigen verläuft die Untersuchung negativ.

Besprechung: Die Anamnese des Falles führt natürlich zu der Annahme, daß die gegenwärtigen Symptome auf der Verletzung beruhen, besonders da die Schulter jetzt noch schmerzhaft ist. Aber sorgfältiges Nachdenken zeigt, daß der Zwischenraum zwischen 1901 und jetzt zu lang ist, um eine solche Erklärung zuzulassen.

Offenbar besteht keine Verletzung eines Gelenkes, der Muskulatur oder der Nerven. Die Bewegungen im Gelenk sind völlig frei. Anspannung der Muskeln macht den Schmerz nicht schlimmer, und die Beschwerden sind durchaus nicht entlang eines Nervenstammes lokalisiert.

Der langdauernde Husten (zwei Monate), die Abmagerung, die Veränderung an der rechten Spitze und die Brustschmerzen hatten den Hausarzt zu der

Diagnose einer Lungentuberkulose geführt. Aber es besteht kein Fieber, keine Anzeichen für Gewebseinschmelzungen in den Lungen (Rasselgeräusche, eitriges Sputum) und viel mehr Schmerzen in der Schulter, als man es bei einer Tuberkulose zu finden gewohnt ist. Besonders wichtig ist in dieser Hinsicht die lange Dauer des Schmerzes vor Beginn des Hustens. Anscheinend haben die Schmerzen schon fast zwei Jahre bestanden, ehe der Husten begann.

Von manchen Orthopäden werden Schmerzen im Rücken, den Schultern und Armen erklärt durch die sogenannte runde Schulter, eine Folge der gewöhnlich nach vorn gebeugten Haltung. Bis heute habe ich mich von der Richtigkeit dieser Erklärung nicht überzeugen können. Die Schwierigkeit aller solcher Erklärungen liegt darin, daß sie nicht zeigen, warum die vornüber gebeugte Haltung so viele Jahre länger besteht, als die Schmerzen, die darauf beruhen sollen. In keinem Falle ist es überdies wahrscheinlich, daß eine schlechte Haltung zu solch schlimmen, unbestimmt lokalisierten Schmerzen führen kann, wie sie hier geklagt werden.

Die Schmerzen liegen an einem sehr ungewöhnlichen Platze; man hört selten, daß ein Kranker über Schmerzen hoch oben zwischen beiden Schultern klagt und wenn man solche Klagen hört, soll man als Ursache immer an einen Druck vom Innern des Thorax aus denken. Derartige Ursachen gibt es praktisch drei und nur drei, nämlich: Aneurysma, Wirbeltuberkulose und maligne Tumoren.

Wenn wir nun mit dem Gedanken an ein Aneurysma das Gefäßsystem uns anschauen, so finden wir das Vorhandensein einer Aorteninsuffizienz, wie sie oft ein Aneurysma begleitet. Wir bemerken ferner die Ungleichheit der beiden Pupillen und kommen zu der Annahme, daß die Lungenveränderung die Folge von Druck auf die Lunge selbst oder auf einen großen Bronchus sein kann. Augenscheinlich hat diese Möglichkeit viel für sich (Aneurysma), besonders wenn wir die lange Dauer der Symptome ins Auge fassen. Intrathorakische Tumoren hätten wahrscheinlich augenfälligere und heftigere Symptome hervorgerufen, wenn sie solange bestehen.

Tuberkulöse oder andersartige Erkrankungen der Hals- oder oberen Brustwirbelsäule müssen Steifheit und Druckschmerzhaftigkeit der Wirbelsäule herbeiführen, und bei so langem Bestehen der Krankheit könnte man auch irgendwelche Zeichen von Verkäsung, eine Kyphose oder Fieber erwarten.

Verlauf: Das Röntgenbild zeigte einen ausgesprochenen Schatten links vom Sternum. Patient hatte auf der Station wiederholt Anfälle von schweren präkordialen Schmerzen mit großem Angstgefühl, die durch Nitroglyzerin gebessert wurden. Darauf ließen die Schmerzen für fünf Wochen nach.

Im März 1905 begannen wiederum Schmerzen an der rechten Schulter mit einem Gefühl von Wundsein im Arm oberhalb des Ellbogens.

Der Herzspitzenstoß fand sich im sechsten Interkostalraum, 15 cm nach links von der Mittellinie. Der rechte Puls ist kleiner wie der linke und stark hebend. Oliver-Cardarelli positiv. Der Patient blieb bis zum 6. April unter geringen Schmerzen im Krankenhaus. Die Behandlung bestand in Jodkali, Aspirin und Abführmitteln.

Diagnose: Aortenaneurysma.

Fall 178.

Ein farbiger 59jähriger Koch kam am 28. März 1908 in das Krankenhaus. Er war stets gesund mit Ausnahme von Rheumatismus vor vielen Jahren, der viele Gelenke befiel, ihn aber nicht ans Bett fesselte. Geschlechtskrankheiten werden verneint.

Seit zwei Jahren hat er Schmerzanfälle in der linken Schulter, die von dort nach dem Brustbein und nach der Magengrube zu ausstrahlen. Diese Anfälle sind in beträchtlichen Intervallen aufgetreten, bis während der letzten 14 Tage, wo sie jeden Tag kamen und ihn zwangen, die Arbeit niederzulegen. Der Schmerz ist nicht schlimm und wird durch Ruhe oder Trinken von heißem Wasser gelindert. Er gibt an, daß der Unterarm schwach ist, besonders nach den Schmerzanfällen. Die Fersen waren seit 14 Tagen schmerzhaft und angeschwollen, und seit fünf Monaten hatte er einen trockenen Husten. Einmal merkte er, daß er des Nachts mehr Urin ließ, als am Tage, aber das ist jetzt nicht der Fall. Keine Verdauungsstörungen, keine Kopfschmerzen.

Bei der Untersuchung zeigt die schmerzende Schulter keine Störungen in der Bewegung. Der Herzspitzenstoß findet sich im fünften Interkostalraum etwa $2\frac{1}{2}$ cm nach außen von der Mamillaris. An der Basis und nach abwärts bis zum vierten Interkostalraum ist ein systolisches Geräusch zu hören; der zweite Aortenton ist schwach, der zweite Pulmonalton stärker, aber nicht akzentuiert. Puls stark gespannt. Blutdruck 138 mm Hg. Die Radialarterien waren deutlich verstärkt und geschlängelt. Der Leberrand konnte 5 cm unterhalb des Schwertfortsatzes gefühlt werden. Im vierten Interkostalraum nahe dem Sternum hört man ein schwaches diastolisches Geräusch. Niemals bestand Kapillar- oder hebender Puls. Die Röntgenuntersuchung fiel negativ aus.

Besprechung: Wir können alle Arten von Arthritis (rheumatische und andere) ausschließen, weil die Gelenke gegenwärtig ohne Veränderungen sind. Erkrankungen der Muskulatur, des Periostes oder der Nerven können durch Fehlen einer Schwellung, von Druckschmerzhaftigkeit und Hitze, durch das Fehlen jeglicher Beziehung der Schmerzen zur Muskelbewegung oder zu dem anatomischen Verlauf eines Nerven ausgeschlossen werden. Es besteht auch kein ausschlaggebender Beweis für irgend eine Druckwirkung innerhalb des Thorax.

Nach Ausschluß dieser Möglichkeiten bemerken wir, daß die Schmerzen anfallsweise auftreten, durch Ruhe erleichtert werden und sehr weit ausstrahlen. Jeder Schmerz dieser Art bei einem Manne von 59 Jahren spricht für Aneurysma oder Angina pectoris, besonders wenn der Patient ein Neger ist. Für Angina spricht nichts mit Sicherheit, es kann aber ohne Röntgenuntersuchung nicht ausgeschlossen werden. Die meisten Fälle von Angina pectoris zeigen einen höheren Blutdruck, aber dadurch läßt sich die Krankheit nicht ausschließen. Daher bleibt Angina die wahrscheinlichste Diagnose. Größere Sicherheit kann man durch die therapeutische Probe gewinnen, aber nur der weitere Verlauf kann ein Aneurysma ausschließen.

Verlauf: Der Kranke erhielt 0,3 g Jodkali dreimal täglich, 0,0006 Nitroglyzerin und Cascara nach Bedarf. Später wurde dreimal täglich Tinctura Digitalis zugefügt. Vom 4. April ab zeigte sich eine merkliche Besserung und der Patient schlief fast jede Nacht ziemlich gut. Am 5. April war er außer Bett und nachher fast frei von Symptomen bis zu seiner Entlassung am 11. April.

Dieser Fall soll als Beispiel einer etwas ungewöhnlichen Schmerzverbreitung bei Angina pectoris dienen. In anderen Fällen findet sich der Schmerz ganz oder meistenteils in den Armen und im Rücken. Wir haben das Recht, alle diese weitverbreiteten Schmerzen unter der Hauptgruppe der Angina zusammenzufassen, weil sie alle mit Arteriosklerose und mit ziemlich gut kompensierter Herzerkrankung verbunden sind. Wichtig ist, daß sie alle auf dieselbe Weise hervorgerufen werden und Erleichterung finden. Die vier hauptsächlichen charakteristischen Ursachen für Anginaschmerzen sind alle zugleich Ursachen für plötzliche Erhöhung des Blutdruckes. Es sind dies:

1. Muskelanstrengung,
2. Starke Erregung,

3. Verdauung, besonders wenn sie irgendwie behindert ist,

4. Das Aufstehen am Morgen.

Die große Mehrzahl von Anginafällen wird durch eine dieser vier Ursachen hervorgerufen, die ich in der Reihenfolge ihrer Häufigkeit angeordnet habe. Viel seltener sind die Fälle von Angina, die den Patienten aus dem Schlafe aufwecken. Die Besserung der Beschwerden nach der Entfernung der Ursache machen dem Kranken und dem Arzte den Fall gewöhnlich ganz klar. Auch der günstige Einfluß von Nitritpräparaten, welche den Blutdruck erniedrigen, ist von großem diagnostischen Werte.

Diagnose: Angina pectoris (syphilitische Aortitis).

Fall 179.

Ein 60jähriger Schneider suchte am 21. Juli 1906 das Krankenhaus auf. Er gab an, er hätte vor acht oder neun Wochen Rheumatismus in der rechten Schulter gehabt, er sei aber jetzt viel besser und störe ihn nur noch wenig. Etwas später merkte er einen Knoten gerade oberhalb und etwas nach rechts vom Brustbein. Er hat allmählich an Größe bis zur letzten Woche zugenommen, seither wuchs er besonders schnell; er ist hart, auf Druck nicht schmerzhaft und scheint zu „pulsieren". Jetzt merkt der Patient Schmerzen, wenn er den rechten Arm hebt oder ihn nach rechts bewegt. In der Anamnese findet sich keine Verletzung. Die letzten zwei Monate war er heiser.

Die Untersuchung zeigt gleiche und auf Licht reagierende Pupillen, die aber leicht unregelmäßig begrenzt sind. Am Herzen keine Veränderung. Rechts vom Sternum oberhalb der dritten Rippe findet sich ein pulsierender Tumor von der Größe und Gestalt eines Eies. Die rechte Klavikula ist nach vorwärts gedrängt und das Sternalende scheint in den Tumor aufgegangen. Das Manubrium ist erodiert und die erste Rippe völlig von dem Sternum abgetrennt. Es besteht keine Dämpfung über dem Manubrium und im übrigen auch keine abnorme Pulsation. Über dem Tumor hört man ein schwaches systolisches Geräusch. Die Untersuchung der Organe des Leibes, des Blutes, Urins und der Extremitäten verläuft im übrigen normal.

Besprechung: Heiserkeit, Schmerzen in der Schulter, unregelmäßige Pupillen und ein pulsierender Knoten nahe dem Brustbein scheint anfangs absolut sicher für ein Aneurysma zu sprechen, und den Eindruck machte es auch auf die meisten, die den Fall im Krankenhause sahen. Gewisse Punkte waren aber zu jeder Zeit atypisch.

1. Die Schmerzen. Warum sollten sie an Heftigkeit abnehmen? In Fällen von Aneurysma werden sie selten geringer, bis der Patient das Bett hütet oder andere Maßnahmen ergreift, um die Zirkulation zu verringern.

2. Die Ergebnisse der Perkussion. Warum besteht keine sternale Dämpfung? Das Aneurysma müßte von dem Aortenbogen seinen Ursprung nehmen und müßte daher zu einer Dämpfung über dem Manubrium sterni führen.

3. Ein Aneurysma liegt selten oberhalb des Sternums oder hinter dem Schlüsselbein. Ungewöhnliche Pulsation an diesem Punkte erweist sich selten als Aneurysma.

4. Der Patient ist für ein Aneurysma ziemlich alt, obwohl dies die Diagnose durchaus nicht ausschließt.

5. Ein Aneurysma an dieser Stelle würde wahrscheinlich die Arteria subclavia oder innominata hinreichend in Mitleidenschaft ziehen, um zu einer Ungleichheit des Pulses zu führen. Eine sichere Entscheidung hätte man wahrscheinlich durch eine Röntgenphotographie erhalten.

Worauf kann der Knoten beruhen, wenn nicht auf einem Aneurysma? Gummata sind in dieser Gegend häufig, gewöhnlich nicht schmerzhaft und verursachen geringere Knochenzerstörungen, wie in diesem Falle; sie pulsieren nur, wenn sie das Sternum perforiert haben, was nur selten der Fall ist.

Tuberkulose der Brustwandknochen zeigt gewöhnlich größere Neigung zur Verkäsung, verursacht geringe Schmerzen, die auf den Herd der Erkrankung beschränkt sind. Niemals drängen sie die Klavikel nach vorn.

Maligne Tumoren der Rippe, des Sternums oder irgend eines Teiles des Mediastinums können die meisten der hier vorhandenen Symptome hervorrufen. Die ausgesprochene Pulsation spräche eher für eine gefäßreiche Neubildung, als für Syphilis oder Tuberkulose. Das Alter des Patienten macht einen Tumor wahrscheinlicher als ein Aneurysma.

Verlauf: Trotz der eben niedergelegten Erwägungen wurde die Diagnose auf ein Aneurysma gestellt. Der Patient verließ das Krankenhaus am 25. Juli und suchte später einen Chirurgen auf, der einen von einer Kapsel umgebenen gefäßreichen Tumor entfernte, der sich bei der histologischen Untersuchung als eine Metastase eines Nebennierentumors erwies. Ein Aneurysma bestand nicht.

Einige Monate später kam der Patient wegen heftiger Nierenblutungen, die wahrscheinlich auf den Tumor zurückzuführen waren, wieder in das Krankenhaus.

Diagnose: Metastase eines Nebennierentumors.

Fall 180.

Eine 27 jährige Putzmacherin kam am 9. März 1907 in das Krankenhaus. Die Familienanamnese ist negativ, und sie erinnert sich nicht, bis zum vergangenen Jahre je krank gewesen zu sein. Damals hatte sie Dysenterie mit Aufstoßen von Gas, besonders nach dem Essen von Braten. Im vergangenen Jahre mußte sie jede Nacht ein- oder zweimal aufstehen, um Wasser zu lassen. Seit zwei Monaten merkte sie hin und wieder Herzklopfen. Vor 1½ Jahren wog sie 112 Pfd., und dies war ihr Durchschnittsgewicht. Jetzt wiegt sie nur noch 97 Pfd.

Vor drei Monaten begann Husten, der zeitweise so heftig ist, daß es zum Brechen kommt. Sie wirft fast nichts aus. Seit dieser Zeit merkte sie auch Kurzatmigkeit bei leichter Anstrengung. Am 30. Januar 1907 wurde sie in ein Tuberkulose-Sanatorium aufgenommen; fünf Untersuchungen des Sputums verliefen aber negativ. Die Temperatur war dort während des großen Teiles des Aufenthaltes normal, stieg aber in unregelmäßigen Zwischenräumen von 37,8⁰ bis 38,0⁰. Sie kommt direkt aus dem Sanatorium in das Krankenhaus. Bei sorgfältiger Ausforschung gibt sie an, daß sie dumpfe Schmerzen und Brennen im Arme hat. Dieser Schmerz pflegt gewöhnlich für zwei bis drei Minuten heftiger zu werden und dann plötzlich nachzulassen. Eiergrog und alle anderen alkoholischen Getränke machen den Schmerz wesentlich schlimmer. Sie konnte häufig deshalb die ganze Nacht nicht schlafen. Auch Liegen auf der linken Seite verschlimmerte die Beschwerden.

Die Untersuchung zeigt eine leicht bräunliche Pigmentierung der Haut. Die linke Brustseite ist vorn etwas gewölbter als die rechte, und die Venen darauf springen hervor. Oberhalb des linken Schlüsselbeins findet sich eine kleine Masse von der Größe einer Walnuß, hart, unbeweglich und auf Druck nicht schmerzhaft. Herz frei von Veränderungen. Die linke Lunge zeigt dicht oberhalb und unterhalb des Schlüsselbeins Dämpfung. Die ganze linke Vorderseite zeigt entferntes Atmungsgeräusch, und das Gleiche gilt links hinten unterhalb der Skapula, wo außerdem Dämpfung und verminderter Pektoralfremitus besteht. Die Untersuchung des Abdomens ergibt nichts. Der linke Oberarm mißt 21, der rechte 19 cm an Umfang.

Die Fehldiagnose auf Tuberkulose war in diesem Falle völlig zu entschuldigen. Husten, Atemnot, Schmerzen mit Dämpfung an einer Lungenspitze und leichte Fieberbewegungen sprechen sicher sehr stark für eine tuberkulöse Infektion. Nur nach wiederholten Untersuchungen des Sputums mußte man an der Diagnose irre werden. Die Tatsache, daß während langer Beobachtungszeit Atmungsgeräusche nicht zu hören waren und besonders das frühe Einsetzen und die lange Dauer von Schmerzen machten es sehr wahrscheinlich, daß irgend eine tiefere und ernstere Erkrankung am Werke war.

Die bedeutsamste Tatsache ist in diesem Falle nach meiner Meinung der lange Zwischenraum (neun Monate) zwischen dem Beginn der Schmerzen, die so heftig waren, daß sie nicht schlafen konnte, und dem Beginn des Hustens. Das hätte von Anfang an argwöhnisch und zweifelhaft in der Diagnose machen müssen.

Auch hochsitzende Wirbeltuberkulose muß man in Betracht ziehen. In solchen Fällen braucht ein Buckel nicht zu bestehen, und die Schmerzen werden oft an Punkten gefunden, die von der Wirbelregion weitab liegen. Der Schmerz ist aber hier das einzige Symptom, was an eine Wirbeltuberkulose denken läßt. Wir haben keine Muskelspannung, keine Nackensteifigkeit, keine Anzeichen von Verkäsung oder Abszeßbildung, wie man es wohl nach einer ein Jahr dauernden Erkrankung erwarten müßte. Mit dem Auftreten der Anschwellung und des Knotens über dem linken Schlüsselbein konnte man nicht länger daran zweifeln, daß irgend ein Mediastinaltumor auf den Plexus brachialis drückte. Derartige Tumoren beginnen gewöhnlich, ob sie nun von Mediastinaldrüsen, von dem Lungenhilus oder von der Pleura ausgehen, mit Symptomen eines gewöhnlichen Pleuraergusses, mit denen sie auch oft verwechselt werden. In den Frühstadien bestehen oft keine Schmerzen, kein von außen bemerkbarer Tumor und keine von außen wahrnehmbare Schwellung des Armes. Der Pleuraerguß erneuert sich mit erstaunlicher Geschwindigkeit nach der Punktion; er kann eitrig sein oder auch nicht, und der zytologische Befund kann mit dem einer gewöhnlichen tuberkulösen Pleuritis übereinstimmen oder nicht. Unser Argwohn, daß eine bösartige Erkrankung dahinter stecken könnte, wird vor allen Dingen durch das schnelle Anwachsen des Exsudats nach der Punktion wachgerufen.

Verlauf: Die Röntgenuntersuchung ergab einen diffusen Schatten, besonders auf der linken Seite, der sich aber auch noch über eine kleine Strecke nach rechts von der Wirbelsäule erstreckte. Der Knoten am Halse wurde exzidiert und histologisch untersucht, wobei sich ein malignes Lymphom herausstellte. Die Zeichen für eine Flüssigkeitsansammlung an der Lungenbasis mehrten sich schnell. Die Patientin reagierte auf 3,5 mg Tuberkulin nicht. Am 24. März wurde sie ungeheilt entlassen.

Diagnose: Malignes Lymphom.

Tabelle IX. Schmerzen in den Armen.· Symptome.

Erkrankung	Begünstigende Krankheiten	Schmerz	Fieber und Leukozytose	Lokale Erscheinungen	Ergebnis der Röntgenuntersuchung	Art der Besserung
Verschiedene Arten von Arthritis(infektiös,atrophisch, hypertrophisch)	Infektion	Besonders in den Gelenken, aber nicht ausschließlich	Infektiöser Typus	Die der Infektion entsprechenden	Wichtig	Ruhe, Salizylate, Hitze
Bursitis subacromialis	Trauma; Überanstrengung, Sepsis	Besonders bei der Abduktion	0	Schmerz bei Abduktion oder Rotation; Druckschmerzhaftigkeit auf der Schulterhöhe und im Sulcus bicipitalis	Besonders negativer Ausfall von Wert	Resorption oder Operation
Ermüdung und Beschäftigungsneuritis	Neurotische Veranlagung; Überanstrengung	Bei gewissen Anstrengungen (nicht Bewegungen); Krämpfe	0	0	0	Ruhe; Erziehung
Osteomyelitis humeri	Infektion	Anhaltend; leicht oder heftig	+	Druckschmerzhaftigkeit über dem Herde; Fistelbildung	Manchmal wichtig	Operation
Aneurysma	Syphilis	Chronisch; auch Schmerzen in der Brust	0	Nur am Thorax, nicht am Arm	Schatten im Thorax	Ruhe, Herabsetzung des Blutdruckes
Neuralgie (unbekannter Ursache)	?	Entlang dem Nervenstamme; intermittierend; Parästhesien	0	Manchmal Druckschmerzhaftigkeit über dem Nervenstamme	0	Hygienische Maßnahmen
Mediastinaltumor	?	Chronisch	0	Vor allem am Thorax, manchmal Ödem des Armes	Schatten im Thorax	Operation
Neubildung am Arme	?	Chronisch	0	Fortschreitend; harter, spindelförmiger Tumor	Oft wichtig	Operation
Hals-Rippe	?	. . . .	0	Am Hals, nicht am Arme	Zeigt die überzählige Rippe	Operation
Angina pectoris	Arteriosklerose; erhöhter Blutdruck	Nach Anstrengung, Erregung und bei der Verdauung	0	0	0	Nitrite; Ruhe

Ursachen der Schmerzen in den Beinen und Füßen.

12. Kapitel

Schmerzen in den Beinen und Füßen.

Fall 181.

Ein 25 jähriger Taglöhner kam am 6. März 1907 ins Krankenhaus. Die Familienanamnese ist negativ. Vor einem Jahre hatte er Urethritis und war einen Monat lang krank. Eine Woche lang war die linke Ferse geschwollen und gerötet, und er konnte einen Monat lang nicht auftreten. Vor sechs Tagen empfand er einen schneidenden Schmerz in der rechten Hüfte, der sich beim Niedersetzen besserte. Vor vier Tagen konnte er nicht aus dem Bett aufstehen. Gestern war die linke Ferse wieder geschwollen und schmerzhaft.

Die Untersuchung einschließlich Temperatur, Puls und Atmung war negativ. Brust- und Bauchorgane normal.

Es besteht leichte Druckschmerzhaftigkeit, Rötung und Schwellung, sowie Schmerzen oberhalb der linken Fußbeuge. Bewegung im rechten Hüftgelenk verursacht heftige Schmerzen im Sakroiliakalgelenk; auch Druckschmerzhaftigkeit war dort vorhanden.

Besprechung: Wir beschäftigen uns hier mit Veränderungen an der rechten Hüfte und im linken Fußgelenk, aller Wahrscheinlichkeit nach irgend eine Art von Arthritis. Die Diagnose R h e u m a t i s m u s soll man wie ein Verbrechen

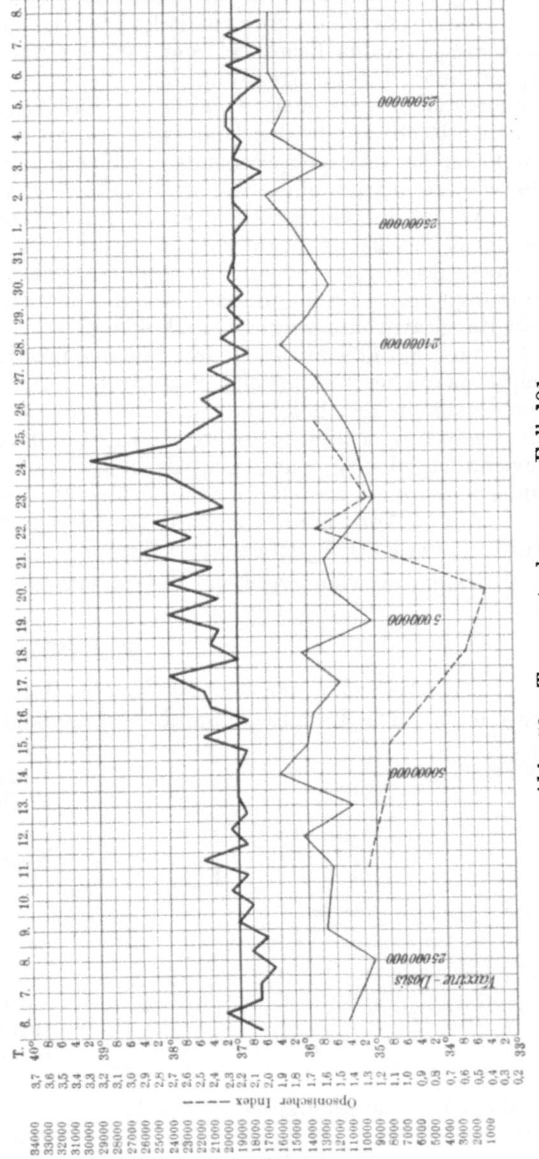

Abb. 59. Temperaturkurve zu Fall 181.

meiden, bis uns die Ausschließung aller anderen Möglichkeiten dazu zwingt. Auf diese wollen wir nun unsere Aufmerksamkeit richten.

Hypertrophische Arthritis (Osteoarthritis) befällt im Alter von 25 Jahren diese Gelenke nicht. Man erinnere sich daran, daß bei dem Hüftgelenk dieses Leiden das sogenannte Malum coxae senilis darstellt und jüngere Menschen unbelästigt läßt.

Atrophische Arthritis könnte bei einem jungen Menschen diese Gelenke ergreifen, aber sie ergreift auch ebenso gut andere Gelenke, besonders die der Hände und neigt sehr zu einer symmetrischen Verteilung, z. B. beide Fußbeugen, beide Ringfinger, beide Hüften, beide Füße.

Fände sich das Sakroiliakalgelenk allein erkrankt, so wäre es nicht notwendig, an das Bestehen irgend einer entzündlichen Veränderung zu denken. Irgend eine Überanstrengung oder Veränderung des Gelenkes könnte solche Schmerzen verursachen; da aber ein Fußgelenk gleichfalls erkrankt ist, haben wir kein Recht, die beiden Dinge mechanisch miteinander zu verbinden. Nur eine Infektion ist das entsprechende Verbindungsglied, besonders da hier gar kein Beweis für irgend eine Stoffwechselstörung wie Gicht vorliegt.

Wenn die Gelenkbeschwerden infektiösen Ursprungs sind, so muß man zunächst die Frage beantworten: Kann eine Urethritis so lange dauern, kann die Gelenkveränderung auf der gonorrhoischen Infektion beruhen? Zur Beantwortung dieser Frage müssen wir die Harnröhre untersuchen. Ein Abstrich von der Harnröhre zeigte Gonokokken.

Vom 8. März ab wurde mit Vakzine behandelt, und schon zwei Tage darauf zeigte sich eine wesentliche Besserung. Am 17. März bestanden sehr heftige Schmerzen in der Sakroiliakalgegend und dauerten bis zum 22. März, worauf die Besserung schnell fortschritt. Der opsonische Index war bis zum 28. März gewöhnlich niedrig, dann ging er in die Höhe und blieb so stehen. Die Veränderungen sind aus der Kurve (Abb. 59) ersichtlich.

Am 7. April konnte er ohne Schwierigkeiten umhergehen und am 9. April wurde er wesentlich gebessert entlassen.

Diagnose: Gonorrhoische Gelenkentzündung.

Fall 182.

Ein 46jähriger Neger suchte am 11. Juli 1907 die Aufnahme ins Krankenhaus nach. Die Familienanamnese ist belanglos. Er gibt an, er wäre mit 15 Jahren beinahe an einer „schlimmen Erkältung" gestorben und hätte eine Wirbelsäulenverkrümmung. Mit 18 Jahren war er eine Zeitlang im Krankenhaus.

Seit dem Frühjahr hat er Schmerzen in der rechten Hüfte, und sie waren in den letzten drei Wochen so stark, daß er nicht schlafen konnte; auch im Wachen bestehen starke Schmerzen und Steifheit in beiden Beinen, obwohl sie im Gebrauch beträchtlich zurückgeht. Vor drei Wochen waren die Füße eine Zeitlang geschwollen; das ist nun vorbei. Er trinkt viel Wasser und läßt gewöhnlich des Nachts drei- oder viermal Urin. Jeden ersten oder zweiten Tag hat er Stuhlgang, aber nur auf Medizin.

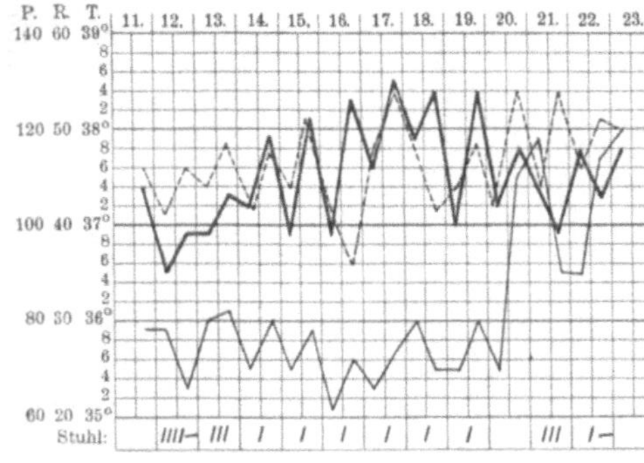

Abb. 60.   Temperaturkurve zu Fall 182.

Das Verhalten von Temperatur, Puls und Atmung des Kranken zeigt die beifolgende Kurve (Abb. 50). Bei der Aufnahme betrug die Zahl der weißen Blutkörperchen 7700, und die Auszählung ergab 90 % polynukleäre Zellen. Es bestand keine Anämie. Die Wirbelsäule zeigt eine Skoliose mit ausgesprochenem Rippenbuckel der linken Rückenseite. Ferner bestand ein alter Knochenauswuchs, am rechten versteiften Ellbogen. Schlecht genährt. Ausgesprochener Arcus senilis. Herz frei von Veränderungen, die Radialarterien sind geschlängelt und hart. Die Untersuchung der Lungen verläuft negativ mit Ausnahme einiger weniger feiner Rasselgeräusche oberhalb des Schlüsselbeins. Hinten rechts bestand eine Dämpfung unterhalb der Spina scapulae mit abgeschwächtem oder fehlendem Atmungsgeräusch. Links hinten fanden sich zahlreiche feuchte Rasselgeräusche. Abdomen in der Gegend der Gallenblase leicht schmerzhaft. Es finden sich Drüsen in der Größe von Haselnüssen oder Mandeln in den Leistenbeugen, den Achselhöhlen und dem Nacken. Die Wirbelsäule ist praktisch steif. Urinmenge beträgt am Tage 1050 ccm mit einem spezifischen Gewicht von 1015, sowie einer leichten Spur von Eiweiß und sehr zahlreichen hyalinen und fein granulierten Zylindern mit Zellbelag, von denen einige verfettet sind.

Am 14. Juli wurde eine Punktion der Brust vorgenommen und dabei 810 ccm Flüssigkeit von spezifischem Gewicht 1005, Albumen 2 %, Lymphozyten 81 % entleert. Die Untersuchung des Auswurfs verlief ohne Besonderheit. Vom 17.—20. Juli delirierte der Kranke.

Besprechung: In diesem Falle kommen eine ganze Reihe weit auseinanderlaufender Gedanken in Betracht. Die Anamnese zeigt uns Hinweise auf geistige Veränderungen, auf Tuberkulose, Nieren- oder Herzerkrankung, auf multiple Gelenkentzündung und multiple Drüsenschwellungen. Sicherlich verursacht die Entwirrung dieses Falles große Schwierigkeiten. Es weist auch manches auf das Bestehen einer chronischen interstitiellen Nephritis hin. Dafür sprechen besonders die Nokturie, die Anschwellungen der Füße und die Beschaffenheit des Urins. Aber praktisch ist es sicher, daß auch sonst noch etwas vorliegen muß. Andererseits läßt uns die „schlimme Erkältung" mit 15 Jahren, die unmittelbar auf die Erkrankung der Wirbelsäule folgte, die anscheinend mit Steifigkeit geendet hat, sehr lebhaft an Tuberkulose denken, besonders wenn diese Symptome bei einem Neger vorliegen. Der Pleuraerguß in der rechten Brustseite (wie er sich durch Dämpfung und fehlendes Atmungsgeräusch kundgibt), kann entweder auf Tuberkulose oder auf mechanischen Ursachen (Hydrops) beruhen. Das niedrige spezifische Gewicht läßt mich eher glauben, daß die Flüssigkeit kein reines Exsudat ist. Die vielfachen Drüsenschwellungen würden mit Tuberkulose gut übereinstimmen, können aber auch auf Syphilis hinweisen. Alle Arten von Leukämie werden durch die Blutuntersuchung ausgeschlossen.

Daß irgend eine Art von Infektion in dem Körper des Kranken wirkt, wird durch das anhaltende hohe Fieber und das Delirium bewiesen. Wir könnten glauben, daß es sich um eine terminale Sepsis durch Streptokokken oder irgend einen anderen der üblichen Erreger handelt, wobei man dann die übrigen Symptome als Zeichen einer Herznierenerkrankung auffassen müßte. Damit finden wir aber keine Erklärung der Wirbelsäulenversteifung, den Auswuchs am Ellbogen, die allgemeine Drüsenschwellung und die Vorgeschichte.

Eine positive Diagnose scheint unmöglich, aber für die Annahme einer tuberkulösen Infektion sprechen mehr Gründe, als für jede andere Hypothese. Mit Sicherheit wurde die Diagnose aber nicht gestellt.

Verlauf: Der Kranke wurde am 20. Juli komatös und starb am 23. Juli.

Klinische Diagnose: Arteriosklerose, chronische Nephritis, Pleuraerguß mit schließlicher Infektion.

Die Autopsie zeigte eine alte Tuberkulose der Wirbelsäule, Tuberkulose der Knochen, tuberkulöse Geschwüre des Ileums, Miliartuberkulose der Bronchialdrüsen mit Vereiterung, Tuberkulose der Lunge, der Nieren, der Leber und des Perikards. Ein zur Probe mit kleinen Mengen des Pleuraergusses geimpftes Meerschweinchen wurde zur entsprechenden Zeit getötet, zeigte aber keine tuberkulösen Veränderungen.

Diagnose: Siehe oben.

Fall 183.

Eine 31 jährige Haushälterin kam am 4. November 1907 ins Krankenhaus. Familienanamnese negativ. 1903 wurde sie wegen Nierensteins der rechten Niere operiert, wobei man aber einen Stein nicht fand. Den ganzen Sommer 1907 war sie sehr heruntergekommen, hatte oft Übelkeitsgefühl und mußte häufig erbrechen. Das Erbrechen wurde mitunter durch Kummer ausgelöst.

Seit fünf Wochen fühlt sie sich müde, ruhelos und leicht erregbar. Appetit und Schlaf schlecht. Vor drei Wochen merkte sie zuerst, daß sie beim Gehen das rechte Bein bevorzugte. Dieses Hinken hat ständig zugenommen, und die letzten vierzehn Tage hat sie andauernd zu Bett zugebracht. Vor vierzehn Tagen hatte sie Schmerzen in der rechten Leistengegend, in der rechten Hüfte und einige Male auch in der rechten Seite des Kreuzes. Der Schmerz ist des Nachts schlimmer geworden und ließ sie auch nicht schlafen. Er tritt paroxysmal auf und läßt sie hin und wieder einige Stunden völlig frei. Wenn sie sehr müde ist, muß sie alle zwei Stunden Urin lassen, hat aber nie eine Veränderung daran gefunden.

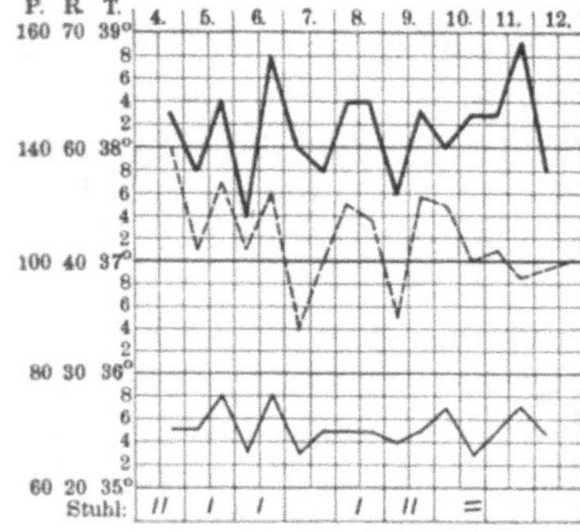

Abb. 61.   Temperaturkurve zu Fall 183.

Den Verlauf der Temperatur zeigt die beifolgende Kurve (Abb. 61).

Die Untersuchung der Brustorgane verläuft negativ.

Der Leib ist überall tympanitisch und ist auf der linken Seite straffer als auf der rechten. Bei tiefer Palpation findet man eine geringe Druckschmerzhaftigkeit rechts; das rechte Bein befindet sich andauernd in Beugestellung. Extension und Auswärtsrotation im Hüftgelenk war schmerzvoll. Die anderen Bewegungen waren gut. In der rechten Seite sah man die Narbe der vorhergegangenen Operation. Bei tiefer Einatmung konnte man in der rechten Seite eine runde, druckschmerzhafte Masse undeutlich fühlen.

Die Untersuchung durch einen Orthopäden ergab, daß die Kontraktion des Psoas nicht auf einer Störung des Hüftgelenks beruhte. Als wahrscheinliche Ursache kamen die Niere und die Mesenterialdrüsen in Betracht.

Am 5. und 7. November zeigte der Urin große Mengen von Eiter im Sediment, eine sehr leichte Spur von Albumen. Spezifisches Gewicht 1013, 24 stündige Menge 1200 ccm.

Besprechung: In diesem wie in dem folgenden Falle handelt es sich um Hüftweh in Verbindung mit Spasmus des Musculus psoas. Es spricht nichts dafür, daß das Hüftgelenk oder die Wirbelsäule mit erkrankt ist. Daher muß man an die anderen weniger häufigen Ursachen denken, die zu einer Kontraktion des Psoas führen. Tiefgelegene Druckschmerzhaftigkeit rechts im Leibe in Verbindung mit Fieber und Psoasspasmus ist ein wohlbekanntes Bild der Appendizitis. Blinddarmentzündung beginnt aber selten mit Hinken, bevor eine ausgesprochene Druckschmerzhaftigkeit in der rechten Iliakalgegend besteht Auch müßte man eine Muskelspannung der Bauchwand erwarten, wie sie hier aber nicht vorhanden ist. Es fehlt hier auch jede lokalisierte Druckschmerzhaftigkeit über der Appendixgegend. Tuberkulose der Mesenterialdrüsen und gelegentliche andere Ursachen von Mesenterialdrüsenschwellung können zu Psoasspasmus führen. Eine derartige Diagnose ist schwer zu begründen und noch schwerer in Abrede zu stellen. Man kann ihr zuneigen, wenn sich keine andere Ursache für die Spannung des Psoas finden läßt. Wahrscheinlich ist die Drüsenschwellung die Ursache für manchen der mysteriösen Fälle von „idiopathischem" oder „hysterischem" Spasmus des Psoas. Häufig werden noch psychische Ursachen ins Feld geführt, wenn unsere diagnostischen Hilfsmittel erschöpft sind.

Wir wissen von verschiedenen Nierenerkrankungen (hämatogene Infektion, perinephritischer Abszeß, Tuberkulose, Stein), daß sie leicht zu einer Kontraktion des Psoas führen. Unsere Patientin hatte Eiter im Urin, und daher war eine genaue Untersuchung der Niere die erste Notwendigkeit.

Verlauf: Am 10. November war die Beugung des rechten Beines noch ausgesprochener geworden; Patientin aß und schlief schlecht. Drei Röntgenphotographien wurden aufgenommen, und dabei fanden sich zwei Nierensteine auf der rechten Seite.

Die Operation ergab am 16. November zwei Steine und etwas Eiter in der Niere. Selbst in tiefer Anästhesie konnte das rechte Bein nicht ausgestreckt werden, aber später im Verlauf der Rekonvaleszenz verschwand der Spasmus völlig, so daß die Patientin gut herumgehen konnte.

Diagnose: Psoasspasmus auf Grund von Nephrolithiasis.

Fall 184.

Ein italienischer Mörtelträger im Alter von 32 Jahren suchte am 26. Juni 1906 das Krankenhaus auf. Vor drei Wochen fühlte er beim Tragen von Steinen ein sonderbares Gefühl in der linken Hüfte, das er als „Klopfen" beschrieb (wahrscheinlich klonischer Spasmus). Seither haben die Schmerzen in der Hüfte mit starker Steifigkeit fortbestanden. Bei Bewegung nehmen die Schmerzen zu. Die Untersuchung der inneren Organe einschließlich Blut und Urin verlief negativ.

Das rechte Bein war teilweise gebeugt und konnte ohne Schmerzen nicht ausgestreckt werden. Die Bewegung und Rotation machte keinen Schmerz. Im übrigen bestand kein sichtbarer Spasmus und auch keine Druckschmerzhaftigkeit. Die linke Leistenbeuge war seitlich voller als die rechte. Die Röntgenuntersuchung ergab keinen Beweis für eine Hüftgelenkskrankheit, für Nierenerkrankung oder Aneurysma, was ein anderer Arzt in der Poliklinik angenommen hatte. Obwohl in den Gefäßen der erkrankten Seite sich eine stärkere Pulsation zeigte, war doch die Temperatur in beiden Beinen dieselbe. Es bestand eine leichte Dämpfung in beiden Flanken, die aber bei Lagewechsel sich nicht änderte. Tuberkulin führte zu keiner Temperaturerhöhung.

Am 1. Juli gab der konsultierte Orthopäde an, es seien wahrscheinlich einige Fasern des Iliopsoas zerrissen.

Besprechung: In mancher Hinsicht erinnert dieser Fall an den letzten. Wenn wir ihn näher betrachten, untersuchen wir 1. das Hüftgelenk, 2. die Wirbelsäule, 3. die Blinddarmgegend, 4. die Nierengegend und den Urin.

Man soll darauf achten, wie die Vergrößerung von Mesenterialdrüsen in Fällen dieser Art stets so leicht mit in Betracht gezogen und so schlecht ausgeschlossen werden kann. Wir glauben an das Bestehen von Tumoren im Leibe oder eines Aneurysma der Aorta.

In dem vorliegenden Falle sind wir offenbar imstande, alle diese Möglichkeiten mit Ausnahme der Tabes mesenterica auszuschließen, und sie scheint im Hinblick auf den negativen Ausfall der Tuberkulinreaktion sehr unwahrscheinlich. Da in diesem Falle nichts für „Blähungen" spricht, kommen wir schließlich zu der Annahme einer Überanstrengung, die auch den Psoas mit betroffen hat. A priori scheint kein Grund zu sein, warum nicht dieser Muskel wie jeder andere auch überanstrengt werden sollte; es ist aber ganz klar, daß wir die Diagnose in keiner Weise sichern können, wenn wir nicht das Ergehen des Patienten bis weit in seine Genesung hinein verfolgt haben.

Verlauf: Vom 9. Juli ab konnte der Patient gut umhergehen ohne Hinken oder Schmerzen. Es folgte eine ungestörte Heilung, wahrscheinlich als Folge der ausgezeichneten Luft in der chirurgischen Abteilung des Krankenhauses. Eine andere Behandlung fand nicht statt.

Diagnose: Psoaszerreißung (?).

Fall 185.

Ein 53jähriger Fleischer suchte am 29. Januar 1907 das Krankenhaus auf. Familienanamnese ist negativ. Bis auf die jetzige Krankheit war er stets gesund, aber er hatte die Angewohnheit, sich ein- bis dreimal in der Woche zu betrinken. Vor vierzehn Tagen erwachte er in der Nacht mit Schmerzen in der rechten Hüfte. Seither hatte er unter Schmerzen und Fieber zu Bett gelegen, leicht delirierend und mit beständigen Zuckungen der Arme. Seine Frau gibt an, daß er seit zwei Wochen keinen Alkohol getrunken habe.

Er wurde auf Lumbago und Diabetes behandelt. Später erfuhr man, daß er vor fünf Jahren einige Abszesse im Nacken hatte, die ein Jahr lang anhielten; sie wurden schließlich durch eine ausgedehnte Operation zur Heilung gebracht.

Die Untersuchung zeigte einen guten Ernährungszustand, aber es bestand eine leichte Benommenheit, obwohl der Kranke einfache Fragen beantworten konnte. Alle Muskeln wurden steif gehalten, besonders die des Nackens und der Arme, keine Lähmung. Pupillen leicht unregelmäßig, Reaktion normal. Augenbewegung normal. Brust- und Bauchorgane zeigen keine Veränderungen. Zahl der weißen Blutkörperchen 13 000, Widal nicht sicher positiv, Blut normal, ebenso der Urin. Ausgesprochene Zuckungen stehen im Vordergrunde des Krankheitsbildes.

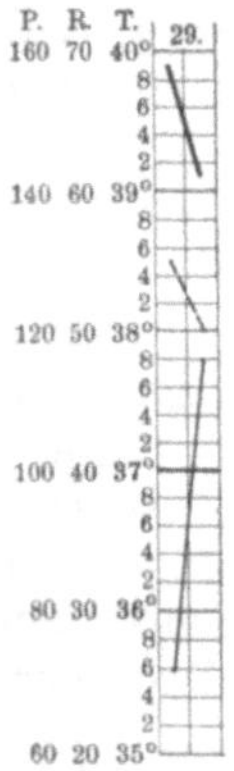

Abb. 62.
Temperaturkurve zu
Fall 185.

Bei der Aufnahme hielt man die Erkrankung für irgend einen akuten Abdominalprozeß und drängte auf eine sofortige Operation. Am zweiten Tage wurde der Patient bewußtlos und schwitzte sehr stark.

Besprechung: Hüftschmerzen, Fieber und Delirium sind die hervorstechenden Symptome. Die Art der Delirien spricht für Alkoholismus, aber eine Alkoholabstinenz von vierzehn Tagen müßte ihn schon über die Gefahr eines Delirium tremens hinweggebracht haben. — Die allgemeine Muskelsteifigkeit und noch mehr die Schmerzen in der Hüfte, sowie die Unregelmäßigkeit der Pupillen können auf diese Weise nicht erklärt werden.

Der geistige Zustand, die Muskelzuckungen, das Fieber, sowie die Andeutung einer Widalschen Reaktion geben uns einigen Anlaß für die Diagnose eines Typhus. Aber die Zahl der Leukozyten ist auffallend hoch für diese Erkrankung, und auch dann würden noch die Hüftschmerzen, die Muskelstarre und das Verhalten der Pupillen unerklärt bleiben.

Nackensteifigkeit läßt uns bei einem fiebernden Patienten stets Meningitis befürchten; alle anderen Tatsachen können in diesem Falle diese Annahme nur noch verstärken. Da er, wie die Anamnese angibt, wegen Diabetes behandelt wurde, hat er wahrscheinlich Zucker im Urin. Vorübergehende Glykosurie ist bei jeder Art von Meningitis nicht selten.

Können wir auch durch das Bestehen einer Meningitis irgendwie die Hüftschmerzen erklären? Sicher nicht bei dem Bestehen einer epidemischen oder otogenen Meningitis. Eine tuberkulöse Meningitis könnte aber sehr wohl in einem tuberkulösen Hüftgelenk ihren Ursprung nehmen, und diese Wahrscheinlichkeit wird noch durch die Tatsache gestärkt, daß der Patient chronisch eiternde, wahrscheinlich tuberkulöse Abszesse im Nacken gehabt hat.

Verlauf: Er starb am 13. Januar. Die Autopsie zeigte Tuberkulose des vierten und fünften Lendenwirbels mit einem großen Pleuraabszeß, tuberkulöse Meningitis, Tuberkulose der retroperitonealen Drüsen, alte Tuberkulose der linken Lungenspitze.

Diagnose: Wirbeltuberkulose mit Psoasabszeß, allgemeine Tuberkulose.

Fall 186.

Ein 30jähriger Architekt wurde am 3. Mai 1907 ins Krankenhaus aufgenommen. Familienanamnese und persönliche Anamnese sind ebenso gut, wie seine Lebensgewohnheiten.

Vor fünf Wochen verspürte er, als er gerade einen Fußball aufheben wollte, einen heftigen Schmerz in der linken Hüfte. Er ging mit Mühe nach Hause und mußte seitdem das Bett hüten, wobei er fast andauernd Schmerzen in der linken Hüfte und an der Hinterseite des Schenkels hatte. Um schlafen zu können, mußte er Opium bekommen und selbst dann konnte er des Nachts nur einige Stunden ruhen. Die Schmerzen waren nie im Rücken und haben ganz allmählich an Heftigkeit abgenommen. Der Patient kann aber noch immer nicht umhergehen oder den Fuß aufsetzen. Das linke Bein wird leicht gebeugt gehalten und es besteht 5 cm nach außen und oben von der Tuberositas ischiadica ein druckschmerzhafter Punkt. Ferner besteht Druckschmerzhaftigkeit entlang dem Verlauf des Ischiadikus, nicht aber über dem Sakroiliakalgelenk.

Später erfuhr man, daß der Patient vor fünf Jahren einen ähnlichen Anfall gehabt hatte und zwar nach einer Radtour. Damals lag er fünf Wochen. Später bekam er noch einen anderen Anfall beim Tennisspielen.

Besprechung: Wie in dem vorhergehenden Falle ist auch hier das hervorstechende Symptom Schmerzen am Ischiadicus; hier ist aber der Beginn nicht allmählich und dunkel, sondern plötzlich und sicher traumatischer Natur. Beim Studium des Falles müssen wir auch alle Untersuchungen vornehmen, die irgend eine Ursache für Druck auf den Nerven ans Licht ziehen könnten (maligne Tumoren, Exostosen des Femur, spinale Osteoarthritis, Sakroiliakalverrenkung), oder irgend welche Stoffwechselstörung, wie Diabetes, wobei eine toxische Neuritis oder Neuralgie entstehen könnte. (Ganz vorübergehend wollen wir hier nur darauf aufmerksam machen, daß noch keine ausreichende Untersuchung über die Möglichkeit besteht, daß die Ischias nicht auf einer chemischen Ursache, sondern auf Muskelschwäche beruhen könne, die den Zusammenhalt der Beckengelenke lockert. Sicher spielen kraftlose schlaffe Muskeln eine wichtige Rolle bei vielen Fällen von Beschwerden in den Sakroiliakalgelenken.)

Viele Fälle von Ischias beginnen, wie der vorliegende, nach einer Verletzung, die gewöhnlich von der hier beschriebenen Art ist, d. h. eine Verletzung, wie sie durch eine kräftige Extension des Hüftgelenks und wahrscheinlich eine Überdehnung des Nervus ischiadicus hervorgerufen wird. Häufiger hat man aber bei der neuerlichen Behandlung der Frage angenommen, daß das Trauma das Sakroiliakalgelenk primär schädigt, den Nerven nur sekundär. Mir scheint das nur eine Frage von untergeordneter Bedeutung zu sein.

Verlauf: Die Röntgenuntersuchung ergab keinen Beweis für eine Beteiligung der Wirbelsäule oder eine Erkrankung der Sakroiliakalgelenke, und ein Orthopäde stellte die Diagnose auf einfache Ischias. Von der Aufnahme bis zum 13. Mai wurde er hauptsächlich mit Rücksicht auf eine Erleichterung seiner Schmerzen behandelt und zwar mittels Eisbeutels, Schlafmittel und hin und wieder einer Dosis Morphium. Vom 13. Mai ab begann man mit Hydrotherapie und Zanderschen Übungen, die in wenigen Tagen eine wesentliche Besserung hervorriefen. Am 17. Mai wurde er wesentlich gebessert entlassen.

Diagnose: Ischias.

Fall 187.

Ein 30jähriger Landarbeiter kam am 16. Februar 1907 in das Krankenhaus. Vor drei Jahren erlitt er eine komplizierte Fraktur des rechten Unterschenkels. Er mußte sieben Monate das Bett hüten, und das Bein zeigte eine Verkürzung von $1\frac{1}{2}$ cm. Nachdem er einen Monat außer Bett war, hatte er einen Anfall, den man als rheumatische Ischias bezeichnete und der nach seiner Erinnerung genau so wie die vorliegende Erkrankung verlief. Damals hütete er zwei Monate das Bett und wurde mit Elektrizität und Medikamenten behandelt. Geschlechtskrankheiten stellt er in Abrede, trinkt sehr mäßig Bier und Schnaps, kaut aber täglich Tabak.

Vor drei Tagen fühlte er ohne offenbare Ursache plötzlich einen scharfen Schmerz im rechten Hüftgelenk; er hat von da an angehalten, wird bei Bewegung oder auf Druck heftiger, strahlt zum Kreuz und über den Schenkel bis an die Ferse aus und wird von einem brennenden Gefühl begleitet, das ähnlich wie Elektrisieren beschrieben wird. Er hatte niemals irgendwelche Schmerzen im Rücken. Bis letzten Abend arbeitete er, dann aber wurden die Schmerzen so schlimm, daß er nicht schlafen konnte, selbst dann nicht, als er Morphium bekam. Heute morgen bemerkte er zum ersten Mal kleine Blattern am Schenkel, die, wie er denkt, auf Umschläge zurückzuführen sind.

Die Untersuchung der Brust- und Bauchorgane ist negativ mit der Ausnahme, daß eine wurstförmige Masse in der linken Iliakalgegend gefühlt wurde, die im Verlauf von einigen Tagen verschwand.

Der Patellarreflex war links sehr lebhaft, rechts weniger. An der linken Hinterbacke fand sich eine Reihe von kleinen, mit strohgelber Flüssigkeit gefüllten Bläschen. An der rechten, gegenüber dem hinteren Teile des Kreuzbeins in der Gegend des Trochanter major fand sich eine Reihe aufgebrochener Blasen.

Druck auf den Nervus ischiadicus besonders beim Austritt aus dem Becken, in der Kniekehle und an der Wade war schmerzhaft. Sensibilität normal; es besteht keine Druckschmerzhaftigkeit der Wirbelsäule oder der Beckenknochen. Untersuchung per rectum negativ. Die Schmerzen strahlen nach allen Richtungen aus und werden durch Morphium nur wenig gebessert; vorübergehend brachte Eis Linderung. Nach dem 22. Februar wurde der Schmerz erträglicher, besonders nach der Einnahme von dreistündlich 0,2 g Chinin bis zum Ohrenklingen. Galvanisieren schien die Schmerzen zu vermehren. Aspirin versagte völlig.

Besprechung: Die Anamnese, daß die Schmerzen das erste Mal bald nach einer schweren Fraktur des Oberschenkels sich zeigten, läßt uns natürlich an die Möglichkeit denken, daß durch den an der Stelle der Fraktur gebildeten Kallus ein Druck auf den Ischiadikus ausgeübt, oder daß Adhäsionen gebildet wurden, die ihn einschließen. Die Schwierigkeit dieser Annahme liegt darin, daß der Patient über zwei Jahre schmerzfrei war, obwohl nichts getan wurde, wodurch man Adhäsionen lösen oder einen Druck hätte erleichtern können. Möglicherweise besteht ein geringer direkter Zusammenhang zwischen Fraktur und den gegenwärtigen Schmerzen, aber es ist schwer, über Vermutungen hinauszukommen. In dieser Beziehung können wir nur durch die Röntgenuntersuchung und durch die Palpation vom Rektum aus weitere Aufklärungen gewinnen.

Jede Form von Ischias, die doppelseitig auftritt, spricht sehr für Neubildung im Becken. In diesem Falle haben wir offenbar eine beiderseitige Herpeseruption, die gewöhnlich Folge einer Ganglionerkrankung und der damit zusammenhängenden Nervenwurzeln ist. Der Schmerz ist aber einseitig, und wir haben keinen bestimmten Beweis, die Annahme einer Neubildung im Becken aufrecht zu erhalten.

In jedem Falle von Ischias müssen wir uns daran erinnern, daß eine der häufigsten Ursachen für derartige Schmerzen Diabetes ist. In den Notizen findet sich keine Angabe über den Urin, und in dieser Hinsicht müßte die Untersuchung ergänzt werden. Besonders durch die Arbeiten von Goldthwait haben wir gelernt, in jedem Falle von Ischiasbeschwerden auch nach Osteoarthritis der Lumbalwirbelsäule oder nach irgendwelchen Veränderungen in dem Sakroiliakalgelenk zu suchen. Meiner Meinung nach ist die Natur des Zusammenhanges zwischen den Schmerzen und den Knochenveränderungen bisher noch nicht völlig geklärt. Der hauptsächlichste Beweis für den Zusammenhang beruht in den Erfolgen der Therapie: Fixation der Spinal- und Sakroiliakalgelenke durch Pflasterverband, einen Gürtel oder dergleichen, und die Besserung der Symptome, die einer solchen Fixation folgt. Dies ist in praktischer Hinsicht von großer Wichtigkeit, gibt uns aber keine Antwort auf die Fragen über die Art, wie die so behobenen Ischiasschmerzen zustande kommen. In dem vorliegenden Falle findet sich kein Anhalt für eine Erkrankung der Wirbelsäule oder der Sakroiliakalgelenke.

Der Ausdruck „Ischiasrheumatismus" wird glücklicherweise nicht mehr so oft gebraucht und damit wird wohl auch bald die unklare und überlebte Theorie, daß Erkältung derartige Störungen hervorrufen könnte, verschwinden. Zweifellos war es die Verbindung der Beschwerden mit solchen Gelenkveränderungen, wie wir sie gerade besprochen haben, die zuerst zu dem Ausdrucke Rheumatismus und damit zu der Anschauung von der Kälte als ursächlichem Faktor geführt hat. Bei dem negativen Verlauf aller unserer Bemühungen, eine Ursache für die Beschwerden zu finden, müssen wir ihn unerklärt lassen (primäre, idiopathische oder einfache Ischias). Da sie hier mit Herpes einhergeht, und viele Fälle von Herpes auf infektiösen Erkrankungen beruhen, ist die Annahme nicht unberechtigt, daß es sich auch hier um eine infektiöse Art der Erkrankung handeln kann. Alles dies setzt natürlich voraus, daß die Ergebnisse der Urin- und Röntgenuntersuchung negativ verlaufen.

Verlauf: Die Röntgenphotographie des Oberschenkels zeigte einen großen Kallus mit einem vorspringenden Stachel. Da aber dort seit zwei Jahren keine Schmerzen bestanden, kann man ihn wohl für den Schmerz nicht verantwortlich machen. Zwei Ärzte hielten den Fall für eine Neuritis mit Herpes zoster.

Am 25. Februar wurde der Patient wesentlich gebessert entlassen.

Diagnose: Neuritis mit Herpes zoster.

Fall 188.

Ein italienischer Buchdrucker von 45 Jahren kam am 26. März 1906 ins Krankenhaus. Vor drei Wochen mußte er seine Arbeit wegen Schmerzen in

Händen und Füßen aufgeben; sie sind seitdem eher heftiger geworden und haben ihn neuerdings nicht schlafen lassen. Appetit schlecht, öfters mußte er erbrechen.

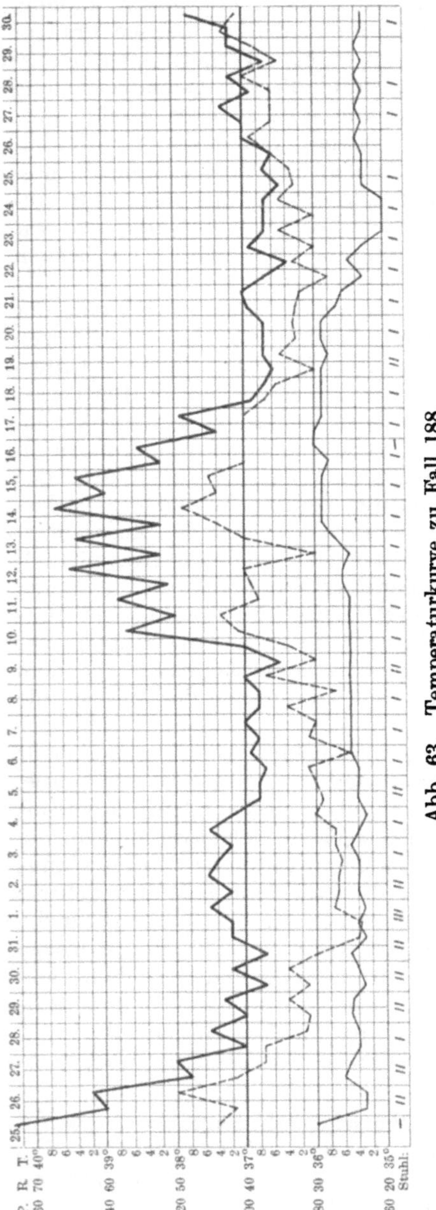

Er führt seine Beschwerden darauf zurück, daß er bei der Arbeit ganz durchschwitzt ist und dann auf einem Wagen nach Hause fährt. Dadurch hat er sich gerade vor Beginn der gegenwärtigen Erkrankung stark erkältet.

Den Verlauf der Temperatur zeigt beifolgende Kurve (Abb. 63).

Es besteht ein weiches Ödem beider Handrücken. Das rechte Handgelenk und linke Ellenbogengelenk ist geschwollen, etwas steif und auf Druck schmerzhaft. Bewegungen verursachen Schmerzen und es bestanden sichere Anzeichen für einen Flüssigkeitserguß im linken Kniegelenk.

Beide Fußgelenke waren gerötet, geschwollen und auf Druck schmerzhaft. Druck auf die Waden und auf die Muskeln des Unterarmes war gleichfalls schmerzhaft. Am Rücken bestand ein leuchtend rotes, makulöses Exanthem, vermischt mit kleinen glänzenden Papeln, und in den Armbeugen fanden sich zahlreiche, kleine, voneinander getrennte durchscheinende Bläschen. Ein konsultierter Arzt fand zu der Zeit einen infektiösen Prozeß hauptsächlich im Unterhautgewebe mit geringer Beteiligung der Gelenke.

Am 28. März wurde die Temperatur normal, aber am 31. März delirierte der Patient und sprach einen großen Teil der Nacht. Nach Weglassen des Salizyls, das der Patient bis dahin gehabt hatte, ließ das Delirium innerhalb 12 Stunden nach. Patellarreflexe vorhanden, Achillessehnenreflexe fehlen. Die Pupillen reagierten prompter auf Akkommodation, als auf Lichteinfall. Der Urin betrug in 24 Stunden 1800 mit einem spezifischen Gewicht, das in weiten Grenzen von 1009 bis 1020 schwankte. Im Sediment fanden sich zahlreiche hyaline und feingranulierte Zylinder, sowie stets etwas Eiter. Blutuntersuchung: 12 800 Leukozyten, davon 81% polynukleäre Zellen.

Am 4. April nahm die Schwellung der Hände noch zu. Das Fieber vom 10. bis 19. April war von keinen merkbaren Veränderungen des Zustandes begleitet.

Während des Aufenthaltes im Krankenhause bestand andauernd eitrige Konjunktivitis. Ausstriche zeigten keine Gonokokken, aber eine große Menge anderer Organismen war vorhanden. Am 1. Mai wurde er ungeheilt entlassen.

Besprechung: Nach dem Verhalten der Pupillen und der Achillessehnenreflexe scheint Grund zu der Annahme, daß der Patient eine Tabes hat. Aber offenbar ist diese gegenwärtig nicht seine wichtigste Erkrankung, so daß unser Interesse in der Frage gipfelt: Was fehlt dem Patienten sonst noch? Wir haben augenscheinliche Beweise dafür, daß ein infektiöser Prozeß das Unterhautgewebe, die Gelenke und das Bindehautgewebe ergriffen hat. Aller Wahrscheinlichkeit ist der Eiter in der Niere auf eine Infektion des Urogenitaltraktes zurückzuführen, die auf demselben Organismus beruht, der die anderen Gewebe infiziert hat.

Eine Zeitlang schien es, als ob auch die Meningen infiziert wären. Aber das unmittelbare Aussetzen der Meningealsymptome nach dem Weglassen des Salizyls macht es ganz klar, daß es sich hier um ein Salizyl-Delirium handelte, woran man immer denken muß, wenn ein Delirium bei Patienten auftritt, die Salizyl in großen Dosen erhalten. Es kommt dies sehr häufig vor. Tatsächlich läßt es sich kaum vermeiden, wenn wir die Gewohnheit haben, das Medikament in großen Dosen bis zur physiologisch möglichen Grenze zu geben, wie wir es in den meisten Fällen von akuter Polyarthritis geben müssen. Es erwachsen daraus keine Schäden, da das Delirium immer prompt zurückgeht, wenn das Medikament entzogen wird.

Wir haben also Anzeichen einer sehr weit verbreiteten Infektion im Körper. Wahrscheinlich beruht sie auf einem der eiterbildenden Organismen, da wir keinen Beweis für Tuberkulose, Rotz oder Syphilis haben. Ohne Anstellung von Blutkulturen können wir keine größere Sicherheit erreichen.

Mildere Fälle der Art gehen oft unter dem Namen „entzündlicher Muskelrheumatismus" (siehe darüber S. 272), ebenso wie die milder verlaufenden septischen Gelenkaffektionen als „Gelenkrheumatismus" geführt werden. Aber in beiden Fällen haben wir es wahrscheinlich primär mit einer Infektion des Blutstromes zu tun, worauf sich die Mikroorganismen erst später hie und da niederlassen und vermehren, wobei ihre Verteilung Gesetzen folgt, die wir nicht kennen. Die Gelenke bieten den Mikroorganismen anscheinend besonders günstige Verhältnisse für das Wachstum und die Vermehrung. Wir sehen viele Fälle, wo eine Infektion, die zuerst den Blutstrom ergreift und von ihm verbreitet wird, die einzig erkennbare Lokalisation am Herzen, den Lungen, den Nieren oder unter der Haut zeigt. Ich persönlich neige zu der Annahme, daß zu dieser Liste noch die Gallenblase, die Meningen, die Peritonealhöhle und möglicherweise auch die Appendix zugefügt werden muß. Ich werde die weitere Besprechung der verschiedenen Arten von pyogenen Infektionen in dem Kapitel über Fieber besprechen.

Diagnose: Allgemeine pyogene Infektion.

Fall 189.

Ein 49 jähriger Schreiber kam am 3. Januar 1907 in das Krankenhaus. Im Jahre 1889 war er gleichfalls im Hospital mit der Diagnose eines akuten Rheumatismus und einer Endokarditis an der Mitralis. Seither hatte er viele ähnliche Anfälle; sie scheinen durch Kälte, Unvorsichtigkeit in der Diät und Alkohol ausgelöst zu werden. 1884 hatte er Syphilis und später Beschwerden bei der Stuhlentleerung, die sich an eine Hämorrhoidaloperation und Fieber anschlossen. Zu Zeiten ist er ein starker Trinker. Vor zehn Tagen hat er sich erkältet und bemerkte Blut im Urin. Seither hatte er wiederholt akute Anfälle von Durchfall.

Bei der Untersuchung zeigten sich die Pupillen leicht unregelmäßig, aber gleichmäßig und normal reagierend. Es fand sich ausgesprochene Pronation beider Füße mit Abflachung des Fußrückens. Das zweite Gelenk der rechten großen Zehe ist unbeweglich, verdickt, aber nicht gerötet oder druckschmerzhaft. Ebenso besteht Verdickung der Finger- und Zehengelenke. Die Röntgenphotographie zeigt atrophische Stellen in den Finger- und Zehenknochen und einige Knochenauswüchse. Urin frei.

Besprechung: Welcher Art ist die Gelenkentzündung, mit der wir uns hier befassen? Die Verbindung des früheren Anfalles im Juni 1889 mit einer mitralen Endokarditis läßt uns mit einigem Grund an eine rheumatische Arthritis denken, obwohl wir die Endokarditis nicht als ganz sicher annehmen können, da jetzt keine Zeichen dafür vorhanden sind. Man kann unmöglich mit Sicherheit sagen, daß eine Endokarditis an der Mitralklappe restlos abheilen kann. Wir haben vorderhand keine hinreichenden Gründe zu dieser Annahme. Patienten mit echtem Rheumatismus führen ihre Anfälle oft auf Kälte, aber nur selten auf Alkoholismus und Unregelmäßigkeit in der Diät zurück. Diese Angaben der Anamnese passen ebenso wie einige andere, die wir gleich noch erwähnen wollen, nicht zu dem gewöhnlichen Bilde einer rheumatischen Gelenkentzündung.

Syphilitische Erkrankungen der Gelenke bilden zurzeit noch keine scharf definierte klinische Einheit, aber die Fälle, die bekannt sind, waren nicht durch die Neigung zu Rückfällen und zu so rascher Genesung, wie sie bei unserem Patienten eintrat, ausgezeichnet.

Da das Fußgewölbe des Kranken beiderseits merklich abgeplattet ist, müssen wir uns darüber klar werden, ob diese Deformität die Ursache, oder das Ergebnis seiner Symptome ist. Der periodische oder paroxysmale Charakter der Schmerzen ist in keiner Weise für eine mechanische Abflachung des Fußgelenkes charakteristisch. Gewöhnlich verursacht Plattfuß Schmerzen, bis er durch eine Behandlung in Ordnung gebracht ist. Die Schmerzen erscheinen und verschwinden nicht so plötzlich. Gegen Plattfuß spricht auch das Vorhandensein von Atrophie und Knochenauswüchsen, wie sie das Röntgenbild zeigt.

Wenn aber auch Plattfuß nur sehr unwahrscheinlich als Ursache der Beschwerden des Kranken angesprochen werden kann, so kann man ihn doch als ihr Ergebnis betrachten, da fast jede Form von Arthritis der Fußgelenke zu einem Plattfuß führen kann, der als Ursache von Schwäche und Schmerzen auch nach dem Nachlassen der entzündlichen Veränderungen fortbesteht. So kommt es, daß viele Fälle von echter Arthritis rheumatischer oder anderer Ursache am besten durch Plattfußeinlagen und Stützen behandelt werden, die dazu dienen, die Adduktoren des Fußes zu kräftigen. Die entzündlichen Erscheinungen sind vorübergegangen, und ihre Folgen bestehen nur in einer mechanischen Schwäche, nicht in einem infektiösen Prozeß.

Das Röntgenbild, die Verdickung und Versteifung des rechten großen Zehengelenkes und der offenbare Zusammenhang der Symptome mit Exzessen in der Diät lassen an Gicht denken. In der Anamnese findet sich nichts von nächtlichen Schmerzanfällen in der großen Zehe, noch auch von Vorhandensein oder Fehlen von Tophi. Spätere Nachforschungen ergaben aber, daß beide Gichtsymptome bestanden haben. Die Beziehungen der gichtischen Diathese zu den Knochenauswüchsen, die man hier und in anderen Gichtfällen findet, bleibt ebenso unerklärt, wie bei der hypertrophischen Form der Arthritis.

Am 4. Februar wurde der Patient völlig beschwerdefrei entlassen. Es bestanden noch Tophi in den Ohren; in beiden Anfällen, jetzt und vor vier Jahren, konnte man Kristalle von Natriumurat nachweisen.

Diagnose: Gicht.

Fall 190.

Eine 29jährige Hausfrau suchte am 14. Januar 1908 das Krankenhaus auf.

Am 2. Dezember hatte sie die erste Niederkunft und vorher sehr heftige Schmerzen, die ihrer Meinung nach auf einer teilweisen Plazentaretention beruhten. Sie wurde zweimal täglich gespült und kurettiert, bis sie zu einem anderen Arzt ging. Der zweite ließ das Kurettieren sein, worauf sie sich wohler fühlte. Zwei Tage nach der Entbindung schwollen die Schenkel an und waren es noch am 14. Januar.

Bei der Aufnahme ins Krankenhaus klagte die Kranke bitterlich über Schmerzen in der linken Hinterbacke.

Die Untersuchung ergab nur eine mäßige Gelbsucht und einen Dekubitus über dem linken Sakroiliakalgelenk. Zahl der weißen Blutkörperchen 15 800, zwei Tage später 38 200. Am zweiten Tage nach der Aufnahme begann sie zu delirieren, was 24 Stunden anhielt; darauf wurde sie wieder vernünftig, hatte aber des Nachts noch gelegentlich Halluzinationen. Im ganzen unteren Teile des Leibes bestand ausgesprochene Dämpfung. Der Uterus war weich, schwappend, druckschmerzhaft. Es bestand aber kein Ausfluß aus der Scheide.

Am 16. Januar war das Ödem des rechten Schenkels praktisch verschwunden und links geringer geworden. Eine angelegte Blutkultur blieb steril. Trotzdessen injizierte man Anti-Streptokokkenserum.

Der mit dem Katheter entnommene Urin war leuchtend grün, zeigte aber im übrigen keine Veränderungen. Es bestand einige Druckschmerzhaftigkeit in der linken Leistenbeuge, sonst sprach nichts für eine Thrombose.

Am 18. Januar hatte die Druckschmerzhaftigkeit noch zugenommen, und es bestand eine beträchtliche Anschwellung dieser Gegend.

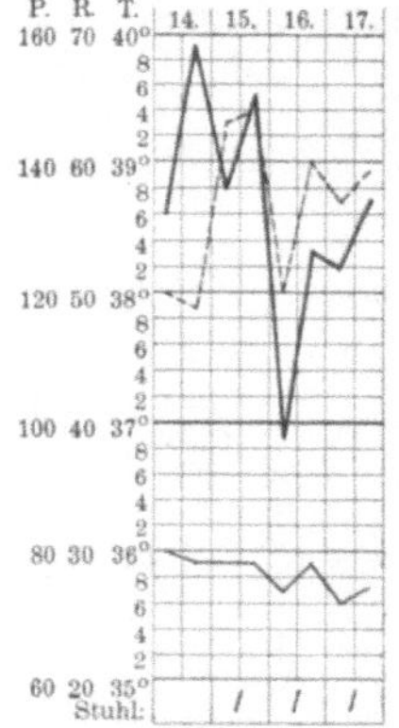

Abb. 64.
Temperaturkurve
zu Fall 190.

Besprechung: Fieber nach einer Entbindung zusammen mit Gelbsucht, ausgesprochener Leukozytose und Schmerzen in der linken Glutäalgegend und Leistenbeuge weisen auf das Bestehen irgend eines tiefsitzenden septischen Prozesses hin, der mit der Geburt in ursächlichem Zusammenhange steht. Obwohl hier Ödeme beider Schenkel bestehen, finden wir keine Anzeichen einer peripheren Thrombose; eine mögliche Beckenthrombose oder irgend eine andere Ursache für eine Störung der Zirkulation im Becken ist unsere erste Mutmaßung, da alle anderen Symptome anscheinend im Becken ihren Ursprung nehmen [1]).

Die grünliche Färbung des Urins beruht wahrscheinlich auf Biliverdin, wie die Gelbfärbung eine Folge von Hämolyse ist. Etwas Bestimmteres kann man über die Diagnose nicht aussagen. Zweifellos besteht eine Sepsis im Bereiche des Beckens, ihre Form, Ausdehnung und Ursache kann lediglich durch einen operativen Eingriff oder durch weitere Beobachtung geklärt werden.

Verlauf: Eine Inzision entleerte 750 ccm Eiter extraperitonealen Ursprungs, der sich aus der Gegend hinter dem linken Sakroiliakalgelenk entleerte. Eine Kultur ergab Streptokokken. Die Patientin starb eine Woche später.

Die Autopsie zeigte mehrere Beckenfrakturen, tiefsitzenden Eiter, ohne daß dessen Herkunft zu erkennen war und eine Streptokokkenseptikämie.

Den Verlauf der Temperatur zeigt die beifolgende Kurve (Abb. 64).

Diagnose: Beckenfraktur und Sepsis.

---

[1]) Jeder, der bei Autopsien den Zustand des uterinen und periuterinen Gewebes in den Tagen bald nach einer normalen Geburt sieht, muß sich nur wundern, wie eine Wöchnerin überhaupt einer Sepsis und Lungenembolie entgehen kann.

Fall 191.

Ein 33 jähriger Student der Medizin kam am 3. März 1907 ins Krankenhaus.

Am 21. Februar schwoll das linke große Zehengelenk an, aber die Schwellung war am nächsten Tage schon vorüber; dann begannen Schmerzen und Steifheit in der linken Hüfte. Diese Beschwerden nahmen seither beständig zu. Gestern brauchte er 20 Minuten, um drei Häuserviertel weit zu gehen. Andere Gelenke sind nicht erkrankt. Jede Bewegung im Hüftgelenk verursacht Schmerzen, die hinten am Schenkel entlang strahlen. Die größte Schmerzhaftigkeit liegt über der Tuberositas ossis ischii. Bei Beginn der Erkrankung zeigte sich jede Nacht über den ganzen Körper ausgebreitete Urtikaria; einige Quaddeln waren so groß wie ein Markstück. Am Tage verschwanden sie. Die letzten zwei Tage sind sie nicht mehr aufgetreten.

Das Ergebnis der Untersuchung war völlig negativ mit der Ausnahme, daß alle Bewegungen, die das Hüftgelenk in Anspruch nahmen, heftige Schmerzen verursachten, die von der Tuberositas ischii an der Rückseite des Schenkels entlang gingen.

Die Untersuchung per rectum zeigte ausgesprochene Schmerzhaftigkeit auf der rechten Seite, aber weder Anschwellung noch Fluktuation. Die Chirurgen hielten den Fall für einen Ischiorektalabszeß. Ein zu Rate gezogener Orthopäde stellte die Diagnose auf eine infektiöse Hüftgelenksentzündung.

Bei der Aufnahme betrug die Zahl der Leukozyten 25 700 mit 89% polynukleären Zellen, am 5. März 15 000, am 12. März 19 000. Den Verlauf der Temperatur zeigt die beifolgende Kurve (Abb. 65).

Am 10. März waren Schmerzen und Druckempfindlichkeit viel geringer, und die Bewegungen des Beines freier. Am 13. März waren die Symptome fast völlig verschwunden, und der Kranke konnte umhergehen. Röntgenaufnahme negativ.

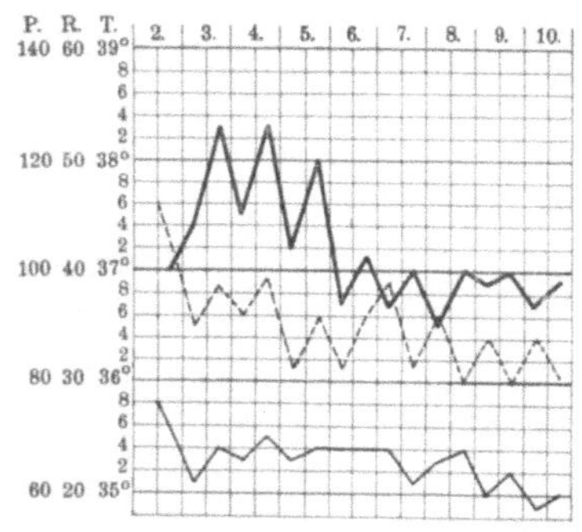

Abb. 65. Temperaturkurve zu Fall 191.

In den ersten Tagen der Erkrankung taten ihm heiße Umchläge und Natrium salicylicum sehr gut. Am 9. April wurde er geheilt entlassen.

Besprechung: Schmerzen und Druckempfindlichkeit in der Hüfte nach Schmerzen in der großen Zehe vor einer Woche sind hier hervorstechende Symptome. Der Hüftschmerz strahlt nach dem Ischiadicus aus und ist von Fieber und Leukozytose begleitet. Eine Infektionsquelle ist nicht klar. Irgend eine Verletzung kommt für die Krankheitserscheinungen nicht in Betracht. Die erste Notwendigkeit ist eine genaue Untersuchung der Hüfte, des Sakroiliakalgelenks und der Wirbelsäule. Als Ergebnis zeigt sich, daß anscheinend nur das Hüftgelenk erkrankt ist, und daß die Ischiasschmerzen zweifellos sekundärer Natur sind.

Worauf beruht dann die Infektion des Hüftgelenkes? Die häufigste von allen Hüftgelenksinfektionen ist die Tuberkulose. Sie hat selten einen so akuten Beginn und kommt gewöhnlich bei jüngeren Leuten vor. Die hohe Zahl der weißen Blutkörperchen, der Hautausschlag und das akut verlaufende kurze Fieber spricht mehr für irgend eine pyogene Infektion. Ein sicherer Beweis für Gonorrhoe oder irgend eine andere Infektion besteht nicht.

Der ausgesprochene Druckschmerz über der Tuberositas ischiadica und bei der Rektaluntersuchung lassen an einen tiefsitzenden Ischiorektalabszeß denken, besonders bei der hohen Zahl der Leukozyten. Wir können diese Diagnose nicht ausschließen, obwohl es selten vorkommt, daß ein solcher Abszeß ausheilt, ohne aufzubrechen und sich nach außen zu entleeren.

Es ist eine ganz bekannte Tatsache, daß einige Fälle von akuter Hüftgelenksentzündung Schmerzen der Art hervorrufen, wie sie hier vorliegen. Im Hinblick auf diese Tatsachen und den günstigen Verlauf der Erkrankung ohne äußere Zeichen eines Abszesses scheint es am wahrscheinlichsten, daß es sich um eine akute Arthritis unbekannten Ursprungs handelt, die gewöhnlich unter dem Namen „Rheumatismus" geht.

Diagnose: Akute Infektion des Hüftgelenks.

Fall 192.

Eine 45jährige Witwe mit negativer Familienanamnese verlor vor zwei Jahren ihre Regel. Sie ist eine starke Trinkerin. Früher war sie stark und kräftig, hat aber in den letzten zwei Jahren 36 Pfd. abgenommen. Jetzt wiegt sie 90 Pfd.

Seit letztem Herbst hat sie Husten mit grauem Auswurf; seit einem Jahre kann sie nicht mehr arbeiten. In den letzten fünf Wochen war sie wegen Schmerzen in beiden Beinen und Hüften größtenteils bettlägerig. Stuhlgang während der letzten sechs Monate 5—6 mal am Tage. Aufnahme ins Krankenhaus am 5. August 1904.

Untersuchung: Linke Pupille größer als die rechte, reagiert auf Licht, nicht auf Akkommodation. Ptosis des rechten Auges. Links hinten an der Lungenbasis und in der linken Axillarlinie sind Atmungsgeräusch, Stimm- und Pektoralfremitus vermindert; dabei finden sich leichte Dämpfung und zahlreiche feine Rasselgeräusche. Herz negativ; beträchtliche Druckschmerzhaftigkeit über den ganzen Leib. Dämpfung im rechten Hypochondrium und an der rechten Seite, bei Lagewechsel sich nur wenig verschiebend. In dieser Gegend fühlt man bei bimanueller Palpation einen Tumor, nach vorn und hinten mit der Atmung beweglich, augenscheinlich in Zusammenhang mit der Leber. Nabel gerötet. Die Venen im unteren Teile des Leibes sind angeschwollen. Weiches Ödem der Bauchdecke und der Füße. Die Leberdämpfung reicht vom fünften Interkostalraum bis 10 cm unterhalb der Rippe (Abb. 67).

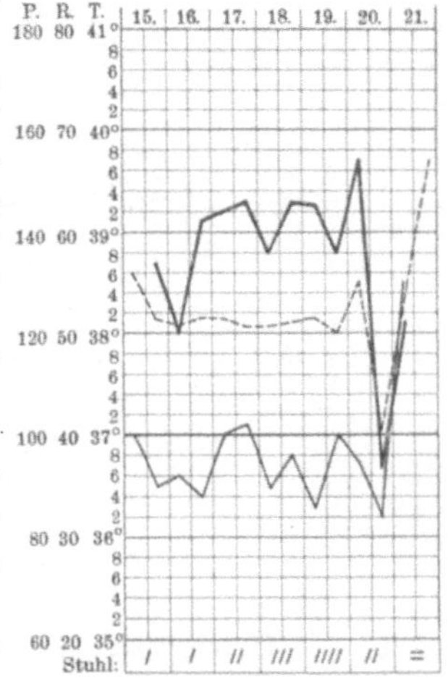

Abb. 66. Temperaturkurve zu Fall 192.

Temperatur 38,4°—39,5° (Abb. 66), Leukozyten 5300, Urin negativ.

Am dritten Tage nach der Aufnahme wird im Leibe Flüssigkeit festgestellt. Widalsche Reaktion negativ.

Am sechsten Tage hatte die Patientin dreimal blutige Stuhlentleerung, jedesmal etwa ¼ Liter.

Besprechung: Bei der Deutung der vorliegenden Symptome ist die Anamnese von besonderer Wichtigkeit. Es ist festgestellt, daß eine Frau, die früher nicht hustete, jetzt andauernd seit einem Jahre Husten hat und beständig an Gewicht abnimmt, obwohl sie sich in der Menopause befindet. In Verbindung mit dem Husten zeigen sich als Hauptsymptome Diarrhoe und Schmerzen in den Beinen.

Wenn man die Ergebnisse der Untersuchung zusammenfaßt, können wir sagen, daß sich Anzeichen für weitverbreitete Veränderungen finden. Die Ptosis und die Pupillenveränderung deuten auf irgend eine Erkrankung an der Gehirnbasis. Die Lungensymptome müssen beim Fehlen von Veränderungen des Herzens und der Niere und bei Vorhandensein von Fieber als Pleuritis mit Erguß oder als Pleuraverdickung gedeutet werden. Endlich finden sich unterhalb des Diaphragma Zeichen für irgend eine Druckwirkung auf die Vena cava und ihre Wurzel und ebenso auf die Wurzeln der zentralen Nerven durch den Tumor, der in der Abbildung dargestellt ist. Auch die Leber scheint wesentlich vergrößert.

Krebs, Syphilis oder Tuberkulose sind die drei Krankheiten, die am ehesten so weit über den Körper verbreitete Symptome hervorbringen, wie sie hier vorliegen.

Syphilis könnte die Ptosis und die Pupillenveränderung erklären. Fassen wir den Tumor unter dem Zwerchfell als syphilitisch veränderte Leber auf, so lassen sich auch das Ödem, der Aszites und das Fieber durch dieselbe Annahme erklären. Unerklärt bleiben die Pleuritis und die Schmerzen in den

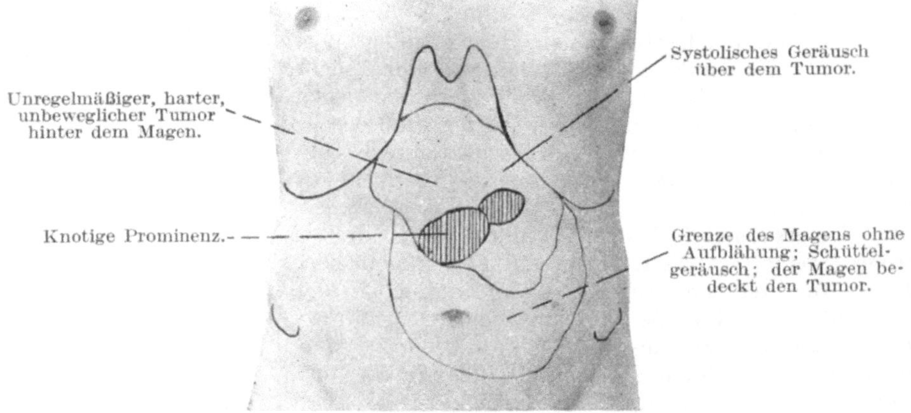

Abb. 67. Untersuchungsergebnis in Fall 199. Bettlägerig wegen Schmerzen in beiden Beinen.

Beinen und ebenso der andauernde Husten. Die Diarrhoe könnte auf einer amyloiden Entartung des Darmes als Folge der Syphilis beruhen.

Bösartige Erkrankung der Leber ist oft mit Fieber verbunden und kann auch sehr gut die Abdominalsymptome verursachen, gibt uns aber keine Erklärung der Augenveränderungen, des langen Hustens, der Pleuritis oder der Diarrhoe.

In der großen Mehrzahl der Fälle gehen Neubildungen der Leber ausgesprochene und langdauernde Magensymptome voraus, die ihre Ursache in einem vorangehenden Tumor des Magens haben. Hier liegen solche Leiden nicht vor.

Tuberkulose, die das Gehirn, die Pleura, den Darm und das Peritoneum ergriffen hat, könnte alle diese Tatsachen in diesem Falle erklären. Unter dieser Hypothese müßte man die Darmblutungen als Folge von Ulzerationen des Dickdarms auffassen, während die Masse oberhalb des Nabels als Konglomerat verkäster Drüsen und verbackener Darmschlingen aufzufassen wäre. Die Vergrößerung der Leber könnte auf fettiger oder amyloider Entartung beruhen. Bei genauer Überlegung erscheint diese Diagnose die wahrscheinlichste.

Verlauf: Die Patientin starb am 18. August.

Die Autopsie zeigte eine ausgedehnte Tabes der Mesenterial- und Retroperitonealdrüsen und ebenso des Dünn- und Dickdarms mit Geschwüren, die augenscheinlich die Quelle der Blutungen waren. Es fand sich chronische Tuberkulose beider Lungen und eine allgemeine miliare Infektion.

Diagnose: Tabes mesenterica, allgemeine Tuberkulose.

Fall 193.

Eine 37jährige Hausfrau kam am 18. Oktober 1907 ins Krankenhaus. Familien- und persönliche Anamnese waren ohne Belang, die Lebensgewohnheiten gut. Die vergangenen 4½ Jahre hatte sie häufige Anfälle von heftigen Schmerzen an der Hinterseite des linken Schenkels, die das Bein herabgingen, und denen oft ein leichter Frostanfall vorausging. Nach fünf- oder sechsstündigem Schwitzen ließen sie nach. Ferner bestehen nervöse Störungen. Im letzten Winter hat sie viel über einen Pflaumenstein geklagt, den sie verschluckt hatte; sie wundert sich noch jetzt darüber, wohin er gelangt sein mag.

Schlaf und Appetit sind schlecht; es bestehen häufig Anfälle von Kopfschmerzen, Übelkeit mit Erbrechen nach dem Essen und beträchtlicher Verstopfung.

Die Untersuchung ergab große Ruhelosigkeit, keine Schwellung, Druckschmerzhaftigkeit oder Bewegungsbeschränkung in irgend einem Teile beider Beine. Das Fußgewölbe ist beiderseits stark abgeflacht. Im übrigen verlief die Untersuchung des Beckens, des Blutes und des Urins negativ.

Besprechung: Im Hinblick auf den negativen Verlauf einer sorgfältigen Untersuchung und allgemeinen Beobachtung unter den Bedingungen, wie sie ein Krankenhaus bietet, werden wir zu der Diagnose einer Neurose mit Plattfußbildung und Ischias gezwungen. Nur durch dauerndes Studium und längere Beobachtung solcher Fälle können wir den Schaden feststellen, der durch die halb unbewußte Furcht hervorgerufen wird, den ein Vorfall wie das Verschlucken eines Pflaumenkerns hervorrufen kann. Besonders bei Personen, die keine Ahnung von Anatomie und Physiologie haben, kommt es zu unglaublichen Spekulationen über die möglichen Wege, die ein solcher Fremdkörper genommen haben kann. Gewöhnlich wird damit eine große Besserung erzielt, wenn der Patient als Resultat einer eingehenden Untersuchung die Versicherung bekommt, daß organische Veränderungen nicht vorhanden sind.

Von Wichtigkeit für diesen günstigen Erfolg ist die Tatsache, daß der Patient Gelegenheit hat, durch die genauen Fragen des Arztes sich selbst die vagen und unbestimmten Befürchtungen zum vollen Bewußtsein zu bringen, unter denen er so lange gelitten hat. Sobald diese gezwungenermaßen deutliche Gestalt annehmen, werden viele der Einbildungen erleichtert, wie ja auch der Schrecken des Kindes vorüber ist, wenn es seiner Mutter die ängstigenden Träume der Nacht erzählt hat. Dieser ganz gewöhnlichen psychologischen Regel haben Bräuer und Freud den Namen der katarrhtischen Methode gegeben. Der wichtige Punkt dabei ist der, daß Ideen oder Emotionen, die den Körper am meisten quälen, oft am tiefsten im Unterbewußtsein liegen. Der Patient kann von ihrer Existenz selbst keine Ahnung haben und kann die unbestimmte Vermutung über sie nur durch die Unmöglichkeit, sie sich im eigenen Geiste oder in Unterhaltungen mit seinem Arzte klarzumachen, feststellen. Deswegen ist es manchmal notwendig, daß wir Ärzte gelegentlich das anwenden, was Freud die Psychoanalyse nennt, d. h. uns bemühen, durch Ausfragen des Patienten Ideen aus dem Unterbewußtsein hervorzubringen, die allein allen Versuchen zum deutlichen Bewußtsein zu kommen, mehr oder minder widerstehen. Der Versuch ist unsicher, aber gelegentlich von Nutzen.

Verlauf: Nach einwöchentlicher Ruhe, wiederholten längeren Unterhaltungen mit dem Arzte, Hautreizen am Bein, Laxantien und Plattfußeinlagen konnte sie wesentlich gebessert entlassen werden.

Diagnose: Plattfuß, Psychoneurose.

Fall 194.

Eine 36jährige Köchin kam am 14. März ins Krankenhaus. Seit fünf oder sechs Jahren hatte sie in unregelmäßigen Zwischenräumen heftige Schmerzen in den Armen und Fingern, die gewöhnlich eine Woche anhalten und im Sommer in der Regel schlimmer werden. Während der letzten Zeit waren sie sehr stark. Sie wiegt 177 Pfd.

Im übrigen ist die Anamnese ohne Belang, ebenso die Familienanamnese und ihre Lebensgewohnheiten. Bis vor acht Tagen war sie völlig wohl. Dann begannen Schmerzen in den Fersen, die später auf den Fußrücken hinauf gingen, aber niemals die Zehen oder Knöchel erreichten. Die Schmerzen ließen sie in der Nacht nicht schlafen und der Fuß ist stark geschwollen, gerötet und auf Druck schmerzhaft. Die letzten drei Tage war sie zu Bett; anscheinend geht es ihr schlimmer. Die Patientin hat einen Taillenumfang von 160 cm und ist sehr fett. Brust- und Bauchorgane sind ohne Befund, die Reflexe normal. Keine Druckschmerzhaftigkeit über den Fußgelenken. Nach wenigen Tagen Bettruhe waren die Schmerzen verschwunden. Es bestand kein Fieber und die Untersuchung einschließlich Blut und Urin verlief im übrigen negativ.

Besprechung: Anscheinend handelt es sich um einen Fall von Fettleibigkeit mit Schmerzen in den Füßen. Unsere Aufgabe ist es nun, die Ursache des Schmerzes festzustellen, vor allem, ob der Plattfuß mechanischen oder infektiösen Ursprungs ist. Die Rötung, Druckschmerzhaftigkeit und Schwellung lassen an eine Infektion denken, aber es besteht weder Fieber noch Leukozytose, keine Beteiligung anderer Gelenke, und die Erfahrung zeigt, daß selbst Rötung und Schwellung auf den mechanischen Ursachen beruhen kann, die zu den akuten Formen des Plattfußes führen. Zu dieser Annahme werden wir besonders dadurch gedrängt, daß sich keine Druckschmerzhaftigkeit an den Fußgelenken, sondern nur in den Weichteilen findet. Die Tatsache, daß es ihr besser geht, sobald sie nicht läuft, spricht in demselben Sinne. Ganz ähnliche Symptome sehen wir häufig bei Gicht. Aber ich sehe keinen Weg, diese Möglichkeit auf eine sichere Grundlage zu stellen, da Tophi ebenso fehlen, wie anhaltende Schmerzanfälle in der großen Zehe, und auch keine Heredität oder prädisponierende Lebensgewohnheiten vorliegen.

Polsterung des Fußes gab zeitweise Besserung. Aber dauernden vollkommenen Nutzen brachten geeignete Plattfußeinlagen.

Dieser Fall zeigt sehr schön die indirekte Schädigung, die Fettleibigkeit erzeugt. Es gibt sehr viele Fälle von Fettsucht, die wegen der Unbequemlichkeit und wegen der Unförmlichkeit zur Behandlung keinen Anlaß geben, die aber doch gelegentlich dem Patienten Schaden bringen können. Irgendwann kann es doch zu einer leichten Herzschwäche oder zu einer Überanstrengung der Füße aus vorübergehenden Ursachen kommen. Bei fettleibigen Personen können die Folgen der sonst unbedeutenden Schädigung ernst sein und schwere Krankheitserscheinungen hervorrufen. Während der Krankheit selbst ist es selten geraten, gegen die Fettleibigkeit vorzugehen. Später, wenn die akuten Beschwerden vorüber sind, ist der Patient gewöhnlich nicht geneigt, sich den Entbehrungen auszusetzen, die der Versuch einer Entfettungskur mit sich bringt. So geht es vielen Patienten immer schlimmer; ihre guten Vorsätze können zur rechten Zeit nicht ausgeführt werden.

Diagnose: Akute Überanstrengung der Füße.

Fall 195.

Ein 29 jähriger Gastwirt mit negativer Familien- und eigener Anamnese suchte am 29. Januar 1908 das Krankenhaus auf. Er trinkt gewöhnlich 25 Glas Bier am Tage und jeden Morgen einen Schnaps.

Seit einem halben Jahre hat er zunehmende Kurzatmigkeit und braucht in der letzten Zeit zwei oder drei Kopfkissen. Symptome von seiten der Verdauungsorgane bestehen nicht, aber er ißt nur selten irgend etwas zum Frühstück.

Vor fünf Wochen schwollen die Füße unterhalb der Knie mit etwas Steifheit und Schmerz an. Nach fünf Tagen verlor sich die Schwellung. Aber er fühlte sich andauernd schwach und legte vor drei Wochen die Arbeit nieder. Während seiner ganzen Krankheit hatte er leichten Husten und weißen schaumigen Auswurf. Vor acht Tagen begannen starke Schmerzen in beiden Knöchelgelenken und am linken Knie ohne Schwellung, Rötung oder Fieber. Die Schmerzen hatten niemals einen ausstrahlenden Charakter. Die Augen reagierten gut, keine Kopfschmerzen; die letzten acht Tage lag er zu Bett.

Wie die beigegebene Kurve (Abb. 68) zeigt, hatte der Patient die ersten zwei Tage im Krankenhaus leichtes Fieber. Zugleich fand sich eine Leukozytose, die am 20. 17 000, am 30. 18 800 erreichte.

Der Urin ist von normaler Menge, durchschnittliches spezifisches Gewicht 1017, mit einer sehr geringen Spur von Albumen, keine Zylinder.

Die Pupillen reagieren gut auf Licht, der zweite Aortenton ist akzentuiert, sonst Herz und Lungen normal, die Pulsspannung vermehrt. Leberrand ein Finger breit unterhalb des Rippenbogens zu fühlen, ebenso

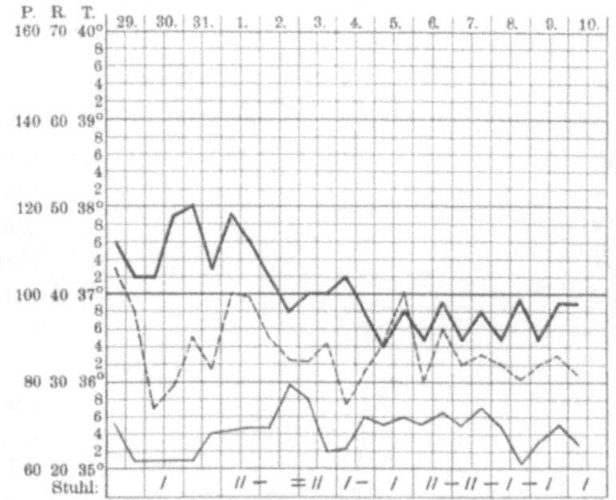

Abb. 68. Temperaturkurve zu Fall 195.

die Milz. Anhaltender Tremor der Finger und hartnäckige Schlaflosigkeit.

Innerhalb weniger Tage schmerzten ihn beide Arme; auch hier bestand, wie in den Beinen, Druckempfindlichkeit, obwohl die Reflexe im übrigen normal waren.

Besprechung: Chronischer Alkoholismus, sechs Monate dauernde Atemnot und Husten und seit fünf Wochen Schmerzen in den Beinen sind die hauptsächlichen Punkte der Anamnese. Bei einem Manne von diesen Lebensgewohnheiten muß man immer an Tabes denken. Aber die Untersuchung zeigt hier nichts, diese Annahme zu bestätigen. Zweifellos geht die große Mehrzahl dieser Fälle unter dem Namen „Rheumatismus", besonders, weil sie kein klares Bild irgend einer bestimmten Krankheit bieten. Aber wir haben keine Ursache, auf diese alte Verdunkelungsdiagnose zu verfallen, wenn weder Fieber noch ausgesprochene Druckschmerzhaftigkeit über den Gelenken besteht.

Alkoholische Neuritis ist die beste Erklärung von diffusen Schmerzen im Bein, die bei einem Alkoholiker ohne Fieber oder Zeichen einer lokalen Entzündung auftreten. Aber hier, wie in den meisten Fällen von sogenannter Alkoholneuritis können wir die Frage nicht beantworten: Warum erkrankt der Mann gerade jetzt? Warum zeigen sich die Folgen so spät, nachdem die Ursache

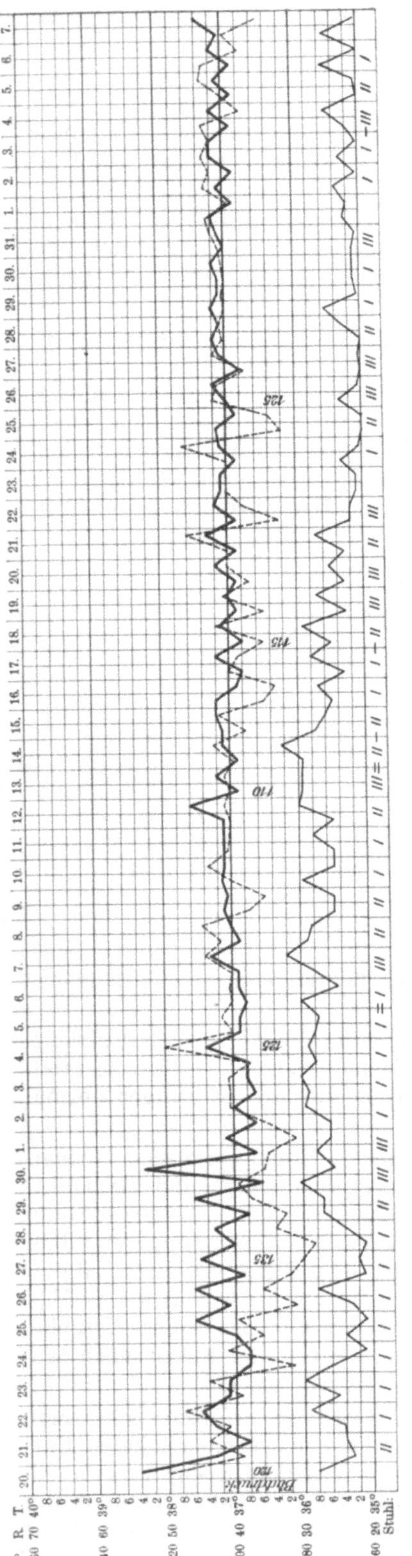

Abb. 69. Temperaturkurve zu Fall 196.

schon so lange am Werke war? Ohne Zweifel spielt da noch irgend ein anderer bestimmter Faktor mit, über den wir noch völlig im Dunkel sind.

Verlauf: Der Patient erhielt Natr. bromatum zweimal täglich früh und mittags 1,0 g und abends 2,0 g. Zweimal brauchte er 0,01 g Morphium. Gegen den Husten bekam er Kodein. Vom 1. Februar ab bekam er viermal 1,0 Natrium salicylicum. Vom 9. Februar ab war er beschwerde frei, hatte aber eine leichte Lähmung der Zehen und leichte Druckschmerzhaftigkeit in den Waden. Er erhielt den Rat, Alkohol zu meiden und ging am 10. Februar nach Hause.

Diagnose: Alkoholische Neuritis.

Fall 196.

Ein 37 jähriger Stukkateur wurde am 12. Juni 1907 ins Krankenhaus aufgenommen. Mit 17 Jahren hatte er den ersten Anfall von Rheumatismus und war mehrere Monate im Krankenhause. Seither hatte er 5—6 weitere Anfälle und seit dem letzten (vor fünf Monaten), der einen Monat lang dauerte, klagte er über Herzschwäche und mehr oder minder heftige Schmerzen in den verschiedenen Teilen des Körpers. Seit seinem 17. Jahre hatte er bis vor fünf Jahren Ausfluß aus der Harnröhre. Er trinkt täglich 2—6 Glas Bier und 1—2 Glas Schnaps.

Vor zwei Wochen begannen Schmerzen und Schwellung der Füße und Knie, die durch ein Dampfbad vorübergehend gebessert wurden. Ferner hatte er die letzten vierzehn Tage starke Schmerzen in der Herzgegend und in der Gegend des rechten Rippenrandes. Er hatte sehr wenig Fieber und mußte in der Nacht viel schwitzen. Die letzten vierzehn Tage wurde er durch zahlreiche Anfälle von Hautausschlägen gequält, die aber die letzten zwei oder drei Tage ausgeblieben sind. Während seiner ganzen Krankheit hat er Husten mit weißlichem, schleimigen Auswurf. Appetit schlecht, Stuhl zweimal am Tage. Schlaf ziemlich gut. Den Verlauf der Temperatur zeigt die beifolgende Kurve (Abb. 69).

Untersuchung: Herzspitzenstoß ist sichtbar und fühlbar im vierten Interkostalraum, 10 cm von der Mittellinie in der Mamillarlinie. Keine Herzverbreiterung nach rechts. Töne regelmäßig und kräftig, zweiter Aortenton akzentuiert. Am lautesten über der Spitze ein blasendes systolisches Geräusch, sehr schwach über der übrigen Herzgegend und in der Achsel. Puls keine Veränderung.

Die rechte Lunge zeigt hinten am Schulterblattwinkel und vorn von der dritten Rippe an eine Dämpfung. Über der Dämpfungszone hört man Bronchialatmen mit vermehrtem Pektoralfremitus. Dicht oberhalb der gedämpften Zone knackende Geräusche. Abdomen negativ. Rechtes Knie- und Schultergelenk, Schulter und Ellbogen leicht versteift und bei Bewegung schmerzhaft.

Keine Sputumuntersuchung. Bei der Aufnahme betrug die Zahl der Leukozyten 22 000, am 1. Juli 16 000 und am 3. Juli 12 000, nachher noch niedriger. Urin ist im wesentlichen normal.

Besprechung: Wenn wir den ersten Abschnitt der Krankengeschichte lesen, kommen wir zu keinem klaren Begriff, nicht einmal zu einer Idee, die uns weiter helfen könnte. Der Patient hatte zahlreiche Anfälle von Gelenkentzündung, die zum Teil oder sämtlich auf Gonorrhoe beruht haben können, aber es ist nicht wahrscheinlich, daß die gegenwärtigen Gelenkschmerzen gonorrhoischen Ursprungs sind, da er seit fünf Jahren keine anderen lokalen Zeichen einer Gonorrhoe aufweist. Die anderen Symptome, Husten, Schweiße, Brustschmerzen, Urtikaria und Appetitlosigkeit sind ganz unbestimmt. Pleuritis ist vielleicht die am nächsten liegende Möglichkeit.

Bei der Untersuchung fanden wir Anzeichen einer multiplen Gelenkentzündung, eine infiltrierte Lunge (rechter Unterlappen) und wahrscheinlich eine Mitralinsuffizienz. Alles das kann auf ein und denselben Infektionserreger wie Pneumokokkus oder Tuberkelbazillus zurückzuführen sein. Soviel ich weiß, haben wir keine Beweise dafür, daß der Gonokokkus eine Lungenentzündung hervorrufen kann, obwohl dadurch auch die anderen Erscheinungen erklärt würden, die der Patient zeigt. Die Temperaturkurve ist in keiner Weise für eine Pneumokokkeninfektion charakteristisch, sie spricht eher für eine Tuberkulose. Wenn wir die Diagnose weiterhin aufklären wollen, so ist die erste Notwendigkeit eine genaue Untersuchung des Sputums, die wiederholt und sorgfältig vorgenommen werden muß. Ich kenne tuberkulöse Pneumonien, die mit ganz ähnlichen Symptomen und mit der gleichen Anamnese begannen und auch Beteiligung der Gelenke zeigten; andererseits zeigen auch viele atypische geringgradige Pneumonien in Verbindung mit Herzveränderungen und anderen Erregern als dem Pneumokokkus ein ganz ähnliches Krankheitsbild.

Verlauf: Der Patient erhielt Brustumschläge, alle vier Stunden 1 g Natrium salicylicum, Linimentum chloroformiatum, heiße Umschläge über die Gelenke und gelegentlich Trional oder Morphium. Am 7. Juli klagte er nur noch über Schwäche; an der Basis der rechten Lunge bestand noch Dämpfung, Atmungsgeräusch und Pektoralfremitus vermindert. Diese Symptome verschwanden allmählich. Am 7. August konnte er entlassen werden.

Diagnose: Pneumokokkeninfektion, Endokarditis und Pneumonie.

Fall 197.

Ein 50jähriger Gastwirt suchte am 24. März 1908 das Krankenhaus auf. Vor vier Wochen hatte er Anfälle von Rheumatismus in den Füßen, den Fußgelenken und dem Schienbein gerade oberhalb des Gelenkes. Die Knöchel waren geschwollen, rot und druckschmerzhaft. Vom vierten Tage der Erkrankung an nahm er alle vier Stunden 0,3 Aspirin, und in ein oder zwei Tagen waren die Schmerzen verschwunden; aber seither fühlte er sich schwach und kann nicht schlafen. Er kann noch schlecht gehen, aber ziemlich gut umherhinken. Appetit und Stuhlgang normal. In der Nacht muß er etwa 6—8 mal aufstehen, um Wasser zu lassen und meint, daß er in der Nacht mehr Wasser läßt, als am Tage. (Diese Wahrnehmung wurde während des Krankenhausaufenthaltes bestätigt.)

Über den ganzen Rumpf zerstreut finden sich verschiedene rotgefärbte makulöse Flecke. Die Pupillen waren unregelmäßig, reagierten aber normal. Am Rande beider Ohrmuscheln finden sich einige weiße feste Knoten von der Größe eines Stecknadelkopfes, die an Talgdrüsenzysten erinnern, aber auffallend hart sind. Die Radialarterien waren geschlängelt, Puls stark gespannt, Blutdruck 175 mm Hg. Der zweite Aortenton ist leicht akzentuiert; keine Herzvergrößerung nachzuweisen; das Herz auch im übrigen frei von Veränderungen. Abdominalorgane normal. Abflachung des Fußgewölbes beiderseits, besonders links.

Blut und Urin normal mit der Ausnahme, daß der Urin andauernd ein niedriges spezifisches Gewicht, 1011, zeigt mit einer ganz geringen Spur von Eiweiß und Zylindern.

Besprechung: Arthritis, Blutdrucksteigerung, Nokturie, unregelmäßige Pupillen und Plattfüße sind die Hauptpunkte, die vom Anfang der Erkrankung an klar sind. Es spricht manches für die Annahme, daß eine leichte Atrophie der Nieren vorliegt, obwohl man als Stütze der Annahme eine Herzvergrößerung nicht ins Treffen führen kann. Die Frage, die offensteht, ist: Kann der Plattfuß alle übrigen Symptome erklären oder ist er die sekundäre Folge irgend einer Arthritis. Das bringt uns zu einer sorgfältigen Betrachtung der Knoten in den Ohren des Kranken, denn jeder Fall von zweifelhafter Gelenkerkrankung, besonders an den Füßen, verlangt nach einer sorgfältigen Untersuchung der Ohrmuscheln. Wenn die Knoten im Ohre Talgdrüsenzysten wären, so müßten sie weich, aber nicht hart sein. Solche multiple feste weiße Knötchen entlang dem Ohrrande können gichtische Tophi darstellen; sie können aber auch vorkommen, wenn das Ohr einmal erfroren ist. Die beweisende Probe ist, ob wir aus einem dieser Knötchen ein kalkartiges, sandiges Pulver entleeren können, das unter dem Mikroskop feine nadelähnliche Kristalle zeigt. In dem vorliegenden Falle erhielten wir solche Kristalle, und damit war die Diagnose gestellt.

Verlauf: Der Patient erhielt Vinum colchici alle vier Stunden 10 ccm, die ersten zwei Nächte 0,5 Veronal, jeden Morgen 15 g Magnesiumsulphat. Am 29. März waren die Verdauungsbeschwerden geschwunden, und er fühlte sich wohler; das Colchikum schien Diarrhoe hervorzurufen und wurde ausgesetzt. Danach wurde er auf freie Diät gesetzt und am 2. April gebessert entlassen.

Diagnose: Gicht.

Fall 198.

Eine 55 jährige Witwe wurde am 10. Dezember 1907 krank. Familienanamnese ohne Belang. Vor 15 Jahren hatte sie Starbildung an beiden Augen und wurde mit gutem Erfolge operiert, so daß sie jetzt sehr gut sieht. Solange sie sich erinnert, muß sie während der Nacht 5—6 mal Urin lassen. Vor zwei Jahren hat die Regel aufgehört, ohne daß außerdem Veränderungen auftraten.

Vor einem Jahre begann vorübergehend ein dumpfes Gefühl in der rechten Hüfte und dem Rücken aufwärts bis in die Höhe der fünften Rippe, vor einem halben Jahre ein brennender Schmerz vom rechten Knie bis zur Hüfte ausstrahlend, sobald sie längere Zeit saß. Sie wurde während des Sommers behandelt, weil man ihr sagte, das Hüftgelenk wäre verrenkt, jetzt wäre es aber wieder in der richtigen Lage. Trotzdem wurde es nicht besser; im Juni wurden die

Schmerzen heftig, ausstrahlend und störten sie oft im Schlafe. Vom August bis Dezember ging es ihr sehr schlecht, dann etwas besser. Wenn der Schmerz sehr heftig ist, hat sie oft unwillkürliche Zuckungen des Fußes und des Schenkels. Diese waren vor sechs Wochen heftiger wie jetzt. Augenblicklich hat sie während der Nacht und am Morgen im Schenkel keine Beschwerden, aber solange sie auch nur eine halbe Stunde auf ist, beginnt ein Gefühl von Dumpfheit und in

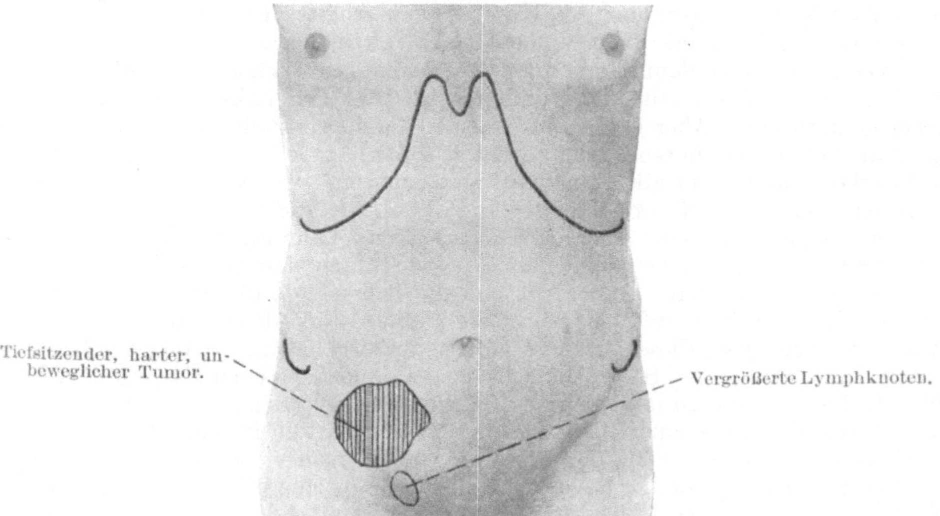

Abb. 70. Begrenzung des Tumors in Fall 198.

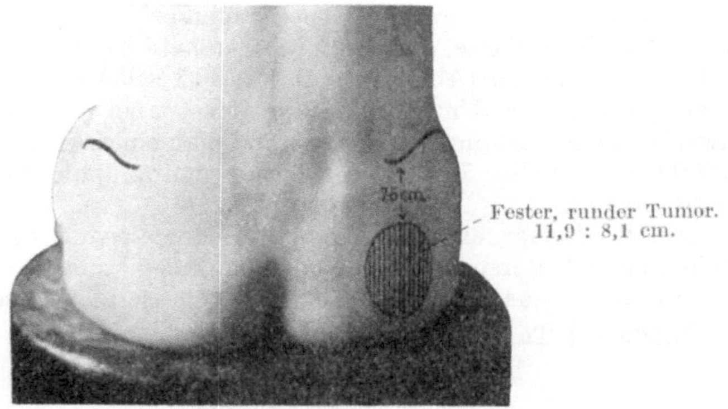

Abb. 71. Tumor, offenbar die Ursache ischiasartiger Schmerzen (Fall 198).

kurzer Zeit pochende und schießende Schmerzen, die kommen und gehen. Der Rücken der Zehen und manchmal der Unterschenkel ist merklich druckschmerzhaft. Es bestehen keine Rückenschmerzen, kein Hautausschlag und kein Fieber. Die letzten vier Monate hat sie meistenteils im Bett oder auf dem Sofa zugebracht und hat 25 Pfd. abgenommen. Der Aortenton ist lauter als der Pulmonalton, und es geht ihm ein leichtes Geräusch voraus, das nach der Klavikel und nach abwärts bis zum dritten Interkostalraum fortgeleitet wird. Ein anderes Geräusch, das nicht fortgeleitet wird, hörte man an der Herzspitze. In der Lumbal-

und Dorsalregion besteht eine beträchtliche Verkrümmung der Wirbelsäule mit der Konvexität nach links. Die Rippen springen dort auf der linken Seite der Wirbelsäule hervor. Abdomen und alle tiefen Reflexe normal. In der rechten Leistenbeuge sind die Drüsen etwas größer als sonst. Entlang dem rechten Nervus ischiadicus und in der rechten Wade besteht Druckschmerzhaftigkeit.

Die Patientin hat anscheinend größere Erleichterung, wenn sie aus ihrer eigenen Medizinflasche eine ganz kleine Dosis Kodein nimmt, als wenn sie größere Dosen Kodein oder Morphium im Krankenhaus erhält. Es scheint bei ihren Beschwerden auch ein nervöses Moment stark mitzusprechen.

Wenn wir nach dem Ursprunge der Schmerzen suchen, so denken wir zunächst an die Wirbelsäulenverkrümmung, die zu dem linksseitigen Rippenbuckel geführt hat. Aber es ist schwer einzusehen, wie dadurch auf das Bein begrenzte Schmerzen hervorgerufen werden sollen. Höchstens könnten einige der Interkostalnerven in Mitleidenschaft gezogen sein. Danach betrachten wir die verschiedenen Arten von Arthritis, die die Hüfte, die Wirbelsäule und das Sakroiliakalgelenk befallen. Eine infektiöse Arthritis kann nicht solange dauern. Osteoarthritis würde zu Schmerzen im Rücken führen und würde kaum beim Sitzen schlimmer werden. Außerdem sind die Schmerzen, die dadurch hervorgerufen werden, selten auf das Bein beschränkt. Eine Röntgenphotographie würde dazu beitragen, diese Diagnose positiv auszuschließen. Wahrscheinlicher ist eine Erkrankung des Sakroiliakalgelenks, dagegen sprechen das Alter, Geschlecht, Fehlen von Druckschmerzhaftigkeit, von Schmerzen oder eines Palpationsbefundes an diesem Gelenk. Einige Tatsachen, die in dem Bericht hervorgehoben sind, lassen uns glauben, daß die Schmerzen vielleicht funktioneller oder neuritischer Art sind. Bevor man aber eine solche Diagnose stellt oder sich dabei beruhigt, eine Ischias anzunehmen, muß man das Becken gründlich nach allen möglichen Druckursachen untersuchen. Die leichte Vergrößerung der Drüsen in der Leistenbeuge macht eine solche Untersuchung noch notwendiger.

Verlauf: Die Untersuchung per vaginam zeigte in der rechten Seite des Beckens eine feste Masse, auf Druck schmerzhaft, die anscheinend mit der Beckenwand verwachsen ist (Abb. 70). Der rechte Schenkel und die Waden scheinen $1\frac{1}{4}$ cm geringer an Umfang als der linke, aber es bestand nur eine geringe Schwäche, keine Lähmung. Später fand man einen großen Tumor in der rechten Glutäalgegend (Abb. 71). Die Röntgenphotographie zeigte keine deutlichen Veränderungen.

Am 2. Januar exzidierte man eine der Leistendrüsen und fand bei der histologischen Untersuchung eine maligne Neubildung.

Am 14. Januar wurde die Kranke gebessert entlassen.

Diagnose: Tumor im Becken.

Fall 199.

Eine farbige 49jährige Scheuerfrau, deren Mann früher im Krankenhause wegen Syphilis in Behandlung stand und deren eigene Familien- und persönliche Anamnese ebenso wenig von Belang ist, wie ihre Lebensgewohnheiten, kam am 26. Dezember 1907 zur Aufnahme. Seit Februar ist es ihr andauernd schlecht gegangen, aber sie hat bis vor vier Tagen gearbeitet. Während dieser Monate ist sie sehr schwach und mager geworden. Seit einiger Zeit hat sie nur unregelmäßig und wenig gegessen und mußte ein- oder zweimal brechen, anscheinend ohne jede Beziehung zur Art der aufgenommenen Nahrung. Seit dem letzten Winter hat sie störende Kälteempfindungen am linken Bein und mehr oder minder anhaltende Schmerzen. Die letzten zwei oder drei Monate hinkt sie und ist gelegentlich beim Treppensteigen kurzatmig. Die Brustorgane zeigen keine Veränderung. Der Leberrand ist leicht zu fühlen. Der linke Patellarreflex ist schwer auszulösen, obwohl der rechte lebhaft ist. Der linke Achillessehnenreflex ist nicht vorhanden. Das Bein fühlt sich ganz warm an, aber die Patientin klagt über Kälte. Beide Beine können hyperextendiert werden, keine Druckschmerzhaftigkeit entlang dem Nervus ischiadicus, aber leichte Empfindlichkeit gegen festen Druck in der linken Wade. Es findet sich eine anästhetische Zone, wie sie die beifolgende Abbildung (72) zeigt. Heben des linken Beines mit gestrecktem Knie verursacht Schmerzen im ganzen Schenkel. Beim Heben des rechten Beines treten sie nicht auf.

Besprechung: Offenbar handelt es sich hier um eine Neuritis, die den Ischiadikus und wahrscheinlich auch andere Nervenstämme befallen hat. Aber wie in allen solchen Fällen bleibt es unsere Hauptaufgabe, die Ursache für die Neuritis zu finden. Es ist wahrscheinlich, daß die Patientin Syphilis hatte, aber syphilitische Veränderungen kommen nach meiner Kenntnis nicht derartig lokalisiert vor, um eine auf eine Extremität beschränkte Neuritis hervorzurufen.

Tuberkulose ist unter Negern so häufig, daß man stets daran denken muß, wenn ein Neger ernstlich erkrankt ist. Aber es findet sich keine Bewegungsbeschränkung in irgend einem Gelenk und kein anderer Beweis für Muskespannung, Abszeß (Gelenkeinschmelzung), Fieber oder andere Ergebnisse einer Tuberkulose. Die anästhetische Zone und die lange Dauer der Schmerzen machen es ganz wahrscheinlich, daß es sich um eine Druckneuritis handelt, wobei das Nähere durch Röntgenuntersuchung und Untersuchung des Beckens festgestellt werden muß.

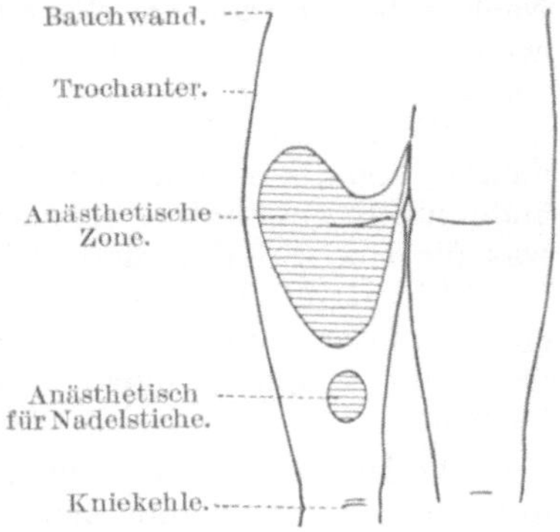

Verlauf: Die Inspektion der Cervix uteri zeigte den Zervixkanal geöffnet und mit kleinen Knoten besetzt. Die Patientin hat täglich geringen Ausfluß aus der Gebärmutter, aber ohne üblen Geruch. Der Uterus selbst reicht bis handbreit unterhalb des Nabels.

Abb. 72. Anästhetische Zonen in Fall 199. Klagen: Schmerzen und Kälteparästhesien im linken Beine.

Am 7. Januar wurde ein Knoten aus dem Uterus entfernt und die mikroskopische Untersuchung ergab Krebs. Wahrscheinlich bestanden Metastasen in den breiten Ligamenten, die auf die Beckennerven drückten.

Diagnose: Uteruskarzinom.

Fall 200.

Eine 42jährige farbige Hausfrau suchte am 7. Juni 1908 das Krankenhaus auf. Familien- und persönliche Anamnese waren ausgezeichnet, Lebensgewohnheiten gut. Seit dem letzten Herbst hat sie etwas Schmerzen und Steifheit im linken Knie, aber ohne Anschwellung. Am 13. Februar fiel sie hin und verletzte sich das Knie; ihr Arzt sagte, sie hätte es überdehnt. Seither geringe Schwellung, aber beträchtliche Schmerzen. Nach drei Tagen Bettruhe stand sie auf und hinkte mit einer Krücke herum, wobei das Knie etwas steif war, aber nicht weh tat, bis vor zwei Wochen, wo sich Schmerzen und Anschwellung einstellten, und sie während der letzten Woche ans Bett fesselten. Die letzten vierzehn Tage hatte sie gelegentlich Nachtschweiße und Nasenbluten. Appetit schlecht, Stuhlgang angehalten.

Brust- und Bauchorgane sind normal. Reflexe vorhanden. Blut und Urin frei, kein Fieber. Das linke Knie ist geschwollen und in einem Winkel von 70 ⁰ gebeugt. Sein Umfang ist 3 cm größer als der des rechten. Die Hauptschwellung ist auf der Vorderseite; es findet sich eine Andeutung von einer Subluxation des Unterschenkels nach hinten. Die Haut über dem Knie ist bräunlich, glänzend und leicht wärmer als rechts. Es besteht etwas Verhärtung und Infiltration mit mäßiger Druckschmerzhaftigkeit. Alle Bewegungsversuche verursachen heftige Schmerzen.

Besprechung: Obwohl hier in der Anamnese vieles auf eine traumatische Ursache der Schmerzen hindeutet, läßt doch die Heftigkeit und die lange Dauer der Symptome etwas Ernsthaftes vermuten.

Septische Osteomyelitis hat gewöhnlich einen plötzlichen Beginn, verursacht heftigere Schmerzen, Gebrauchsunfähigkeit und Fieber. Diese Kranke hatte Nachtschweiße, aber soviel bekannt ist, kein Fieber.

Tuberkulöse Osteomyelitis könnte genau dieses Bild hervorrufen, obwohl sie wahrscheinlich von mehr Fieber und geringen Schmerzen begleitet wäre. Nach so langer Dauer müßte man eher eine Andeutung von Knochenverbiegung erwarren, aber das ist nicht immer der Fall. Ohne Röntgenphotographie können wir Tuberkulose weder bestimmt annehmen, noch ausschließen.

Wenn etwas auf eine Rückenmarkserkrankung (Tabes, Syringomyelie) hindeutet, könnte man an eine Atrophie denken, obgleich derartige Gelenkveränderungen gewöhnlich schmerzlos verlaufen. Hier findet sich aber nichts, was für eine Primärkrankheit spricht, die zu Gelenkveränderungen führt.

Bösartige Veränderungen des Knochens, wahrscheinlich Sarkom, könnte alle Symptome dieses Falles erklären. Zwischen Sarkom und Tuberkulose bleibt die Diagnose schwankend, wenn wir nur die hier mitgeteilten Daten kennen.

Verlauf: Die Röntgenphotographie zeigte eine ausgedehnte Zerstörung des unteren Femurendes mit einer Fraktur gerade oberhalb der Kondylen.

Am 13. Juli wurde der Schenkel wegen Sarkom des Femur amputiert.

Diagnose: Sarkom des Femur.

Fall 201.

Eine 17 jährige russische Schneiderin wurde am 13. Juni 1907 in das Krankenhaus aufgenommen.

Vor einer Woche begann das rechte Knie und der Unterschenkel leicht anzuschwellen und war sehr druckempfindlich. Seither hat sie sich etwas frostig gefühlt, hatte schlechten Appetit, aber sonst keinerlei andere Symptome.

Den Temperaturverlauf zeigt die beifolgende Kurve (Abb. 73).

Die Untersuchung der Kranken ergab keine Veränderungen der inneren Organe. Das rechte Knie war gerötet, sehr druckschmerzhaft und leicht geschwollen. Die Zahl der weißen Blutkörperchen schwankt zwischen 8000 und 11 200. Urin an Menge und spezifischem Gewicht normal, kein Eiweiß, aber wenig hyaline und fein granulierte Zylinder. Die Widalsche Reaktion ist negativ.

Am 18. Juni war das Knie wenig schmerzhaft, aber dicker und auch der Unterschenkel war geschwollen. Biersche Stauungsbehandlung, eine Stunde Ruhe, zwei Stunden Stauung, Tag und Nacht brachte wenig Besserung.

Besprechung: Wir besprechen hier einen Fall von monartikulärer Entzündung, die auch auf die Weichteile der Nachbarschaft übergegriffen hat. Solch ein Zustand ist niemals rheumatisch und auch die atrophischen und hypertrophischen Erkrankungen können ausgeschlossen werden, weil sie sich praktisch bei Fieber nie auf ein Gelenk beschränken.

Gonorrhoe ist vielleicht die häufigste Ursache einer monartikulären Entzündung, aber derartige Infektionen sind bei jungen unverheirateten russischen Jüdinnen in Boston sehr selten. Die Kranke hatte keinen Ausfluß aus der Scheide, und es bestand auch sonst nichts, was eine Gonorrhoe vermuten ließ. Trotzdessen kann diese Infektion nicht sicher ausgeschlossen werden.

Für eine tuberkulöse Osteitis ist der Verlauf zu akut und zu schmerzhaft.

Um weiteres Licht über den Zustand des Gelenkes zu erhalten, müßte man unter aseptischen Vorsichtsmaßregeln punktieren, wie es leicht mit jeder gewöhnlichen Kanüle geschehen kann. Nach meiner Meinung wird die Punktion von Gelenken viel zu selten ausgeführt. Wenn sie unter peinlicher Asepsis ausgeführt wird, bringt sie keine Gefahren, verursacht kaum Schmerzen und gibt uns doch Aufklärungen von höchstem Werte. Seit ich die Gewohnheit habe, dieses Verfahren oft anzuwenden, bin ich ganz erstaunt, wie häufig man getrübte oder eitrige Exsudate mit nachweislichen Streptokokken in Gelenken findet, die nur mäßig schmerzvoll waren und ohne Ausführung der Punktion sicher als einfacher Rheumatismus gegangen wären. In einigen Fällen wird unsere Behandlung viel erfolgreicher, wenn uns die Gelenkpunktion ermöglicht, von dem betreffenden Organismus eine Vakzine herzustellen.

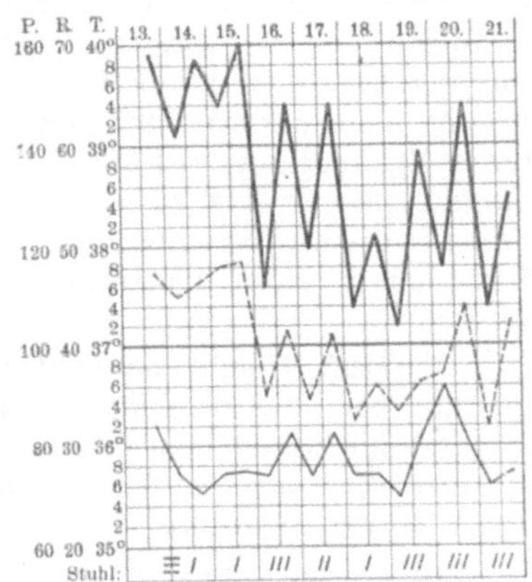

Abb. 73. Temperaturkurve zu Fall 201.

Verlauf: Am 20. Juni wurde das rechte Knie punktiert und 180 ccm Eiter entleert. Aus dem Eiter wie aus dem sanguinolenten Blut erhielt man Reinkulturen von Staphylococcus aureus.

Am 23. Juni wurde das Knie chirurgisch drainiert. Heilung mit Bewegungsbeschränkung im Knie.

Diagnose: Septische Erkrankung des Knies.

Fall 202.

Ein 24jähriger Kellner kam am 29. September 1906 ins Krankenhaus. Früher war er schon zweimal wegen Basedowscher Krankheit dort, das letzte Mal im Mai 1905. Seither hat er ununterbrochen schwer gearbeitet und sich wohl gefühlt. Vor vier Tagen kam er mit Schmerzen in dem linken Spann nach Hause. Am nächsten Tage erstreckte sich der Schmerz über den Unterschenkel und am Nachmittag saß er in beiden Knien. Patient ging zu Bett und wurde appetitlos. Im Oktober wog er 150, vor einer Woche 130 Pfd.

Die Untersuchung zeigte beide Augen vorgetrieben, Puls zwischen 90 und 100. Im übrigen verläuft die Untersuchung negativ mit Ausnahme von Spannung in der Schenkelmuskulatur. Beide Schenkel wurden gebeugt gehalten. Der Patient gab zuerst an, er könne sie nicht beugen, wurde aber schließlich dazu gebracht, sie auszustrecken. Später wurde die rechte Hand ganz steif gehalten mit nach der Hohlhand zu eingeschlagenem Daumen. Der Patient gab auch hier an, sie wäre gelähmt, aber schließlich ließ er sich überzeugen, daß dies nicht der Fall war.

Besprechung: Der Schmerz beruht wahrscheinlich auf Muskelspannung, wie wir sie alle bei den gewöhnlichen Krämpfen schon kennen gelernt haben, wenn Füße oder Beine in unbequemer Lage gehalten werden. Wir können kaum daran zweifeln, daß diese Krämpfe funktioneller oder hysterischer Art sind und zwar wegen des Erfolges der moralischen Beeinflussung, aber es ist wichtig sich daran zu erinnern, daß eine latente Tuberkulose, die man nur durch die Röntgenuntersuchung feststellen kann, ebenso schwere Kontrakturen der Beine hervorruft, wie wir sie hier beschrieben haben. Wären die Kontrakturen der Beine nicht so weit verbreitet, so könnte man wohl an Plattfüße denken, die wegen der kompensatorischen Anstrengung Schmerzen im Bein verursachen. Der Beginn des Falles erinnert uns ganz ausgesprochen daran, aber der spätere Verlauf macht diese Vermutung unwahrscheinlich.

Dieser Fall zeigt recht gut die Wichtigkeit von Festigkeit und Vertrauen in unsere Behandlung, ein Vertrauen, wie wir es nur durch die eigene Überzeugung gewinnen können, die sich auf die sorgfältige Untersuchung und Befragung des Patienten gründet. Irgend ein Zweifel, ein Schwanken oder Zögern in der Behandlung eines solchen Falles kann den Erfolg vereiteln. Entschlossene Handlungsweise bringt andererseits dem Patienten unberechenbaren Vorteil, indem es die hysterischen Neigungen von Anfang an erstickt. Wie so viele andere Krankheiten kann Hysterie am ehesten und wirksamsten im Beginn geheilt werden.

Verlauf: Reichliche Diät mit 2,0 Bromsalz alle vier Stunden zwei Tage lang, der bei der Aufnahme ins Krankenhaus 30 g Ricinusöl vorausgegangen waren, brachte eine wesentliche Besserung. Vom 3. Januar schien der Patient gesund; er hatte aber noch einen feinen Tremor der Hände, zweifellos einen Überrest seiner Hyperthyreoidose.

Diagnose: Hysterie.

Fall 203.

Eine 44 jährige Hausfrau mit zwei Fehlgeburten, einem Kind von neun und einem von fünf Jahren kam am 5. Dezember 1906 in das Krankenhaus. Sie selbst war mit krummen Beinen zur Welt gekommen, die in ihrer Heimat, in Schweden, durch Schienung gerade gerichtet wurden. Viermal hat sie Venenentzündung durchgemacht.

Vor neun Jahren hatte sie schlimme Schmerzen in Schultern und Armen, so daß sie nicht ihre Hände zum Kopf erheben konnte. Damals erschienen Knoten an den Armen, und seither hatte sie stets schießende Schmerzen, jetzt hier, jetzt dort.

Vor dreizehn Tagen erwachte sie wegen Schmerzen in den Füßen vom Schlaf. Jetzt kommt der Schmerz plötzlich und dauert 2—10 Minuten oder noch länger, wobei er auch häufig von der Hüfte nach den Knien zu schießt. Er ist zeitweise fast so schlimm wie Geburtswehen und wird von einem Gefühl des Herabzerrens begleitet. Die Füße sind ein wenig geschwollen. Bei Bewegung leichte Dyspnoe und etwas Husten ohne Auswurf. Fast alle Tage hat sie Anfälle von Tachykardie. Vor fünf Tagen wurde sie ohnmächtig und muß seither die Nächte im Bett sitzend zubringen. Appetitschlecht, Stuhlgang regelmäßig, Nokturie besteht nicht.

Die Patientin war ein neurotisch aussehendes Individuum und verlangte andauernd für ganz unbedeutende Wünsche die Aufmerksamkeit der Ärzte. Die Pupillen waren unregelmäßig, aber gut reagierend; das Zäpfchen fehlte, statt dessen fand sich eine weiße Narbe. Schlund und Rachenorgane im übrigen normal. Die Drüsen sind im Nacken, in den Achselhöhlen und Leistenbeugen palpabel, aber nicht vergrößert. Gelegentlich hörte man giemende Geräusche über beiden Lungen verstreut. Im übrigen waren die Brustorgane negativ,

ebenso der Leib, das Blut und der Urin. Beide Schienbeine waren verdickt
und nach vorn gebeugt, die Oberfläche rauh und knotig. Die peripheren Reflexe
waren alle vorhanden.

An beiden Oberarmen, besonders an der Streckseite fand sich ein Dutzend
Knötchen von der Größe einer Erbse bis zu einer halben Roßkastanie. Sie waren
von einander verschieden, von gummiartiger Konsistenz, auf Druck nicht schmerzhaft und frei unter der Haut beweglich.

Die Untersuchung per vaginam zeigte keine Veränderungen.

Besprechung: Schießende Schmerzen in verschiedenen Teilen des Körpers
sind oft die schlimmsten und die frühesten Symptome der Tabes. Die Anamnese
der Fehlgeburten und die Deformation der Schienbeine vermehrt die Wahrscheinlichkeit einer Syphilis und damit auch einer Tabes. Aber diese Krankheit
kann von der Betrachtung deshalb ausgeschlossen werden, weil die Pupillen
und die Sehnenreflexe normal sind.

Die Angaben der Patientin, daß ihre Beine von Geburt an verkrümmt
waren, lassen uns zögern, den gegenwärtigen Zustand der Schienbeine auf Syphilis
zurückzuführen, und da die Patientin zwei gesunde Kinder hat, können die Fehlgeburten auch nicht syphilitischen Ursprungs sein. Aber die Narbe im weichen
Gaumen und das Fehlen der Uvula sind ganz entschieden charakteristisch für
Syphilis, und bei jedem Patienten, bei dem wir derartige Veränderungen entdecken, müssen wir uns nach Kräften anstrengen, eine Verbindung zwischen
der alten Infektion und den jetzt bestehenden Symptomen zu finden. Höchstwahrscheinlich können die Gefäßveränderungen, die so häufig durch Syphilis
hervorgerufen werden, mit den Schmerzen in Verbindung gebracht werden,
über die jetzt geklagt wird. „Gefäßkrisen" sind sicher häufiger bei denen, die
eine luetische Infektion durchgemacht haben, und dadurch können mit oder
ohne Bestehen einer syphilitischen Neuritis die Schmerzen unserer Kranken
erklärt werden.

Wir müssen aber auch die an dem Oberarm befindlichen Knoten betrachten,
von denen die Anamnese angibt, daß sie sich schon vor neun Jahren gebildet
haben. Die Tatsache, daß die Tumoren schon so lange bestehen, läßt eine maligne
Neubildung sicher ausschließen und ihre begrenzte Verbreitung zeigt, daß sie
mit den viel weiter verbreiteten Schmerzen, über die die Patientin klagt, nichts
zu tun haben. Ihre physikalische Beschaffenheit spricht für Lipome, und dies
sind auch praktisch die einzigen Tumoren, die so lange ohne schlimme Erscheinungen bestehen können.

Verlauf: Die Patientin erhielt Quecksilber und Jodkali; die Schmerzen
in den Beinen wurden durch Injektionen von sterilem Wasser, besonders in den
ersten Tagen der Aufnahme, wesentlich erleichtert. Die Knoten in den Armen
wurden für Lipome gehalten.

Sie wurde sehr gebessert am 12. Dezember entlassen.

Diagnose: Syphilis.

Fall 204.

Ein 45 jähriger Ingenieur suchte am 25. Juni 1906 das Krankenhaus auf.
Die Familienanamnese ist negativ. Vor 20 Jahren hatte er Urethritis, ebenso
vor fünf Wochen. An den letzten Anfall schloß sich ein „Rheumatismus" an.
Vor 20 Jahren hatte er langandauerndes Fieber und lag zwei Wochen zu Bett,
vor zehn Jahren einen entzündlichen Rheumatismus von drei Wochen Dauer
in beiden Füßen. Andere Teile waren nicht erkrankt. Er trinkt gelegentlich
ein Glas Bier, leugnet aber im übrigen jeden Alkoholgenuß.

Vor 11 Tagen schwoll der linke Fuß an, wurde rot und druckschmerzhaft. Es wurde allmählich besser. Aber jetzt schmerzt auch der rechte Fuß. Seit dem Beginn dieser Erscheinungen konnte er nicht mehr arbeiten. Der Appetit ist schlecht, Verstopfung, leichter Kopfschmerz und Fieber.

Patient ist fett und leicht zyanotisch. Der erste Ton an der Spitze war durch ein kurzes systolisches Geräusch, das in die Nachbarschaft nicht fortgeleitet wird, ersetzt. Der zweite Aortenton ist stark akzentuiert, Herz nicht vergrößert. Lungen normal, ebenso das Abdomen mit Ausnahme einer Dämpfung in der rechten Flanke, die sich aber bei Lagewechsel nicht verändert. Das zweite rechte große Zehengelenk ist stark geschwollen, heiß und druckschmerzhaft. Das gleiche Gelenk ist beim anderen Fuße ähnlich affiziert, aber die Schwellung erstreckt sich über den Fuß nach aufwärts bis zum Fußgelenk.

Bei jedem Patienten, der über längerdauernde Schmerzen in beiden Füßen klagt und keine Plattfüße zeigt, muß man an Gicht denken. Die meisten der gewöhnlichen Gelenkerkrankungen bleiben nicht solange auf die Gelenke beschränkt, während Gicht dazu neigt.

Natürlich bleibt die erste Möglichkeit, auf die man bei dem Patienten achten muß, Gonorrhoe, da er erst vor kurzer Zeit eine derartige Infektion durchgemacht hat.

Demnach müssen wir die Knorpel der Nase und der Ohren untersuchen, die großen Sehnen am Ellbogen und der Ferse und ebenso die Nachbarschaft der Großzehengelenke, um Zeichen für uratische Ablagerungen zu finden. Endlich muß das Fußgewölbe genau untersucht werden, da genau die gleichen Symptome durch Plattfuß hervorgerufen werden können. Andere Infektionen und nichtinfektiöse Erkrankungen sind viel weniger wahrscheinlich.

Verlauf: Ein Abstrich aus der Urethra zeigte biskuitähnliche Diplokokken innerhalb und außerhalb der Leukozyten, gramnegativ. Die Ohren zeigten eine Reihe kleiner gelblichweißer weicher Knötchen. Eine Auskratzung von einem der Knötchen zeigte die charakteristischen Kristalle des Natriumbiurats.

Die Röntgenphotographie ergab arthritische Zonen und Erosionen in der zweiten Phalanx der einen großen Zehe, die von einem Röntgenologen als charakteristisch für Gicht angesehen wurden.

Vom 6. August an ging es dem Patienten gut; die Behandlung bestand die ersten zwei Tage in stündlich 1,0 Natrium salicylicum, dann stündlich 0,5 g, ferner heiße Umschläge über die schmerzenden Stellen, jeden Morgen 30,0 g Magnesiumsulfat und viermal 0,5 g Urotropin. Nach dem 29. August war er nicht mehr zu Bett und konnte gebessert am 6. August entlassen werden.

Diagnose: Gicht und Gonorrhoe.

Fall 205.

Ein 49 jähriger Restaurateur suchte am 10. September 1907 das Krankenhaus auf. Seine Mutter starb mit 72 Jahren, nachdem sie 15 Jahre an Schwindsucht gelitten hatte.

Der Patient hatte vor drei und vor $1\frac{1}{2}$ Jahren „Rheumatismus" in seinen Gelenken von je dreiwöchentlicher Dauer. Viermal hatte er Gonorrhoe, das letzte Mal vor 25 Jahren. Syphilis wird verneint.

Er gibt an, bis vor vier Jahren wäre er stark wie ein Ochse gewesen, bis zu der Zeit, wo er sein Geschäft aufgab und Schwierigkeiten hatte, neue Beschäftigung zu finden. Dann begannen fast ständige Schmerzen in der Nähe des rechten Rippenbogens. Diese Beschwerden hatte er seither hin und wieder. Weniger häufig bestanden Anfälle von Schwindel und Schwäche. Appetit oft schlecht. Solange er sich erinnern kann, hatte er Trommelschlägelfinger wie jetzt. Er

trinkt gewöhnlich zwei Glas Bier und zwei bis drei Schnäpse am Tage und raucht
außerordentlich stark. Gestern merkte er, daß seine Mundwinkel aufsprangen.
Hin und wieder hatte er die letzten vier Jahre das Gefühl von Fieber, manchmal
von Frost und Schüttelgefühl am Abend. Knie und Fersen brannten besonders
nach dem Zubettgehen.

Diese Erscheinungen sind stets schlimmer geworden, und vor zwei Tagen
mußte er die Arbeit aufgeben und zu Bett gehen, weil er Schmerzen in den Beinen
und Knieen hatte. Gestern ging es mit dem rechten Knie etwas besser, mit
dem linken schlimmer. Zu gleicher Zeit entstand eine Rötung des linken Daumens, der geschwollen und empfindlich war und auch sonst schmerzte. Diesmal
hatte er einen richtigen Schüttelfrost.

Die Untersuchung zeigte, daß die linke Pupille größer als die rechte war;
beide reagierten normal. Herz normal. Es bestand eine leichte Dämpfung
unterhalb des rechten Schulterblattes mit geringer Vermehrung des Pektoralfremitus und trockenen Rasselgeräuschen. Respiration rauh.

Das rechte Knie ist geschwollen, heiß und glänzend, das Bein wird im rechten
Winkel gebeugt gehalten und schmerzt bei Bewegung. Ähnliche Verhältnisse

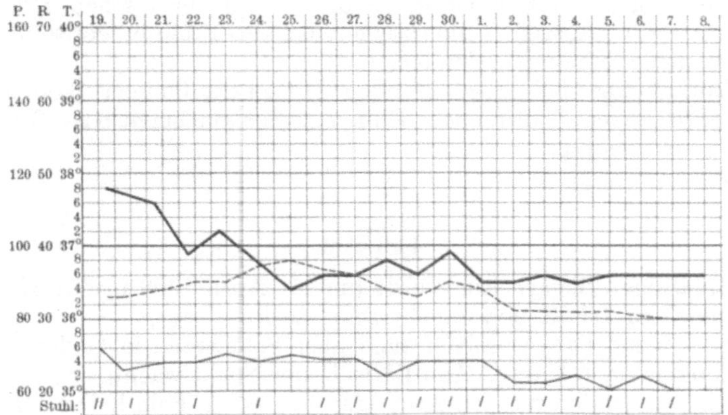

Abb. 74. Temperaturkurve zu Fall 205.

finden sich am rechten Fuß und Knöchel. Beide Füße sind proniert. Es besteht
eine ausgesprochene Verdickung, Zyanose und Verkrümmung der Finger und
Daumen nach beiden Seiten und in geringem Maße auch der Zehen. Über Brust
und Rücken verstreut findet sich ein rötlichbraunes makulöses Exanthem; die
einzelnen Flecke haben die Größe des kleinen Fingernagels.

Besprechung: Es findet sich hier kein Bindeglied zwischen der Tuberkulose
der Mutter oder dem Alkoholismus des Patienten mit den jetzigen Erscheinungen.
Die Gelenkschwellungen sind anscheinend nicht tuberkulöser Natur und Alkoholismus verursacht keine Veränderung der Gelenke.

Obwohl man natürlich die früheren Anfälle von Gonorrhoe mit den gegenwärtigen Gelenkschmerzen in Verbindung bringen möchte, so macht der Zeitraum von 25 Jahren das unmöglich, wenn man die Anamnese für richtig annimmt.
Bei der Untersuchung des Körpers nach anderen Veränderungen, die sich mit
den Gelenksymptomen verbinden lassen, merken wir die unregelmäßigen Pupillen,
die verdickten Finger und den Hautausschlag.

Wenn wir die Verdickung der Finger betrachten, wie sie hier beschrieben
ist, so hat sie wahrscheinlich keinen Zusammenhang mit der Arthritis. Knochenauswüchse der Finger (Heberdensche Knoten) zeigen einige Ähnlichkeit mit

Trommelschlägelfingern, können aber kaum mit ihnen verwechselt werden. Bestehen solche Auswüchse, so würde man zu der Vermutung geneigt sein, daß auch am rechten Knie- und Knöchelgelenk ein ähnlicher Vorgang besteht. Die unregelmäßigen Pupillen und der Hautausschlag machen Syphilis wahrscheinlich, und da wir über die Differentialsymptomatologie der syphilitischen Arthritis nichts Genaues wissen, ist es vernünftig, auch die Gelenkerscheinungen in diesem Falle als syphilitisch zu betrachten, bis die therapeutische Probe das Gegenteil ergibt. Wenn auf entsprechenden Gebrauch von Jod und Quecksilber keine Besserung erfolgt, müßte man das Gelenk punktieren, um irgend einen anderen Infektionserreger zu finden.

Verlauf: Unter täglichen Quecksilbereinspritzungen und dreimal täglicher Darreichung von 0,5 g Jodkali wurden die Gelenke schnell besser, und innerhalb zehn Tagen war Patient praktisch gesund. Die Fingerveränderungen blieben hier wie in vielen anderen Fällen rätselhaft. Wenn man stets auch bei Fällen, die keine Gelenk- oder Herzveränderungen zeigen, nach Trommelschlägelfingern suchen würde, so würde es sich herausstellen, daß man sie bei einer großen Zahl von Erkrankungen und bei sehr vielen Personen findet, bei denen sich keine Erkrankungen zeigen. Ich habe sie besonders bei chronischen Erkrankungen der Leber (Zirrhose, Abszeß, Gallensteine), bei tuberkulöser Peritonitis und bei schlecht genährten Kindern gefunden.

Ihr Vorkommen bei langdauernden Herzerkrankungen (kongenital oder erworben), chronischer Pleuritis oder Empyem, Schwindsucht oder Bronchiektase ist natürlich sehr häufig.

Diagnose: Syphilis.

Fall 206.

Ein 37jähriger Bleiarbeiter wurde am 11. April 1908 in das Krankenhaus aufgenommen. Er trinkt und raucht sehr stark.

Gestern Abend kam er mit Klagen über Schmerzen in beiden Beinen, besonders im linken, nach Hause. Um 1 Uhr in der Nacht wachte er auf und konnte weder sprechen noch den rechten Arm oder das rechte Bein heben. Bald darauf wurde er bewußtlos mit röchelnder Atmung. Der rechte Vorderarm war gebeugt, die Finger der rechten Hand steif und gebeugt, der Mund nach links verzogen; er gab nur unartikulierte Laute von sich. Der rechte Schenkel war spastisch.

Am 13. April kam das Bewußtsein wieder, und er konnte die Zehen ein wenig bewegen; sonst gehorchten ihm die Muskeln noch nicht. Die vorgestreckte Zunge wich nach rechts ab, ein Bleisaum bestand nicht.

Brust- und Bauchorgane zeigten keine Veränderungen, Blutdruck 155 mm Hg, Blut und Urin normal, der rechte Patellarreflex gegen links gesteigert. Damals bestanden im übrigen keine Veränderungen an den Reflexen.

Am 15. April zeigte sich am rechten Fuß der Babinskische Reflex.

Am 17. April wurde die Lumbalpunktion vorgenommen, und dabei fanden sich im Kubikzentimeter 50 Zellen; es waren alles Lymphozyten.

Besprechung: Die Beschäftigung des Patienten leitet uns natürlich zu dem Versuch, die Symptome als die Folge einer Bleivergiftung zu erklären, besonders wenn, wie hier, Lähmung und zerebrale Symptome vorhanden sind. Aber bei Bleivergiftung erwarten wir weder Schmerzen noch eine Hemiplegie und finden stets Veränderungen der gefärbten roten Blutkörperchen.

Gegen Apoplexie, die häufigste Ursache einer Hemiplegie, an die wir natürlich zuerst denken, spricht das Alter des Patienten, der sehr geringe Blutdruck, das Fehlen von Herzhypertrophie und besonders die Ergebnisse der Lumbalpunktion. Die Untersuchung der Lumbalflüssigkeit führt uns in Verbindung mit dem Fehlen von Fieber und dem Vorhandensein deutlich ausgesprochener Hirnsymptome zu der Annahme einer zerebrospinalen Syphilis. Eine ähnliche Lymphozytose findet man bei den chronischen Formen der Meningitis, besonders bei der tuberkulösen Meningitis, aber das klinische Bild ist dann ganz anders als das, was wir hier betrachten.

Der interessante Punkt in diesem Falle ist das Auftreten eines Schmerzes, der, obwohl er an den Beinen gefunden wird, doch spinalen oder zerebralen Ursprungs zu sein scheint. Derartige Schmerzen finden wir nicht selten bei der Kinderlähmung, bei einigen Fällen von akuter Myelitis und Meningitis und besonders bei der zerebrospinalen Lues. — Ich untersuchte neulich einen Fall, wo Anfälle von Jacksonscher Epilepsie an der rechten Hand und dem Vorderarme und hin und wieder heftige Schmerzen vorausgegangen waren, die in den Teilen empfunden wurden, wo der Krampf auftrat. Vielen dieser zentralen Schmerzen gehen Parästhesien voraus, oder sie werden davon begleitet.

Verlauf: Unter Quecksilber und Jodkali konnte der Patient vom 22. April an umhergehen, obwohl der Geist immer noch sehr geschwächt war. Am nächsten Tage kam er in eine Irrenanstalt.

Diagnose: Zerebrospinale Syphilis (Gefäßkrisen?).

Fall 207.

Ein 39 jähriger Maschinist kam am 29. Mai 1908 ins Krankenhaus. Der Vater starb an Gehirnschlag, die Mutter an Wassersucht.

Vor sieben Jahren war er wegen Schwellung, Rötung und Schmerzhaftigkeit des linken Knies fünf Tage zu Bett. Die letzten sechs Jahre hatte er fünf- bis sechsmal Halsentzündung, einmal schwer genug, um bettlägerig zu sein. Vor 23 Jahren hatte er Gonorrhoe. Jede Woche trinkt er 2—3 Glas Schnaps und 2—3 Glas Bier.

Vor 14 Tagen hatte er plötzlich Schüttelfrost mit Schmerzen im Kreuz, in Händen und Waden. Er ging zu Bett, und seither besteht andauernd Fieber. Am nächsten Morgen war das rechte Knie und das Gelenk der rechten Hand schmerzhaft und steif. Vor einer Woche schwoll das Knie an und wurde rot, während die Hand sich bedeutend besserte. Urinveränderungen bestanden nicht. Der Appetit war gut, Stuhlgang regelmäßig. Weder Halsschmerzen, noch Husten sind vorausgegangen. Den Verlauf der Temperatur zeigt die beifolgende Kurve (Abb. 75).

Die Brust- und Bauchorgane sind negativ, Patellarreflexe normal, Fußsohlenreflexe nicht auszulösen. Keine Drüsenvergrößerung. Das rechte Knie ist im Winkel von 45° gebeugt, jede Bewegung verursacht heftige Schmerzen. Im Gelenk finden sich alle Zeichen für einen Flüssigkeitserguß.

Besprechung: Wie in vielen der in diesem Kapitel besprochenen Fälle besteht hier eine allgemeine Infektion, die zunächst keinen Hinweis für die endgültige Lokalisation gibt. Da die Gonorrhoe den jetzigen Symptomen viel zu lange vorausgegangen ist, scheint es zunächst das beste, die Gelenkbeschwerden des Patienten, auf die wiederholten Anfälle von Angina zurückzuführen und da Gicht und Tuberkulose sich durch das Fehlen jeglichen Hinweises ausschließen läßt, wäre Angina überhaupt die beste Vermutung, auf die wir kommen könnten, könnten wir nicht eine weitere und genauere Untersuchung vornehmen. Aber wie ich schon vorher gesagt habe: alle monartikulären Entzündungen, die irgendwie schwer oder hartnäckig sind, muß man punktieren, denn die Belehrung, die man dadurch gewinnt, kann für die Therapie den größten Wert haben (vgl. Seite 313).

Aller Wahrscheinlichkeit nach handelt es sich hier um eine Infektion mit pyogenen Kokken, aber es ist von großer Wichtigkeit, zu wissen, mit welchen, da dann die Behandlung mit einer autogenen Vakzine eingeleitet werden kann.

Verlauf: Am 1. Juni wurde das Gelenk inzidiert und 35 ccm Flüssigkeit entleert. Spezifisches Gewicht 1008, Eiweiß 3,6 %, im Sediment 95 % polynukleäre Zellen. Dazwischen fanden sich intrazelluläre, gramnegative Diplokokken. Nachdem sich das ergeben hatte, gab der Patient an, vor zehn Wochen eine Gonorrhoe durchgemacht zu haben, blieb aber dabei bestehen, daß er die letzten vier Wochen keinen Ausfluß mehr hatte. Von der Gelenkflüssigkeit wurden Gonokokken in Reinkultur erhalten. Daraus bereitete man eine Vakzine, die injiziert wurde. Rasche Besserung, so daß der Patient vom 16. Juni an schon üben konnte.

Am 24. Juni wurde das Knie dünner und weniger schmerzhaft. Hernach Biersche Behandlung, die er bald selbst ausführen konnte.

Am 4. Juli wurde er wesentlich gebessert entlassen.

Diagnose: Gonorrhoische Arthritis.

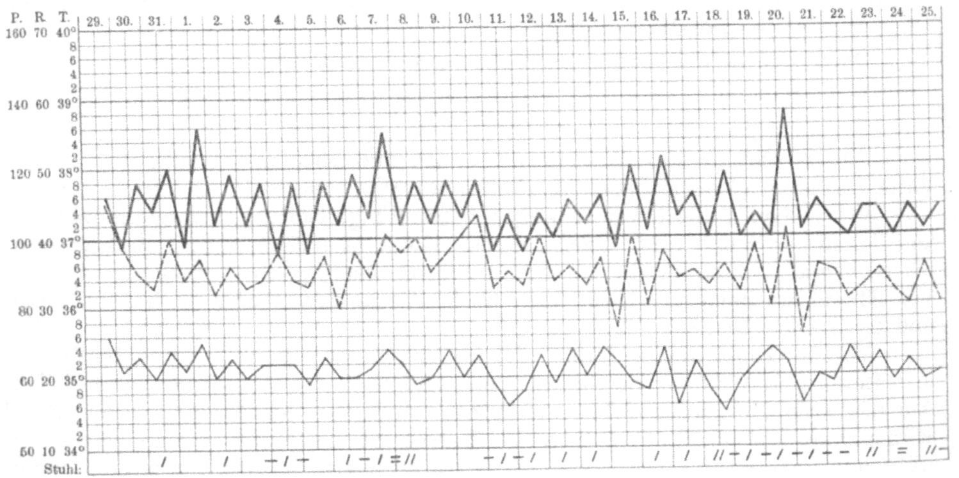

Abb. 75.   Temperaturkurve zu Fall 207.

Fall 208.

Ein 50jähriger Metallarbeiter suchte am 27. April 1908 mit der Angabe das Krankenhaus auf, daß er früher nie krank gewesen sei. Vor sieben Wochen bekam er plötzlich bei der Arbeit einen Schüttelfrost und ging zu Bett. In der Nacht hatte er heftige Schmerzen in der rechten Schulter und im linken Knie. Es gelang ihm aber wieder einzuschlafen und am nächsten Morgen war er sehr überrascht, daß in der Schulter die Schmerzen nicht mehr da waren, daß aber das Knie heiß, gerötet, geschwollen und druckschmerzhaft war. Seither ist das Knie dicker geworden, so daß er das Bett hüten muß, aber er hatte weder Fieber noch Schüttelfrost und nur noch im Knie Schmerzen.

Die Untersuchung zeigte einen sehr ängstlichen und schwachen Patienten Es bestand ein mäßiger grobschlägiger Tremor der Hände und Füße. Das Gesicht war grau, die Schleimhäute blaß, obwohl der Hämoglobingehalt 80 % betrug. Herzspitzenstoß im fünften Interkostalraum 2 cm außerhalb der Mamillaris. Herzaktion schnell und schwach. Zweiter Aortenton lauter als der zweite Pulmonalton. Keine Vergrößerung des Herzens. Puls wenig gespannt, kaum zu fühlen. Lungen negativ. Die Bauchwand zeigt beträchtliche Spannung. Es besteht eine Dämpfung an der äußersten Seite der Flanke, die sich bei Lagewechsel nicht änderte. Linkes Knie beträchtlich geschwollen, druckschmerzhaft, heiß, gerötet und bei Bewegung sehr schmerzhaft. Schwellung ist am deutlichsten an der Vorderfläche des Knies ausgesprochen, erstreckt sich aber auch nach der Mitte des Unterschenkels und bis 5 cm über das Tuberculum tibiae. Die Vorderfläche des Schenkels fluktuiert, ist auf Druck schmerzhaft und ist von einem Geflecht hervorspringender Venen bedeckt. Undulation läßt sich vom Knie bis zur Mitte des Schenkels nachweisen.

Besprechung: Dieser Fall ist, obwohl er dem letzteren sehr ähnelt, mitgeteilt worden, weil er ein Beispiel dafür gibt, was dabei herauskommen kann, wenn man die frühzeitige Punktion eines Gelenkes bei einer monartikulären Arthritis versäumt. Es ist eine Sünde und Schande, daß der Patient sieben Wochen lang ohne eine wirksame ätiologische oder radikale Behandlung umhergelaufen ist. Die mitgeteilten Tatsachen lassen keinen Zweifel daran, daß hier und in der Umgebung des Knies Eiter ist. Das einzig übrigbleibende Problem ist die Natur der Infektion.

Verlauf: Am 27. wurde das Knie punktiert und dicker Eiter entleert; die Kultur ergab Streptokokken. Am 28. Juni wurde das Knie eröffnet und über ein Liter Eiter entleert, der augenscheinlich das Kniegelenk umspült hatte. Der Patient litt einen Monat lang unter einem unregelmäßigen, septischen Fieber; es kam zur Bildung eines metastatischen Abszesses in der Achselhöhle, aus dem Kolibazillen gezüchtet wurden. Im August starb er schließlich.

Diagnose: Sepsis.

Fall 209.

Ein 46 jähriger Arzt wurde am 5. Juni 1906 in das Krankenhaus aufgenommen. Vor einem Jahre hatte er einen Primäraffekt am Daumen. Daran schlossen sich sekundäre Erscheinungen mit Drüsenschwellung und Halsentzündung. Seither wurde eine kräftige antisyphilitische Behandlung eingeleitet.

Vor zwei Wochen zeigte sich eine Schwellung des linken Fußes. Innerhalb weniger Tage wurden beide Fußsohlen rot, schwollen an und wurden druckschmerzhaft. Vor zehn Tagen lag er drei Tage zu Bett; im übrigen geht es ihm völlig gut.

Die Untersuchung zeigte beträchtliche Unregelmäßigkeit der Pupillen, verlief aber mit Ausnahme des linken Fußes ganz negativ; dieser war gerötet, druckschmerzhaft, über dem Fußrücken leicht geschwollen und ebenso in der Sohle entsprechend dem Kopfe des zweiten Metatarsalknochens.

Besprechung: Es ist schwer zu sagen, ob die syphilitische Infektion, die ein Jahr vorangegangen ist, mit den jetzigen Leiden des Kranken etwas zu tun hat. Es scheint aber bei dem jetzigen Fehlen jeglicher spezifischen Symptome wenig wahrscheinlich.

Da der Patient kein Fieber hat, denkt man natürlich als Ursache solcher Fußbeschwerden zunächst an Plattfuß, selbst wenn Rötung und Schwellung sonst eine Entzündung wahrscheinlich machen würde. Die wechselseitigen Beziehungen von Arthritis und Plattfuß hatten wir schon oben besprochen (siehe Seite 298).

In jedem Falle ist das erste und beste, was wir tun können, zwei therapeutische Proben anzustellen.

1. Welche Wirkung hat es, wenn wir den Patienten hinlegen,
2. wenn er Plattfuß-Einlagen erhält?

Verlauf: Ohne jede Medizin verschwanden die Beschwerden nach einer Bettruhe von wenigen Tagen, und sobald der Patient Plattfußeinlagen erhielt, konnte er ohne Beschwerden laufen.

Es bleibt aber immer noch die Frage bestehen, warum zeigten sich die Plattfußerscheinungen gerade jetzt? Wahrscheinlich gibt uns irgend eine verborgene oder unbekannte Erscheinung seiner alten Syphilis dafür die Antwort.

Diagnose: Plattfuß.

Fall 210.

Ein 47 jähriger Arbeiter kam am 6. Juli 1906 in das Krankenhaus und klagte über Ischias-Beschwerden. Vor 19 Jahren hatte er ähnliche Beschwerden, die neun Wochen anhielten. Im übrigen war er bis vor sieben Monaten gesund, bekam dann allmählich Schmerzen im Kreuz und in der linken Hüfte, die an der Rückseite des linken Beines herabgingen und bis in die Wade reichten. Er mußte seine Arbeit aufgeben, konnte aber mit merklichem Hinken umherlaufen.

Die letzten sechs Wochen waren die Schmerzen viel heftiger, so daß er des Nachts nicht schlafen konnte. Er hat etwas prickelnde und andere sonderbare Empfindungen im linken Unterschenkel. An Gewicht hat er 15 Pfd. abgenommen; Appetit gut.

Die Untersuchung zeigte, daß der Patient nicht aufrecht stehen kann, vielmehr steht er mit nach links und vorn gebeugter Wirbelsäule. Die Bewegungen des Rückens werden durch Schmerzen im Sakroiliakalgelenk behindert. Volles Ausstrecken oder Beugen des linken Beines ist wegen Schmerzen an der gleichen Stelle unmöglich. Es besteht Druckschmerzhaftigkeit des Nervus ischiadicus und eine leichte Atrophie der Muskulatur des linken Beines, die einen Unterschied von 2½ cm im Umfange des Oberschenkels und der Wade ausmacht.

Besprechung: Sehr oft stellte man früher die Diagnose auf „Lumbago und Ischias". Heutzutage kommt es uns komisch vor, daß eine Muskelerschöpfung (Lumbago) zusammen mit einer Neuritis (Ischias) vorkommen soll. Der berichtete Fall ist typisch für die Mehrzahl derer, die unter der Diagnose „Lumbago und Ischias" gehen.

Wenn wir von unserem heutigen Gesichtspunkte aus die Sache betrachten, so müssen wir zuerst sagen, daß die Rückenschmerzen zu lange dauern, um Lumbago zu sein, der wie andere Muskelschmerzen vielleicht wiederkehrend, aber vorübergehend ist, dessen Symptome selten länger als eine oder zwei Wochen anhalten.

Die zweite Hälfte der alten Diagnose Ischias stellen wir heutzutage nicht gern ohne genaue Untersuchung über die möglichen Ursachen der Ischiasschmerzen, besonders Neuritis, Erkrankung der Lendenwirbelsäule oder der Sakroiliakalgelenke und Beckentumoren.

Der vorliegende Fall ist ziemlich typisch für das, was wir Dehnung in den Sakroiliakalgelenken nennen, eine Diagnose, die sich hauptsächlich auf die therapeutische Probe stützt, auf die Mittel, durch die er gebessert wird. Die Ätiologie und Pathologie der Affektion ist noch ganz im Dunklen, und die bisher aufgestellten Theorien können mich nicht befriedigen.

Verlauf: Ein konsultierter Chirurg stellte die Diagnose auf chronische Überdehnung des linken Sakroiliakalgelenkes.

Die Schmerzen wurden durch ein Kissen unter das Kniegelenk und Unterstützung der Lendenwirbelsäule mit Bettruhe völlig behoben. Darauf erhielt er ein Pflasterjakett und war am 2. August frei von Schmerzen, so daß er umhergehen konnte. An diesem Tage wurde er wesentlich gebessert entlassen.

Diagnose: Überdehnung im Sakroiliakalgelenk.

Fall 211.

Ein 25 jähriges Stubenmädchen kam am 16. August 1907 in das Krankenhaus mit der Angabe, daß sie seit drei Wochen Schwellung, Schmerzen und Druckempfindlichkeit in den Unterschenkeln verspüre, besonders zur Nachtzeit.

Die Untersuchung ergab gelbliche Blässe mit nur 25 % Hämoglobin. Die Zahl der weißen Blutkörperchen schwankte zwischen 28 000 und 43 000 bei 82 % polynukleären Zellen.

Den Temperaturverlauf zeigt die beifolgende Kurve (Abb. 76).

Die Untersuchung verlief mit Ausnahme einer unbestimmten Resistenz im rechten oberen Quadranten des Leibes ohne Ergebnis. Die Vorderseite beider Unterschenkel zeigte zahlreiche, scharf umgrenzte, ausgestanzte Ulzerationen mit gerötetem Grunde. Der rechte Unterschenkel zeigte Knoten von Erbsengröße, die etwa 1 cm über die umgebende Haut sich erhoben und mit unverletzter Haut bedeckt waren. Sie waren von teigiger Beschaffenheit und auf Druck schmerzhaft.

Die subkutanen Ulzerationen wurden durch chirurgische Inzision drainiert, wobei sich eine beträchtliche Menge Eiter entleerte.

Besprechung: Augenscheinlich handelt es sich hier um irgend eine Art einer akuten Infektion, wobei zunächst bei der ersten Untersuchung die Gallenblase die wahrscheinlichste Ursache zu sein scheint. Bei der weiteren Verfolgung des Falles ist es ebenso klar, daß wir eine Quelle für die ganz ausgesprochene und augenscheinliche Anämie finden müssen, die das Hämoglobin auf 25% vermindert hat [1]). Bei Fällen, die mit einer ausgesprochenen Anämie verlaufen, hat es sich mir bei dem Suchen nach der Diagnose als ein natürliches Hilfsmittel erwiesen, die ganze Aufmerksamkeit auf die Anämie zu richten und dann danach zu forschen, welche Ursachen der Anämie bei dem Patienten möglich sind. Die Kranke konnte natürlich bleichsüchtig sein, aber da zweifellos auch sonst noch irgend eine Veränderung besteht, müssen wir, was wir niemals gern tun, zwei Diagnosen stellen, wenn wir den Fall als Chlorose betrachten.

Was gibt es außer einer Bleichsucht für Möglichkeiten als Ursache einer schweren sekundären Anämie bei einer 25 jährigen Patientin, die weder Blutverluste noch Malaria durchgemacht hat, noch auch irgendwelche Zeichen für eine bösartige Erkrankung zeigt? Die Veränderungen an den Schienbeinen, besonders die noch mit unverletzter Haut bedeckten, sprechen für Gummata und obgleich sicher eine sekundäre Infektion besteht, müßte man doch die Annahme einer Syphilis mit Hilfe der therapeutischen Probe weiter verfolgen.

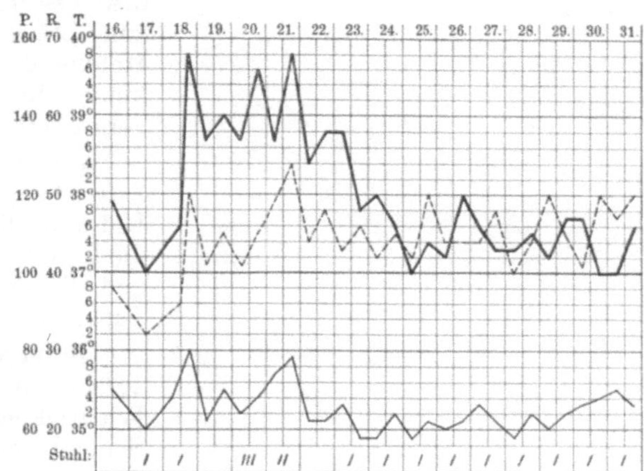

Abb. 76. Temperaturkurve zu Fall 211.

---

[1]) Ich bedaure, daß in diesem Falle nicht die roten Blutkörperchen gezählt wurden. Aus der Untersuchung des gefärbten Ausstriches zeigte es sich aber, daß sie nicht wesentlich verändert waren, so daß es sich um eine Anämie von sekundärem Typus handelte.

Verlauf: Die mikroskopische Untersuchung eines exzidierten Knötchens zeigte ein Gumma mit sekundärer Infektion. Unter antisyphilitischer Behandlung heilten die Schenkel schnell aus.

Diagnose: Syphilitische Periostitis.

Fall 212.

Ein 32 jähriger Stallknecht kam am 3. Juli 1907 zur ersten Untersuchung. Er trinkt täglich 5—6 Glas Bier und drei Glas Schnaps, verneint aber Geschlechtskrankheiten.

Gestern früh erwachte er mit einem Schüttelfrost, Fieber und Schmerzen in den Knochen. Auch heute ist die hauptsächlichste Klage Schmerzen in den Beinen.

Die Untersuchung der Brustorgane und des Leibes verläuft negativ. Die rechte Tibia ist vorn rauh und ausgebuchtet; die Haut ist bläulichrot und zeigt drei geschwürige Stellen von der Größe eines Zweimarkstückes bis zu der einer Hohlhand. Leukozyten 18 500. Die Lymphknoten in der rechten Leistenbeuge sind vergrößert, Urin normal.

Die Röntgenuntersuchung zeigt alle Anzeichen einer syphilitischen Periostitis. Unter großen Dosen von Jodkali gingen die Lymphknoten der Leistenbeuge zurück, und die Schmerzen ließen innerhalb zehn Tagen nach.

Besprechung: Diesen Fall haben wir aufgenommen, hauptsächlich um die Wichtigkeit der Röntgenuntersuchung der Schienbeine bei allen Fällen zu zeigen, in denen es sich um dunkle Schmerzen in dem Unterschenkel handelt. Ohne diese Hilfe wäre hier eine sichere Diagnose kaum möglich gewesen.

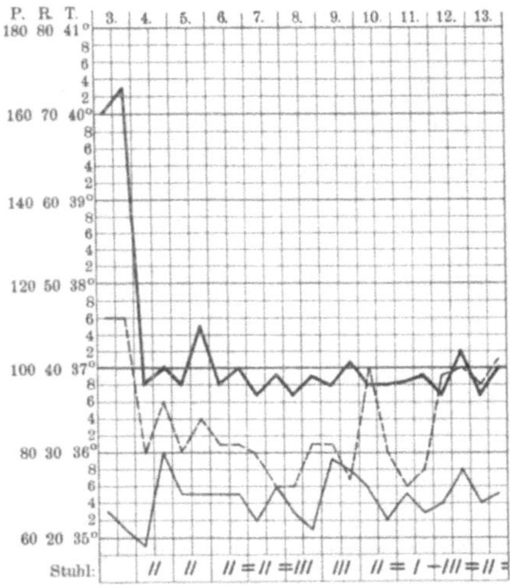

Abb. 77. Temperaturkurve zu Fall 212.

Ohne Zweifel bestand auch hier ein gewisser Grad von sekundärer Infektion an den ulzerierten Stellen, wodurch der Schüttelfrost, das hohe Fieber und die anderen akuten Symptome erklärt werden.

Diagnose: Syphilitische Periostitis.

Fall 213.

Ein 19 jähriger Schuhmacher kam am 14. Mai 1908 in das Krankenhaus. Seine Familien- und persönliche Anamnese, sowie seine Lebensgewohnheiten waren gut.

Vor drei Tagen hatte er Schmerzen in den Beinen und in geringerem Grade in der linken Seite. Des Nachts brach er zweimal und mußte seither das Bett hüten. Die Schmerzen waren in der Brust heftiger bis heute, wo sie nachgelassen haben. Schlaf und Appetit schlecht, dabei besteht Verstopfung; er hatte weder Husten noch Schüttelfrost.

Die Untersuchung ergab Dämpfung links hinten unten mit Bronchial-atmen, vermehrtem Stimmfremitus und feinen Rasselgeräuschen.

Leukozyten 22 000, Urin und die übrige Untersuchung negativ.

Den Verlauf der Temperatur zeigt die beigegebene Kurve (Abb. 78).

Besprechung: Diesen Fall habe ich angeführt, um an einem Beispiele Schmerzen zu zeigen, die auf einer allgemeinen Infektion beruhen, sich aber auf die Schenkel beschränken. Manchmal sind diese Schmerzen dunkel und lassen während der ersten zwei bis drei Tage der Erkrankung nicht die geringsten Anzeichen erkennen, wo die Störung schließlich zum Ausbruch kommen wird. Augenscheinlich beruhen die Schmerzen hier auf einer beginnenden Pneumonie.

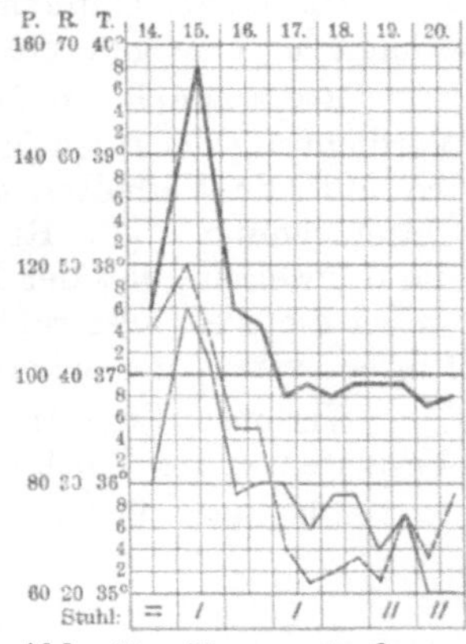

Abb. 78. Temperaturkurve zu Fall 213.

Ich sah eine Frau, die zwei Tage lang an ganz heftigen Schmerzen in allen Geweben der Ober- und Unterschenkel litt. Wir konnten keine Ursache dafür finden, obwohl das Bestehen von Fieber und Leukozytose uns an irgend eine infektiöse Ursache denken ließ. Gelenke, Nerven, Muskeln, subkutanes Gewebe Arterien und Venen wurden nach einer Ursache für die Schmerzen untersucht, man fand sie aber nicht. Am dritten Tage kam eine akute Dysenterie zum Ausbruch, und die Schmerzen verschwanden schnell.

Diagnose: Pneumonie.

Fall 214.

Ein homöopathischer Kollege rief mich am 31. Oktober zur Konsultation bei einem interessanten Fall von Influenza mit Beckenneuralgie und vielleicht begleitender Malaria.

Der Patient war ein junger Architekt von 27 Jahren, der früher stets gesund war und seit dem 1. Oktober an sogenannter „Grippe" erkrankte, d. h. ein Fieber von 39,8⁰ mit Schmerzen im Kopf, Kreuz und in den Beinen. Nach einigen Tagen fiel die Temperatur auf 38,4⁰ und der Patient hatte eine sogenannte rechtsseitige Gesichtsneuralgie. Vom 5. bis 12. Oktober stieg die Temperatur nicht über 37,8⁰ und der Patient schien in der Genesung begriffen, obwohl er etwas über Hämorrhoiden klagte. Dann verreiste er für eine Woche, klagte aber bei seiner Wiederkehr am 19. Oktober, es wäre ihm während seiner Reise schlecht gegangen. Er hätte heftige Schmerzen in den Hoden gehabt, die besonders des Nachts schlimmer waren und zusammen mit Stuhlzwang und häufigem Urinlassen oder mit beidem auftraten. Der Schmerz strahlte nach beiden Hüften und den Leistenbeugen aus.

Am 25. Oktober stieg die Temperatur wieder auf 38,4 ⁰ und seither ist sie täglich zur gleichen Höhe oder noch stärker gestiegen. Am 27. Oktober schienen nach Angabe des Arztes die Beckenschmerzen sich zu verringern, und die letzten zwei Tage konnte er nur wenig essen; heute war um 11 Uhr nachts die Temperatur auf 39,5 ⁰ gestiegen und die Beckenschmerzen so heftig, daß Morphium gegeben werden mußte.

Der Urin ist hochgestellt, aber nicht trübe und zeigt kein deutliches Sediment. Das Blut wurde nicht untersucht.

Die Untersuchung der Brustorgane verläuft negativ, Milz nicht vergrößert, das Blut zeigt keine Malariaparasiten. Es bestehen keine Zeichen für eine Influenzainfektion der oberen Luftwege.

Der Urin ist hochgestellt, im übrigen ohne weitere Veränderungen. Zahl der Leukozyten 28 000 mit 83 % polynukleären Zellen.

Die lokale Untersuchung, die bisher unterlassen worden war, zeigte links vom Anus eine gerötete, druckschmerzhafte und resistente Zone.

Besprechung: In diesem Falle sind die interessanten Punkte die langsame Verdichtung der Infektion an dem Punkte, wo man sie schließlich fand, und das irreführende Verhalten der Symptome bei Vernachlässigung einer sorgfältigen Untersuchung. Mit Rücksicht auf die lokalen Verhältnisse kann man nicht daran zweifeln, daß der Patient an einem Abszeß in der Nähe des Rektums litt, wobei die weit ausstrahlenden Schmerzen auf den Druck des Eiters zurückzuführen waren, der schon längst hätte entleert werden müssen.

Verlauf: Eine Inzision entleerte $\frac{3}{4}$ Liter Eiter. Der Abszeß heilte im Verlaufe von drei Wochen und am 1. Dezember konnte der Patient wieder arbeiten.

Diagnose: Ischiorektalabszeß.

Ursachen langdauernden Fiebers.

1. Typhus		1172
2. Sepsis		140
3. Tuberkulose		108[1]
4. Meningitis		54
5. Influenza		20
6. Infektiöse Arthritis		18
7. Leukämie		10
8. Krebs		8
9. Syphilis		4
10. Zirrhose		4
11. Gonorrhoe		4
12. „Verschiedenes“		26

[1] In den Statistiken von Krankenhäusern für chronisch Kranke ist die Zahl oft verhältnismäßig viel größer.

Ursachen kurzdauernden Fiebers.

(Mit Ausnahme der unter „langdauerndem Fieber“ aufgeführten Krankheiten und ohne akute Exantheme und Diphtherie.)

1. „Gewöhnliche Erkältung“ einschließlich:		4164
a) akute Bronchitis		1620
b) akute Tonsillitis		1405
c) akute Pharyngitis		751
d) akute „Influenza“		388
2. Akute Appendizitis		1504
3. Akute Arthritis		1016
4. Salpyngitis		871
5. Pneumonie		803
6. Lymphangitis		365
7. Nebenhöhlenentzündung		259
8. Erysipel		241
9. Poliomyelitis		227

13. Kapitel

Fieber.

Die Unterscheidung zwischen „langdauerndem" und „kurzem" Fieber, d. h. zwischen solchem, das zwei Wochen und länger, und solchem, das nur kürzere Zeit dauert, läßt uns die diagnostischen Möglichkeiten der „langdauernden" Gruppe praktisch auf drei Fälle einschränken: Tuberkulose, Sepsis und Typhus. In der folgenden Tabelle [1]) habe ich 784 Fälle zusammengestellt, bei denen das Fieber zwei Wochen oder länger anhielt, ohne zur Norm zurückzukehren:

Typhus	586	
Sepsis	70	
Tuberkulose	54	
	710	90 %
Meningitis	27	
„Influenza"	10	
Akuter „Rheumatismus"	9	
Leukämie	5	
Krebs	4	
Syphilis	2	
Trichinose	2	
Zirrhose	2	
Gonorrhoe	2	
Verschiedenes	11	
	74	10 %

Es fällt auf, daß die meisten der 10 % langdauernder Fieber, die nicht auf Typhus, Tuberkulose oder Sepsis beruhen, zu den wegen ihrer lokalen oder sonstigen auffallenden Zeichen leicht diagnostizierbaren Krankheiten gehören, so Meningitis, mit dem Zeichen der zerebrospinalen Reizung, „Rheumatismus" mit Gelenkveränderungen, Leukämie und Trichinose mit ihrem charakteristischen Blutbild, Krebs mit den leicht fühlbaren Tumoren, die fieberhafte Fälle praktisch immer zeigen, Gonorrhoe und Zirrhose mit ihren charakteristischen Lokalerscheinungen; sie alle können oder sollten wenigstens leicht diagnostiziert werden. Dunkle langdauernde Fieber bleiben also nur die herrschenden drei und Influenza und Syphilis. Unter dieser Gruppe machen die drei herrschenden Krankheiten 98 % aus.

---

[1]) R. C. Cabot, Boston Medical and Surgical Journ. 29. 8. 1907.

An Stelle von „Influenza" sollten wir setzen „unbekannte Infektion", denn von den 1,2 % der Fälle von unklarem Fieber, wo die Diagnose darauf gestellt wurde, fand sich bei der bakteriologischen Untersuchung nur selten ein Beweis dafür. Zweifellos können langdauernde und kurze Fieber durch eine echte Influenzainfektion hervorgerufen werden, aber ich weiß, daß die Diagnose selten durch das Ergebnis der kulturellen Untersuchung gestützt wird.

Die Zahl der Typhusfälle ist in der oben angegebenen Zusammenstellung sicher zu hoch gegriffen, weil in dem Krankenhaus, dem diese Zahlen entnommen wurden, die Typhusfälle aus weitem Umkreise zusammengebracht wurden. Tatsächlich ist die Zahl langdauernden Typhusfiebers im allgemeinen viel geringer als bei Tuberkulose oder Sepsis. Diese werden aber eher zu Hause behandelt und fehlen deswegen in der Hospitalstatistik.

Die mannigfaltigen tuberkulösen Erkrankungen der Wirbelsäule, der Hüften, der Sakroiliakal- und anderer Gelenke, der Lymphknoten, des Periostes, der Meningen und des Urogenitaltraktus können ebenso wie die der Lunge und der Pleura lang- und kurzdauernde Fieberperioden hervorrufen.

Unter „Sepsis" schließe ich hier eine ganze Reihe verschiedener Krankheitsbilder ein:

1. Vegetative Endokarditis (auch gutartig, bösartig, ulzerativ oder septisch genannt); 2. Puerperalfieber, 3. tiefsitzende Abszesse, die ihren Ursprung von der Appendix, der Gallenblase, dem Urogenitalkanal, dem Magen oder Duodenum nehmen; 4. Empyeme, 5. Wundsepsis, 6. Lymphangitis, Erysipel und phlegmonöse Entzündung.

Aber nur eine kleine Minderheit der tuberkulösen oder septischen fieberhaften Erkrankungen haben einen unklaren Ursprung oder führen uns zu diagnostischen Rätseln. Die Erkrankungen der Knochen, Lymphknoten, des Periostes und der Meningen sind gewöhnlich leicht zu erkennen. Hauptsächlich führt die Lungen- und Nierentuberkulose bei latentem Verlauf zu unklarem Fieber. Auch die Fieber, die auf Sepsis beruhen, sind in der großen Mehrzahl leicht diagnostizierbar. Nur bei den Fällen von vegetativer Endokarditis und einigen tiefgelegenen Abszessen, besonders der Leber und Niere, fehlen Lokalsymptome.

Daraus ergibt sich, daß wir bei der Untersuchung langdauernder unklarer Fiebererkrankungen besonders suchen müssen nach

1. Lungen- und Nierentuberkulose,
2. Typhus,
3. Leber-, subphrenischen, Nieren- oder perirenalen Eiterungen,
4. vegetativer Endokarditis.

Die Lunge, die Leber, die Niere, das Blut muß man besonders ins Auge fassen und untersuchen. Auskultation, Röntgenuntersuchung, Blutkörperchenzählung, Blutkulturen, biologische Untersuchung, Kystoskopie und eine sorgfältig aufgenommene Anamnese werden uns in schwierigen Fällen am weitesten vorwärts bringen.

Kurzdauerndes Fieber.

Wenn man die Exantheme und die erwähnten leichter verlaufenden Fälle ausschließt, können wir, denke ich, sagen, daß die Mehrzahl der kurzdauernden Fieberanfälle unbekannten Ursprungs sind. Die Gewohnheit, solche Fieber auf gewöhnlichen Schnupfen, „Grippe", „Influenza", „Eintagsfieber", „Autointoxikation", „Rheumatismus", „Verstopfung" und ähnliches zurückzuführen, ist ein gefährlicher Weg, auf dem wir unsere Unkenntnis nicht nur vor dem Patienten, sondern auch vor uns selbst verbergen.

Das Verhalten der Temperatur zum Puls hat meiner Meinung nach keinen großen praktischen Wert für die Diagnose; es kann wohl eine auf einem anderen Wege gestellte Diagnose befestigen, aber sonst führt es uns nach meiner Erfahrung den rechten oder den falschen Weg. Bei Typhus kann der Puls verhältnismäßig niedriger sein, als bei einem Fieber in gleicher Höhe, das auf Lungenentzündung, Sepsis oder Tuberkulose beruht, aber es gibt viele Ausnahmen von der Regel.

Auch die Atemgeschwindigkeit ist nur ein sehr unzuverlässiges Mittel. Viele Infektionen, die nichts mit den Atmungsorganen zu tun haben (z. B. Typhus, Erysipel, Leberabszeß), können die Atmung wesentlich beschleunigen, während der plötzliche Abfall der Respiration bei der Krise einer Lungenentzündung, wo die Erscheinungen an den Lungen völlig unverändert bleiben, mich zu der Meinung führt, daß selbst bei der Pneumonie die rasche Atmung eher auf der allgemeinen Infektion beruht, als auf den lokalen Veränderungen.

Nichtinfektiöse Fieber.

1. **Hirnverletzungen und Erkrankungen jeder Art** können Fieber verschiedener Höhe hervorbringen; so führt Gehirnblutung, Gehirntumor, akutes Delirium, auf Alkohol oder anderen Ursachen beruhend, oft zu einer beträchtlichen Erhöhung der Temperatur.

Andere wichtige Ursachen sind:

2. **Maligne Tumoren** (wie Leberkrebs, **Hodgkinsche Krankheit**), besonders bei großer Ausdehnung und schneller Verbreitung.

3. **Leukämie** und alle Arten von schwerer Anämie.

4. **Vergiftung durch Belladonna und Leuchtgas.**

5. **Urämie, Eklampsie, Toxämie, Gicht und Hyperthyreoidismus (Basedowsche Krankheit).**

6. **Hitzschlag.**

Ob reine Nervosität (oder hysterische Zustände) der einen oder anderen Art Fieber hervorrufen können, ist eine oft besprochene Frage.

Fieber von kurzer Dauer und nicht über 37,8° hinausgehend findet sich oft in Begleitung von Psychosen. Bei der Erstaufnahme eines Kranken in ein Hospital findet man oft Temperaturen von 39,0°, 39,5° oder 40°, und schon nach 12 oder 24 Stunden sind die Temperaturen normal. Erschöpfung und Aufregung können zweifellos diese vorübergehenden Erhöhungen hervorrufen. Außer den eben erwähnten zwei Fieberarten kenne ich keine Temperaturerhöhungen aus psychischen Gründen.

Fall 215.

Ein 14 Monate altes Mädchen wurde am 23. September 1902 untersucht. Sie hatte bald nach der Geburt Malaria und zeigte auch im letzten Sommer eine große Anzahl von Mosquitostichen. Am 16. September begann sie zu brechen, verlor den Appetit und wurde bald schwach und ruhelos. Sie erhielt Milch und eine künstliche Kindernahrung. Seither hat sie andauerndes Fieber von 38,1° bis 40,0°; sie war ungemütlich, verdrossen, duselte meist, bewegte ihr Köpfchen auf dem Kissen hin und her, streckte die Zunge heraus, zeigte aber sonst keine ausgesprochenen Symptome, die auf eine bestimmte Örtlichkeit hingewiesen hätten.

Man führte die Symptome auf das Zahnen zurück, aber das Kind wurde stetig schlechter und vom 2. Dezember ab konnte sie die Extremitäten nicht mehr willkürlich bewegen. Wiederholte sorgfältige Untersuchung zeigte keine Veränderungen, weder an den Beinen noch sonst. Am 3. Dezember schien das

Kind anämisch, und man konnte aus der Zehe nur schwer Blut erhalten. Hämoglobin 80 %. Die Widalsche Reaktion war negativ. Leukozyten 6500. Jodophilie war sehr ausgesprochen.

Ein Kinderarzt sah das Kind täglich, konnte aber nicht zu einer Diagnose kommen. Am 6. Dezember stellte sich Schielen ein, verschwand aber schon nach 24 Stunden und ist seitdem nicht wieder aufgetreten. Am 23. Dezember bestand das Fieber andauernd weiter, während das Kind immer magerer wurde. Ich sah es bei der Konsultation, konnte aber auch keine Diagnose stellen. Das Blut zählte zu der Zeit 4 892 000 rote Blutkörperchen, Leukozyten 39 000, Hämoglobin 80 %, Jodophilie sehr ausgesprochen. Unter den Leukozyten 93,6 % polynukleäre Zellen.

Eine Woche später bemerkte der besuchende Arzt einen leichten Paternoster rachiticus und stellte die Diagnose auf englische Krankheit. Danach wurde die Behandlung eingeleitet. Trotzdem ging es mit dem Kinde immer mehr bergab.

Besprechung: Wie in einem früher erwähnten Falle hatte man auch hier keine Kultur vom Urin angelegt, und die Möglichkeit einer Urininfektion war, soviel ich weiß, nicht in Betracht gezogen worden. Im Jahre 1902 wußte man noch nichts von derartigen Infektionen. Die Ohren wurden mit negativem Erfolge untersucht. Da das Kind bei der Geburt gesund war, den größten Teil seines Lebens entsprechend ernährt wurde und keine schlimmeren Zeichen von englischer Krankheit als eine große Zahl gesunder Kinder aufwies, erschien es mir nicht ganz richtig, die ernsten und fortschreitenden Krankheitserscheinungen auf diese Krankheit zurückzuführen.

Verlauf: Am 23. Januar starb das Kind.

Die Autopsie zeigte in den Nieren zahlreiche hämorrhagische Herde zwischen den Harnkanälchen, hier und da Infiltrationen, so ausgedehnt, daß sie kleine Abszesse mit Zerstörung der Kanälchen und des Epithels darstellten. In dem so veränderten Gewebe fanden sich Bazillen der Koligruppe.

Zu der Zeit, wo die Krankheit begann, wußte man noch nichts von der Wichtigkeit und Häufigkeit von Urininfektionen bei kleinen Mädchen. Deswegen dachte natürlich auch nicht einer zu Lebzeiten des Kindes an diese Diagnose und doch wäre aller Wahrscheinlichkeit nach das Leben gerettet worden, hätte man dem Harnsystem früher größere Aufmerksamkeit geschenkt.

Diagnose: Niereninfektion (Bacillus coli).

Fall 216.

Ein Häusermakler kam am 19. Juni 1909 zur Untersuchung ins Krankenhaus. Im Alter von 6 Jahren hatte er „Typhus" und dann noch einmal mit 21 Jahren. Die folgenden zehn Jahre hatte er häufig Anfälle von schweren Gallensteinkoliken, die endlich 1900 durch einen Osteopathen geheilt wurden. Damals bestand kein Fieber. Seine Frau starb 1900; 1908 hat er wieder geheiratet. Im Februar 1909 fühlte er sich noch völlig wohl. Vor sechs Wochen verlor er den Appetit, und es begannen Kopfschmerzen mit starkem Klopfen im Kopfe. Bald darauf merkte er, daß das Ersteigen eines kleinen Hügels ihn völlig entkräftete. Die letzten 14 Tage bemerkte er Fieber zwischen 37,2° und 39,5°, das die untere Grenze alle 24 Stunden ein- oder mehrmals erreichte. Zugleich mit dem Fieber trat wiederholt Schüttelfrost auf. Er hat 15 Pfund an Gewicht abgenommen.

Vor einem Monat ist er aus dem Süden zurückgekehrt und hat zehn Tage zu Bett gelegen. Dabei wurde er viel von Darmblähungen gequält; gelegentlich hatte er Leibschmerzen und war sehr schwach. Vor einigen Wochen fand ein homöopathischer Pathologe einen Malariaparasiten in dem Blute, und seither hat der Kranke täglich mindestens 1,0 g Chinin genommen. Trotzdem besteht das Fieber fort, und er wird täglich blasser, magerer und schwächer.

Die Untersuchung zeigt eine gelbliche Blässe. Hämoglobin 55 %. Die Konjunktiven sind nicht verfärbt. Der Urin enthält keinen Gallenfarbstoff.

Brustorgane und Extremitäten negativ. Die Verhältnisse des Leibes zeigt die Abb. 79. Die Ränder der Milz und Leber sind beide scharf und hart. Die Oberfläche der Leber ist unregelmäßig. Aszites besteht nicht.

Besprechung: Wie schon aus der Behandlung hervorgeht, war bis zum 19. Juni die Diagnose auf Malaria gestellt. Die Schüttelfröste, die Anämie, die harte große Milz und der Bericht von Malariaparasiten im Blute hat natürlich zu dieser Diagnose, geführt und doch konnte meiner Ansicht nach Malaria mit völliger Sicherheit ausgeschlossen werden, wegen der Tatsache, daß das Fieber, obwohl es sich einigermaßen einem tertiären Typus näherte, auf wenige Dosen Chinin nicht zurückging, die augenscheinlich auch resorbiert worden waren, da der Patient seit Wochen andauernd Ohrenklingen hatte. Meine Blut-

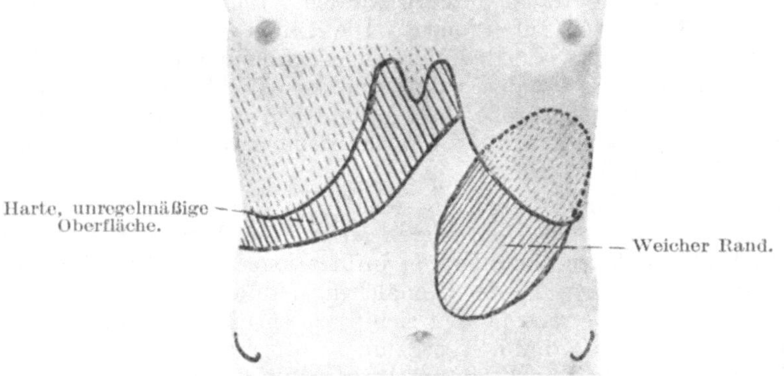

Abb. 79.   Leber und Milz in Fall 216.

untersuchung zeigte keine Spur von Malariaparasiten. Die Zahl der roten Blutkörperchen betrug 312 000, der Leukozyten 4 800, wobei sich die verschiedenen Arten in fast normalen Grenzen bewegten. Durch die eben erwähnte Blutuntersuchung konnte Leukämie ausgeschlossen werden. Ich habe ein ähnliches klinisches Bild gesehen, das auf der Grundlage einer myeloiden Leukämie beruhte, aber das Blut war ganz charakteristisch und die Schüttelfröste weniger häufig.

Da der Patient die Anamnese von Gallensteinkoliken hat und jetzt ein irreguläres Fieber mit Schüttelfrösten und Vergrößerung von Leber und Milz zeigt, muß man auch einen Augenblick an die Möglichkeit denken, daß er auch jetzt an Gallensteinfieber leidet. Mit dieser Diagnose würden die Verhältnisse im Leibe und der Temperaturverlauf übereinstimmen, obwohl die Milz ungewöhnlich groß ist. Aber Gallensteinfieber ist fast immer entweder von Schmerzanfällen oder von mehr oder minder vorübergehender Gelbfärbung der Konjunktiven während der Anfälle begleitet.

Die unregelmäßige Leberoberfläche, wenn man sie als bestehend annimmt, ist von großer diagnostischer Bedeutung, denn es gibt nur zwei häufige Krankheiten, die Lebervergrößerung mit unregelmäßiger, durch die Bauchwand fühlbarer Oberfläche hervorrufen, nämlich Leberkrebs und Lebersyphilis. Beide Erkrankungen können mit Fieber verlaufen, bei Syphilis ist dies aber gewöhnlicher. Das Alter des Patienten, das Fehlen ausgesprochener Magensymptome und die vergrößerte Milz weisen ganz entschieden eher auf Syphilis als auf Krebs hin.

Als ich dem Patienten die direkte Frage stellte, gab er zu, vor sieben Jahren Syphilis gehabt zu haben. Er war von einem tüchtigen Spezialisten behandelt worden, an dessen Diagnose nicht zu zweifeln ist. Der Patient hatte einen Teil seiner Anamnese selbst seinem Hausarzt verschwiegen, der nicht dazu gekommen war, ihn direkt danach zu fragen.

Verlauf: Der Patient bekam sofort intramuskulär Quecksilbereinspritzungen und dreimal täglich 1,0 g Jodkali. Vom 28. Juni an ging das Fieber zurück und eine allgemeine Besserung war ganz deutlich. Hinterher machte er eine völlige Genesung durch.

Diagnose: Syphilis.

Fall 217.

Am 24. Oktober 1905 wurde ich zu einem 25 jährigen jungen Manne, einem Monteur, gerufen. Ich gebe hier die Anamnese wieder, wie man sie mir erzählte.

Seit einer Woche klagte er über zunehmende Atemnot und große Schwäche. Der Hausarzt, der ihn zu Beginn der Krankheit sah, hatte eine Temperaturkurve aufgenommen, welche täglich Fieber zeigte, das des Nachts von 38,8° bis 39,2° stieg. Der Puls bewegte sich zwischen 100 und 112. Die Atemfrequenz zeigte eine ständige Beschleunigung, vier Tage lang 28, die folgenden zwei Tage 30, die letzten 24 Stunden 36. Starker Schweiß mit Fieber, aber keine Schmerzen und auch keine anderen Symptome mit Ausnahme eines leichten trockenen Hustens, der keine Beschwerden verursachte und auch nichts entleerte, bis zum vorhergehenden Tage, wo ein wenig schleimig-eitriger Auswurf herausgebracht wurde. Der Auswurf wurde mikroskopisch untersucht und negativ gefunden. Urin spezifisches Gewicht 1025, Spur Albumen, wenige feine und granulierte Zylinder und eine positive Diazoreaktion. Widalsche Reaktion negativ.

Es besteht keine Wunde oder eine andere bekannte Quelle für eine Infektion. Keine syphilitische Anamnese oder frische Gonorrhoe.

Brust- und Bauchorgane wurden mit negativem Ergebnis untersucht.

Nach welchen Möglichkeiten muß man hier fragen?

1. Die Anamnese muß sorgfältig aufgenommen werden,
2. Die Untersuchung muß wiederholt mit besonderer Rücksicht auf das Vorhandensein einer Pneumonie, zweitens Endokarditis und Perikarditis, drittens Typhus, viertens Malaria oder allgemeinen Tuberkulose vorgenommen werden.

Genaueres Befragen über die Anamnese ergab, daß er stets gesund war, obwohl er im vergangenen Jahre geschwollene Halsdrüsen hatte, die drei Tage bestanden und von Fieber begleitet waren. Nachher fühlte er sich wohl und konnte arbeiten.

Die Untersuchung zeigte die Ergebnisse, wie sie die Abbildungen 80 und 81 darstellen. Herz und Perikard normal; die Kurve (mit normalen oder subnormalen Temperaturen jeden Morgen) genügte hinlänglich, um in Anbetracht des ganzen Verlaufes der Krankheit Typhus oder eine zentrale Pneumonie auszuschließen. Zahl der Leukozyten normal; dies spricht gleichfalls gegen eine Pneumonie. Der Mann hustete während der letzten Zeit gar nicht, aber der Charakter der Symptome schien mir in Verbindung mit dem Fieber und den

anderen Erscheinungen stark für eine Lungentuberkulose zu sprechen, an der
er auch zwei Wochen später starb.

Der Hausarzt war sehr überrascht und etwas ungläubig über meine
Diagnose, denn der Kranke hatte keinen Husten, praktisch keinen Auswurf
und was er einmal entleerte, wurde untersucht und negativ befunden. Man
kann im Hinblick auf diese und ähnliche Fälle nicht oft genug darauf hinweisen,
daß eine negative Untersuchung des Sputums niemals als Beweis gegen Lungentuberkulose dienen kann, wenn sie nicht öfters wiederholt wird. Auch dann ist

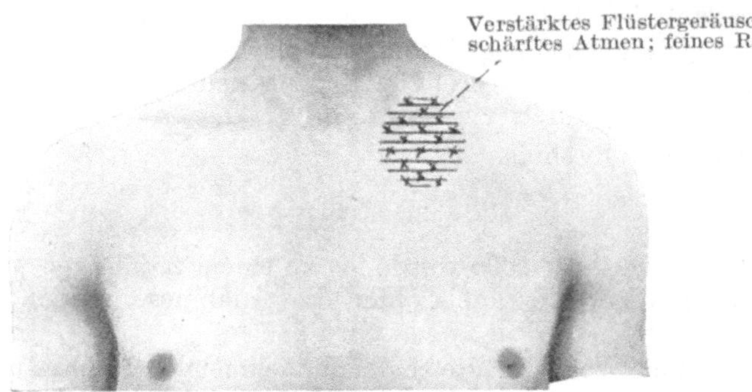

Abb. 80. Untersuchungsergebnis in Fall 217. Keine Dämpfung; keine Bazillen im Auswurf; gestorben 14 Tage später an Lungenschwindsucht.

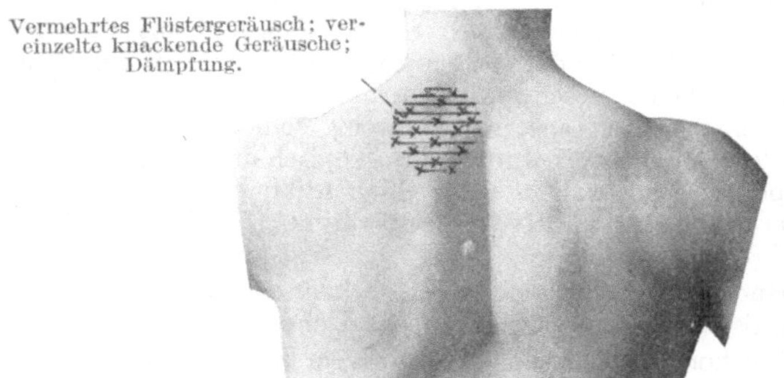

Abb. 81. Untersuchungsergebnis bei einem Fall unerklärlichen Fiebers. Praktisch kein
Husten (Fall 217).

sie noch durchaus nicht bestimmend, denn Bazillen können viele Wochen und
selbst Monate nach dem Beginn der lokalen Erkrankung fehlen.

Diagnose: Lungentuberkulose.

Fall 218.

Am 18. Juni 1890, bald nach der Entdeckung der Widalschen Reaktion
beim Typhus, bekam ich das Blut eines Kranken zu untersuchen, bei dem
aber die Diagnose ziemlich sicher schien. Man wünschte aber noch eine genauere
Bestätigung. Vor vier Wochen hatte er eine Radikaloperation im Anschluß
von Otitis media durchgemacht; alles ging gut und die Wunde verheilte. Nur
eine kleine Zone von gesund aussehenden Granulationen in der Regio mastoidea
war noch vorhanden. Trotz dessen begann bald nach der Operation Fieber,
dessen Verlauf die beigegebene Kurve (Abb. 82) zeigt.

Während der ganzen Krankheit hatte er über nichts zu klagen, als über Beschwerden, die dem Fieber selbst völlig entsprachen. Er hatte keine Kopfschmerzen, keine Schmerzen an der Wunde oder deren Umgebung, keine anderen Symptome, die dazu dienen konnten, irgend eine Ursache für das Fieber zu lokalisieren. Zur Zeit meiner Untersuchung fand sich eine Anzahl typischer Roseolen über das Abdomen verstreut. Jede Effloreszenz hatte etwa 2 mm im Durchmesser und verschwand auf Druck völlig. Die Milz ist nicht zu fühlen. Die Untersuchung der Bauchorgane verläuft negativ mit Ausnahme von wenigen verstreuten Rasselgeräuschen an der Basis beider Lungen.

Die Blutuntersuchung zeigt 23000 Leukozyten, 88% polynukleäre Zellen. Widal negativ, selbst in Verdünnung von 1 : 10.

Besprechung: Ich berichtete dem diensttuenden Chirurgen, daß es sich um keinen Typhus handle, und daß nach meiner Meinung irgend eine Art von Wundinfektion vorliegen müsse. Damals kannte ich noch nicht das häufige Vorkommen von Thrombose des Lateralsinus und der Vena jugularis, die seither so genau von Libmann[1]) studiert worden sind. Zweifellos hätte man aus dem Blute Kulturen von Mikroorganismen bekommen, aber damals war mir die Wichtigkeit dieser Untersuchungsmethode noch unbekannt.

Man brachte dem Ergebnis meiner Untersuchung große Ungläubigkeit entgegen. Die Kurve war so typisch für Typhus, die Roseolen so ausgesprochen, der Patient so völlig frei von jeglichen Symptomen oder Beschwerden, daß es ganz absurd schien, auf der Basis einer so akademischen Laboratoriumsprobe, wie es die Widalsche ist, einen Typhus auszuschließen. Das war der Fall,

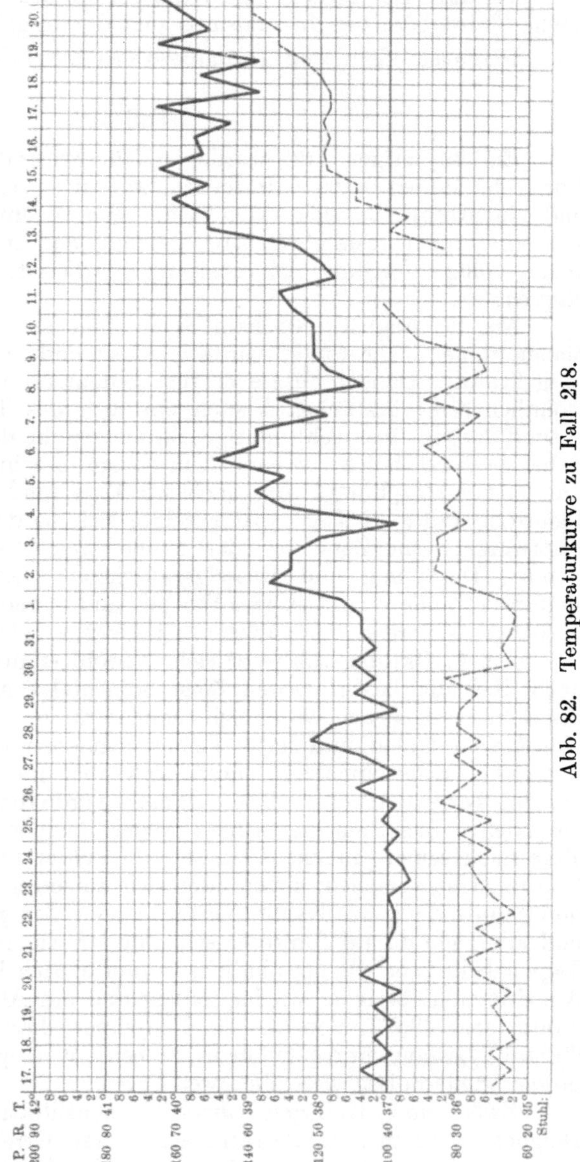

Abb. 82. Temperaturkurve zu Fall 218.

---

[1]) Libmann und Celler, Trans. Americ. Phys. 1909, p. 361.

bevor wir durch Tausende und Zehntausende von Blutzählungen gelernt hatten, daß bei Typhus niemals eine Leukozytose, wie sie hier erwähnt ist, besteht, und daß das Fehlen der Widalschen Reaktion nach vier Wochen ein deutlicher Beweis gegen Typhus ist.

Verlauf: Der Patient starb am 21. Januar. Die Autopsie zeigte eine septische Thrombose des Lateralsinus und der Jugularvene.

Diagnose: Septische Thrombose des Lateralsinus und der Vena jugularis.

Fall 219.

Ein 39jähriger Arzt wurde am 30. November 1905 von mir untersucht. Vor sechs Jahren hatte er Influenza, worauf er sehr schwach wurde, abmagerte, und Nachtschweiße sich einstellten. Man dachte an Lungentuberkulose, die sich aber nicht feststellen ließ. Darauf war er zwei Monate im Süden und genas völlig. Seither hat er streng gearbeitet, meist, wie er sagt, mit den Nerven.

Am 17. August 1905 kam es zu einer Entzündung eines Haarfollikels an einem Finger. Die Stelle wurde inzidiert und am 19. mit dem scharfen Löffel ausgekratzt. Danach fühlte er sich bedeutend munterer und machte wie gewöhnlich seine ärztlichen Visiten am Rest des Tages. Am Abend kollabierte er und klagte über sehr heftige Schmerzen in der rechten Interkostalgegend; dabei bestand hohes Fieber. Umschläge brachten keine Besserung, sondern nur 0,04 g Morphium. Am nächsten Tage fand man die Erscheinungen einer Pleuritis, und zwei Tage später zeigte sich in der Nähe des rechten Schulterblattwinkels eine Zone von der Größe einer Orange, mit bronchovesikulärem Atmen, Dämpfung und Rasselgeräuschen. Diese Symptome dauerten ohne weitere Veränderung etwa vier Wochen und waren nach nicht ganz zwei Wochen vorüber. Während der ganzen Zeit hatte er ein unregelmäßiges Fieber.

Am 6. Oktober fühlte er sich, obwohl er noch schwach war und obgleich noch über der beschriebenen Zone bronchiales Atmen bestand, kräftig genug, ins Gebirge zu gehen, wo er sich schnell erholte. Er aß und schlief gut, konnte vier Meilen laufen und hatte keinen nennenswerten Husten. Mehrmals hatte er heftige Kopfschmerzen, fühlte sich aber im übrigen wohl und kehrte am 26. Oktober zur Arbeit zurück. Damals wurde die Lunge untersucht und normal befunden. Das Sputum enthielt weder Bazillen noch elastische Fasern. Am Tage nach seiner Rückkehr war er übermüdet und kollabierte wieder, d. h. er konnte nicht sprechen, sitzen oder sich aufsetzen, hatte heftige Kopfschmerzen und konnte die ganze Nacht nicht schlafen. Am ganzen Tage ging es ihm besser und am Tage darauf fühlte er sich munter wie ein Kampfhahn. Am nächsten Tage arbeitete er wie gewöhnlich, worauf er sich jeden zweiten Tag wohl fühlte. Am dritten fieberte er wieder schwer und am Abend war er matt und frostig. Temperatur 38,9°. Vom 3.—30. November, dies waren die Tage, an denen ich ihn sah, bestand unregelmäßiges Fieber mit Kopfschmerzen. Alle diese Symptome wiederholten sich alle zwei Tage.

Zwei seiner Kollegen sahen ihn konsultativ am 10. November, und die Diagnosen, die man in Betracht zog, waren Grippe, Malaria und einfache Nervosität. Milz fühlbar, und dementsprechend erhielt der Patient 1,5 g Chinin und Fowlersche Lösung. Das Chinin schlug die Temperatur zwar nieder, sie stieg aber, sobald das Medikament weggelassen wurde. Das Blut wurde damals zweimal untersucht und normal befunden. Keine Anämie, keine Leukozytose, keine Widalsche Reaktion. Urin normal (13. November).

Zu der Zeit hatte sich der Arzt, immer eine sehr widerstandsfähige Konstitution, wieder so in die Höhe gebracht, daß er aufs Land gehen konnte, obgleich er noch immer Fieber hatte, das trotz Chinin von 37,8⁰ am Morgen bis 38,8⁰ am Abend schwankte. Die letzten vierzehn Tage hatte er zehn Tage lang Schmerzen über der linken Kreuzgegend in der Nähe des Zwerchfellansatzes. Während der letzten zehn Tage hatte er auch Schmerzen beim Wasserlassen und zuletzt wenige Tage etwas Schmerzen am Rektum und Perineum.

Am 29. November ging er nach Hause, fühlte sich aber noch schlecht und aß sehr wenig.

Die Untersuchung ergab am 30. November 37,8⁰, keine Abmagerung, Leiborgane negativ, Milz nicht palpabel, Lunge entsprechend der Abb. 83.

Besprechung: Typhus und Malaria konnten nach meiner Meinung leicht ausgeschlossen werden. Ich konnte keinen Beweis für irgend eine Art oder irgend einen Herd von Sepsis finden. Daraufhin stellte ich die Diagnose auf Lungentuberkulose.

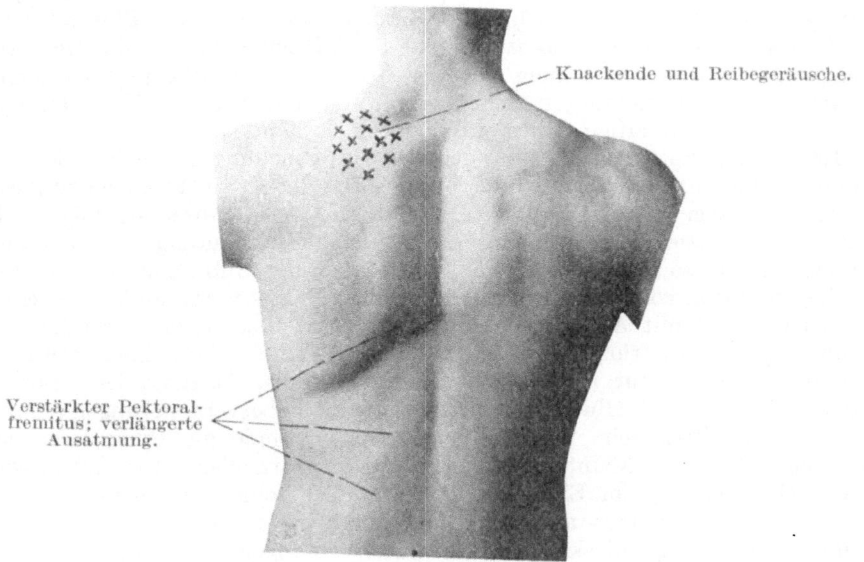

Abb. 83. Lungentuberkulose vortäuschendes Untersuchungsergebnis in einem Falle von Sepsis mit perinephritischem und Prostataabszeß. Vollständige und dauernde Heilung. (Fall 219.)

Am 1. Dezember wurden die Symptome von seiten der Prostata stärker. Druckschmerzhaftigkeit und Fluktuation zeigte sich am Perineum, und ein großer Prostataabszeß wurde entleert.

Am 10. Dezember zeigte sich Schmerzhaftigkeit und Schwellung in der Gegend der linken zwölften Rippe. Auf Inzision floß eine große Menge von Eiter aus der Gegend der Niere, die man aber weder fühlen noch sehen konnte.

Der Patient machte eine ungestörte Heilung durch und hat sich seither wohl gefühlt.

Bei diesem Falle beging ich zwei Hauptfehler: Erstens ich stellte mit Gewalt irgend eine Diagnose, selbst eine unwahrscheinliche, weil alles andere noch weniger wahrscheinlich schien. Das Richtige ist, abzuwarten bis sich ausgesprochenere Veränderungen zeigen.

Der zweite Fehler war, daß ich den Symptomen von seiten der Blase und des Rektums so wenig Aufmerksamkeit schenkte, obwohl sie zur Zeit meiner Untersuchung sehr unsicher, aber doch deutlich genug erschienen, um das Vor-

handensein eines septischen Herdes vermuten zu lassen, der sich innerhalb
24 Stunden danach herausstellte.

Diagnose: Perirektalabszeß, perinephritischer Abszeß.

Fall 220.

Eine 32 jährige verheiratete Frau konsultierte mich im Oktober 1908 in
Begleitung ihres Arztes, der ein naher Freund ihrer Familie war. Die Diagnose
lautete auf splenische Anämie, und ich sollte entscheiden, ob man eine Splenektomie ausführen sollte.

Die Klagen der Patientin lauteten auf allgemeine Schwäche, Müdigkeit
und ein ziehendes schmerzhaftes Gefühl in der linken Achselgegend. Ein leichtes
andauerndes Fieber war auch vorhanden. Die Milz reichte fast bis an den Nabel
und schien ungewöhnlich wenig beweglich, vielleicht wegen Verwachsungen;
im übrigen verlief die Untersuchung der Eingeweide negativ. Blut 3 530 000
rote Blutkörperchen, 5 000 Leukozyten und 45 % Hämoglobin. Die Differentialzählung ergab keine Abweichung von der Norm. Die Blutkörperchen zeigten
im gefärbten Ausstrich ausgesprochene Achromie mit leichten Veränderungen
in der Größe. Kernhaltige Zellen waren nicht vorhanden.

Ich riet der Patientin, zu einer genauen Untersuchung in das Krankenhaus
zu kommen, um unter Umständen die Exstirpation der Milz vornehmen zu lassen.
Es vergingen aber fast drei Monate, bevor sie dieser Anregung folgte. Inzwischen war es zu einer beträchtlichen Flüssigkeitsanhäufung in der Bauchhöhle gekommen, so daß bereits zwei Wochen vor der Aufnahme ins Krankenhaus eine Punktion vorgenommen werden mußte. Die wiederholte Untersuchung
zeigte zu der Zeit mit Ausnahme des Aszites keine besonderen Veränderungen
des Blutes gegen den früher erhobenen Befund, nur die Anämie hatte etwas zugenommen. Temperatur andauernd recht hoch, Puls, Atmung, Urin normal,
Blutdruck 125 mm Hg. Obwohl ich befürchtete, die Leberveränderungen könnten
soweit vorgeschritten sein, daß durch die Splenektomie die Symptome nicht
mehr gebessert werden könnten, so schien es doch trotz aller guten Lebensweise
und der Darreichung von Eisen und Arsen täglich schlechter zu gehen. Deswegen schien es mir doch am besten, die Exstirpation der Milz vorzunehmen
und ihr vielleicht eine direkte Bluttransfusion vorangehen zu lassen. Damals
sah ein Chirurg auf meine Bitten die Kranke, und bei der Unterhaltung mit ihm
erwähnte sie, sie hätte lange Zeit an Katarrh und Schnupfen zu leiden gehabt. Es wäre dies schon so lange, sagte sie, daß sie schon ganz daran gewöhnt sei. Aber vor einiger Zeit, wie sie die Nase schneuzte, kam etwas
heraus und sie merkte, daß eine Verbindung zwischen den beiden Nasenlöchern
besteht.

Besprechung: Der Arzt nahm diese Anregung auf und brachte noch heraus,
daß sie an der Kopfhaut eine Art von Hautkrankheit gehabt hätte, als deren
Folge sich noch ausgesprochene Unebenheiten über dem Schädeldach zeigten,
obwohl die Haut völlig normal war.

Weder in der Anamnese noch bei den Untersuchungen zeigten sich Beweise
einer vorausgegangenen Syphilis, aber die erwähnten Tatsachen genügten doch,
sofort den Plan der Milzentfernung aufzugeben und eine energische antisyphilitische Behandlung zu beginnen, die noch nie erfolgt war. Darauf wurde sie
allmählich vollkommen gesund. Die Milz veränderte sich auf ein Viertel der
früheren Größe, Anämie und Aszites verschwanden, die Kranke konnte ihre gewöhnliche Lebensart wieder aufnehmen.

Hier bin ich nur sehr nahe an einem bedauerlichen Irrtum vorbeigegangen.
In der Anamnese, wie man sie mir erzählte, fand sich nichts, was für Syphilis

sprach. Zweifellos hatte ich mich durch die augenscheinliche Unwissenheit der Frau, auch durch die Tatsache, daß der Arzt, der mit ihr und ihrem Manne eng befreundet war, offenbar keine Idee davon hatte, daß der Mann vor der Eheschließung Syphilis durchgemacht hatte, irre führen lassen. Trotzdem hätte ich Syphilis lediglich aus der Anwesenheit einer vergrößerten Milz und Aszites mit einer Anämie unbekannten Ursprungs ins Auge fassen müssen, denn in dem Lehrbuch, das wir alle auswendig kennen sollten (Osler, Lehrbuch der inneren Medizin) finde ich unter Syphilis der Leber folgendes:

„In einer zweiten Gruppe von Fällen ist der Kranke anämisch, die Leber ist vergrößert, manchmal von unregelmäßiger Oberfläche, und die Milz ist sehr groß. Auch Aszites kann sich dabei entwickeln."

Diagnose: Syphilis.

Fall 221.

Ein 16jähriger Schüler kam am 12. Dezember 1907 zur Untersuchung; er hatte einen Schnupfen mit etwas Fieber gehabt, der vor drei Tagen schon

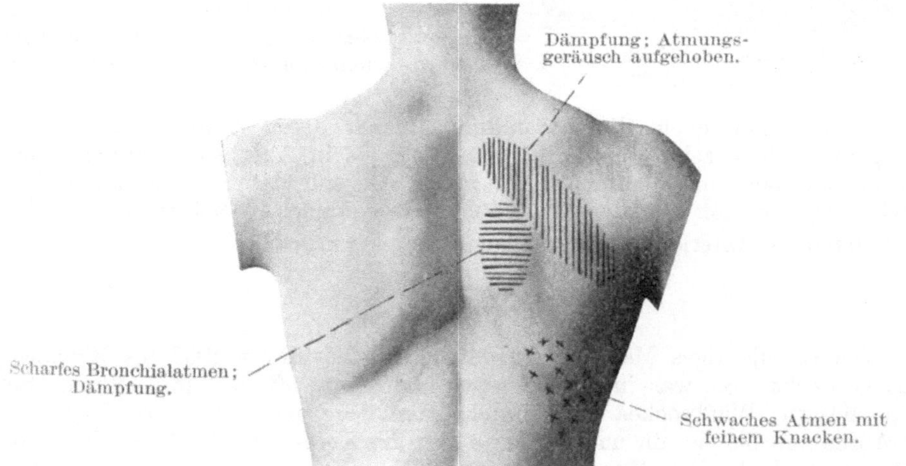

Abb. 84. Untersuchungsergebnis bei Fall 221.

beendet schien, aber tags darauf stieg die Temperatur wieder auf 38,9°. Gestern hörte man zum ersten Male Knistern an der rechten Lungenbasis. Vergangene Nacht gegen Mitternacht erwachte er und klagte über Schmerzen in der rechten Achselgegend beim Husten. Bei der Untersuchung frühmorgens um 7 Uhr betrug die Temperatur 38,9°, Puls 90, etwas dikrot. Abgesehen von einer leichten Aufblähung des Leibes waren Abdomen und Extremitäten normal und ebenso die linke Lunge. Die Untersuchung der rechten Lungenbasis hinten zeigte in verschiedenen Lagen nichts, außer abgeschwächtem vesikulärem Atmen. Aber wenn er auf der rechten Seite lag, fand man Knistergeräusche, vermehrten Stimmfremitus und eine kleine Zone schwachen Bronchialatmens in der Nähe des Schulterblattwinkels.

Obwohl die Symptome nicht sehr ausgesprochen waren, schienen sie in der Verbindung mit einem typischen rostbraunen Sputum die Diagnose einer lobären Pneumonie zu rechtfertigen.

Am 19. machte man, als die Temperatur an ein Empyem denken ließ, eine Punktion in der Nähe des Schulterblattwinkels, erhielt aber nur 30 ccm blutiges Serum. Am 24. punktierte man wieder, diesmal in der Achsellinie, und

es wurde auch eine Röntgenphotographie der Brust aufgenommen, die keine
Abweichung von der Norm zeigte.

Am 3. Januar war die Temperatur normal, der Knabe hatte Hunger und
schlief gut, aber die Symptome seitens der Brustorgane waren noch immer vorhanden. Am 6. Januar stieg die Tem-
peratur wieder in die Höhe, und obwohl
der Patient noch aß, gut schlief und sich
auch sonst ganz gut fühlte, bestanden
Symptome, wie sie die beifolgende Abbildung 84 zeigt. Vorn und in der
Axillarlinie fanden sich keine Veränderungen. Temperatur 38,6° am Morgen,
37,5° nachmittags, stieg am 7. Januar
morgens auf 39,0°, nachmittags 37,9°.
Zwischen diesen Tagen und am 22. Januar
wurden noch zwei ergebnislose Punk-
tionen vorgenommen. Trotz des täglichen
Fiebers blieb der Kranke in ausgezeichnetem Gesamtzustande. Das Sputum
wurde wiederholt mit negativem Ergebnis
untersucht.

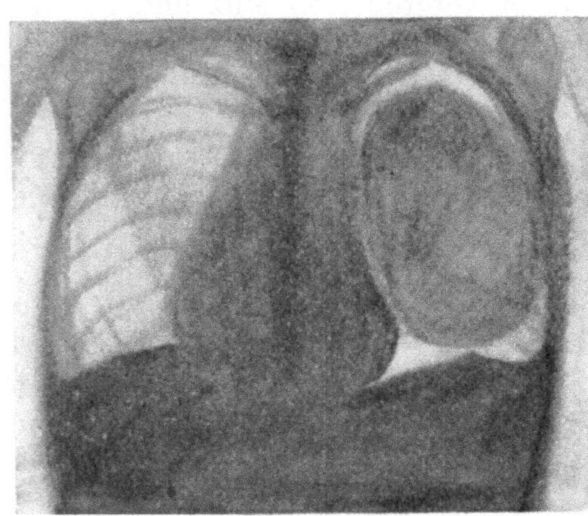

Abb. 85. Handskizze nach der Röntgen-
platte von Fall 221.

Darauf kam er in die Behandlung eines anderen Arztes. Eine zweite
Röntgenaufnahme zeigte die Verhältnisse, wie sie in Abb. 85 dargestellt sind.
Am 22. Januar wurde endlich Eiter in der Gegend des Schulterblattwinkels
durch eine Punktion von der Achselhöhle aus gefunden. Patient genas völlig.

Diagnose: Interlobäres, postpneumonisches Empyem.

Fall 222.

Ein sechsjähriges Mädchen wurde am 18. November 1907 ins Krankenhaus gebracht. Sie war immer schwach und klagte oft über ihre Ohren. Sie
hatte Masern, Windpocken und Keuchhusten durchgemacht. Drei Tage vor
der Aufnahme fiel sie hin und verletzte sich am Kopfe. In der Nacht hatte sie
Fieber und klagte über Kopfschmerzen. Am nächsten Tage sagte die Mutter,
daß sie gar nicht die Augen öffne. Sie hat mehrmals weiße Massen erbrochen
und klagte andauernd über Schmerzen im Kopfe und Leibe. Im übrigen war
sie obstipiert. Sie lag zwei Tage zu Bett. Die Untersuchung zeigte einen geröteten Rachen, aber zwei Kulturen, am 18. und 22. November angelegt, ergaben keine Diphtherie. Auch die Ohren waren frei von Veränderungen, keine
Nackensteifigkeit, keine Drüsenvergrößerung. Die Schleimhaut des Mundes
war normal, Brust- und Bauchorgane normal, der Rand der Milz ist gerade zu
fühlen, Urin frei von Eiweiß und Zucker. Keine Ödeme. Die Temperatur zeigt
die beifolgende Kurve (Abb. 86).

Besprechung: Fieber bei Kindern macht viel größere diagnostische Schwierigkeiten als bei Erwachsenen. Die Temperatur zeigt bei Kindern häufiger viel
größere Schwankungen, auch bei völliger Gesundheit, als bei Erwachsenen.
Außer den wahrscheinlich krankhaften Veränderungen besteht eine große Anzahl von kurzdauernden Fieberperioden bei Kindern, die mehr oder minder
gesund sind, ohne daß sich irgend etwas Krankhaftes finden läßt.

Außer den eben besprochenen Erscheinungen zeigen Kinder vielfach Fieber
von mehreren Tagen ohne eine Ursache dafür, d. h. ohne in die Augen fallende
lokale Erscheinungen und ohne Klagen, die unsere Nachforschungen auf ein

besonderes Organ oder Gewebe
lenken. Die häufigeren Ursachen,
die man schließlich für diese Art
Fiebersteigerungen findet, sind folgende:

1. Exantheme,
2. Infektion des Herzens oder
   Perikards mit oder ohne
   Gelenkschmerzen (Rheumatismus),
3. Otitis media ohne Ausfluß
   und ohne Klagen des Kindes,
4. Urininfektion (Pyelitis, auf-
   steigend oder hämatcgen),
5. Empyem ohne Schmerzen,
   Husten oder Dyspnoe,
6. Poliomyelitis,
7. tuberkulöse Meningitis,
8. Typhus.

In allen diesen Fällen ist das
Beste, was wir tun können, wiederholt und sorgfältig das Kind zu
untersuchen, das unterdessen zu
Bett bleibt, eine leichte Diät und
reichlich Wasser. Früher oder später kommt, wenn wir gut aufpassen,
schon etwas ans Licht.

Die Punkte, die im vorliegenden Falle vernachlässigt wurden,
zeigten sich im späteren Verlauf.

Am 24. zeigte die wiederholte
Untersuchung von Kopf bis Fuß
keine Ursache für die Krankheit,
das Kind schlief und aß ziemlich
gut; zeigte an allem, was vorging,
Interesse.

29. November: Vor mehreren
Nächten klagte sie über Schmerzen
im linken Schenkel. Am nächsten
Tage fehlte der linke Patellarreflex,
der rechte war leicht auszulösen.
Es zeigte sich, daß die Mutter
Schokolade mitgebracht und das
Kind fast ½ Pfund davon gegessen
hatte. Am Abend enthielt der
Urin zahlreiche nicht bewegliche
Bazillen, die an Kolibazillen er-
innern.

8. Dezember: Der Patellarreflex ist links manchmal vorhanden, manchmal fehlt er, manchmal
ist er auch nur nach langen Versuchen auszulösen. Beim Umher-

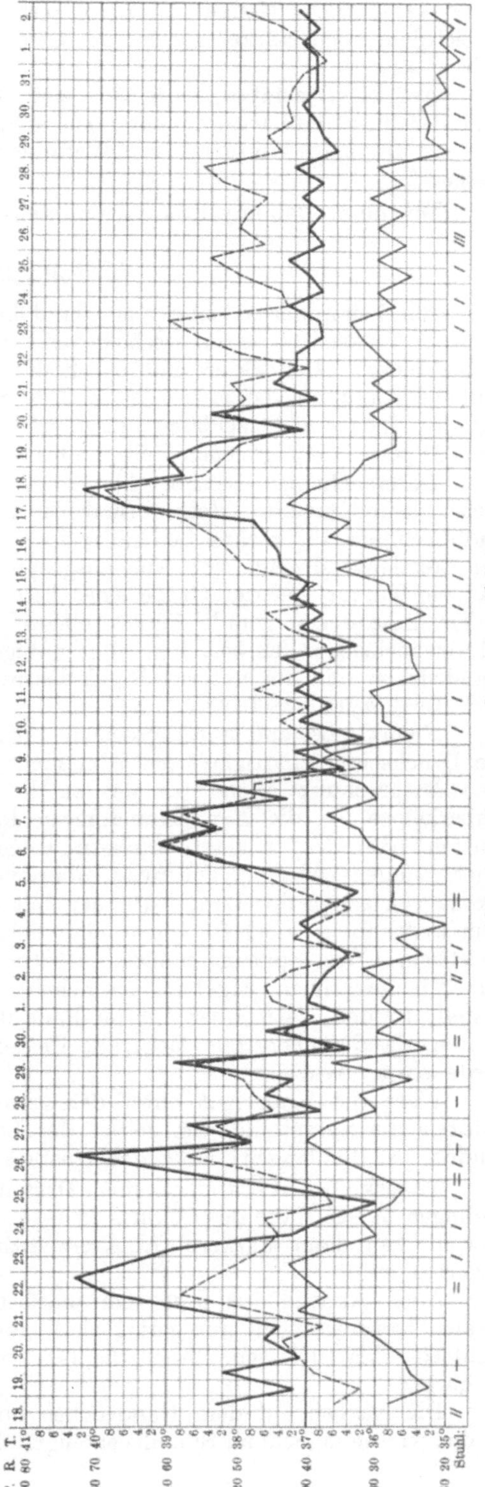

Abb. 86. Temperaturkurve zu Fall 222.

gehen schleppt das Kind den linken Fuß etwas nach. Keine Muskelatrophie. Eine beträchtliche Menge von Eiter zeigte sich am 5. Dezember im Urin und ist seitdem noch stärker geworden. Urotropin dreimal täglich 0,3 g und reichlich Wasser.

Am 24. Dezember zeigte sich eine leichte Schwäche der linken Schulter, und der linke Fuß wird immer noch etwas nachgeschleppt.

2. Januar: Urin frei von Veränderungen, das Kind wird gesund entlassen.

Diagnose: Poliomyelitis, Niereninfektion.

Fall 223.

Ein 18jähriger Arbeiter aus Irland kam am 23. Mai 1908 in das Krankenhaus. Auf dem Überweisungsschein der Poliklinik stand: Appendizitis? Typhus? Tuberkulose? Der Vater und ein Bruder starben an Schwindsucht, die persönliche Anamnese ist gut. Am 4. Dezember bekam er Magenschmerzen, die ihn des Nachts nicht schlafen liessen und seitdem andauern. Kein Erbrechen, kein Appetit. Zur gleichen Zeit mußte er husten und hatte reichlich Auswurf.

Untersuchung: Leichte Abmagerung, vergrößerte Tonsillen, besonders rechts, kein Exsudat. Herz normal, die Lunge zeigt wenig verstreutes Rasseln und Giehmen, die rechte Leibhälfte ist etwas resistenter als die linke, und in der Cökalgegend zeigt sich eine ausgesprochene lokale Druckschmerzhaftigkeit und ein Tumor von der Größe eines Eies. Den Rand der Milz kann man bei tiefem Eindrücken gerade fühlen, ebenso den Leberrand. Patellarreflexe nur schwer auslösbar. Es bestehen alte, unregelmäßig gestaltete Narben auf beiden Handrücken und am unteren Rand der rechten Ulna.

Leukozyten 2800.

Niemals bestand ausgesprochene Spannung des Leibes. Am 22. Mai war die Druckschmerzhaftigkeit des Abdomens verschwunden.

Besprechung: Wenn wir uns an die große Empfänglichkeit der Iren für Tuberkulose, an die Familienanamnese des Kranken und den langdauernden Husten, über den er klagt, erinnern, so müssen wir natürlich die Möglichkeit einer Lungen- oder allgemeinen Tuberkulose in Betracht ziehen. Die Symptome von seiten der Lunge stimmen mit einer Miliartuberkulose überein, sind aber weder für sie noch für irgend eine andere Lungenaffektion durchaus charakteristisch. Das Sputum müßte natürlich wiederholt untersucht werden (es war mit negativem Ergebnis geschehen). Eine Tuberkulinprobe könnte angestellt werden, hätte aber nur im Falle des negativen Ausfalles etwas zu bedeuten, da die übergroße Mehrzahl Erwachsener wegen latenter Tuberkuloseherde positiv reagiert.

Wäre die Krankheit unter der gewöhnlichen Lungenform verlaufen, so müßten die Symptome von seiten der Lunge mehr in die Augen fallen, besonders bei der langen Dauer des Hustens.

Tuberkulöse Peritonitis mit Drüsentumoren und verbackenen Darmschlingen in der Nähe des Cökums könnte vielleicht die Erscheinungen erklären, obwohl man dann stärkere Druckschmerzhaftigkeit und Spannung des Leibes erwarten müßte.

Auch Appendizitis muß man natürlich in Betracht ziehen, obwohl die lokalen Erscheinungen nur gering sind, und Husten und Milzvergrößerung sich nicht so erklären lassen. Auch die Leukozytenzahl wäre für eine Appendizitis zu gering.

Die Narben auf dem Handrücken und dem rechten Vorderarm erinnern an die, wie sie manchmal Syphilis erzeugt. Milz- und Lebervergrößerung, Husten und Fieber ließen sich so erklären, und daß in der Anamnese davon nicht die Rede ist, hat nichts zu sagen. Aber ohne weitere Beweise würde man doch nicht die Therapie danach einrichten, bis nicht alle anderen Möglichkeiten ausgeschlossen sind.

Die Annahme eines Typhus könnte die vorliegenden Erscheinungen völlig erklären. Viele Fälle von Typhus zeigen einen gewissen Grad von Druckschmerzhaftigkeit in der Ileocökalgegend und die übrigen Symptome sind die, wie man sie gewöhnlich bei Typhus findet. Rätselhaft bleibt aber die lange Dauer der Symptome. Der Mann kann sicherlich nicht vom 4. Dezember bis 20. Mai Typhus gehabt haben und wenn wir annehmen, der Typhus hätte später begonnen, so können wir nicht feststellen, welche andere Krankheit er früher hatte. Offenbar brauchen wir zunächst die Anstellung der Widalschen Reaktion und eine Blutkultur.

Verlauf: Am 20. Mai war Widal positiv und zu gleicher Zeit konnten Typhusbazillen aus dem Blute gezüchtet werden.

Der Verlauf der Krankheit war normal; Patient konnte am 14. Juni entlassen werden.

Diagnose: Typhus mit Rückfall.

Fall 224.

Ein 19jähriger Handelsmann suchte am 22. Juni 1908 das Krankenhaus auf. Familienanamnese gut, ebenso seine Lebensgewohnheiten. Vor vier Monaten war er im Süden und hatte dort Fieber, das ihn 6½ Wochen an das Bett fesselte. Das Blut wurde nicht untersucht. Er erhielt mit gutem Erfolg „Kapseln". Vor sechs Tagen hatte er einen Schüttelfrost, darauf Kopfschmerzen, Fieber und Nasenbluten. Vor vier Monaten wog er 154 Pfund, jetzt 124 Pfund.

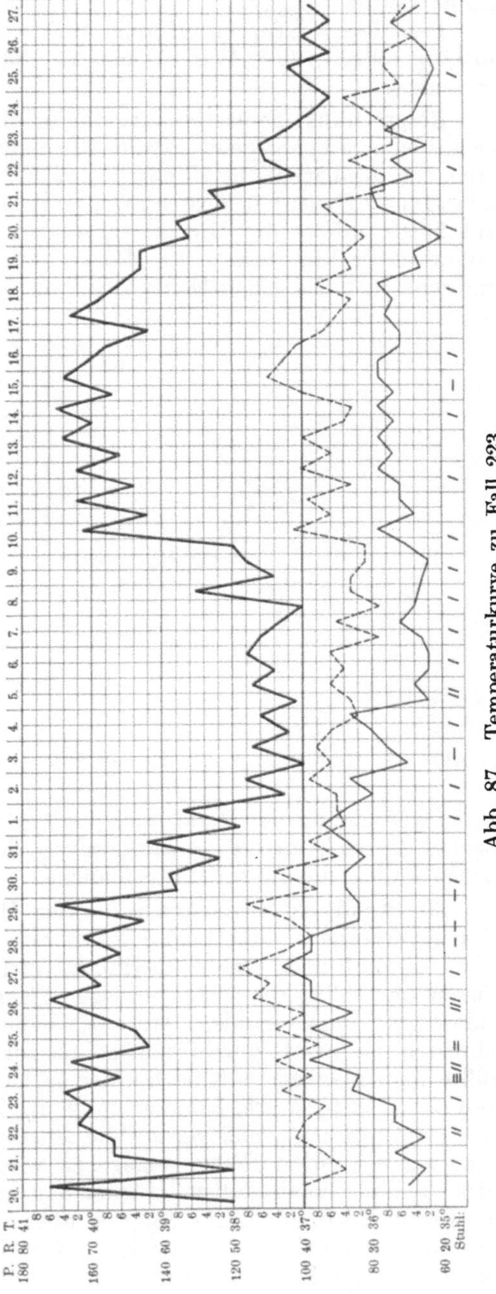

Abb. 87. Temperaturkurve zu Fall 223.

Die Untersuchung ergibt ein weiches systolisches Geräusch, das man über der ganzen Herzgegend hört; der erste Ton an der Spitze ist schwach. Der zweite Aortenton ist stärker als der Pulmonalton. Keine Herzvergrößerung oder Pulsirregularität. Arterien palpabel. Die Leberdämpfung reicht in der Parasternallinie von der sechsten Rippe bis zu einem Punkte 5½ cm unterhalb des Rippenbogens. Der rechte Rand der Milz kann bei tiefer Einatmung gefühlt werden.

Den Temperaturverlauf zeigt die beigegebene Kurve (Abb. 88). Weiße Blutkörperchen 4300, Widal negativ. Malariaparasiten sind im Blut nicht vorhanden.

Besprechung: Die ästivoautumnale Form der Malaria ist bei einem Kranken, der aus einer Fiebergegend kommt, die erste Annahme. Aber sie läßt sich sofort durch den negativen Ausfall der Blutuntersuchung [1]) und den kräftigen Gesamtzustand des Patienten ausschließen. Wenn er seit vier Monaten Malaria gehabt hätte, müßte die Milz härter und wahrscheinlich größer, der Allgemeinzustand schlechter sein. An Malaria erinnert das Vorhandensein der Herzgeräusche und die lange Dauer der Symptome, aber bei dieser Krankheit sind der Leukozyten selten so wenig; das Geräusch kann auch als funktionell erklärt werden.

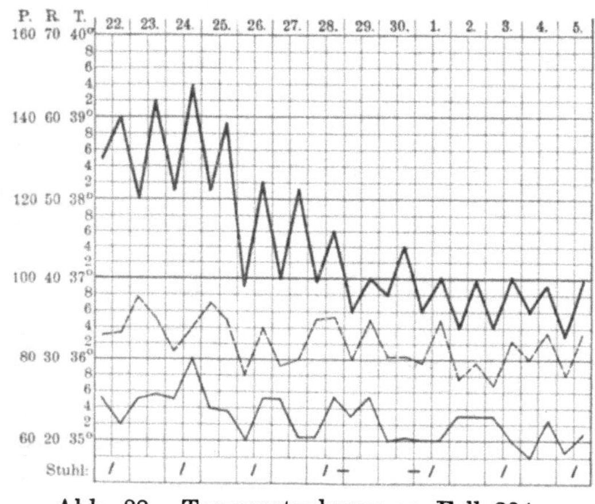

Abb. 88. Temperaturkurve zu Fall 224.

Welche Schlüsse kann man aus der Vergrößerung der Leberdämpfung bis 5½ cm unterhalb des Rippenrandes ziehen? Sollen wir an einige der Lebererkrankungen denken, die so häufig mit Fieber einhergehen? (Lebersyphilis Abszeß, Cholelithiasis, Leukämie.) Ich glaube nicht, denn wir haben keinen guten Grund zu der Annahme, daß die Leber vergrößert ist; die Ausdehnung der Dämpfung unterhalb des Rippenrandes sollte meines Erachtens nie als Beweis für die Ausdehnung der Leber aufgefaßt werden, bis der Rand auch fühlbar ist. Dämpfung des rechten Rippenbogens, die sich an die Leberdämpfung direkt anschließt, findet man in zahlreichen Fällen, die nie einen tatsächlichen Beweis einer Lebervergrößerung geben.

30 Pfund Gewichtsverlust in vier Monaten läßt uns eine irgendwo im Körper verborgene Tuberkulose befürchten, aber es findet sich hier kein Beweis dafür, obwohl man eine Tuberkulose nicht positiv ausschließen kann. Wir müssen uns selbst die Frage vorlegen: Kann es sich hier nicht um das letzte Ende eines Typhus handeln, trotz des Fehlens der Widalschen Reaktion? Die Jahreszeit ist nicht gerade gewöhnlich für Typhus, und auf den ersten Blick müßte man glauben, daß nach einer so langen Krankheit der Patient nicht so wohl oder gar tot wäre, hätte er die ganze Zeit über an Typhus gelitten. Aber die Erfahrung zeigt, daß gerade die Anamnese einer langen unbestimmten Erkrankung bei vielen Fällen angegeben wird, die sich schließlich als unzweifelhafter Typhus herausstellen. Bisher hat, soviel ich weiß, noch keiner eine entsprechende Erklärung dafür gegeben, aber niemand, der viel Typhusfälle gesehen hat, wird die Möglichkeit bestreiten. Gewöhnlich erklärt man es durch die Annahme, daß der Patient den größten Teil des Typhus, bevor er zur Behandlung

---

[1]) Nur sehr selten findet man bei einer einmaligen Untersuchung des peripheren Blutes während des fieberhaften Stadiums der Malaria keine Parasiten. Ich kenne nur einen einzigen derartigen Fall.

kam, durchgemacht hat, und daß das, was wir noch wahrnehmen, das Ende eines Rückfalles, vielleicht des zweiten oder dritten, ist, den er schon durchgemacht hat. Das ist vielleicht die wahrscheinlichste Erklärung, obwohl wir uns den Patienten viel erschöpfter vorstellen müssten, wenn wir uns an das Aussehen von Kranken erinnern, die unter unserer Behandlung zwei oder drei Rückfälle durchgemacht haben. Natürlich müssen wir den boshaften Gedanken zurückweisen, daß es dem Patienten so gut gehe, weil er bisher nicht behandelt wurde.

Der vorliegende Fall läßt sich aber nur schlecht erklären, selbst durch diese weithergeholte Hypothese, denn der Patient hatte vor vier Monaten 6½ Wochen Fieber und war seitdem auf und tätig, bis er am 16. Juni plötzlich mit einem Schüttelfrost erkrankte. Mir bleibt die Sache rätselhaft, obwohl sie häufig vorkommt. Ich sehe jeden Herbst, wenn die Typhuskranken ins Krankenhaus kommen, Beispiele an Kranken, die mir ganz umständlich erzählen, wie die Krankheit den ganzen Sommer über angehalten hat.

Verlauf: Am 24. Juni war Widal positiv. Am 10. Juli konnte der Patient das Bett verlassen und am 18. Juli geheilt das Krankenhaus.

Diagnose: Typhus (kurz verlaufend).

Fall 225.

Ein italienischer 28jähriger Arbeiter kam am 23. September 1906 in das Krankenhaus. Die Familienanamnese, persönliche Anamnese und Lebensgewohn-

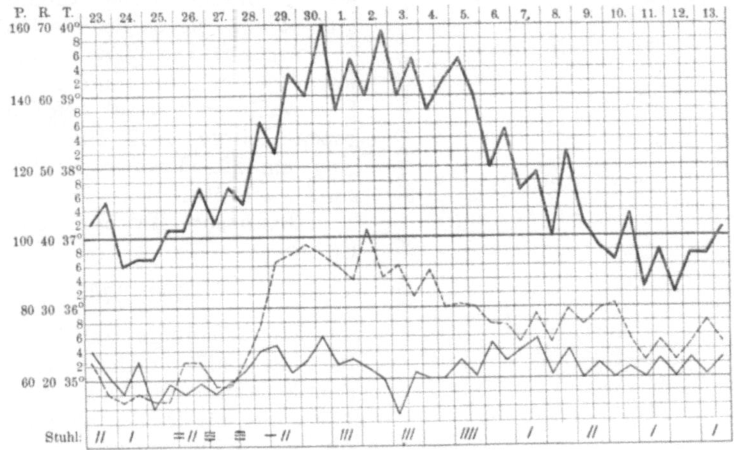

Abb. 89. Temperaturkurve zu Fall 225.

heiten sind gut. Vor drei Wochen ging er mit Kopfschmerzen zu Bett und mußte es seither hüten. Appetit gut, aber er kann nicht viel essen. Der Stuhlgang ist angehalten. Kein Husten, er hatte dreimal Nasenbluten.

Die Untersuchung ergibt leicht unregelmäßige Pupillen, die rechte größer als die linke, beide reagieren normal. Die Lymphknoten am Halse, den Achselhöhlen und Leistenbeugen sind fühlbar, aber nicht vergrößert. Im übrigen verläuft die Untersuchung einschließlich Urin normal. Leukozyten 7000.

Besprechung: Unser erster Eindruck ist der, daß es sich wohl um nichts Schlimmes bei dem Manne handeln kann. Die Temperatur ist praktisch normal, Organe bei der Untersuchung gesund. Aber beim zweiten Gedanken müssen wir uns sagen, daß ein junger italienischer Arbeiter nicht zum Spaß drei Wochen zu Bett liegt. Es muß schon irgend etwas mit ihm los sein, und sein Arzt sagt, er hätte Fieber gehabt.

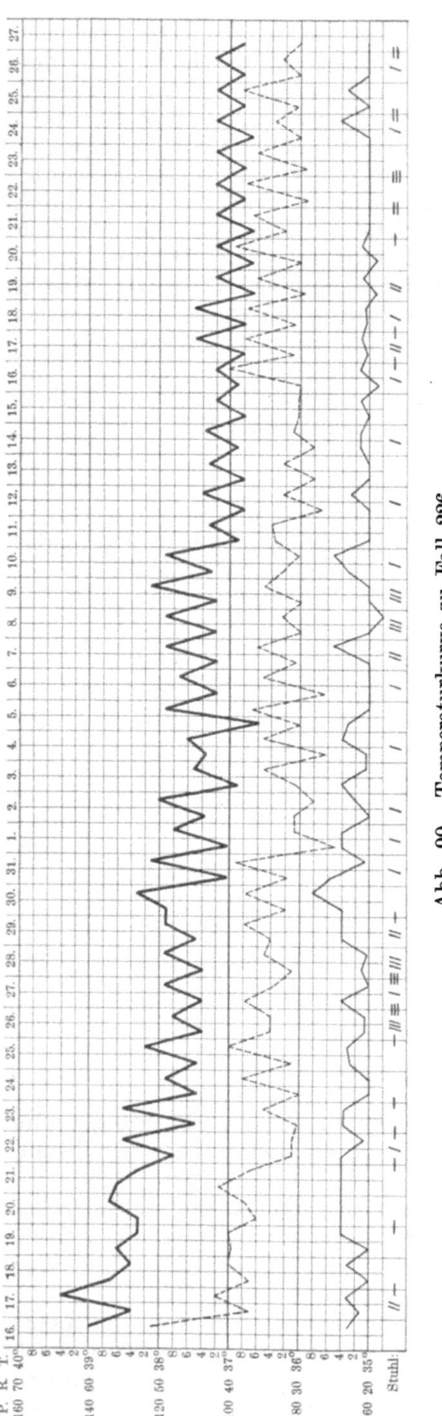

Eine sehr große Anzahl unserer Italiener scheint an Syphilis gelitten zu haben. Die unregelmäßigen Pupillen und die fühlbaren Lymphknoten unterstützen diese Annahme. Aber es war nicht möglich, über eine Vermutung hinauszukommen, denn die Wassermannsche Reaktion war damals noch nicht entdeckt.

Der niedrige Puls und der anhaltende Kopfschmerz könnte als Beweis für das Bestehen eines Hirntumors oder irgend einer anderen Hirnerkrankung dienen, aber diese Annahme hängt, wie andere, in der Luft, da keine genügenden Unterlagen für eine sichere Entscheidung vorhanden sind.

Zu dieser Jahreszeit und bei einem Patienten mit dieser Anamnese empfiehlt es sich immer, die Widalsche Reaktion anzustellen. Das Ergebnis war in diesem Falle außerordentlich interessant, wie es der Verlauf zeigte.

Verlauf: Die Widalsche Reaktion war bei der Aufnahme stark positiv. Den weiteren Verlauf zeigt die beigegebene Kurve (Abb. 89). Der Patient ging am 22. Oktober anscheinend gesund nach Hause.

Diagnose: Typhus, zuerst ohne Fieber.

Fall 226.

Eine 37jährige Hausfrau kam am 16. März 1907 zur Untersuchung. Ihre Familienanamnese war gut; sie war früher niemals krank. Sie hat ihr zwölfjähriges Mädchen gepflegt, das drei Wochen lang an Fieber, Diarrhoe und Benommenheit erkrankt war. Gestern erkrankte in der gleichen Weise ihr vierzehnjähriger Sohn. Sie selbst fühlte sich von der Pflege ihrer Kinder müde, aber nicht krank, bis der Arzt gestern Abend die Temperatur maß und 38,9° fand. Sie schläft gut, Stuhl ist angehalten, Appetit ziemlich schlecht.

Die Untersuchung zeigt eine fettleibige, apathische Frau mit Grinden an der Kopfhaut. Über dem Herzen hört man ein weiches, blasendes, systolisches Geräusch, am lautesten in der Pulmonalgegend. Der zweite Pulmonalton ist akzentuiert. Lunge und Abdomen negativ. Leukozyten 4600. Widal negativ.

Täglich Stuhlgang; am 26. Diarrhöe mit sehr quälendem Tenesmus, der drei Tage anhielt, und am gleichen Tage entleerte sie eine kleine Menge von Blut. Puls nicht verändert. Am 28. zeigte eine Rektaluntersuchung eine große Anhäufung von Fäzes dicht hinter dem Anus. Ihre Entfernung ließ alle Symptome verschwinden.

Am 3. April klagte sie über Schmerzen beim Wasserlassen. Der Urin zeigte keine Veränderung mit der Ausnahme, daß er sehr stark sauer war. Kaliumzitrat ließ das Symptom bald verschwinden. Am 27. April wurde sie gesund entlassen.

Besprechung: Wenn eine Frau Fieber hat und keine Erklärung dafür zeigt, wenn die Leukozyten subnormal und zwei andere Mitglieder der Familie fieberhaft erkrankt waren, so spricht alles sehr stark für die Annahme, daß es sich um einen Typhus handelt, an dem sie sich angesteckt hat. Im vorliegenden Falle erschien Widal am 22. März, aber die Diagnose konnte auch vorher leicht gestellt werden.

Ich habe den Fall hier angeführt, um das Vorkommen von Diarrhoe und Schmerzen bei Typhus als Folge von Kotstauung zu zeigen, auch wenn täglich Stuhl erfolgt. Soche Fälle sind gar nicht so ungewöhnlich, und wenn man die Rektaluntersuchung unterläßt, so erkennt man selten den Grund der Beschwerden, die häufig sehr quälend sind. Gewöhnlich kommt das gegen Ende der Krankheit vor oder in der Periode des absteigenden Fiebers und zwar ganz plötzlich und ohne Vorboten. Die Stuhlanhäufung ist oft so groß, daß der Kot mechanisch ausgeräumt werden muß. In einem solchen Falle habe ich mich getäuscht, und die Lehre, die ich daraus gezogen habe, ist die, niemals in einem Falle von Diarrhoe die Rektaluntersuchung zu unterlassen.

Von einigem Interesse sind auch die Schmerzen beim Wasserlassen, die, wie das Ergebnis der Therapie zeigt, offenbar auf Hyperazidität beruhen.

Diagnose: Typhus, Kotstauung, Urinbeschwerden.

Fall 227.

Ein 37 jähriger Gummiarbeiter, von Geburt ein Schwede, kam am 10. Juni 1908 ins Krankenhaus. Die Familienanamnese war ohne Belang und ebenso auch seine eigene mit der Ausnahme, daß er im Alter von 18 Jahren Typhus und vor einem Jahre eine Woche Malaria hatte.

Vor zwei Monaten hatte er bei der Arbeit heftigen Schüttelfrost und krampfartige Schmerzen im Leibe, so daß er sich krümmte. Nach drei Stunden nahm er die Arbeit wieder auf und blieb die nächsten Stunden dabei. Dann stellte er sie wegen Magenschmerzen und Schwäche wieder ein; lag darauf eine Woche zu Bett; hat zweimal gebrochen. Er hat keinen Appetit, schlechten Schlaf und leidet an mäßiger Verstopfung. Die letzten vierzehn Tage hat er alle 24 Stunden nur zweimal Wasser gelassen; der gelassene Urin ist sehr rot.

Die Untersuchung zeigt augenscheinlich Gewichtsabnahme. Die Herzdämpfung überschreitet nach rechts den Sternalrand um $2\frac{1}{2}$ cm. Herzspitzenstoß weder zu sehen noch zu fühlen. Die Herztöne sind nicht verändert. Die linke Lunge zeigt Bronchialatmung oberhalb der Klavikula, unterhalb der zweiten Rippe bronchovesikuläres Atmen mit vermehrtem Stimmfremitus. Darunter sind Stimmfremitus, Atmungsgeräusch und Pektoralfremitus abgeschwächt, der Perkussionsschall ist gedämpft. Abdomen völlig negativ, Leukozyten 7400, Urin negativ.

Der Patient wurde 'am 11. punktiert, wobei 1200 ccm einer hellen Flüssigkeit (spezifisches Gewicht 1017, Albumen 2,8 %, Lymphozyten 97 %) entleert wurden.

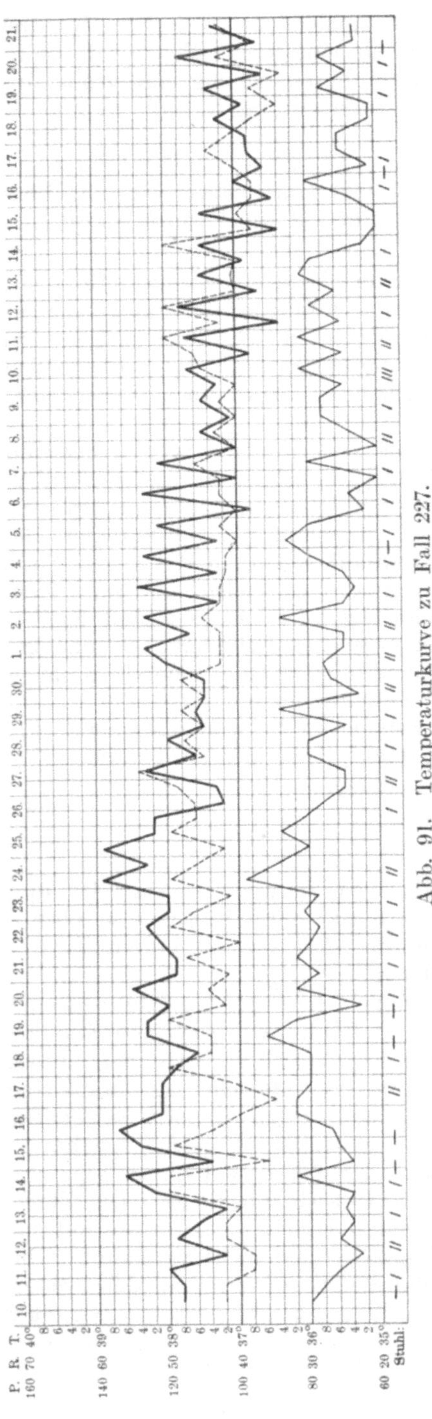

Abb. 91. Temperaturkurve zu Fall 227.

Am 16. wurden wieder 1920 ccm abgelassen.

Am 20. wurde zum dritten Male punktiert, dabei fand man aber nur 300 ccm.

Am 28. wurden 2100 ccm entleert.

Das Gewicht betrug einen Monat vor der Aufnahme ins Krankenhaus 155 Pfund, zur Zeit der Entlassung wog er 124 Pfund.

Besprechung: Bei Gummiarbeitern finden wir alle Arten von hartnäckigen und schwächenden Symptomen, die sich oft nicht unter eine bestimmte Krankheit reihen lassen, nur daß manchmal Bleikoliken aus der Dunkelheit auftauchen, nämlich dann, wenn die Arbeiter in einem Teil der Fabrikation beschäftigt sind, bei dem Blei gebraucht wird. Soweit meine Kenntnis reicht, führt aber keine der schädlichen Wirkungen der Beschäftigung mit Gummi zu Fieber.

Die Angaben des Patienten geben uns keinen Hinweis auf die mögliche Ursache des Fiebers. Die Untersuchung und die Ergebnisse der Punktion lassen nicht daran zweifeln, daß der Patient an einem Pleuraerguß leidet. Es ist aber unerklärlich, daß der Erguß sich so schnell wieder anhäuft. In der übergroßen Mehrzahl der Fälle von gewöhnlicher tuberkulöser Pleuritis genügt eine einmalige Punktion, oder wenn der Erguß doch wiederkehrt, so geschieht dies weniger rasch, wie in dem vorliegenden Falle. Hier wird dadurch eine andere und unangenehmere Möglichkeit nahegelegt.

Stets, wenn eine schnelle Wiederanhäufung eines Pleuraergusses bei einem Falle sich zeigt, den man für eine gewöhnliche tuberkulöse Pleuritis hält, muß man an eine bösartige Erkrankung der Lunge, der Pleura oder der Mediastinaldrüsen denken, ganz gleich, wie alt der Patient ist. Zweimal habe ich irrtümlich eine Pleuritis diagnostiziert, wo der Fall sich später als bösartiger Tumor mit sekundärer Flüssigkeitsanhäufung erwies. Maligne Tumoren führen sehr häufig zu sanguinolenten Ergüssen. Das ist aber durchaus nicht immer der Fall.

Das Röntgenbild hilft uns bei zweifelhaften Fällen dieser Art nur wenig, da die kollabierte Lunge einen ähnlichen Schatten hervorrufen kann, wie ein ösartiger Tumor. Auch die zelligen Elemente in dem Erguß des Sediments önnen bei beiden Krankheiten die gleichen sein. Der erste Hinweis ist bei en meisten unklaren Fällen das Auftreten einer Metastase, gewöhnlich in einer er äußeren Lymphdrüsen oder irgendwo anders. Später läßt uns die beständige räfteabnahme des Kranken erkennen, daß irgend etwas Schlimmeres als eine ewöhnliche Pleuritis der Flüssigkeitsanhäufung zugrunde liegt.

Verlauf: Nach dem 28. Juli bildete sich der Erguß nicht wieder, und der atient erholte sich rasch. Am 6. August ging er in ein Sanatorium.

Diagnose: Tuberkulöse Pleuritis.

Fall 228.

Eine 20 jährige, jung verheiratete Frau sah ich zum erstenmal am 27. Januar 904. Vor zwei Monaten hat sie das zweite Kind geboren. Daran schlossen ich heftige Blutungen, so daß der Uterus ausgekratzt wurde. **Fieber und chüttelfrost** seit drei Wochen (Abb. 92). **Gar keine Schmerzen,** keine ndere Klagen.

Untersuchung negativ, **Widal** negativ. Leukozyten 7000. Der beandelnde Arzt hielt den Fall für eine mild verlaufende Sepsis. Uterus dextroetrovertiert, Cervix sehr weich, Uteruskörper sehr hart. Hinterer Douglas frei.)er Uterus wurde dilatiert und kurettiert.

Am 19. Februar zeigte eine Untersuchung von der Scheide aus **leichtes)dem** in der rechten Iliakalgegend.

Besprechung: Diese Frau klagt über gar nichts, nur über Fieber. Sie ist ung, aus Italien eingewandert, hatte wiederholt Schüttelfröste und unregelnäßiges Fieber, und deshalb wurde ihr Blut wiederholt, aber ohne Erfolg, auf Ialariaparasiten untersucht. Demnach dachte man an Typhus, obwohl die Kurve daran nicht erinnerte und die Kranke nicht benommen war. Widal vurde angestellt, verlief aber negativ. Trotzdem konnte man Typhus nicht icher ausschließen. Da die Symptome sich bald nach einer Entbindung entvickelten, hat die Annahme Berechtigung, es könne sich hier um eine mild erlaufende Septikämie handeln, die in den Beckenorganen ihren Ursprung iat. Die Erweiterung und Kurettierung der Gebärmutter wurde in dieser Aniahme gemacht, aber darauf trat keine Besserung ein, und die Diagnose blieb rotz dessen zweifelhaft.

Mesenterial- und Peritonealtuberkulose sind bei frisch eingewanderten talienern ungewöhnlich häufig, und man kann auch diese Diagnose nicht sicher ,usschließen. Es fand sich aber keine Flüssigkeit in der Peritonealhöhle, keine ühlbaren Drüsenmassen, und es bestand nur ein mäßiger Grad von Spannung, n der unteren Hälfte weniger ausgesprochen.

Verlauf: Am 13. Februar wurde die Patientin in Äthernarkose untersucht, und dabei fühlte man einen Tumor in der Gegend des Cökums. Darauf wurde ler Leib geöffnet, und es fand sich eine aus verkästen Drüsen zusammengesetzte Iasse, die mit dem Cökum verwachsen war. Die mikroskopische Untersuchung ergab Tuberkulose. Nach langer Krankheit wurde die Patientin schließich gesund.

Diagnose: Pericökaltuberkulose.

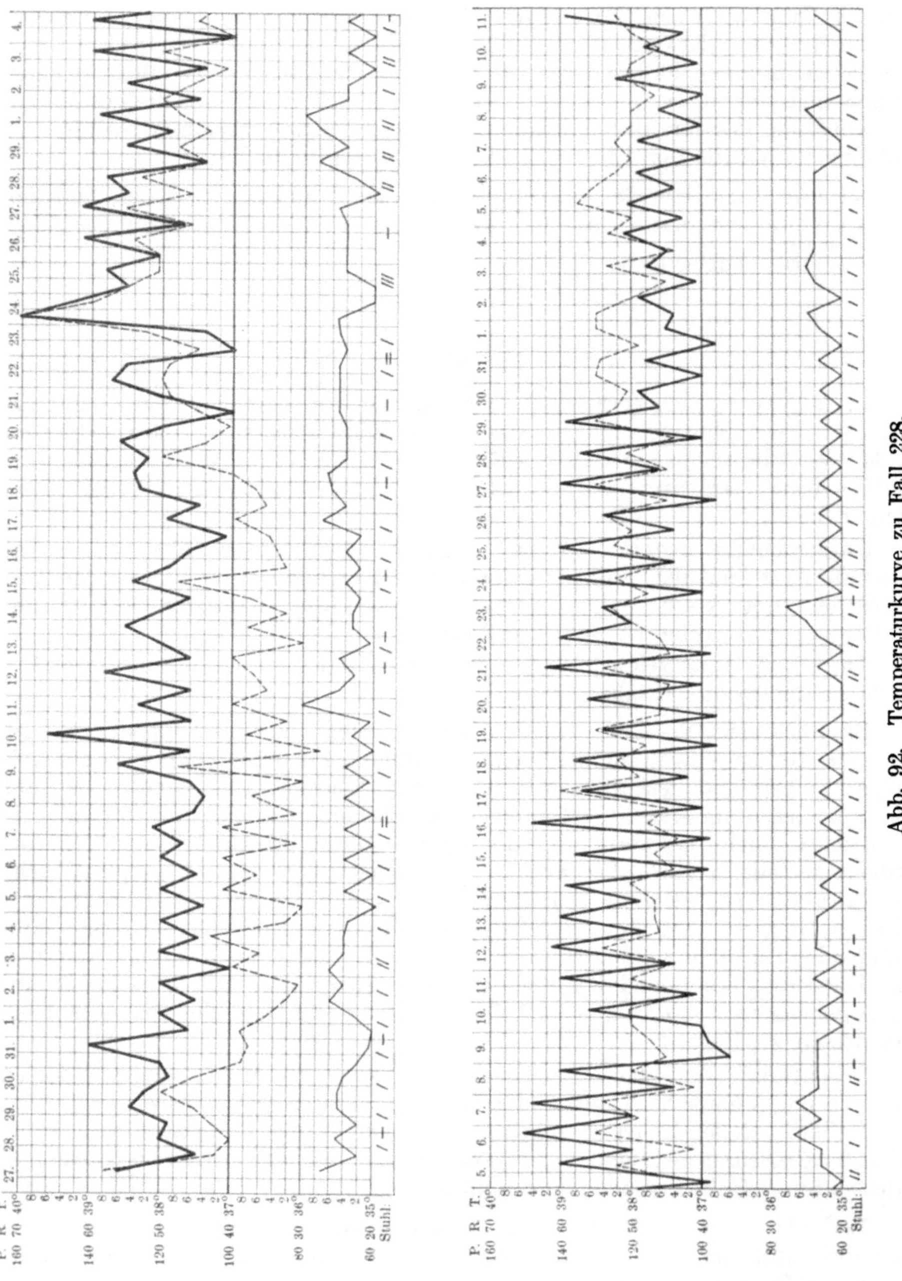

Abb. 92. Temperaturkurve zu Fall 228.

Fall 229.

Ein 27 jähriger Tischler kam am 17. Februar 1907 in das Krankenhaus. Seine Familien- und eigene Anamnese ist ganz ausgezeichnet. Er trinkt täglich 1—2 Liter Bier, selten ein Glas Schnaps. Im übrigen sind seine Lebensgewohnheiten gut.

Vor zwei Wochen erkältete er sich und fühlte sich so krank, daß er zu Bett ging, obwohl er keine Schmerzen hatte. Seitdem zeigte sich ein leichter

Husten, und es wird dabei wenig Auswurf entleert, den er als „schwarz und weiß" beschreibt. Er sagt, er fühle sich durch und durch müde und habe die letzten drei Tage etwas Schmerzen in der rechten Achselgegend und der Gegend der rechten Brustwarze, die aber bei tiefem Einatmen nicht schlimmer werden. Heute klagt er hauptsächlich über Schwäche. Der Appetit ist gut, Stuhlgang regelmäßig; er glaubt, viel an Gewicht abgenommen zu haben. Die Temperatur zeigt die beifolgende Kurve (Abb. 93).

Bei der Untersuchung zeigt das Herz keine Veränderungen. Die linke Lunge ist bis auf einige verstreute Rasselgeräusche normal. Über der ganzen rechten Lunge hört man feines Knacken mit leicht abgeschwächtem Stimmfremitus mit Ausnahme der Spitze, wo er eher vermehrt ist und wo sich bei der Perkussion eine leichte Dämpfung zeigt. Der Leberrand kann einen Finger breit unterhalb des Rippenbogens gefühlt werden. Die Untersuchung ein-

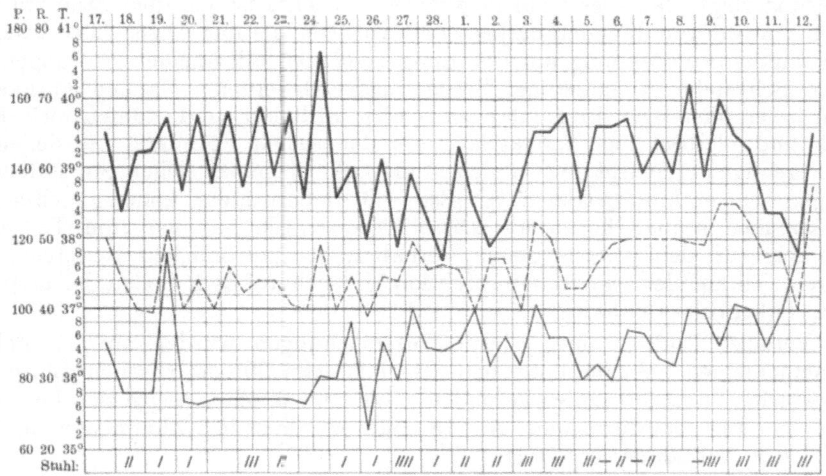

Abb. 93   Temperaturkurve zu Fall 229.

schließlich zweimaliger Sputumuntersuchung verläuft im übrigen negativ. Widal immer negativ.

Leukozytenzahl am 17. Februar 12 400, am 18. 13 000, am 22. 16 500, am 26. 11 900.

Besprechung: Es ist ganz natürlich, daß man das Fieber und die ziemlich unbestimmten Erscheinungen seitens der Lunge als Ursache und Wirkung miteinander in Verbindung bringt. Aber sie sind schwerlich ausreichend, um daraus eine Pneumonie, eine akute Lungentuberkulose oder ein Empyem diagnostizieren zu können, und das sind die einzigen Lungenerkrankungen, an die man in dieser Verbindung denken könnte. Tuberkulose scheint vielleicht die wahrscheinlichste von allen drei Annahmen, aber wir haben keinen positiven Beweis dafür, weder im Auswurf noch sonst.

Vielleicht können wir das Problem von einem anderen Gesichtspunkt angreifen. Wie ich schon früher gezeigt habe [1]), gibt es bei uns nur drei anhaltende Fieber dunklen Ursprungs, die über 14 Tage anhalten, nämlich Typhus, Tuberkulose und pyogene Infektionen (Sepsis). Die anderen Fieber, wie die bei Meningitis, bei akuten Gelenkerkrankungen, Leukämie, perniciöser Anämie, Syphilis oder malignen Tumoren sind selten dunkel, d. h. sie lassen

---

[1]) Siehe Seite 328 ff.

der Regel nach irgend eine augenfällige lokale Veränderung als ihre Ursache erkennen. Wenn wir mit dieser Hilfe zu unserem Falle zurückkehren, so können wir Typhus wegen der anhaltenden Leukozytose und des dauernden Fehlens der Widalschen Reaktion, wegen des guten Appetits und des Fehlens einer Milzvergrößerung ausschließen.

Sepsis kann man nicht so leicht ausschließen, aber die große Mehrzahl der Fälle zeigt entweder erstens einen bestimmt lokalisierten Herd oder eine Quelle der Infektion oder zweitens beim Fehlen eines solchen Herdes ein viel ausgesprocheneres und ernsteres Krankheitsbild. Dieser Patient erscheint nicht sehr krank, besonders wenn man seinen Zustand mit dem von Patienten mit allgemeiner Sepsis ohne erkennbare Ursache vergleicht.

Kann eine Lungentuberkulose mit so geringen Zeichen wie hier für ein so ausgesprochenes und anhaltendes Fieber verantwortlich gemacht werden? Die Erfahrung zeigt, daß dies wohl möglich ist. Nichts ist bei dem Studium einer großen Anzahl von Lungenkranken merkwürdiger als der Unterschied zwischen der Krankheitsausdehnung auf der Lunge und den allgemeinen Störungen, wie Fieber, Schwäche, Abmagerung, Verdauungsbeschwerden. Manche Kranke, bei denen zwei oder drei Lungenlappen völlig infiltriert sind, fühlen sich kaum krank und bleiben noch monatelang bei der Arbeit. Andere, bei denen wir kaum genügend Symptome finden, um die Diagnose sicher zu stellen, erscheinen schwer krank, triefen vor Schweiß, fiebern stets, können nichts essen und kommen schnell herunter. Diese Unterschiede beruhen zum Teil wahrscheinlich auf dem verschiedenen Verhalten der persönlichen Resistenz, zum anderen Teil auf der sekundären Infektion, die sich auf dem Boden der ursprünglichen Tuberkulose entwickelt.

Verlauf: Endlich nach vielen Untersuchungen wurden am 25. Februar in einem kleinen Schleimklümpchen, das mit etwa 30 ccm frischen Blutes entleert wurde, Tuberkelbazillen gefunden. Bis zum 6. März zeigte sich kein Symptom einer Lungeninfiltration. Am 13. März wurde er in schlimmerem Zustande als bei der Aufnahme, entlassen.

Diagnose: Tuberkulose.

Fall 230.

Ein 34jähriger Lehrer mit guter Familienanamnese kam am 17. Oktober 1906 in das Krankenhaus. Vor acht Jahren sagte man ihm, er hätte ein schwaches Herz, vor fünf Jahren hatte er Gonorrhöe, vor acht Jahren Syphilis. Vor fünf Wochen erkältete er sich, hatte etwas Husten und Fieber, gelegentlich Schmerzen im rechten Knie, später an verschiedenen anderen Stellen des Körpers, aber niemals anhaltend und bestimmt. Er blieb bis vor fünf Tagen bei der Arbeit, dann suchte er auf Anraten seines Arztes das Bett auf. Jetzt klagt er über Schmerzen im ganzen Körper, hat keinen Appetit und leidet viel unter Verstopfung.

Der sichtbare Herzstoß reicht in der Mamillarlinie bis zum sechsten Interkostalraum; dort hört man ein rasches, systolisches Geräusch, am besten über der Herzspitze, aber auch über der ganzen Brust. Der zweite Pulmonalton ist leicht akzentuiert. Ein Arzt, der den Patienten kannte, gab an, daß dieses Geräusch schon seit 14 Jahren zu hören sei.

Im übrigen fiel die Untersuchung negativ aus, mit Ausnahme einer Leukozytenzahl von 19 200 und einem Fieber von 38,5° bis 40° (Abb. 94).

Am 20. Dezember fand man auf der linken Lungenspitze leichte Dämpfung und geringe Vermehrung des Pektoralfremitus. Patient gibt an, er hätte seit einem Jahre sehr schwer gearbeitet und sei ganz heruntergekommen. Jetzt schläft er meistens, klagt aber sonst über keine Beschwerden.

Während des nächsten Monats trat keine Veränderung ein. Er blieb munter, die Schlafsucht nahm allmählich etwas ab, der Appetit kehrte zurück, nur das Fieber blieb bestehen.

Vom 17. März ab erhielt der Patient Pneumokokkenvakzine, ohne daß dadurch eine Besserung erzielt wurde. Nach dem 12. wurde die Temperatur subnormal und blieb so den größten Teil der folgenden vier Wochen, obwohl die Leukozytose noch immer hoch war und zwischen 10 000 und 34 000 schwankte. Am 24. betrugen die roten Blutkörperchen 3 012 000, Hämoglobingehalt 80 %. 92 % der weißen Blutkörperchen polynukleäre, der Rest Lymphozyten.

Besprechung: Hier ist ein anderer Fall, der zur Zeit der Aufnahme n u r F i e b e r zeigte und sonst n i c h t s. Die bestehende Leukozytose läßt Typhus leicht ausschließen, und die anderen Ergebnisse der Untersuchung schließen praktisch alles, außer Tuberkulose und irgend einer Form von pyogener Infek-

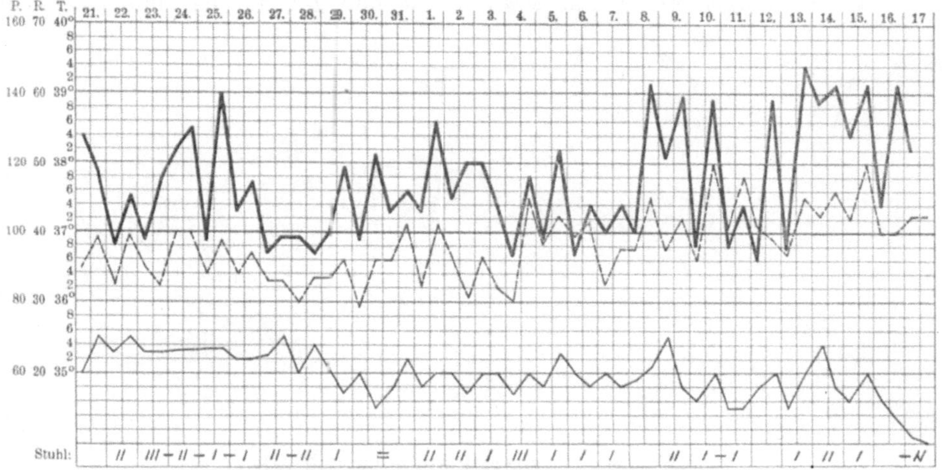

Abb. 94. Temperaturkurve zu Fall 230.

tion aus. Der Patient schlief während des ersten Monats so viel im Krankenhaus, daß man zeitweise an Meningitis dachte. Aber niemals ließen deutliche Symptome diesen Verdacht bestätigen.

Die Lungensymptome, wie sie am 23. Dezember sich fanden, finden sich bei einer großen Anzahl von kranken Leuten, wenn man die Untersuchung mit größter Sorgfalt in einem ruhigen Raum vornimmt. An der rechten Spitze würden sie gar keine Bedeutung haben, links beanspruchen sie mehr Beachtung, genügen aber für sich allein nicht, um uns ernstlich an Pneumonie oder Tuberkulose denken zu lassen. Immer, wenn ein anhaltendes Fieber von einem Herzgeräusch begleitet wird, wie es hier beschrieben ist, haben wir Grund zu der Annahme, es könne sich um eine vegetative Endokarditis handeln. Im vorliegenden Falle wissen wir aber, daß das Geräusch schon 14 Jahre besteht, und so wird die Verbindung mit dem Fieber weniger wichtig. Andererseits läßt die schwere sekundäre Anämie und die bestehende Leukozytose daran denken, daß der alte Prozeß, der seit 14 Jahren an der Mitralklappe vorhanden, wieder lebendig geworden ist, wie ein bisher ruhender Vulkan.

Verlauf: Vom 20. März an mußte er oft brechen, wobei das Erbrochene einmal viel Blut enthielt. Damals fühlte man am rechten Arm den Puls nur

sehr schlecht oder gar nicht, obwohl er links ziemlich stark war. Innerhalb
weniger Tage ließ das Erbrechen nach, und der Patient war außerordentlich
heruntergekommen und schwach. Zwei rötliche Flecke entwickelten sich am
14. April auf dem linken Fußrücken. Während des Tages verschwanden sie
wieder, ein anderer zeigte sich an der Ferse und verschwand des Nachts.

Der Patient fing an zu delirieren und starb am 21. April.

Die Autopsie zeigte eine polypöse Endokarditis der Mitralklappe, zahlreiche Infarkte der Milz und Nieren, Hypertrophie und Dilatation des Herzens.

Diagnose: Maligne Endokarditis.

Fall 231.

Eine 67jährige Hausfrau kam am 10. Februar 1909 in das Krankenhaus.
Bis heute morgen schien sie völlig gesund, obwohl sie wahrnahm, daß die Füße
von Zeit zu Zeit anschwollen, und merkte, daß sie große Mengen Urin lassen
mußte. Krampfhaftes Erbrechen.

Heute morgen um 4 Uhr erwachte sie und gab an, sie fühle sich nicht

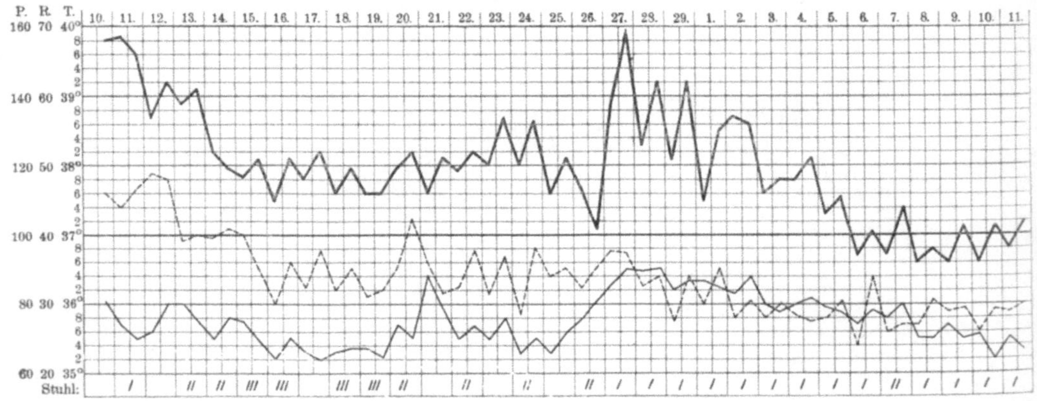

Abb. 95. Temperaturkurve zu Fall 231.

wohl. Kurz hintereinander hatte sie mehrfach Krampfanfälle und wurde
komatös.

Die Untersuchung zeigte eine rote, trockene Zunge. Herzspitzenstoß
2½ cm außerhalb der Mamillaris, Herzaktion regelmäßig und langsam. Kein
Geräusch, anscheinend auch keine Erhöhung der Pulsspannung, Blutdruck
175 mm Hg. Grobe und mittelfeine Geräusche hörte man über beiden Lungen.
Während der Untersuchung hatte die Kranke allgemeine klonische Krämpfe
mit Schaum vor dem Munde, Zungenbiß, Erweiterung der Pupillen und Inkontinenz von Urin und Stuhl. Der Urin enthielt Zucker und zeigte eine deutliche
Reaktion auf Azeton und Azetessigsäure. Spezifisches Gewicht 1021, Albumen
eine geringe Spur, im Sediment keine krankhaften Bestandteile. Leukozyten 25 000.

Den Temperaturverlauf zeigt die beifolgende Kurve (Abb. 95).

Bald nach der Aufnahme trat Cheyne-Stokessches Atmen ein, und der
zweite Aortenton war sehr laut. Zeichen für Meningitis fanden sich nicht, Auskultation negativ. Die Krämpfe folgten sehr rasch aufeinander. Eine Stunde
nach der Aufnahme wurde ein Aderlaß gemacht, wobei 420 ccm Blut aus der
Armvene entleert wurden, dafür wurde etwa 1 Liter Kochsalzlösung intravenös eingespritzt. Trotzdem dauerten die Krämpfe bis zum 11., worauf unter

reichlichem Schwitzen im Heißluftbade und bei subpektoraler Salzinfusion eine ständige Besserung eintrat.

Am 13. war sie bei Bewußtsein, aber noch verwirrt. Zucker, Azeton und Azetessigsäure waren aus dem Urin verschwunden, im Sediment fanden sich zahlreiche hyaline, fein und grob granulierte Zylinder und einige Fettzylinder. Linke Pupille jetzt größer als rechte, beide reagieren normal.

Am 14. war sie zeitweise vernünftig, zeitweise sprach sie unruhig vor sich hin; sie konnte schlucken und nahm Milch, Stuhl und Urin ließ sie unter sich. Die Zahl der Leukozyten war auf 8000 gefallen.

Am 18. hatte sie Gehörs- und Gesichtshalluzinationen, antwortete aber auf Fragen richtig.

Am 22. saß sie frei von jeder Lähmung oder Empfindungsstörung im Stuhle, war am Tage ganz vernünftig, in der Nacht aber noch immer unruhig und verwirrt. Jetzt sind auch die Sphinkteren wieder in Ordnung.

Am 25. waren im Urin keine Zylinder, Leukozytose bestand nicht. Widal war völlig negativ.

Am 9. März konnte sie gut umherlaufen und wollte nach Hause gehen. Um 3 Uhr ließ sie sich mit sehr schlechtem Puls in einen Stuhl fallen, hatte einen kurzen Krampfanfall, der nur 15 Sekunden dauerte, aber von Gesichts- und Gehörshalluzinationen gefolgt war; dann kam sie plötzlich zu sich, gab an, sie wäre erschrocken, fragte, was mit ihr geschehen sei, und blieb ruhig und vernünftig.

Am 12. März wurde sie entlassen.

Besprechung: Die Erscheinungen dieses Falles kann man als anhaltendes Fieber mit Krampfanfällen und Glykosurie ansehen.

Die letzte Tatsache wollen wir zuerst besprechen. Einen Patienten, den man zum ersten Male mit Koma und Konvulsionen sieht, soll man immer katheterisieren und den Urin auf Eiweiß und Zucker untersuchen, und doch kenne ich eine große Zahl von Irrtümern, die sich daraus ergaben, daß Eiweiß, Zucker oder beides dabei gefunden wurde. Man muß sich daran erinnern, daß bei allen Fällen von Krämpfen und Koma, was auch ihre Ursache sein mag, häufig Zucker und Eiweiß oder beides im Urin auftritt. Man muß also noch andere Beweise haben, bevor man einen Diabetes oder eine Nephritis annimmt. Solche Beweise finden wir im Verhalten des Herzens, in der Anamnese, in den Ergebnissen der folgenden Untersuchung, welche — wie hier — negativ war, wie es in der Tat gewöhnlich bei den Patienten der Fall ist, die man zuerst mit Krämpfen oder Koma trifft. Azeton und Azetessigsäure kann man nicht leicht dafür verantwortlich machen, da kein Beweis vorliegt, daß die Patientin sich schlecht ernährt, und da auch das Brechen erst seit einiger Zeit bestanden hat.

Weitere Urinuntersuchungen ergaben keinen Anhalt für die Annahme einer Nierenkrankheit. Eine Spur Albumen und wenig Zylinder fanden sich wohl von Zeit zu Zeit, aber Menge und spezifisches Gewicht des Urins waren normal und meiner Meinung nach ist durchaus festgestellt, daß bei Frauen in dem Alter Eiweiß und Zylinder an und für sich noch kein Beweis für eine Nierenentzündung abgeben, wenn sie auch sehr wohl dabei vorkommen können und sie auch durchaus nicht ausschließen [1]).

Krampfanfälle und Koma bei älteren Personen mit geringer Herzvergrößerung müssen uns immer zu einer genauen Inspektion der Halsvenen und zu genauer Auskultation des Herzens veranlassen, um Zeichen für Herzblock

---

[1]) F. C. Shattuck, Boston Med. and surg. CXXX, 1894, S. 613 und weiter William Osler, New-York Medical Journ. LXXIV, 1901. S. 949.

(Adams-Stokessche Krankheit) zu finden. Im vorliegenden Falle fanden wir keinen Beweis dafür.

Meningitis kann so plötzlich wie diese Krankheit mit Fieber und Krämpfen als Haupterscheinung beginnen (siehe Fall 268, S. 416). Obgleich wir hier keine positiven Beweise für eine Meningitis fanden, wurde doch eine Lumbalpunktion vorgenommen, und unter erheblichem Druck entleerte sich eine sterile Flüssigkeit, die fast frei von Zellen war. Mikroorganismen ließen sich im Sediment nicht nachweisen. Der sehr vorübergehende Charakter der Leukozytose spricht auch gegen Meningitis, mit Ausnahme einer tuberkulösen.

Typhus ließ sich nur schwer sicher ausschließen. Das Alter der Patientin und die Jahreszeit, die initiale Leukozytose und die Krämpfe, all das ist ungewöhnlich und atypisch, schließt aber mit Sicherheit die Erkrankung nicht aus.

Wenn wir den Fall als ein Ganzes betrachten und dabei auf den hohen Blutdruck achten, sowie das Fehlen jeglicher Herdsymptome und das intermittierende Auftreten von Hirnerscheinungen, so glaube ich, die Krankheit wird am besten unter die Gruppe untergebracht, die Pal[1]) als die zerebrale Form der Gefäßkrisen beschrieben hat.

Die Monographie von Pal, die noch nicht die genügende Beachtung gefunden hat, gibt die genaue Beschreibung einer großen Anzahl von derartigen Fällen, wo man die Diagnose auf Hirnblutung, Embolie oder Thrombose gestellt hatte, wo aber die Autopsie keine gröberen Veränderungen des Gehirns ergab, keine Blutung, Erweichung und keinen Gefäßverschluß. Er zeigt, daß ähnliche Krisen wohl auch bei Bleivergiftung (Bleienzephalopathie), bei Nephritis (vorübergehende Hemiplegie, Aphasie oder Amaurose) und ebenso bei Arteriosklerose mit Veränderung der Gefäßelastizität und hohem Blutdruck vorkommen mögen. Wie er angibt, können wahrscheinlich die Koliken bei Bleivergiftung, die gastrischen Krisen der Tabes dorsalis und viele akute Anfälle von Schmerzen im Leibe, wie sie ohne andere Erklärung bei Arteriosklerose vorkommen, gleichfalls als abdominelle Gefäßkrisen gedeutet werden, während die verschiedenen Formen von Angina pectoris und von intermittierendem Hinken mit Recht als pektorale oder periphere Krisen der gleichen Art anzusehen sind. Die Hauptveränderung ist bei allen diesen Fällen ein Spasmus der Gefäße.

Diagnose: Gefäßkrisen.

Fall 232.

Ein drei Jahre altes Mädchen wurde am 5. Mai 1908 ins Krankenhaus gebracht. Bis zum Tage vorher war das Kind völlig gesund, dann hatte es Erbrechen, Kopfweh und klagte auch über Schmerzen im Leibe. Gestern Nacht hielt das Erbrechen an, obwohl sie die Nahrung gut vertrug. Stuhlgang war unverändert, Krämpfe bestanden nicht.

Die Untersuchung ergibt keine Veränderungen an Hals und Ohren, ein normales Herz, leichte Dämpfung an der rechten Spitze, vorn bis zur dritten Rippe, hinten bis zur Spina scapulae reichend; darüber bronchiales Atmen und vermehrten Stimmfremitus.

Den Temperaturverlauf zeigt die beifolgende Kurve (Abb. 96).

Leukozyten am 5. Mai 38 400, 7. Mai 50 000, 13. Mai 79 000, 16. Mai 69 000, 18. Mai 39 000, 20. Mai 23 000, 23. Mai 17 000.

Am 9. März zeigte sich auch der linke Unterlappen ähnlich verändert.

Am 19. März fand ein Ohrenarzt eine doppelte Otitis media und eröffnete beide Trommelfelle. Am 22. blieb die Temperatur noch immer hoch, obwohl

---

[1]) Pal, Gefäßkrisen, Leipzig 1905. Hirzel.

beide Ohren den Eiter frei entlehrten. Dann fand man Dämpfung und abgeschwächtes Atmungsgeräusch an der rechten Lungenbasis. Gesamteindruck des Kindes ziemlich schlecht.

Am 24. nahm Dämpfung und veränderte Atmung zu, vorn an der Lunge fanden sich aber noch keine Krankheitszeichen. Eine Punktion, die hinten vorgenommen wurde, zeigte Eiter mit zahlreichen extrazellulären Pneumokokken. Man erhielt aus ihm eine Reinkultur von Pneumokokken.

Besprechung: Augenscheinlich begann die Erkrankung des Kindes mit einer Lungenentzündung, setzte sich mit der doppelten Otitis media fort und endete mit einem Empyem. Ich habe den Fall angeführt, um vor allem die Aufmerksamkeit auf die sehr typische Fieberkurve zu richten, die sich zwischen dem 13. und 24. zeigte und auf die Erscheinungen, die man nicht selten als ungelöste Pneumonie bezeichnet, die aber, wie wir es ja gesehen haben, praktisch ausnahmslos mit der Entwickelung eines postpneumonischen Empyems einhergehen. In unserem Krankenhause wurde von 1900 bis 1905 die Diagnose einer ungelösten Pneumonie elfmal gestellt, von 1905 bis 1909 nur fünfmal.

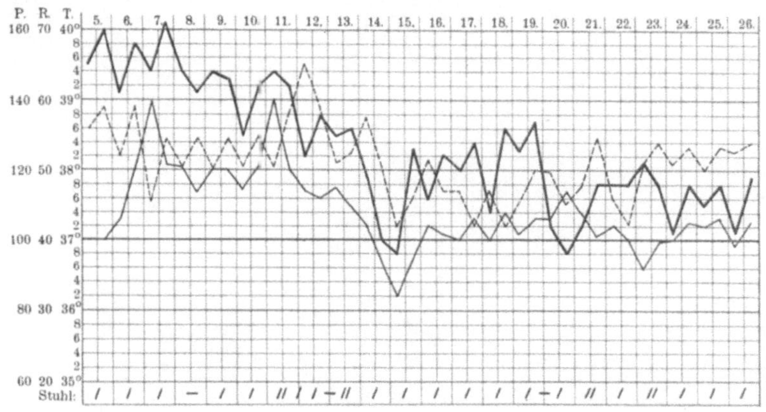

Abb. 96. Temperaturkurve zu Fall 232.

Ich bin ganz fest davon überzeugt, daß diese Fälle, die ich als ungelöste Pneumonie zu bezeichnen pflegte, alles Irrtümer waren und tatsächlich postpneumonische Empyeme.

Verlauf: Am 27. wurde operiert und eine große Menge von Eiter entleert, worauf die Temperatur prompt zur Norm abfiel. Die Eiterung hörte nach drei Wochen auf. Eine Woche später war die Wunde geheilt und das Kind kam gesund nach Hause.

Diagnose: Pneumonie und allgemeine Pneumokokkeninfektion.

Fall 233.

Ein 24jähriger Arbeiter suchte am 25. April 1908 das Krankenhaus auf. Im Juni 1907 hatte er eine Woche lang Rheumatismus. 14 Tage vor der jetzigen Krankheit hatte er Halzentzündung.

Vor zehn Tagen begann Empfindlichkeit und Druckschmerzhaftigkeit in beiden Knien und Knöcheln, die ihn ins Bett trieben. Später wurden die Hände, Hüften und Schultern ergriffen, so daß ihn die Schmerzen nicht schlafen ließen; während der letzten Woche hatte er viermal Nasenbluten.

Die Untersuchung zeigte große weiche Tonsillen, die nicht gerötet waren. Herzspitzenstoß liegt im fünften Interkostalraum, überschreitet aber nicht die

Mamillarlinie. Keine Vergrößerung des Herzens nach rechts. Der erste Ton
wird durch ein Geräusch ersetzt, der zweite Aortenton ist verdoppelt. Das Geräusch wird auch in der Achselgegend gehört. Im übrigen ist die Lunge und
der Leib normal. Beide Handgelenke, das rechte Knie und beide Füße geschwollen und leicht druckschmerzhaft.

Leukozyten 10 000.

Den Temperaturverlauf zeigt die beifolgende Kurve (Abb. 97).

Am 2. Mai ging es dem Patienten unter Darreichung von stündlich 0,5 g
Natrium salicylicum anscheinend besser und er wollte schon nach Hause gehen,

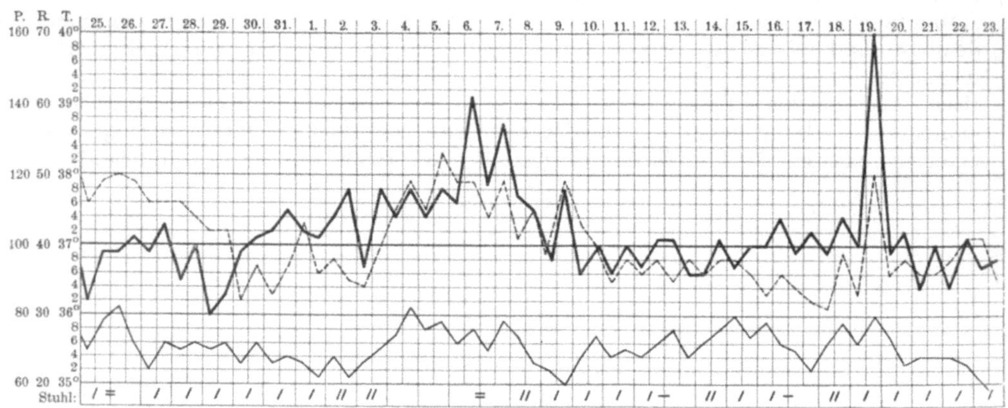

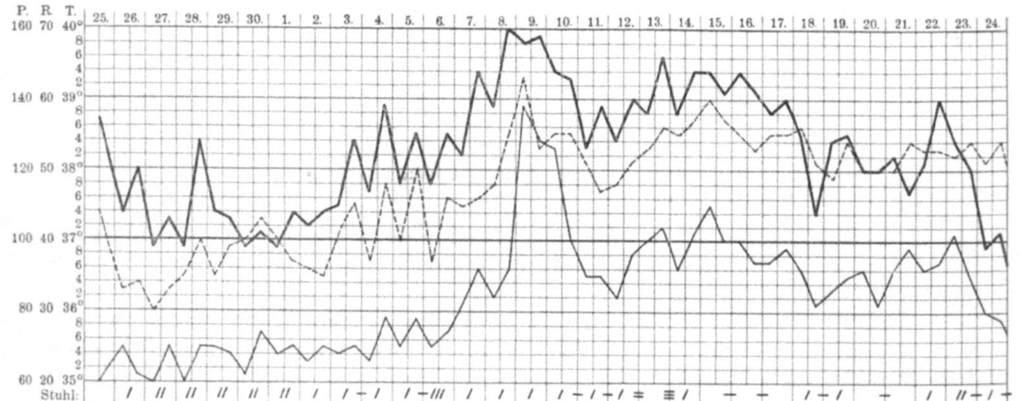

Abb. 97.   Temperaturkurve zu Fall 233.

als man an der linken Seite des Sternums und zwar in der Höhe der vierten
und fünften Rippe ein lautes Reibegeräusch hörte, das mit der Herzaktion ziemlich synchron ging. Weder Schmerzen noch Fieber. Zahl der Leukozyten
11 000. Das Reibegeräusch hielt 14 Tage lang an, war aber nie von Schmerzen
begleitet. Am 8. Mai begann starke Atemnot, und an der rechten Spitze zeigten
sich Rasselgeräusche, vorn und außerdem über der ganzen linken Lunge.
Patient war ziemlich zyanotisch. Die Zahl der weißen Blutzellen stieg
auf 29 000.

Am 9. zeigten sich Schmerzen im rechten oberen Teile des Leibes zugleich
mit Muskelspannung und leichter Blähung. Die Palpation ergab nichts.

Am 18. Mai Leukozyten noch immer 29 000. Patient brachte den größten Teil des Tages in einem Stuhle zu, fühlte sich ziemlich wohl, schlief wenig und kam gar nicht zu Kräften. Die Blähung des Leibes war sehr hartnäckig und nur schwer zu überwinden. Hände und Füße zeigten zu der Zeit beträchtliche Ödeme.

Vom 20. Mai an ging es ihm andauernd besser, obwohl die Leukozytenzahl noch immer hoch war und am 29. Mai noch immer 24 000 betrug.

Am 8. Juni waren die Lungen gesund, das Herz zeigte das früher beschriebene Geräusch, aber keine Perikarditis.

Am 12. Juni hatte er einen zweiten Anfall von Halsentzündung. Am 19. wurden die Tonsillen entfernt, worauf sich über den Stümpfen eine weißliche Membran bildete; trotzdem nahm die Besserung zu, und am 29. wurde er geheilt entlassen.

Besprechung: Die Folge der Erscheinungen mag hier wie folgt zusammengefaßt werden:

Nach einem früheren Anfall von akuter Polyarthritis beginnt die gegenwärtige Krankheit mit einer Halsentzündung, die unmittelbar zu je zwei Anfällen von Gelenkrheumatismus mit einem Geräusch am Herzen führt, das auf einer Endokarditis beruhen kann oder auch nicht. Im Mai entwickelte sich ein Reibegeräusch, wahrscheinlich infolge eines Perikardialergusses. Später haben wir Erscheinungen von Lungenödem und Zyanose, das aller Wahrscheinlichkeit nach auf ein Übergreifen der gleichen Infektionserreger auf den Herzmuskel beruht, die auch schon das Perikard und vielleicht das Endokard (Pankarditis) infiziert haben. Die Symptome seitens des Leibes führen uns zu der Vermutung, daß vielleicht auch die Gallenblase infiziert wurde, oder daß eine leichte Art von Peritonitis, wie wir sie oft als Teil einer allgemeinen Sepsis finden, gleichfalls vorlag. Endlich geht die Krankheit mit einem zweiten Anfall von Halsentzündung zu Ende.

Wir haben hier ein ausgezeichnetes Bild einer septischen Infektion mit einem unbekannten, aber wahrscheinlich abgeschwächten Eitererreger vor uns. Ein Gewebe nach dem anderen wird befallen, aber die Widerstandskraft des Kranken ist so groß, daß er wieder und wieder die Krankheit überwindet und zu Ende der Krankheit fast so kräftig und munter ist, wie zu Beginn. In einem Falle wie hier, wo der Kranke den gegenwärtigen Anfall durchmacht, bleibt die Hauptgefahr, daß Herzmuskel oder Niere dauernd erkrankt, so daß später einmal aus heiterem Himmel sich Zeichen einer chronischen Myokarditis oder Nephritis zeigen können.

In der Praxis sehen wir oft dieses zweite Kapitel ohne das erste, da die Infektion nicht selten vorübergeht, ohne mehr als eine „Grippe" oder ein „gewöhnlicher Schnupfen" imponiert zu haben.

Diagnose: Sepsis.

Fall 234.

Ein 62jähriger Stallknecht suchte am 10. Februar 1908 das Krankenhaus auf. Er war stets munter. Geschlechtskrankheiten werden in Abrede gestellt. Seine Lebensgewohnheiten sind gut. Die letzten vier bis fünf Tage bemerkte er Fieber und heftigen Husten mit gelblichem Auswurf.

Heute morgen begannen starke Schmerzen im unteren Teile der rechten Brust, zugleich mit Atemnot, aber er konnte noch zu Fuß das Krankenhaus aufsuchen. Temperatur zeigt die beifolgende Kurve (Abb. 98).

Die Untersuchung zeigt leichte Zyanose, rasche beschleunigte Atmung; rechte Pupille größer als die linke und langsamer auf Licht reagierend. Die

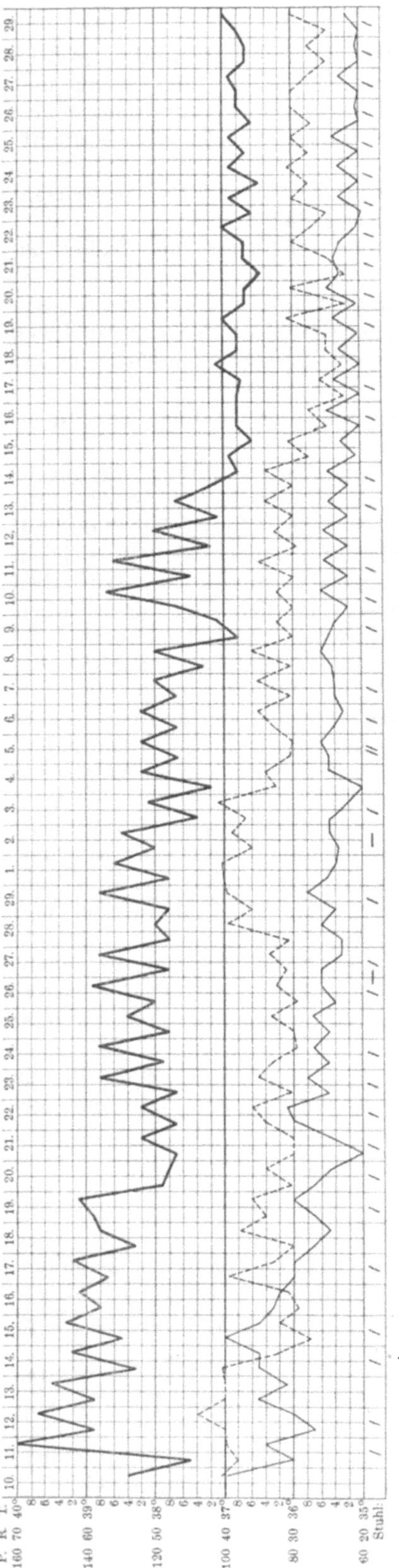

Abb. 98. Temperaturkurve zu Fall 34.

Zunge wird etwas nach rechts herausgestreckt. Herzspitzenstoß reicht im fünften Interkostalraum 4½ cm über die Mammillarlinie hinaus. Die rechte Grenze kann nicht festgestellt werden, im übrigen ist das Herz frei von Veränderungen. Die rechte Lunge ist unterhalb der Mammillaris, vorn und in der Achsel gedämpft und bis zur gleichen Höhe auch hinten. Pektoral- und Stimmfremitus abgeschwächt. Bronchialatmen, besonders im oberen Rande der Dämpfung. Über beiden Lungen zahlreiche feine Rasselgeräusche. Leber und die anderen Bauchorgane normal, die Bauchwand ist etwas gespannt.

Der schleimig-eitrige Auswurf enthält keine Tuberkelbazillen und sehr wenig Pneumokokken. Der Patient macht keinen sehr kranken Eindruck, deliriert aber des Nachts etwas.

Am 16. Februar waren die Symptome und die Temperatur unverändert. Patient war munter und fühlte sich nicht krank.

Die Röntgenuntersuchung zeigte keinen Hinweis auf einen Pleuraerguß. Die wiederholte Untersuchung des Sputums ergab nichts Abnormes.

Am 8. März konnte er sich aufsetzen, zeigte aber keine Veränderung der Symptome. Am 30. März ist die Dämpfung vielleicht etwas geringer geworden. Kein Rasselgeräusch, er fühlt sich völlig wohl, hat keinen Husten und wird entlassen.

Leukozyten: 11. Februar 17 800, 14. Februar 19 400, 16. Februar 27 400, 18. Februar 15 700, 20. Februar 10 900, 22. Februar 31 100, 25. Februar 14 700, 29. Februar 24 200, 4. März 16 300, 7. März 10 900. 11. März 11 400.

Besprechung: Diesen Fall habe ich vor allem wegen der auffallenden Temperaturkurve und der entsprechenden Lungensymptome aufgenommen. Die schnelle, mühsame Atmung, die Zyanose und das anfänglich hohe Fieber sprechen in hohem Grade für eine Pneumonie, aber es ist außerordentlich selten, über einer Lungeninfiltration den Stimm- und Pektoralfremitus vermindert zu finden.

Die lange Dauer des Fiebers, das Fehlen von rostfarbenem Sputum, die übrigen Allgemeinsymptome und die Erscheinungen an der Basis der Lunge sind ganz charakteristisch für einen Pleuraerguß, sei er nun serös oder eitrig, und doch verlief die Röntgenaufnahme, die gewöhnlich bei solchen Exsudaten einen entsprechenden Schatten zeigt, zur Zeit, wo die physikalischen Zeichen genau wie oben beschrieben entwickelt waren, negativ. Bei dem Verlauf des Falles kann ich mir keine andere Diagnose denken, als die einer Pleuritis und bei dem negativen Ausfall des Röntgenbildes scheint es mir wohl möglich, daß wir es hier mit einem pleuritischen Exsudat zu tun haben, das schließlich zur Narbenbildung führte.

Diagnose: Pleuritischer Erguß.

Fall 235.

Ein fünfjähriger Knabe wurde am 20. Mai 1908 in das Krankenhaus gebracht. Sein Vater hatte gerade Typhus und seine Mutter Lungenentzündung.

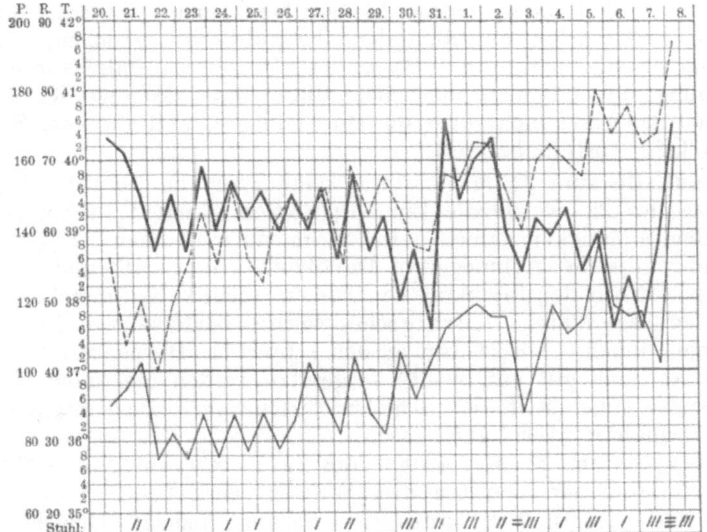

Abb. 99. Temperaturkurve zu Fall 235.

Beide lagen im Krankenhaus. Eine Schwester hat jetzt Masern. Bis gestern abend war das Kind völlig gesund, dann begann Fieber, es verlor den Appetit und brach um 9 Uhr. Seither fühlte es sich schlecht, hatte leichten Husten und wiederholt Erbrechen. Über Schmerzen wird nicht geklagt.

Den Temperaturverlauf zeigt beifolgende Kurve (Abb. 99).

Die Untersuchung zeigt keine Veränderungen am Kopfe, an den Brust- und Bauchorganen. Keine Nackensteifigkeit, kein Kernigsches Symptom, zahlreiche kleine, rote Flecke über Stamm und Gliedern, die auf Druck nicht verschwinden.

Leukozyten 51 000 mit 88 % polynukleären Zellen. Urin normal.

Bei der Aufnahme war das Kind halb komatös und brach wiederholt ganz plötzlich. Am 21. stellten sich leichte Delirien ein.

Besprechung: Wegen der anderen Krankheitsfälle in der Familie denkt man natürlich zunächst, das Kind könne Typhus, Masern oder Lungenentzündung haben. Der Hautausschlag ist hämorrhagisch, nicht makulös oder

papulös, es besteht kein Schnupfen, keine Konjunktivitis. Koplik sche Flecke
sind nicht vorhanden. Das genügte, um von Anfang an Masern auszuschließen,
bevor die lange Dauer des Fiebers uns zeigte, daß eine schlimmere Infektion
hier im Spiele sein müßte.

Typhus kann bedingungslos durch die hohe und andauernde Leukozytose
ausgeschlossen werden.

Für Pneumonie fand sich kein Symptom, obgleich der Herpes, das Fieber
und die Leukozytose daran denken lassen. Eine Kinderpneumonie ist fast nie
„zentral", vielleicht weil bei der geringen Tiefe der Lunge die physikalischen
Untersuchungsmethoden besser ausreichen.

Das Brechen, die Schläfrigkeit und das plötzliche Auftreten der Symptome sind ziemlich charakteristisch für Meningitis, dagegen spricht aber die
normale Beweglichkeit des Nackens, das Fehlen von Kontraktionen im Kniegelenk und jeglicher Klagen über Kopfschmerzen. All das sind sonstkonstante
Symptome. Zu einer größeren Sicherheit der Diagnose können wir ohn Lumbalpunktion nicht kommen.

Bei jedem Fall zweifelhaften Fiebers bei kleinen Kindern muß man das
Trommelfell untersuchen und außerdem, besonders bei Mädchen, den Urin auf
das Vorhandensein von Eiter und Bakterien. In unserem Falle wurde die letztere
Untersuchung vorgenommen, aber nicht die erstere. Wir wurden davon abge-
halten, weil das Kind nicht über die Ohren klagte, weil gar kein Schmerz und
vor allem kein Ausfluß bestand.

Verlauf. Bis zum 22. Mai bestand keine Spur von Nackensteifigkeit. Am
Nachmittag des 22. wurde die Lumbalpunktion gemacht, wobei man 20 ccm
einer trüben Flüssigkeit erhielt. Im Sediment fand man 92 % polynukleäre
Zellen und zahlreiche gramnegative Diplokokken innerhalb und außerhalb der
Leukozyten. Nach der Injektion von Flexner schem Serum schien der Knabe
am nächsten Tage klarer. Kernig sches Zeichen beiderseits positiv und leichtes
Schielen nach innen. Am 24. trat an den Lippen ein Herpes auf. Am 26. nahm
das Kind Nahrung gut auf, wollte aufgesetzt werden und nach Hause gehen.
Nacken war weniger steif, das Schielen verschwand. Puls ausgezeichnet, von
sehr guter Qualität, wenn auch rasch.

Leukozyten am 23. Mai 42 000, am 24. 21 000, am 28. 39 000.

Im Verlaufe der nächsten drei Wochen wurde noch siebenmal lumbal-
punktiert und wiederholt Flexner sches Serum injiziert. Gewöhnlich wurden
große Mengen, 35—40 ccm Flüssigkeit, abgelassen.

Bis zum 8. Juni schien es dem Kinde ganz gut zu gehen, dann wurde es
schnell schlechter und starb.

Die Autopsie zeigte eine Meningitis, eine doppelte Otitis media und eine
sehr große Thymus.

Diagnose: Epidemische Meningitis.

Fall 236.

Ein sechjähriges Kind, kam am 2. August 1907 ins Krankenhaus. Es
war bis vor neun Tagen stets gesund, dann erwachte es um Mitternacht unter
Fieber und Erbrechen. Vor fünf Tagen betrug die Temperatur 40°, vor vier
Tagen 39,6°. Um Mittag ist die Temperatur geringer als des Nachts. Die
letzten beiden Nächte war der Schlaf ziemlich gut, vorher große Unruhe. Die
ganze Zeit über war der Appetit gut. Es bekam aber nur flüssige Diät. Stuhlgang wird durch Einläufe erzielt. Seit dem ersten Male kein Erbrechen und
kein Nasenbluten, keine Schmerzen. Beträchtliche Gewichtsabnahme.

Den Verlauf der Temperatur zeigt die beifolgende Kurve (Abb. 100).

Die Untersuchung verläuft völlig negativ. Urin normal. Leukozyten 15 000. Widal negativ.

Vom 8. August an war die Temperatur normal, und das Kind schien völlig gesund. Die Behandlung bestand in Abführmitteln und Alkoholabwaschungen.

Alle praktischen Ärzte sehen viele Fälle, wie den ebenbeschriebenen. Gewöhnlich spricht man von ihnen als von einer „Grippe", wenn sie im Winter vorkommen, und von „Verdauungsstörungen" oder „Ptomainvergiftung", wenn wir sie im Sommer sehen. Aber der Gebrauch dieser Ausdrücke scheint mir ein unglücklicher, denn er verhindert den Fortschritt in unserer medizinischen Erkenntnis.

In der übergroßen Mehrzahl der Fälle haben wir nicht die geringste wissenschaftliche Unterlage für beide Diagnosen. Der bakteriologische oder chemische Nachweis, auf den hin man die Diagnosen stellen kann, wird praktisch nie geführt, und wir brauchen die Worte nur, um überhaupt etwas zu sagen. Demgegenüber erscheint es mir viel klüger und aufrichtiger, wenn man zugibt, daß wir es in solchen Fällen mit einer unbekannten Infektionskrankheit (vgl. auch S. 329) zu tun haben.

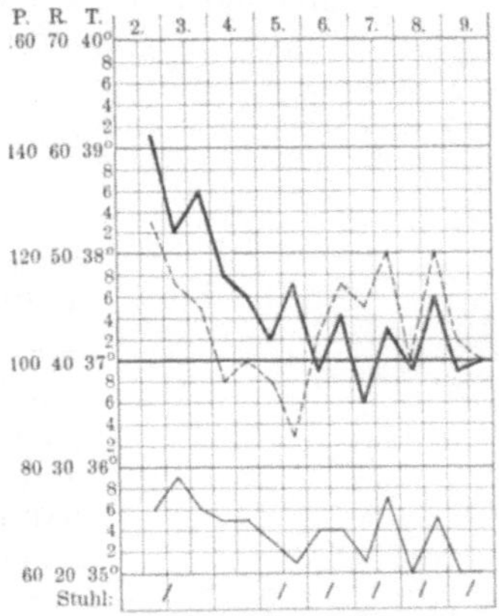

Ptomainvergiftung ist gerade jetzt als Diagnose sehr modern, und jedermann will gern daran gelitten haben. Aber trotzdem bringen wir so die Medizin nicht vorwärts, sondern kommen in Gefahr, unseren Beruf in schlechten Ruf zu bringen.

Ich habe ähnliche Fieberanfälle gesehen, bei denen die Widalsche Reaktion positiv war, und die man daher mit vollem Recht als „abortiven Typhus" bezeichnete. Findet man eine Pharyngitis, eine Halsentzündung oder Bronchitis, eine Entzündung der Stirnhöhlen, Gelbsucht oder Diarrhöe, eine Infektion der Harnwege oder einen subkutanen Abszeß an irgend einem Punkte, so kann man mit Recht das Fieber als die Folge dieser lokalen Störungen betrachten. Bei dem Fehlen solcher Erscheinungen sollte man sich selbst und auch dem Patienten klar machen, daß die Krankheit bisher noch keinen Namen hat und mit keiner bisher bekannten Erkrankung in Zusammenhang gebracht werden kann.

Abb. 100. Temperaturkurve zu Fall 236.

Diagnose: Unbekannte Infektion.

Fall 237.

Ein 14jähriger Schulknabe kam am 15. Dezember 1907 in das Krankenhaus. Er war bisher stets gesund. Vor vier Tagen begannen Schmerzen im rechten unteren Teile des Leibes, die nicht sehr schlimm waren, aber bis jetzt anhielten. Am ersten Tage brach er ein-, am zweiten Tage zweimal. Die ganze Zeit über hatte er Fieber. Husten bestand nicht, keine Halsentzündung, und außer den bereits beschriebenen keine andere Schmerzen. Stuhlgang erfolgt täglich. Er wurde mit der Diagnose auf Appendizitis in das Krankenhaus geschickt.

Bei der Aufnahme bestand Druckschmerzhaftigkeit in der rechten Iliakalgegend, aber keine Muskelspannung.

Rektale Untersuchung negativ. Leukozyten 20 000, Widal negativ. Während der Nacht delirierte der Kranke etwas, die Temperatur stieg auf 41,8°.

Die Untersuchung zeigte an der rechten Lungenbasis leichte Dämpfung, leicht verminderten Pektoral- und leicht vermehrten Stimmfremitus, sowie wenig feuchte Rasselgeräusche. Im übrigen sind Brust- und Bauchorgane negativ. Rechter Patellarreflex gar nicht, der linke nur schwer auszulösen. Patient deliriert stark, streitet sich mit nicht anwesenden Personen und greift in die Luft nach Gegenständen. Keine Nackensteifigkeit, kein Kernigsches Zeichen. Pupillen ausgesprochen erweitert, gleich groß und gut auf Licht reagierend.

Besprechung: Welche Infektionskrankheiten sind bei Knaben in diesem Alter am häufigsten?

1. Pyogene Sepsis mit oder ohne Herd in den Knochen, Gelenken oder den Herzklappen,
2. Pneumokokkeninfektion mit oder ohne nachweisbare Pneumonie,
3. Meningitis (otitisch, epidemisch oder tuberkulös),
4. Typhus,
5. Appendizitis,
6. Unbekannte Infektionen.

Die letzteren sind vielleicht von allen die häufigsten.

Trotzdem die Schmerzen in der rechten Iliakalgegend empfunden werden, spricht die Temperatur von 41,8° und ein so heftiges Delirium ganz deutlich gegen eine Appendizitis. Wir müssen uns auch vor dem Irrtum hüten, der bei Kranken in diesem Alter so leicht passiert, daß wir eine Pneumonie oder eine Pleuritis deshalb übersehen, weil die bei Kindern oft damit verbundenen Leibschmerzen ganz im Vordergrunde des klinischen Bildes stehen.

Meningitis könnte so beginnen, und das Delirium, das Fehlen der Patellarreflexe, stimmt im Verein mit dem hohen Fieber und den Leukozyten mit der Diagnose völlig überein. Wir sind aber überrascht, bei einer Meningitis keine Nackensteifigkeit oder Kernigsches Zeichen zu finden, besonders wenn der Kranke 14 Jahre alt oder noch jünger ist, denn diese nervösen Symptome sind bei Kindern viel eher und deutlicher ausgesprochen, als bei Erwachsenen. Selbst eine meningitische Reizung ohne tatsächliche Entzündung führt beim Kinde zu der Haltung wie bei Meningitis. Trotzdem kann man die Krankheit in diesem Falle nur dann ausschließen, wenn die Lumbalpunktion keinen Beweis für die Infektion erbringt.

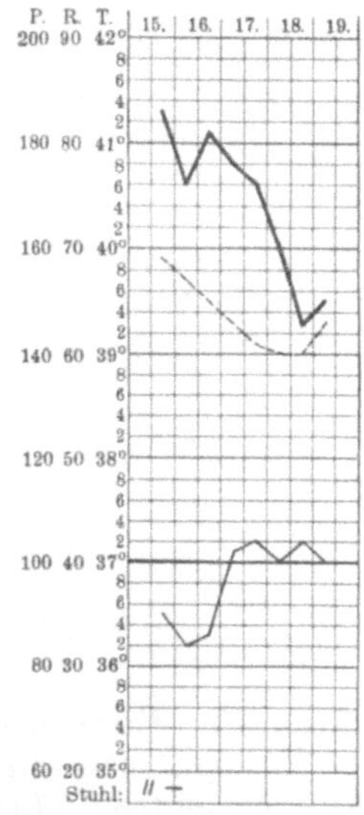

Abb. 101. Temperaturkurve zu Fall 237.

Eine allgemeine Septikämie mit Pneumokokken oder irgend einer Streptokokkenvarietät ist demnach die wahrscheinlichere Annahme. Ohne Blutkulturen können wir in dieser Richtung zu keiner größeren Sicherheit kommen. Aber die Lungensymptome, wenn sie auch an und für sich nur leicht sind, genügen doch zu der Annahme, daß eine Pneumokokkeninfektion im Spiele ist. Es scheint jetzt sicher festzustehen, daß das Vorhandensein und der Grad der Lungeninfektion bei der Pneumokokkeninfektion nur eine sekundäre und akzidentelle Rolle spielt. Es handelt sich wohl in allen Fällen um eine auf dem Blutwege übertragene, allgemeine Infektion. Sie braucht an den Lungen keine besonderen Veränderungen hervorzurufen, kann eine leichte Bronchitis oder Bronchopneumonie erzeugen oder zu der Infiltration eines ganzen Lungenlappens führen. Wenn wir aber alle Pneumokokkeninfektionen diagnostizieren und klassifizieren könnten, würden wir wohl finden, daß diejenigen mit einer sicheren Pneumonie die Mehrzahl bilden.

Verlauf: Das Blut ergab Reinkulturen von Pneumokokken. Am 19. erschienen an der rechten Lungenbasis die Zeichen einer Infiltration. Die Lumbalpunktion verlief ergebnislos. Der Knabe starb an dem Tage, an welchem die Infiltration auftrat.

Diagnose: Pneumonie.

Fall 238.

Ein 39jähriger Zimmermann suchte am 18. Januar 1907 das Krankenhaus auf; die Familienanamnese ist gut. Die letzten drei oder vier Jahre hatte er am Morgen starken Husten mit grünlichem Auswurf. Geschlechtliche Erkrankungen stellt er in Abrede. Dreimal in der Woche trinkt er etwa ½ Liter Schnaps.

Vor drei Tagen begann er zu frösteln, hörte mit der Arbeit auf und ging zu Bett. Zur gleichen Zeit bekam er Schmerzen in der Herz- und rechten Achselgegend. Heute hat er rötliche schaumige Massen ausgeworfen. Der

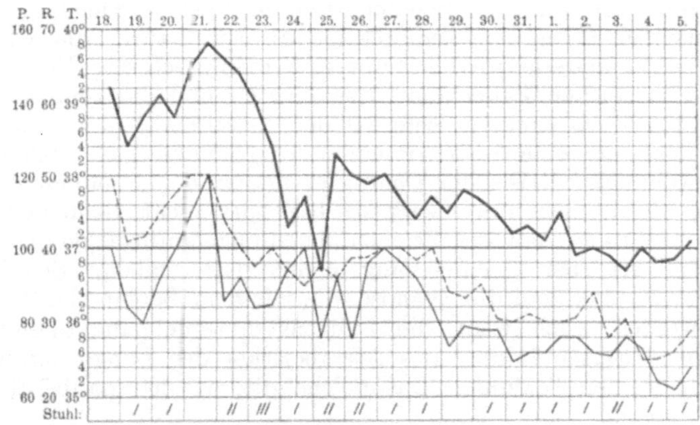

Abb. 102. Temperaturkurve zu Fall 238.

Husten hindert ihn in der Nacht nicht am Schlafe. Die Temperatur zeigt die beifolgende Kurve (Abb. 102).

Die Untersuchung ergibt Zyanose, keine Veränderung am Herzen, verdickte Arterienwände, viele groß- und mittelblasige Rasselgeräusche und Giemen über beiden Lungen, sowie rechts hinten unten und an der Seite verminderten Perkussionsschall. Rechts vorn oben ist der Perkussionsschall hypersonor, unten leicht gedämpft, mit stark abgeschwächtem Atmungsgeräusch und Pektoralfremitus in der Gegend zwischen der dritten und fünften Rippe. Bauchorgane ohne Befund.

Über beiden Unterschenkeln finden sich viele bräunliche Flecke von der Größe eines Zehnpfennigstückes bis zu der einer Handfläche, über den Schienbeinen drei weiße Narben, 5 cm lang, 1¼ cm breit, in der Umgebung braun pigmentiert. Im Auswurf findet sich eine große Menge von Blut, aber sonst nichts von Bedeutung.

Leukozyten 25 300, mit 85 % polynukleären Zellen.

Am 23. blieb die Temperatur hoch, der Puls unregelmäßig. Der Patient war zyanotisch und sehr schläfrig. Untersuchungsergebnisse wie früher. Sputum andauernd blutig verfärbt.

Besprechung: Wir können unmöglich den Alkohol für das jetzt bestehende Fieber verantwortlich machen. Einige Fälle von Delirium tremens verlaufen mit Fieber, aber hier bestehen weder Tremor noch anfänglich irgend welche Delirien, auch hat kein starker Alkoholgenuß stattgefunden.

Die syphilitische Infektion, an die die Narben an den Unterschenkeln denken lassen, findet im übrigen klinischen Bilde keine Stütze.

Obwohl die Symptome auf den Lungen durchaus nicht typisch für Pneumonie sind, besteht doch genug Grund, als Arbeitshypothese eine sogenannte „zentrale Pneumonie" anzunehmen. Die Erfahrungen am Sektionstisch genügen nicht, um die Annahme zu rechtfertigen, daß in einer beträchtlichen Anzahl von Fällen die Infiltration der Lunge tatsächlich im Innern beginnt und eine Zeitlang auf die zentralen Teile der Lunge beschränkt bleibt. Die Annahme einer zentralen Pneumonie hat, wie ich glaube, von den Fällen ihren Ursprung genommen, bei denen zuerst die allgemeinen und später erst die physikalischen Zeichen einer Pneumonie sich einstellten.

Mir scheint die Annahme vernünftig, daß wir es in der Mehrzahl der Fälle, die gewöhnlich als zentrale Pneumonie bezeichnet werden, tatsächlich mit einer allgemeinen Pneumokokkeninfektion zu tun haben, die vorerst in den Lungen keine Veränderungen oder nur eine mäßig schwere Bronchitis hervorruft. Wenn in solchen Fällen die Krise eintritt, und die Temperatur plötzlich zur Norm abfällt, so sind wir sehr zu der Annahme geneigt, daß es sich bei dem Falle doch um eine lobäre Pneumonie gehandelt hat. Ich glaube aber, daß die gewöhnliche Krisis ein Charakteristikum der Pneumokokkeninfektion an sich ist, ob sie sich nun lokalisiert hat oder nicht, denn es ist eine ganz häufige Beobachtung, daß die Zeichen der Lungeninfiltration nach dem Eintritt der Krise oft viele Stunden lang unverändert bleiben. Seit langem weiß man, daß die Dispnoe und die Zyanose, die mit dem Beginn der Krise so plötzlich verschwinden, auch wenn die Lungensymptome ganz dieselben bleiben, nicht auf einer Einschränkung des Atembezirkes der Lunge beruhen, sondern auf einer allgemeinen Toxämie. Das gleiche gilt, wie ich glaube, für das Fieber und für die Krisis.

Verlauf: Am 27. ging es dem Patienten viel besser, am 3. Februar war er auf und konnte umhergehen und am 6. ging er gesund nach Hause.

Diagnose: Pneumokokkeninfektion.

Fall 239.

Ein sechsjähriger Schulknabe kam am 14. Dezember 1906 zur Untersuchung. Er war früher noch nie krank. Bis vor fünf Tagen ging es ihm gut, dann hatte er Schmerzen in den Schenkeln und im Leibe. Der Arzt meinte, es handele sich um eine Appendizitis. Seit vier Tagen besteht Stuhlverstopfung. Heute merkten die Eltern rote Blattern am Gesicht und am Körper, die er, wie sie sagen, nicht kratzt.

Die Untersuchung verlief völlig ergebnislos, mit der Ausnahme, daß der ganze Körper mit roten, voneinander getrennten Flecken von der Größe einer Erbse bis zu der eines Markstückes bedeckt ist, sichtlich über die Haut erhaben und von Kratzeffekten umgeben. Urin negativ.

Zahl der Leukozyten am 14. Dezember 25 200, 16. Dezember 24 600, 22. Dezember 27 600, 26. Dezember 17 000. Widal angedeutet, aber nicht positiv. Gerinnungszeit des Blutes nach Bestimmung mit dem Instrument von Brodie Russell 3¾ Minuten. Während des ganzen Aufenthaltes im Krankenhause zeigte der Patient keinerlei andere Symptome.

Bis zum 22. Dezember hatte er zahlreiche Ausbrüche von Flecken; nachher ließen sie nach, und nach wenigen Tagen ging es ihm so gut, daß er am 2. Januar entlassen wurde.

Besprechung: Bei dem Fehlen jeglicher physikalischer Zeichen einer Organerkrankung schien es vernünftig, das Fieber mit den zahlreichen Urtikariaausbrüchen zu verknüpfen. Die wichtigste Lehre solcher Fälle ist die Erkenntnis, daß die Krankheit, die die Urtikaria verursacht, oft auch Fieber hervorrufen kann und es auch tut. Man muß an diese Erscheinungen urtikarieller Erkrankungen, die Osler [1]) in einer Reihe wichtiger Arbeiten so ausführlich beschrieben hat, stets denken, wenn die Anamnese eines Falles oder die Untersuchung der Haut uns von derartigen Dingen Kenntnis gibt, wie sie hier vorliegen. Symptome, die an Appendizitis, Gallensteine, perforiertes Magengeschwür, Pneumonie und viele leichtere Infektionen der Atmung und Ver-

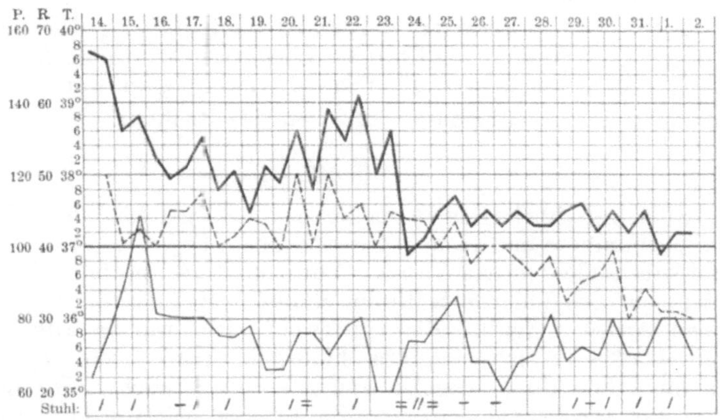

Abb. 103. Temperaturkurve zu Fall 239.

dauung erinnern, können hervorgerufen werden, wenn Blattern oder ödematöse Veränderungen sich ebenso wie auf der Haut auch in den inneren Organen zeigen.

Diagnose: Urtikariafieber.

Fall 240.

Ein 21 jähriger Fleischer kam am 24. Mai 1908 ins Krankenhaus. Früher war er nie krank; seine Lebensgewohnheiten sind gut. Seit gestern hat er Fieber, Kopfschmerzen, leichten Husten mit weißlichem Auswurf und heftige, tiefsitzende Schmerzen im ganzen Körper. Er mußte öfters brechen. Seit heute früh ist ein Stuhlgang erfolgt. Die Temperatur zeigt die beifolgende Kurve (Abb. 104).

Der Rachen ist gerötet, zeigt keinen Belag und keine Schwellung. Im übrigen verläuft die Untersuchung völlig ergebnislos.

Besprechung: Jeder Arzt hat einmal im Laufe seiner Tätigkeit mit einem Falle, wie er hier beschrieben ist, zu tun und fragt sich bei dieser Gelegenheit: Kann ein Mensch so krank sein wie der Patient und doch hat er nichts anderes wie einen geröteten Rachen? In solchen Fällen martern wir unser Gehirn nach allen möglichen Diagnosen ab. Wir untersuchen den Patienten

---

[1]) Americ. Journ. med. science 1895, 625. — Brit. Journ. Dermat., London 1900. — Amer. Journ. med. science 1904, S. 1.

immer und immer wieder nach irgend einer ausgesprochenen organischen Veränderung, aber alle Anstrengungen sind vergeblich. Endlich kommen wir doch
zu der Überzeugung, daß eine einfache Halsentzündung
eine ernste Sache sein kann. Der hier erwähnte Fall ist
einer der milderen Art, aber andere, welche ebenso un-
schuldig beginnen, entwickeln sich zu den gefährlichsten
Arten allgemeiner Sepsis. Die Folgerung, die wir daraus
ziehen, ist die, die wir in diesem Buche schon so oft hervorgehoben haben, nämlich, daß wenige „lokale" Infektionen
wirklich von Anfang an lokal sind, sondern daß gewöhnlich weit verbreitete allgemeine Symptome vorhanden sind,
bevor sie an einem Orte sich niederlassen, und daß diese
Begrenzung auf ein Organ auch nur eine zeitweise sein
kann.

Verlauf: Der Patient erhielt 15 g Ricinusöl, darauf
dreimal täglich 0,3 g Phenazetin in stündlichen·Intervallen
mit je 0,05 Koffein. In zwei Tagen war er völlig wohl.

Diagnose: Infektion des Rachens.

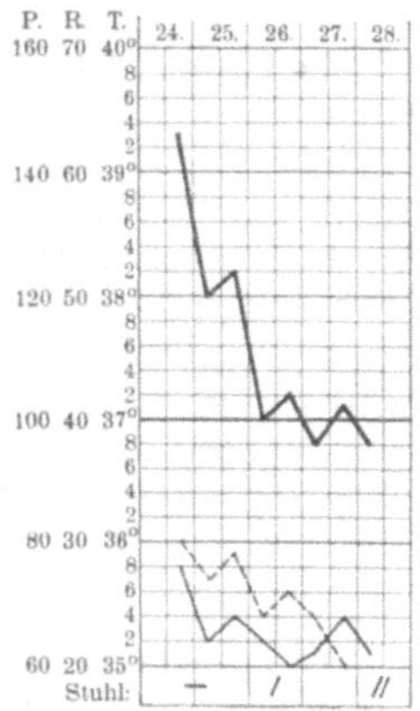
Abb. 104. Temperatur-
kurve zu Fall 240.

Fall 241.

Ein 18jähriger Buchdrucker suchte am 1. Juni 1908 das Krankenhaus
auf. Familienanamnese und persönliche sind gut. Er ist ein starker Zigaretten-
raucher und kaut außerdem viel Tabak. Vor neun Tagen hatte er Halsschmerzen,
dann Husten, ein „Gefühl von Kälte im Kopfe". Es ging ihm bald so schlecht,
daß er seine Arbeit aufgab. Bis vor zwei Tagen war er bald auf, bald zu
Bette, dann mußte er sich endgültig hinlegen. Vor sieben Tagen begannen
Schmerzen im linken Fuß. Gestern klagte er über Beschwerden in der Herzgegend, und das Atmen war ächzend. Zu gleicher Zeit wurde der Husten viel
schlimmer und das Fieber höher. Die letzte Nacht und heute hatte er etwas
deliriert; er hatte keinen Schüttelfrost, keine Schmerzen im Leibe, kein Erbrechen oder Diarrhöe. Die Temperatur zeigt die beigegebenene Kurve
(Abb. 105).

Leukozyten 55700 mit 90 % polynukleären Zellen. Urin zeigt eine ganz
geringe Spur von Albumen, aber keine Zylinder. Tonsillen vergrößert, Pharynx
gerötet. Herzaktion regelmäßig, rasch und etwas entfernt klingend. Keine
Geräusche. Atmung schnell und ächzend mit Bewegung der Nasenflügel. Leichte
Dämpfung links hinten unterhalb des Schulterblattwinkels mit unbedeutender
Vermehrung des Stimm- und Pektoralfremitus. Atmungsgeräusch normal.
Über der linken Achselgegend und in der Herzgegend ein sehr deutliches, doppeltes
Reibegeräusch synchron mit der Atmung. Abdomen und Extremitäten frei
von Befund mit der Ausnahme, daß sich auf dem rechten Fußrücken eine ge-
schwollene, gerötete und auf Druck schmerzhafte Stelle von der Größe eines
Zweimarkstückes findet. Die Bewegung der Zehen scheint Schmerzen zu
bereiten.

Am 3. Juni hatte das perkutorische Reiben aufgehört. Die Atmung klingt
links hinten etwas abgeschwächt, und es finden sich zahlreiche grobe Rasselgeräusche rechts hinten unten. Zyanose stark ausgesprochen.

Am 4. war die rechte Herzgrenze nach rechts um 2½ cm hinausgerückt
und man hörte rechts vom Sternum ein perikardiales Reiben, während in der
linken Achselgegend das pleuritische Reiben zurückkehrte. An den Lungen
fanden sich keine deutlichen Zeichen von Flüssigkeitserguß oder Infiltration.

Am Stamm und an den Gliedern zeigten sich am Vormittage des vierten zahlreiche feine Purpuraflecke.

Besprechung: In Fällen, wie diesem, stellt man sich wohl die Frage: Woher kommt das alles? Die Krankheit ist so plötzlich eingetreten, so heftig und doch findet sich kein richtiger Grund dafür.

Es zeigt sich, daß eine Infektion, die zunächst nur als Halsentzündung auftrat, sich von dort über das Perikard, die Pleura und das subkutane Gewebe verbreitete. An jedem von diesen und noch an manchen anderen Orten hätte sich eine viel bestimmtere Lokalisation ausbilden können, wie es der Verlauf anderer ähnlicher Fälle zeigt. Hier handelt es sich aber nur um einen weit verbreiteten Anfall, der nicht ganz erfolgreich verläuft, d. h. der es nicht zum Ausbruch einer ausgebreiteten Erkrankung an irgend einem Orte bringt. Aus irgendwelchen unbekannten Gründen scheinen Infektionen, die sich nicht lokalisieren, oft die schlimmsten und nicht die leichtesten

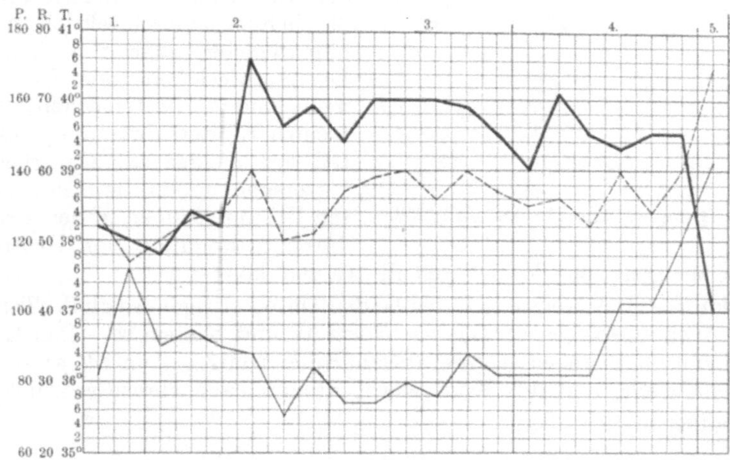

Abb. 105.   Temperaturkurve zu Fall 241.

zu sein. Die lokalisierten Erkrankungen machen die große Mittelklasse von mäßig schweren, aber nicht tödlichen Infektionen aus.

In allen solchen Fällen bleibt unsere Diagnose unsicher, bis die Ergebnisse der Blutuntersuchung positiv sind.

Verlauf: Am 4. Juli zeigte eine Blutkultur reichliches Wachstum von Streptokokkus pyogenes. Der Patient starb am nächsten Tage.

Diagnose: Streptokokkensepsis.

Fall 242.

Ein russisches kleines Mädchen im Alter von 23 Monaten wurde am 13. Dezember 1907 ins Krankenhaus gebracht. Früher war sie nie krank. Vor drei Tagen wurde sie schläfrig und fiebrig, hatte beträchtliche Atemnot, aber keinen Husten, keinen Appetit und mußte zweimal brechen. Der Körper ist heiß, Hände und Füße kalt. Durch Abführmittel wurde Stuhlgang erzielt, wobei schwärzliche Entleerungen erfolgten.

Die Untersuchung der Brust- und Bauchorgane sowie der Extremitäten verläuft negativ.

Leukozyten 18 000. Urin ist nicht zu erlangen.

Besprechung: Obwohl die Untersuchung und die Anamnese in diesem Falle anscheinend ganz vorsichtig aufgenommen worden sind, hat man doch zwei überaus wichtige Punkte vergessen und deshalb führe ich den Fall an.

I. Kranke Kinder klagen nicht über die Ohren, selbst wenn sie ernstlich erkrankt sind. Man könnte glauben, daß ein Kind mit einer Otitis media irgendwie die Schmerzen in den Ohren anzeigt, selbst wenn es zu jung ist, um zu sprechen, aber die Erfahrung lehrt, daß ein kleines Kind selten die Hände an den Kopf legt oder irgendwelche andere Zeichen dafür gibt, wo es Schmerzen hat.

II. Besonders bei kleinen Mädchen, die an unbestimmtem Fieber leiden, müssen uns immer an die Erkrankungen des Harntraktes erinnern und an die Möglichkeit einer Infektion, sei sie nun hämatogener oder aufsteigender Art. Die Schwierigkeit, den Urin zu sammeln und zu untersuchen, führt bei kleinen Kindern oft zum großen Nachteil des Kindes zur Unterlassung der Untersuchung, da die meisten der leichten Urininfektionen in den Frühstadien durch Anwendung von Urotropin und reichliche Mengen von Wasser geheilt werden können.

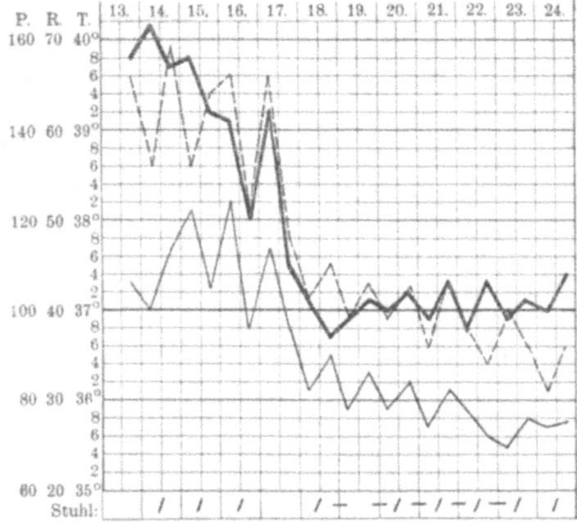

Abb. 106. Temperaturkurve zu Fall 242.

Verlauf: Am 19. zeigte sich aus beiden Ohren eitriger Ausfluß. Temperatur, Puls und Atmung sanken schnell zur Norm ab und blieben so. Das Kind hatte bis dahin viel auszustehen, wurde aber nachher ruhig. Vom 24. ab eiterten die Ohren nicht mehr, und das Kind wurde gesund nach Hause geschickt.

Diagnose: Otitis media.

Fall 243.

Ein 14 jähriges Schulmädchen mit negativer Familienanamnese kam am 14. März 1907 in das Krankenhaus. Sie hatte Masern, Schafblattern und Keuchhusten gehabt. Während der letzten sechs Monate hatte sie Schmerzen in der Stirngegend, die jeden Tag nach der Schule auftraten und gegen Abend verschwanden. Am 24. Januar 1906 wurden dem Kinde adenoide Wucherungen entfernt, doch wurde dadurch keine Besserung, weder der Kopfschmerzen noch des allgemeinen Zustandes erzielt. Seit den Masern vor sieben Jahren ist der Appetit schlecht. Vor zwei Monaten hatte sie Ausfluß aus dem einen Ohre. Ein oder zwei Wochen bestand Druckschmerzhaftigkeit an den Seiten des Nackens und unter dem Unterkiefer. Am 8. Februar begann anhaltender Kopfschmerz mit Fieber und Schläfrigkeit. Seither haben diese Symptome fortbestanden.

Bei der Untersuchung macht das Kind einen kranken und ,,vergifteten" Eindruck. Die Sublingualdrüse ist groß und auf Druck schmerzhaft, ebenso beide Submaxillardrüsen. Die Drüsen in den Achselhöhlen und in der Leistenbeuge sind leicht angeschwollen. An der Herzspitze hört man ein leises systolisches Geräusch, im übrigen ist das Herz normal, ebenso Lunge und Abdomen.

Über den Processus mastoidei besteht keine Druckschmerzhaftigkeit.

Leukozyten 12 400 mit 85 % polynukleären Zellen. Keine Anämie. Urin negativ. Widal negativ.

Hals und Ohren wurden sorgfältig untersucht, aber nichts Krankhaftes dabei gefunden.

Besprechung: Zweifellos hatte das Kind früher asthenopische Beschwerden und wahrscheinlich adenoide Wucherungen und Otitis media. Aber nichts spricht dafür, daß die Otitis und die adenoiden Gebilde oder irgend eine der früheren Infektionskrankheiten die Ursache der gegenwärtigen Drüsenschwellung ist.

Die Hauptfrage, die zu lösen bleibt, ist die, ob wir die Kopfschmerzen, das Fieber und die anderen allgemeinen Symptome mit dem Erscheinen der Drüsenschwellung verknüpfen können. „Drüsenfieber" ist eine Diagnose, die man nur stellen darf, wenn andere Ursachen weder für die Drüsenschwellung, noch für das Fieber gefunden werden können.

Drüsenschwellungen sind häufig genug Teilerscheinungen von Infektionen im Munde oder dem Rachen oder die Überbleibsel von solchen. Aber zur Zeit besteht keine Infektionsquelle im Munde oder im Rachen, weder schlechte Zähne noch Alveolarabszesse, Angina und Otitis. Es besteht keine Vergrößerung der Ohrspeicheldrüsen, die Anamnese ergibt nichts von Ansteckungsgelegenheit mit Ziegenpeter, und man findet auch keine Infiltrationen um die Drüsen herum, wie man sie bei dieser Krankheit gewöhnlich sieht.

Möglicherweise können die Drüsen tuberkulös sein. Wir haben aber nirgendwo einen Hinweis auf Tuberkulose, weder Erweichung oder Fistelbildung, noch Verwachsung mit der Haut oder den umgebenden Geweben. Außerdem erkrankt die Sublingualdrüse nur selten und nur als Teilerscheinung bei sehr ausgedehnten Prozessen.

Leukämie kann allein durch die Blutuntersuchung ausgeschlossen werden.

Hodgkinsche Krankheit zeigt selten gerade diese Verteilung; sie kann aber nur durch den Verlauf des Falles sicher ausgeschlossen werden. Das Fehlen jeglicher anamnestischer Angaben oder Erscheinungen von Syphilis läßt auch diese Krankheit bei einem Mädchen von 14 Jahren ausschließen.

Als Ergebnis dieser Überlegungen bleibt uns ein unerklärtes Fieber und Vergrößerung der Drüsen. Diesem Symptomenkomplex kann man, wenn die Krankheit kurz und wie gewöhnlich, günstig verläuft, den Namen des „Drüsenfiebers" geben.

Verlauf. Vom 23. ab konnte die Kranke im Stuhl sitzen, und die Drüsen waren viel kleiner. Vom 25. ab war sie frei von Symptomen. Die Drüsen waren noch zu fühlen, aber sie waren jetzt hart und auf Druck nicht schmerzhaft.

Diagnose: Drüsenfieber (?).

Fall 244.

Ein 26jähriger Handlungsgehilfe suchte am 22. Februar 1908 das Krankenhaus auf. Familien- und eigene Anamnese negativ, Lebensgewohnheiten gut.

Die letzten vier Monate war der Stuhlgang schlechter als gewöhnlich, wobei Entleerungen nur einmal alle 4—5 Tage erfolgten. Vor 14 Tagen stellten sich Kopfschmerzen, Appetitlosigkeit, vor acht Tagen andauernd mäßige Schmerzen am Rippenbogen ein, die sich sonst nirgends nachweisen ließen. Vor fünf Tagen merkte er, daß die Augen gelb waren.

Die Untersuchung verlief negativ, mit Ausnahme einer mäßigen Gelbsucht der Haut und der Konjunktiven mit Spannung des rechten Musculus

rectus in der Nähe der Rippen. Es besteht in dieser Gegend Druckschmerzhaftigkeit und bei Perkussion Dämpfung, die in der Mammillarlinie 6 cm unterhalb des Rippenbogens herabreicht. Die Milz war bei der Aufnahme nicht zu
fühlen, aber am 23. März konnte man leicht den scharfen Rand palpieren.
Der Urin enthielt Gallenfarbstoff, war aber im übrigen frei von Veränderungen.
Stuhl ist nicht tonfarben. Am 26. Februar waren Druckschmerzhaftigkeit und
Spannung verschwunden, aber die Gelbsucht bestand noch zur Zeit der Entlassung am 17. März, aber nur gering.

Die Behandlung bestand in der Darreichung von 1,0 g Natriumphosphat
dreimal täglich, 0,03 g Kalomel, alle 15 Minuten zehn Dosen und darauf 15,0 g
Magnesiumsulfat. Auch eine fettfreie Diät wurde verordnet.

Besprechung: Wenn wir es mit einem Falle von kurzdauernder Gelbsucht
zu tun haben, der sich sicher keine anderen Erkrankungen, wie Gallensteine,
obstruierendes Karzinom, Syphilis oder Leberzirrhose anschließen, so nennen
wir sie gewöhnlich katarrhalische Gelbsucht. Was wir damit eigentlich meinen,
wissen wir nicht. Viele Fälle, die dem beschriebenen sehr ähnlich sehen, haben
beträchtliches Fieber, noch mehr zeigen die Gelbsucht einige Tage vor dem Ausbrechen von Verdauungsbeschwerden, so daß kaum anzunehmen ist, daß eine
Gastroduodenitis sich über die Gallengänge verbreitet und zu deren Verschluß
geführt hat. Wahrscheinlicher ist die Annahme, daß die Gelbsucht nur ein
Symptom einer infektiösen Cholangitis oder irgend einer anderen hämatogenen
Infektion darstellt.

Diagnose: Katarrhalische Gelbsucht.

Fall 245.

Ein 21 jähriges Stubenmädchen kam am 30. April 1907 mit Klagen über
Leibschmerzen zur Aufnahme ins Krankenhaus. Die Untersuchung ergab die

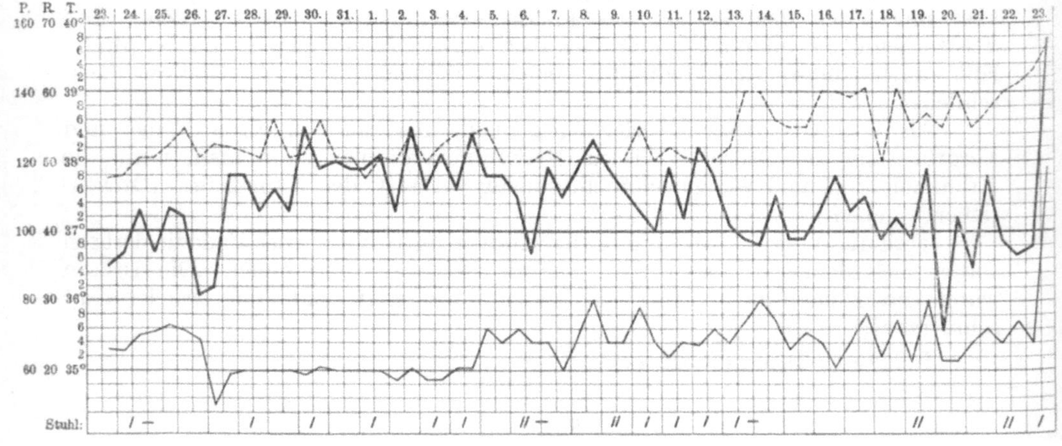

Abb. 107. Temperaturkurve zu Fall 245.

Anwesenheit von Flüssigkeit im Leibe, und die Operation zeigte eine diffuse
tuberkulöse Peritonitis. 14 Tage fieberte die Kranke, danach ließ das Fieber
nach und sie kam auf die innere Abteilung.

An der Basis beider Lungen fanden sich abgeschwächte Atmung, feine
Rasselgeräusche und rechts Dämpfung. Der Leib zeigte eine bretthartige Spannung mit bei Bewegung verschieblicher Dämpfung in beiden Flanken und allgemeiner Druckschmerzhaftigkeit.

Bei der Aufnahme erbrach die Patientin alles, was sie bekam. 24 Stunden lang hatte man ihr nichts zu essen gegeben und dadurch keine Besserung erzielt. Auch die Spülung des Magens nutzte nichts, und viele Medikamente wurden nutzlos versucht. Bald nach dem 1. Juni hörte die Patientin von selbst zu brechen auf und fühlte sich wohler, so daß sie wieder Nahrung zu sich nahm. Die Temperatur zeigt die beiliegende Kurve (Abb. 107).

Am 9. Juni merkte man leichte Dämpfung und verlängertes Atmungsgeräusch an der linken Lungenspitze, vorn und hinten. Am 15. hatte sich eine linksseitige Otitis media entwickelt, die der Ohrenarzt für tuberkulös erklärte. Am 23. Juni fand sich ein eitriger Ausfluß aus der Scheide und leichtes perikardiales Reiben.

Besprechung: Bei der Besprechung früherer Fälle habe ich wiederholt auf die hauptsächlichsten Punkte hingewiesen, an denen sich Allgemeininfektionen gern zuerst zeigen (Gelenke, Prostata, Herz, Gallenblase, Nieren, subkutanes Gewebe). Im vorliegenden Falle haben wir eine ähnliche weite Verbreitung der Veränderungen. Die Kranke war bereits mit Erfolg wegen einer tuberkulösen Peritonitis operiert worden. Deshalb scheint die Annahme vernünftig, daß die Tuberkulose auch die Infektion verursacht, die sich jetzt an verschiedenen anderen Geweben zeigt.

Verlauf: Die Kranke starb am 24. Juni. Die Autopsie zeigte allgemeine Miliartuberkulose, tuberkulöse Peritonitis, Tuberkulose der Tuben, der retroperitonealen und mesenterialen Lymphdrüsen, sowie tuberkulöse Geschwüre des Rektums. Die Infektion des Mittelohres war nicht tuberkulös, sondern beruhte auf einer Streptokokkeninfektion.

Diagnose: Miliartuberkulose.

Fall 246.

Ein 21jähriger Hafenarbeiter wurde am 24. August 1910 ins Krankenhaus gebracht. Eine Reihe von Jahren hatte er in tropischen Gegenden zugebracht. Vor acht Tagen kam er nach Boston zurück und erkrankte plötzlich mit heftigen Schmerzen im Kreuz und Beinen, die seither anhielten. Er hat Fieber und kann nicht schlafen, einmal hatte er auch Nasenbluten, keinen Schüttelfrost. Diarrhöe begann vor zwei Tagen, hat aber jetzt wieder aufgehört.

Vor drei oder vier Wochen hatte er einen Schwär an der linken Hand, der schnell heilte. Eine ähnliche Beule bekam er vor drei Tagen an die rechte Hand. Familienanamnese, persönliche Anamnese und Lebensgewohnheiten sind gut, Geschlechtskrankheiten werden verneint.

Die Untersuchung zeigt einen reichlichen Ausbruch von rötlich gefärbten Flecken am Stamm. Die Lymphdrüsen in den Achselhöhlen sind leicht vergrößert. Milz ist nicht zu fühlen, scheint aber bei der Perkussion deutlich vergrößert. Widal positiv 1 : 50. Leukozyten 10 000, darunter 59 % polynukleäre Zellen, 33 % große Lymphozyten, 7 % kleine Lymphozyten und 1 % eosinophile. Im übrigen zeigt der gefärbte Blutausstrich keine Veränderungen.

Urin in 24 Stunden etwa 1500 ccm. Bei der Aufnahme enthält er eine große Menge von Eiweiß, und im Sediment finden sich zahlreiche feine und grobgranulierte Zylinder mit Epithelien, Blut und Fett. Eine Woche später waren Eiweiß und Zylinder verschwunden und kehrten nicht wieder. Stuhl negativ. Die Temperatur zeigt beifolgende Kurve (Abb. 108).

Am 30. August waren die Furunkel an den Händen geheilt, aber zwei andere erschienen am Rücken. Aus dem Eiter wurde der Staphylococcus aureus gezüchtet.

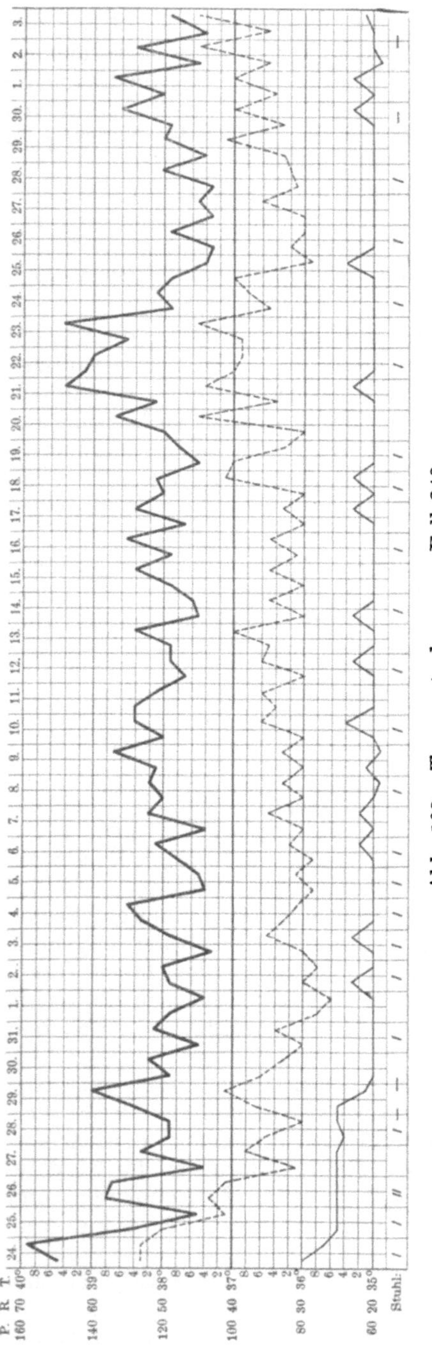

Besprechung: Zunächst schien Typhus die augenfällige Diagnose, obwohl der Patient (wie viele andere Typhuskranke) niemals auch nur im mindesten verwirrt war. Aber am 21. September, als die Temperatur uncharakteristisch blieb und weder nach oben noch nach unten schwankte, wurde die Widalsche Probe noch einmal angestellt und fiel negativ aus. Ebenso war die Probe am 22. negativ. Zahl der Leukozyten 10 000. Das Fehlen der Widalschen Reaktion und der Leukopenie zu dieser Zeit der Krankheit ist sehr auffällig, ebenso die wiederholt angestellte negative Diazoprobe.

Paratyphus (Alpha- und Betastämme) wurde zweimal mit negativem Ergebnis zur Agglutination herangezogen. Dagegen ergab ein Stamm von Bacillus coli eine leichte Spur von Agglutination.

Tuberkulose wurde demnächst in Betracht gezogen, aber die Lunge, das Knochensystem, die Lymphdrüsen und die Genitalien waren völlig negativ.

Am 3. Oktober wurde die Pirquetsche Probe mit negativem Erfolge angestellt. Blutkulturen waren gleichfalls negativ.

„Bettfieber" (Temperaturerhöhungen, die verschwinden, wenn der Patient aufsteht und umhergeht) wurde gleichfalls ins Auge gefaßt, aber das Fieber blieb so hoch wie vorher, wenn man den Patienten umhergehen ließ. Typhus blieb die Diagnose, wenn sie auch wenig befriedigend war.

Verlauf: Am 7. Oktober wurde das Blut wieder auf Malaria untersucht und man fand in Menge ästivoautumnale Formen. Der Originalausstrich vom 24. August wurde wieder vorgenommen und nun fand man auch darin ästivoautumnale Parasiten (Ringformen), die man bei der ersten Untersuchung übersehen hatte. Die erste positive Widalsche Reaktion war unerklärt.

Das Fehlen von Schüttelfrösten, das Auftreten der Widalschen Reaktion und der falsche Bericht über den Blutausstrich sind in diesem Falle für die falsche Diagnose verantwortlich.

Diagnose: Ästivoautumnale Malaria.

Tabelle XI. Langanhaltende Fieber. Symptome.

Ursache	Begünstigende Umstände	Beginn	Lokale Veränderungen	Beweisende Erscheinungen	Blut
Typhus	August, September, Oktober, infiziertes Wasser, oder Milch, Typhusträger	Langsam	0	Roseolen, palpable Milz	Leukopenie, Widal, Nachweis von Bazillen durch Kultur
Sepsis	Herabgesetzte Widerstandskraft	Schnell	Herd der Infektion, Herz	Steile Fieberkurven	Leukozytose
Tuberkulose	Armut, Wohnungsnot, Ansteckung	Langsam	Lungen, Pleura, Knochen, Drüsen	Steile Fieberkurven	Nicht charakteristisch
Meningitis	?	Schnell	Nervensystem	Stupor, Delirium, zurückgezogener Kopf, Lumbalflüssigkeit	Leukozytose
Influenza	Ansteckung	Schnell	Obere Atmungswege	Bazillen	Selten Bazillen durch Blutkultur
Infektiöse Arthritis	?	Schnell	Gelenke	Frühere Gelenkverletzungen	Mäßige Leukozytose
Leukämie	?	Langsam	Milz, Drüsen, Blut	Milz, Drüsen, Blut	Charakteristisch
Krebs	?	Langsam	Oft die Leber	Tumor gewöhnlich nachweisbar	
Syphilis	Ansteckung	Langsam	. . . .	Oft vergrößerte Leber und Milz	Wassermannsche Probe
Zirrhose	Alkoholismus	Langsam	Aszites, große oder kleine Leber	Aszites, große oder kleine Leber	
Gonorrhöe	Ansteckung	Schnell	Unterer Harntrakt	Gonokokken im Ausfluß oder Blut	Gewöhnlich Gonokokken durch Blutkultur

Ursachen der Schüttelfröste.

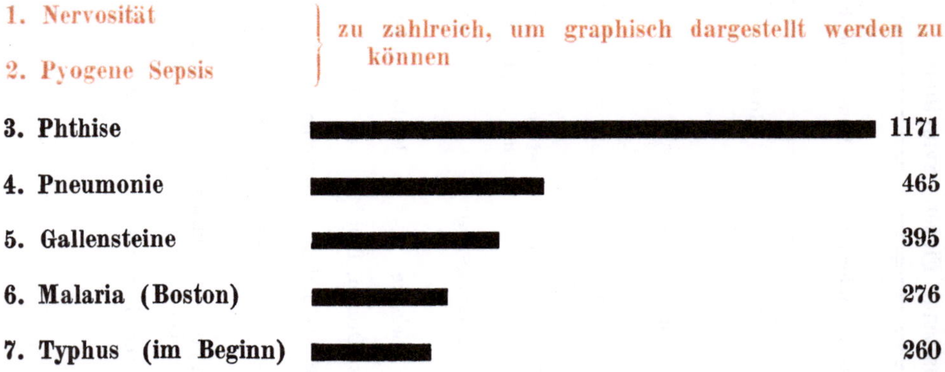

1. Nervosität   zu zahlreich, um graphisch dargestellt werden zu können

2. Pyogene Sepsis

3. Phthise   1171

4. Pneumonie   465

5. Gallensteine   395

6. Malaria (Boston)   276

7. Typhus (im Beginn)   260

Viele andere Infektionskrankheiten im Beginne.

14. Kapitel

Schüttelfrost.

Die schnellen klonischen Krämpfe vieler Muskeln, die das einzige Charakteristikum eines Schüttelfrostes sind, lassen sich nicht sicher von einem einfachen Tremor unterscheiden, wie ihn viele normale Menschen in der Erregung aufweisen. Ein subjektives Gefühl von Kälte und eine abnorme Temperatur kann einen solchen Tremor begleiten oder auch nicht. Die Schüttelfröste bei Gallensteinkoliken zeigen oft keine Temperaturerhöhung. Selbst bei den Schüttelfrösten, die den Beginn einer Infektionskrankheit dartun oder einleiten, ist die Temperatur nicht immer erhöht. Daher kann man die Unterscheidung zwischen „nervösen Schüttelfrösten" und denen, die auf einer Infektion beruhen, manchmal nur auf Grund der Begleitsymptome und der späteren Entwicklung sichern. Alle Schüttelfröste, mit Ausnahme der nervösen Ursprungs, werden bald von Fieber gefolgt.

„Schleichende Fröste" oder Frostgefühle ohne ausgesprochenen Tremor oder Zähneklappern sind viel häufiger und weniger wichtig als wahrer Schüttelfrost.

Als Regel gilt, daß die Schüttelfröste, die beim Beginn einer Infektion auftreten, eher von einer plötzlichen als von einer allmählichen Temperaturerhöhung begleitet werden. Die plötzlichen, hohen Fieber bei Malaria, Pneumonie, Angina und Sepsis zeigen häufiger Schüttelfröste, als die langsam steigenden bei Typhus oder Pleuritis.

Als Ursachen für Schüttelfröste finden wir:

1. Pyogene Infektionen; dies sind zweifellos die häufigsten. Dazu gehören auch aller Wahrscheinlichkeit nach die meisten Schüttelfröste, die sowohl bei Tuberkulose (als Ergebnis von sekundären Infektionen), als auch bei Appendizitis, septischen Wunden, Nieren- und Lebereiterungen, Mandelentzündungen, vegetativer Endokarditis, Phlebitis, Empyem und Erysipel auftreten.

2. Demnächst kommt wahrscheinlich Malaria, besonders in tropischen und subtropischen Gegenden.

3. Heftige Schmerzen, wie bei Nieren- oder Gallenkoliken, können zu einem Schüttelfrost führen oder nach einem solchen eintreten, selbst wenn Infektion und Fieber nicht vorhanden sind. In einigen Fällen scheint Schüttelfrost (oder Erbrechen) die typische Kolik als eine Art von Äquivalent zu vertreten.

4. Urethrale Schüttelfröste, wie sie oft nach dem Gebrauch des Katheters auftreten, finden wir bei Personen frei von jeder nervösen oder hysterischen Veranlagung, und doch braucht dabei oder nachher kein Fieber aufzutreten; anscheinend genügt der Schmerz und die Aufregung, um das Nervensystem so zu erregen, selbst wenn es kräftig ist.

Fall 247.

Ein 38 jähriger Bäcker kam am 6. Februar 1908 ins Krankenhaus. Die Familienanamnese ist ohne Belang, ebenso seine persönliche Anamnese und die Lebensgewohnheiten.

Am Abend des 29. Januar hatte er plötzlich Schüttelfrost. Am nächsten Morgen erbrach er sein Frühstück. Seither hatte er wiederholt heftige Schüttelfröste zweimal am Tage und hat sehr häufig gebrochen. Er hat sich im Hause umhergetrieben, ohne zu arbeiten, hat aber am Tage nicht zu Bett gelegen. Es bestehen weder Schmerzen noch Husten.

Bei der Untersuchung zeigt sich ein sehr kräftig gebauter Mensch. Die linke Pupille ist etwas unregelmäßig, beide Pupillen reagieren etwas langsam auf Lichteinfall.

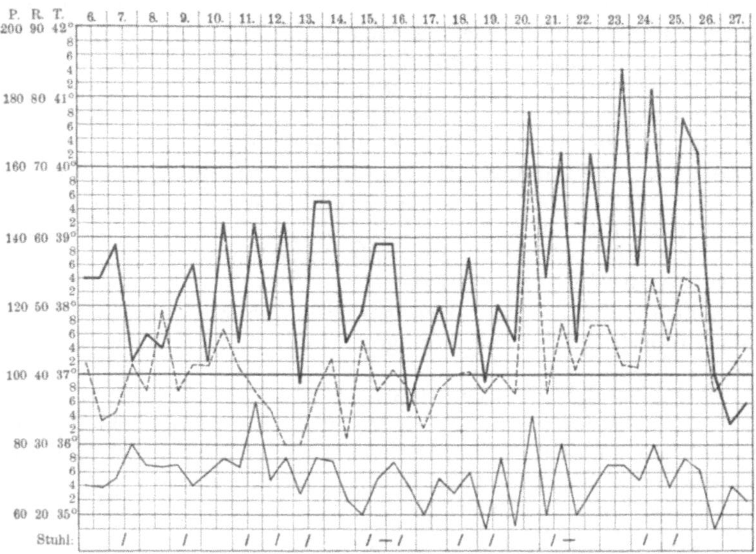

Abb. 109. Temperaturkurve zu Fall 247.

Herz negativ, die Lungen zeigen links hinten unten leichte Dämpfung und zahlreiche feine Geräusche, aber keine anderen Symptome. Leukozyten 17 000. Im übrigen verläuft die Untersuchung einschließlich des Urins negativ. Im Auswurf zahlreiche Pneumokokken, einige Streptokokken, keine Tuberkelbazillen.

Am 10. keine neuen Erscheinungen. Leukozytenzahl noch immer hoch, 17 000. Am 12. hört man an der Lungenbasis entferntes, aber deutliches Bronchialatmen. Patient erhält im Laufe des Tages 12,0 g Chinin, aber die Schüttelfröste halten an. Am 14. nach einem sehr heftigen Schüttelfrost, der eine halbe Stunde anhielt, betrug die Temperatur im Rektum 41,7°. Zahl der Leukozyten war auf 23 900 gestiegen und der Patient hatte tägliche Schüttelfröste, die 40 bis 45 Minuten andauerten, wobei die Temperatur stets auf 41,4° stieg und mehrere Stunden so hoch blieb.

Am 16. wurden zwei Probepunktionen der Brust vorgenommen, jedesmal kam die Nadel in normales Lungengewebe. Das Blut, das man bei der zweiten Punktion bekam, wurde mikroskopisch untersucht und zeigte innerhalb und außerhalb der Leukozyten zahlreiche Pneumokokken.

Am 22. Februar er-
gab die Röntgenuntersu-
chung ein sehr hochge-
drängtes rechtsseitiges Rippenfell und einen Schatten
hinter der Skapula zwi-
schen der fünften und siebenten Rippe. Am 20.
entwickelte sich ein Ery-
sipel, das sich über das
ganze Gesicht ausbreitete.

Besprechung: Wenn
ein Patient zwei Schüttelfröste am Tage und dabei
eine Leukozytose von
17 000—23 000 hat, so ist
die Verordnung großer
Dosen von Chinin voll-
kommen ungerechtfertigt,
denn es besteht dann nicht
die geringste Wahrschein-
lichkeit für eine Malaria.

Lungentuberkulose
führt oft zu Schüttelfrösten,
die nicht selten so eng
aufeinanderfolgen wie hier,
und manchmal jeden Tag
genau zur gleichen Stunde
wiederkehren, so daß der
Unerfahrene auf die Dia-
gnose einer Malaria kommt
und Zeit und Kräfte damit
verbringt, mit Chinin eine
Besserung herbeizuführen.
Die Lungensymptome un-
seres Kranken sind nicht
ganz charakteristisch für
eine Phthise und der plötzliche Beginn der Symptome
wäre ganz unerklärlich,
wenn die Schüttelfröste
auf dieser Krankheit be-
ruhten, denn bei der
Lungentuberkulose findet
sich Schüttelfrost erst
dann, wenn die Krankheit
seit vielen Wochen oder
Monaten nachweisbar ist.

Der wichtigste Punkt
in diesem Falle ist das
Ergebnis der Röntgen-
untersuchung, die zu zeigen

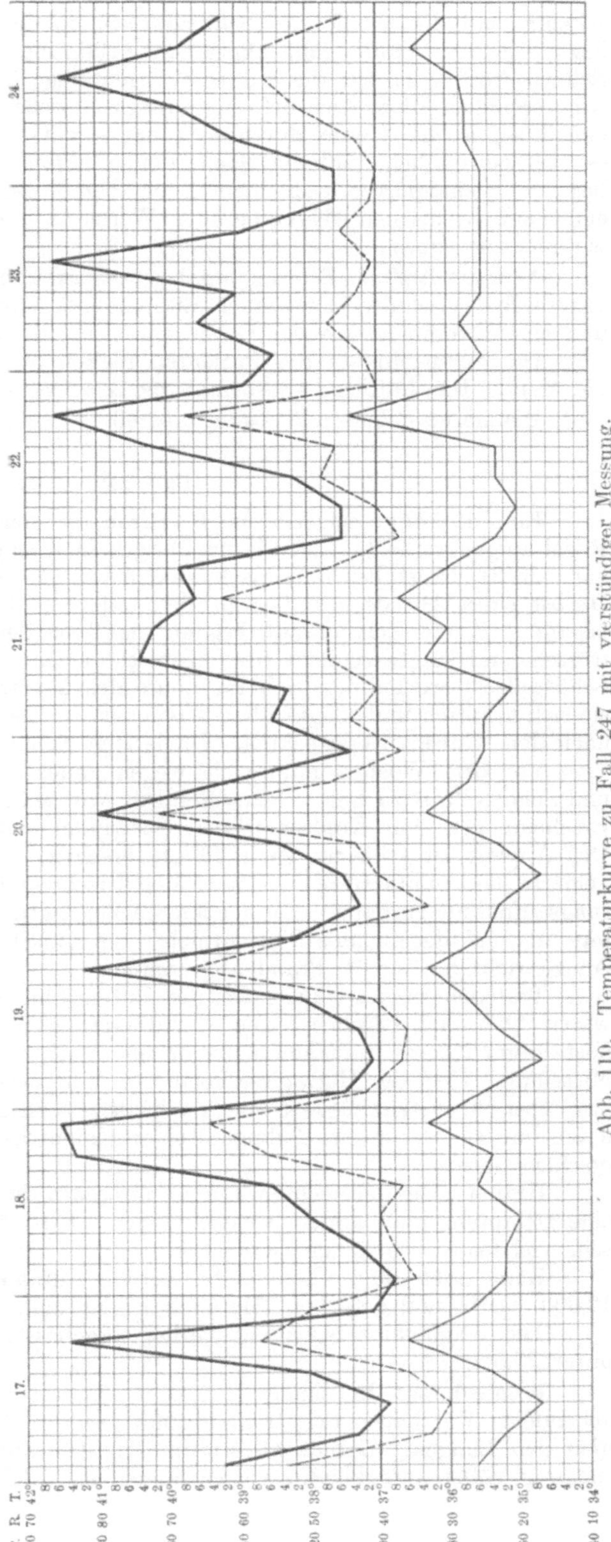

Abb. 110. Temperaturkurve zu Fall 247 mit vierstündiger Messung.

scheint, daß die Quelle der Schüttelfröste in der Leber oder in deren Nähe liegt. Es ist, glaube ich, allgemeine Erfahrung, daß dies für die meisten Schüttelfröste gilt, für die wir eine augenfällige Ursache nicht finden. Wenn wir vergeblich Blut, Auswurf, subkutanes Gewebe, die Ohren, das Herz nach einem septischen Herde durchsucht und nichts gefunden haben, dann zeigt es sich gewöhnlich, daß die Quelle der Infektion auf einer septischen Thrombose der Vena portae, auf einem Leberabszeß, einzeln oder multipel oder auf einem subphrenischen Abszeß beruht. Weiter als in dem erwähnten Falle können wir nicht kommen.

Verlauf: Am 27. Februar ergab eine Punktion im achten Interkostalraum unterhalb des Schulterblattwinkels Eiter. Am 2. März wurde eine Rippe reseziert, und eine Eiterhöhle von der Größe der Faust drainiert.

Die Schüttelfröste des Patienten hielten an, und der Kranke starb am 26. März. Die Autopsie ergab multiple Abszesse der Lunge und der Leber.

Diagnose: Leber- und Lungenabszeß.

Fall 248.

Eine 56 jährige schwedische Hausfrau, bei der vor etwa sechs Jahren die Regel aufgehört hatte, und die im übrigen in ihrem ganzen Leben gesund war, kam am 31. Dezember 1907 ins Krankenhaus. Sie gibt an, sie hätte im letzten Herbst eines Abends schlaflos zu Bett gelegen, als sie sich unwohl zu fühlen begann. Kurze Zeit darauf begann sie über den ganzen Körper heftig zu frösteln und klagte zugleich über Kopfschmerzen und Schwindelgefühl. Dieser Schüttelfrost wiederholte sich im Laufe des Monats fünfmal. Nachher fühlte sie sich schwach und klagte über Schmerzen im Leibe, die durch die Brust sich nach dem Halse zu erstreckten. Im letzten Sommer ging es ihr viel besser.

Vor drei Wochen mußte sie wegen zunehmender Schwäche, Schmerzen und Schüttelfrost zu Bett gehen. Seitdem war sie immer zu Bett. Die störenden Erscheinungen sind Kopfschmerzen, Schwindel und beständiges Ohrenklingen. Der Appetit ist schlecht, sie muß oft brechen. Aber das Erbrechen scheint keinerlei bestimmte Beziehungen zu den Erscheinungen oder zur Zeit der Nahrungsaufnahme zu haben. In der letzten Zeit hatte sie häufig Atemnot, Husten mit Auswurf, der niemals Blut enthielt. Sie schläft schlecht; der Urin ist trübe. An Gewicht hat sie 10 Pfund abgenommen.

Trotzdem erwies sie sich bei der Untersuchung ziemlich fett. Die Lippen waren blaß und bläulich. Die Herzdämpfung überschritt im fünften Interkostalraum $1\frac{1}{4}$ cm die Mammillarlinie und reichte $12\frac{1}{2}$ cm nach links von der Mittellinie. Über der Herzspitze hörte man ein blasendes, systolisches Geräusch, das aber höchstens $2\frac{1}{2}$—5 cm nach den verschiedenen Richtungen fortgeleitet wurde. Der zweite Pulmonalton war nicht akzentuiert, die Pulsspannung erschien normal.

Hinten über der rechten Lunge unterhalb des Schulterblattes findet sich eine Dämpfung ohne andere Erscheinungen. Über der ganzen Lunge bestanden sehr viel feine, knackende Geräusche.

Hämoglobin 80 %, Leukozyten bei der Aufnahme 16 200, drei Tage später 12 300. Urin und gefärbter Blutausstrich normal.

Die Vaginaluntersuchung verlief ergebnislos. Temperatur war stets unter 37,5°.

Besprechung: In einigen Punkten erinnert dieser Fall an den vorhergehenden. Wir haben Schüttelfröste mit dunklen doppelseitigen Erscheinungen über den Lungen. Gerade als wir im Begriff waren, sie durch Röntgenuntersuchung völlig aufzuklären, verschwanden sie. Wäre dies nicht der Fall gewesen, so wäre unsere Diagnose noch lange zweifelhaft geblieben, wenn man auch bei der Anwesenheit von Schüttelfrösten seit fast neun Monaten ziemlich sicher sein konnte, daß man an den Lungen bestimmtere und ausgedehntere Veränderungen nachweisen müßte, wenn sie die Quelle der Störungen wären.

Endokardiale Infektion muß man stets ins Auge fassen, wenn Schüttelfröste unklaren Ursprunges in Verbindung mit Herzgeräuschen und einer leichten Vergrößerung des Herzens gefunden werden, besonders wenn, wie dies hier der Fall war, eine Leukozytose besteht. Dagegen spricht aber die lange Dauer der Symptome und die Fettleibigkeit der Kranken. Eine Person, die seit neun Monaten an einer ulzerativen Endokarditis leidet, pflegt nicht fett zu sein. Auch die Temperatur verlief ziemlich uncharakteristisch für eine Infektion der Herzhäute, besonders einer so lange anhaltenden.

Unter Berücksichtigung dieser Tatsachen und der Natur der Anfälle kann man wohl annehmen, daß es sich hier um irgend eine nervöse Erkrankung handelt. Aber da die Patientin sich schon in der zweiten Hälfte ihres Lebens befindet, ist es auch möglich, daß irgendwelche arteriosklerotische Veränderungen diesen nervösen Symptomen zugrunde liegen.

Verlauf: Vom 5. Januar ab waren die Lungen völlig in Ordnung und die Patientin konnte sich aufsetzen. Hernach klagte sie nur über Schmerzen im Kreuz, die durch einen festsitzenden Heftpflasterverband wesentlich gebessert wurden. Am 16. Januar ging sie geheilt nach Hause.

Diagnose: Hysterie (mit Arteriosklerose?).

Fall 249.

Eine 39 jährige Hausfrau mit guter persönlicher und Familienanamnese suchte am 8. November 1907 das Krankenhaus auf. Vor 14 Tagen erkältete sie sich den Kopf und war zwei bis drei Tage heiser, dann begann sie zu husten und entleerte ziemliche Mengen gelblichen Auswurfs. Während der ganzen Krankheit (14 Tage bis gestern) hatte sie täglich zwei Schüttelfröste in unregelmäßigen Zwischenräumen mit Zähneklappern und profusen Schweißausbrüchen nachher. Augenblicklich fühlt sie Schmerzen über der ganzen Brust, besonders unter der unteren Hälfte des Brustbeins. Die Temperatur zeigt die beigegebene Kurve (Abb. 111).

Die Untersuchung verlief negativ. Das Sputum enthält sehr viele Influenzabazillen, intra- und extrazellulär gelagert. Blut und Urin ist normal.

Unter Abführmitteln ging es der Patientin vom 13. ab besser. Außerdem erhielt sie gegen den Husten Heroin und zur Hebung des Appetits Bittermittel, aber erst am 19. konnte sie geheilt nach Hause gehen.

Besprechung: In einem Falle, wie dem vorliegenden, muß man die gewöhnlichen Ursachen für häufige Schüttelfröste ins Auge fassen: Kryptogenetische Sepsis mit oder ohne endokarditische Veränderungen, Malaria, Tuberkulose, Otitis media, Lebererkrankungen (einschließlich Gallensteine), Niereninfektion und Nervosität. Da keine von ihnen zutrifft, kommen wir auf die Influenzainfektion zurück, die die beste Erklärung für die Natur der Schüttelfröste abgibt, obwohl die Ausbreitung und die Schwere der Infektion unverhältnismäßig leicht im Verhältnis zu der Heftigkeit der allgemeinen Reaktion mit Schüttelfrösten ist.

Man muß sich daran erinnern, daß der Gesamtzustand eines Individuums — was man so häufig Temperament nennt — und besonders sein nervöser Zustand die Schwere und den Charakter der Reaktion gegen irgend eine Infektion, wie z. B. Influenza, wesentlich beeinflußt. Irgendwelche Erregung oder unangenehme Erfahrung, wie Todesfall, Überschwemmung, Feuersbrunst, lassen den

einen Menschen ganz unbewegt, rauben einem zweiten den Schlaf und machen
einen dritten reizbar und nervös. Beim vierten kommt es vielleicht zu den
eigentümlichen motorischen Spasmen, die wir als „nervöses Frösteln" bezeichnen und bei einem fünften endlich kann es zu wirklichen Krämpfen kommen,
die wir gewöhnlich als „hysterisch" auffassen. Alle diese Reaktionen sind nur
verschiedene Grade der Empfindlichkeit des motorischen Nervensystems.

Aber ähnliche Unterschiede finden wir auch in der Art, wie verschiedene
Temperamente auf innerliche Zustände, namentlich eine bakterielle Invasion,
reagieren. Menschen, die bei den gewöhnlichen Unannehmlichkeiten und Beschwerden des Lebens außergewöhnlich stark motorisch reagieren, zeigen
auch gewöhnlich eine ähnliche Steige-
rung der allgemeinen Reaktion bei dem
Ausbruch einer Infektion. Im vorliegenden Falle wurde später festgestellt, daß
die Frau gewöhnlich Schüttelfröste hatte,
wenn sie an irgend einer leichten Un-
päßlichkeit litt. Das ist vielleicht eine
weniger häufige Idiosynkrasie wie die,
wegen der manche Personen — und jeder
Arzt trifft solche Kranke im Laufe seiner
Praxis — mit ungewöhnlich hohen Temperaturen reagieren, wenn sie einen
Schnupfen oder leichte Verdauungsstörungen bekommen.

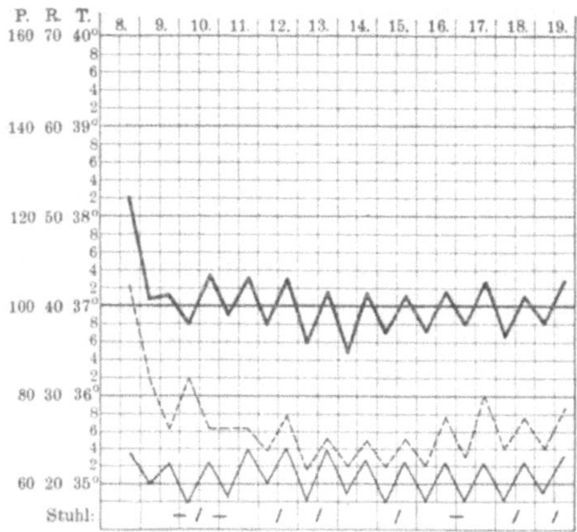

Abb. 111.   Temperaturkure zu Fall 249.

In der Besprechung einiger der vorangegangenen Fälle habe ich gesagt,
daß die meisten Diagnosen auf „Grippe"
oder „Influenza" ungerechtfertigt sind,
weil der bakteriologische Nachweis ganz ungenügend ist. Ich bin nicht ganz
sicher, ob wir die Diagnose einer Influenza selbst dann mit Recht stellen,
wenn die Verhältnisse wie in dem vorliegenden Falle liegen. Seit der letzten
großen Epidemie finden wir den Influenzabazillus als gewöhnlichen Bewohner
der oberen Luftwege praktisch bei der ganzen Bevölkerung. Die Tatsache,
daß wir ihn im Sputum bei irgend einer anderen Krankheit finden, ist deshalb
an und für sich von geringer Bedeutung. Wenn wir aber die Bazillen in großen
Mengen intra- und extrazellulär gelagert sehen, und wenn andere Organismen
nur in geringer Zahl vorhanden sind, so ist es wohl angebracht, die Infektion auf
den Influenzabazillus zurückzuführen.

Diagnose: Influenza.

Fall 250.

Ein 28jähriges Stubenmädchen kam am 6. November 1907 zur ersten
Untersuchung. Vor zwei Jahren war sie wegen einer akuten linksseitigen Mittelohrentzündung in Krankenhausbehandlung, wobei mehrmals die Parazentese
ausgeführt wurde. Das Gehör blieb unverändert gut.

Vor vier Tagen hatte sie heftigen Schüttelfrost mit Schweißausbruch,
Schwindel, Klingen und Sausen in beiden Ohren; am nächsten Tage hatte sie
heftige Schmerzen im linken Ohr. Seither besteht Fieber; während der letzten
zwei Tage hatte sie acht Schüttelfröste und mußte wiederholt erbrechen.

Seit zwei Tagen besteht ein dumpfer Schmerz im linken Ohr, der sich
am Nacken nach links bis an den Hals erstreckt. Heute morgen und gestern
morgen wurde sie in der Ohrenabteilung untersucht, ohne daß etwas gefunden

wurde. Während der ganzen Krankheit bestand Schlaflosigkeit, Appetitlosigkeit und Verstopfung.

Die Untersuchung zeigt ein fettes Mädchen mit normalen Pupillen. Der Herzstoß ist im vierten Interkostalraum nur schwer zu fühlen, gerade außerhalb der Medioklavikularlinie. Kein Geräusch, keine Akzentuation der Töne. Die Lungen waren normal, es bestand eine geringe Druckschmerzhaftigkeit im Epigastrium, aber sonst nichts Auffallendes im Abdomen. Urinmenge 1200 bis 1800 ccm in 24 Stunden. Spezifisches Gewicht von 1005 bis 1023 schwankend. Eiweiß manchmal gar nicht, manchmal in sehr geringen Spuren vorhanden. Auch Zylinder fehlen zu Zeiten, um dann wieder zahlreich hyalin und granuliert, zum Teil mit zelligem Belag, aufzutreten. In der Mehrzahl der Untersuchungen war es sehr schwer, Zylinder zu finden.

Bei der Aufnahme betrug der Blutdruck 230. Augenhintergrund rechts normal, links fand man eine unscharfe Begrenzung am unteren Rand der Pupille.

Besprechung: Im Vordergrunde des Falles stehen Schüttelfröste und Ohrenschmerzen, im Hintergrunde verschiedene Zeichen, die auf eine chronische Nephritis hinweisen. Der hohe Blutdruck und die Veränderungen am Augenhintergrund sind in dieser letzten Hinsicht von besonderer Wichtigkeit. Die Urinveränderungen sind unbestimmt und zweifelhaft. Das Herz ist nicht charakteristisch verändert, obwohl sich Anzeichen für eine leichte Vergrößerung finden.

Wenn man als richtig annimmt, daß eine chronische Nephritis vorliegt, was ist dann die Ursache des Schüttelfrostes? Natürlich denken wir zuerst ganz bestimmt an die Otitis media. Aber der negative Ausfall der spezialärztlichen Untersuchung bringt uns davon ab.

Bisher ist noch nichts über den Ausfall einer Blutuntersuchung auf Malaria oder Bestehen einer Leukozytose erwähnt, weil diese Untersuchung erst stattfand, nachdem ich die Kranke sah. Beide verliefen jedoch negativ.

Bei der Geneigtheit aller an chronischer Nephritis Leidenden, an einer Infektion zu erkranken, mußte man natürlich auch denken, daß eine solche hier vorlag, obwohl wir nirgends Beweise dafür fanden. Es bleibt aber auch noch eine andere Möglichkeit: Die Schüttelfröste können eine direkte Folge der Nephritis oder einer Infektion sein. Schüttelfröste und Krämpfe sind ganz nahe verwandt. Man kann in der Tat den Schüttelfrost als klonische Spasmen von sehr geringer Ausdehnung bezeichnen. So ist es mehr als wahrscheinlich, daß der außerordentlich hohe Blutdruck, der kurze Zeit hier bestand, zu dem Ausbruch der Schüttelfröste geführt hat, wie wir ja genau wissen, daß ein ähnliches Ansteigen des Blutdruckes häufig zu dem Ausbruch von Krämpfen führt. Wenn man den weiteren Verlauf des Falles, der keinen Hinweis auf eine Infektion bot, betrachtet, so wird diese Annahme noch bekräftigt.

Verlauf: Am 13. war der Blutdruck noch merklich erhöht (190), obwohl die Kranke täglich Heißluftbäder und jeden zweiten Tag 30 g Magnesiumsulfat bekam. Am 27. war der Blutdruck auf 127 zurückgegangen. Patientin zeigte außer geringer Druckschmerzhaftigkeit der Beine keine anderen Symptome, man konnte sie also nach Hause gehen lassen.

Diagnose: Chronische Glomerulonephritis.

Fall 251.

Ein 15 jähriger Schulknabe, dessen Vater an Schwindsucht gestorben war, wurde am 15. April 1908 zum ersten Male untersucht. Bis vor 14 Tagen war er immer gesund, dann stellten sich Kopfschmerzen, Rückenschmerzen und unbestimmte Beschwerden im ganzen Körper ein. Seither hatte er wiederholt Schüttelfröste mit Zähneklappern. Gestern brach er. Während der ganzen Zeit hat er gut geschlafen. Nasenbluten bestand nicht.

Den Temperaturverlauf zeigt die beifolgende Kurve (Abb. 112).

Bei der Untersuchung war das Gesicht gerötet, der Rachen war rot und mit einem schleimig-eitrigen Belage bedeckt. Die Drüsen in den Achselhöhlen und in der rechten Ellbogenbeuge waren vergrößert. Es bestand keine Nackensteifigkeit. Das Herz war unverändert, aber es fand sich ein weiches, systolisches Geräusch in der Gegend der Pulmonalis. Lunge frei von Veränderungen, ebenso Leib.

Leukozyten 13 400, Widal negativ, Blutkulturen negativ.

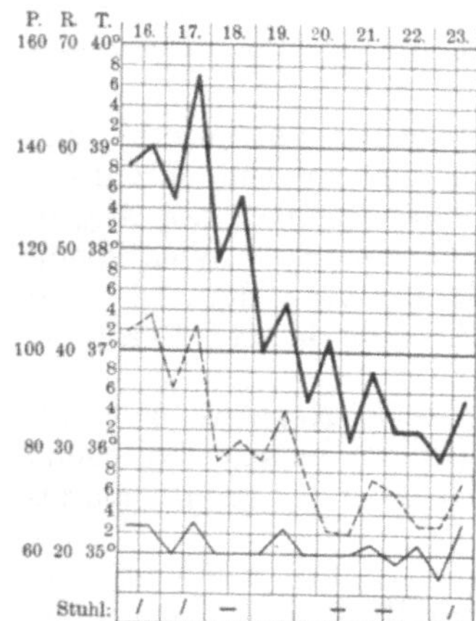

Abb. 112. Temperaturkurve zu Fall 251.

Besprechung: Welche Infektionen verlaufen bei Kindern in dem erwähnten Alter am häufigsten so dunkel wie hier?

1. **Endokarditis** mit oder ohne Gelenkentzündung oder Chorea.
2. **Tuberkulose**, besonders der Knochen, Drüsen und des Peritoneums.
3. **Otitis media.**
4. **Kurzverlaufende fieberhafte Erkrankungen**, denen man bis jetzt keinen Namen geben kann, und bei denen man keine ausgesprochene Lokalisation in irgend einem Organ findet (Febrikula, ,,gastrisches Fieber'', ,,Grippe''). Diese letzte Gruppe ist die größte von allen.

Die Untersuchung des Falles läßt mit ziemlicher Sicherheit eine Tuberkulose oder endokardiale Infektion ausschließen. Weniger sicher läßt sich nach der vorgenommenen Untersuchung eine Otitis ausschließen, eine Möglichkeit, die man in der Kindheit und bei jüngeren Leuten nie vergessen soll. Bei Erwachsenen wird durch das häufige Auftreten von Schmerzen im Ohr bei einer Otitis die Aufmerksamkeit gewöhnlich sofort auf die Quelle des Übels hingelenkt.

Verlauf: Am 18. begann das linke Ohr zu eitern und das andere schloß sich ihm bald an. Am 24. hörten die Ohren auf zu sezernieren; das Gehör zeigte praktisch keine Störung. Niemals im ganzen Verlaufe der Krankheit fanden sich irgendwelche beträchtliche Druckschmerzen an den Ohren oder in ihrer Umgebung.

Diagnose: Otitis media.

Fall 252.

Ein 23 jähriger russischer Tuchmacher wurde am 28. September 1907 das erste Mal untersucht. Die Familien- und persönliche Anamnese ist ganz ausgezeichnet. Er gibt an, bis vor 16 Tagen niemals krank gewesen zu sein; damals bekam er plötzlich bei der Arbeit einen heftigen Schüttelfrost, dem ein starker Schweißausbruch folgte. Seither hat er zweimal in der Woche leichte Schüttelfröste. Gelegentlich tritt ein scharfer Schmerz in der rechten Brustseite auf, besonders wenn er einmal recht tief atmet.

Bei der Untersuchung findet sich ein gut genährter Patient (siehe Abb. 114). Die Drüsen in den Achselhöhlen waren bohnengroß; am Rücken und den Seiten fanden sich deutliche Aknepusteln. Das Herz zeigte keine Veränderung. Über

der ganzen Lunge findet man hin und wieder verstreute Geräusche, rechts vorn
etwas zahlreicher. Leukozyten 10 200, W i d a l und Blutausstrich negativ.
Am nächsten Morgen fanden sich an den Lungen Veränderungen, wie sie die
beifolgende Abbildung (115) zeigt. Der Puls war rasch und dikrot, der Patient
aufgeregt und ängstlich. Von jetzt bis zum 15. Oktober wechselten die Erscheinungen an den Lungen von Tag zu Tag, Geräusche kamen und gingen
Zonen mit Bronchialatmen traten auf und verschwanden.

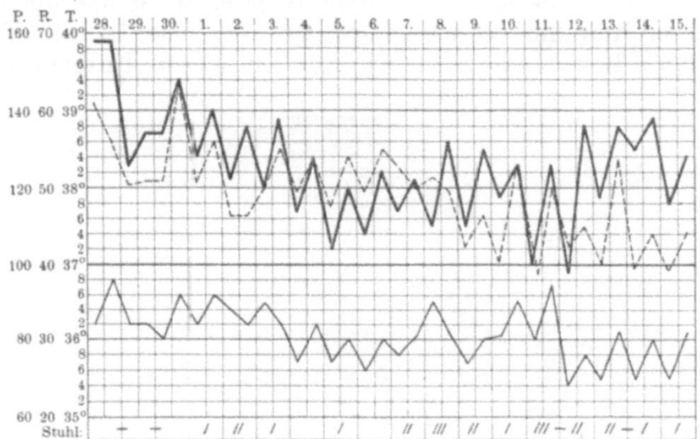

Abb. 113. Temperaturkurve zu Fall 252.

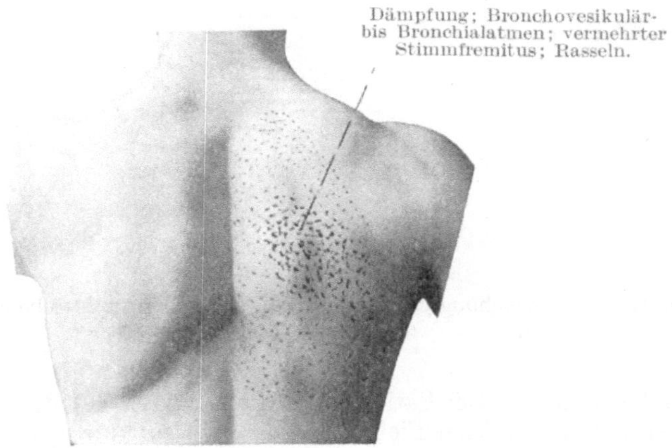

Abb. 114. Untersuchungsergebnis in Fall 252. (Vgl. auch Abb. 115).

Besprechung: Die Untersuchung zeigt als mögliche Ursache für die
Schüttelfröste des Kranken die Veränderungen in den Lymphdrüsen und in den
Lungen. Diese Möglichkeit muß man zuerst ins Auge fassen, obwohl auch immer
daran zu denken ist, daß auch eine andere dunkle Ursache im Spiele sein
könnte, wie wir sie in den vorangehenden Fällen gefunden haben.

Schüttelfröste mit Drüsenvergrößerung finden sich bei der lypmhatischen
Leukämie, bei der H o d g k i n schen Krankheit und bei der Drüsentuberkulose,
gelegentlich auch bei Syphilis. Leukämie kann hier durch das Ergebnis der
Blutuntersuchung ausgeschlossen werden. H o d g k i n sche Krankheit zeigt sich
niemals allein in den Achseldrüsen und das gilt auch für die Syphilis.

Drüsentuberkulose kann man hier nicht ausschließen, obwohl sie beim Erwachsenen selten so ausgesprochene Störungen hervorruft, wenn nicht andere
Organe ergriffen sind. Natürlich müßte man die Innendrüsen (Bronchial- und
Mesenterialdrüsen etc.) neben den Achseldrüsen auch noch als infiziert
ansehen.

Die Lungenveränderungen entsprechen ganz denen, wie wir sie gewöhnlich
bei akuter Bronchitis mit bronchopneumonischen Herden finden, aber die
Dauer der Krankheit, die sich wenigstens über einen Monat hinzieht, läßt sich
kaum mit dieser Annahme vereinen und läßt uns eine Lungentuberkulose vermuten. Weitere Beweise können wir nur durch die Untersuchung des Aus-

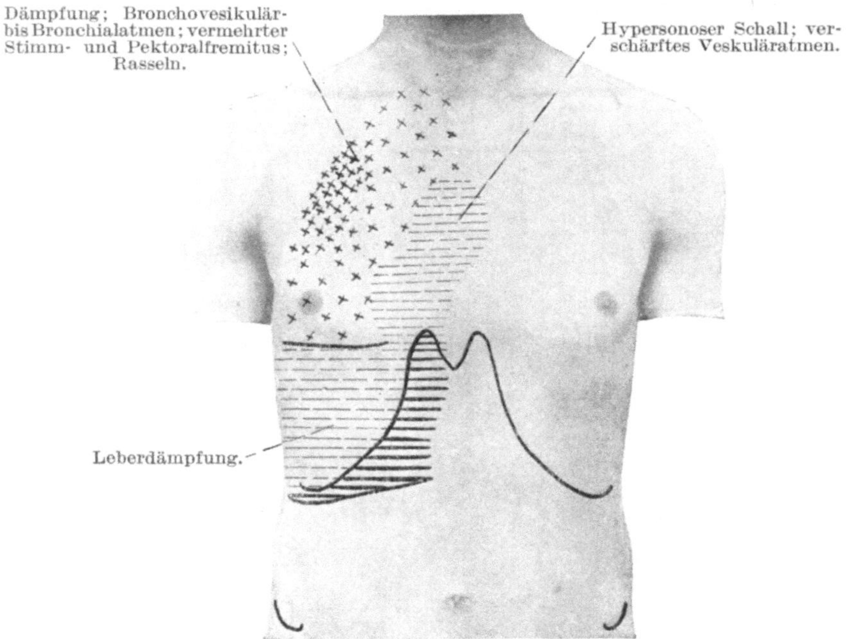

Abb. 115. Untersuchungsergebnis in Fall 252. Drüsenschwellung, Schüttelfröste und
Brustschmerzen; kein Husten.

wurfes bekommen. Bei Patienten in diesem Alter hat die kutane Hautreaktion
nur wenig Wert, und das Fieber läßt uns die subkutane probatorische Injektion
nicht anwenden.

Verlauf: Bei der Aufnahme der Anamnese gab der Patient an, er hätte
gar keinen Husten, so daß wir bei der ersten Untersuchung gar keinen anamnestischen Hinweis auf die Ursache der Schüttelfröste hatten. Später gab er
zu, gelegentlich etwas zu husten und am 13. Oktober entleerte er etwas glasiges
Sputum, das wie Speichel aussah. Es schien kaum einer Untersuchung wert,
aber zu unserer Überraschung fanden sich darin einige Tuberkelbazillen. Der
Patient schied am 16. Oktober aus unserer Beobachtung; sein Zustand hatte
sich stetig verschlimmert.

Diagnose: Phthise.

Fall 253.

Ein 68 jähriger Mann, ein Schwammhändler, kam am 1. Februar 1908 ins Krankenhaus. Vor 30 Jahren litt er ein Jahr lang an Brightscher Krankheit. Seit 35 Jahren hatte er hin und wieder „Malaria“. Sonst war er bis vor sieben Jahren gesund. Dann begannen „Magenstörungen“, die in den letzten drei Monaten schlimmer geworden sind. Es bestehen Schmerzen und Übelkeit im Epigastrium, die nach jeder Mahlzeit auftreten und zwei oder drei Stunden anhalten. Appetit sehr schlecht; seit sechs Wochen lebt er ausschließlich von Flüssigkeit. Er hat niemals gebrochen und war nie ikterisch. In der Nacht muß er acht- oder zehnmal Urin lassen. Es bestehen starke Stirnkopfschmerzen, kein Husten, keine Atemnot. Vor einem Jahre wog er 178 Pfund, jetzt 134 Pfund. Er glaubt besonders in den letzten drei Monaten abgenommen zu haben.

Vor vier Wochen begannen Schüttelfröste, die jeden Tag um 4 Uhr einsetzten. Seit 14 Tagen hat er täglich 1,0 g Chinin genommen.

Bei der Untersuchung fand sich ein abgemagerter, schlecht aussehender Mann mit trockener blasser Haut. Über der Lunge fand sich weder Dämpfung

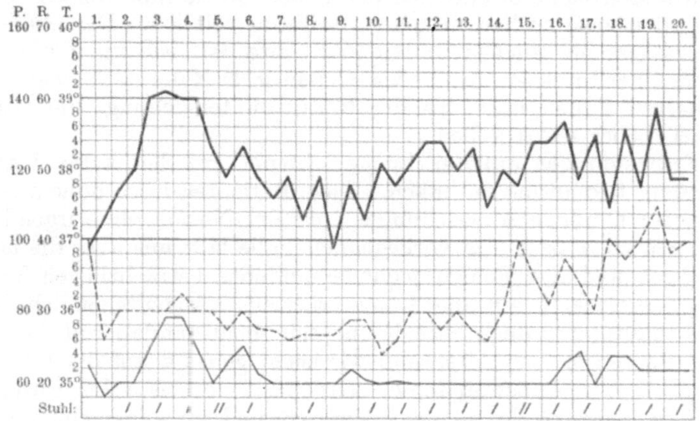

Abb. 116. Temperaturkurve zu Fall 253.

noch Bronchialatmen. An der rechten Spitze finden sich trockene, pfeifende Geräusche unter dem rechten Schlüsselbein und rauhe Atmung an der Basis beider Lungen. Hämoglobingehalt 75 %. Bei wiederholter Unteruschung fanden sich keine Malariaparasiten. Urin normal, Widal negativ. Bei der Aufnahme war die Temperatur normal (Abb. 116). Bald stieg die Temperatur und blieb während des ganzen Krankenhausaufenthaltes erhöht.

Die Magenuntersuchung ergab keine Rückstände im Magen, die Magenkapazität betrug 1320 ccm, wobei die untere Magengegend gerade den Nabel erreichte. Nach einer Probemahlzeit ergaben sich 0,05 % freie Salzsäure, 0,19 % Gesamtazidität. Die Guajakprobe war negativ. Bei der Untersuchung im warmen Bade fand man im rechten Hypochondrium eine Resistenz, die sich mit der Respiration bewegte.

Der Patient erhielt viertelstündlich 0,5 g Chinin, ohne daß die Temperatur wesentlich verändert wurde.

Am 14. Februar fand sich bronchovesikuläres Atmen im zweiten rechten Interkostalraum in der Nähe des Sternums mit ausgesprochener Bronchophonie und groben Geräuschen nach dem Husten. Im übrigen waren die Geräusche die gleichen wie bei der Aufnahme.

Besprechung: Da der Patient augenscheinlich viele Jahre lang an Malaria gelitten hat und jetzt ziemlich anämisch ist, so muß man, bis das Gegenteil bewiesen ist, annehmen, daß auch die jetzigen Schüttelfröste auf Malaria beruhen. Diese Annahme wurde aber durch die Untersuchung des Blutes auf das Bestimmteste ausgeschlossen, auf die man sich in solchen Fällen vollkommen verlassen kann, wenn sie von einem geübten Untersucher vorgenommen wird.

Kann irgend eine Verbindung zwischen den Magenbeschwerden des Mannes und den Schüttelfrösten bestehen? Darauf müssen wir antworten, daß dieses Organ nicht zu einem solchen klinischen Bilde führt, bis nicht die Krankheit sich weit über den Magen hinaus erstreckt hat, z. B. subphrenischer Abszeß von einem perforierten Magengeschwür ausgehend. Eine phlegmonöse Gastritis, diese sehr seltene Erkrankung, zeigt einen viel heftigeren und virulenteren Verlauf. Alle anderen Magenkrankheiten können wir nicht zur Erklärung der Schüttelfröste heranziehen.

Da man den Leberrand fühlen kann, muß man sich fragen, ob irgend eine Infektion dieses Organs oder eine in seiner Nähe der Grund für die Erscheinungen des Kranken ist. Vorausgesetzt, daß keine Leukozytose besteht (worüber wir noch nichts wissen) sind Infektionen der Leber, ob sie nun von der Gallenblase, vom Darm oder sonst woher ausgehen, unwahrscheinlich. Der obere Rand des Organs, besonders im Rücken und in der Seite, ist, wie die Perkussion zeigt, fast stets bei einer Infektion der Leber oder in ihrer Nähe nach oben verschoben. In zweifelhaften Fällen hilft uns die Röntgenuntersuchung, die Grenzen und die Lage der Leber festzustellen.

Die Erscheinungen auf der Lunge schienen bei der ersten Untersuchung keine besondere Bedeutung zu haben. Viele Patienten in so hohem Alter zeigen hin und wieder ähnliche Abweichungen von der Norm, ohne irgendwelche besondere Klagen zu haben. Im vorliegenden Falle läßt uns aber die lange Dauer ihres Bestehens und das Fehlen jeglicher anderen beträchtlichen Veränderung unsere Aufmerksamkeit auf die Lunge richten. Augenscheinlich haben sich diese Verhältnisse, was auch ihre Natur sein mag, andauernd verschlechtert.

Bei Patienten in dem Alter sind wir leicht geneigt, auf die Häufigkeit und die Wichtigkeit der Tuberkulose zu vergessen. Statistische Untersuchungen zeigen im Gegensatz zu der in der Laienwelt und im allgemeinen verbreiteten Meinung, daß die Tuberkulose in den späteren Jahrzehnten des Lebens ebenso häufig vorkommt, wie in den früheren. Im vorliegenden Falle werden wir von dem richtigen Wege dadurch noch weiter abgelenkt, daß der Patient gar nicht über Husten klagt, im Gegenteil angibt, er hätte bis Anfang Februar niemals gehustet. Aller Wahrscheinlichkeit nach ist das ein Irrtum, und bei der stetigen Zunahme der Lungensymptome während der dreiwöchentlichen Beobachtung scheint Tuberkulose die wahrscheinlichste Diagnose.

Verlauf: Am 18. zeigte sich eine geringe Menge von freier Flüssigkeit in der Bauchhöhle. Eine Herzschwäche war nicht der Grund dafür. Der Patient war sehr unangenehm und schwer zu befriedigen; er glaubte, er hätte weder Speichel- noch Magensekretion. Am 21. wurde er ungemütlich und bestand darauf, nach Hause zu gehen. Während des dreiwöchentlichen Krankenhausaufenthaltes wurden niemals Tuberkelbazillen gefunden.

Diagnose: Phthise (?).

Fall 254.

Ein 54jähriger irischer Arbeiter hat seinen Vater und eine Schwester an Schwindsucht verloren. Seine Frau und eine Tochter leiden jetzt an „Schnupfen". Der Kranke kam am 13. Februar 1900 zur Untersuchung.

Vor 38 Jahren war er sieben Wochen lang wegen „Rheumatismus" zu Bett und drei Jahre später litt er an Steifigkeit und Schmerzen in den Gelenken. Vor 13 Jahren hatte er eine rechtsseitige Pleuritis, war aber in wenigen Tagen gesund.

Geschlechtskrankheiten werden in Abrede gestellt, aber seit zehn Jahren kann er am Tage den Urin nur kurze Zeit anhalten, obwohl er in der Nacht nur zweimal Wasser zu lassen braucht. Gewöhnlich trinkt er nicht zu viel geistige Getränke, aber vor einer Woche war er zwei Tage lang betrunken.

Vor 14 Tagen begannen Schüttelfröste, die sich mehrmals in der Nacht einstellten, zu gleicher Zeit hatte er Husten mit dickem weißen Auswurf. Wegen Schmerzen im oberen Teile des Leibes konnte er nicht liegen. Zwei Tage später hatte er einen heftigen Schmerz im unteren Teile der Brust beiderseits, der durch Husten und Atmen noch schlimmer wurde. Links ließ der Schmerz vor zwei Tagen nach, rechts besteht er weiter. Drei Tage hat er zu Bett gelegen und klagt über Schmerzen, Husten und Schwäche. Die Temperatur zeigt die beifolgende Kurve (Abb. 117).

Die Untersuchung ergab keine Vergrößerung des Herzens, keine Geräusche, aber die Herztöne waren an Stärke und Rhythmus etwas unregelmäßig. Die Arterien am Arm waren stark geschlängelt mit deutlich vermehrter Spannung. Hinten unten fand sich über beiden Lungen leichte Dämpfung, rechts auch vorn mit wenigen Rasselgeräuschen, während unterhalb der rechten Mammillarlinie ein unbestimmtes Reibegeräusch zu hören war, das vom 17. an rauher und deutlicher wurde.

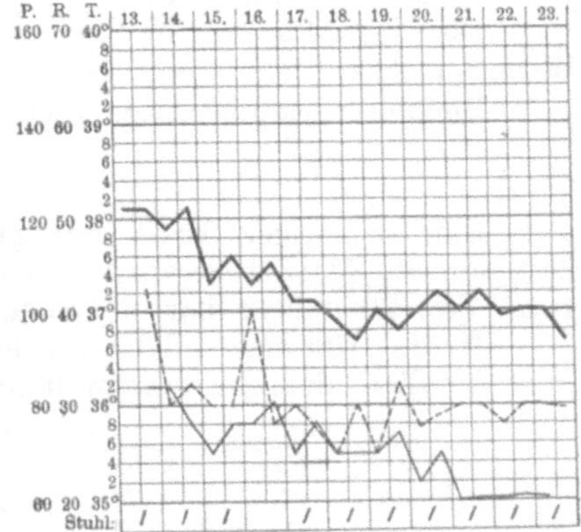

Abb. 117. Temperaturkurve zu Fall 254.

Besprechung: Die gewöhnliche Ursache dunkler Schüttelfröste, wie Malaria, tiefsitzende Eiterungen, Endokarditis und Tuberkulose müssen in diesem Falle alle ins Auge gefaßt werden, aber es findet sich hier nur wenig, um unsere Aufmerksamkeit auf einen bestimmten Grund zu lenken. Einige Punkte aber, die in den bisher angegebenen Mitteilungen hervorgehoben sind, müssen noch verfolgt werden.

1. Es findet sich nichts über den Urin gesagt. Bei Männern dieses Alters führt eine Urethralstriktur mit oder ohne Prostatahypertrophie, Urinverhaltung und chronischer Zystitis oft auf dem Wege einer aufsteigenden Infektion zu einer Pyelonephritis und zu derartigen Schüttelfrösten, wie sie hier beschrieben sind. Die Untersuchung des Urins gab aber keinen Anhalt für eine derartige Erkrankung.

2. Über die Größe der Leber ist auch nichts gesagt. Schmerzen im oberen Teile des Leibes in Verbindung mit Schüttelfrösten sollen uns immer dazu führen, auf Leberabszeß, Gallensteinerkrankung oder subphrenische Eiterung zu achten. Bei allen diesen Erkrankungen müßten wir eine Leukozytose erwarten. Über die Leukozytenzahl ist bisher nichts gesagt. Blut und Leber aber waren normal.

3. Es ist ganz bekannt, daß Alkoholismus oft mit Nachtschweißen und gelegentlich mit Schüttelfrösten einhergeht. Soweit meine Kenntnis reicht, sind diese Erscheinungen aber nervösen oder vasomotorischen Ursprungs und gehen nicht mit Temperaturveränderungen einher, wie sie hier die Kurve aufweist.

Alles in allem treten die Erscheinungen von seiten der Brust am deutlichsten hervor, nachdem wir einige anderen Möglichkeiten ausgeschlossen haben. Augenscheinlich hat eine Pleuritis rechts, vielleicht auch links, vielleicht auch auf beiden Seiten bestanden, obwohl eine doppelseitige Pleuritis nur selten ist. Über die Natur der Rippenfellentzündung können wir uns nur schwer eine bestimmte Meinung bilden. Vielleicht kann nur der Verlauf uns darüber Klarheit verschaffen. Die Pleuritis kann mit einer Pneumonie zusammenhängen, obwohl wir hier kein Symptom dafür finden. Viele Fälle kryptogenetischer septischer Infektionen ergreifen alle serösen Häute und Gelenke mehr oder minder, wobei sie sich schnell von der einen zur anderen verbreiten. Irgend eine derartige Infektion kann hier sehr wohl vorgelegen haben. Eine andere Möglichkeit ist die einer tuberkulösen Pleuritis. Hierüber können wir nur durch die langdauernde Verfolgung des Falles einen bestimmten Aufschluß bekommen.

Verlauf: Am 15. hörte man auch links unten seitlich feine Reibegeräusche, die bis zum 20. anhielten.

Der Kranke erhielt feuchte Umschläge und Kodein, für den Appetit Bittermittel; er konnte am 24. das Krankenhaus verlassen.

Diagnose: Doppelseitige Pleuritis (septische?).

Fall 255.

Ein 76jähriger Mann mit guter Familien- und persönlicher Anamnese kam am 18. März 1908 in das Krankenhaus. Seine Lebensgewohnheiten sind gut. Seit 20 Jahren hat er hin und wieder Schüttelfröste.

Heute früh um 8 Uhr wurde er plötzlich von einem heftigen Schüttelfrost befallen, dem kein Schweißausbruch folgte. Seither fühlt er sich krank,

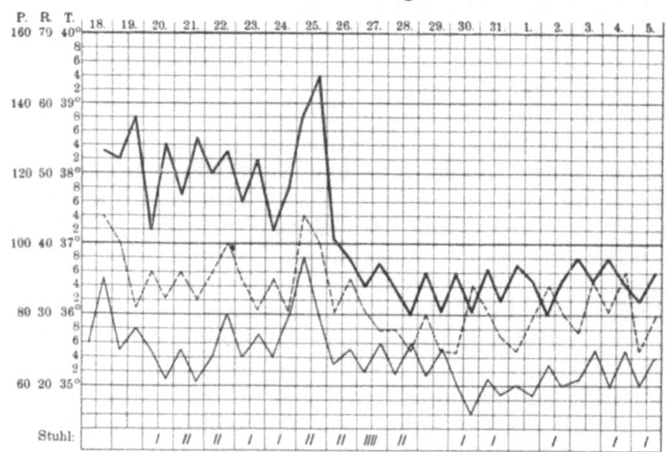

Abb. 118. Temperaturkurve zu Fall 255.

fröstelt noch immer, hat aber keine Schmerzen. Gegen 9 Uhr hatte er viermal Erbrechen. Er hat niemals Husten gehabt.

Die Untersuchung zeigt links hinten unter dem Schulterblattwinkel leichte Dämpfung mit fern klingendem bronchovesikulärem Atmen, vermehrtem Pektoralfremitus und mittelblasigen Rasselgeräuschen. Über der linken Ferse und dem Schienbein sieht man einige leicht erhabene, rote Flecke von Mandelgröße, die mit Schorfen bedeckt sind.

Zahl der Leukozyten 15 900, Urin normal. Die Temperatur ist aus der beigegebenen Kurve (Abb. 118) ersichtlich.

Bei allen Bewegungen des Kranken bestand ein leichtes Zittern. Kein Husten, kein Auswurf.

Besprechung: Der Punkt, auf den ich bei diesem Falle besonders aufmerksam mache, ist, daß die Anamnese und die Symptome gar keinen Hinweis für die Diagnose geben. Bei einer sorgfältigen Untersuchung wird es einigermaßen klar, daß es sich hier um eine lobäre Pneumonie handelt — obwohl die Untersuchungsbefunde nicht sehr ausgesprochen sind — aber die Diagnose ruht ganz auf unserer Untersuchung, denn es besteht weder Husten, Auswurf, noch Seitenschmerzen. Der Schüttelfrost wurde von dem Kranken offenbar auf Malaria zurückgeführt, an der er früher litt.

Obwohl ich die Krankheit auf eine „lobäre Pneumonie" zurückführe, ist es wahrscheinlich, daß die Infektion nicht so genau bestimmt lokalisiert ist und lediglich eine lokale Kongestion mit Pleuritis und vielleicht einer geringen Bronchopneumonie hervorgerufen hat. Die Infektionserreger bewegen sich frei im Blutstrom.

Die Hautveränderungen am Bein stehen in keiner Verbindung mit den jetzigen Symptomen. Sie beruhen wahrscheinlich auf einem chronischen Ekzem.

Verlauf: Am 3. fanden sich 17 400 Leukozyten, am 26. 27 000. In der Nacht fiel die Temperatur kritisch ab, und die Genesung verlief ohne weiteren Zwischenfall.

Die Behandlung bestand in der Darreichung von Strychnin und Alkohol. Stuhlgang wurde durch Glyzerineinläufe herbeigeführt.

Diagnose: Pneumonie.

Fall 256.

Eine 46 jährige Köchin kam am 1. Mai 1907 zur Untersuchung; sie hat ein gesundes Kind, ein anderes starb früh. Zwei Fehlgeburten. Die Familienanamnese ist ausgezeichnet. Vor drei Jahren hatte die Kranke eine schwere Halsentzündung, bei der sie 15—20 mal geschnitten wurde. Seither ist die Stimme etwas belegt.

Vor sieben Wochen bekam sie Schüttelfröste mit Schweißen jeden ersten oder zweiten Tag, und zugleich bestand anhaltende Übelkeit und Erbrechen. Die letzten drei Wochen klagt sie hauptsächlich über Husten, Schmerzen in der Brust und im Epigastrium. Während der ganzen Krankheit besteht ein mäßiges, unregelmäßiges Fieber und Druckschmerzhaftigkeit im Epigastrium. Die Temperatur zeigt beifolgende Kurve (Abb. 119).

Die Kranke war fett, blaß und fast komatös. Es bestand ausgesprochene Lichtscheu, so daß man die Pupillenreaktion nicht auslösen konnte. In der Mitte des weichen Gaumens fand sich eine Perforation. Dahinter sah man breite weiße Bänder, wahrscheinlich alte Verwachsungen. Herztöne schwach, keine Geräusche, keine Vergrößerung. Lunge frei von Veränderungen, Blutdruck 110 mm Hg.

Allgemeine Druckschmerzhaftigkeit des Leibes, besonders im Epigastrium, war sehr deutlich, doch fühlte man auch hinter den gespannten Muskeln eine leichte Resistenz. Reflexe normal. Zahl der weißen Blutkörperchen 16 000, 70 % polynukleäre Zellen. Im Blut keine Malariaparasiten. Urin in 24 Stunden 600 ccm. Spezifisches Gewicht 1013, Eiweiß 0,1 %, wenige granulierte und Epithelzylinder, Widal negativ.

Besprechung: Die Kranke hat eine Reihe von Jahren sehr schwer ohne Erholung gearbeitet, und die Diagnose des Hausarztes war: allgemeine Erschöpfung. Aber die Urinuntersuchung zeigte sofort, daß hier irgend etwas

Ernstes im Spiel war. Obwohl die Patientin fiebert, kann man den Urin-
befund damit nicht erklären. Andererseits schien es sich nicht um eine der
gewöhnlichen Arten von Nephritis zu handeln; er hat nicht die Konzentration
und das Blutsediment, das man in den meisten Fällen von akuter Nephritis
sieht, während gegen eine chronische Nephritis das Fehlen von Blutdruckerhöhung und Herzvergrößerung spricht.

Wenn wir zunächst die Nierenveränderung ausschließen, so gehen wir
besser von dem sichersten und auffallendsten Symptom dieses Falles aus,
nämlich von der Perforation des weichen Gaumens und den Verwachsungen
zwischen ihm und der hinteren Rachenwand. Dieses Symptom ist praktisch
pathognomonisch für Syphilis, wenn nicht die Anamnese einer Verätzung besteht; die langdauernde Heiserkeit der Stimme, die chronische Halsentzündung,
die Fehlgeburten, können wohl alle in der gleichen Weise erklärt werden.

Die Erfahrung hat als eine ziemlich sichere Regel ergeben, daß man irgendwelche akute Erscheinungen, die sich bei einem Patienten mit sicheren alten
syphilitischen Veränderungen zeigen, auf die gleiche Infektion zurückführen muß. Es gibt natürlich Ausnahmen von dieser Regel, aber sie sind nicht häufig. Wenn wir nun noch einmal auf den Zustand der Nieren zurückkommen, so merken wir, daß der Urin charakteristisch für eine syphilitische Nephritis mit amyloiden Veränderungen ist. Dabei kommt es gewöhnlich nicht zu einer Herzhypertrophie, obwohl der Urin sich wie bei einer chronischen Nephritis verhält.

Für die Schüttelfröste finden wir erst eine Ursache, wenn wir sie mit der Druckschmerzhaftigkeit im Epigastrium in Verbindung bringen, die auf eine Lebersyphilis zurückgeführt werden kann. Ich weiß aus Erfahrung, daß diese Erkrankung Schüttelfrost und Fieber hervorrufen kann, und beim Fehlen einer augenfälligen Ursache können wir annehmen, daß irgend etwas Derartiges auch hier vorliegt. Es ist aber auch wohl möglich, daß irgend eine akute Eiterinfektion sich noch dazu gesellt hat.

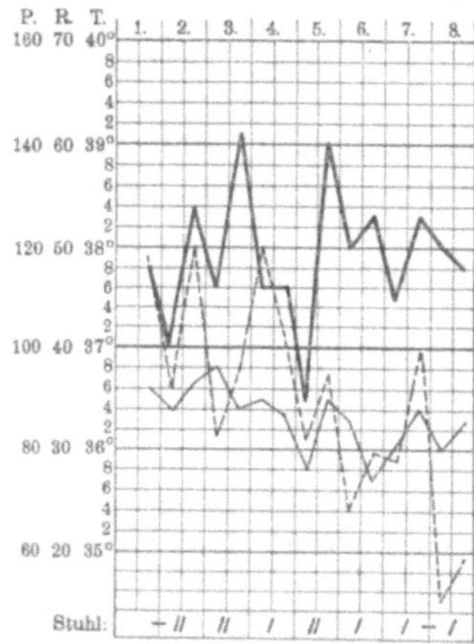

Abb. 119. Temperaturkurve zu
Fall 256.

Verlauf: Die Zahl der weißen Blutkörperchen stieg während der Woche
ihrer Krankheit und erreichte am 4. Mai 25 000, am 6. Mai 30 800, am 8. Mai
37 500. Der Urin wurde dunkel, blutig, der Eiweißgehalt stieg auf 0,8 % trotz
Schwitzen und Abführen. Die letzten zwei Tage reagierten die Pupillen nicht,
und über den Lungen hörte man zahlreiche grobblasige Rasselgeräusche. Die
Kranke starb am 9. Mai. Keine Autopsie.

Diagnose: Viszerale Syphilis.

Fall 257.

Ein 36jähriges Stubenmädchen, dessen Vater an Krebs starb, kam am
30. August 1907 in das Krankenhaus. Früher war sie nie krank. Die Regel
ist gewöhnlich in den ersten drei Tagen schmerzhaft, sonst normal.

Bis vor einer Woche fühlte sie sich völlig wohl. Dann erwachte sie eines
Tages mit Nackensteifigkeit, Fieber und Schmerzen im Nacken, Rücken und
Hüften. Den Tag über arbeitete sie noch, aber am nächsten Tage mußte sie
sich zu Bett legen, und seither ist es stets schlimmer geworden. Sie ist von
ihrem Arzt bisher viermal besucht worden, der zuerst glaubte, sie litte an Malaria,

weil sie während der ersten Tage zahlreiche Schüttelfröste hatte. Neuerdings glaubt er, es könne sich um eine Pneumonie handeln.

In der letzten Woche hatte sie nur dreimal Stuhl. Gestern nacht hatte sie einen Schüttelfrost, der schlimmer war, wie irgend einer der vorigen. Sie erbrach dabei reichlich und konnte nur wenig schlafen. Den Temperaturverlauf zeigt die beifolgende Kurve (Abb. 120).

Das Haar der Kranken ist fast ganz weiß. Linke Pupille größer als die rechte, aber beide reagieren normal. Der Rachen ist gerötet, die Tonsillen etwas geschwollen. Die Brustorgane zeigen keine Veränderungen, der Leib ist oberhalb des Nabels etwas aufgetrieben und im ganzen leicht druckempfindlich. Milz nicht zu fühlen. Das störendste Symptom ist der Kopfschmerz. Der Kopf kann nur wenig nach vorn und hinten geneigt werden und auch dann nur unter deutlichen Schmerzen. Außerdem besteht beträchtliche Steifheit der Wirbelsäule und Kernigsches Zeichen beiderseits.

Die Lumbalpunktion wurde vorgenommen und ergab 32 ccm klare Flüssigkeit; im Sediment keine Zellen oder Mikroorganismen. Bei der Aufnahme betrug die Zahl der Leukozyten 17 600, am 2. Sept. 9600, am 6. Sept. 13 500, am 8. Sept. 12 600.

Der Augenhintergrund war normal.

Am 6. September verlor sie etwa 900 ccm Blut durch den Darm. Die Temperatur sank ab, und sie war sehr durstig und schwitzte reichlich. Am nächsten Tage waren die Extremitäten kalt und der Puls sehr schlecht. Aber weitere Blutentleerungen erfolgten nicht und nach dem 16. Sept. fühlte sie sich ziemlich wohl.

Besprechung: Die Annahme einer Meningitis trat sehr stark in den Vordergrund und kann nicht sicher ausgeschlossen werden; aber das Verhalten der durch die Lumbalpunktion gewonnenen Flüssigkeit spricht deutlich gegen jede Art von Meningitis mit Ausnahme der tuberkulösen und ist auch für diese nicht charakteristisch.

Die Darmblutung ähnelt denen, die wir bei Typhus finden und die

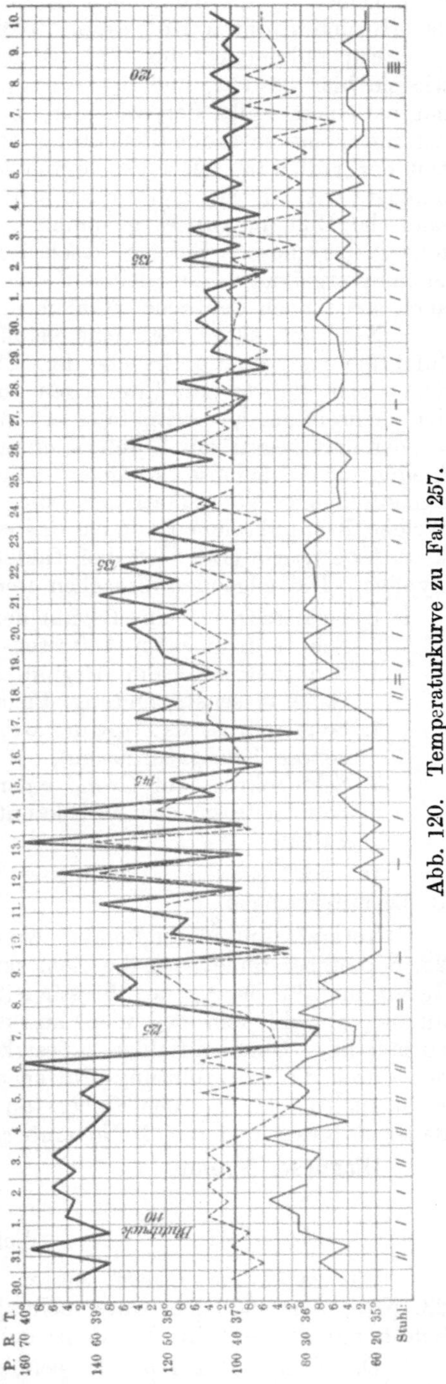

Abb. 120. Temperaturkurve zu Fall 257.

meningealen Symptome können als Meningismus aufgefaßt werden, d. h. Reizung der Hirnhäute durch Kongestion, Toxämie oder Ödem.

Ein unkomplizierter Typhus zeigt praktisch niemals eine Leukozytose, wie sie hier besteht, und die Widalsche Reaktion fehlt, aber diese Tatsache hat bei einem Falle, der, wie hier, im Beginn der Krankheit zur Untersuchung kommt, keine so große Bedeutung, wie es in den späteren Tagen der Krankheit der Fall wäre. Die Beschreibung des Leibes entspricht ganz den Erscheinungen, wie wir sie gewöhnlich bei tuberkulöser Peritonitis sehen, aber das klinische Bild als ganzes genommen, unterscheidet sich völlig von einer Peritonealtuberkulose. Bei ihr beschränken sich die Symptome und die Untersuchungsergebnisse fast allein auf den Leib, während in dem vorliegenden Falle auch sonst noch deutliche Veränderungen bestehen.

Natürlich nahm man eine peinliche Untersuchung auf irgend eine lokale Infektion vor, die die Ursache der Schüttelfröste sein könnte. Alle Stellen, an denen sich tiefsitzende Eiterungen zu verbergen pflegen (Ohren, tiefere Teile der Achselgegend, perirektales Gewebe, Lebergegend, Harntrakt, Perikard) wurden mit negativem Ergebnis untersucht. Da wir so zu keiner anderen befriedigenden Diagnose kommen, kehren wir natürlich zu dem Typhus mit irgendwelchen Komplikationen, die die Schüttelfröste verursachen, zurück. Welche Komplikationen können das sein? In den Berichten des Johns Hopkins Hospitals (Bd. V, S. 445) findet sich ein Aufsatz über Schüttelfrost beim Typhus. Die folgenden Ursachen werden dort besprochen:

1. Schüttelfrost beim Beginn der Krankheit,
2. Schüttelfrost beim Auftreten eines Rückfalles,
3. Schüttelfrost beim Beginn von Komplikationen (Venenentzündung, Gallenblasenentzündung, Pleuritis, Pneumonie, Otitis, Periostitis),
4. Schüttelfrost als Folge der Behandlung (Antipyretika, Vakzination, intravenöse Kochsalzinfusion),
5. Schüttelfrost auf Grund einer nebenher gehenden Malaria,
6. Schüttelfrost aus unbekannter Ursache (Sepsis?) in verschleppten Fällen.

Im vorliegenden Falle müssen wir die Schüttelfröste unter der letzten Reihe unterbringen.

Verlauf: Am 16. September wurde die Widalsche Reaktion positiv. Am 25. September findet sich die Bemerkung, daß die Kranke seit einer Reihe von Tagen nur $\frac{1}{3}$ bis $\frac{1}{5}$ der Flüssigkeit mit dem Urin entleert, die sie zu sich nimmt, obwohl kein besonders starkes Schwitzen besteht und der Stuhlgang normal ist. Diese auffällige Flüssigkeitsretention hatte zweifellos den Zweck, den durch die Darmblutung erlittenen Flüssigkeitsverlust zu ersetzen und war wohl auch eine Folge der Fiebers an und für sich. Der Kranken ging es andauernd besser und am 3. November ging sie gesund nach Hause.

Diagnose: Typhus.

Fall 258.

Ein 24jähriger Glaser, dessen Vater an Schwindsucht starb, kam am 23. November 1906 zur Untersuchung; er war zeitlebens völlig gesund. Täglich trinkt er 2—3 Glas Schnaps und 3—4 Glas Bier.

Die Temperatur zeigt die beifolgende Kurve (Abb. 121).

Vor zehn Tagen hatte er einen Schüttelfrost mit Schweißausbruch und großer Schwäche. Diese Schüttelfröste sind seither wiedergekehrt, gewöhnlich zwischen 7 und 8 Uhr Nachmittags. Mit den Frösten stellen sich Schmerzen

in der linken Seite der Brust und im Rücken ein. Gewöhnlich dauern sie eine
Stunde und sind von Brechen begleitet. Er hat zwei Tage das Bett gehütet.
Die Untersuchung verlief negativ. Leukozyten 7000, Hämoglobin 55 %.
Wiederholt wurde das Blut auf Malariaparasiten untersucht, aber ohne
Erfolg. Polynukleäre Zellen 88 %. Widal stets negativ. Der Patient sah
krank und toxisch aus. Eine Diagnose wurde nicht gestellt.

Am 17. November fand man bei einer genauen Untersuchung des ganzen
Körpers eine gerötete und bräunlich indurierte Stelle in der Nähe des linken
Gesäßes, die sich entlang dem Perineum bis zur Leiste herauf erstreckte.
Der Patient hatte nicht über Schmerzen in dieser Gegend geklagt. Zahl der
Leukozyten 17 000.

Besprechung: In allen Fällen, die mit Schüttelfrost und Fieber verlaufen,
ist es, wenn Malaria und Neurasthenie ausgeschlossen werden kann, die Aufgabe des Arztes, Tag für Tag immer und immer wieder genau nach irgend einer
lokalen Ursache zu suchen. Typhus ist natürlich bei einem Falle dieser Art
möglich, aber der hohe Prozentsatz der polynukleären Zellen und das andauernde

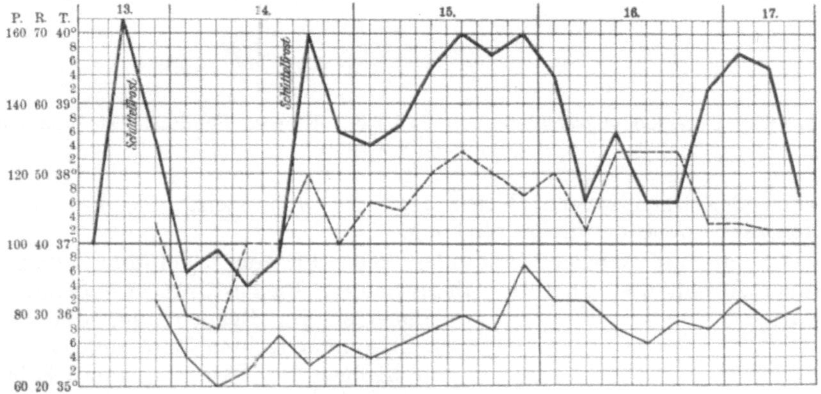

Abb. 121. Temperaturkurve zu Fall 258.

Fehlen der Widalschen Reaktion zwei Wochen nach dem Beginn der Krankheit
macht die Annahme unwahrscheinlich.

Die linke Brustseite wurde wiederholt nach Zeichen einer Pleuritis oder
eines Empyems untersucht, aber niemals fanden sich irgendwelche Symptome
für eine derartige Erkrankung.

Tuberkulose und Meningitis wurden in Betracht gezogen, die Vermutung
konnte aber nicht aufrecht erhalten werden. Die Stelle, an der man schließlich die Eiterung fand, ist — wie ich glaube — ziemlich typisch in derartigen Fällen. Manchmal finden wir sie nicht, weil die Scheu des Patienten
und unsere ungenügende Untersuchung sie uns verbirgt. In anderen Fällen
glaube ich, verursacht die Eiterung tatsächlich weder Schmerzen noch erkennbare Veränderungen, bis sie an die Oberfläche kommt und endlich das subkutane Gewebe erreicht. Noch eine andere Möglichkeit, die die häufige Anwendung von Blutkulturen in den letzten Jahren uns gezeigt hat, ist die, daß
die Schüttelfröste auf einer nicht lokalisierten Bakteriämie beruhen, die später
zu einem Abszeß führt.

Verlauf: Die Operation am 18. November entleerte fast $^1/_2$ Liter Eiter.
Die Temperatur ging sofort zur Norm zurück und der Patient konnte nach drei
Wochen gesund nach Hause gehen.

Diagnose: Ischiorektalabszeß.

Fall 259.

Eine 71 Jahre alte Dame sah ich am 28. September 1909 das erste Mal.
Vor 20 Jahren hatte sie im Anschluß an die Menopause zwei oder drei Schüttel-
fröste in Zwischenräumen von 24 Stunden. Andere Symptome bestanden nicht.
Seither hat sie einen oder mehrere ähnliche Anfälle jedes Jahr ohne bekannte

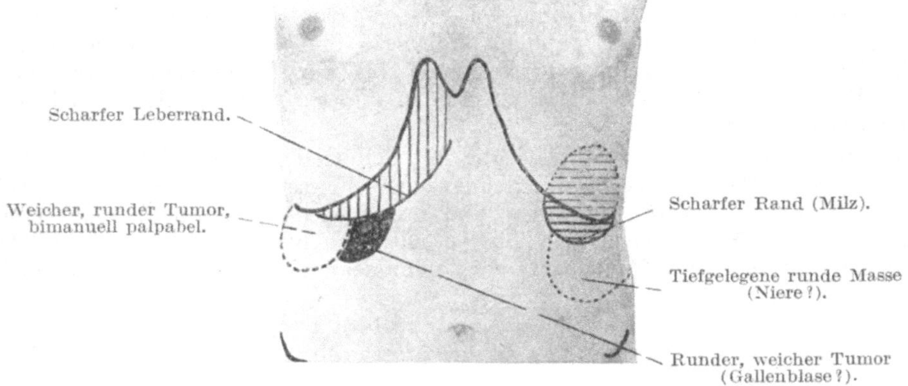

Abb. 122. Untersuchungsergebnis von Fall 259, Klagen: Schüttelfröste und Magenbeschwerden.

Ursache oder irgendwelche Beziehungen zur Jahreszeit. Sie hat oft Chinin
erhalten, aber ohne deutliche Wirkung.

Bis vor fünf Wochen bestanden keine anderen Symptome; dann hatte
sie einen Anfall, den sie ihre „altgewöhnten Magenstörungen“ nannte, d. h.
Schmerzen im Epigastrium, die „wie ein
Stich von der rechten Seite zum Rücken hin-
durchgingen“. Dabei bestand Erbrechen.
Seither haben sich die Schmerzen jeden
zweiten Tag wiederholt. Durch Medikamente
ließ sich der Schmerz gewöhnlich beheben.
Der Appetit war seit fünf Wochen schlecht,
Stuhl war nie tonfarben, sie hatte auch nie
Ikterus. Jetzt fühlt sie sich wohl und kräftig.
(Siehe Abb. 122 und 123.)

Besprechung: Die Kranke war eine außerordentlich intelligente und nette alte Dame,
die sagte, was sie wußte, und wußte, was
sie sagte, so daß ich glaube, sie hat wirklich seit 20 Jahren hin und wieder Schüttelfröste gehabt; eine außerordentlich interessante Anamnese. Bei irgend einer Frau
anderer Art könnte man vermuten, daß
diese Fröste nervösen Ursprungs seien, aber

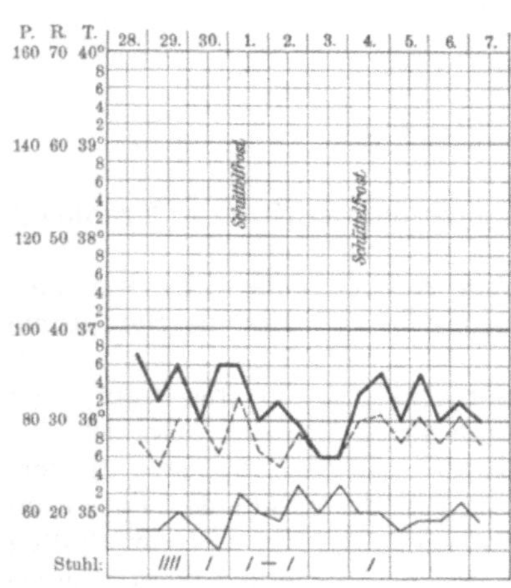

Abb. 123.
Temperaturkurve zu Fall 259.

niemand, der sich auch nur einmal länger mit unserer Kranken unterhielt, hätte
eine solche Annahme aufrecht erhalten.

Die Untersuchung ergab absolut keine Quelle oder Ursache für den Schüttelfrost; sie hat sich nie in tropischen Gegenden aufgehalten, wo sie Rückfall-
fieber hätte bekommen können, weist auch keine Zeichen für Hodgkinsche
Krankheit auf. Es gibt aber auch noch eine andere häufige Ursache für immer

wiederkehrendes Fieber, das ja auch bei den Schüttelfrösten unserer Kranken dagewesen war, nämlich Gallensteine.

Diese letztere Möglichkeit, Gallensteinerkrankung, wird noch durch die sogenannten Magenbeschwerden verstärkt, denn viele Gallensteinbeschwerden werden, wie hier, auf das Epigastrium bezogen. Die überraschendste Tatsache des Falles und die größte diagnostische Schwierigkeit bei der Annahme von Gallensteinen ist aber das gänzliche Fehlen von Gelbsucht. Es ist wahr, daß viele, vielleicht die meisten Fälle von Gallensteinen ohne Gelbsucht verlaufen; aber gerade die Störungen, die wiederkehrende Anfälle von Fieber mit Schüttelfrösten hervorrufen, gewöhnlich ein Stein im gemeinsamen Gallengange mit Infektion, verursacht fast stets Gelbsucht.

Verlauf: Da die Patientin eine Operation ablehnte und das Krankenhaus bald mit einer ziemlich herabgestimmten Meinung von der modernen medizinischen Wissenschaft verließ, haben wir keinen absoluten Beweis für die Richtigkeit unserer Diagnose auf Gallensteine. Aber ich zweifle nicht daran, denn später erfuhren wir, daß bei einem früheren Anfalle der Arzt Gelbfärbung der Konjunktiven und Gallenfarbstoff im Urin gefunden hatte.

Diagnose: Gallensteine.

Fall 260.

Eine 31 jährige verheiratete Frau kam am 7. Oktober 1909 in das Krankenhaus. Sechs Wochen hatte sie außerordentlich angestrengt arbeiten müssen; sie mußte während der Krankheit ihres Mannes ihre vier Kinder zu Hause versorgen und sie durch ihre Arbeit ernähren. Dabei hatte sie schlechte Nahrung und wenig Zeit zum Schlafen.

Vor einer Woche erkrankte sie plötzlich mit heftigen Schüttelfrösten und Erbrechen. Vor drei Tagen begann sie zu husten, entleerte dabei viel gelben und bräunlichen Auswurf. Keine Schmerzen, kein Kopfweh, kein Schüttelfrost oder Erbrechen nach den ersten drei Tagen. Seit gestern leidet sie an großer Erschöpfung, Appetitlosigkeit, Verstopfung und trockenen Husten, der sie im Schlaf stört.

Untersuchung: Siehe Abbildung 124.

Ausgesprochener Herpes labialis, Brust- und Leiborgane negativ, Urin und Sputum negativ, Leukozyten am 8. Oktober 11 500, am 13. Oktober 19 000.

Nirgends lokale Erscheinungen.

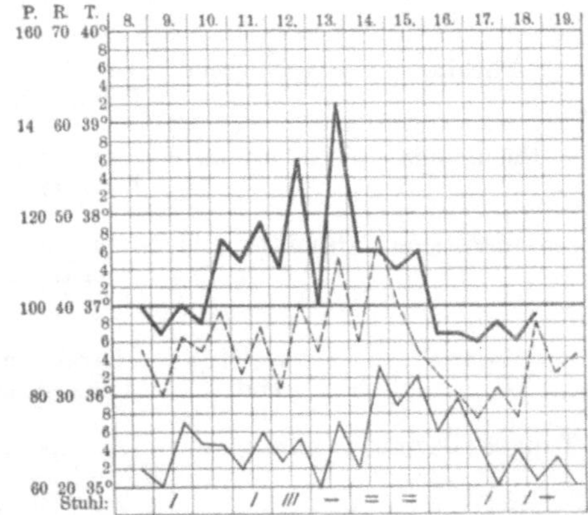

Abb. 124. Temperaturkurve zu Fall 266.

Besprechung: Da wir nicht imstande waren, irgend einen Beweis für eine lobuläre Pneumonie zu finden, dachten wir schon, wir müßten den Fall unter die unbenamten Infektionskrankheiten einreihen, die man gewöhnlich „Grippe" nennt. Es fand sich auch nicht der geringste Hinweis auf irgend eine Körperstelle als Sitz eines Abszesses oder einer Entzündung. Ich glaube allerdings, dies lag zum Teil daran, daß wir nicht an die „Lieblingsplätze" dachten, wo, wie die Erfahrung lehrt, unklare Eiterungen gern vorkommen. Unter ihnen haben wir schon wiederholt tiefsitzende Abszesse in der Achselgegend erwähnt. Trotzdem glaube ich mit Rücksicht auf die Symptome, unter denen die Erkrankung begann — Husten, Auswurf, Herpes und Erbrechen — nicht, daß die Entzündung sich von Anfang an auf die Achselgegend lokalisiert hat, mit anderen Worten: Wenn wir erfolglos nach einer lokalen Infektionsstelle suchen, so bestehen eben keine solche lokale Ursachen. Dies ist erst ein späteres Stadium der Entwickelung. Vielleicht hätte im Anfang der Erkrankung eine Blutkultur die wirkliche Natur der Störungen enthüllt.

Verlauf: Am 14. Oktober fand man eine geschwollene, druckschmerzhafte Masse in der linken Achselhöhle. An der Oberfläche des indurierten Gewebes fand sich eine kleine Drüse, darunter eine tiefsitzende Fluktuation (?). Durch Inzision wurden an die hundert Kubikzentimeter eines sehr schlecht riechenden Eiters entleert und es fand sich eine Höhle, die sich nach dem Rücken zu bis an die Skapula erstreckte. Nach Einleitung der Drainage fiel die Temperatur ab und nach zehn Tagen war die Patientin geheilt.

Diagnose: Tiefsitzender Abszeß in der Achselgegend.

<h3 align="center">Tabelle XII. Schüttelfröste. Symptome.</h3>

Ursache	Fieber	Blut	Lokale Erscheinungen	Besserung
„Nervosität"	0	Negativ	0	Belehrung
Pyogene Sepsis	Remittierend	Leukozytose	Am Herde der Infektion oder am Herzen	Absorption oder Drainage
Phthise	Remittierend	Gewöhnlich Leukozytose	Lungen, Sputum	Hygienische Maßnahmen
Pneumonie	Anhaltend	Gewöhnlich Leukozytose	Lungen, Sputum	Durch Fortschreiten der Krankheit
Gallensteine	Remittierend	Nicht charakteristisch	Kolik, Gelbsucht (?), vergrößerte Gallenblase (?)	Morphium, Operation, Durchtritt des Steines
Malaria	Intermittierend	Parasiten, Leukopenie	Vergrößerte Milz	Chinin
Typhus (Beginn)	Anhaltend	Leukopenie, W i d a l, Bazillen im Blut, Kallus	Roseolen, vergrößerte Milz	Durch Fortschreiten der Krankheit

Ursachen des Koma.

1. Alkoholismus

2. „Ohnmacht"

3. „Apoplexie"

4. Postepileptische Erschöpfung }		545
5. Urämie		211
6. Meningitis		172
7. Dementia paralytica		49
8. Hirntumor		19

Im Krankenhause kamen nur 62 Fälle von Koma infolge Apoplexie zur Behandlung. Tatsächlich ist dies aber eine der häufigsten Ursachen, nur werden die meisten Fälle zu Hause behandelt.

15. Kapitel.

Koma.

Untersuchung von Patienten mit Koma oder Konvulsionen.

I. Einige alte Irrtümer, die man vermeiden muß.

1. Man soll nie diagnostische Meinungen auf Schielen oder Ungleichheit der Pupillen gründen und vorsichtig bei allen Schlüssen sein, die man aus Verengerung oder Erweiterung der Pupillen zieht. In der Mehrzahl von komatösen Kranken gibt uns das Verhalten der Pupillen keinen wertvollen Aufschluß. Der Mangel der Lichtreaktion entspricht der Tiefe des Koma, und bei hysterischen Zuständen ist die Lichtreaktion gewöhnlich normal.

2. Konjugierte Deviation des Kopfes und der Augen hat bisher keinen diagnostischen Wert. Ich habe sie bei Hitzschlag und Urämie gefunden, wo die Autopsie nicht die geringste lokale Veränderung ergab.

3. Röchelndes Atmen (oft richtig schnarchend) weist nur auf ein tiefes Koma aus irgend einer Ursache hin. Es ist nicht für Apoplexie oder für irgend eine andere Erkrankung charakteristisch.

4. Eiweiß oder Zucker im Urin mit oder ohne Zylinder sind gewöhnlich ohne Bedeutung; man findet sie häufiger bei nichturämischen als bei urämischen Kranken, denn sie können bei tiefem Koma auf irgend einer der zahlreichen Ursachen des Koma selbst beruhen. Bei Urämie leiten uns die Anamnese, der Zustand des Herzens, der Augenhintergrund und gewöhnlich auch das Auftreten von Ödemen.

5. Blutungen aus dem Ohr finden sich oft in Begleitung eines Koma, das auf einer Fraktur der Schädelbasis beruht, aber es ist in keiner Weise dafür charakteristisch, denn auch Verletzungen des Trommelfelles oder des äußeren Gehörganges können zu Blutungen führen.

6. Hemiplegie, Aphasie und Jacksonsche Epilepsie kann auch bei urämischem Koma und bei allen anderen nicht lokalisierten Hirnreizen vorkommen; sie sind kein Beweis für eine Herderkrankung.

II. Ursachen von Koma und Krämpfen.

Diese beiden Folgen von zerebrospinaler Reizung können nicht gut voneinander getrennt werden, da praktisch alle Ursachen des Koma auch Ursachen von Krämpfen sein können und umgekehrt.

Die folgenden Ausnahmen muß man kennen:

1. Opium und Hitzschlag führt zu Koma, aber nur selten zu Krämpfen.

2. Strychnin und Tetanus verursachen Krämpfe, aber nur selten Koma.

Im übrigen verursachen alle Krankheiten, die in der folgenden Tabelle aufgezeichnet sind, beide Symptome.

Ursachen von Koma und Krämpfen.

Krankheit	Koma	Krämpfe
I. Gehirnverletzungen oder Defekte:		
1. Erschütterung und traumatisches Ödem[1) .	Oft	Gelegentlich
2. Hirndruck und Verletzung (mit oder ohne Blutung)	Oft	Gelegentlich
3. Kongenitale Defekte[2]) mit oder ohne Hydrocephalus, Hemiplegie oder Idiotie	Gelegentlich	Oft
II. Gehirnkrankheiten:		
1. mit makroskopischen Veränderungen — a) Meningitis (jeder Art) . .	Oft	Gelegentlich
b) Apoplexie[3])	Oft	Gelegentlich
c) Tumor und Abszeß . .	Oft	Gelegentlich
d) Sklerose (progressive Paralyse)	Gelegentlich	Oft
e) Syphilis	Oft	Gelegentlich
2. mit mikroskopischen Veränderungen — Epilepsie	Nach den Krämpfen oder im Status epilepticus	Stets
III. Infektionskrankheiten (z. B. Tetanus, Typhus, pyogene Sepsis, Pneumonie, Trypanosomiasis,. Malaria usw.)	Spät	Früh (b. Kindern und Tetanus)
IV. Gifte:		
1. Alkohol.	Oft	Gelegentlich
2. Leuchtgas	Oft	Gelegentlich
3. Blei	Selten	Selten
4. Opium	Oft	Sehr selten
5. Strychnin	Selten	Oft
6. Urämie	Oft	Oft
7. Eclampsia puerperalis.	Oft	Oft
8. Hepatogene Toxämie	Oft	Oft
9. Diabetische Azidose, Krebskachexie und perniziöse Anämie	Oft	Selten
V. Ohnmacht und Herzschwäche:		
1. „Einfache Ohnmacht"	Oft	Gelegentlich
2. Stoke-Adamsche Krankheit	Oft	Gelegentlich
3. Herzklappen- oder Herzmuskelerkrankung .	Oft	Selten
4. Pleurareizung (z. B. bei der Pleuraspülung)	Gelegentlich	Gelegentlich
VI. Hitzschlag	Oft	45%
VII. Verdauungs- und Infektionskrankheiten der Kindheit	Oft	Oft
VIII. Hysterie und Simulation	Oft	Oft

Bei der übergroßen Mehrzahl der Erwachsenen finden wir als Ursache von Koma und Krämpfen folgende:

1. Reizung, Verletzung oder mangelhafte Entwickelung des Gehirns,
2. Infektion,
3. Vergiftung,
4. eine Form von Herzinsuffizienz.

---

[1]) Auch sog. „seröse Meningitis".
[2]) Einschließlich Geburtslähmung und Unfälle.
[3]) Einschließlich Hirnblutung, Thrombose, Embolie und Erweichung.

Die näheren Einzelheiten dieser vier Ursachen und drei weitere weniger häufige Gruppen finden sich in der Tabelle auf Seite 401.

III. Wertvolle Hilfsmittel zur Diagnose.

I. Die Anamnese.

Stets ist es von der größten Wichtigkeit, sorgfältig irgend einen erreichbaren Verwandten oder Freund auszufragen; in der Tat hat man gewöhnlich mehr davon, als von der Untersuchung. Die häufigsten diagnostischen Irrtümer, die man bei komatösen oder mit Krämpfen behafteten Personen macht, beruhen nach meiner Erfahrung in dem Mangel einer guten Anamnese.

1. Bei komatösen Personen mit Kopfverletzungen ist es von großer Wichtigkeit, wenn auch oft unmöglich, sicherzustellen, ob die Verletzung die Ursache des Komas oder das Koma die Ursache der Verletzung ist. Ein Mann fällt von einem Gerüst und erleidet eine Verletzung am Kopfe; ist er nun gefallen, weil er bewußtlos wurde, vielleicht wegen einer Gehirnblutung? Seine Arbeitsgenossen können es sagen. Eine andere wichtige Hilfe bei den „Krampfanfällen" ist die Reihenfolge der Symptome und ihre zeitliche Folge nach der Verletzung. Bei Gehirnerschütterung und traumatischen Ödemen tritt das Koma sofort auf, und irgendwelche Herdsymptome (Lähmung, Aphasie etc.) finden sich erst später. Bei traumatischen Gehirnblutungen schiebt sich oft ein Intervall von Stunden und Tagen zwischen die Verletzung, z. B. ein Schlag auf den Kopf und die Lähmung, die danach auftritt. Koma tritt noch später ein.

2. Eine eindeutige Anamnese von Syphilis ist augenscheinlich von größter Wichtigkeit.

3. Man muß stets sorgfältig nach den psychischen und motorischen Veränderungen einer progressiven Paralyse suchen, wenn eine „Epilepsie" oder ein Ohnmachtsanfall" zum ersten Male nach dem 40. Lebensjahre auftritt. Schwächeanfälle und Epilepsie beginnen fast nie nach dem 40. Jahre.

4. Fälle von Vergiftung mit Alkohol, Opium, Blei oder Gas ereignen sich gewöhnlich unter Umständen, welche die Anamnese (und damit die Diagnose) klarstellen. Aber in Polizeistationen, wenn am Sonnabend die „Betrunkenen" eingebracht werden, ergibt sich nicht selten die Frage: „betrunken" oder „sterbend"? Fälle von alkoholischer Pneumonie, mehr oder weniger komatös oder delirierend, werden behandelt und sterben als „gewöhnliche Betrunkene", weil die Temperatur und die Erscheinungen von seiten der Lunge nicht untersucht werden. Hirnblutungen können bei einem alkoholischen Exzeß auftreten, und der deutliche Schnapsgeruch läßt uns zwischen einem Betrunkenen und einem Sterbenden nicht unterscheiden.

5. Urämie ohne Vorgeschichte mit den gewöhnlichen Symptomen einer Nephritis ist nach meiner Erfahrung sehr selten, wenn die Untersuchung zu der Diagnose einer Urämie führt, die Anamnese aber für die Diagnose keinen Anhalt gibt.

II. Die körperliche Untersuchung.

1. Die Temperatur wirft gewöhnlich Licht auf den Fall, wenn keine Temperatursteigerung besteht; denn dann können wir gewöhnlich akute Infektion als Ursache eines Komas oder der Krämpfe ausschließen. Sehr hohe Temperaturen ($41,5^0$, 43^0, 45^0) sprechen sehr für Hitzschlag, wenn die begleitenden Umstände und das Wetter diese Annahme unterstützen.

2. Niedrigen Puls findet man besonders bei Tumoren, Verletzungen und Infektionen des Gehirns, seltener bei Opiumvergiftung.

3. Nachweis von Herzhypertrophie und erhöhte Gefäßspannung sind von Wichtigkeit, weil sie auf das Gehirn oder die Niere als Quelle der Störung hinweisen.

4. Das Vorhandensein eines Bleisaums oder von basophilen Tüpfeln in den roten Blutkörperchen ist gewöhnlich von der größten Bedeutung, und man sollte in zweifelhaften Fällen stets danach suchen.

5. Nachweis einer Hemiplegie (einseitige Steigerung des Patellarreflexes, Babinskischer Reflex, vermehrte oder verminderte Muskelspannung auf einer Muskelseite, einseitige Analgesie) weist auf das Gehirn hin, aber nicht notwendig auf irgend eine gröbere Veränderung, da Hemiplegie auch ohne eine solche bei Urämie und bei epidemischer Meningitis vorkommen kann.

6. Veränderungen, die auf Syphilis hinweisen, findet man manchmal an den Drüsen, Knochen, der Haut oder dem Nasopharynx. Das Vorhandensein derartiger Veränderungen läßt uns vermuten, daß die gleiche Erkrankung im Gehirn die Ursache des Komas oder der Krämpfe ist, die wir vor uns haben.

7. Die Lumbalpunktion kann von lebensrettender Wichtigkeit sein, z. B. bei der epidemischen Meningitis; häufig hilft sie uns, eine syphilitische oder metasyphilitische Krankheit sicher zu stellen.

8. Die Erkennung hysterischer Zustände. Es gibt nur eine Art von Koma, und abgesehen von den individuellen Eigentümlichkeiten finden sich keine Unterscheidungsmerkmale irgend einer der oben erwähnten Arten von Koma. Die Ursache läßt sich nur aus den begleitenden Ergebnissen der Untersuchung oder aus der Anamnese feststellen, nicht aus dem charakteristischen Verhalten des Koma selbst. Hysterische Zustände weisen selten ein echtes Koma auf, und die Unterscheidung, die von großer Wichtigkeit sein kann, beruht hauptsächlich auf folgenden Punkten:

a) Durch geeignete Reize kann der Patient aufgeweckt werden. Dieser Reiz kann eine Kanne Wasser oder ein gut gewählter Anruf sein. Der Kranke kann aber auch ganz unempfindlich gegen Schmerz und ebenso gegen Lärm oder Licht sein.

b) Die Bewegungen, Stellungen während der Periode offenbarer Bewußtlosigkeit sind gewöhnlich halb willkürlich oder vorsätzlich. Greifende Bewegungen und Widerstand, Anstrengungen, z. B. wenn man die Nase und den Mund zuhält, sind besonders charakteristisch. Die klonischen Spasmen, die man beim Koma so häufig beachtet, findet man bei der Hysterie nicht. Häufig sieht man Hypotonie und Opisthotonus.

c) Sehr häufig findet man Tremor oder Zittern der Augenlider und Heraufrollen der Augäpfel.

d) Beim Hinfallen verletzen sich die Patienten fast nie, und während der Krampfanfälle findet man selten Zungenbisse oder Nachlassen der Sphinkteren. Oft besteht konfuses Reden und Schreien.

Fall 261.

Eine russische 48jährige Hausfrau, deren Vater an einer „Erkältung des Fußes", wahrscheinlich Gangrän, starb, hatte als Kind Typhus, war aber sonst stets gesund. Vor drei Jahren hat die Regel aufgehört.

Seit drei oder vier Monaten hat sie „rheumatische" Schmerzen in den Händen, Kopfweh, Verstopfung, schlechten Appetit, seit zwei oder drei Tagen Beklemmung in der Herzgegend. Heute gegen 1 Uhr mittags nahmen die Beschwerden zu, so daß sie sich hinlegen mußte, worauf sie sofort komatös wurde. Nach zwei oder drei Minuten kam sie wieder zum Bewußtsein und schrie mehrere Minuten lang laut wegen ihrer Schmerzen in der Herzgegend, die augenscheinlich gar nicht ausstrahlen. Diese Anfälle wiederholten sich alle 10 bis 15 Minuten, im ganzen siebenmal. Sechs- oder siebenmal traten sie des Nachmittags auf, und als ich die Kranke um 11 Uhr abends sah, klagte sie über Herzklopfen und ein Gefühl von Schwäche in der Herzgegend.

Ein Arzt, der sie in einem ihrer Schwächeanfälle vor ihrem Eintreten in das Krankenhaus sah, gab an, sie sei während der Bewußtlosigkeit praktisch pulslos. Später stellte sich heraus, daß sie solche Ohnmachtsanfälle seit dreißig Jahren hat und seit der gleichen Zeit einen Kropf. Die Untersuchung zeigte den eben erwähnten Tumor von der Größe eines Hühnereies, in der Mittellinie gelegen, weich, rund, nicht druckschmerzhaft, der sich beim Schlucken mit dem Kehlkopf verschob. Bei der Inspektion zeigte sich der Herzspitzenstoß sehr verbreitert im fünften Interkostalraum, die Mamillarlinie nach links um $1\frac{1}{2}$ cm überschreitend. Kein Geräusch; auch sonst verlief die Untersuchung des Herzens negativ. Blut und Urin normal.

Die Kranke zeigte vor allem das Bild starker Erschöpfung; sie klagte über Schmerzen in Armen und Beinen; der Puls war während des größten Teiles ihres Krankenhausaufenthaltes sehr unregelmäßig, aber es traten keine Wiederholungen dieser Schwächeanfälle ein.

Am 7. Februar betrug der Puls 110 und man fand an den Jugularvenen, daß sie sich genau zweimal so häufig füllten, als der Radialpuls. Am 8. fand man am Nacken drei Pulsschläge für jeden an der Radialis.

Besprechung: Schwächeanfälle, die sich oft wiederholen, beruhen gewöhnlich auf irgend einer schwerwiegenden Erkrankung; man soll stets mit großem Mißtrauen solche Anfälle betrachten, wenn sie sich wirklich öfters wiederholt haben. Die häufigste Erkrankung, die sich als Ursache derartiger Anfälle erweist, ist vielleicht Hysterie, aber ich kenne auch Fälle von Nephritis, Hirntumor und Epilepsie, die monate- und jahrelang unter dem Namen „Schwächeanfall" liefen, ehe man die wirkliche Ursache feststellte.

In dem vorliegenden Falle ist, da die Untersuchung fast negativ verlief, die Mitteilung des Arztes, daß die Schwächeanfälle, die er beobachtete, mit Pulslosigkeit verliefen, von der größten diagnostischen Bedeutung. Bei Fehlen jeglicher Klappenerkrankung muß uns diese Beobachtung eine Erkrankung des Herzmuskels vermuten lassen und zu einer genauen Untersuchung der Halsvenen während des Anfalles führen.

Verlauf: Am 7. Februar wurde festgestellt, daß die Jugularvenen genau zweimal so schnell pulsierten wie die Arterien. Nach zweiwöchentlicher Bettruhe und Jodkalibehandlung ging es der Patientin viel besser. Zwei Jahre später kam sie wieder zur Untersuchung und gab an, sie hätte ihre „Schwächeanfälle" nicht wieder gehabt, obwohl sie alle ein bis drei Monate heftige Anfälle von Schmerzen in der Herzgegend hatte, die durch heiße Umschläge gebessert wurden. Sie läßt jetzt jede Nacht dreimal Wasser und hat verschiedene Anfälle von infektiöser Gelenkentzündung und ein Erysipel durchgemacht. Der Kropf blieb unverändert.

Diagnose: Adams-Stockesche Krankheit (Herzblock).

Fall 262.

Eine 20jährige, nicht verheiratete, russische Näherin, deren Mutter an Diabetes starb, hat den Vater und eine Schwester an Tuberkulose verloren. Drei Brüder und eine Schwester sind gesund.

Die Patientin war vor fünf Jahren sehr heruntergekommen und wurde aufs Land gesandt, anscheinend, weil man eine Tuberkulose befürchtete, obwohl der Husten nicht sehr anhaltend und das Sputum nie untersucht worden war.

Am 14. April 1908 wurde sie das erste Mal untersucht. Vor vier Tagen wurde sie plötzlich sehr erregt und bewußtlos. Es bestand kein Krampf und keine Lähmung, aber während des Anfalls hielt sie sich etwas steif. Seither war sie zu Bett und hat alles, was sie zu essen versuchte, erbrochen. Beständiger Schwindel und Herzklopfen mit Schmerzen im Epigastrium waren ihre Klagen.

Bei der Untersuchung zeigte sich der Herzspitzenstoß im fünften Interkostalraum, 2½ cm nach außen von der Medioklavikularis. Es fand sich ein präsystolisches Schwirren und ein Geräusch an der Spitze. Die Herzaktion war sehr unregelmäßig und steigerte sich manchmal zu einem Delirium cordis. Der zweite Pulmonalton war stark akzentuiert. Zeitweise hörte man ein systolisches Geräusch im Anschluß an den ersten scharfen Ton an der Spitze. Wie die beifolgende Kurve (Abb. 125) zeigt, bestanden zahlreiche frustane Kontraktionen. An der Lungenbasis beiderseits feine Rasselgeräusche, besonders links.

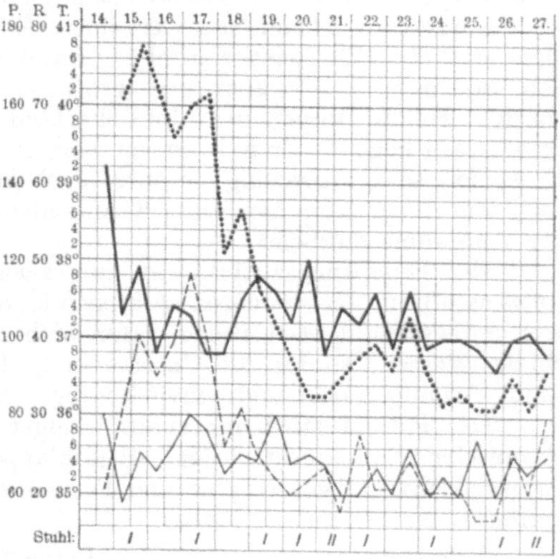

Der Leib war druckschmerzhaft und in der Gegend des rechten Hypochondriums gespannt, die Leberdämpfung überschritt den Rippenrand um 5 cm. Die Leber war aber nicht zu fühlen. Blut und Urin normal. Trotz der Frequenz und der Irregularität der Herzaktion bestand weder Zyanose noch Atemnot.

Besprechung: Die wichtigsten Tatsachen in diesem Falle sind die tuberkulöse Familienanamnese, der „Schwächeanfall" und der gegenwärtige Zustand des Herzens.

Abb. 125. Temperaturkurve zu Fall 262.

Es besteht eine Mitralstenose mit ziemlich schlechter Kompensation. Wahrscheinlich verdankt sie diesem Herzfehler, daß sie von Tuberkulose frei blieb.

Worauf sollen wir nun diesen Komaanfall zurückführen? In mancher Hinsicht erinnert er an einen hysterischen Anfall. Bei Patienten mit Ohnmachtsanfällen sind diese nur selten die Folge einer Klappenerkrankung; auch bestehen mit Ausnahme der „Schmerzen in der Herzgegend" keine Symptome, Von den zahlreichen Patienten, die mich in der Annahme eines Herzfehlers wegen Ohnmachtsanfällen aufsuchten, habe ich auch nicht in einem einzigen Falle eine Herzkrankheit gefunden. Dadurch werden die Klagen unserer Patientin nur um so interessanter.

Eine sorgfältige Aufnahme der Anamnese ergab, daß sie ähnliche Anfälle schon in der Kindheit hatte und stets hysterische Zeichen aufwies. So ist es wohl wahrscheinlich, daß der Herzfehler nur eine mitwirkende Ursache bei den „Ohnmachtsanfällen" ist. Man darf aber nicht vergessen, daß bei Fällen von Mitralstenose sich oft Thromben im linken Herzrohr bilden, von denen sich Stückchen ablösen und in das Gehirn verschleppt werden können, wodurch es zu einer embolischen Hemiplegie kommt. Möglicherweise kann ein ganz winziger Embolus oder eine Anzahl solch kleiner Embolien Ohnmachtsanfälle ohne Lähmung hervorrufen, aber diese Annahme ist völlig unbewiesen.

Verlauf: Die Patientin erhielt 0,01 Morphium subkutan und bekam Milch und Kalkwasser in kleinen Mengen. Der Stuhlgang wurde durch kleine Dosen von Kalomel mit darauffolgenden Seifeneinläufen in Ordnung gebracht.

Am 14. Mai waren die frustanen Kontraktionen verschwunden, am 23. Mai ging sie nach Hause und hatte keine Klagen mehr.

Diagnose: Mitralstenose (und Hysterie?).

Fall 263.

Ein 40jähriger Kellner hatte die letzten fünf Tage wie gewöhnlich gearbeitet, wie wir von seinem Herrn erfuhren. Am 7. August 1907 kam er ins Krankenhaus. Er hat keine schwere Arbeit getan, über seine Anamnese ist nichts bekannt. Man erfuhr, daß er stets blaß war und daß er der Befürchtung Ausdruck gab, er würde einmal zusammenbrechen.

Vorgestern Abend hatte er einen Anfall von Atemnot, von dem er sich ohne ärztliche Hilfe wieder erholte. Am nächsten Tage erwachte er wie gewöhnlich, erschien aber reizbar und grob, so daß er von seinem Herrn verwarnt wurde. Heute Morgen um fünf Uhr fand man ihn außerhalb des Hauses auf dem Grase liegen. Er gab an, er wäre herausgegangen, um Luft zu schöpfen. Er schien sehr kurzatmig, konnte aber zur Tür gehen und sich niedersetzen. Auf dem Wege von hier zum Krankenhaus wurde er bewußtlos und war bei der Aufnahme sterbend.

Der Ernährungszustand ist ausgezeichnet. Gesichtsfarbe dunkel. Herzspitzenstoß in der vorderen Axillarlinie im sechsten Interkostalraum. Töne sehr unregelmäßig, Geräusche waren nicht zu hören. Es bestand starkes bronchiales Rasseln, so daß die Untersuchung des Herzens und der Lunge erschwert war. Atmung rasch und unregelmäßig. Leber erschien leicht vergrößert.

Der Patient starb innerhalb weniger Stunden. Die Autopsie zeigte eine chronische Endokarditis der Mitralklappen mit Mitralstenose. Allgemeine Arteriosklerose, Hypertrophie und Dilatation des Herzens, Hydrothorax, Hydroperikard, Narben in der Leber.

Besprechung: Warum ist der Patient so plötzlich gestorben?

Die übergroße Mehrzahl von Herzkranken stirbt in ihren Betten nach längerer Krankheit mit Ödemen und Atemnot. Hin und wieder stirbt ein Kranker mit Klappenerkrankung (chronischer Endokarditis) mit Arteriosklerose oder Syphilis des Herzens plötzlich.

In einer Anzahl derartiger Fälle findet sich keine Erkrankung der Koronargefäße, keine Lungenembolie und auch keine andere Ursache für den plötzlichen Tod bei der Autopsie. Ich habe so vielen ergebnislosen Untersuchungen der Art am Sektionstische beigewohnt, daß ich nicht mehr glaube, der Pathologe könnte aus mechanischen Ursachen den plötzlichen Tod bei Herzerkrankungen erklären.

Man muß an eine ultramechanische, vielleicht chemische Erklärung dafür denken.

Diagnose: Chronische Klappenerkrankung, plötzliche Herzschwäche aus unbekannter Ursache.

Fall 264.

Ein irisches 25jähriges Stubenmädchen kam am 30. November 1909 ins Krankenhaus. Gestern morgen war sie noch völlig wohl und guter Dinge. Am 29. November abends um 9 Uhr wurde sie plötzlich bewußtlos und fiel hin, aber ihr Bruder fing sie auf, so daß sie nicht mit dem Kopfe aufschlug. Nachher mußte sie wiederholt erbrechen, kam aber nicht mehr zum Bewußtsein. Heute morgen kam sie etwas zu sich, wobei sie über heftige Kopfschmerzen klagte, fiel aber bald wieder in ihr Koma zurück.

Untersuchung: Temperatur 38,7⁰, Puls 110. Respiration 22. Blutdruck 245 mm Hg. Leukozyten 28000. Urin klar, sauer, spezifisches Gewicht 1022; deutliche Spur von Eiweiß, kein Zucker; Sediment negativ. Linke Pupille leicht größer als die rechte, beide reagieren langsam auf Lichteinfall. Linker Arm und linkes Bein werden auf schmerzhafte Reize etwas bewegt. Babinskischer Reflex links. Patellar- und Achillessehnenreflexe fehlen. Im übrigen verläuft die Untersuchung negativ.

Man machte die Lumbalpunktion und eine blutgefärbte Flüssigkeit schoß aus der Nadel. Das Sediment zeigte nicht übermäßig viel Leukozyten und weder im gefärbten Präparat noch kulturell Mikroorganismen. Eine Venaesektion ergab keine Besserung.

Besprechung: Koma, Leukozytose, Fieber und erhöhter Blutdruck mit Ungleichheit der Pupillen und anscheinend eine linksseitige Hemiplegie sind die wesentlichen Züge dieses Falles. Das negative Verhalten der Lumbalflüssigkeit genügt, um eine Meningitis auszuschließen. Diagnosen auf Urämie, die man in solchen Fällen stellt, erweisen sich gewöhnlich als falsch. Die Gründe hierfür habe ich ausführlicher auf Seite 416 auseinandergesetzt. Die Untersuchung der Lumbalflüssigkeit macht Syphilis unwahrscheinlich, besonders bei einem Mädchen mit negativer Anamnese und ohne Veränderungen, die auf diese Erkrankung hinweisen.

Apoplexie — wenn wir diesen alten Ausdruck, der Hirnblutung, Thrombose oder Embolie mit oder ohne Erweichung in sich schließt, gebrauchen wollen — kommt bei einem Mädchen in diesem Alter ohne Herzveränderungen praktisch nicht vor.

Die beiderseitige Neuritis optica mit sehr hohem Blutdruck und normalem Herzen weist deutlich auf einen Hirntumor hin.

Verlauf: Die Kranke starb an Respirationsschwäche plötzlich am 2. Dezember Temperatur, Puls, Atmung und Leukozyten bleiben dieselben, wie bei der Aufnahme. Nach der Lumbalpunktion konnte sie alle Glieder des Körpers frei bewegen, klagte über Kopfschmerzen und antwortete auf einige Fragen klar und mit Überlegung.

Später erfuhren wir, daß sie schon während des Sommers verschiedene Anfälle von Erbrechen hatte und daß sie nicht gut sah.

Diagnose: Hirntumor (?).

Tabelle XIII. Koma. Symptome.

Ursachen	Anamnestische Hilfe	Fieber	Blut	Lumbal-flüssigkeit	Urin	Zirkulations-störungen	Augenlichtgrad	Nackensteifig-keit und Kernigs-zeichen	Lähmung oder Spasmen
Alkoholismus	Gewohnheiten	0	Negativ	Negativ	Gelegentlich Zylinder u. Albumen	0	0	0	0
„Ohnmacht“	Frühere Anfälle	0	Negativ	Negativ	Negativ	0	0	0	0
„Apoplexie“	Schwindel, Nokturie, Dyspnö	Oft	Leuko-zytose	Manchmal blut-haltig	Gelegentlich Zylinder u. Albumen	Gewöhnlich Hypertension u. Hypertrophie	Oft Zeichen von Arteriosklerose	0	Gewöhnlich Hemiplegie
Postepilept. Erschöpfung	Frühere Anfälle	0	Negativ	Negativ	„	0	0	0	0
Urämie	Früherer Nachweis einer Nephritis	Ge-legent-lich	Leuko-zytose	Unter hohem Druck	„	Gewöhnlich Hypertension u. Hypertrophie	Oft Retinitis albu-minurica	Selten	Gelegentlich vorüber-gehend
Meningitis	Plötzlicher Beginn, Kopfschmerz	+	Leuko-zytose	Bakterien- und Zellzählung charakteristisch	„	0	Keine konstanten Veränderungen	+	Selten Läh-mung, oft Spasmen
Progressive Paralyse	Veränderte Gewohn-heiten,Temperaments-änderung	0	Wasser-mann-scheProbe	Lymphozytose	„	0	„	0	0
Hirntumor	Kopfschmerzen, Schwindel, Erbrechen, schlechtes Sehen	Selten	Negativ	Unter hohem Druck	„	Oft erhöhter Blutdruck	Stauungspapille	Selten	Oft
Diabetes	Durst, Hunger, Poly-urie, Abmagerung	0	Negativ	?	Zucker nicht charakterist., eher Azeton	0	Gelegentlich Reti-nitis oder Optikus-atrophie	0	0
Poliomyelitis	Epidemisch, plötzlich. Beginn, Kinder	+	Leuko-zytose	. . . .	Nicht cha-rakteristisch	0	0	Oft	Gewöhnlich weit ausgebr schlaffe Lähmungen

Ursachen der Krämpfe.

1. Eklampsia puerperalis

2. Kinderkrämpfe

3. Alkoholismus

4. Epilepsie   544

5. Urämie   312

6. Hysterie   108

7. Meningitis   28

16. Kapitel.

Krämpfe.

Fall 265.

Ein 50 jähriger irischer Hafenarbeiter kam am 17. November 1907 in das Krankenhaus. Er war seit vielen Jahren ein schwerer Trinker, stellt aber Geschlechtskrankheiten in Abrede und hat sich auch sonst wohl gefühlt. Vor vier Jahren, sagt er, hatte er einen Krampfanfall, der 20 Minuten dauerte. Seither hat sich nichts Ähnliches ereignet. Die ganze letzte Woche hat er viel getrunken. Am 17. November wurde er auf der Straße plötzlich bewußtlos.

Bei der Untersuchung um 5 Uhr nachmittags war er noch besinnungslos und lag in Krämpfen, die zuerst auf die rechte Seite beschränkt, später allgemein waren und ohne Unterbrechung aufeinander folgten. Am Kinn fand sich eine tiefe blutende Wunde. Wechselndes Schielen der Augen. Ausgesprochene Lungenblähung machte eine genaue Bestimmung der Herzgrenzen unmöglich. Die Herztöne wurden auch durch schnarchende Rasselgeräusche verdeckt, aber die Arterien zeigten keine Anzeichen von Verkalkung, und im übrigen verlief die körperliche Untersuchung vollkommen negativ.

Die Temperatur zeigt die beifolgende Kurve (Abb. 126). Blut ohne Veränderungen.

Der Urin war hell, spezifisches Gewicht 1021, mit einer ganz leichten Spur von Eiweiß; ein feingranulierter Zylinder fand sich im Sediment.

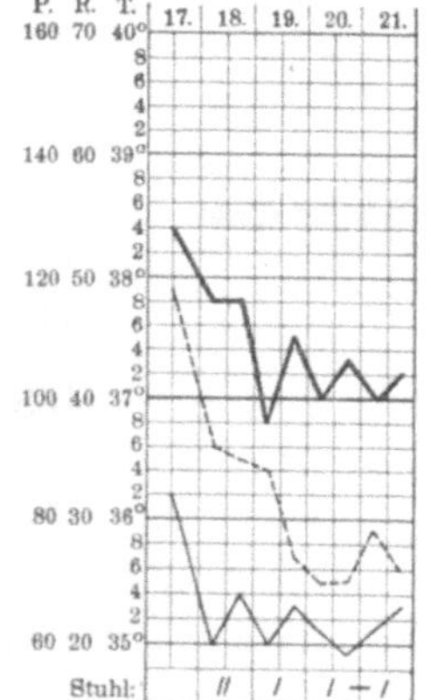

Abb. 126. Temperaturkurve zu Fall 265.

Blutdruck 125 mm Hg.

Besprechung: Bei dem Fehlen jeglicher augenscheinlicher lokalisierbarer Hirnsymptome oder Erscheinungen ist natürlich Epilepsie unser erster Gedanke, besonders da wir wissen, daß ein epileptischer Anfall durch akuten Alkoholismus ausgelöst werden kann. Wenn wir aber die Anamnese genauer betrachten und darauf achten, daß er früher nur einen einzigen Anfall gehabt hat, scheint es unwahrscheinlich, daß jemand in diesem Alter so plötzlich Epilepsie bekommen sollte.

In der mitgeteilten Urinuntersuchung ist nichts über Zucker gesagt, aber selbst wenn er vorhanden wäre, so könnte doch die Menge bei dem spezifischen Gewicht des Urins nicht groß sein, und ferner muß festgestellt werden, daß zwar Diabetes zu Krämpfen führen kann, daß er es aber nie so plötzlich tut, d. h. bei Patienten, die sich früher nicht selbst krank fühlten und nicht irgend eines der Hauptsymptome der Zuckerkrankheit aufwiesen.

Meningitis könnte so beginnen und die Kurve würde damit übereinstimmen, aber zur Stellung einer solchen Diagnose müßte man die Ergebnisse der Lumbalpunktion kennen, da sonst keine der gewöhnlichen meningitischen Symptome vorhanden sind (Nackensteifigkeit, Kernigsches Symptom, Schielen und Pupillarveränderungen, Kopfweh, Erbrechen, Delirium).

Für Bleivergiftung, progressive Paralyse, Hirntumor oder Abszeß, die alle ähnliche Krämpfe hervorrufen können, finden wir weder in der Anamnese noch in den Ergebnissen der Untersuchung einen Anhalt. Hysterie und Trauma brauchen wir nicht erst zu betrachten.

Nach der Ausschließung aller dieser Möglichkeiten bleibt die wahrscheinlichste Annahme die, daß wir die Ursache der Störung in dem Alkohol zu suchen haben. Mitteilungen befreundeter Ärzte, die auf Polizeistationen viel mit Betrunkenen zu tun haben, haben meine eigene geringe Erfahrung so bereichert, daß ich die Anfälle in drei Gruppen einteilen möchte:

1. Alkoholmißbrauch kann eine Person hysterisch machen und auf diese Weise hysterische Krämpfe hervorrufen,
2. Alkohol kann bei Epileptikern regelrechte epileptische Anfälle auslösen,
3. auch bei Personen, die weder epileptisch noch hysterisch sind, kann im Rausche ein echter Alkoholkrampf ausgelöst werden. Diese Anfälle beruhen wahrscheinlich auf Veränderungen im Gehirn („Säuferhirn"), die auf den Alkohol zurückzuführen sind.

Der vorliegende Fall scheint der dritten Gruppe anzugehören.

Verlauf: Man machte dem Kranken einen Aderlaß von 600 ccm und eine Kochsalzinfusion von der gleichen Menge. Gegen 10 Uhr kam er wieder zum Bewußtsein und blieb darauf normal. Später gab er an, daß seine jetzigen Störungen am zweiten Tage der letzten Trinkerei begonnen hätten. Die Augenzeugen gaben an, er hätte beim Zusammenbrechen nicht geschrien, und die Sphinkteren wären in Ordnung gewesen.

Diagnose: Alkoholismus.

Fall 266.

Ein 20jähriges Hausmädchen mit guter persönlicher und Familienanamnese wurde am 12. Februar 1908 in das Krankenhaus aufgenommen. Die letzten sechs Jahre war die Menstruation unregelmäßig und hat in dieser Zeit häufig zu heftigen linksseitigen Kopfschmerzen und zu Anfällen von Bewußtlosigkeit geführt. Gewöhnlich ereignen sie sich am ersten Tage der Periode, aber auch um die Mitte zwischen zwei Perioden. Während der ersten beiden Tage der Regel hat sie heftige Schmerzen im Unterleibe, im übrigen ist aber der Verlauf nicht gestört. Während der Anfälle von Bewußtlosigkeit fällt sie hin, manchmal kann sie sich aber selbst aufrichten, wenn sie irgendwo Halt findet. Sie wird dann gewalttätig, verwirrt, der Schaum steht ihr vor dem Munde, sie greift sich oft mit den Händen an den Hals und blutet manchmal aus Nase und Mund. Niemals hat sie sich während eines Anfalles verletzt oder Urinabgang gehabt. Die Anfälle dauern wenige Minuten bis wenige Stunden.

Die letzte Regel endete vor fünf Tagen. Vor zwei Tagen fühlte sie sich beim Stubenfegen unwohl, fiel hin und gibt an, sich bis zu ihrer Aufnahme ins Krankenhaus an nichts mehr erinnern zu können. Ihre Bekannten gaben an, man hätte sie bald nach dem Hinstürzen zu Bett gebracht, wo sie sich hin und her warf und den ganzen Tag unzusammenhängendes Zeug redete. Gegen 7 Uhr abends kam sie anscheinend zu sich und wurde von ihrer Arbeitsstelle um 11 Uhr nach Hause gebracht. Dort wurde sie wieder bewußtlos und lag mit steifen Gliedern still im Bett.

Gestern kam sie zum Bewußtsein und sagte, sie fühle sich wohl. Sie begann um 8 Uhr morgens zu arbeiten, wurde aber nach einer Stunde wieder ohnmächtig und steif und blieb so bis um 6 Uhr früh, wo sie durch einen Seifeneinlauf zu sich kam, um aber nach 20 Minuten wieder bewußtlos zu werden. Seit vier Tagen hat sie nichts genossen, wie sie selbst angibt. Seit Jahren ist sie stark verstopft. Während der Anfälle neigen, wie sie angibt, die Füße zur Anschwellung, sonst sind sie niemals geschwollen.

Die Untersuchung zeigte ein gut genährtes Mädchen mit Herpes labialis, die meist schläfrig schien, aber ganz vernünftig war, wenn man sie aufweckte. Sie blieb aber apathisch und klagte über Kopfschmerzen und Schmerzen im Leibe.

Die oberen mittleren Schneidezähne sind deformiert, die anderen Zähne sind in Ordnung (Abb. 127). Die Pupillen sind weit und reagieren langsam auf Licht und Konvergenz. Der Gaumenbogen ist hoch und eng. Sie atmet durch den Mund. Der Herzspitzenstoß liegt im vierten Interkostalraum, $1\frac{1}{4}$ cm nach außen von der Medioklavikularis. Die Herztöne sind kräftig. An der Herzspitze findet sich ein lautes systolisches Geräusch, welches deutlich nach der Achselhöhle fortgeleitet wird, schwach in der Pulmonalgegend. Das gleiche Geräusch oder ein ähnliches hört man in der Gegend der Trikuspidalis, dort scheint es aber höher und von anderer Art. An der Trikuspidalis ist der erste

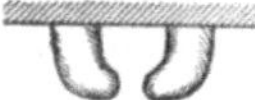

Abb. 127. Obere mittlere Schneidezähne in Fall 266; weit auseineinanderstehend, die unteren Enden gegeneinander gekrümmt.

Ton viel lauter und schärfer als über der Mitralis. Der zweite Pulmonalton ist leicht verstärkt. Systolischer Venenpuls am Halse. Radialpuls in keiner Weise verändert. Abdomen und Reflexe normal; Sensibilität anscheinend normal.

In der Nacht nach ihrer Aufnahme klagte die Patientin über Kopfweh und heftige Leibschmerzen. Eine halbe Stunde später wurde sie steif und krallte sich fest in die Decken. Darauf wurde sie bewußtlos. Puls 76, Atmung 44. Wenn man eine Lampe vor ihre Augen hielt, schloß sie die Augen noch fester. Öffnete man sie mit Gewalt, so zeigten sich die Augäpfel nach oben gerollt, und sie wendete den Kopf, um das Licht zu vermeiden. Die Steifigkeit der Arme konnte mit Gewalt überwunden werden; sie schien zum Teil willkürlich hervorgerufen. Eine Nadel konnte ohne Änderung des Gesichtsausdruckes und ohne Abwehrbewegung durch eine Hautfalte gestochen werden. Nachdem diese Starrheit eine halbe Stunde angehalten hatte, empfand die Patientin wieder Schmerz und antwortete auf Fragen.

Am 21. klagte sie über heftiges Kopfweh, das unter Äthylchloridspray sofort verschwand. Dann richtete sie ihre Aufmerksamkeit auf die Leibschmerzen. Darauf kehrte das Kopfweh nicht wieder; sie gab an, die Behandlung hätte ihr geholfen.

Die Symptome in diesem Falle und die Beschreibung der Anfälle erinnert uns ganz deutlich an Hysterie. Vorher müssen wir aber noch zwei andere Möglichkeiten ins Auge fassen.

Kann die Deformität an den Schneidezähnen als Ausdruck einer kongenitalen Syphilis aufgefaßt werden, und können die Krämpfe auf der gleichen

Krankheit beruhen? Das ist sehr unwahrscheinlich, denn außer den Anfällen ist in dem Befunde und in der Anamnese nichts, was an Syphilis erinnert, und die kongenitale Lues zeigt sich fast immer früher als im 20. Lebensjahre. Die Natur des Anfalles ist aber durchaus nicht charakteristisch für zerebrale Lues, worüber wir gleich noch mehr sagen werden. Wir haben hier keine Hutchinsonschen Zähne. Beruhen die Anfälle auf der Trikuspidalinsuffizienz, die sich durch den systolischen Venenpuls am Halse, die geschwollenen Füße und das Geräusch über der Trikuspidalis zeigt? Vor der Beantwortung dieser Frage muß zunächst festgestellt werden, daß die Insuffizienz leicht sein muß, wenn sie überhaupt in irgend einem pathologischen Sinne besteht. Viele Beobachter sind der Meinung, daß als Folge verschiedener Anstrengungen und Zufälle diese physiologische Insuffizienz mehr oder minder gesteigert werden kann. Man wird aber kaum glauben, daß sich die Folgen davon so ausgesprochen auf das Gehirn konzentrieren könnten, um zu Krämpfen zu führen, ohne daß es zu einer stärkeren Stauung in den anderen inneren Organen kommen sollte. Nach Ausschluß dieser beiden Möglichkeiten können wir annehmen, daß der Anfall auf Hysterie beruht. Der vorliegende Fall zeigt uns viele der charakteristischen Symptome, durch die nach alter Überlieferung hysterische Krämpfe sich von den anderen unterscheiden lassen, die wir in dem Kapitel besprechen. Solche Charakteristika sind:

1. Das Fehlen eines tiefen Koma,
2. Die halbwillkürliche und halbbewußte Natur der Bewegungen (z. B. keine Verletzung beim Hinfallen, greifende Bewegungen, Sprechen, Widerstand bei der Bemühung, die Augen zu öffnen),
3. Das Fehlen von Zungenbissen oder Sphinktereninsuffizienz, Schreien vor den Anfällen oder Aura.

Diese Charakteristika haben wahrscheinlich in der großen Mehrzahl aller Fälle von Hysterie ihre Bedeutung, aber man muß doch feststellen, daß sie und alle anderen Zeichen, durch die wir hysterische von epileptischen Krämpfen zu trennen suchen, uns täuschen können. Anfälle, die man im ganzen als hysterisch bezeichnen muß, können des Nachts im Schlafe in Begleitung von Zungenbiß und mit allen Beweisen eines epileptischen Anfalles auftreten. Ich habe neulich einen derartigen Fall beobachtet, in welchem die Ursache des Krampfes sich als Rest halb unbewußter krankhafter Ideen ergab, die in der Kindheit erworben und durch unnormale Verhältnisse in einem Pensionat verstärkt waren, und die man durch die psychanalytische Methode Freuds endlich heilen konnte. Anfälle, die man auf diese Weise wegschafft, muß man nach meiner Meinung zu den hysterischen rechnen.

Daraus ergibt sich der vernünftige Schluß, daß man in zweifelhaften Fällen weder auf die genaue Art der Bewegungen, noch auf die individuellen Züge der Anfälle zurückgreifen kann, um Hysterie und Epilepsie voneinander zu unterscheiden. Nur durch ein Studium der möglichen Ursachen in dem geistigen Leben des Kranken und durch die therapeutische Probe, d. h. den Versuch, diese Ursachen wegzuschaffen, kann die Natur dieser Krankheiten sichergestellt werden. Dies stimmt mit der Babinskischen Auffassung der Hysterie überein.

Diagnose: Hysterie.

Fall 267.

Eine 48jährige verheiratete Frau wurde am 1. Januar 1908 in das Krankenhaus aufgenommen. Die letzte Regel war im vorhergehenden September; augenscheinlich steht sie an der Grenze der Menopause. Dreimal litt sie an nervöser Niedergeschlagenheit, das letzte Mal vor zwei Jahren. Vor fünf Tagen erkrankte sie mit Influenza und mußte zu Bett liegen. Vor drei Tagen wurde sie zum ersten Male von einem Arzt untersucht, als sie plötzlich an „akuter Herzschwäche" kollabierte und über Schmerzen im Rücken klagte.

Der Arzt fand sie sehr erschöpft, blaß, mit starker Atemnot und teilweise stuporös. In verschiedenen Zeiträumen, dreimal innerhalb einer Stunde, wurden die Schmerzen im Rücken sehr heftig. Die Muskulatur des Rumpfes wurde starr, und alle Muskeln des Körpers zeigten konvulsivische Zuckungen. Nitroglyzerin brachte große Besserung. Am nächsten Tage hielten die Schmerzanfälle an, und sie verlor den Gebrauch der Glieder. 24 Stunden lang konnte sie kein Wasser lassen, endlich wurden 1200 ccm mit dem Katheter entleert. Die letzten 24 Stunden kann sie die Glieder wieder teilweise bewegen, aber die Schmerzen im Rücken halten an und sind sehr heftig, wenn sie sich zu bewegen versucht. Auch diese Schmerzanfälle sind noch zeitweise von Muskelkrämpfen begleitet.

Bei der ersten Untersuchung betrug die Temperatur 39⁰, während des ersten Tages im Krankenhause 37,8⁰.

Die Untersuchung der inneren Organe verläuft negativ, und ebenso die der Reflexe, des Urins und des Blutes. Blutdruck 135—140 mm Hg. Pharynx, Larynx und Trachea waren ausgesprochen gerötet, und es bestand ein Herpes labialis.

Vom 5. Januar ab ging es ihr viel besser, sie konnte sich aufsetzen, hatte aber selbst noch am 13. Januar keine Lust, das Krankenhaus zu verlassen. Am 30. Januar ging sie nach Hause.

Besprechung: Es finden sich hier einige Anzeichen für eine akute Infektion, besonders der gerötete Hals und der Herpes an den Lippen. Es ist eine ganz bekannte Tatsache, daß bei Kindern der Beginn von Infektionskrankheiten oft zu typischen epileptiformen Anfällen führt. Es ist wohl möglich, daß der gegenwärtige Anfall das Äquivalent eines derartigen Krampfes ist, modifiziert durch das Alter der Patientin, obwohl die genaue Natur der Infektion unklar ist („Influenza").

Einige Tatsachen lassen aber bei dem Anfalle an eine andere Art von Krämpfen denken; der heftige Schmerz im Rücken, die Starre der Rumpfmuskulatur, die zeitweise Lähmung der Glieder, die Urinretention, das alles sind Symptome, die mit irgendwelcher Art organischer Erkrankungen des Rückenmarks oder der Rückenmarkshäute übereinstimmen. Die Schwierigkeit ist bei dieser Annahme, daß die Symptome bei genauer Untersuchung zu keiner der uns bekannten Erkrankungen passen, während ihr Verlauf zu zeigen scheint, daß keine bleibende Veränderung am Zentralnervensystem vorlag.

Die Ergebnisse der Untersuchung ermöglichen, organische Hirnerkrankungen, wie Meningitis, progressive Paralyse, Abszeß, Tumor und Apoplexie auszuschließen; es besteht kein Anzeichen für Bleivergiftung oder irgend eine organische Erkrankung des Herzens und der Nieren. Anscheinend sind früher Anfälle, die dem jetzigen gleichen, nicht aufgetreten, und Epilepsie, die mit 48 Jahren beginnen sollte, bleibt immer eine unwahrscheinliche Diagnose.

Im Hinblick auf das negative Ergebnis unserer Untersuchung, irgendwelche organische Ursachen für die Krämpfe zu finden, können wir schließen, daß dieser Anfall funktioneller Art ist, wie wir sie gewöhnlich, wenn auch etwas unklar, als „Hysterie" bezeichnen. Diese Diagnose macht aber unseren Bemühungen um die wirkliche Natur des Anfalles kein Ende.

Zwei Punkte sind im Hinblick auf dieses besondere Beispiel der etwas vagen Gruppe von Krämpfen, die wir als hysterisch oder funktionell bezeichnen, von besonderem Interesse. Zunächst müssen wir den möglichen Einfluß der psychischen Elemente betrachten, die ganz unbewußt durch Arzt und die Bekannten hereingetragen worden sind. Man muß daran denken, daß ihr gesagt wurde, sie sei plötzlich „infolge akuter Herzschwäche" kollabiert. Nun haben solche Ausdrücke eine sehr große Wirkung auf die Psyche eines Kranken und dadurch auch auf die Symptome. Wir sehen oft, welchen großen Nutzen wir stiften können, wenn wir einem Patienten klar machen, daß seine Kopfschmerzen nicht „im Gehirngrund", sondern nur im Nacken, oder daß die Schmerzen in der linken Brustseite nicht „um das Herz herum", sondern lediglich im Magen oder in den Rippen liegen.

Eine entsprechende Verschlimmerung der Symptome kann sich ereignen, wenn zufällig solche Ausdrücke, wie „Kollaps" oder „akute Herzschwäche" in der Nähe des Patienten fallen, ob sie nun von den Lippen des Patienten selbst kommen und nur durch den Arzt bestätigt werden, oder ob sie der Kranke in der Unterhaltung von Verwandten und Anwesenden hört. Besonders in den Frühstadien können wir funktionelle Anfälle wesentlich bessern, wenn wir eine Schaufel eine Schaufel und nicht ein Agrikulturinstrument nennen. Wenn wir dem Kranken Symptome klar machen, die wir auf Grund unserer Untersuchung als unbedeutend erkannt haben, können wir die Krankheit um viele Tage verkürzen. Andererseits kann der Eindruck, den ein bedrücktes und ernstes Gesicht des Arztes auf die Familie macht, oder die Ausdrücke, die der Arzt selbst braucht oder zu gebrauchen gestattet, oder endlich die Art der angewendeten Mittel, die Leiden des Kranken wesentlich erschweren und verlängern. So erinnere ich mich an einen Fall von postoperativer Pleuritis, bei der der Kranke, der vor der Operation tapfer und munter war, plötzlich sehr schnell zu atmen begann, so daß die diensttuende Pflegerin ihn in regelmäßigen Zeiträumen Sauerstoff einatmen ließ. Der Patient nahm als sicher an, dies geschehe auf Anordnung des Arztes. Nun ließ ihn aber seine vorher im Krankenhause gesammelte Erfahrung in Verbindung mit einer Blinddarmoperation die Anwendung von Sauerstoff mit den ernstesten und selbst tödlichen Krankheitszuständen verknüpfen. Er hatte gemerkt, daß oft bald nachdem der Sauerstoffzylinder in das Krankenzimmer gebracht worden war, der Kranke selbst tot herausgetragen wurde. Als Folge dieser Dinge wurde mein Patient heftig um sich besorgt, wagte kaum zu atmen und konnte gar nicht mehr schlafen. Bald darauf kam der Arzt, war beim Anblick der Sauerstoffbombe höchst überrascht, ließ sie sofort herausschaffen und fragte, so daß der Patient es hören konnte, die Pflegerin, wozu in aller Welt sie das Ding hereingebracht hätte, wo man es doch nicht im geringsten brauche. Bald darauf begann der Patient zu schlafen und erwachte am nächsten Morgen um vieles erleichtert. Später gestand er mir, wie sehr ihn der Anblick der Sauerstoffbombe erschreckt hätte und wie groß seine Erleichterung nach der Entfernung gewesen sei.

Der zweite interessante Punkt in diesem Falle ist die Besserung auf Nitroglyzerin. In Pals Buch über Gefäßkrisen, auf das ich schon wiederholt zurückgekommen bin, gibt er an, daß alle Arten von Gefäßspasmen, zerebrale, kardiale, pulmonale, renale oder periphere durch die Anwendung von Nitroglyzerin gebessert werden können und benutzt diese Tatsache als Beweis für die Natur der Anfälle.

Nun befindet sich unsere Kranke gerade in der Menopause, eine Zeit, in der vasomotorische Unregelmäßigkeiten anerkanntermaßen mannigfach und störend auftreten. Ist es nicht möglich, daß der Anfall der Natur nach eine

Gefäßkrise war, hervorgerufen durch das Einsetzen einer akuten Infektion in einer besonders empfindlichen Lebensperiode? Bei dem gegenwärtigen Stande unseres Wissens kann man auf diese Frage keine Antwort geben.

Diagnose: Hysterie.

Fall 268.

Eine 38jährige unverheiratete Frau sah ich bei einer Konsultation um 8 Uhr morgens am 26. September 1909.

Sie hatte ihr ganzes Leben lang an periodischen Kopfschmerzen gelitten, die alle 4—6 Wochen, besonders zur Zeit der Menstruation auftraten. Außer diesen Anfällen war sie niemals krank und schien in jeder Hinsicht kräftig. Am 19. Mai ging sie, wie es schien, mit ihren gewohnten Kopfschmerzen zu Bett. Am Tage hatte sie sich so wohl gefühlt, wie immer. Gegen 1 Uhr morgens wurde die Schwester, die mit der Kranken zusammenschlief, durch einige sonderbare Geräusche wach und fand die Kranke bewußtlos und in Krämpfen. Bei der Konsultation um 8 Uhr morgens war sie zwar bei Bewußtsein, aber sehr schläfrig und schwer besinnlich. Zwischen 1 und 8 Uhr hatte sie sechs allgemeine tonisch-klonische Krämpfe, fünf davon mit vollständigem Bewußtseinsverlust, von je einer Minute Dauer, worauf sich stets große Schlaffheit und tiefes Atmen einstellte.

Die Untersuchung der Brustorgane und des Leibes verlief negativ. Die Reflexe waren alle etwas gesteigert, besonders auf der linken Seite und zeitweise konnte man links Babinski auslösen. Pupillen mäßig erweitert, links größer als rechts, ziemlich langsam auf Licht reagierend. Bei Bewußtsein klagte sie nicht über Schmerzen und obwohl ihr mehr oder minder übel war, hatte sie nicht gebrochen. Der mit dem Katheter entnommene Urin hatte ein spezifisches Gewicht von 1014, 0,125 % Eiweiß, eine mäßige Anzahl von hyalinen Zylindern, zum Teil granuliert oder mit Zellbelag. Nirgends Ödeme, Blutdruck 150 mm Hg.

Die Konvulsionen wurden gewöhnlich durch Bewegungen der linken Hand eingeleitet, die sich von da auf Bein und Fuß fortsetzten und darauf allgemein wurden. Der Augenhintergrund wurde nicht untersucht. Die Temperatur betrug 38,5°, Puls zwischen den Anfällen 100, während und nach ihnen sehr schnell und schwach.

Blut: Leukozyten 16 000 mit 81 % polynukleären Zellen. Stuhlgang wurde durch Einläufe erreicht und zeigte keinerlei Besonderheiten.

Als ich die Kranke sah, war von dem behandelnden Arzte bereits die Diagnose auf Urämie gestellt worden. Dagegen lehnte ich mich innerlich sofort auf, schon vor der genauen Untersuchung. Für dieses Vorurteil hatte ich zwei Gründe; erstens: Vor kurzer Zeit hatte ich einen der klügsten und erfahrensten Kliniker der Welt sagen hören, niemals hätte sich eine Diagnose auf Urämie bei einem Kranken, den man zum ersten Male in Koma sehe, als richtig herausgestellt. Damit meinte er, daß die richtige Diagnose auf Urämie die ist, die man in klinischen Fällen stellt, nicht jene, bei der die Patienten aus heiterem Himmel ohne vorherige Klage oft plötzlich komatös werden oder Krämpfe bekommen. Ein zweiter Grund war der, daß ich bei 15 autoptischen Untersuchungen im Krankenhaus während der letzten zehn Jahre nicht einen einzigen Fall gefunden habe, bei dem sich die Diagnose auf „akute Urämie" bei der Sektion bewahrheitete; aber ich fand viele, bei denen sich die Diagnose als falsch herausstellte.

Dieser Irrtum kommt zweifellos daher, daß fast alle Fälle, bei denen es plötzlich zu Koma oder Konvulsionen kommt, Eiweiß und Zylinder, manchmal sogar in großen Mengen, zeigen. Dies gilt immer, was auch die Ursache der Krämpfe ist. Eine in der Nacht aufgetretene Epilepsie mit Status epilepticus schien sehr unwahrscheinlich, weil die Schwester der Kranken in dem gleichen Raume mit ihr seit Jahren zusammen zu schlafen pflegte und niemals derartige oder ähnliche Anfälle in der Nacht oder am Tage beobachtet hatte.

Das Fehlen jeglicher vorhergegangener Herz- oder Nierenerkrankung, das normale Verhalten des Herzens und des Blutdruckes, das Nichtvorhandensein von Hinweisen auf Syphilis in der Anamnese oder bei der Untersuchung macht Apoplexie und Gefäßkrisen auch etwas unwahrscheinlich.

Hirntumor oder Abszeß können sich im Beginn oder später zuerst mit den gleichen Symptomen, wie sie hier beschrieben sind, zeigen, und man kann in keiner Weise diese Veränderungen positiv ausschließen. Wir müßten aber dann einen höheren Blutdruck erwarten. Die Untersuchung des Augenhintergrundes, die hier unterlassen wurde, kann von ausschlaggebender Bedeutung sein, da die übergroße Mehrzahl von Fällen, bei denen ein Hirntumor Krämpfe hervorruft, auch eine Neuritis optica aufweist.

Was hat die hier vorhandene Leukozytose zu bedeuten? Die Erfahrung hat mich gelehrt, daß die Zählung der Leukozyten bei Fällen mit Koma oder Krämpfen uns fast nie Aufschluß gibt. Was auch die Ursache der Symptome ist, Leukozytose besteht fast stets. Bei Hirnblutung ist sie z. B. immer vorhanden. Deswegen achtete ich in diesem Falle, wie auch bei anderen, nicht auf sie.

Endlich kam ich bei der völligen Unklarheit über die Diagnose auf den Gedanken, ob man durch die Lumbalpunktion vielleicht einige Belehrung oder sogar Besserung der Symptome der Kranken bekommen könnte. Wie der Verlauf zeigt, hatte die Punktion eine ausschlaggebende, ich glaube in der Tat, eine lebensrettende Wirkung. Ihr Wert war in diesem Falle so groß, daß ich mich in Zukunft nie zufriedenstellen werde, bis sie bei irgend einem zweifelhaften Falle von Koma oder Krämpfen gemacht worden ist. Das Fieber, das hier bestand, hat ebensowenig diagnostischen Wert, wie die Leukozytose. Es ist durchaus nicht beweisend für einen infektiösen Prozeß, sondern kommt mit der gleichen Heftigkeit bei allen Arten von Koma und bei allen Erkrankungen mit Krämpfen vor.

Verlauf: Bei der Lumbalpunktion entleerte man 37 ccm einer klaren, durchsichtigen, farblosen Flüssigkeit. Die Zellen, die das Sediment enthielt, zeigten 87 % polynukleäre Zellen, und innerhalb und außerhalb der Leukozyten fand sich ein Diplokokkus, der durchaus dem der epidemischen Meningitis entsprach.

Flexnersches Serum wurde wiederholt injiziert. Die Patientin wurde völlig gesund, obwohl sie am sechsten Tage für einige Stunden völlig erblindete; doch hinterließ dieser Anfall keine üblen Folgen.

Diagnose: Epidemische Meningitis.

Fall 269.

Ein 62 jähriger Bleiarbeiter, dem ein Kind an Schwindsucht gestorben war, ist seit vielen Jahren ein starker Gelegenheitstrinker, der in der letzten Zeit eher noch mehr, gelegentlich am Tage einen Liter Schnaps trank. Er kam am 29. Januar 1908 ins Krankenhaus. Jede Nacht ließ er ein ganzes Nachtgeschirr voll hellen Urins und trank viel mehr Wasser als früher. Er hatte keine Kopfschmerzen, keinen Husten, kein Erbrechen, aber ziemlich reichlich Gasaufstoßen. Das Sehvermögen war gut.

Am 29. Januar um 2 Uhr hatte er in einem Straßenbahnwagen einen Krampfanfall und wurde sofort ins Krankenhaus gebracht, worauf unmittelbar danach der zweite Krampfanfall einsetzte, nach dem er sehr ruhelos blieb, sich hin und her warf und aufzustehen versuchte. Anfänglich sprach er überhaupt nicht und antwortete auch nicht auf Fragen. Später sprach er sehr viel. Die Ausatmung roch weder nach Alkohol noch nach Azeton. Die rechte Pupille war größer als die linke, beide reagierten gut auf Licht und Akkommodation, Zunge trocken und gerötet. Keine Vergrößerung des Herzens, anscheinend bestand auch keine Verstärkung der Herztöne. Arterien deutlich fühlbar und geschlängelt. Die Lunge zeigte überall hypersonoren Schall. Neben den Atmungsgeräuschen fand sich ein mittelblasiges Geräusch über den Lungen. Der Leib wurde etwas steif gehalten, es war aber nichts Abnormes zu entdecken.

Während dieser Untersuchung hatte er einen dritten Krampfanfall mit Koma, der etwa drei Minuten anhielt und ganz den epileptischen glich. Die Temperatur zeigt die beifolgende Kurve (Abb. 128).

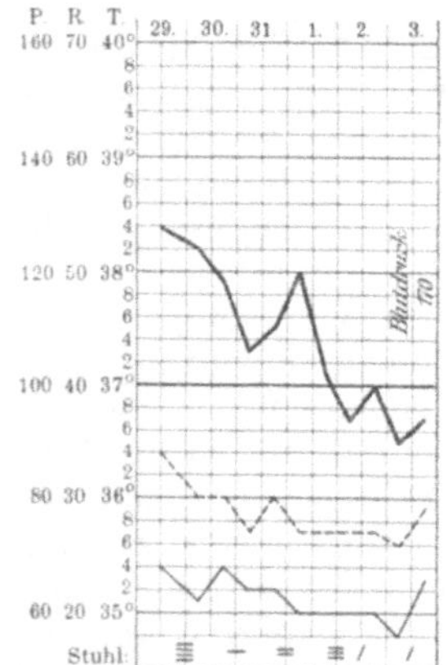

Abb. 128. Temperaturkurve zu Fall 269.

Leukozyten 16 500, Hämoglobin 80%. Urin hochgestellt mit einer ganz leichten Spur von Eiweiß; Zylinder waren nicht vorhanden.

Besprechung: Bei einem schweren Trinker wie hier muß man sich auch die Frage vorlegen, ob es sich vielleicht um „Alkoholkrämpfe" handelt. Patient riecht aber nicht nach Alkohol, und es liegen auch keine Angaben darüber vor, daß er in der letzten Zeit besonders viel Schnaps getrunken hat. Es handelt sich hier nicht um ein Betrinken am Sonnabend Abend, wie wir es so häufig auf Polizeistationen sehen, es handelt sich vielmehr um eine seit Jahren bestehende Gewohnheit, welche allem Anscheine nach nicht auf einmal diese besonderen Wirkungen im Alter von 62 Jahren hervorbringen würde.

Die Beschaffenheit des Urins ist nicht charakteristisch, aber die Anamnese und die außergewöhnlich starke Nokturie sowie der hohe Blutdruck lassen uns eine chronische Nephritis als die letzte Ursache der Krampfanfälle annehmen. Bei emphysematöser Blähung der Lunge ist es sehr schwer, die Größe des Herzens festzustellen. Daher kann sehr wohl eine Herzhypertrophie bestanden haben, die wir nicht imstande waren zu entdecken.

Auf organische Erkrankungen des Gehirns und seiner Häute besteht kein bestimmter Hinweis; sie sind zwar durchaus nicht anzuschließen, aber wir können zu keiner genaueren Diagnose kommen, bis andere Symptome sich zeigen. Die Untersuchung des Augenhintergrundes wäre da von Wichtigkeit gewesen und ebenso die Lumbalpunktion.

Meine Gründe dafür, daß ich die gewöhnlich unter solchen Umständen gestellte Diagnose „Urämie" nicht anerkenne, habe ich schon oben (siehe S. 416) gesagt und ich will hier nur noch einmal zusammenfassend erklären, daß ich nicht an das Bestehen einer akuten Urämie glaube; Urämie ist eine klinische Sache.

Als Arbeitshypothese, um eine Handhabe für die Behandlung zu haben, erscheint mir eine Gefäßkrisis, verursacht durch eine zugrunde liegende Nephritis, annehmbar.

In diesem Falle waren über beiden Lungen Rasselgeräusche zu hören; ihre Bedeutung verdient einige Worte. Jeder, der viele Fälle plötzlichen Komas mit oder ohne Krämpfe gesehen hat, wird gemerkt haben, daß wir fast stets diese verstreuten Rasselgeräusche zu hören bekommen, was auch immer die Natur des Anfalles sein mag. Ihre Zahl und die Ausdehnung ihrer Verbreitung scheint von der Schwere des Anfalles und von der Tiefe des Komas abzuhängen, eher als von der Ursache. Ich habe sie gefunden bei Hitzschlag, Alkohol, Apoplexie, Bleivergiftung, Meningitis und vielen anderen Zuständen mit oder ohne tödlichen Ausgang. Ich meine hier nicht allein das Trachealrasseln und die schnarchenden Geräusche, die lediglich darauf beruhen, daß das Koma den Patienten hindert, den Rachen von anhaftendem Schleim zu befreien oder den Mund zu schließen, sondern vielmehr die feinen Geräusche, die man nur mit dem Stethoskop in milderen Fällen an der Hinterseite der Lunge und in schweren über der ganzen Brust hört. Für diese Geräusche hat man nach meiner Kenntnis bisher keine hinreichende Erklärung geben können, aber die Schnelligkeit, mit der sie entstehen und wieder verschwinden, scheint auf irgendwelche Gefäßveränderungen hinzuweisen, die direkt auf die Lungen einwirken und nicht auf eine Veränderung in der Herztätigkeit. Sicher sind sie nicht immer bei Herzerkrankungen vorhanden, aber sie können auch bei der heftigsten und wirksamsten Herztätigkeit vorkommen.

Verlauf: Der Patient erhielt in leichter Äthernarkose zwei Liter Kochsalzlösung unter den Pektoralmuskel infundiert. Der Stuhlgang wurde durch Magnesiumsulfat in Ordnung gebracht, und außerdem gab man ihm Heißluftbäder; er mußte zu Zeiten festgehalten werden, weil er das Bett verlassen wollte, aber am 2. Februar war er völlig vernünftig, so daß man ihn in Ruhe lassen konnte.

Die weitere Untersuchung zeigte eine Herzhypertrophie, erhöhten Blutdruck und überreichliche Ausscheidung eines Urins von niedrigem spezifischem Gewicht an. Am 4. Februar konnte er nach Hause gehen.

Diagnose: Chronische interstitielle Nephritis, Gefäßkrisen.

Fall 270.

Ein 27 jähriger Schuhmacher kam am 28. Juli 1908 in das Krankenhaus. Schon im vergangenen September war er dort wegen eines Anfalles, der dem jetzigen glich. Vor vier Wochen bekam er ein geschwollenes und schmerzendes Knie und blieb deshalb zwei Wochen zu Bett. Seither ist er an Krücken umhergegangen. Gestern wurde auch der linke Ellbogen schmerzhaft und schwoll an. Heute nachmittag hatte er einen Krampfanfall, wegen dessen er in das Krankenhaus eingeliefert wurde, ähnliche Anfälle im April und Februar. Man hatte wahrgenommen, daß er mehr Wasser als früher trank, so daß er jede Nacht sieben- bis achtmal aufstehen mußte, und daß seit drei Wochen leichte wassersüchtige Anschwellungen der Füße bestanden, die fast immer von Kopfschmerz begleitet waren. Schon seit Januar mußte er in der Woche vier- oder fünfmal brechen. Atemnot besteht nicht.

Bei der Aufnahme hielt der Patient seinen Arm über den Körper gekreuzt in einem Zustand mäßiger Spannung. Er konnte ihn nur wenig bewegen. Der linke Ellbogen war geschwollen und schmerzhaft, ebenso auch der ganze Arm, und die Achselgegend auf Druck leicht empfindlich. Der linke Handrücken war gleichfalls geschwollen, und der Händedruck sehr schwach. Andere Anzeichen von Lähmung oder Schwäche bestanden nicht.

Der Herzspitzenstoß reicht im fünften Interkostalraum $1\frac{1}{2}$ cm über die Mamillarlinie hinaus, der rechte Herzrand 3 cm nach rechts über die Mittellinie. An der Basis hört man ein systolisches Geräusch, schwächer an der Spitze.

Akzentuation eines der zweiten Töne bestand nicht. Der rechte Puls war kräftiger, als der linke. Blutdruck 145 mm Hg.

Während der neun Tage, die sich der Kranke im Krankenhause aufhielt, schwankte das spezifische Gewicht des Urins zwischen 1006 bis 1017, die Menge von 1500 bis 1800. Eiweiß 0,7—2,4%, keine Zylinder. Es bestanden eingesunkene Narben an der rechten Tibia vom Knie bis herab zum Knöchel und ebenso eine oberhalb des inneren Knöchels an der linken Tibia. Das Blut zeigte keine Veränderungen.

Besprechung: Das Alter des Patienten und das Verhalten von Herz und Urin zeigen klar, daß wir es hier mit einem Falle von chronischer Glomerulonephritis zu tun haben. (Siehe Anhang C über die Einteilung der verschiedenen Arten von Nephritis.) Wenn dies der Fall ist, so beruhen die arthritischen Symptome wahrscheinlich auf einer weniger schweren Infektion auf Grund der herabgesetzten Widerstandskraft, wie ihn chronisch Nephritische zeigen.

Bei diesen Schlüssen erscheint es vernünftig, den Anfall als urämisch aufzufassen, denn der Patient hatte früher schon Symptome von Niereninsuffizienz, z. B. Kopfschmerzen, Nokturie, Erbrechen und Ödeme. Wahrscheinlich sind irgendwelche chemische Retentionen, die Ursache für das plötzliche Eintreten von Hirnsymptomen in Fällen wie hier. (Genaue Beschreibung siehe S. 416.)

Die Narben an den Schienbeinen lassen uns natürlich nach weiteren syphilitischen Veränderungen suchen; da wir aber keine fanden, so muß die Möglichkeit offen gelassen werden.

Verlauf: Es zeigte sich während des Aufenthaltes im Krankenhause vom 28. Juni bis 7. Juli keine Wiederholung der Anfälle.

Die Behandlung bestand in Heißluftbädern, Laxantien und Diät.

Diagnose: Chronische interstitielle Nephritis; Urämie.

Fall 271.

Ein 14 Monate altes Kind, das früher nie krank war, wurde am 12. Januar 1907 in das Krankenhaus gebracht. Vor zwei Tagen bekam es plötzlich Krämpfe und erschien seither krank, schrie meistenteils und war auffallend durstig. Gestern hatte es leichtes Schütteln, aber keine Krämpfe. Die letzten 24 Stunden schien es seine Mutter nicht zu erkennen und hat gelegentlich gebrochen. Wenn man es irgendwo nur anrührte, so schrie es wie am Spieße. Die Ohren eiterten nicht.

Bei der Untersuchung fanden sich zahlreiche weiße runde Narben am ganzen Körper.

Es bestand ein Strabismus convergens; das Sehvermögen ist augenscheinlich beeinträchtigt. Im Rachen sieht man erhebliche schleimigeitrige Sekretion. Die Warzenfortsätze sind nicht schmerzhaft, auch besteht keine Nackensteifigkeit. Unter dem linken Kieferwinkel findet sich eine geringe Resistenz. Mäßiger Paternoster rachiticus, über beiden Lungen verstreut grobes Giemen und Pfeifen. Im übrigen verläuft die Untersuchung mit Einschluß der Reflexe negativ.

Zahl der weißen Zellen 18 300. Den Temperaturverlauf zeigt die beifolgende Kurve (Abb. 129).

Besprechung: Man pflegt von alters her die meisten Krämpfe, die Kinder befallen, auf das Zahnen oder auf Koliken zurückzuführen und man nimmt auch jetzt noch allgemein an, daß Verdauungsstörungen bei Kindern Krämpfe hervorrufen können, die bei älteren Personen eine viel ernstere Bedeutung hätten. Im vorliegenden Falle findet sich aber kein Hinweis darauf, daß die

Zähne oder irgend ein anderer Teil des Verdauungstraktus mit den Anfällen etwas zu tun haben.

Rachitis wird fast für jedes Symptom und jede Krankheit verantwortlich gemacht, die einen Säugling treffen kann. Auf Seite 330 habe ich bereits einen Fall von tödlicher Urininfektion angeführt, bei dem wegen des Vorhandenseins eines Paternoster rachiticus und einiger leichter Irrtümer in der Diät die klinische Diagnose auf Rachitis gestellt worden ist. Ähnliche Irrtümer habe ich bei verschiedenen anderen Fällen gesehen, bei denen sich nur eine leichte Verdickung der Gelenkenden fand. Deshalb habe ich davor gewarnt, daß man keine schwere Krankheit auf Rachitis zurückführen soll, wenn sich nicht noch andere Zeichen für die Erkrankung finden, als leichte Knochenauftreibungen.

Das Kind ist durstig, hat anscheinend Fieber, Leukozytose und reichliche Geräusche auf den Lungen. Rasselgeräusche sind manchmal das einzige auskultatorische Phänomen einer Bronchopneumonie. Kann es sich hier nicht um eine jener infektiösen Bronchopneumonien handeln, die mit Krämpfen be-

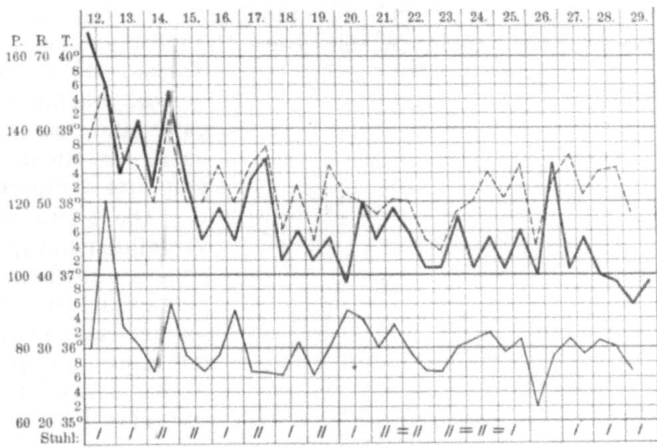

Abb. 129. Temperaturkurve zu Fall 271.

ginnen? Ich habe aber früher schon gesagt, daß derartige Rasselgeräusche ganz allgemein über die Lungen verbreitet praktisch in allen Fällen von Koma vorkommen. Das Kind ist offenbar halb komatös und kann daher wohl derartige Rasselgeräusche auch ohne das Vorhandensein einer Pneumonie haben. Weiter sprechen Rasselgeräusche auch nur dann für Pneumonie, wenn sie sich auf bestimmte Stellen beschränken, und wenn dabei doch etwas mehr Zyanose und Atemnot sich findet, als hier. Beim Erbrechen würde man selbstverständlich an Meningitis denken und auch bei einem Kinde wie hier kann man sie durchaus nicht ausschließen, aber zunächst müßte man doch an andere häufigere Ursachen für Krämpfe denken.

Die häufigste dieser Ursachen ist Otitis media. Ich habe schon in einem früheren Falle auf die Tatsache hingewiesen, daß Kinder, die an Otitis leiden, gewöhnlich in keiner Weise zeigen, wo sie am Körper Schmerzen haben. Deswegen soll man es sich in allen derartigen Fällen zur Regel machen, die Untersuchung der Ohren niemals und unter keinen Umständen zu unterlassen.

Verlauf: Die Untersuchung durch einen Spezialisten zeigte eine Otitis media links. Nach der Parazentese entleerte sich wenig blutige und eitrige Flüssigkeit, worauf sich das Kind viel wohler fühlte, obwohl noch immer etwas Schwerhörigkeit im linken Ohr bestand.

Am 18. erschien im linken Kieferwinkel eine Schwellung, anscheinend eine Drüse. Die Schwellung ging nicht weiter nach dem Ohr herauf und war auf Druck nicht schmerzhaft. Zehn Tage später bestand sie noch, obwohl sich sonst das Kind ganz wohl fühlte.

Diagnose: Otitis media.

Fall 272.

Ein 47 jähriger Kaufmann kam am 2. Juni 1905 zur Untersuchung. Er ist, wie die Anamnese ergibt, ausgesprochener Alkoholiker, der täglich fünf bis sechs Glas Schnaps trinkt. Geschlechtliche Erkrankungen werden in Abrede gestellt. Bis vor sechs Wochen fühlte er sich wohl, klagte dann über Atemnot, Husten, Blutandrang nach dem Kopfe. Vor zwei Monaten nahm das Sehvermögen ab, und eine Brille brachte keine Besserung. Während des letzten Jahres mußte er stets zweimal in der Nacht Wasser lassen.

Vor zwei Tagen fühlte er sich zu krank, um arbeiten zu können, hatte Schwindelanfälle, Taubheit und Übelkeit. Diese Symptome dauerten bis vor drei Tagen, dann fühlte er sich besser, machte einen Spaziergang und als er zurückkam, hatte er einen Krampfanfall von drei Minuten Dauer.

Die letzte Woche war er vergeßlich und sprach zu Zeiten unzusammenhängend. Heute mittag fiel er, während er in seinem Hofe saß, in Krämpfe mit Koma und schnarchendem Atem. Diese Krämpfe kehrten vor vier Uhr wieder, und er wurde noch bewußtlos in das Krankenhaus gebracht.

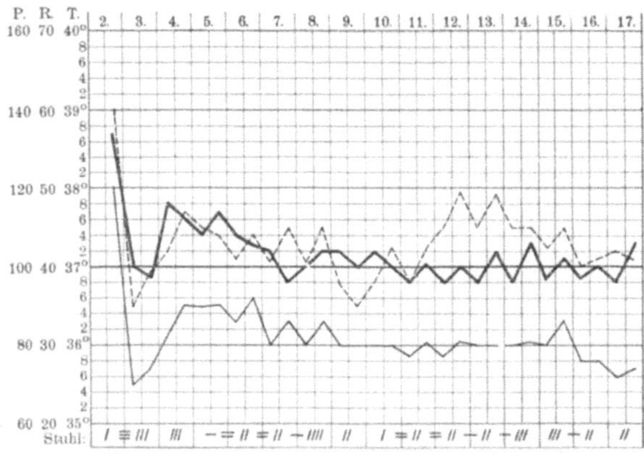

Abb. 130. Temperaturkurve zu Fall 272.

Die Untersuchung ergab gute Ernährung, leichte Vergrößerung der Drüsen am Nacken, Leistenbeugen und Achselhöhlen, nichts an den Brustorganen, mit Ausnahme grober Geräusche an den Lungen. Abdomen und Extremitäten waren ohne Befund, Reflexe normal. Temperatur siehe Kurve (Abb. 130).

Zahl der Leukozyten 27 000, Urin in 24 Stunden 600 ccm, spezifisches Gewicht 1022 mit einer ganz leichten Spur von Albumen und wenigen hyalinen Zylindern. Die Untersuchung des Augenhintergrundes ergab keine merkliche Veränderung.

Der Patient erhielt Milchdiät, Heißluftbäder und Magnesiumsulfat. Vom 7. Juni ab war er wieder ziemlich klar und vom 11. Juni ab schien er ganz gesund. Urin zeigte keine wesentliche Veränderung, Zahl der Leukozyten war auf 13 000 herabgegangen.

Am 18. August 1906 kam der Kranke wieder zur Untersuchung. Es war ihm gut gegangen, und er hatte keine Störung von seiten der Augen gehabt. Vor zwei Wochen fühlte er sich unwohl und mußte wiederholt brechen. Vor drei Tagen hatte er zwei Krampfanfälle und seither noch mehrere andere. Zwischen den einzelnen Anfällen war er verwirrt und konnte sich an nichts erinnern. Die Pupillen waren zu dieser Zeit unregelmäßig, linke größer als rechte,

undeutliches Sprechen. Er ist nicht imstande, das Alphabet oder Sätze nach-
zusprechen, die man ihm laut vorsagt. Blutdruck 125 mm Hg.

Die Untersuchung zeigte den gleichen Befund wie das letzte Mal, nur daß
die Zahl der Leukozyten 8000 beträgt.

Besprechung: Bei allen Fällen mit Krämpfen als hervorstechendes Symptom müssen wir zunächst die Frage nach dem Vorhandensein einer Epilepsie
erledigen, wenn man alle groben organischen Veränderungen oder chemische
Gifte als Ursache der Krämpfe ausschließen kann. Bei einem Manne in diesem
Alter müssen wir aber gegenüber der Diagnose auf Epilepsie sehr skeptisch
sein. Warum soll sie mit 47 Jahren beginnen, während wir doch genau wissen,
daß die übergroße Mehrzahl von allen Fällen in der Jugend oder zu Beginn
des erwachsenen Alters sich zeigt. Nur wenn sich gar keine andere Erklärung
finden läßt, kann man die Diagnose bei einem Manne dieses Alters rechtfertigen.

Wenn auch der Mann sicher ein Trinker ist, so finden sich keine Zeichen
für eine ungewöhnliche Widerstandsverminderung, die sich jetzt als Alkoholkrämpfe äußern könnten.

Bei dem Fehlen einer zurückbleibenden Lähmung oder irgendwelcher
Herdsymptome dürfen wir auch eine Hirnblutung oder einen Tumor nicht annehmen. Die normale Beschaffenheit des Augenhintergrundes und das Fehlen
lang anhaltender Kopfschmerzen, von Erbrechen oder Schwindelanfällen spricht
weiter gegen die Annahme.

Die Untersuchung des Blutes und des Urins gibt keinen Hinweis auf Bleivergiftung, Diabetes oder Nephritis. Die letztere Krankheit wird in ihrer chronischen Form wenigstens auch noch durch den niedrigen Blutdruck unwahrscheinlich gemacht.

Akute entzündliche Veränderungen (Meningitis) brauchen nicht erwähnt
zu werden, auch nicht bei der anfänglich bestehenden Leukozytose, da ja Leukozytose bei allen akuten zerebralen Veränderungen vorkommt.

Anfälle anscheinend unerklärlicher Krämpfe in Verbindung mit ausgesprochener Vergeßlichkeit, Verwirrung, unregelmäßigen Pupillen und leichten
Sprachstörungen sollen uns stets mit allen Mitteln nach der Möglichkeit einer
progressiven Paralyse suchen lassen. Solche Mittel sind vor allen Dingen Ver-
gleiche der jetzigen Handschrift mit der vor einigen Jahren, das Vorhandensein oder Fehlen von leichten Veränderungen in den Gewohnheiten und Anschauungen, die zytologische Beschaffenheit der Lumbalflüssigkeit und die
Wassermannsche Probe.

Verlauf: Am 24. August war er außergewöhnlich munter und höflich, selbst
redelustig, aber einige seiner Worte wurden undeutlich herausgebracht, als ob
er betrunken wäre, und seine Worte waren deutlich verwirrt. Er sagte, er fühle
sich außerordentlich wohl, besser als vor zehn Jahren.

Am 2. September verließ er heimlich das Krankenhaus und ging zur
Frühmesse, nur bekleidet mit seiner roten Bettdecke und Pantoffeln. Unmittelbar nach dem Gottesdienst kam er wieder zurück und schien gar nicht zu
wissen, daß er sich doch etwas komisch benommen habe. Der weitere Verlauf
bestätigte die Diagnose einer progressiven Paralyse.

Diagnose: Progressive Paralyse.

Fall 273.

Ein 72jähriger Handelsmann mit guter Familienanamnese kam am
2. Januar 1908 in das Krankenhaus. Er sagte, er wäre stets sehr zähe und

widerstandsfähig gewesen, obwohl er als Kind eine Diphtherie und darauf eine Lähmung beider Beine gehabt habe.

Vor drei Wochen hatte er „Grippe" und nach fast acht Tagen bekam er eine frische Erkältung und erkrankte mit Schmerzen in beiden Handgelenken, Knien und der linken Schulter. Die Schmerzen sind nicht sehr heftig, aber sie stören ihn bei Bewegungen; andere Symptome sind nicht vorhanden. Am Morgen des 9. und 15. Januar hatte er eine Reihe von kurzen, allgemeinen, epileptiformen Krämpfen, die etwa 10 Sekunden dauerten. Dabei fiel der Puls auf 22 und war leicht unregelmäßig. Manchmal dauerte es 15—20 Sekunden, wo man überhaupt keinen Pulsschlag fühlen und keinen Herzschlag hören konnte. Dann setzten epileptiforme Krämpfe ein, die 3—5 Sekunden anhielten, dann konnte sich nach 7—10 Minuten langsamen kräftigen Herzschlages der ganze Kreislauf wiederholen. Die Krämpfe waren von augenblicklicher Bewußtlosigkeit mit Rötung des Gesichtes begleitet; es bestand keine Zyanose, Atemnot oder Inkontinenz. Die Atmung war tief und unregelmäßig. Die Krämpfe bestanden den ganzen Tag über bis nach Mitternacht, dann wurden sie weniger häufig und ereigneten sich nur noch um 1 und 5 Uhr früh.

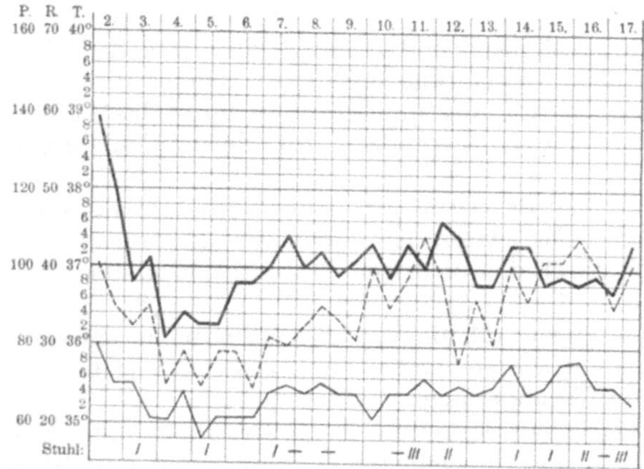

Abb. 131. Temperaturkurve zu Fall 273.

Die Untersuchung zeigte einen kräftigen fetten Mann ohne Vergrößerung der Drüsen, mit sonst normalen Pupillen und trockener brauner Zunge. Herztöne fast nicht zu hören. Herzspitzenstoß weder zu fühlen, noch zu sehen, die Perkussion ergab keine Zeichen von Herzvergrößerung. Der Leib war negativ.

Blutdruck 95 mm Hg. Arterien kaum zu fühlen.

Die Lunge zeigte überall hypersonoren Schall mit zahlreichen verstreuten Rasselgeräuschen. Patellarreflexe nicht auszulösen, auch der Achillessehnenreflex fehlt.

Das linke Schulter-, Knie- und Knöchelgelenk und das rechte Handgelenk waren leicht gerötet, druckschmerzhaft und bei Bewegung sehr empfindlich.

Den Temperaturverlauf zeigt die beigegebene Kurve (Abb. 131).

Die Zahl der Leukozyten betrug bei der Aufnahme 15 000, zwei Tage später 18 500.

Die Gelenkerscheinungen gingen unter Natrium salicylicum zurück, außerdem erhielt der Kranke alle vier Stunden Natriumzitrat und leichte Abführmittel.

Besprechung: Der wichtigste Punkt bei diesen Krämpfen ist ihre Verbindung mit einem sehr langsamen Puls und mit Perioden vollkommener Pulslosigkeit. Fast jede Art von Krämpfen kann mit niedrigem Puls verknüpft oder von ihm gefolgt sein, d. h. von einer Verminderung der Pulsschläge auf 60 oder auch 50 in der Minute. Aber ein Puls von 22, wie er hier vorlag, hat eine ganz besondere Bedeutung, besonders wenn der Allgemeinzustand des Kranken vor und nach den Anfällen keine Zeichen von Herzschwäche erkennen läßt. Die erste Annahme, die wir als Grund zur weiteren Nachforschung dann immer machen, ist die einer Adams-Stokeschen Erkrankung.

Eine Bestätigung der Diagnose kann man nur durch die Untersuchung des Venenpulses am Nacken erhalten, die hier unterlassen wurde, so daß man nicht zu einem sicheren Ergebnis kam. Trotzdem bleibt es aber wahrscheinlich, daß man bei der Vornahme der Untersuchung gefunden hätte, daß das Herzohr häufiger schlägt als der Ventrikel.

In dem Falle sind noch zwei andere Punkte von Interesse: die Gelenkerscheinungen und das Fehlen der tiefen Reflexe. Das letztere beruht wahrscheinlich auf einer postdiphtherischen Erkrankung in der Kindheit. Das normale Verhalten der Pupillen, die volle Kontinenz, das Fehlen von charakteristischen Sensibilitätsstörungen genügt, um eine Tabes auszuschließen.

Das Auftreten multipler Gelenkerscheinungen mit Fieber und Leukozytose, die auf Salizyl prompt verschwinden, ist mir deshalb interessant, weil ich wiederholt solche Anfälle zugleich mit Erscheinungen der Adams-Stokeschen Erkrankung gesehen habe. Die Tatsache kann ein reiner Zufall sein, wenn ich auch vermute, daß die Blutveränderungen im Gefolge der Infektion einen schädlichen Einfluß auf das schon vorher erkrankte Hissche Bündel ausüben können.

Verlauf: Der Patient schlief während der ersten zehn Tage im Krankenhause sehr viel. Darauf wurde der Appetit allmählich wieder besser, und er wurde kräftiger; am 18. fühlte er sich so wohl, daß er nach Hause gehen konnte.

Diagnose: Adams-Stokesche Erkrankung (?).

Fall 274.

Ein 68 jähriger Koch kam am 2. September 1907 zur ersten Untersuchung; sechs Brüder und drei Schwestern starben aus unbekannter Ursache, drei Schwestern und zwei Brüder sind gesund.

Seit 18 Jahren hatte er gelegentlich Anfälle, ohne deren Ursache zu kennen; er fällt dabei plötzlich um, gewöhnlich ohne irgendwelche vorhergehende Erscheinung. Gelegentlich beißt er sich in die Zunge, manchmal schüttelt es ihn. Die Anfälle dauern wenige Minuten bis zu einer Stunde und sind gewöhnlich von einem Koma begleitet. Sie ereignen sich einmal in der Woche bis einmal vierteljährlich. Der letzte Anfall war vor zwei Monaten. Geschlechtskrankheiten werden in Abrede gestellt. Er trinkt täglich ein bis drei Glas Bier.

Vor acht Wochen bekam er eine Anschwellung der Beine und des Leibes, die seither stets zugenommen hat. Ein

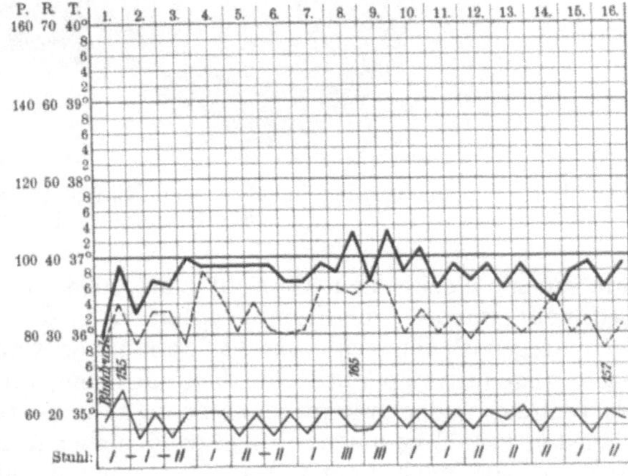

Abb. 132. Temperaturkurve zu Fall 274.

oder zweimal in der Nacht muß er seit zwanzig Jahren Wasser lassen. Bis gestern hat er gearbeitet.

Der Patient war schlecht genährt, blaß, mit normalen Pupillen und einem Herzen, das sich nach links 2 cm über die linke Mamillarlinie, nach rechts 13 cm über die Mittellinie hinaus erstreckte. Herztöne regelmäßig, langsam,

kräftig. Über der ganzen Herzgegend hört man ein leises systolisches Geräusch,
am lautesten an der Spitze. Blutdruck 162 mm Hg. Arterien gut fühlbar,
über dem Ellbogen geschlängelt. Links hinten über der Lunge besteht eine
Dämpfung bis zur achten Rippe hinauf, rechts bis zur siebenten Rippe. Über
der Dämpfung hört man das Atmungsgeräusch und Rasselgeräusche, Pektoralfremitus schwach. An den Seiten des Leibes besteht Dämpfung, die sich mit
der Lage verändert, ausgesprochenes weiches Ödem der Schenkel und der
oberen Augenlider. Durch Punktion wurden vier Liter strohfarbenes Serum

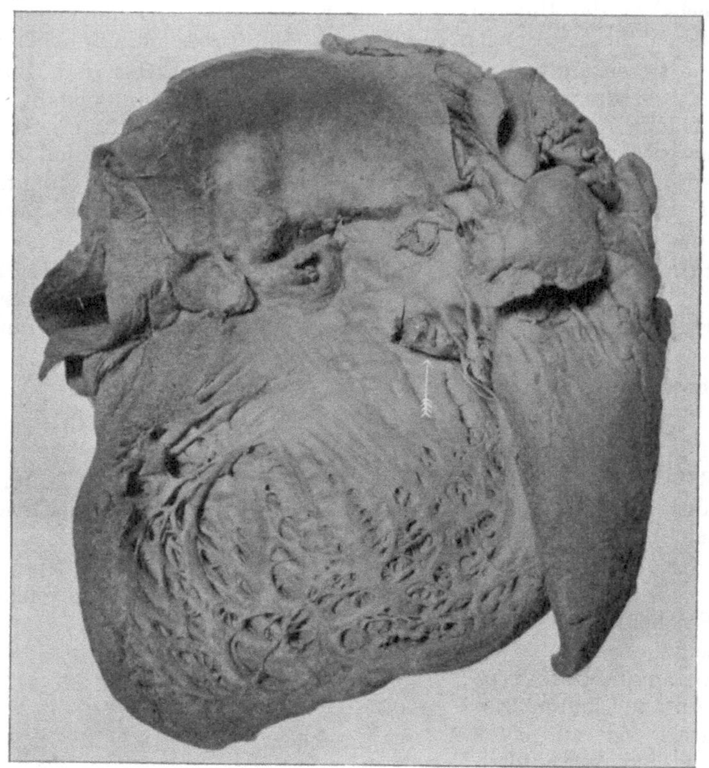

Abb. 133. Kalkeinlagerung im His schen Bündel bei einem Falle von Stokes-Adams-
scher Krankheit (Fall 274).

mit einem spezifischen Gewicht von 1008 aus dem Leibe entleert. In dem
Sediment machten die Lymphozyten 82% der Zellen aus.

Gegen 2 Uhr früh am 13. September wurde der Patient bewußtlos und
hatte allgemeine epileptiforme Konvulsionen, die etwa zehn Minuten anhielten.
Es bestand weder Inkontinenz, noch kam es zu Zungenbissen. Während der
nächsten zwei Tage hatte er noch sechs solcher Anfälle, jeder begann mit ächzender
Atmung, die nach kurzer Zeit fast ganz aussetzte, der Patient schwitzte im
Gesicht, der Puls verschwand, die Herztöne wurden unhörbar, die Zunge hervorgestreckt, dann begann er bald wieder zu atmen. Die Herztätigkeit stieg rasch
auf 80 in der Minute und fiel dann wieder auf 25. Kurze Zeit nach dem
Beginn des Anfalles bewegten sich die Muskeln des Gesichts krampfhaft, der
ganze Körper wurde steif und schüttelte sich. Urin und Stuhl wurden unwillkürlich entleert, der ganze Anfall dauerte von einer halben bis zwei Minuten
und darauf trat Bewußtlosigkeit ein, die eine Stunde anhielt. In einem dieser

Anfälle setzte, wie durch Beobachtung festgestellt wurde, die Atmung über zwei Minuten aus. Herztätigkeit und Puls begannen wieder vor Einsetzen der Atmung.

Besprechung: Der Patient war wegen dieser schon so lange dauernden Anfälle von mehreren Ärzten untersucht worden, und es scheint, daß die Diagnose auf Epilepsie gestellt wurde. Ich habe schon einmal die Aufmerksamkeit darauf gelenkt, daß Epilepsie selten nach den mittleren Lebensjahren beginnt. Die Anfälle begannen hier, wie besonders hervorgehoben wird, nach dem 50. Jahre. Wahrscheinlich wird man daher irgend eine Ursache für sie finden können.

Die Anzeichen für Degeneration der peripheren Gefäße, meist Erhöhung des Blutdruckes, das Alter des Patienten, lassen uns an eine zerebrale Arteriosklerose oder allgemeine Arteriosklerose mit Gefäßkrisen als mögliche Ursache der Anfälle denken. Dagegen spricht aber ihre lange Dauer und die Tatsache, daß eine Stauung besteht, die sich in Lungenveränderungen, am Leibe und in den Beinen zeigt, da solche Krisen gewöhnlich nachlassen, wenn es zur Stauung kommt.

Progressive Paralyse führt selten zu Anfällen, die sich durch so lange Jahre hinziehen. Es ist wahr, daß die Krankheit lange dauern kann, aber eine Krankheit, die nun 18 Jahre seit Beginn der Krämpfe besteht, ohne ausgesprochene geistige oder motorische Störungen, wie es hier der Fall ist, widerspricht aller Erfahrung.

Der wichtigste Punkt für diese Differentialdiagnose ist das Aussetzen des Pulses während der Anfälle, wie wir sie im Krankenhaus beobachteten. Diese Tatsache spricht sehr für Adams-Stokessche Erkrankung, bedarf aber noch der Bestätigung durch die Beobachtung des Venenpulses am Nacken.

Verlauf: Zwischen den Anfällen verhielt sich die Zahl des Venenpulses am Nacken zum Radialispulse wie 2 : 1 oder 3 : 2. Gleichzeitig aufgenommene Pulskurven bestätigen dies.

Der Urin betrug in 48 Stunden 600 ccm, spezifisches Gewicht 1020 mit einer ganz leichten Spur von Albumen und vielen hyalinen, granulierten und Zellzylindern. Leukozyten 8000.

Bei der Durchleuchtung konnte festgestellt werden, daß das Herzohr 62 mal schlug, während der Puls 25 betrug.

Die Flüssigkeit im Leibe sammelte sich schnell wieder an und mußte bis zum Tode des Kranken, der am 27. erfolgte, noch einige Male entleert werden.

Die Autopsie zeigte eine Zirrhose der Leber und eine verkalkte Stelle in der Gegend des Hisschen Bündels (Abb. 134).

Diagnose: Adams-Stokessche Krankheit.

Fall 275.

Ein drei Jahre altes Kind mit guter Familienanamnese kam am 1. Mai 1908 zur ersten Untersuchung. Es hatte oft den Schnupfen, war aber sonst bis gestern nachmittag gesund, als plötzlich Krämpfe auftraten, die mehr oder minder durch Senfbäder gebessert wurden. Später brach es zweimal und war etwas fiebrig. Heute morgen hatte es Husten und atmete schnell.

Temperaturverlauf zeigt beifolgende Kurve (Abb. 133).

Die Tonsillen sind groß und zeigen einen weißlichen Belag. An beiden Seiten des Nackens fühlt man kleine schmerzhafte Drüsen. Die Muskulatur des Halses ist nicht stark. Das Herz zeigt keinerlei Vergrößerung. In der Herzgegend hört man ein sehr lautes systolisches Geräusch, das den ersten Ton völlig ersetzt und nach allen Teilen der Brust fortgeleitet wird. Schwirren ist nicht zu fühlen. Der zweite Pulmonalton ist stark akzentuiert und verdoppelt. Im übrigen verläuft die Untersuchung negativ. Die Zahl der Leukozyten beträgt 7700.

Besprechung: Neben den Krämpfen scheinen die Hauptsymptome der Husten und die Atemnot in Verbindung mit allen Zeichen einer akuten Angina und in Geräusch am Herzen. Bevor wir die Krämpfe lediglich als eine Reaktion auf das Einsetzen der infektiösen Angina betrachten, müssen wir andere und schlimmere Möglichkeiten auszuschließen suchen. Eine von ihnen ist Meningitis, aber außer den Krämpfen selbst finden wir keine Stütze für diese Annahme. Kinder zeigen sogar, wenn keine Meningitis vorhanden ist, leicht Nackensteifigkeit, Schielen und Kernigsches Zeichen; das Fehlen aller dieser Symptome spricht auf das Deutlichste gegen eine Meningitis.

Können wir die Veränderungen am Herzen, die sich aus dem Geräusch ergeben, mit den Krämpfen in Verbindung bringen? Ein derartiger Zusammenhang könnte nur in dem Falle bestehen, wenn wir Beweise von Embolien im Gehirn, ausgesprochener Gehirnanämie oder von Störungen der Kompensation mit Anhäufung von CO_2 im Gehirn finden. Wir haben aber keinen Grund, irgend einen dieser Zustände anzunehmen und auf andere Weise kann man die zerebralen und die Herzsymptome nicht miteinander in Verbindung bringen.

Die Ohren wurden erfolglos untersucht. Der Urin war ein typischer Fieberharn. So scheint doch unsere erste Annahme richtig zu sein, daß der Beginn der Angina an und für sich genügt, die Krämpfe zu erklären.

Was können wir von dem Herzgeräusch sagen? Sehr laute Geräusche in der Pulmonalgegend sind gewöhnlich die Folge von kongenitalen Herzfehlern; das ist wahrscheinlich die beste Diagnose, die wir hier stellen können, wenn wir uns auch viel sicherer darin fühlen würden, wenn irgendwelche Zyanose vorhanden oder ein Schwirren zu fühlen wäre. Es ist gewöhnlich nicht klug, sich auf weitergehende und feinere Beschreibungen der anatomischen Veränderungen bei kongenitalen Herzfehlern

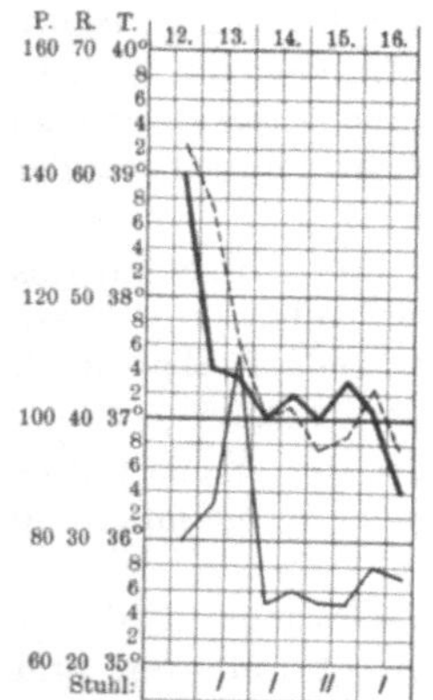

Abb. 134. Temperaturkurve zu Fall 275.

einzulassen. Die Autopsie bestätigt nur selten so genau gestellte Diagnosen. Wer sehr viele derartige Fälle gesehen hat, hat am wenigsten Lust, sich dadurch zu schädigen, daß er eine besondere Veränderung oder eine Kombination von Störungen als Ursache der Erkrankung festzustellen versucht.

Verlauf: Die Anfälle wiederholten sich nicht, und nach einer Woche war das Kind völlig gesund, obwohl das Herzgeräusch unverändert fortbestand.

Diagnose: Angina und kongenitaler Herzfehler.

Fall 276.

Eine verheiratete 34jährige Frau mit drei gesunden Kindern war am 8. September 1909 ins Krankenhaus gekommen. Sie hatte keine Fehlgeburten gehabt, ihr Mann stellt Syphilis in Abrede.

Vor fünf Jahren begannen Krämpfe, wie sie sagt, typisch epileptische. Zu dieser Zeit hatte sie heftige Kopfschmerzen und gelegentlich Doppeltsehen. Vor fünf Jahren wurde sie wegen menstrueller Beschwerden mit Erfolg kurettiert, die Anfälle blieben aber unverändert. Sie hatte viele Ärzte und wenig Besserung. Seit einem halben Jahre hat sie zwar keine allgemeinen Krämpfe, aber

Anfälle von Zuckungen der rechten Hand und des Handgelenkes, die anscheinend durch große Anstrengung hervorgerufen werden.

Untersuchung: Undeutliche Papillengrenzen, Urin und Blutdruck normal, Lumbalpunktion entleert unter starkem Druck eine klare zellfreie Flüssigkeit. Innere Organe unverändert. Später entwickelte sich eine Lähmung des M. rectus externus und eine Ptose links mit Pupillenverengerung. Wassermann-Probe und Blutuntersuchung negativ.

Stirbt am 9. September.

Besprechung: Diese Kranke befindet sich in dem Alter, wo Epilepsie häufig vorkommt. Der merkwürdigste Zug dieses Falles und der wichtigste vom diagnostischen Standpunkt aus ist aber die Veränderung in der Art der Spasmen während des letzten halben Jahres. Die Anfälle, an denen sie jetzt leidet, sind als Schreibkrampf diagnostiziert worden, denn sie ist sehr nervös und hat in der letzten Zeit sehr viel geschrieben und genäht.

Als wir aber auch nur einen dieser Anfälle selbst beobachtet hatten, war es uns ganz klar, daß sie mit Schreibkrampf nichts zu tun hatten, denn sie waren völlig unwillkürlich und zeigten alle Eigentümlichkeiten der Jacksonschen Epilepsie. Lokalisierte Krämpfe dieser Art treten häufig unmittelbar vor einem gewöhnlichen epileptischen Anfalle ein. In der Tat beginnen alle epileptischen Krämpfe in einigen bestimmten Muskelgruppen. Nur wenn diese Krämpfe sich dann nicht weiter über die Ursprungsgruppe ausbreiten, können wir ihnen bestimmte lokalisierende Bedeutung beimessen und beginnen dann ernstlich an irgend eine umschriebene Veränderung im Gehirn zu denken, wie Tumor, Zyste, meningitische Verwachsungen, Abszeß oder Erweichung. Die Veränderungen im Augenhintergrund sprechen im Verein mit dem normalen Urin und Blutdruck und der normalen Lumbalflüssigkeit stark für Hirntumor. Handelte es sich um zerebrospinale Syphilis oder Tabes, so würde die Spinalflüssigkeit aller Wahrscheinlichkeit nach sehr viele Zellen zeigen. Auch die negative Wassermannsche Probe hat einige Bedeutung, obwohl hier, wie bei so vielen anderen Dingen, der negative Ausfall weniger wichtig ist, wie der positive.

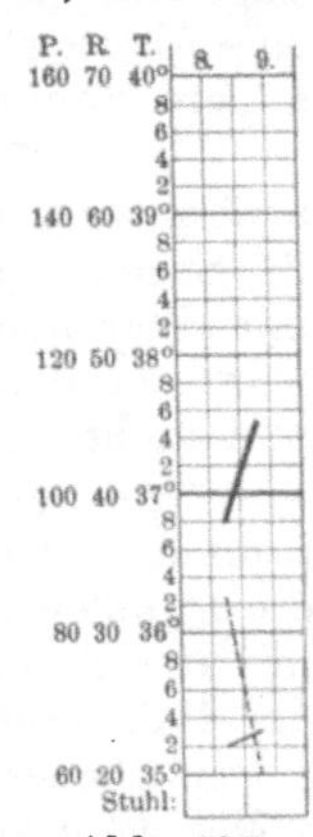

Abb. 135,
Temperaturkurve
zu Fall 276.

Meningitis führt, soviel ich weiß, niemals zu Jacksonschen Krämpfen, und auch das Ergebnis der Lumbalpunktion läßt sie ausschließen.

Es bleibt uns hier keine andere Annahme übrig, als Hirntumor, und es spricht kein anderer Befund dagegen. Auf den ersten Blick wirkt die lange Dauer der Krankheit — die fünf Jahre typischer Epilepsie — etwas verwirrend, aber wir kennen jetzt schon eine beträchtliche Zahl von Fällen, bei denen sich bei der Autopsie ein Hirntumor fand, nachdem eine ganze Reihe von Jahren Kopfschmerz und Krampfanfälle, wie sie hier beschrieben sind, aufgetreten waren.

Diagnose: Hirntumor.

Fall 277.

Ein 50jähriger Arzt kam am 28. Oktober 1908 zur Untersuchung. Bis vor acht Jahren war er stets gesund, dann begannen ziemlich heftige Schmerzen in der Lendengegend, die an der Rückseite der Oberschenkel herabgingen. Deswegen suchte er einen Orthopäden auf, der ihm ein Pflasterjackett machte, worauf ausgesprochene Besserung eintrat.

Darauf ging es ihm bis vor drei Jahren gut. Dann begannen irgend welche Spasmen, deren Natur nicht sicher festgestellt werden konnte. Im Juli 1907 wurde er eines Nachts von einem derartigen Anfall befallen, als er im Bade war. Er fand sich auf dem Fußboden, es war ihm unmöglich, sich aufzurichten, aber er konnte in sein Bett auf allen Vieren zurückkriechen. Seither hat er stets gemerkt, daß sein Gang etwas unsicher und schleppend ist, besonders bei starker Ermüdung.

Im September 1907 hatte er einen Anfall von katarrhalischer Gelbsucht. Damals sah ihn ein Arzt und betrachtete die Krankheit als einen Gehirnfall. Muskelkraft, Sensibilität und Pupillen wurden damals untersucht und normal befunden. Während der nächsten sechs Monate hatte er aber eine Anzahl von Brechanfällen ohne sichtbaren Grund und ohne Beziehung zur Nahrungsaufnahme. Sie hinderten ihn aber nicht, seine sehr umfangreiche Praxis auszuüben, wie er es auch bis jetzt noch tat.

Im September 1908 hatte er ein schlimmes Nasenbluten und am nächsten Tage war er sehr schwach, schwitzte sehr viel und war sehr blaß. Dieses Nasenbluten hat er, wie er sagt, sein ganzes Leben lang gehabt, auch viele andere Familienmitglieder leiden daran.

Am 27. Oktober 1908, am Tage, wo ich ihn sah, hatte er um 6 Uhr nachmittags einen allgemeinen epileptiformen Anfall, der sich in den nächsten 24 Stunden neunmal wiederholte. Der erste Krampfanfall ereignete sich unmittelbar nach der Einnahme eines sehr schwer verdaulichen Mahles. Darauf wurde er komatös und während der folgenden Anfälle gewann er das Bewußtsein nicht wieder, sondern erst drei Stunden bevor ich ihn sah.

Bei der Untersuchung war er völlig bei Bewußtsein, intelligent und gesammelt. Es fand sich nirgends eine Lähmung, die Sehnenreflexe waren normal, die Pupillen starr. Herz, Lungen und Bauchorgane zeigten keine Veränderung, mit der Ausnahme, daß der zweite Aortenton etwas scharf und klingend und der Puls hochgespannt war. Bei der Unterredung fiel mir hin und wieder ein gelegentliches Stocken und das Auslassen einer Silbe auf. Er gab an, sich völlig wohl zu fühlen und wollte nachmittags einige ärztliche Besuche machen.

In der darauffolgenden Unterredung fand es sich, daß der Urin in den letzten $1\frac{1}{2}$ Jahren wiederholt untersucht worden war, und daß man stets eine Spur Albumen gefunden hatte. Er hatte gelegentlich geringe Beschwerden beim Wasserlassen und im letzten Sommer hatte er einmal unwillkürlich Stuhlentleerung.

Jeder Arzt sieht viele Fälle dieser Art, wenn man von den Krämpfen absieht. Bei dem Fehlen der Krämpfe wird die Diagnose sehr häufig auf Neurasthenie gestellt. Diese Diagnose ist aber meiner Meinung nach nicht gerechtfertigt, wenn die Krankheitssymptome der Patienten nach der Lebensmitte auftreten. Nervenschwäche bedeutet unter diesen Bedingungen organische Erkrankung mit nervösen Erscheinungen. Die zugrunde liegende Störung ist oft eine kardiale, vaskuläre Erkrankung mit oder ohne nachweislicher Arteriosklerose. Die Erhöhung des Blutdruckes, die man fast stets findet, muß uns vor dem Irrtum bewahren, den wir so oft begehen, den Patienten nur für rein nervös zu halten. In allen solchen Fällen, besonders aber, wenn — wie hier — Krämpfe vorhanden sind, müssen wir alle Untersuchungen vornehmen, die uns zu dem Beweise einer beginnenden progressiven Paralyse führen könnten.

Bei einem Arzte, der eine ausgedehnte Praxis mit Erfolg versieht, scheint es kaum gerechtfertigt, eine so ernste Erkrankung überhaupt in Betracht zu ziehen, aber die genaue Ausfragung des Kranken brachte folgende Punkte ans Licht:

1. Seine stets undeutliche Handschrift ist jetzt so unleserlich geworden, daß die Apotheker oft nicht imstande sind, seine Rezepte zu entziffern. (Ich fürchte, bei vielen Ärzten ist eine nicht erkannte Paralyse die Ursache der unleserlichen Schrift.)

2. Seine Frau hat gemerkt, daß er neuerdings nicht mehr imstande ist, seine Rechnungen zu führen oder auch nur einfache Rechenaufgaben zu lösen.

3. Trotz der schlechtgeführten und ungenauen Rechnungsbücher war er in Geldsachen sehr sorglos und optimistisch, obwohl er, wie seine Frau unter Tränen erklärte, dazu gar keinen Grund hatte.

4. Er ist zu der Gewohnheit gekommen, bei der Arbeit einzuschlafen, ja auch mitten bei einer Unterredung, und seine Aufmerksamkeit ist stets schlecht zu fixieren und umherschweifend. (Dies fand sich bei vielen anderen Mitgliedern dieser Familie wie überhaupt der ganzen menschlichen Familie.)

5. Seit vielen Monaten hat sein Gedächtnis und seine Entscheidungsfähigkeit andauernd abgenommen.

6. Man hat gemerkt, daß er sehr häufig Dinge fallen läßt und über Gefühlsstörungen in den Fingern klagt.

Bei diesen geistigen und psychomotorischen Veränderungen schien mir die Diagnose auf Dementia paralytica gerechtfertigt.

Verlauf: Der Patient machte für einige Wochen Ferien, bald nachdem ich ihn gesehen hatte; dann kam er zurück; und versuchte seine Praxis mit Unterstützung eines alten Freundes aufzunehmen, eines Arztes, der aus reiner Gutmütigkeit überallhin mit ihm ging und seine Fehler wieder gut machte.

Am 13. Februar 1909 hatte er einen anderen Krampfanfall und am 10. März einen allgemeinen tonisch-klonischen Spasmus ohne Bewußtseinsverlust. Nachher nahm er allmählich wieder an Kraft zu, Gang und Schreibfähigkeit besserten sich, aber seine persönlichen Gewohnheiten, die früher unantastbar waren, veränderten sich etwas. Am 25. Mai ging er wieder aufs Land, wo er den Sommer in günstigem Zustande verbrachte. Am 3. Oktober 1909 war er ungewöhnlich gut bei Laune, aber um Mitternacht bekam er eine Reihe von Krampfanfällen und starb innerhalb weniger Stunden.

Diagnose: Progressive Paralyse.

Fall 278.

Am 9. Juni 1906 wurde ich nach auswärts auf das Land zu einem Landmann gerufen, dessen Frau ich wegen Krampfanfällen unbekannter Ursache untersuchen sollte. Es war eine 28jährige Frau mit ausgezeichneter Familienanamnese, die bisher stets munter und stark war. Vor neun Wochen gebar sie ihr erstes Kind, die Niederkunft und die Genesung verlief ganz normal.

Drei Wochen bevor ich sie sah, suchte sie ihren Arzt wegen andauernder Kopfschmerzen auf, ein Symptom, das ihr ganz neu war. Eine Woche später bemerkte man ausgesprochene Blässe, sie erhielt Eisen und es schien ihr bis vor acht Tagen gut zu gehen. Dann hatte sie ohne erkennbaren Grund Erbrechen. Seither sind derartige Anfälle alle Tage ein- bis zweimal aufgetreten.

Vor fünf Wochen hatte sie den ersten epileptiformen Krampf, auf den nach zwölf Stunden ein zweiter ähnlicher folgte, bei dem aber nur die rechte Körperhälfte beteiligt war. Vor vier Tagen hatte sie gleichfalls einen einseitigen Krampfanfall, gestern allgemeine Krämpfe ohne Bewußtseinsverlust.

Der Urin wurde wiederholt untersucht; er ist stets ziemlich spärlich, zeigte aber nie Eiweiß. Spezifisches Gewicht im Durchschnitt 1024, die Farbe dunkler als in der Norm. 24stündige Menge 810 ccm.

Zwischen den einzelnen Krampfanfällen geht es ihr ziemlich gut, obwohl sie sich schwach fühlt. Nirgends Schmerzen, keine Lähmung.

Brust- und Bauchorgane normal, ebenso Reflexe und Pupillen. Hämoglobin 50 %, Urin frei von Albumen.

Besprechung: Natürlich versuchen wir zunächst, wenn ein Fall so wie hier liegt, die Krämpfe irgendwie mit der Niederkunft in Verbindung zu bringen, aber das schien hier unmöglich, da die Frau die ersten sechs Wochen nach der Geburt des Kindes vollkommen gesund war.

Urämie erscheint durch das Fehlen jeglicher Herzhypertrophie oder Veränderungen am Herzen ausgeschlossen. Unglücklicherweise wurde der Blutdruck nicht gemessen. Für den palpierenden Finger erschien die Pulsspannung außergewöhnlich gering.

Ohne Untersuchung des Augenhintergrundes kann man nichts gegen die Möglichkeit eines Hirntumors sagen, aber es spricht wirklich wenig dafür. Lokalsymptome fehlen ganz, der Kopfschmerz ist ziemlich mäßig und nicht von Schwindel begleitet.

Bei der Wiedergabe der Untersuchung und unserer daran geknüpften Überlegung haben wir eine wichtige Sache weggelassen, weil ich sie in der ersten Viertelstunde meiner Untersuchung vergessen hatte und weil sie auch dem Hausarzt nicht aufgefallen war. Wir vergaßen beide, nach einem Bleisaum nachzusehen. Nach meiner ersten fruchtlosen und unbefriedigenden Untersuchung begann ich die Untersuchung von neuem, und zwar ging ich diesmal systematisch vom Kopf bis zu den Füßen herab. Am Zahnfleisch fand ich diesmal einen typischen Bleisaum, nach dem ich vorher nicht gesehen hatte, weil ich geglaubt hatte, Bleivergiftung käme vor allem bei solchen Leuten vor, die irgend etwas mit Blei zu tun haben; aber eine Frau, die auf dem Lande lebt und außerhalb des Hauses nicht arbeitet, läßt an die Möglichkeit einer Bleivergiftung nur schwer denken.

Nach der Feststellung wunderten wir uns, wie sie wohl zu dem Metall kommen konnte. Konnte es nicht aus dem Trinkwasser stammen? Warum sind aber dann die anderen Familienmitglieder nicht auch erkrankt? Ich wandte mich an den Mann der Frau, der bei uns stand und sah sein Zahnfleisch nach; auch hier fand ich eine typische Bleilinie, obwohl er keine Symptome hatte; alle im Hause hatten sie, bis auf das kleine Kind, das niemals Wasser bekommen hatte und ganz gesund schien. Darauf erinnerten sich die Leute, daß seit dem letzten Winter das Wasser nicht gut schmeckte, obwohl sie dasselbe Quellwasser schon seit drei Jahren gebrauchten. Eine etwa 100 Fuß lange Bleiröhre führte das Wasser von der Quelle zum Hause.

Die Kranke durfte nicht mehr von dem Wasser trinken, nahm dreimal täglich 0,3 g Jodkali und jeden Morgen Magnesiumsulfat. Die Krämpfe hörten sofort auf und die Patientin kam schnell zu einer dauernden Heilung.

Diagnose: Bleivergiftung.

Fall 279.

Im Juni 1893 kam ein 49jähriger Herr in das Krankenhaus mit der Diagnose einer AstasieAbasie, die ein Neurologe vor drei Wochen gestellt hatte. Er blieb drei Monate dort, litt den größten Teil der Zeit an teilweiser Lähmung der Beine, Störungen der Sphinkteren und hatte viele andere Klagen, die sich auf verschiedene Teile des Körpers bezogen. Die Reflexe waren niemals wesentlich verändert, und die Untersuchung der inneren Organe verlief stets völlig negativ. Allmählich ging es ihm besser, bis er mit einem Stocke gehen konnte. Er verließ das Krankenhaus und kam uns bis 1903 aus den Augen.

Den größten Teil der folgenden zehn Jahre verbrachte er in Indien und Ägypten, malte eine ganze Reihe guter Bilder und fühlte sich völlig wohl. 1900 hatte er einen Abszeß am Kopfe, der nicht schmerzte, der aber nach der Eröffnung nicht heilen wollte und sechs Wochen lang keine wesentliche Besserung zeigte; darauf bekam er eine Medizin, die salzig schmeckte, und der Abszeß heilte prompt.

Seit 1897 litt er unter Anfällen, die man als „petit mal" diagnostiziert hatte. Sie ereignen sich alle 2—5 Tage und dauern etwa eine halbe Minute. Ein typischer Anfall beginnt mit Übelkeit und einem schlechten Geschmack im Munde; dann beginnt eine plötzliche Veränderung in dem Verhalten der Leute um ihn herum; sie scheinen ihm hin- und herzugehen oder sich ihm zu nähern. Darauf kommt es zu einem Tremor oder einem Schwirren den linken Arm herab und zu einer unwillkürlichen Beugung des linken Daumens und Zeigefingers mit einigen groben Schüttelbewegungen der ganzen Hand, so daß er die Zeitung, wenn er gerade liest, fast fallen lassen muß. Die Farben aller Objekte um ihn herum erscheinen kräftiger. Er glaubt nicht, daß irgend einer in der Umgebung merkt, was mit ihm vorgeht. Zwischen diesen Anfällen geht es ihm völlig wohl. Gelegentlich macht er des Nachts das Bett naß und muß stets fünf- oder sechsmal in der Nacht Wasser lassen. Auch leichte Zeichen unwillkürlicher Stuhlentleerung sind vorhanden.

1904 ging er ins Ausland, wo es ihm sehr gut gefiel. Verschiedene englische Ärzte sagten ihm, alle seine Störungen beruhten auf Gicht. Gelegentlich wird das linke Knöchelgelenk schwach, aber in der Regel kann er gut laufen. Am 7. November 1904 brach er bewußtlos zusammen, war noch eine halbe Stunde darauf schläfrig und zeigte Speichelfluß. Am 21. Januar 1905, nachdem er sich vier Tage wohl und frei von allen Anfällen gefunden hatte, wachte er in der Nacht mit heftigen Schmerzen im Vorderkopf und in der Zunge und mit großer Empfindlichkeit der Muskulatur, besonders in der Lendengegend, auf. Den ganzen folgenden Tag war er schläfrig und sehr stumpf.

Am 20. Februar stieg er in den Zug, um mit einem Freunde in Cambridge zu speisen. Auf einmal war er in Gegenden, die er gar nicht kannte und die Reise war beendet; wie er dahin gekommen ist, davon hat er keine Ahnung. Fast $^3/_4$ Stunden waren seit Abgang des Zuges verflossen. Am nächsten Tage merkte er, daß der linke Fuß beim Laufen etwas schmerzte.

1906 begannen Beschwerden im Rektum und man fühlte ganz hoch oben rechts einen Tumor. Die Operation ergab eine offenbar inoperable Masse, die einen großen Teil des Rektums und des unteren S. Romanum einnahm. Darauf wurde ein künstlicher Anus angelegt, der ihm große Erleichterung brachte. Nach vier Jahren waren die Symptome nicht schlimmer. Der Anus praeternaturalis arbeitete ausgezeichnet. Der Kranke litt aber immer noch an Anfällen von Bewußtlosigkeit mit oder ohne Krämpfe und an häufigen sogenannten „petit mal"-Anfällen.

Besprechung: Zweimal wurde der Patient schon aufgegeben, einmal 1893, dann 1897 und jetzt, 1910, war er noch gesund und munter. Meiner Meinung nach ist der wichtigste und deutlichste Hinweis dieses Falles der sogenannte Abszeß am Vorderkopfe, der aller ordnungsgemäßen Behandlung widerstand und so prompt auf eine Medizin heilte, die nach Jodkali schmeckte. Der Patient hatte von irgendwelcher syphilitischen Infektion keine Ahnung, hatte aber so gelebt, daß er sie sehr wohl hatte bekommen können. Ich zweifle nicht daran, daß alle seine Symptome in einer oder der anderen Form auf Syphilis zurückzuführen sind. Zuerst wurde das Rückenmark, dann das Gehirn und endlich das perirektale Gewebe davon ergriffen.

Wiederholt und ernstlich wurde die Frage einer Operation zur Besserung des „petit mal" ins Auge gefaßt, aber im Hinblick auf die Anamnese mußte man annehmen, daß es sich um eine so weit verbreitete Krankheit handelte, daß man von einem operativen Eingriff nichts erwarten konnte.

Diagnose: Syphilis.

Tabelle XIV. Krämpfe. Symptome.

Ursache	Anamnestische Hilfen	Fieber	Blut	Lumbalflüssigkeit	Urin	Zirkulationsstörungen	Augenhintergrund	Lähmung	Erleichterung
PuerperalEklampsie	Vor und nach der Entbindung	Oft	Leukozytose	Unter hohem Druck	Gewöhnlich Zylinder u. Albumen	Erhöhter Blutdruck	Manchmal Blutungen	Gelegentlich vorübergehend	Geburt
Kinderkrämpfe	FrühereAnfälle, Verdauungsstörungen	Oft	Negativ	?	Negativ	0	0	0	Warmes Bad
Alkoholismus	Gewohnheit	0	Negativ	Negativ	ĮNegativ	0	0	0	Abstinenz
Epilepsie	Frühere Anfälle	0	Negativ	Negativ	Gewöhnlich Zylinder u. Albumen	0	0	0	Hygienische Maßnahmen, Brom
Urämie	Früherer Nachweis einer Nephritis	Gelegentlich	Leukozytose	Unter hohem Druck	„	Gewöhnlich Hypertrophie u. Hypertension	Oft Retinitis	Gelegentlich, vorübergehend	Aderlaß, Lumbalpunktion, Schwitzen, Abführen
Hysterie	Gewohnheiten, Temperament, frühere Anfälle	0	Negativ	Negativ	Negativ	0	Einschränkung des Gesichtsfeldes	Oft, mit Hemianästhesie	Erziehung
Meningitis	Plötzlicher Beginn, keine früheren Anfälle	+	Leukozytose	Bakterien u. Zellzählung charakteristisch	Gewöhnlich Zylinder u. Albumen	0	Keine konstanten Veränderungen	Gelegentlich vorübergehend	Bei der epidemischen Form Serumbehandlung

28*

Ursachen der Lähmungen.

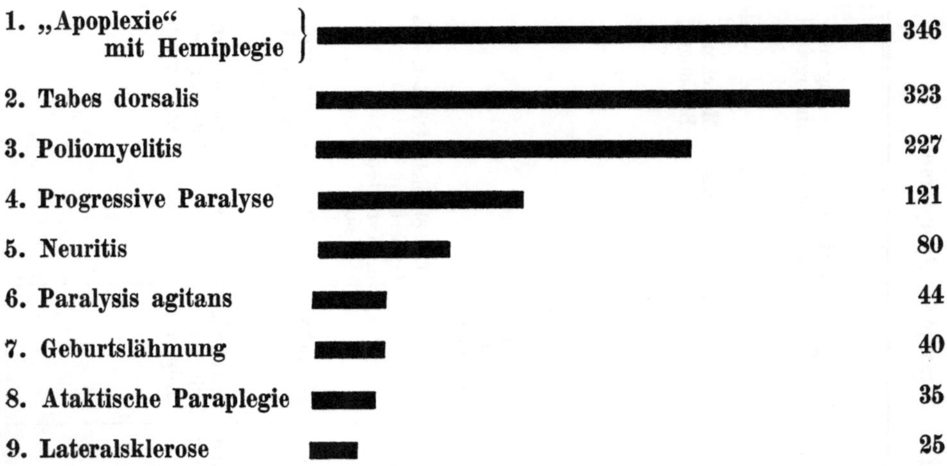

1. „Apoplexie" mit Hemiplegie — 346
2. Tabes dorsalis — 323
3. Poliomyelitis — 227
4. Progressive Paralyse — 121
5. Neuritis — 80
6. Paralysis agitans — 44
7. Geburtslähmung — 40
8. Ataktische Paraplegie — 35
9. Lateralsklerose — 25

17. Kapitel.

Schwäche.

So viele kommen zum Arzt und klagen hauptsächlich über Schwäche,
daß es mir am besten erscheint, diesen Zustand besonders zu besprechen und
durch geeignete Fälle klarzulegen, wenn wir bei der großen Mehrzahl der Kranken
auch noch so wenig über die Art ihrer Entstehung wissen. Wir müssen gleich
zu Anfang eine Unterscheidung machen, die viele Patienten selbst nicht wahrnehmen, nämlich zwischen

1. Lähmung auf Grund organischer Veränderungen des Gehirns, des
   Rückenmarks oder der peripheren Nerven,
2. hysterischer und psychasthenischer „Vergeßlichkeit" (Janet), bei der
   der Patient die Kontrolle über den motorischen Apparat verliert,
3. Schwäche im engeren Sinne mit Ausschluß von 1 und 2, die auf sehr
   verschiedenen Arten von Fehlern in der Ernährung, der Ausscheidung
   oder der Blutzufuhr beruht.

Von dieser letzten Art funktioneller Insuffizienz haben wir wirklich sehr
geringe Kenntnisse. Oft hört man, daß Anämie, direkt und für sich selbst, die
Ursache von vielen Schwächezuständen ist, aber in meiner Behandlung steht
seit drei Jahren ein Patient mit perniziöser Anämie, der die Gewohnheit hat,
täglich etwa einen Kilometer weit im Strome zu schwimmen, wobei er weniger
als 1 500 000 rote Blutkörperchen im Kubikmillimeter hat; er ging und kam
zu Fuß von seiner Arbeitsstätte, jeder Weg etwa zwei Kilometer, und war als
Handelsmann 12 von 24 Stunden des Tages angestrengt tätig. Wenn wir
diesen und ähnliche Fälle ins Auge fassen, so fällt es uns schwer, zu glauben,
daß Anämie an und für sich die allmächtige Ursache der Schwäche ist, wie wir
oft anzunehmen geneigt sind.

Ebenso ist wohl bekannt, daß die Festigkeit und Stärke der Muskulatur
nur eine unbestimmte und allgemeine Beziehung zu ihrer Kraft hat. Einige
der berühmtesten Athleten haben wenig entwickelte und sichtbar weiche
Muskeln.

In einer großen Gruppe von Fällen scheint Schwäche die Folge von Herzinsuffizienz zu sein, aber auch hier ist es schwer, den eigentlichen Grund genau
festzustellen, weil die Dyspnoe so eng mit den Beschwerden verbunden ist,
über die der Kranke gewöhnlich klagt.

Ebenso ist Fieber in unserer Vorstellung und offenbar auch tatsächlich
in vielen Fällen mit Schwäche verbunden, aber andererseits kennen wir alle
Patienten, die sich viel frischer und besser fühlen, wenn die Temperatur erhöht,
als wenn sie normal ist.

Trotz aller dieser Einschränkungen unserer Kenntnisse bleibt es zweifellos
wahr, daß Anämie, geringe Muskelentwickelung, Herzinsuffizienz, schlechte Er-

nährung und Fieber irgendwie mit der Schwäche in Verbindung stehen, über die unsere Kranken klagen. Klinisch finden wir am häufigsten solche Beschwerden in Verbindung mit folgenden Krankheitszuständen:

1. Neurasthenie und andere Psychoneurosen,
2. Tuberkulose,
3. Anämie,
4. Schlechte Lebensbedingungen,
5. Herzklappenerkrankung,
6. Nephritis,
7. Rekonvaleszenz nach akuten Erkrankungen der Atmungsorgane (,,Influenza‘‘),
8. Diabetes,
9. Hyperthyreoidismus.

Bei den letzten beiden Krankheiten haben wir die auffallende Erscheinung von Gewichtsabnahme und Kräfteverlust trotz guten Appetits. Abgesehen von den oben genannten Fällen sehen wir hin und wieder einen Kranken, der nur über Schwäche klagt und doch, wie die Untersuchung erweist, Typhus hat. Das gleiche gilt für Myxödem und nicht selten für Fettleibigkeit.

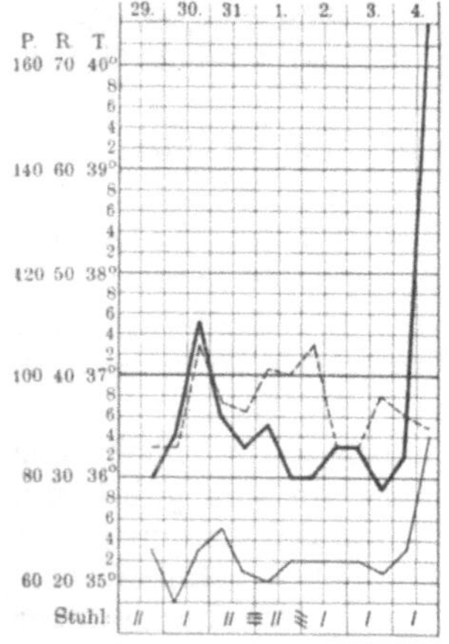

Abb. 136. Temperaturkurve zu Fall 280.

Fall 280.

Ein 30 jähriger Dienstmann mit guter Familienanamnese und ohne schädliche Lebensgewohnheiten machte vor 17 Jahren eine Pneumonie durch und zum zweiten Male vor 7 Jahren. Vor 6 Jahren wurde er wegen Aufnahme in die Lebensversicherung untersucht, und man sagte ihm, seine Lungen seien gesund.

Am 29. Oktober 1906 kam er zur ersten Untersuchung. Bis vor zwei Jahren hat er sich völlig wohl gefühlt, dann begann er schwach zu werden, verlor den Appetit und fühlte Übelkeit und Ohnmachtsanwandlungen. Trotzdem blieb er bis Oktober 1905 bei der Arbeit, ging dann zu seinem Vater und war viel in freier Luft; er fühlte sich zwar viel kräftiger und munterer, war aber noch nicht ganz wiederhergestellt.

Einen Tag später bekam er Gelbsucht; man gab ihm Kalomel ohne Erfolg. Im Februar 1906 nahm er die Arbeit wieder auf, brach aber im Mai wieder zusammen und konnte seither nicht länger wie drei Wochen hintereinander arbeiten, weil er zu schwach war.

Niemals hatte er irgendwelche Schmerzen, aber das Schwächegefühl wurde allmählich so störend, daß er vor sechs Wochen die Arbeit für immer aufgab.

Während der ganzen Zeit war der Appetit schlecht; die letzten drei Wochen hat er fast nichts gegessen, ja er kann nicht einmal den Anblick von Speisen ertragen. Er brauchte nicht zu brechen, hatte keine Schmerzen, und der Stuhlgang war täglich regelmäßig.

Die letzten vierzehn Tage war er sehr schläfrig und es fiel ihm schwer, am Tage wach zu bleiben. Die letzten zwei Wochen hatte er teelöffelweise Fleischsaft genommen, sonst keine andere Nahrung. Mit Ausnahme von Natriumphosphat bekam er kein Medikament. Von dem letzteren hatte er große Mengen verbraucht. Vor einem Jahre wog er 125 Pfund, jetzt 103 Pfund.

Die Untersuchung zeigt einen abgemagerten Mann; die Atmung riecht nach Azeton. Die Haut ist dunkelgelbbraun.

Herz negativ mit Ausnahme sehr schwacher Töne, Puls wenig gespannt. Blutdruck 50 mm Hg.

Der Leberrand ist gerade unterhalb des Rippenbogens bei tiefer Einatmung zu fühlen. Patellarreflex fehlt, keine Ödeme, Urin negativ. Die Temperatur zeigt die beifolgende Kurve (Abb. 136).

Rote Blutkörperchen 5040000, Leukozyten 17200, Hämoglobin 85%; unter den Leukozyten 69,5% polynukleäre, der Rest Lymphozyten, größtenteils sehr groß. Im übrigen ist das Blut normal, die wiederholte Untersuchung auf Malariaparasiten verlief fruchtlos.

Die Untersuchung des Stuhles verlief negativ mit Ausnahme einer schwach positiven Guajakprobe. Das Erbrochene zeigte keine freie Salzsäure und auch sonst nichts von Interesse. Hochgradige Schwäche war praktisch das einzige Symptom.

Die ausgesprochenen Magensymptome, über die der Kranke klagt, lenken unsere Aufmerksamkeit zunächst auf irgend eine Ursache in dem Gastrointestinaltrakt.

1. Anorexia nervosa führt oft zu noch ernsteren Zuständen, als wir sie hier sehen; tatsächlich verläuft sie nicht selten tödlich, aber bei einer männlichen Person in diesem Alter und der Lebensweise, ist das, soweit meine Kenntnis reicht, unbekannt.

2. Magenkrebs kann in diesem Alter oder auch früher vorkommen, wenn auch selten. Eines der frühesten Symptome ist oft ein vollkommener Appetitverlust, wie ihn unser Kranker angibt. Das Fehlen von Salzsäure in dem Erbrochenen scheint diese Annahme noch zu bekräftigen. Andererseits müßte man aber bei einem so abgemagerten Patienten sicher erwarten, einen Tumor fühlen zu können, besonders, da die Symptome schon zwei Jahre zu bestehen scheinen. Andere Magensymptome, wie Retention und Erbrechen, hätten sich zweifellos im Verlaufe dieser Zeit schon bei der großen Mehrzahl von Kranken mit Magenkrebs gezeigt.

3. Die große Menge von Natriumphosphat, die dieser Patient genommen hat, führt uns zu der Annahme, daß er sich mit dem Medikament selbst vergiftet hat, wenn wir irgendwie wüßten, daß Natriumphosphat Vergiftungserscheinungen hervorrufen kann. Es tut dies aber, soviel ich weiß, nicht. Die gelbblasse Farbe des Kranken erinnerte mich stark an Fälle von chronischer Malariavergiftung, die ich gelegentlich gesehen habe, aber die Ergebnisse der Blutuntersuchung schlossen Malaria absolut aus. Da keine Verfärbung der Konjunktiven bestand und auch kein Gallenfarbstoff im Urin gefunden wurde, zogen wir einen chronischen hämolytischen Ikterus nicht in Betracht. Der niedrige Blutdruck und die große Schwäche erinnerte mich an das gleiche Vorkommen in den letzten Stadien mancher Tuberkulose. Die Untersuchung zeigte aber keine Veränderung irgendwo und es bestand auch kein Fieber.

Das Fehlen der Patellarreflexe ließ sich durch keine der in Betracht gezogenen Erkrankungen erklären. Es lag kein Grund vor, an Tabes zu denken, weil keine Sensibilitätsveränderungen, keine Störungen der Pupillen oder Sphinkteren und ebensowenig Schmerzen bestanden. Höchstwahrscheinlich hat er früher einmal eine akute periphere Neuritis durchgemacht, aber wir hatten kein Recht, sie mit den jetzt vorliegenden Symptomen in Verbindung zu bringen.

Addisonsche Erkrankung führt zu dem niedrigsten Blutdruck, der, soviel ich weiß, überhaupt bei irgend einer Krankheit vor dem Tode beobachtet wird. Oft finden sich bei ihr gastrische Symptome, die denen gleichen, über die der Kranke klagt. Die Verfärbung der Haut ist gewöhnlich mehr ausgesprochen, wie sie hier beschrieben wurde, aber wir wissen genau, daß die Addisonsche Krankheit ganz ohne Pigmentierung verlaufen kann, und deshalb müssen wir uns bei der Differentialdiagnose von Fällen, die sich durch hochgradige Schwäche unklaren Ursprungs auszeichnen, an sie erinnern.

Verlauf: Gesicht und Hände waren etwas dunkler gefärbt als der übrige Körper; die Falten am Körper waren nicht auffällig vermehrt.

Im Munde fand man an der Innenseite der Wange in der Nähe des Mundwinkels einen kleinen dunkelbraunen Fleck und außerdem einige ganz kleine bräunliche Punkte an der Wangenschleimhaut nahe der Stelle, wo die beiden Zahnreihen aneinander stoßen. Wenige Pünktchen fanden sich auch im harten Gaumen. Der Patient machte den Eindruck eines Kranken in den letzten Stadien einer bösartigen Erkrankung oder Tuberkulose. Teilweise fühlte er sich viel munterer.

Der Patient wurde per os und per rectum gemästet, erhielt alle vier Stunden 30 g Branntwein und 0,002 Strychnin. Bis zum 4. November schien es ihm besser zu gehen, dann bekam er Fieber und Schüttelfrost, fing an zu delirieren und starb schnell.

Die Autopsie zeigte eine Tuberkulose der Nebennieren, sowie eine alte Tuberkulose beider Lungenspitzen.

Diagnose: Addisonsche Krankheit.

Fall 281.

Ein 38jähriger Fuhrmann kam am 1. Juli 1906 ins Krankenhaus. Früher trank er mäßig Alkohol, hat aber seit einem Jahre den Alkoholgenuß eingestellt, weil es ihm sein Arzt geraten hatte. Geschlechtskrankheiten wurden in Abrede gestellt. Er fühlte sich bis vor 12 Tagen wohl, dann wurde er schwach und übelgelaunt. Vor drei Tagen gab er wegen seiner Schwäche und wegen Nachtschweißen in Verbindung mit anhaltenden starken Kopfschmerzen und Schmerzen im ganzen Körper, besonders im Rücken, Appetitlosigkeit, Übelkeit und Erbrechen die Arbeit auf.

Die Untersuchung verlief negativ mit der Ausnahme, daß die Patellar- und Bauchdeckenreflexe nicht ausgelöst werden konnten. Die Ernährung ist entsprechend.

Blut, Urin, Temperatur, Puls und Atmung waren normal. Trotz der Schwäche und Hinfälligkeit fand sich bei der Untersuchung ein ungewöhnlicher Grad von nervöser Unruhe und Hast. Jede Weisung, die man ihm gab, wurde eilig und fast heftig ausgeführt.

Besprechung: Die Anfangssymptome glichen denen einer akuten infektiösen Erkrankung, besonders einer Pneumonie oder eines Typhus, und trotz des Fehlens von Fieber untersuchten wir den Kranken wiederholt auf das genaueste nach irgendwelchen Veränderungen, die für eine solche Infektion sprechen konnten. Es kam aber nichts dabei heraus und wir mußten uns nach einer anderen Ursache für die Symptome umsehen. In derartigen Fällen empfiehlt es sich stets, in Betracht zu ziehen

1. Neurasthenie oder irgend eine andere Art von Psychoneurose;
2. Chronische Vergiftung mit Morphium oder einem anderen Medikament.

Obwohl theoretisch möglich, konnte man doch praktisch eine Psychoneurose ausschließen, wenn man mit dem schwerfälligen, aufgedunsenen, schwer arbeitenden Manne zusammen kam.

Für Morphinismus findet sich weder in der Anamnese, noch bei der Untersuchung irgend ein Anhalt. Er hatte nicht die weitschweifenden, reizbaren Klagen und weitverbreiteten Schmerzen, kein Gesichtszucken, keine Narben von subkutanen Einspritzungen, weder Schwäche, Abmagerung, Schlaflosigkeit noch andere Zeichen des Morphinismus. Dagegen wurde ein anderes Gift — Alkohol — durch das Fehlen der Patellarreflexe deutlich nahe gebracht, wenn man es mit seinem geistigen Zustande in Verbindung brachte. Die eigentümliche Geschwindigkeit und Hast, die Alkoholiker unmittelbar vor einem Anfalle von Delirium tremens zeigen, läßt sich schwer beschreiben, man erkennt sie aber leicht wieder, wenn man sie ein- oder zweimal gesehen hat. Im vorliegenden Falle war sie deutlich ausgesprochen und in Verbindung damit fand sich auch noch eine ganz deutliche Weichheit und atlasartige Beschaffenheit der Haut, ein sehr wertvolles Zeichen bei Patienten, die zwar Alkoholismus leugnen, die uns aber aus anderen Gründen darauf verdächtig erscheinen.

Verlauf: Obwohl der Patient unwillig jeden neuerlichen Alkoholexzeß leugnete, zeigte er doch zwei Tage nach seiner Aufnahme ins Krankenhaus, trotz beträchtlicher Dosen von Bromnatrium, die nervösen Erscheinungen eines beginnenden Delirium tremens. Sie ließen aber nach zwei bis drei Tagen nach, so daß er wesentlich gebessert nach Hause gehen konnte.

Diagnose: Alkoholismus.

Fall 282.

Ein 58 jähriger Brückenwärter mit guter Familienanamnese hatte seit zehn Jahren oder länger „chronischen Gelenkrheumatismus" und besonders in unregelmäßigen Zwischenräumen „Ischiasrheumatismus" im rechten Beine. Sonst fühlte er sich stets munter und kräftig; seine Lebensgewohnheiten waren gut.

Seit zehn Monaten bemerkte er eine Schwäche, die so ausgesprochen war, daß er beinahe ohnmächtig wurde, am deutlichsten in den Beinen, aber auch im ganzen Körper. Die letzten Wochen hatte er ziemlich heftige Schmerzen in der Brust, am unteren Ende des Brustbeins und dabei Kurzatmigkeit bemerkt, die ihn zwang, mit jeder Arbeit, die er gerade vor hatte, aufzuhören. Der Schmerz läßt nach einigen Augenblicken der Ruhe nach. Auch reichliches Essen bringt den Schmerz hervor, der unmittelbar nach dem Essen auftritt und eine Stunde oder länger anhält. Es besteht weder Husten noch Brechen, er ist gewöhnlich etwas verstopft und hat nur alle zwei bis drei Tage Stuhl. Vor zwei Jahren wog er 250 Pfund, jetzt 215 Pfund. Drei- oder viermal muß er in der Nacht aufstehen und Wasser lassen.

Temperatur, Puls, Atmung, Blutdruck normal. Herz nicht vergrößert, Herztöne kräftig, an der Spitze hört man ein schwaches systolisches Geräusch, das wenige Zentimeter nach links fortgeleitet wird, keine Verstärkung der Töne an der Herzbasis. 5 cm unterhalb des Rippenrandes kann man den Leberrand fühlen, sonst Abdomen ohne Befund, ebenso Lungen, Reflexe und Extremitäten.

Die Rektaluntersuchung zeigt äußere Hämorrhoiden ohne Zeichen von Blutungen.

Die Magenuntersuchung mit der Sonde ergibt keine Veränderungen, weder physikalischer noch chemischer Natur.

Zahl der roten Blutkörperchen 2 520 000, Leukozyten 8000, Hämoglobin 30 %. Die Leukozytenauszählung ergab normale Verhältnisse. Im gefärbten

Präparat leichte Achromie und sehr geringe Poikilozytose, sonst nichts Abnormes.

Besprechung: Die Anamnese einer Ischias und die Klagen über besondere Schwäche in den Beinen lassen uns natürlich an eine periphere Neuritis denken; man kann aber eine solche Diagnose nicht festhalten, wenn die Reflexe normal sind und wie hier alle Sensibilitätsstörungen fehlen.

An Arteriosklerose müssen wir stets denken, wenn ein 58 jähriger Kranker über Schmerzen unter dem Brustbein und allgemeine Schwäche klagt. Möglicherweise besteht bei unserem Kranken eine gewisse Arteriosklerose, aber ich fand keinen sicheren Beweis dafür und kann sie auch nicht mit den jetzt bestehenden Symptomen in Verbindung bringen, da der Blutdruck niedrig, das Herz nicht verändert ist, und Stauungssymptome fehlen. Die Blutuntersuchung des Kranken könnte uns vielleicht fast genau dasselbe Bild zeigen, wie bei der perniziösen Anämie. Auch die substernalen Schmerzen, über die Patient klagt, sieht man bei dieser Krankheit manchmal ohne Arteriosklerose oder Nephritis. Das Blutbild ist aber das einer sekundären Anämie und zwingt uns zu einer ganz sorgfältigen Erforschung ihrer Ursache. Die Untersuchung muß so vorgenommen werden, daß wir darüber klar werden, ob Syphilis, ein bösartiger Tumor, Leberzirrhose oder sonst irgend eine Krankheit vorliegt, die zu Blutungen führt. Alle, mit Ausnahme der letzteren, konnten leicht ausgeschlossen werden, aber auf Grund meiner Erfahrung suche ich stets mit besonderer Sorgfalt nach Hämorrhoiden, wenn es sich darum handelt, bei Patienten mittleren Alters die Ursache einer Anämie zu finden. Ich erinnere mich an drei Personen, die an schwerer Anämie unbekannter Ursache litten und gar keine Ahnung von irgendwelchen Störungen durch Hämorrhoiden hatten, und bei denen es sich doch später herausstellte, daß sie die Ursache häufiger langanhaltender Blutungen waren. In allen Fällen wurde die Anämie durch Behandlung der Hämorrhoiden und Beseitigung der Blutungen geheilt. So war es auch in dem vorliegenden Falle. Die Lehre, die wir daraus ziehen können, ist die, daß man stets eine sorgfältige rektoskopische Untersuchung vornehmen soll, wenn wir nach der Ursache einer Blutarmut dunklen Ursprunges suchen.

Verlauf: Später kam es heraus, daß der Patient hin und wieder in den letzten vier Jahren an blutenden Hämorrhoiden gelitten hatte. Aus irgend einer unbekannten Ursache erwähnte er es nicht. Die Operation wurde empfohlen, aber abgelehnt.

Diagnose: Anämie, Hämorrhoiden.

Fall 283.

Ein 63 jähriger Postbeamter kam am 14. November 1907 in das Krankenhaus. 1901 war er schon einmal wegen Urogenitaltuberkulose dort und 1904 gleichfalls wegen Blasenstein. Er scheint von beiden früheren Krankheiten völlig genesen.

Im letzten Jahre hat er an Gewicht abgenommen und an Kräften verloren. Vor 20 Jahren wog er 196, vor fünf Jahren 170, vor einem Jahre 167, jetzt 128 Pfund. Vom 1. Juli bis 1. November hat er nicht gearbeitet, die letzten vierzehn Tage tat er Dienst, hat ihn aber heute wieder aufgegeben. Sonst bestehen keinerlei Symptome; er hat weder Blässe noch Pigmentierung der Haut bemerkt.

Der Kranke ist etwas blaß und sehr heruntergekommen. An der Herzspitze hört man ein systolisches Geräusch, das nicht weiter fortgeleitet wird. Das Herz ist ohne Befund, ebenso die Lungen. Die Arterien sind hart und geschlängelt, der Puls zeigt anscheinend eine hohe Spannung. Hämoglobingehalt 25%. Abdomen und Extremitäten zeigen keine Veränderungen. Temperatur siehe Abb. 137.

Urin in 24 Stunden 1200 ccm, spez. Gewicht 1012. Leichte Spur von Eiweiß, aber keine Zylinder.

Besprechung: Bei dem Suchen nach einer Ursache für die hier vorliegende Anämie merkten wir, daß die Nieren nicht ganz in Ordnung zu sein schienen und neigten sehr zu der Annahme, daß irgend eine Art von Nephritis für die Symptome verantwortlich ist. Es ist zwar sicher, daß Nephritis die Ursache sehr starker Anämie sein kann, aber haben wir hier irgend einen Beweis dafür, daß der Kranke überhaupt eine Nephritis hat? Die Gesamtmenge der ausgeschiedenen festen Stoffe ist sicher sehr gering, das kann aber lediglich die Folge ungenügender Nahrungsaufnahme sein. Obwohl wir nichts Genaues über seine Lebensweise wissen, können wir wohl annehmen, daß er nicht genug ißt, um in normaler Weise feste Bestandteile mit dem Urin auszuscheiden.

Weiterhin ist bei unserem Kranken die Abmagerung ein wenigstens ebenso wichtiges Symptom wie die Anämie; er ist in dem Alter, wo ganz beträchtliche Gewichtsabnahmen oft vorkommen, lediglich als Folge des Alters, d. h. einer Arteriosklerose. Das scheint mir eine durchaus zulässige Annahme, denn wir beobachten oft Gewichtsverlust bei einer großen Anzahl älterer Personen ohne irgendwelche Veränderungen in der Lebensweise. Wir müssen aber zugeben, daß bei unserem Patienten die Beweise für Arteriosklerose nicht zwingend sind. Viele Patienten mit harten und geschlängelten Arterien zeigen bei der Autopsie eine nur sehr geringe Arteriosklerose und die hohe Pulszahl, die bis zu einem gewissen Grade die Annahme einer Arteriosklerose beweisen könnte, beruht lediglich auf der Untersuchung beim Pulsfühlen, und das ist eine sehr unsichere Methode.

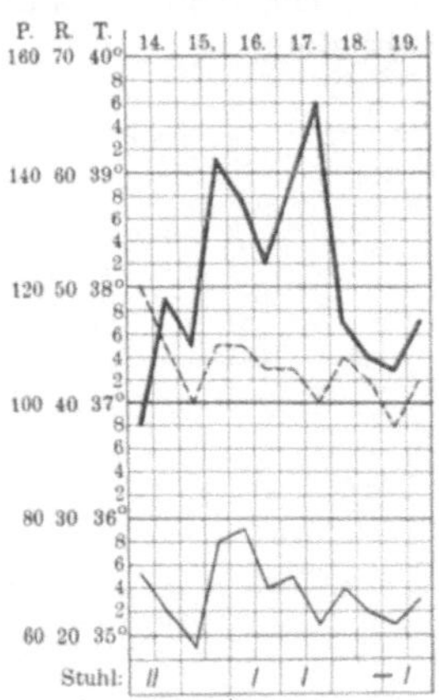

Abb. 137. Temperaturkurve zu Fall 283.

Perniziöse Anämie ist wahrscheinlich die häufigste Ursache auffallender Abnahme des Hämoglobingehaltes bei einem Alter von 63 Jahren. Bei den meisten Fällen von perniziöser Anämie ist die Abmagerung verhältnismäßig gering, oft fehlt sie ganz, aber das genügt durchaus nicht, eine perniziöse Anämie hier auszuschließen. Das Blut muß deshalb noch genauer untersucht werden.

Verlauf: Die Zahl der roten Blutkörperchen beträgt 863 000, so daß der Hämoglobingehalt, obwohl sehr gering, doch noch verhältnismäßig hoch war (Färbeindex 1,4). Die Zahl der Leukozyten 4200, 58% polynukleäre, 41% Lymphozyten und 1% Mastzellen. Bei der Auszählung von 200 Zellen fanden sich 4 Normoblasten und 2 Megaloblasten. Die roten Blutkörperchen waren sehr groß, tief gefärbt und von unregelmäßiger Gestalt. Viele enthielten basophile Granulationen oder zeigten diffuse abnorme Färbung.

Blutdruck 100 mm Hg.

Der Kranke nahm rasch ab und starb am 21. November.

Diagnose: Perniziöse Anämie.

Fall 284.

Eine 42jährige irische Hausfrau mit guter Familienanamnese hatte vor 15 Jahren Malaria, im vergangenen Jahre eine Totgeburt, sonst keine Kinder, auch keine Fehlgeburten.

Gegenwärtig sind die Hauptklagen Schwäche, besonders im Rücken. Am 27. April 1908 kam sie ins Krankenhaus. Vor einem halben Jahre hatte sie sehr häufig Schwindelanfälle mit Schlaflosigkeit und großer Nervosität. Damals war sie fünf Wochen im Krankenhause, ohne daß eine Diagnose gestellt werden konnte. Jetzt hat sie guten Appetit und schläft gut.

Die Menstruation ist regelmäßig, aber sie glaubt selbst, irgend eine Unterleibskrankheit zu haben und bricht gelegentlich ohne Beziehung zur Nahrungsaufnahme.

Die Untersuchung zeigt eine fette Frau mit trockener Haut und zahlreichen rötlich gefärbten Papeln, vorn auf der Brust und am Bauche. Den Temperaturverlauf zeigt die beifolgende Kurve (Abb. 138). Im übrigen sind Brust- und Bauchorgane normal; Reflexe, Blut und Urin zeigen keine Veränderungen.

Die Untersuchung per vaginam läßt auch eine Beckenerkrankung ausschließen.

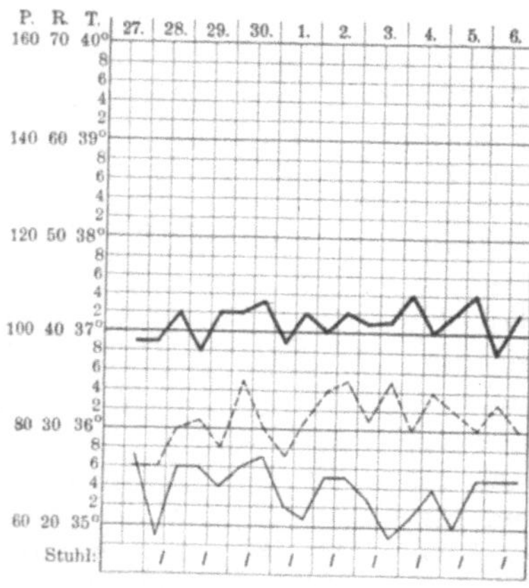

Abb. 138. Temperaturkurve zu Fall 284.

Besprechung: Die hier beschriebenen papulösen Effloreszenzen hatten alle Charakteristika der Roseolen und wären auch für solche gehalten worden, hätte irgendwelches Fieber bestanden; beim Fehlen von Fieber fehlt auch eine Erklärung. Ich möchte gleich hier darauf aufmerksam machen, daß auch bei Fieber die Roseolen, wenn sie auch ein sehr wichtiges Symptom sind, um das Bestehen eines Typhus zu beweisen, durchaus nicht pathognomisch für diese Erkrankung sind. Der Typhusbazillus ist nicht der einzige Keim, der sich in der Haut ansiedelt und so die hyperämischen Flecke hervorruft, die wir als Roseolen kennen. Ich habe das gleiche oft bei pyogener Sepsis und einmal bei Tuberkulose gesehen.

Die Patientin ist, wie wir festgestellt haben, fett; genügt dies zur Erklärung ihrer Schwäche? Wir sehen gelegentlich Personen, bei denen wir keine andere Ursache für die Erschöpfung und Arbeitsunfähigkeit finden können. Aber ich habe derartige Kranke nie in einem allgemeinen Krankenhause gefunden. Dann ist die Fettleibigkeit auch nicht während der Zeit ihrer jetzigen Erkrankung besonders stark geworden.

Häufig hält man Myxödem, das oft zu sehr störender Schwäche führt, fälschlicherweise für Fettleibigkeit; in unserem Falle haben wir aber keine Ursache zur Annahme eines Myxödems. Es fehlen alle Erscheinungen von seiten der Haut und des Geisteszustandes, wir haben keine subnormalen Temperaturen und keine besondere Empfindlichkeit gegen Kälte. Der Gesichtsausdruck ist unverändert.

Wenn bei solchen Fällen die wiederholte gewissenhafte körperliche Untersuchung negativ verläuft, so empfiehlt es sich, dem geistigen Zustande des Kranken größere Aufmerksamkeit zu schenken. Unbewußte Angstzustände können genügen, um alle Klagen und Störungen der Kranken zu erklären; aber wir dürfen niemals etwas Derartiges annehmen, bis jede andere Möglichkeit ausgeschlossen ist. Bei der Untersuchung des psychischen Zustandes genügt es nicht, dem Patienten eine Frage vorzulegen, wie: Haben Sie irgendwelchen Kummer? Beschäftigt Sie irgend etwas besonders? Die Sorgen, die einen

Kranken am meisten körperlich herunterbringen, sind die, von denen er nichts oder nur wenig weiß. Der einzige Beweis für die Richtigkeit unserer Diagnose, wenn wir glauben, aus der Bewußtseinstiefe des Kranken irgend eine Ursache innerer Leiden hervorgelockt zu haben, ist der körperliche Erfolg. Geht es unmittelbar darauf besser, so können wir annehmen, daß wir auf die Quelle der Störungen gestoßen sind.

Verlauf: Später kam es heraus, daß nach der Geburt des Kindes und nachdem sie das Krankenhaus verlassen hatte, ihr gesagt wurde, sie befände sich auf einem schlechten Wege. Diese Idee lebte in ihr fort und bildete offenbar die Grundlage für die jetzigen Störungen.

Bei vierzehntägiger Beobachtung schien sie völlig gesund zu sein und als sie sich geistig wieder ganz wohl fühlte, besserte sich auch dementsprechend ihr körperlicher Zustand.

Diagnose: Psychische Störung.

Fall 285.

Ein irisches 22jähriges Stubenmädchen mit guter Familien- und persönlicher Anamnese kam am 18. Dezember 1906 zur Untersuchung. Vor vier Monaten ist sie erst in das Land gekommen. Im Alter von 15 Jahren bekam sie die Regel, die stets regelmäßig war. Die letzte war vor vier Monaten.

Vor einem Monat fühlte sie sich zuerst schwach und arbeitsunfähig; diese Schwäche war von Herzklopfen bei jeglicher Anstrengung und gelegentlich von Ohnmachtsanfällen begleitet. Während der ganzen Krankheit war sie sehr verstopft, brauchte aber weder zu erbrechen, noch waren andere Magensymptome vorhanden, auch weder Husten und Fieber, soviel ich weiß.

Bei der Untersuchung zeigte sich ein gut genährtes Mädchen mit glänzend roten Wangen, aber etwas blaß und mit leicht bläulichen Lippen. Die Drüsen am Nacken, in den Achselhöhlen und Leistenbeugen waren fühlbar, aber nicht vergrößert. Das Herz ist scheinbar von normaler Größe, die Herzaktion regelmäßig, aber man hört ein rauhes systolisches Geräusch, am deutlichsten an der Herzbasis, das auch nach der linken Achsel zu fortgeleitet wird. Der zweite Pulmonalton ist ausgesprochen lauter als der Aortenton.

Über den Lungen verstreut finden sich grobe Rasselgeräusche.

Im übrigen verläuft die Untersuchung der inneren Organe ohne Befund. Die Patientin wiegt 165,5 Pfund.

Puls, Temperatur, Atmung und Urin waren während einer dreiwöchentlichen Beobachtungszeit andauernd normal.

Besprechung: Kann es sich hier um eine Schwangerschaft handeln? Das Aussetzen der Regel, Schwäche, Herzklopfen und Ohnmachtsanfälle würden mit dieser Annahme übereinstimmen, die aber lediglich dadurch sicher gestellt werden könnte, daß bei der Untersuchung der Uterus sich deutlich vergrößert findet. Wir müßten auch Störungen von seiten des Magens und Veränderungen an den Brüsten erwarten. Da sich keiner dieser notwendigen Beweise vorfindet, müssen wir nach einer anderen Ursache für das Ausbleiben der Regel suchen.

Eine **vegetative Endokarditis** führt zu allgemeiner Schwäche ohne bestimmte lokalisierte Symptome. Der behandelnde Arzt hatte wegen des rauhen Geräusches über der Herzbasis daran gedacht, aber die Diagnose verlangt deutlichere Beweise, ehe wir uns damit zufriedenstellen können. Der zweite Pulmonalton schien, obwohl er lauter war als der Aortenton, nicht abnorm; es bestand weder Fieber, Schüttelfrost, noch Herzvergrößerung. Was die Leukozyten anbetrifft, die man bei einer Endokarditis vermehrt finden würde, so wissen wir darüber noch nichts Bestimmtes.

Fälle von beginnender Tuberkulose haben oft eine Anamnese, die der vorliegenden sehr ähnelt, und man sollte in einem derartigen Falle die Lungenspitzen mit besonderer Sorgfalt untersuchen, aber ohne Fieber, Magenstörungen, Gewichtsverlust oder Husten haben wir keinen Grund, die Annahme einer Tuberkulose weiter aufrecht zu erhalten, noch auch sie dem Patienten oder seiner Familie nahe zu bringen. Diffuse Rasselgeräusche über beiden Lungen sind nicht die Symptome, die wir bei einer beginnenden Tuberkulose zu finden pflegen, mit Ausnahme der miliaren Form, und dann liegen viel heftigere Erscheinungen vor.

Wenn die Patientin blaß wäre, so würden wir natürlich an Bleichsucht denken. Kann ein Mädchen mit leuchtend roten Wangen eine Chlorose oder irgend eine Form von Anämie haben? Ja natürlich, und aus diesem Grunde habe ich den Fall hier angeführt. Viele derartige Fälle werden übersehen, wie ich glaube, weil wir nicht die Gewohnheit haben, regelmäßig Hämoglobinbestimmngen anzustellen. Die Gesichtsfarbe ist kein sicherer Führer; in der Mehrzahl sind die blassen Leute nicht anämisch, während es diejenigen mit roter Gesichtsfarbe häufig sind. Die Zahl der roten Zellen betrug 3 364 000, der Leukozyten 3400, Hämoglobin 55 %. Der gefärbte Blutausstrich zeigte eine deutlich ausgesprochene Achromie, keine kernhaltigen Zellen, keine abnorme Färbung oder Gestaltsveränderung; auch die Differentialauszählung verlief normal.

Später stellte es sich heraus, daß sie vor der Auswanderung zu Hause stets in freier Luft gearbeitet hatte, während sie hier andauernd auf das Zimmer beschränkt war.

Unter Blaudschen Pillen stieg die Zahl der roten Blutkörperchen auf 4 400 000, Hämoglobin auf 60 % und das Mädchen fühlte sich völlig wohl. Zu Beginn der Behandlung war Kaskara notwendig, aber nach der ersten Woche nicht mehr.

Diagnose: Chlorose.

Fall 286.

Ein 37 jähriger Syrier kam am 27. Juni 1906 in das Krankenhaus. Er hatte früher viele Anfälle von Malaria und trinkt täglich drei Glas Schnaps. Im übrigen ist seine Anamnese ohne Bedeutung, bis vor sieben Monaten, wo er kraftlos zu werden begann und sehr herunterkam. Das letzte Vierteljahr wurde er schnell und andauernd schwächer. Niemals hatte er irgendwelche Schmerzen oder andere Symptome mit Ausnahme des frühesten Beginns der Krankheit, wo er ziemlich unbestimmte Schmerzen in der rechten Schulter und Achselhöhle hatte. Sie gingen aber innerhalb weniger Wochen vorüber. Er hat weder Husten noch Atemnot, aber während der letzten Wochen hat er jede Nacht 0,015 g Morphium nehmen müssen, um schlafen zu können. Vier oder fünf Tage lang lag er bereits zu Bett. Vor vierzehn Tagen merkte er zum ersten Male, daß seine Füße geschwollen waren.

Die Untersuchung zeigte einen abgemagerten Mann. Die rechte Brustseite war vorn unterhalb der dritten Rippe und hinten unterhalb der Spina scapulae gedämpft. Atmungsgeräusch und Stimmfremitus fehlten in der gleichen Ausdehnung.

Der Herzspitzenstoß lag im fünften Interkostalraum und reichte 5½ cm über die Mamillarlinie hinaus. Der rechte Rand der Herzdämpfung konnte nicht genau bestimmt werden. Der zweite Pulmonalton war akzentuiert, Geräusche waren nicht vorhanden; Blutdruck 140 mm Hg.

Das Abdomen wurde überall steif gehalten, es war tympanitisch, auf Druck nicht schmerzhaft.

An den Unterschenkeln und Füßen fand sich ein weiches Ödem und ebenso über dem Kreuz. Die Zahl der weißen Zellen betrug 15 000, Hämoglobin 85 %. Temperatur siehe Abb. 139.

Besprechung: Die Hauptzüge dieses Falles sind Fieber, Schwäche, Verlagerung des Herzspitzenstoßes, Ödem der Füße und offenbar eine Flüssigkeitsansammlung in der rechten Brusthöhle.

Unser erster Gedanke ist natürlich eine Pleuritis; aber dabei fällt uns das Fehlen von Schmerzen, Husten oder Dyspnoe auf, und außerdem überrascht uns die Anschwellung der Füße. Kann dieses letzte Symptom die Folge einer Pleuritis sein, oder müssen wir annehmen, daß beides, die geschwollenen Füße und der Flüssigkeitserguß im Thorax die Folge einer anderen gemeinsamen Ursache, vielleicht einer Herz- oder Nierenerkrankung sind? Wenn das Herz krank wäre, so müßten wir entweder ein Geräusch, eine Veränderung im Blutdruck, Pulsarhythmie oder sonst irgendwelche Erscheinungen außer den Ödemen erwarten. Ferner ist es schwer, das Fieber als die Folge einer Herzkrankheit zu erklären, es sei denn, daß es sich um eine vegetative Endokarditis handelt, wobei wir aber auch gewöhnlich, wenn auch nicht immer, Geräusche finden.

Weiter können wir ohne Punktion nicht kommen. Die Untersuchung der Flüssigkeit, die man wahrscheinlich erhalten wird, muß die weiteren Fragen entscheiden. Wiederholt haben wir schon darauf hingewiesen, daß bei Kindern ein derartiger Symptomkomplex deutlich auf ein Empyem hinweisen würde. Was nun häufig bei Kindern vorkommt, kann auch hin und wieder einmal bei Erwachsenen sich ereignen.

Verlauf: Am 28. Juni ergab eine Probepunktion Eiter; am nächsten Tage wurde eine Rippe reseziert und mehrere Liter Eiter entleert. Der Eiter zeigte sich auf den gewöhnlichen Nährböden steril. Der Patient fühlte sich schon eine Woche nach der Punktion wohl und konnte mit einer kleinen eiternden Fistel entlassen werden.

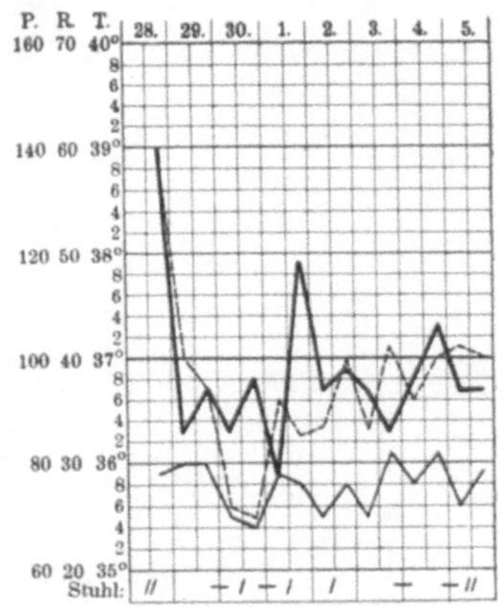

Abb. 139. Temperaturkurve zu Fall 286.

Diagnose: Empyem (tuberkulös?).

Fall 287.

Ein vierjähriger Knabe mit guter Familienanamnese kam am 27. Mai 1908 in das Krankenhaus. Er war bis vor 19 Tagen stets gesund, klagte dann über Müdigkeit, schien ruhelos und wollte nicht spielen. Bald nachher begann er zu fiebern, besonders des Nachts. Die letzten 14 Tage war er zu Bett. Niemals hat er über irgendwelche Schmerzen geklagt. Der Appetit ist gut, Stuhlgang regelmäßig und auch der Schlaf nicht gestört. Seit einer Woche hat er sehr geringen trockenen Husten.

Die Temperatur zeigt die beifolgende Kurve (siehe Abb. 140).

Die Untersuchung zeigte ein gut genährtes Kind mit roten Backen und Sommersprossen im Gesicht. Die linke Mandel ist vergrößert, der Rachen etwas gerötet.

Der Herzspitzenstoß liegt im vierten Interkostalraum, gerade außerhalb der Brustwarzenlinie. Im übrigen scheinen die Organe normal zu sein.

Die linke Brustseite ist vorn unterhalb des vierten Interkostalraumes gedämpft; nach der Achsel zu hebt sich die Dämpfungslinie, so daß sie hinten bis oben hinauf reicht. Respiration über der linken Brustseite normal, rechts vorn oberhalb der Dämpfungszone verstärkt. Darunter fehlt sie fast ganz. Unmittelbar unterhalb der Spina scapulae findet sich hinten eine Stelle mit Bronchialatmen und wenigen knackenden Geräuschen. Der Pektoralfremitus ist an diesem Punkte leicht vermehrt. Den Leberrand kann man einen Finger breit unterhalb des Rippenbogens fühlen.

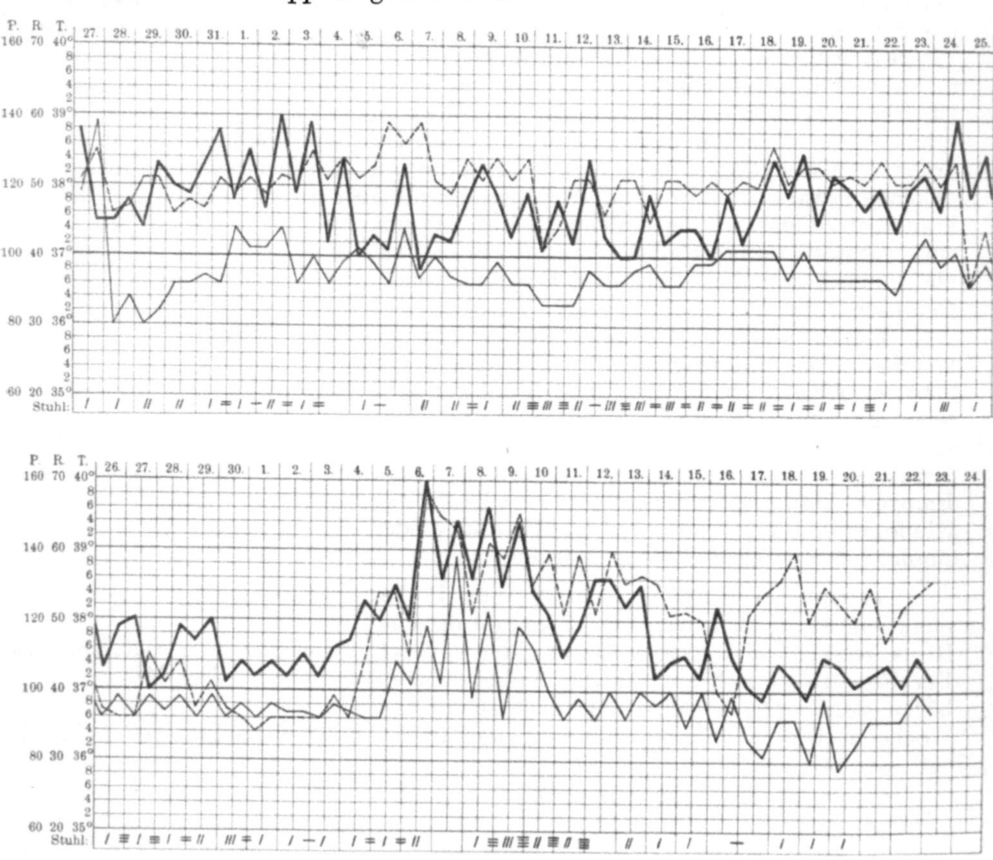

Abb. 140. Temperaturkurve zu Fall 287.

Besprechung: Man kann in diesem Falle kaum einen Irrtum in der Diagnose begehen, wenn man sich auf die physikalischen Zeichen verläßt. Was ich hier besonders hervorheben will, ist der irreführende Charakter der Anamnese. Das Kind klagte nicht über Schmerzen in der Seite, hatte fast keinen Husten oder Atemnot, und nichts lenkte die Aufmerksamkeit auf irgend einen bestimmten Punkt am Körper.

Wenn man die Ergebnisse der Untersuchung betrachtet, so besteht kein Zweifel, daß es sich um einen Flüssigkeitserguß handelt. Die kleine Stelle von Bronchialatmen in der Mitte der Skapula spricht in keiner Weise gegen die Diagnose. Im Gegenteil, wir hören fast regelmäßig an irgend einer Stelle der Lunge Bronchialatmen, wenn bei einem kleinen Kinde Flüssigkeit in großen

Mengen vorhanden ist. Eine Pneumonie — und das ist die einzige Krankheit, die vielleicht noch in Frage käme — beginnt nie so langsam und zeigt bei kleinen Kindern niemals einen so langen Verlauf.

Wenn wir bei einem kleinen Kinde Flüssigkeit in einer Brusthöhle nachweisen und keinen Grund für die Annahme einer Herz- oder Nierenkrankheit besteht, so können wir uns praktisch sicher fühlen, daß es sich um ein Empyem handelt.

Langsam beginnende seröse Exsudate, die sich bei Erwachsenen als Folge einer Tuberkulose finden, sind in der Kindheit außerordentlich selten, während Pneumokokkeninfektionen mit Ausgang in Empyem häufig sind und in der Regel genau das klinische Bild hervorrufen, wie es hier gezeichnet ist.

Verlauf: Am 28. Mai wurde die Brusthöhle eröffnet, wobei sich 300 ccm Eiter entleerten, aus dem Pneumokokken wuchsen. Die Rekonvaleszenz dauerte lange und wurde oft durch Eiterretention infolge ungenügender Drainage unterbrochen, aber schließlich war die Heilung eine vollständige.

Diagnose: Empyem.

Fall 288.

Ein 70 jähriger schottischer Handelsmann mit guter Familien- und persönlicher Anamnese kam am 8. November 1906 zur Untersuchung. Vor einem halben Jahre mußte er wegen zunehmender Schwäche seine Arbeit aufgeben. Etwa einen Monat später merkte er, daß etwa 20 Minuten nach dem Essen der Magen aufgebläht war, was ihm beträchtliche Unruhe und etwas Übelkeit verursachte. Niemals bestanden Schmerzen, aber er wurde allmählich schwächer, blässer und klagte etwas über Atemnot. Innerhalb dreier Wochen waren seine Beine geschwollen. Die Haut wurde gelb und juckte. Vor zehn Monaten wog er 195, jetzt 155 Pfund.

Die Untersuchung ergab deutlichen Gewichtsverlust, blasse Haut mit gelblichem Schein, kein deutlich nachweisbarer Ikterus. Die Farbe entspricht mehr einer perniziösen Anämie.

Am Herzen hört man ein systolisches Geräusch über der ganzen Herzgegend und in der linken Achselhöhle. Die Töne sind schwach und klingen entfernt. Herzvergrößerung und Pulsirregularität besteht nicht. Im übrigen verläuft die Untersuchung negativ, mit Ausnahme eines leichten pastösen Aussehens des Gesichts und der Hände und eines mäßigen Ödems der Unterschenkel.

Die Zahl der roten Blutkörperchen beträgt 2 328 000, Leukozyten 5000, Hämoglobin 25 %. Bei der Anstellung der Hämoglobinprobe nach Tallqvist fand sich ein ausgesprochener Saum rings um den Blutring. Die Differentialzählung ergab 59 % polynukleäre Zellen, 41 % Lymphozyten. Die roten Blutkörperchen zeigten eine sehr ausgesprochene Achromie, mäßige Poikilozytose, keine Schatten. Der Urin war ganz negativ.

Im nüchternen Magen fand sich eine geringe Menge bräunlichen Inhaltes, die eine positive Guajakreaktion ergab. Das Organ faßte 1560 ccm Wasser und zeigte nach einer Probemahlzeit keine freie Salzsäure.

Besprechung: Wir haben hier Symptome einer perniziösen Anämie, aber das Blutbild entspricht dem nicht. Das ist ein häufig vorkommendes Rätsel und nicht ohne Wichtigkeit. Als Ergebnis einer ziemlich ausgedehnten Erfahrung gerade in diesen Dingen, halte ich es für ausgemacht, daß man am besten tut, wenn man bei solchen Fällen den Handhaben folgt, die uns die Blutuntersuchung gibt. Eine perniziöse Anämie verursacht bei Kranken in diesem hohen Alter kein solches Blutbild wie hier. Die wichtigsten Züge sind die Anämie und der niedrige Färbeindex.

Wenn wir also annehmen, daß es sich um eine sekundäre Anämie handelt, was ist dann deren Ursache? In dem Alter finden wir schwere sekundäre Anämien gewöhnlich als Folge von Krebs, Syphilis oder Blutungen. Die Anämie bei Nephritis und bei Zirrhose findet man gewöhnlich bei jüngeren Leuten. Da weder für Syphilis noch für Blutungen Anzeichen vorhanden sind, bleibt Krebs die wahrscheinlichste Diagnose. Wo ist aber der Sitz des Tumors? Die geringen Untersuchungsergebnisse scheinen auf den Magen hinzuweisen. Die bei der Ausspülung erhaltenen, auf Guajak positiv reagierenden Massen, das Fehlen von freier Salzsäure, die leichte Vergrößerung des Magens, die Übelkeit und die Flatulenz bestätigen den Hinweis.

Der Fall ist wegen des Fehlens von Schmerzen und Erbrechen von besonderem Interesse. Er bestätigt die alte Regel, die uns heißt, immer an Magenkarzinom zu denken, wenn ein Patient, der früher frei von Verdauungsbeschwerden war, irgendwelche, wenn auch leichte, Magensymptome im späteren Leben aufweist.

Verlauf: Der Patient wurde gemästet und erhielt Sauerstoffeinblasungen in das Rektum, in der Hoffnung, dadurch das Wachstum aller anäeroben Bakterien zu verhindern. Am 14. November war er so schwach, daß er nicht mehr gehen konnte. Die roten Blutkörperchen betrugen 1 820 000, Leukozyten 3200, Hämoglobin 12 %. Der gefärbte Blutausstrich zeigte das gleiche Bild wie bei der früheren Untersuchung. Am 17. Nov. starb er.

Die Autopsie ergab ein großes, blumenkohlartiges Gewächs am Pylorus, das das Organ fest verschloß.

Diagnose: Magenkarzinom.

Fall 289.

Eine 52 jährige italienische Hausfrau kam am 17. Juni 1907 ins Krankenhaus. Vor vier Wochen begann sie über Schwäche und Müdigkeit zu klagen. Es fiel ihr auch auf, daß sie sehr wenig Urin ließ. Drei Wochen lag sie zu Bett, klagte hauptsächlich über Schwäche und nebenher über Appetitlosigkeit, Schlaflosigkeit und Verstopfung. Der Mund ist sehr trocken, und sie ist sehr durstig. Es besteht ein dumpfer anhaltender Schmerz im Epigastrium. In der ersten Woche erbrach sie zweimal eine grünliche Flüssigkeit. Sie hat keine Kopfschmerzen, das Sehvermögen ist gut, Urin ist andauernd sehr spärlich.

Die Untersuchung ergibt eine etwas abgemagerte Frau. Die Brustorgane zeigen keine Veränderungen mit Ausnahme weniger Rasselgeräusche und Giehmen an der Basis beider Lungen. Der Leib ist aufgetrieben, der Nabel hervorgestülpt; in den Flanken befindet sich bewegliche Dämpfung. Die Verhältnisse im Epigastrium zeigt das beifolgende Bild (Abb. 142).

Blut und Urin sind normal. Der Umfang des Leibes in der Höhe des Nabels mißt 80 cm.

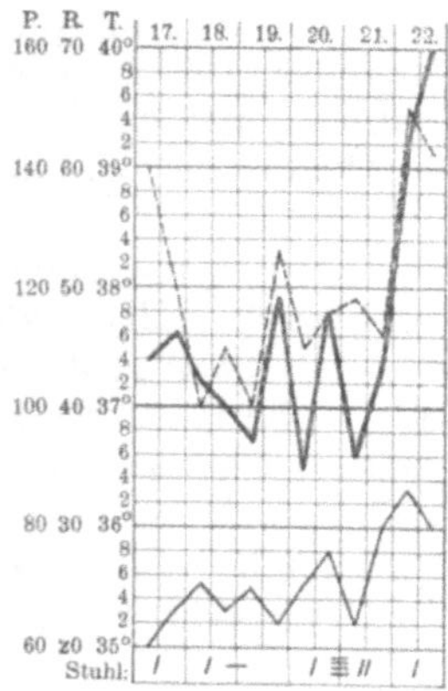

Abb. 141. Temperatur- kurve zu Fall 289.

Besprechung: Leberzirrhose war die Augenblicksdiagnose in diesem Falle, wahrscheinlich hervorgerufen durch den langsamen Beginn eines so starken Aszites. Obwohl die Krankheit nicht von der Betrachtung ausgeschlossen werden kann, so spricht doch eine Reihe von Punkten dagegen. Der wichtigste betrifft die Schmerzen der Kranken, ein Symptom, von dem wir bei Zirrhose praktisch niemals etwas hören; ferner führt italienischer Wein — und nur diesen hat die Patientin gelegentlich getrunken — nicht oft zu Zirrhose. Endlich ist die Leberoberfläche, die sich bei der Palpation rauh anfühlte, nicht charakteristisch für Zirrhose vom klinischen Standpunkt aus. Die Unebenheiten der Schuhzweckenleber kann man fast nie durch die Bauchwand fühlen. Ich habe viele Fälle gesehen, wo man sie fühlte, aber keiner dieser Fälle erwies sich später als eine Zirrhose. Die Rauhigkeiten, die man der Leber zuschrieb, waren Fettknötchen in der Bauchwand oder Leberveränderungen auf Grund von Krebs oder Syphilis.

Der Krankheitsverlauf scheint für Syphilis sehr kurz und schnell. Der Übergang von völliger Gesundheit zu größter Schwäche mit Aszites, Appetitlosigkeit und Erbrechen wird selten innerhalb eines Monats durch Syphilis hervor-

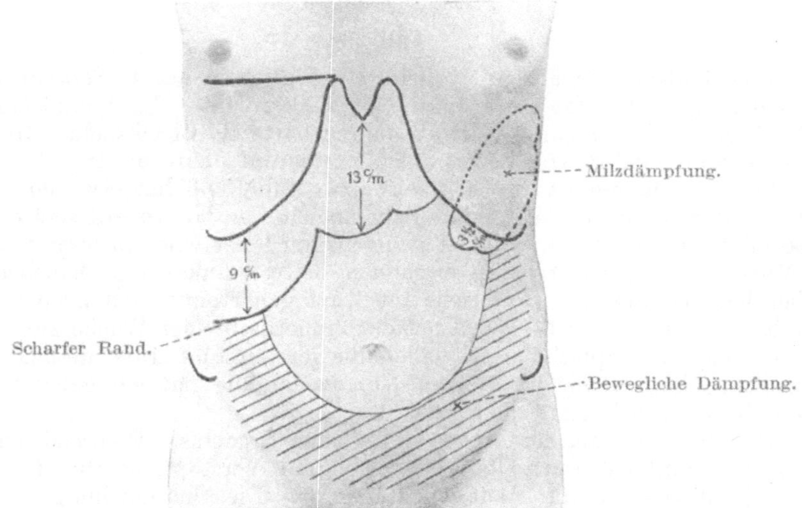

Abb. 142. Untersuchungsergebnis (Fall 287). Schwäche; Anschwellung des Leibes seit vier Wochen.

gerufen. Natürlich ist es wohl möglich, daß die Anamnese ungenau ist, besonders, da man sie durch einen Dolmetscher erheben mußte. Lassen wir die Anamnese außer Spiel, so spricht gegen Syphilis am meisten das Fehlen jeglicher ulzerativer Veränderungen an anderen Körperteilen; aber ohne die therapeutische Probe ist es unmöglich, mit Sicherheit Syphilis auszuschließen.

Tuberkulöse Peritonitis ist in diesem Alter nicht häufig. Selten führt sie zu so großer Schwäche und sie könnte auch nicht die Vergrößerung der Leber und der Milz erklären, oder was wir dafür halten. Leberkrebs erklärt die meisten Symptome und würde auch den schnellen Verlauf der Krankheit verständlich machen. Es ist aber überraschend, daß über keine stärkeren Symptome von seiten des Magens geklagt wird. Gewöhnlich zeigt sich ein Leberkarzinom als späteres Stadium einer Krankheit, bei der monatelang heftige Verdauungsbeschwerden bestanden. Vielleicht ist der Ursprung des Karzinoms in irgend einem tiefsitzenden verschwiegenen Organe, von wo es sich auf die Leber ausgedehnt hat.

Stets muß man an Bantische Krankheit denken, wenn ein Italiener an Leber- und Milzvergrößerung mit Aszites leidet. Es muß aber auch angenommen werden, daß das klinische Bild der Bantischen Krankheit selten klar festgestellt worden ist, mit Ausnahme von italienischen Autoren. Wichtig ist für alle Fälle, daß wir imstande sind, eine Vergrößerung der Milz festzustellen, die beträchtliche Zeit dem Aszites und der Leberanschwellung vorausgegangen ist. In unserem Falle lag niemals derartiges vor, daher bleibt die wahrscheinlichste Diagnose Leberkrebs unbekannten Ursprungs.

Verlauf: Am 18. Juni erfuhren wir, daß die Kranke vor ihrer Aufnahme große Mengen von Quecksilber und Jodkali bekommen hatte, und deshalb brauchten wir dieser Vermutung nicht mehr weiter zu folgen. Am 22. Juni starb sie.

Die Autopsie zeigte ein Leberkarzinom mit Metastasen in den Mesenterialdrüsen, der Milz, dem Pankreas und der Schilddrüse.

Diagnose: Leberkrebs.

Fall 290.

Eine jüdische, 34 jährige, verheiratete Frau kam am 4. Februar 1907 zur Untersuchung. Ihr Vater starb an Nierenerkrankung, die Familienanamnese ist im übrigen ohne Belang. Mit 17 Jahren hatte sie Bleichsucht. In der Ehe hatte sie drei Kinder, von denen das jüngste fünf Jahre alt ist.

Seit 1½ Jahren hat sie sich schwach gefühlt und hat etwa 30 Pfund an Gewicht abgenommen. Während all dieser Zeit war der Appetit schlecht. Zeitweise fühlt sie sich fiebrig. Oft hat sie nach dem Essen einen bitteren Geschmack im Munde. Vor vier Wochen begannen heftige linksseitige Kopfschmerzen, seither hat sie sausende Geräusche im Kopf gehört und sich noch schwächer gefühlt als bisher. Vor 14 Tagen hatte sie innerhalb einer Woche zwei ähnliche Anfälle, und die Kopfschmerzen haben die letzten fünf Tage andauernd fortbestanden. Bei jedem dieser Kopfschmerzenanfälle hat sie gebrochen, aber andere Schmerzen hat sie nicht gehabt.

Die Untersuchung der Augen verlief ohne Ergebnis. Während der ganzen Zeit ihrer Krankheit wechselten Diarrhöen mit Verstopfung ab. Die Kranke war schlecht genährt, die Haut leuchtend rot. Die Untersuchung der inneren Organe verlief ganz ergebnislos und ebenso die Blutuntersuchung. Der Urin ist frei von Eiweiß und Zylindern. Die 24 stündige Menge ist normal.

Besprechung: Schwäche, Gewichtsverlust und Kopfschmerzen, Symptome seitens der Verdauungsorgane werden von unzähligen Jüdinnen dieses Alters angegeben, ohne daß man eine bestimmtere Ursache, als ungenügende Ernährung und eine psychoneurotische Veranlagung feststellen kann. Wenn die Untersuchung ganz negativ verlaufen und keine gewohnheitsmäßige Anwendung von Medikamenten nachzuweisen gewesen wäre, so hätte man auch diesen Fall auf der gleichen Grundlage behandelt.

Wir müssen uns zuerst darüber klar werden, ob bei unserer Untersuchung nichts Wichtiges ausgelassen wurde. Sind wir ganz sicher, daß sich keine Anzeichen für einen latenten Hyperthyreoidismus finden? Kein Tremor, Tachykardie, leichtes Schwitzen ohne Ursache oder Vergrößerung der Schilddrüse? Nach allen diesen Symptomen hatte man im vorliegenden Falle gesucht, ohne sie finden zu können.

Aber ein überaus wichtiger Punkt ist bei der Darlegung unseres Falles übergangen worden, weil man mir auch nichts davon sagte, als ich die Kranke bei der Konsultation sah. Die Zuckerprobe fand ebenso wenig Erwähnung, wie das spezifische Gewicht des Urins, das, wie sich herausstellte, 1040 betrug.

Verlauf: Im Urin fanden sich 5½ % Zucker; im Verlauf eines Monats verschwand er unter entsprechender Diät mit Vermehrung von Fett und Herabsetzung der Kohlehydrate. Die Kopfschmerzen, die während der ganzen Zeit ihre Hauptklage gewesen waren, verschwanden zu gleicher Zeit mit dem Zucker. Innerhalb vier Wochen, die sie unter meiner Beobachtung stand, nahm sie sechs Pfund an Gewicht zu.

Diagnose: Diabetes mellitus.

Fall 291.

Ein 15 jähriger Schulknabe kam am 21. September 1907 zur ersten Untersuchung. Die Familienanamnese ist ohne Belang, er selbst war bis vor drei Wochen gesund, dann klagte er über Schwäche, Schwindelanfälle, Kopfschmerzen und leichtes Übelkeitsgefühl.

Vor sechs Wochen betrug das Gewicht 99, jetzt nur noch 81 Pfund. Der Appetit ist gut, Stuhlgang regelmäßig, kein Erbrechen.

Die Untersuchung ergibt Abmagerung und geringe geistige Regsamkeit. Bei der Einatmung ist der Leberrand zu fühlen. Im übrigen verläuft die Untersuchung einschließlich der des Blutes negativ. Urin blaß, die 24 stündige Menge beträgt 3500 bis 5000 ccm. Spez. Gewicht bewegt sich bis zu 1030, Zuckergehalt 5,5 %, während des fünfwöchentlichen Aufenthaltes im Krankenhaus allmählich auf 7,5 % ansteigend.

Dieser Fall wird lediglich als ein weiteres Beispiel der Tatsache angeführt, daß Zuckerkrankheit ohne eines der Kardinalsymptome auftreten kann, auf die wir unsere Diagnose stützen. Der Knabe klagte nicht über Durst, hatte keinen vermehrten Hunger und soviel ich weiß auch keine Polyurie. Die Diagnose war leicht genug, wenn man den Urin untersuchte.

Von einigem Interesse ist meiner Meinung nach der Erfolg der Behandlung, die, wenn sie auch nur genügte, um das Leben des Kranken um einen Monat zu verlängern, doch auch wirklich dieses erreichte. Eine solche Verzögerung ist oft von großer Wichtigkeit, wenn Verwandte aus der Ferne noch einmal zu dem Kranken zu kommen wünschen, oder wenn irgend eine geschäftliche Angelegenheit erledigt werden muß.

Ich möchte auch die Aufmerksamkeit auf die Krämpfe richten, welche als Teilerscheinung der schließlichen Azidose auftreten. Diabetes wird nicht oft als mögliche Ursache von Krämpfen erwartet, weil es nur selten Schwierigkeiten macht, Krampfzustände der Art zu erkennen, wenn sie, wie es hier der Fall ist, am Ende einer schwächenden Krankheit auftreten, über deren Natur man gar nicht im Zweifel sein kann. Wenn Krämpfe „wie aus heiterem Himmel" bei einem Patienten sich zeigen, von dem man weiß, daß er früher nicht krank war, so stellt es sich für gewöhnlich nie heraus, daß sie auf Diabetes beruhen.

Die Purpura, die im weiteren Verlaufe auftrat, ist zweifellos kachektischen Ursprungs.

Verlauf: Da der Kranke bei seiner Aufnahme alle Zeichen eines drohenden Koma aufwies, bekam er so rasch wie möglich große Mengen von Natrium bicarbonicum per os und intravenös. 250 ccm einer 2,5 %igen Lösung von doppelkohlensaurem Natron wurden angewendet, und am nächsten Tage erhielt er 350 ccm einer 5 %igen Glukoselösung intravenös. Darauf trat eine ganz ausgesprochene Besserung ein.

Wegen der schweren Azidose erhielt der Patient keine Diätbeschränkung. Stuhlgang wurde durch Einläufe erzielt, und der Appetit durch bittere Tonika angeregt. Täglich kam er, gut zugedeckt, im Bett ins Freie.

Vom 10. Dezember ab wurde die Diät langsam etwas strenger gestaltet, indem man stärkehaltige Suppen fortließ, Zerealien, Brot, Milch und Kartoffeln aber auch weiterhin ohne Einschränkung gab. Auf die Bitte des Kranken erhielt er Kaugummi, wodurch die störende Trockenheit im Munde wesentlich gebessert wurde.

Ein neues drohendes Koma wurde am 15. durch die gleiche Behandlung wie vorher zurückgehalten, aber es schien gut, keine weiteren Versuche einer Diätbeschränkung mehr zu machen. Der Knabe nahm an Gewicht und Kräften zusehends ab, und jede Bewegung machte ihn schläfrig.

Am 23. erschienen zahlreiche Purpuraflecke am Stamm, den Armen und Beinen, und schnell entwickelte sich ein vollständiges Koma, worauf sich eine Reihe allgemeiner klonischer Krämpfe einstellten, von denen jeder 30 bis 60 Sekunden dauerte. Um Mitternacht starb er.

Hier verdient auch noch ein von Krause in Bonn angegebenes Symptom Erwähnung, welches für die Erkennung eines diabetischen Koma von großem Werte ist. Beim diabetischen Koma nimmt die Spannung der Augäpfel auffallend ab. Wenn man bei geschlossenen Augenlidern den Augapfel mit den Fingern palpiert, kann man ohne Widerstand tief in die Augenhöhlen eindrücken, so daß es den Anschein hat, als wären Augäpfel überhaupt nicht vorhanden. Seit einer Reihe von Jahren habe ich in einer größeren Anzahl von Fällen diabetischen Komas auf dieses Symptom geachtet und es ohne Ausnahme bestätigt gefunden.

Diagnose: Diabetes mellitus.

Fall 292.

Ein 30 jähriger irischer Maler kam am 25. November 1907 ins Krankenhaus. Seine Mutter starb an Krebs, eine Schwester hat er an Schwindsucht verloren. Jeden Sonnabend trinkt er sehr viel, während er die übrigen Tage nüchtern ist. Dreimal hatte er Gonorrhöe, verneint aber, Syphilis gehabt zu haben.

Seit sechs Wochen klagt er über Schwäche in den Beinen und im Rücken. Er sagt, seine Beine wollten ihn nicht tragen. Die Gelenke sind leblos und er kann keine Treppe steigen. Schwellung der Gelenke besteht nicht, und er hat auch keine Schmerzen mit Ausnahme bei Muskelspannung. Gewichtsverlust ist nicht eingetreten, der Appetit ist gut, und er fühlt sich mit Ausnahme der obenerwähnten Beschwerden ganz gesund. Vor 14 Tagen gab er die Arbeit auf, war aber nicht zu Bett.

Die Untersuchung zeigt leichte Unregelmäßigkeit der Pupillen ohne andere Störungen. Eine Bleilinie besteht nicht.

Die Herzaktion ist langsam, 60 in der Minute, mit einer verlängerten diastolischen Pause. Die Arterienwände sind fest, aber nicht geschlängelt, Lungen normal, Abdomen leicht gespannt, im übrigen ohne Besonderheiten. Links besteht eine deutlich ausgebildete Varikozele.

Die Patellarreflexe fehlen, auch wenn man alle Hilfsmittel in Anwendung bringt. Kernigsches Zeichen rechts, deutlich ausgesprochener Romberg. Oberflächensensibilität gut, kein Babinski. Temperatur, Puls, Atmung und Urin normal.

Besprechung: Die meisten Patienten, die zu uns kommen und über Schwäche in den Beinen klagen, leiden an irgend einer Erkrankung des Nervensystems. Gelegentlich treten bei einem Falle von Diabetes oder von Herzstörungen derartige Symptome in den Vordergrund, aber in der Regel hört man bei allen allgemeinen Erkrankungen, mit Ausnahme des Zentralnervensystems, eher Klagen über andere Hauptbeschwerden, als über Schwäche.

Unter den nervösen Erkrankungen tritt eine Art von Neuritis in den Vordergrund, weil die Pupillen normal, die Reflexe herabgesetzt sind, und die Symptome doppelseitig auftreten. Die Beschäftigung des Patienten führt uns natürlich zur Annahme einer Bleivergiftung. Da aber kein Bleisaum besteht, keine Koliken, keine besondere Beteiligung der Extensoren, so empfiehlt es sich zuerst, die anderen möglichen Ursachen einer Neuritis ins Auge zu fassen.

Da der Kranke Alkoholiker ist, kann man bei ihm mit Recht eine alkoholische Neuritis vermuten. Aber wir haben keinen besonderen Grund, warum sie gerade jetzt und nicht früher eingetreten sein sollte. Die meisten, wenn nicht alle Fälle von Alkoholismus, zeigen auch Sensibilitätsstörungen. Unser Patient hatte keine.

Tabes dorsalis ist wegen der normalen Pupillenreaktion und auch wegen des Fehlens der Sensibilitätsstörungen, wie sie gewöhnlich im Vordergrunde der Tabes stehen, sehr unwahrscheinlich.

Eine möglicherweise entscheidende Untersuchung hatte man unterlassen, die Blutuntersuchung. Alkoholische Neuritis führt selten, wenn überhaupt je, zu basophilen Veränderungen der roten Blutkörperchen. Bleineuritis zeigt sie fast stets. Deshalb war es notwendig, zunächst diese Untersuchung vorzunehmen.

Verlauf: Die Blutuntersuchung zeigte 70 % Hämoglobin, 5500 Leukozyten. In den gefärbten Blutausstrichen fand sich ausgesprochene Achromie der roten Blutkörperchen und ziemlich viel Tüpfelzellen, aber keine anderen Veränderungen. Unter dreimal täglich 0,5 g Jodkali ging es dem Patienten auf einmal besser, und vom 13. Dezember ab konnte er recht gut umhergehen, obwohl ihn auch jetzt noch leichte Anstrengung außer Atem brachte.

Diagnose: Bleivergiftung (?).

Fall 293.

Eine 43jährige verheiratete Frau mit ausgezeichneter Familien- und persönlicher Anamnese kam am 13. Oktober 1906 ins Krankenhaus. Bis vor einem Jahre war sie gesund, dann merkte sie, daß sie allmählich schwächer wurde. Sie hat keine Schmerzen, der Appetit ist gut, Stuhlgang regelmäßig. Einige Monate später merkte sie, daß der Leib an Umfang zugenommen hatte, und daß sie bei Bewegung kurzatmig wird. In dieser Zeit fiel ihr ein Klingen im linken Ohr und Schwindelanfälle auf. Während des ganzen vergangenen Jahres hat die Schwäche beständig zugenommen und ist gegenwärtig ihre einzige Klage.

Vor vier Jahren wog sie 160, jetzt 117 Pfund.

Bei der Untersuchung zeigte sich eine etwas blasse Frau. Hämoglobin 70 %. Guter Ernährungszustand. Herz ohne Veränderungen mit Ausnahme eines leichten systolischen Geräusches im dritten Interkostalraum, das nicht fortgeleitet wird. Die Nackengefäße pulsieren ziemlich stark. Lungen ohne Befund. Das Abdomen zeigt in der linken Seite eine deutliche Hervorragung und Dämpfung, wie sie das beifolgende Bild (Abb. 143) zeigt.

Besprechung: Man kann kaum in der Diagnose dieses Falles irren, es sei denn, daß man die Gewohnheit hat, sich mehr auf geklagte Symptome, als auf Ergebnisse der Untersuchung zu verlassen. Niemand konnte den großen Tumor im Leibe verfehlen, wenn er nur mit etwas Sorgfalt palpierte, und kein Arzt mit etwas Untersuchungserfahrung konnte zweifeln, daß der Tumor auf einer Vergrößerung der Milz beruhte.

Milzvergrößerung in Verbindung mit Anämie, wie sie hier vorlag, ist bei Kranken im gemäßigten Klima, die niemals in den Tropen weilten, für drei Krankheiten charakteristisch.

Die Veränderungen bei perniziöser Malaria oder Kala-Azar können wir hier außer Betracht lassen. Leukämie, Anämia splencia und Syphilis sind die einzigen Krankheiten, die wir in Betracht ziehen müssen. Splenische Anämie und viszerale Syphilis können fast untrennbar sein, bis man aus der Anamnese oder eigener Untersuchung andere Beweise für Syphilis erhält.

Verlauf: Die Blutuntersuchung zeigte rote Blutkörperchen 2656000, Leukozyten 652000. Die Auszählung ergab 52% polynukleäre, 38% Myelozyten, 3,5% Eosinophile, Mastzellen 2,5%, Lymphozyten 2%.

Die roten Blutkörperchen waren gut gefärbt und zeigten keine besonderen Abweichungen. Das Blutbild veränderte sich während des Monats, den die Patientin im Krankenhaus zubrachte, nicht wesentlich.

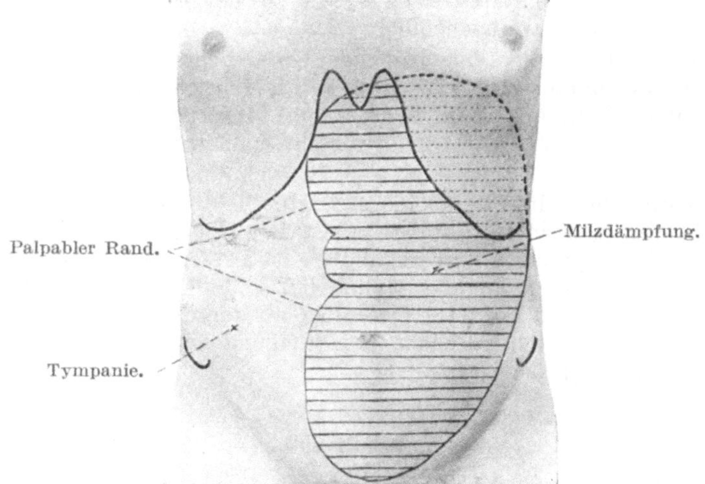

Abb. 143. Untersuchungsergebnis bei einem Kranken (Fall 293), der nur über Schwäche und Anschwellung des Leibes klagte.

Die Patientin hatte durch eine Leibbinde, welche die vergrößerte Milz tragen half, große Erleichterung.

Unter Röntgenbestrahlung schien es bis zum 9. November andauernd besser zu gehen, dann begann sie über leichte Schmerzen links hinten im Rücken zu klagen, die spät am Abend immer heftiger wurden. Morphium wurde erbrochen. Die Atmung war leicht beschleunigt. Um 2 Uhr morgens am 10. Dez. trat ein Schüttelfrost ein, und die Kranke brach. Der Puls stieg auf 130; die Atmung war sehr schnell, Temperatur 37,5°. Morphium subkutan brachte einige Erleichterung. Aber um 4 Uhr 50 Minuten setzte die Atmung plötzlich aus. Ein Grund für den plötzlichen Tod fand sich weder vor, noch nach der Autopsie, bei der sich die typischen Veränderungen einer myelogenen Leukämie ergaben.

Diagnose: Myelogene Leukämie.

Fall 294.

Eine 44jährige Frau kam am 1. Juni 1906 zur ersten Untersuchung. Die Familienanamnese ist ohne Besonderheiten. Als Kind soll sie zerebrospinale

Meningitis gehabt haben und hat seither stets an Kopfschmerzen und Nasenbluten gelitten. Die Regel hat vor fünf Jahren aufgehört; sie hat keine Kinder und keine Fehlgeburten gehabt. Täglich trinkt sie zwei Glas Bier, aber niemals Schnaps. Ihr Trinkwasser fließt durch eine Bleiröhre.

Vor 14 Tagen wurde sie so schwach, daß sie auf dem Flur hinfiel und mit dem Hinterkopf aufschlug. Etwa eine Stunde war sie bewußtlos und wachte dann im Bett auf, wohin sie ihr Mann gebracht hatte. Seither konnte sie ohne Unterstützung nicht mehr gehen, obwohl sie die Beine im Bett leicht bewegen kann. Während der letzten vier Tage wurden Arme und Finger taub und leblos. Sie kann Messer und Gabel halten, aber sie kann nicht ein Glas Wasser in die Höhe heben. Die Sprache ist nicht verändert, und die Sphinkteren funktionieren gut. Sie hat keine Halsschmerzen und schläft gut, Stuhlgang angehalten, Appetit schlecht.

Bei der Untersuchung zeigt die Kranke Gewichtsverlust. Die Arterien sind palpabel und oberhalb des Ellbogens geschlängelt. Herz, Lunge und Leib sind negativ, mit der Ausnahme, daß man unter dem rechten Rippenbogen einen scharfen Rand fühlt. Patellarreflexe sind nicht auszulösen. Es besteht allgemeine Druckschmerzhaftigkeit über den Nerven der Beine. Der Händedruck ist schwach und die Extensoren des Handgelenkes ebenso. Keine Bleilinie, keine Tüpfelzellen. Urin normal, enthält kein Arsen.

Offenbar handelt es sich hier um eine Art von Schwäche, die sich von den Fällen, die wir bisher studiert haben, unterscheidet. Sie beschränkt sich deutlich auf die Beine und ist plötzlich eingetreten; wenn wir uns auf den Zustand des Nervensystems beziehen, wie er durch die Untersuchung festgestellt ist, wird es uns klar, daß dieser Fall nicht zu denen gehört, bei denen die Schwäche auf Veränderungen am Herzen oder toxischen Zuständen beruht.

Der mögliche Zusammenhang von Blei mit der Erkrankung ist natürlich unser erster Gedanke, da in der Anamnese das Bleirohr der Wasserleitung erwähnt wird. Man muß aber daran denken, daß in der übergroßen Mehrzahl der Fälle Wasser, das nur kurze Strecken durch ein Bleirohr läuft, kein Blei enthält und niemandem schadet. Dann zeigen sich auch bei unserer Kranken die Organe, die gegen Blei so empfindlich sind und besonders früh erkranken, unberührt. Es bestehen keine Veränderungen am Zahnfleisch oder im Blut, keine Koliken oder Arthritis, auch keine Enzephalopathie.

Arsenvergiftung ist nicht mehr Mode, zum Teil — wie ich glaube — weil die Neurologen ihrer überdrüssig geworden sind und die Ausdrücke „Neurasthenie" oder „Psychoneurose" vorziehen, zum Teil, weil unsere Tapeten auch jetzt weniger Arsenik enthalten. Das Fehlen von Arsen im Urin im vorliegenden Falle könnte man wahrscheinlich als deutlichen Beweis gegen das Vorhandensein einer Arsenvergiftung ansehen. Andererseits muß man sich daran erinnern, daß ein beträchtlicher Teil von Menschen oft zeitweise arsenhaltigen Urin läßt, trotzdem sie völlig gesund sind, so daß der Nachweis des Stoffes durchaus kein Beweis einer Arsenvergiftung ist. Ein negativer Ausfall der Untersuchung ist hier wichtiger als ein positiver.

Epidemische Poliomyelitis pflegt in den heißen Sommermonaten aufzutreten, in denen unsere Patientin erkrankte. In ihrem Alter ist sie aber sehr selten. Außerdem befällt sie selten beide Beine oder verursacht eine so unvollständige Lähmung der betroffenen Muskeln. Druckschmerzhaftigkeit der Nervenstämme ist dabei nicht häufig. Die eben erwähnte Schmerzhaftigkeit läßt uns andere Arten von Myelitis ausschließen, die wohl auch nicht eine so leichte Mobilitätsstörung hervorgerufen hätten, ohne Störung der Reflexe oder Beteiligung der Sphinkteren. Alkoholneuritis könnte praktisch alle Symptome, über die hier geklagt wird, hervorrufen, aber die Menge von Alkohol, die sie zu genießen zugibt, scheint nicht so groß, um so schwere Störungen hervorzurufen. Wenn aber andere Ursachen nicht auffindbar sind, werden wir ihren Angaben nicht trauen können.

Ohne allen Zweifel hat sie eine multiple Neuritis. Da sie kein Fieber hat, können wir nicht an die infektiöse Art von Neuritis denken, und alle anderen Abarten, mit Ausnahme der im letzten Abschnitt erwähnten, erscheinen ausgeschlossen. So bleibt also alles in allem alkoholische Neuritis die wahrscheinlichste Diagnose.

Verlauf: Auf Kreuz- und Querfragen gab die Patientin zu, daß sie seit einer Reihe von Monaten täglich vier Flaschen Bier trinkt. Unter dauernder Alkoholabstinenz und guter Ernährung erholte sie sich im Laufe von drei Monaten völlig.

Diagnose: Alkoholische Neuritis.

Fall 295.

Ein 26jähriger Fuhrmann wurde am 26. August 1907 in das Krankenhaus gebracht. Bisher war er stets gesund, mit Ausnahme eines Fieberanfalles vor

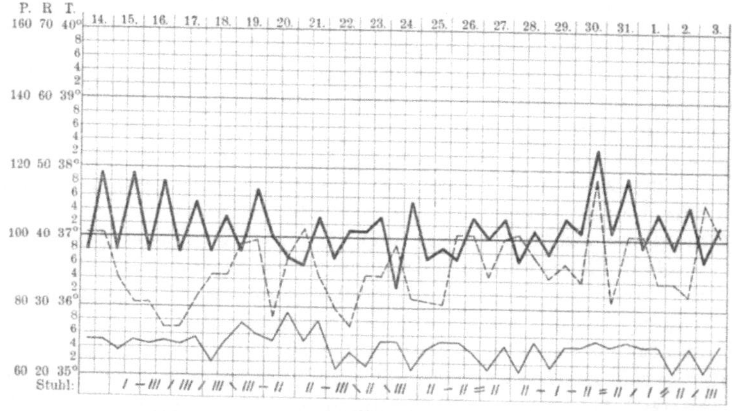

Abb. 144. Temperaturkurve zu Fall 295.

fünf Monaten. Vor 14 Tagen verlor er den Appetit und wurde schwach, vor einer Woche so sehr, daß er die Arbeit aufgab.

Die letzten zehn Tage hat er fast alles, was er aß, erbrochen und nur wenig Appetit. Er klagt über Schnupfen mit wenig Husten und Schmerzen in der rechten Brustseite. Stuhlgang regelmäßig, Schlaf schlecht.

Die Untersuchung zeigt einen gut genährten Mann. Der Herzspitzenstoß liegt im fünften Interkostalraum in der Mamillarlinie, aber die Herztöne hört man auch ganz deutlich an der rechten Seite des Sternums. An der Basis der rechten Lunge zeigt sich eine Dämpfung von der Spitze der Skapula an mit herabgesetztem Stimm- und Pektoralfremitus, verminderter Atmung und knackenden Geräuschen.

Im übrigen ist die Untersuchung einschließlich Blut und Urin negativ.

Besprechung: Ohne Berücksichtigung der Untersuchungsergebnisse haben wir keinen Hinweis auf eine Erkrankung. Aber auch die Untersuchung gibt nur wenig Anhalt für die Krankheit, denn es bleibt zu beachten, daß die Atemgeräusche hörbar sind, wenn sie auch über der ganzen erkrankten Seite abgeschwächt erscheinen. Entweder muß es sich um eine sehr geringe Menge von Flüssigkeit oder um eine plastische Pleuritis mit Verdickung des Rippen-

felles handeln. Soll das zur Erklärung der ausgesprochenen Schwäche und des
Fiebers genügen? Ja, sicher genügt das, wie uns die Erfahrung wiederholt
gezeigt hat, denn es schließt mit hinreichender Sicherheit andere tuberkulöse
Veränderungen in der Lunge selbst, in den inneren Lymphdrüsen oder sonst
wo in sich. Wahrscheinlich beruhte auch der Fieberanfall vor fünf Monaten
auf Tuberkulose, möglicherweise auch auf einer Pleuritis, aber jetzt ließ sich
nichts derartiges feststellen.

Natürlich müssen wir in unserem Geiste und bei der Aufnahme der
Anamnese, sowie durch die Anstellung der Untersuchung die anderen häufigen
Ursachen von Anämie, psychoneurotische Zustände, Diabetes, kryptogenetische Sepsis und andere Infektionen ausschließen. Aber das können wir
— glaube ich — schon mit Hilfe des hier Angeführten. Zweifellos wird unser
Recht, die Diagnose auf Tuberkulose zu stellen, noch durch die Erfahrung sicher
gestellt, daß noch viele andere Fälle, die sich im Laufe der Zeit als Tuberkulose
herausstellen, genau in der gleichen Weise beginnen.

Verlauf: Am 21. wurde am Rücken 2 cm unterhalb des Schulterblattwinkels eine Probepunktion vorgenommen. Die Nadel ging 3½ cm durch
ein dickes, körniges Pleuraexsudat, bevor man auf Füssigkeit stieß, und nur
15 ccm wurden entleert.

Den Temperaturverlauf zeigt die beifolgende Kurve (Abb. 144).

Der Patient erholte sich schnell und wurde am 2. September entlassen.

Diagnose: Chronische plastische Pleuritis.

Fall 296.

Ein 38jähriger Schiffer kam am 9. April 1908 das erstemal zur Untersuchung; er pflegt täglich 20 Glas Bier zu trinken, aber sonst ist seine Familienanamnese wie seine eigene ganz ohne Belang. Dreimal hat er Lungenentzündung
gehabt, das letztemal vor vier Jahren. Vor einer Woche hatte er eine „Grippe",
in deren Rekonvaleszenz er sich noch befindet. Jetzt fühlt er sich ziemlich
wohl, aber schwach. Vor fünf Tagen fand man etwas Eiweiß im Urin und er
wurde auf Milchdiät gesetzt. Später hat er die Milch erbrochen. Keine Schwellung, weder der Füße, noch des Gesichtes. Vor einem Jahre betrug das Gewicht
190, jetzt 170 Pfund. Während der letzten Woche hatte er ziemlich starken
Husten und Auswurf, ist aber früher nicht erkältet gewesen.

Bei der Untersuchung zeigte sich der Kranke ziemlich kräftig. Herz
ohne Veränderungen. Die Verhältnisse an den Lungen zeigen die beigegebenen
Zeichnungen (Abb. 145 und 146). Das Abdomen wird steif gehalten und zeigt
leichte Dämpfung an den Seiten, die sich aber bei Lagewechsel nicht verschiebt.

Leukozyten 15 600, Hämoglobin 85 %, Temperatur 36,4⁰, Puls 96,
Atmung 24, Blutdruck 125 mm Hg. Urin negativ.

Die Leberdämpfung reicht von der sechsten Rippe bis zum Rippenbogen.
Leberrand fühlbar. Im Auswurf sieht man eine große Anzahl von Pneumo-
kokken. Auch bei wiederholter Untersuchung finden sich keine Tuberkelbazillen.
Die Tuberkulinprobe am Auge verlief negativ.

Besprechung: Dieser Mann soll eine „Grippe" gehabt haben. Kann die
jetzige Schwäche lediglich die Folge dieser Erkrankung sein? In der Influenza-
epidemie 1889/90 war die Rekonvaleszenz stets langsam und mit Schmerzen
verbunden, aber in den letzten Jahren hatten wir — wie ich glaube — keine
derartigen Fälle, so daß ich sehr im Zweifel bin, selbst noch vor Bewertung der
Untersuchungsergebnisse eine Erklärung der Schwäche unseres Kranken als
Folge irgend einer Art Influenza, wie er sie im Jahre 1908 gehabt haben kann,
anzunehmen. Albuminurie, wie die hier erwähnte, sieht man oft bei leichten

Anfällen von Angina oder Nasopharyngitis, d. h. einem gewöhnlichen Schnupfen. Die Urinuntersuchung beweist also nicht, daß die vorübergegangene Infektion etwas Schlimmeres gewesen sein muß, als ein Schnupfen. Aber die Untersuchungsergebnisse an den Lungen bedeuten zweifellos mehr und können nur als Folge irgend einer Art von Lungenentzündung oder als die Ergebnisse einer Tuberkulose aufgefaßt werden. Verzögerte Lösung einer Pneumonie ist so selten, daß man nie mit Sicherheit diese Diagnose stellen soll, bis Empyem, besonders der interlobulären Form, Lungenabszeß und Tuberkulose ausgeschlossen

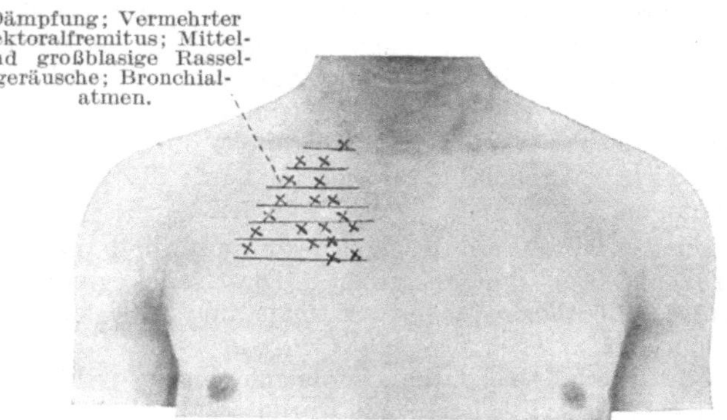

Abb. 145. Untersuchungsergebnis bei einem Falle (Nr. 296) von Schwäche nach „Grippe".

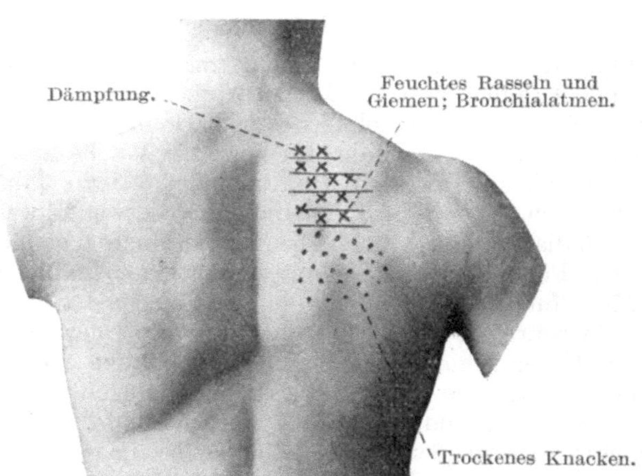

Abb. 146. Rückansicht von Fall 296.

werden kann. Hier ist der negative Ausfall der Tuberkulinprobe von hohem Werte; der negative Ausfall der Sputumuntersuchung hat auch einige Wichtigkeit, weil der Auswurf wiederholt untersucht wurde.

Diese zwei Tatsachen in Verbindung mit dem Fehlen von Fieber und dem Vorhandensein einer vorübergehenden Albuminurie führen uns zu der Ablehnung einer Tuberkulose und sprechen eher für irgend eine akute Infektion der Lungen, die sich jetzt wahrscheinlich in dem Stadium der Rekonvaleszenz befindet.

Verlauf: Am 17. April waren die Symptome an den Lungen viel weniger ausgesprochen, am 18. fand sich nichts Abnormes mehr und der Patient fühlte sich völlig wohl.

Diagnose: Rekonvaleszenz nach Pneumonie.

Fall 297.

Ein 17jähriger jüdischer Händler, der früher nie krank war, suchte am 6. Juli 1907 das Krankenhaus auf.

Vor vier Monaten hat er einige Tage wegen leichten Hustens und Auswurfs, der aber nie blutig war, das Bett gehütet. Eine Woche später begann er wieder zu arbeiten, klagte dabei über Schmerzen in den Beinen, die durch Plattfußeinlagen gebessert wurden. Er fühlte sich noch schwach und heruntergekommen und wurde aufs Land geschickt, kam aber vor 14 Tagen ohne Besserung zurück. Im Gegenteil, er ist seit seiner Rückkehr ständig schwächer geworden. Er ermüdet sehr leicht und wird bei Anstrengung kurzatmig.

Er gibt an, er hätte überall Schmerzen, sehr wenig Appetit, könne nicht schlafen, hätte Fieber und zeitweise Schüttelfrost. Die Temperatur zeigt die beifolgende Kurve (Abb. 147).

Der Patient ist schlecht genährt; sonst verläuft die Untersuchung völlig negativ, mit Ausnahme einer seitlichen Verkrümmung der Wirbelsäule nach rechts in der Höhe der Skapula.

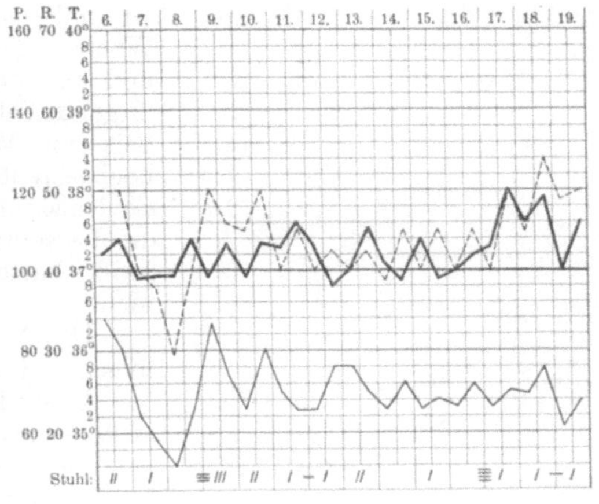

Der Patient erhielt subkutan 0,1, 1,5 und 10 mg Tuberkulin, ohne daß die Temperatur stieg oder Allgemeinerscheinungen sich einstellten. Blut und Urin waren völlig normal. Die Magenuntersuchung ergab nüchtern keine Rückstände und eine Fassungskraft von 1200 ccm. Nach der Probemahlzeit ergab sich freie HCl 0,18 %, G. A. 0,44 %.

Besprechung: Der Beginn der Erkrankung ist für Tuberkulose sehr charakteristisch. Husten, Fieber, Appetitlosigkeit, Schwäche, Atemnot, Schüttelfrost, Schlaflosigkeit, alles dies weist darauf hin. Wir brauchen die deutlichsten Beweise, ehe wir uns davon überzeugen können, daß der junge Mann frei von Tuberkulose ist. Man könnte aber nach meiner Meinung durch die dauernde Beobachtung, durch die wiederholte Untersuchung der Lungen und besonders durch die Tuberkulinprobe eine Tuberkulose ausschließen.

Darauf wurde der Magen sorgfältig untersucht, aber es fand sich nichts von Bedeutung, was die Krankheit erklären konnte. Durch Untersuchung von Blut und Urin konnten wir weiter das Feld aller Möglichkeiten einengen. Kein Hinweis auf Syphilis oder andere Infektionskrankheiten wurde gefunden. Augen und Ohren wurden mit negativem Ergebnis untersucht.

Nachdem alle diese Untersuchungen negativ ausgefallen waren, war es gerechtfertigt, zu der augenfälligen und doch auch gefährlichen Diagnose einer funktionellen nervösen Störung zurückzugreifen. Das Alter des Kranken und seine Rasse helfen zweifellos, die Diagnose zu rechtfertigen. Je mehr junge Leute man sieht, um so mehr wundert man sich über die augenscheinlich schweren, aber unter Umständen auch vorübergehenden körperlichen und geistigen Symptome, die manche von ihnen zu dieser Zeit zeigen. Knaben und Mädchen, die im späteren Lebensalter ganz gesund und tüchtig sind, können um diese Zeit fast unbegreiflich schwach, schwankend, hypochondrisch oder aufgeregt sein. Das gilt für alle Rassen, besonders aber für die Juden.

Verlauf: Vom 12. Juli ab aß der Kranke besser und wurde etwas kräftiger. Bis dahin hatte er Medikamente nicht bekommen, nur gelegentlich wegen der Schlaflosigkeit Veronal. Der Blutdruck betrug 115 mm Hg. Er sah viel besser aus und fühlte sich viel wohler, hatte aber noch nicht an Gewicht zugenommen. Darauf versuchte man Jodkali in großen Dosen, ohne eine Besserung zu erzielen.

Nach achtwöchentlicher Beobachtung und genauester Untersuchung des Falles kamen wir zu der Überzeugung, daß der geistige Zustand des Patienten von größter Bedeutung für seine Erkrankung war. Nach entsprechender Beeinflussung wurde er wesentlich gebessert entlassen.

Diagnose: Psychoneurose.

Fall 298.

Eine 43jährige verheiratete Frau mit guter Familienanamnese kam am 22. Mai 1908 in das Krankenhaus. Sie hatte vor 12 Jahren „Darmentzündung" und litt daran zwei Monate. Vor und nach dieser Zeit war sie bis vor zwei Wochen gesund, dann begann sie sich ermüdet und im ganzen schwach zu fühlen. Sie hat nirgends Schmerzen, aber der Appetit ist schlecht. Seit einer Woche hat sie Frösteln mit dunklem, hochgestellten Urin. Vor zwei Tagen bekam sie Halsschmerzen und ging zu Bett. Jetzt ist die Halsentzündung verschwunden. Soviel sie weiß, hatte sie nie Typhus; Husten besteht nicht.

Den Verlauf der Temperatur zeigt die beifolgende Kurve (Abb. 148).

Über der ganzen Herzgegend hört man ein systolisches Geräusch, am lautesten in der Gegend der Pulmonalklappen. Der zweite Aortenton ist lauter als der Pulmonalton. Der Herzspitzenstoß liegt in der Medioklavikularis, $11\frac{1}{2}$ cm nach links von der Mittellinie.

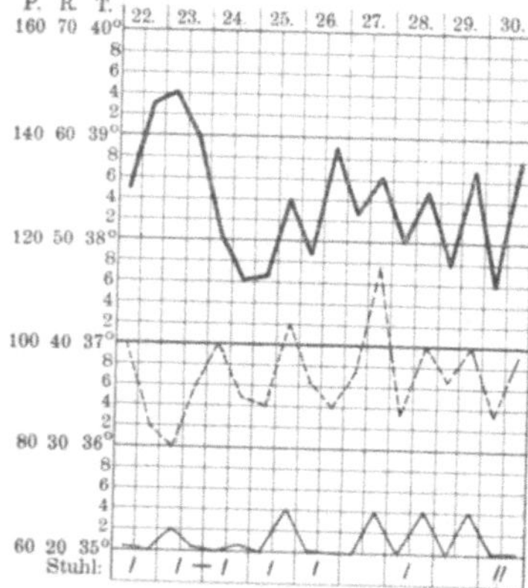

Abb. 148. Temperaturkurve zu Fall 298.

Arterien und Lungen sind frei von Veränderungen. In den Flanken besteht eine leichte Dämpfung, die sich aber bei Lagewechsel nicht ändert. Das Abdomen ist frei. Blutkulturen und Blutausstrich negativ. Leukozyten 10700, Urin dunkel, 24stündige Menge schwankt zwischen 750 bis 900 ccm. Spez. Gewicht 1010, kein Eiweiß, keine Zylinder, keine Zellen.

In der Zeit der Beobachtung trat einmal die Menstruation ein, die reichlich, aber nicht krankhaft war.

Besprechung: Man kann mit Sicherheit annehmen, daß Fieber und Schwäche nebeneinander als das Ergebnis einer gemeinsamen Ursache betrachtet werden müssen. Obwohl hier ein systolisches Geräusch über der Herzgegend besteht, so liegt es doch nicht so, und wird auch nicht durch andere physikalische Erscheinungen gestützt, daß es allein für sich als genügender Beweis für eine Endokarditis oder eine andere Herzerkrankung angesehen werden könnte.

Eine tuberkulöse Peritonitis würde viele der Symptome erklären, aber die Untersuchungsergebnisse reichen zu der Annahme nicht aus. Bei einem Abdomen, das im übrigen keine Veränderungen zeigt, hat eine Dämpfung in den Flanken keine Bedeutung, wenn sie sich nicht bei Lagewechsel verändert.

Wir gaben uns die größte Mühe, die Diagnose in diesem Falle auf Typhus hinzulenken, konnten aber nirgends einen bestimmten Beweis dafür erlangen.

Eine Urininfektion erschien sehr unwahrscheinlich, da das Sediment keine pathologischen Veränderungen zeigte. Es wurde aber keine Kultur angelegt, und hätte man keine andere Ursache für Fieber und Schwäche gefunden, so hätte die bakteriologische Untersuchung des Urins doch noch stattfinden müssen.

Der Leser wird, wie ich hoffe, gemerkt haben, daß eine Untersuchungsmethode, die als Teil der gesamten Untersuchung bei einem dunklen Falle von Wichtigkeit ist, hier unterlassen wurde. Zweifellos ist dieser Irrtum daran schuld, daß wir erst so spät zur richtigen Diagnose kamen. Ich spreche natürlich von der Untersuchung der Beckenorgane.

Verlauf: Die Ursache der Schwäche und des Fiebers blieb bis zum 30. Mai ganz ungeklärt, wo die Leukozyten auf 30 000 gestiegen waren. Das führte zu einer Vaginaluntersuchung, die eine beträchtliche Vergrößerung des Uterus ergab. Links davon erstreckte sich eine Masse von der Größe einer Orange, scheinbar mit dem Fundus verbunden, nach aufwärts. Eine andere rundliche Masse schien der vorderen Uteruswand anzuhaften. Ein unkompliziertes Myom hätte weder derartige Schwäche noch Fieber hervorrufen können. Bestände eine Strangulation, eine Degeneration oder Vereiterung mit dem Beginn einer lokalisierten Peritonitis, so hätten Schmerzen bestehen müssen. Deshalb muß man einen fibrösen Tumor ausschließen oder als untergeordnete Sache in der Diagnose betrachten. Zysten des Ovariums oder des Ligamentum latum müßten bei Stieldrehung gleichfalls heftigere Symptome hervorrufen und unter gewöhnlichen Bedingungen weniger Fieber.

Unter diesen Umständen scheint eine Eiterung im Becken, wahrscheinlich von einer Pyosalpinx ausgehend, die wahrscheinlichste Diagnose.

Die am 2. Juni vorgenommene Operation ergab einen Abszeß in der linken Seite des Uterus und eine Pyosalpinx auf der rechten. Am Fundus uteri fanden sich außerdem zwei kleine Myome. Sie wurden ausgeschält und der Eiterherd drainiert, worauf die Patientin genas.

Diagnose: Pyosalpinx.

Fall 299.

Ein 48jähriger italienischer Arbeiter mit guter Familien- und persönlicher Anamnese kam am 11. Oktober 1907 das erstemal zur Untersuchung. Vor 13 Tagen hatte er Nasenbluten und leidet seither an allgemeinem Unwohlsein und Schwäche mit mäßigen Kopfschmerzen, unbestimmten Schmerzen im Leibe und leichtem Husten.

Die körperliche Untersuchung zeigt einen dunkel pigmentierten, gut entwickelten Mann, mit schneller, aber leichter Atmung. Die Temperatur ist aus der beiliegenden Kurve (Abb. 149) ersichtlich. Er war bei der Untersuchung fast ohne Klagen, aber sein Gesicht war gerötet und sein Atem sehr übelriechend. Das Herzgefäßsystem war frei von Veränderungen. Das Atmungsgeräusch schien an der Hinterseite der Lunge rechts schwächer als links. Im übrigen waren die Lungen völlig frei von Veränderungen und ebenso das Abdomen. Leukozyten 7000, Hämoglobin 80 %, Widal negativ. Urin in 24 Stunden 1500 ccm, spez. Gewicht 1013. Es bestand eine ganz leichte Spur von Eiweiß, sehr viel hyaline und granulierte Zylinder, zum Teil mit Zellbelag, und wenig Fettzylinder.

Am folgenden Tage entleerte der Patient gelbliches, fasriges Sputum mit zahlreichen Kokken und Bazillen ohne andere Besonderheiten.

Eine Untersuchung der oberen Luftwege ergab als Ursache des üblen Geruches eine septische Rhinitis.

Am 15. begann der Kranke ohne Grund viel dicken, rötlichgrauen, geruchlosen Eiter zu entleeren, der aussah, wie bei einem Gangrän der Lunge, aber den charakteristischen Geruch nicht zeigte. Er enthielt eine Menge Bakterien, aber keine Tuberkelbazillen. Am 17. war die Lunge so voll von groben Rasselgeräuschen, daß die Herztöne nicht mehr wahrzunehmen waren. In der rechten Achselgegend bestand gegenüber links eine leichte Dämpfung.

Am 18. zeigte sich eine leichte Auftreibung des Leibes, und der Nacken wurde etwas steif gehalten; der Gesichtsausdruck war ängstlich und furchtsam. Am gleichen Tage zeigte sich ein fauler Geruch des Auswurfs, und der rechte Unterschenkel war bei Bewegungen im allgemeinen empfindlich und etwas geschwollen.

Am 19. betrug die Zahl der weißen Zellen 14 100, am 20. zeigte sich ein Abszeß in der Höhe der linken Schulter und ein ähnlicher, schmerzhaft, hart und gerötet, zeigte sich in der rechten Weiche oberhalb des Poupartschen Bündels. Der Patient kam schnell von Kräften; er wurde zyanotisch und hatte häufig Durchfälle.

Besprechung: Der Fall zeigt einen Beginn, wie Typhus, und anfänglich fanden wir keine andere Erklärung, wenn auch weder Widal noch Roseolen oder Milzvergrößerung, noch endlich Bazillen durch die Blutkultur nachgewiesen wurden, und auch die Temperaturkurve keinen charakteristischen Verlauf zeigte. Da wir aber keine Anzeichen von Tuberkulose, Septikämie, Syphilis oder irgend einer anderen Art der unklaren Fieber finden konnten, so war während der ersten vier Tage der Krankheit Typhus die beste Annahme.

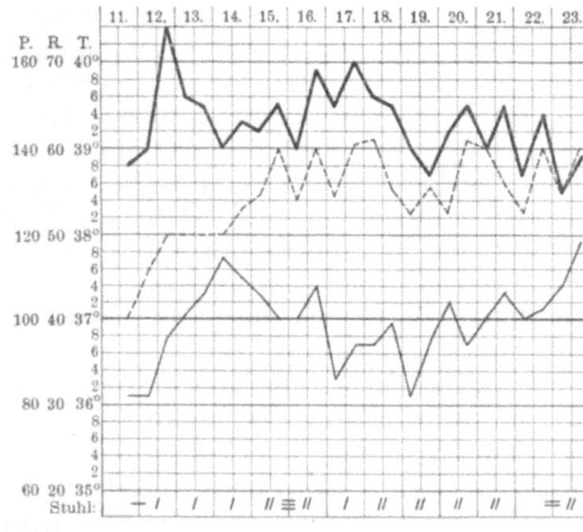

Abb. 149.   Temperaturkurve zu Fall 299.

Als Eiter ohne Tuberkelbazillen entleert wurde, suchten wir nach anderen Beweisen für einen Lungenabszeß. Wir fanden keine lokalisierten Veränderungen; dies ist aber, wie die Erfahrung gezeigt hat, bei Lungenabszeß oft der Fall. Unsere heutigen Untersuchungsmethoden, selbst unter Hinzunahme der Röntgenuntersuchung, sind nicht fein genug, um vorhandene Lungenabszesse in allen Fällen sicherzustellen. Wir finden vielleicht eine kleine Dämpfungszone mit abgeschwächtem Atem oder hören über einer zirkumskripten Stelle Rasselgeräusche. Oft aber finden wir nichts Charakteristisches, besonders wenn es sich um multiple kleine Abszesse handelt. In unserem Falle war es ganz unmöglich, daß der Eiter lediglich aus den Bronchien stammte.

Als sich die anderen Abszesse am Körper entwickelten, brauchten wir unsere Aufmerksamkeit nicht mehr länger auf die Lunge allein zu richten, und es wurde klar, daß es sich hier um eine allgemeine Infektion handelte. Als sich eine Perikarditis zeigte, konnte man nicht länger an der Diagnose zweifeln.

Verlauf: Am 21. Oktober wurden Blutkulturen angelegt, die den Staphylococcus aureus in Reinkultur wachsen ließen. Den gleichen Kokkus fanden wir im Eiter der anderen Abszesse.

Am 24. starb der Kranke. Eine autogene Vakzine hatte keinen sichtbaren Nutzen gebracht.

Diagnose: Staphylokokkensepsis.

Fall 300.

Eine unverheiratete 29 jährige Stenographin hat ihre Mutter an Typhus und vor 2½ Jahren eine Schwester an akuter Tuberkulose verloren. Am 12. März 1908 sah ich sie zum ersten Male. Im Alter von 12 Jahren litt sie ein ganzes Jahr an Bronchitis, war aber dann bis zum letzten Winter gesund. Dann kam sie herunter, verlor den Appetit und klagte über Schmerzen in der linken oberen Brustgegend. Ihre Hauptklage betraf damals allgemeine Schwäche. Sie ging aufs Land, blieb dort zwei Monate, besserte sich etwas, so daß sie am 13. Januar 1908 ihre Arbeit wieder aufnehmen konnte. Sie verlor darauf sofort wieder den Appetit, wurde sehr müde und hatte des Nachts nach der Arbeit oft Kältegefühl. Husten und Schmerzen bestanden nicht, so daß sie bis vor zwei Tagen weiter arbeitete. Dann bemerkte sie Fieber, hatte Kopfschmerzen und mußte husten, wobei sie einen gelblichen Auswurf entleerte.

Gestern Abend soll die Temperatur 40⁰ betragen haben. Die letzten zwei Tage hatte sie keinen Auswurf. Den Verlauf der Temperatur zeigt die beifolgende Kurve (Abb. 150).

Die Patientin ist gut genährt mit rotem Gesicht. Herz und Gefäße normal. Vorn in der rechten Supraklavikulargrube und hinten in der Fossa supraspinata besteht leichte Dämpfung mit vermehrtem Pektoral- und Stimmfremitus, bronchovesikulärem Atmen und wenigen feinen Geräuschen. Die Ausdehnung der Lunge ist auf beiden Seiten gleich.

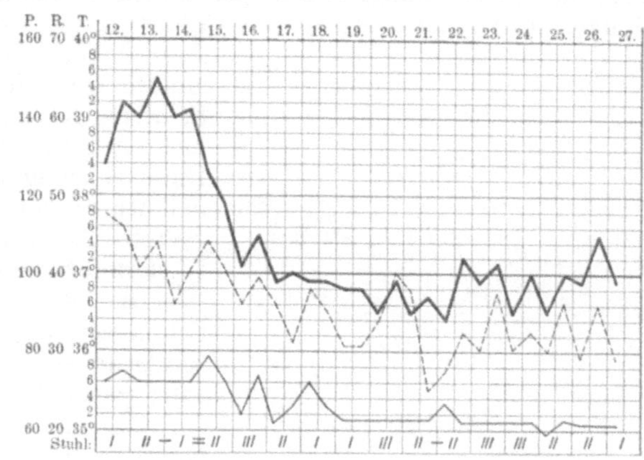

Abb. 150. Temperaturkurve zu Fall 300.

Im übrigen verlief die Untersuchung einschließlich Blut und Urin völlig negativ.

Besprechung: Viele derartige Kranke kommen dadurch zu Schaden, daß irrtümlich die Diagnose auf allgemeine Schwäche, Neurasthenie oder „Grippe" gestellt wird. Die letzte Diagnose ist schwer positiv auszuschließen. Es sind wenige Fälle berichtet worden, die beweisen, daß eine Influenzabronchopneumonie sich derart auf eine Lungenspitze beschränken kann, daß sie eine Tuberkulose vortäuscht. Derartige Fälle sind aber sehr selten, und für praktische Zwecke kann man sie außer acht lassen.

Die Untersuchungsergebnisse dieses Falles sind, wenn sie auch an und für sich stark auf eine Tuberkulose hinweisen, nicht beweisend, besonders bei dem Fehlen länger dauernden Fiebers. Die sogenannte Bronchitis, die in der Kindheit der Kranken ein ganzes Jahr lang angehalten haben soll, führt uns dazu, zweifelhafte Erscheinungen über den Lungen als Beweise einer Tuberkulose anzusehen. Aber man muß sich auch daran erinnern, daß derartige Symptome die unschädlichen Reste eines alten ausgeheilten Prozesses sein können und deshalb nicht notwendig jetzt von Bedeutung zu sein brauchen.

Eine der schwierigsten Aufgaben, die ich bei der Lungendiagnose kennen gelernt habe, ist, allein auf Grund physikalischer Erscheinungen, alte vernarbte Prozesse von neu aufflackernden zu unterscheiden. In vielen Fällen ist die

Unterscheidung unmöglich, bis die fortschreitenden Symptome unsere physikalische Untersuchung ergänzen.

Trotzdem die Untersuchung des Sputums wiederholt negativ ausfiel, lautete unsere Diagnose auf Phthise, wobei der entscheidende Punkt in den scharfen knackenden Geräuschen lag, wenn sie auch nur durch Husten hervorgerufen wurden.

Verlauf: Nach wiederholten, negativen Untersuchungen des Auswurfs wurden endlich am 19. März Tuberkelbazillen gefunden. Am 27. ging die Kranke in eine Lungenheilanstalt.

Diagnose: Phthise.

Fall 301.

Ein 24jähriges Stubenmädchen suchte am 15. Juli 1908 das Krankenhaus auf. Die Familien- und persönliche Anamnese ist gut. Sie hat ein acht Monate altes Kind. Seit dessen Geburt hat sie über Schwäche geklagt; obwohl ihre Arbeit nicht besonders schwer war, konnte sie seit der Niederkunft nur wenige Schritte gehen, weil große Muskelschwäche und Anschwellung der Schenkel bestand. Diese Störung zeigte sich seit zwei Monaten und wurde von Atemnot bei Anstrengung begleitet. Auch große Blässe wurde seit der Niederkunft bemerkt.

Die letzten vier Wochen klagte sie über Schmerzen beim tiefen Atmen; andere Schmerzen bestehen nicht, der Appetit ist gut; Stuhlgang regelmäßig, Schlaf gut.

Die Temperatur zeigt die beifolgende Kurve (Abb. 151).

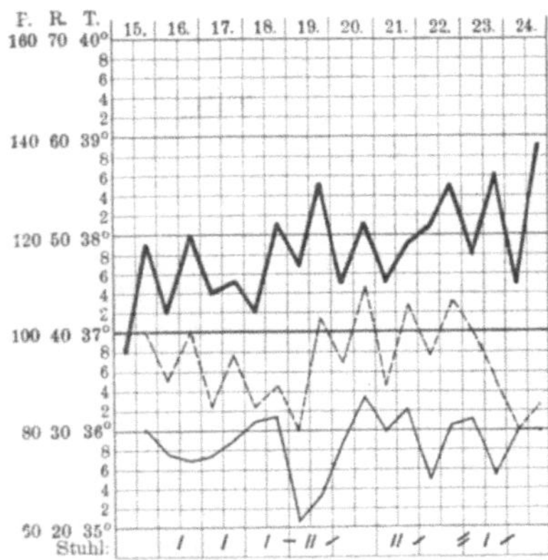

Abb. 151. Temperaturkurve zu Fall 301.

Die Kranke ist mager, blaß, hat eine große submentale Drüse und einige kleinere Drüsen in der Nackengegend. Das Herz ist nicht vergrößert und frei von Geräuschen; die Herztöne sind regelmäßig und rein, Herzaktion schnell. Der Blutdruck beträgt 100 mm Hg. Die Untersuchung der Lungen ist negativ, mit Ausnahme von ein oder zwei giemenden Geräuschen über der rechten Klavikularis und über der rechten Lungenbasis. Dort besteht auch leichte Dämpfung und abgeschwächtes Atmen. Im Abdomen findet sich Flankendämpfung, die bei Lagewechsel nicht verschieblich ist. Es besteht eine rechtsseitige Wirbelsäulenverkrümmung mit geringer Vorwölbung nach hinten im Bereiche des 12. Brust- und 1., 2. und 3. Lendenwirbels. Die Untersuchung der Beckenorgane ist negativ. Das Blut zeigt ausgesprochene Achromie und geringe Veränderungen in Größe und Gestalt der roten Blutkörperchen.

Urin und Reflexe normal.

Am 18. fanden sich deutliche Zeichen von Flüssigkeit rechts im Leibe, und die Lungenerscheinungen an der Spitze waren noch ebenso deutlich.

Besprechung: Beim ersten Blick treten die Herzsymptome in den Vordergrund. Die Ödeme, die Dyspnoe, der Aszites und der niedrige Blutdruck, alles weist nach dieser Richtung, aber die Herzuntersuchung gibt keinen Anhalt für die Annahme, daß irgend eine Art von Herzerkrankung vorliegt.

Manches spricht für die Annahme einer Tuberkulose, besonders die etwas undeutlichen Erscheinungen über der Lunge und das gleichzeitige Auftreten von Aszites und Fieber. Andererseits müßten wir Schmerzen erwarten, wenn der Aszites auf einer tuberkulösen Peritonitis beruht; weder Druckschmerzhaftigkeit noch Spannung der Bauchdecken, nichts derartiges war vorhanden.

Die Blutuntersuchung ergab, daß die Patientin anämisch ist, und ein großer Teil der Schwäche beruht sicher auf dieser Ursache. Aber das Ergebnis der Blutuntersuchung läßt uns nach einer weiteren Ursache für die Anämie suchen.

Die Wirbelsäulenverkrümmung kann entweder das Ergebnis einer alten, ruhenden, oder einer neueren Erkrankung sein. Da Gründe für die Annahme einer Tuberkulose an einem anderen Teile des Körpers bestehen, muß der Gedanke an eine tuberkulöse Wirbelentzündung wach werden. Dies führte zu einer Röntgenphotographie als nächstem Schritt bei der Untersuchung der Kranken.

Verlauf: Die Photographie zeigte Veränderungen an den Wirbeln. Später erfuhr man, daß die Verkrümmung seit drei Jahren bestanden hat, und daß früher auch über Schmerzen geklagt wurde, die man auf einen Lumbago zurückgeführt hatte.

Ein Pflasterkorsett brachte der Kranken große Erleichterung.

Diagnose: Wirbeltuberkulose.

Fall 302.

Ein 37 jähriger Maler suchte am 20. Februar 1908 das Krankenhaus auf. Der Vater starb an Magengeschwür, die Mutter an Lungenentzündung, eine Schwester und eine Kusine an Lungentuberkulose. Der Patient selbst war stets völlig gesund. Geschlechtskrankheiten werden in Abrede gestellt.

Vor zwei Jahren hat er sich überarbeitet und hat seither viel Kummer gehabt, besonders wegen der Krankheit seiner Frau und wegen des Todes eines seiner Kinder. Anscheinend als Folge dieser Aufregungen ist er allmählich heruntergekommen und mußte im letzten Oktober wegen allgemeiner Schwäche und Magenstörungen die Arbeit aufgeben. Er hat ausgezeichneten Appetit, muß aber häufig brechen, besonders des Morgens vor dem Frühstück. Stuhlgang ist reichlich, gewöhnlich zwei- bis dreimal am Tage. Seit einem Vierteljahr klagt er über Kurzatmigkeit und hat etwas Husten mit Auswurf. Seit zwei Monaten hat er ein Gefühl von Eingeschlafensein an Händen und Füßen, seit drei Wochen Nachtschweiße. Sein Durchschnittsgewicht war 135 Pfund; jetzt wiegt er 118 Pfund.

Die Untersuchung zeigt einen blassen, etwas abgemagerten Mann mit leichter Schwäche im rechten Handgelenk. Die Brustorgane sind völlig negativ. Abdomen wird im ganzen sehr starr gehalten, ist tympanitisch und auf Druck nicht schmerzhaft. Das Blut wurde in wöchentlichen Abständen 20—30 mal untersucht. Bei der Aufnahme betrug die Zahl der roten Blutkörperchen 1 062 000, dann stieg sie bis zum 24. März auf 1 880 000, worauf sie allmählich wieder abnahm und am 22. Juni 570 000 erreichte. Die Zahl der Leukozyten betrug 4000—7000, Hämoglobin 25 % und blieb stets verhältnismäßig hoch. Die Auszählung ergab keine Besonderheiten. In dem gefärbten Ausstrich zeigten sich zahlreiche Tüpfelzellen mit Achromie der kleinen Blutzellen und Tieffärbung der großen. Stets fanden sich Megaloblasten und eine große Menge Normoblasten.

Der Urin war völlig normal, Stuhl frei von Veränderungen. Wiederholt suchte man nach Darmparasiten, ohne sie zu finden.

Die Haut zeigte eine bräunliche Pigmentierung, die allmählich tiefer wurde, obwohl der Patient während seines Aufenthaltes im Krankenhause Arsenik nicht erhielt.

Die Tuberkulinprobe am Auge verlief negativ. Urin und Stuhl enthielten kein Blei.

Während des ganzen Aufenthaltes hatte der Kranke keine anderen Klagen als Schwäche und Abgestorbensein der Extremitäten.

Am 13. Mai hatte er einen Schüttelfrost, und die Temperatur stieg auf 40,4⁰. Vorher hatte sie zwischen 36,7⁰ und 37,8⁰ geschwankt. Nachher bestand während des weiteren Krankenhausaufenthaltes ein mäßiges Fieber von 37,2⁰ bis 38,4⁰. Eine Ursache für den Schüttelfrost konnte nicht festgestellt werden.

Besprechung: Maler leiden oft an Bleivergiftung. Wegen der Beschäftigung des Kranken und ebenso aus anderen Gründen, die wir gleich noch erwähnen werden, ist Bleivergiftung die erste Möglichkeit, der wir nachforschen müssen. Unser Patient hat eine Lähmung am Handgelenk, verschiedene Magenstörungen, Tüpfelzellen, alles Zeichen, die auf Blei hinweisen. Andererseits ist das Blutbild ausgesprochen das einer primären Anämie; das Zahnfleisch zeigt keine Bleilinie, und die Schwäche im Handgelenk erweist sich bei näherem Nachfragen als schon sehr lange bestehend. Der Grad der Anämie, abgesehen von der histologischen Art, ist größer, als man ihn bei den schwersten Fällen von Bleivergiftung, die zu ausgedehnten Lähmungen und Enzephalopathie führt, zu sehen bekommt. Endlich schließt das Fehlen von Blei im Stuhlgang und Urin das Vorhandensein einer Bleivergiftung mit Sicherheit aus. Die bräunliche Pigmentierung der Haut, die zu einer Zeit, wo er kein Arsenik bekam, beständig zunahm, läßt an Addisonsche Krankheit eher denken als an Anämie. Zu dieser Annahme passen die Schwäche und die Magenstörungen vollkommen. Aber die Erkrankung der Nebennieren ist, soweit meine Kenntnis reicht, mit Ausnahme der ganz akuten und heftigsten Fälle nicht mit so schwerer Anämie verbunden. In der Mehrzahl der Fälle ist die Anämie nur mäßig. Der negative Ausfall der Augentuberkulinprobe führt uns zu der Überzeugung, daß wir es mit der häufigsten Art der Addisonschen Krankheit, Tuberkulose der Nebenniere, nicht zu tun haben.

Dann bleibt perniziöse Anämie die wahrscheinlichste Diagnose, wenn der Patient auch ziemlich jung ist. Der Schüttelfrost und der plötzliche Temperaturanstieg am 13. Mai bleibt noch etwas rätselhaft. Fieber ist bei perniziöser Anämie die Regel, aber nicht so plötzlich beginnend und so hoch. Wahrscheinlich muß man es als Folge irgend einer sekundären Infektion infolge der starken Abnahme der allgemeinen Widerstandskraft erklären. Ich habe in den letzten Jahren eine ganze Reihe ähnlicher Anfälle gesehen, die alle wie hier vorübergingen, ohne daß man ihre Ursache feststellen konnte.

Verlauf: Das Ödem der Füße und die Schwäche nahm ständig zu, so daß der Kranke vom 1. Juni an das Bett gefesselt war. Er starb am 19. Juni.

Die Autopsie zeigte die gewöhnlichen Veränderungen der perniziösen Anämie. Die Nebennieren waren normal.

Diagnose: Perniziöse Anämie.

Fall 303.

Ein 36jähriger Güteragent suchte am 15. Februar 1909 mit Klagen über Schwäche und Kopfschmerzen meine Sprechstunde auf. Obwohl er ausgezeichneten Appetit und gute Verdauung hat, hat er doch in den letzten zwei Jahren 25 Pfund, im letzten Vierteljahr 14 Pfund abgenommen. Familienanamnese gut, mit der Ausnahme, daß der Vater an Tuberkulose starb.

Bis September 1901 ist seine eigene Anamnese gleichfalls ohne Belang, dann hatte er Typhus. 1904 klagte er über heftige Schmerzen in den Schultern, die nach einigen Monaten nachließen, obwohl weder eine Diagnose gestellt, noch eine Behandlung eingeleitet wurde. Die nächsten drei Jahre war er gesund. Im Dezember 1907 bekam er Schmerzen im linken Arm, die als Folgen einer Neuritis angesehen wurden. Deshalb setzte er im Januar und Februar 1908 und November und Dezember die Arbeit aus. Am 7. November 1908 hatte er einen Anfall von Erbrechen und schweren Kopfschmerzen und mußte eine Woche das Bett hüten. Seither hat er stets an Kopfschmerzen gelitten, die beim Erwachen schlimmer sind und gewöhnlich gegen mittag sich bessern; sie sitzen vor allem im Scheitel und in der Stirngegend, werden aber weder durch die Lage, noch durch Diät oder das Wetter beeinflußt. Die Augen sind, wie eine spezialistische Untersuchung ergab, völlig normal, mit Ausnahme eines horizontalen Nystagmus von kleinster Ausdehnung. Auch die Nase wurde sorgfältig, aber ohne Ergebnis untersucht.

Niemals hatte der Kranke Fieber; aber der Arzt hatte ihm gesagt, daß der Puls selten unter 100 ist. Von Zeit zu Zeit hat er leichte Anfälle von Gelbsucht. Seit 7. November war er unfähig zu arbeiten und seit Dezember mußte er jede Nacht ein- bis zweimal Urin lassen.

Die Untersuchung zeigte ziemlich schlechten Ernährungszustand. Die inneren Organe sind völlig negativ, mit Ausnahme eines hohen Pulses von 110, doch finden wir einen derartig hohen Puls nicht selten bei der Untersuchung nervöser Patienten in der Sprechstunde. Die Patellarreflexe sind ungewöhnlich lebhaft, der Blutdruck beträgt 155 mm Hg.

Der Urin ist von normaler Farbe; die 24stündige Menge beträgt 1200 ccm, spez. Gewicht 1013; kein Eiweiß, kein Zucker. Jede der folgenden Untersuchungen zeigte im ganzen die gleichen Verhältnisse.

Besprechung: Gewichtsverlust bei gutem Appetit ist eine ziemlich seltene Symptomverknüpfung. Diabetes ist die einzige Krankheit, bei der wir derartiges öfters finden, aber diese Erkrankung kann sofort durch die Urinuntersuchung ausgeschlossen werden.

Neben Diabetes habe ich das Gleiche bei Personen gefunden, die wegen Schmerzen und Aufregung nicht schlafen konnten, bei gewissen Stadien von Arteriosklerose und bei Hyperthyreoidismus. Die Kopfschmerzen störten unseren Patienten nie im Schlaf. Es bestehen keine besonderen Gründe für Ängstlichkeit, und er scheint ganz guter Stimmung. Ein Grund für die Annahme einer Arteriosklerose bestand ebensowenig, wie äußere Anzeichen der Erkrankung.

Hyperthyreoidismus (Basedowsche Krankheit) muß immer in Betracht gezogen werden, wenn ein Patient trotz guten Appetits abnimmt, besonders wenn, wie hier, Neigung zu Tachykardie besteht. Als ich den Patienten nun mit besonderer Rücksicht auf Hyperthyreoidismus untersuchte, fand ich keine Spur von Kropf oder Exophthalmus, aber einen ganz feinen Tremor der ausgestreckten Finger.

Verlauf: Unter Mästung und Ruhe wurden die Kopfschmerzen des Kranken seltener, der Puls langsamer, und das Gewicht nahm zu. Im Oktober 1909 konnte er wieder die Arbeit beginnen.

Diagnose: Hyperthyreoidismus (Basedowsche Krankheit).

Fall 304.

Am 4. September 1906 wurde ich von einer 64jährigen Witwe zu Rate gezogen, deren Hauptklage allgemeine Schwäche war. Das Gewicht war nicht verändert, der Appetit, wie sie sagt, „nur zu gut" und der Schlaf ausgezeichnet. Es bestanden weder Schmerzen noch Husten oder Erbrechen, aber seit Jahren hat sie andauernd an Kräfteabnahme gelitten und war die letzten zwölf Monate ausgesprochen kurzatmig. 1891 wurde sie auf Hämorrhoiden behandelt, die, soviel sie weiß, bis vor vier Jahren niemals bluteten, worauf sich jeden Monat drei bis vier Tage leichte Blutungen einstellten. Die letzten vier Monate sollen aber keine Blutungen vorhanden gewesen sein.

Die letzten sechs Jahre ist ihre Gesichtsfarbe deutlich ungesund geworden. Vor vier Jahren war sie, wie sie sagt, schlimmer als jetzt. Seit vielen Jahren hat sie jeden Tag stundenweise an Kopfschmerzen zu leiden. Durch Umhergehen werden sie verschlimmert und sitzen vor allen Dingen in der Hinterhauptgegend. Es besteht ausgesprochene Verstopfung, und in den Stühlen findet sich reichlich Schleim. Vor zwei Jahren hatte sie eine Krankheit, von der sie fürchtete, es wäre ein Schlaganfall, und seither spricht sie langsam und mit Mühe. Alle ihre Symptome sind im Winter schlimmer, und sie klagt dann über Kälte in den Füßen, wenn auch nicht mehr, wie sie sagt, als die meisten Damen ihres Alters.

Die Untersuchung zeigte eine gelbe, wachsartige Blässe der Haut. Die Patientin ist etwas fett, aber die Untersuchung der inneren Organe und des Urins ist ohne Befund. Die Blutuntersuchung ergab rote Blutkörperchen 3 600 000, Leukozyten 6000, Hämoglobin 45 %, im gefärbten Blutausstrich 66 % polynukleäre Zellen, 32 % Lymphozyten und 2 % eosinophile. Die roten Blutkörperchen zeigen ausgesprochene Achromie und leichte Poikilozytose. Kernhaltige Blutkörperchen wurden nicht gefunden.

Besprechung: Dieser Fall wurde zu mir als perniziöse Anämie gesandt, und das Aussehen spricht zunächst für diese Diagnose. Die Blutuntersuchung tat es aber nicht, sondern erwies die Krankheit als eine sekundäre Anämie. Nach meiner Meinung waren die Hämorrhoiden, wenn die Anamnese richtig aufgenommen worden war, nicht groß genug, um diese Anämie zu erklären. Die Rektaluntersuchung und die wiederholte Untersuchung des Stuhles ergab keinen Beweis für das Bestehen eines Rektum- oder Darmkarzinoms und der gute Ernährungszustand sowie das Freisein von Schmerzen oder Durchfällen machte es unnötig, diese Diagnose weiter in Betracht zu ziehen.

Bei einem späteren Besuche erfuhr ich, daß sie Schwierigkeiten hatte, feine Bewegungen mit den Fingern auszuführen. In der Verfolgung dieses Anhaltspunktes prüfte ich die Motilität, Sensibilität, die Reflexe und den Ernährungszustand, ohne irgendwelche neue Aufklärung zu erhalten, mit der Ausnahme, daß die Haut sehr trocken und der Ernährungszustand der Fingernägel auffallend schlecht war. Die Verbindung dieser Verhältnisse an der Haut mit dem langsamen Sprechen ließ natürlich an Myxödem denken.

Bei weiterem Befragen stellte sich heraus, daß das Haar schnell ausging, obwohl sie daran nicht gedacht und nichts davon gesagt hatte, weil sie annahm, ihr Alter sei daran schuld. Ferner ergab sich, daß sie niemals schwitzte, wenn nicht das Thermometer über 32⁰ stand, eine Temperatur, bei der sie sich sehr wohl fühlte.

Verlauf: Die Patientin erhielt Thyreoidin in steigender Dosis. Am 16. Jan. gab sie an, es ginge ihr wunderbar besser. Am 25. März schrieb sie, daß ihre Haare mächtig wüchsen, so daß sie jetzt stark und dunkel seien. Die Sprache habe sich wesentlich gebessert, und die wachsartige Blässe sei verschwunden. In kurzer Zeit war sie völlig gesund und blieb es bis jetzt. Sie nimmt auch jetzt noch regelmäßig Thyreoidin.

Diagnose: Myxödem.

In der Tabelle am Schlusse des Kapitels und der Zusammenstellung am Anfang habe ich die Ursachen von Schwäche aufgezeichnet, ohne die Ursachen von seiten des Herzens oder des Blutes in Betracht zu ziehen.

Tabelle XV. Lähmungen. Symptome.

Ursache	Anamnestische Hilfe	Verteilung	Reflexe an den gelähmten Gliedern	Verhalten der Sphinkteren	Muskelatrophie	Sensibilitätsstörungen	Krämpfe	Geistige Veränderungen
„Apoplexie" mit Hemiplegie	Anamnese einer „Apoplexie"	Hemiplegie	+	Gewöhnlich 0	DurchNichtgebrauch	Gewöhnlich 0	Gelegentlich	Gewöhnlich leichte Beeinflussung
Tabes dorsalis	Allmählich zunehmende Apoplexie; Schmerzen u. Krisen	Besonders in den Beinen	0	+	0	+	0	0
Poliomyelitis	Akuter frühester Anfall oder Beginn	Eine oder mehrere Extremitäten	0	0	+	0	0	0
Progressive Paralyse	Charakteristische geistige Veränderungen, Syphilis	Besonders an den Beinen	+	Oft +	0	Gewöhnlich leicht	+	+
Neuritis	Blei, Alkohol, Trauma	Hängt von der Ursache ab	Abgeschwächt oder fehlend	0	+	+	0	0
Paralysis agitans	Langsamer Beginn mit Tremor und Steifigkeit	Alle Muskeln	Leicht gesteigert	0	0	0	0	0
Geburtslähmung	Zeigt sich bei der Geburt	Hemiplegie, Paraplegie oder Monoplegie	+	0	Durch Nichtgebrauch	0	Nicht selten	Oft
Ataktische Paraplegie	Langsamer Beginn	Besonders an den Beinen	+	Selten	0	0	0	0
Seitenstrangsklerose	„	„	+	Selten	0	0	0	0

Ursachen des Hustens.

1.	Phthise	2547
2.	„Bronchitis"	2533
3.	Mitralklappenfehler	2206
4.	Halsentzündung	1405
5.	Pleuritis	763
6.	Pharyngitis	751
7.	Herzmuskelschwäche	587
8.	Pneumonie	521
9.	Aorteninsuffizienz	517
10.	„Influenza"	388
11.	Asthma	379
12.	Emphysem	328

18. Kapitel

Husten.

Es gibt natürlich eine ganze Reihe von Ursachen für den Husten, die keine diagnostischen Schwierigkeiten bereiten und die deshalb in diesem Buche nicht erwähnt werden sollen; solche sind

1. gewöhnlicher Schnupfen oder leichte Infektionen der oberen Luftwege durch Influenza- oder andere Bazillen, die durch Reizung des Rachens, des Kehlkopfes, der Luftröhre und der größeren Bronchien Husten hervorrufen können. Die Diagnose wird durch die direkte Untersuchung dieser Teile und durch das Fehlen von Erscheinungen seitens der Lunge oder anderer Organe ermöglicht. Gesichert wird die Diagnose durch den kurzen und leichten Verlauf der Erkrankung.

2. Bei größeren und kleineren Kindern führt eine diffuse Bronchitis oft zu Verschleimung der Lunge mit giemendem und rasselndem Geräusch mit oder ohne beträchtliche allgemeine Erscheinungen. Hier ist es unsere Hauptaufgabe, einer Pneumonie auszuschließen. Gelegentlich können wir es nicht tun; gewöhnlich spricht gegen eine Pneumonie das Fehlen ausgesprochener allgemeiner Erscheinungen (andauerndes Fieber, Leukozytose, Zyanose, Benommenheit) und von Zeichen einer Infektion in irgend einem Teil der Lunge.

3. Die ganz augenfälligen Krankheitsbilder von Phthise und Pneumonie sind hier auch nicht erwähnt.

4. Der sogenannte „Magenhusten", „Gebärmutterhusten", „Leberhusten" und andere Reflexerscheinungen von weither habe ich bisher selbst noch nicht kennen gelernt.

5. Nasenhusten oder Ohrenhusten findet man auch noch in den Beschreibungen der Lehrbücher, aber ich kenne keinen Beweis für ihr tatsächliches Bestehen.

Verschiedene Arten von Husten.

1. Die Unterscheidung zwischen einem lockeren Husten mit Auswurf (es sei denn, daß der Patient zu schwach oder zu jung ist, um den Auswurf heraufzubringen) und einem trockenen, nutzlosen Husten ist ganz geläufig.

2. Der metallische oder Kehlkopfhusten ist ein laut klingender Husten ohne Auswurf, der sich sehr häufig bei Aneurysma und Stauungen, die einen Druck auf die Bronchien ausüben, einstellt; er ist in keiner Weise charakteristisch, aber in Verbindung mit anderen und deutlicheren Symptomen kann er uns auf die Fährte irgend einer Druckwirkung im Mediastinum führen. Deshalb könnte er auch Kompressionshusten genannt werden.

3. **Nervöser Husten** ist manchmal eine durch das ganze Leben sich hinziehende Gewohnheit, die besonders dann in Erscheinung tritt, wenn ein Mensch in Verlegenheit ist, oder wenn in der Unterhaltung eine Pause entsteht. Viele Patienten muß man lange befragen und untersuchen, ohne daß sie irgend etwas von Husten zeigen, bis wir endlich darauf kommen, ob sie denn dieses Symptom stört. Bei den ersten Worten ihrer Antwort husten sie auch.

Wir müssen aber hier besonders hervorheben, daß bei einigen Fällen von beginnender Phthise der Husten einen solchen nervösen Eindruck macht und von dem Patienten und seiner Familie dementsprechend bewertet wird. Die Unterscheidung kann hier nur durch sorgfältige Beobachtung und Untersuchung gewonnen werden.

4. **Bellenden Husten** findet man oft bei Kindern zur Zeit der Pubertät und früher. Er hat keine besondere Bedeutung, obwohl er häufig große Aufregung hervorruft. Eine Erklärung dafür wissen wir nicht; er findet sich manchmal in Verbindung mit den häufig auftretenden Erkrankungen der oberen Luftwege.

5. **Andauerndes Leiden an Husten** beruht gewöhnlich auf Phthise, Empyem, katarrhalischer Bronchitis mit Bronchiektasen, gelegentlich auch auf Herzinsuffizienz.

6. **Husten bei Anstrengung** hat gewöhnlich seinen Grund in Herzkrankheiten, kann aber auch von den im letzten Abschnitt erwähnten Ursachen hervorgerufen werden.

7. **Husten bei Lagewechsel** in Verbindung mit reichlichem Auswurf weist gewöhnlich auf Lungenabszeß oder Bronchiektasien hin.

8. **Husten, der jedes Jahr zur Winterszeit wiederkehrt**, ist gewöhnlich charakteristisch für Bronchiektasen. Die Höhlen bleiben während des Sommers verhältnismäßig trocken und harmlos, werden aber im Winter leicht, gewöhnlich von Influenzabazillen, infiziert. Dies ist die Krankheit, die gewöhnlich unter dem Namen der chronischen Bronchitis geht, obwohl eine beträchtliche Anzahl der so bezeichneten Fälle wirklich auf Lungentuberkulose beruht.

Fall 305.

Ein 45 jähriger Spinner mit guter Familienanamnese kam am 14. November 1907 in das Krankenhaus. Vor 20 Wochen wurden ihm unter Lachgasanästhesie alle Zähne ausgezogen. Damals hatte er keine Beschwerden, aber eine Woche darauf bekam er Schmerzen in der Brust, die bei tiefem Atmen schlimmer wurden. Vierzehn Tage nach der Anästhesie begann er zu husten und bemerkte dabei einen üblen Geruch und schlechten Geschmack im Munde. Am nächsten Tage hustete er so heftig, daß er fast erstickte. Vier Tage später entleerte er reichlich übelriechendes Sputum von dunkler, grünlichbrauner Farbe mit dunkelroten Teilchen darin. Am dritten Tage entleerte er während der Nacht ein halbes Becken voll. Manchmal kam der Auswurf schnell herauf und in großen Mengen bei nur geringem Husten. Die Schmerzen in der rechten Seite sind seit der Zeit des reichlichen Auswurfs geringer geworden. Vor acht Wochen ging es mit dem Husten besser. Der Auswurf wurde gelblich, weniger übelriechend, der Appetit nahm zu, und alle Symptome besserten sich bis vor fünf Wochen, wo er plötzlich, als er sich bückte, um sich die Schuhe zu binden, eine halbe Tasse voll Blut auswarf. Vier Stunden später entleerte er die gleiche Menge, und dies dauerte in absteigender Menge eine Reihe von Tagen. Seither hat er

kein Blut mehr ausgeworfen, aber der
Appetit war sehr schlecht und der
Husten heftig.

Vor 2½ Wochen wurde der Schmerz
in der rechten Seite wieder schlimmer,
so daß er in der Nacht aufstehen mußte,
um Luft zu bekommen. Seither hat er
bei jeder Anstrengung Kurzatmigkeit,
und der Auswurf wurde wieder übelriechend und dunkel wie zuerst.

Seit 15 Wochen hat er Fieber und
gelegentlich Nachtschweiße.

Am 20. Juli gab er die Arbeit wegen seiner Schwäche auf, aber er hat,
da er stets sehr mager war, wenig an
Gewicht verloren. Die Temperatur ist
aus der beigegebenen Kurve (Abb. 152)
ersichtlich.

Der Patient ist abgemagert, die
Atemluft riecht schlecht. Das Herz ist
ohne Befund, die rechte Supraklavikulargrube ist tiefer als die linke. In der
rechten Achselgegend hört man ein Reibegeräusch, und es besteht Dämpfung
über der ganzen rechten Brustseite. In
der rechten Supraklavikulargrube und
Achselhöhle ist der Perkussionsschall fast
ganz gedämpft. Über der Zone, die die
Abbildung 153 zeigt, besteht rauhes und
verlängertes Exspirium, und man hört
ein grobes Reibegeräusch während der
In- und Exspiration über der ganzen
rechten Achselgegend, vorn und hinten.

Während des Aufenthaltes im Krankenhause entleerte der Patient täglich
300—900 ccm schleimigeitriges, übelriechendes Sputum, frei von elastischen
Fasern oder Tuberkelbazillen in der
Farbe, wie sie der Patient beschrieb.

Die Röntgendurchleuchtung zeigte
einen tiefen Schatten in der Gegend
der rechten Skapula, der etwa mit der
in der Abbildung gezeigten Zone übereinstimmte.

Besprechung: Husten mit übel-
riechendem Auswurf in großen Mengen
in Verbindung mit Nachtschweißen ergibt vier Möglichkeiten:

1. Lungenabszeß mit oder ohne
   Gangrän [1]),

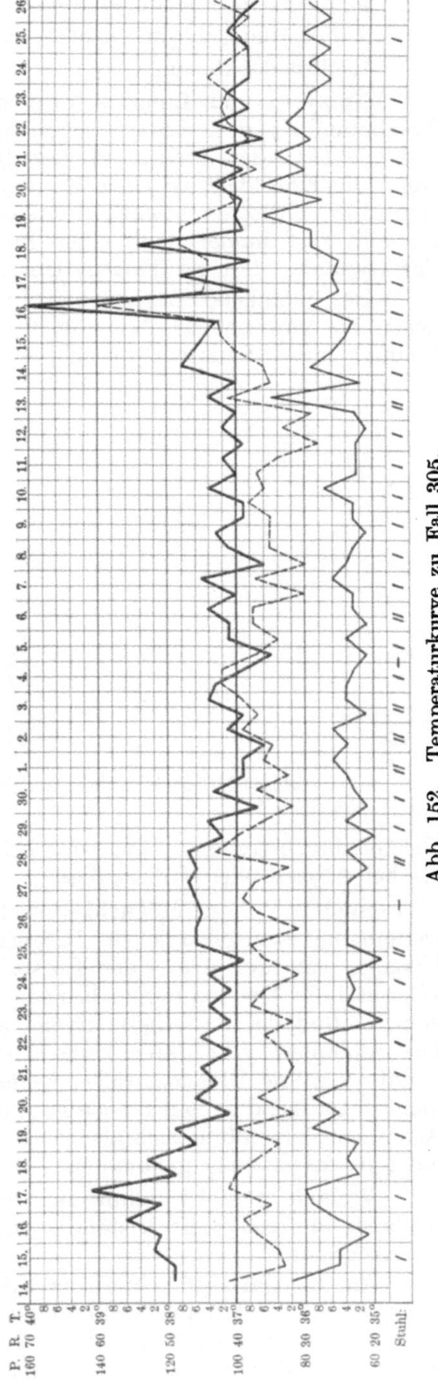

Abb. 152. Temperaturkurve zu Fall 305.

---

[1]) Lungenabszeß und Lungengangrän sind im wesentlichen die gleiche Erkrankung.
Die eine kann in die andere übergehen, wenn eine Infektion mit Organismen erfolgt, die
zu Gangrän führen.

2. Empyem, das in die Lunge durchbricht,

3. Schwindsucht mit großen Kavernen,

4. Bronchiektasen.

Empyem und Lungenschwindsucht sind wegen der Anamnese und der Beschaffenheit des Auswurfes unwahrscheinlich. Die Veränderungen finden sich nicht an den Stellen, die am häufigsten bei der Phthise erkranken, und wenn die Krankheit zu einer Kaverne führt, die genügend groß ist, um so viel Sputum zu entleeren, so enthält es stets Bazillen in großen Mengen. Ein Empyem entsteht fast immer nach einer Pneumonie, und hier finden wir nichts, was dafür spricht, daß der Patient jemals eine Pneumonie durchgemacht hätte.

Der plötzliche Beginn und die Lokalisation der Erscheinungen spricht gegen die gewöhnliche Art von Bronchiektasen, besonders gegen die in Verbindung mit chronischer Bronchitis auftretenden, die sehr viele Bronchien fast

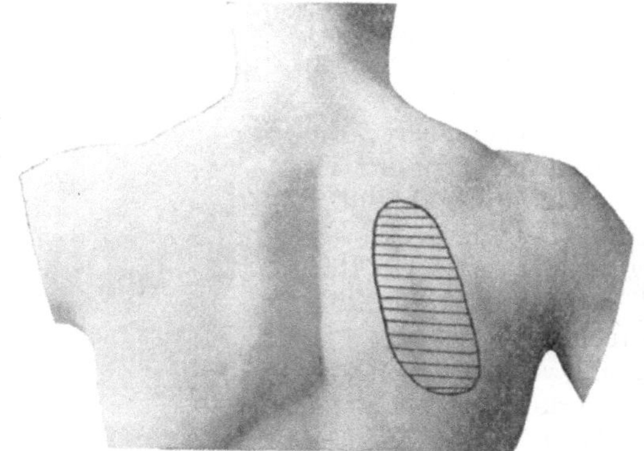

Abb. 153. Zone rauhen und verlängerten Exspiriums in Fall 305.

gleichmäßig betreffen. Blut wird bei Bronchiektasen viel seltener ausgeworfen, als bei Abszeß oder Tuberkulose.

Nachdem diese Möglichkeiten besprochen sind, bleibt Lungenabszeß bei weitem die wahrscheinlichste Diagnose. Wir haben keinen klaren Begriff der Ursache oder der Art seiner Entstehung. Es ist schwer, ihn mit einer Gasanästhesie in Verbindung zu bringen, wenn wir nicht annehmen, daß ihm unter dem Einfluß der Anästhesie irgend etwas in die falsche Kehle gekommen ist. Die Anamnese gibt dafür keinen Anhalt. Nur durch chirurgischen Eingriff könnte man die Diagnose sicher stellen, aber die Erfolge der Chirurgie sind hier nicht ermutigend genug, um sie in Anwendung zu bringen, bis nicht alle anderen Arten der Behandlung sich als sicher nutzlos erwiesen haben. Hier sind sie noch nicht in Anwendung gekommen.

Verlauf: Patient nahm an Gewicht und Kräften unter Mästung und Schlafen in freier Luft beständig zu. Am 27. Dezember 1907 verließ er das Krankenhaus.

Am 18. Mai 1910 schreibt er: „Ich habe mich von meiner Krankheit nicht völlig erholt. Ich kann wohl umhergehen, aber meine Lungenerkrankung ist jetzt noch nicht ausgeheilt. Ich huste und spucke noch wie vorher. Seitdem ich das Krankenhaus verlassen habe, hatte ich eine ganze Reihe von kleinen Blutstürzen . . . . Ich kann alles essen, was auf den Tisch kommt. Mein Arzt meint, daß meine Lunge noch ausheilen wird.“

Diagnose: Lungenabszeß.

Fall 306.

Ein 38jähriger Müller wurde am 4. Mai 1908 untersucht. Er hatte vor zwölf Jahren eine „Kongestion der linken Lunge", im übrigen ist seine Familien- und persönliche Anamnese ganz ausgezeichnet.

Im Dezember 1906 hatte er eine „schlimme Erkältung" mit einem heftigen trockenen Husten, der sich seither anfallsweise stets wiederholt hat. Zeitweise hustet er so heftig, daß er dabei schwach wird, und es fällt ihm dann sehr schwer, Luft zu holen. Manchmal läuft er eine Woche herum, ohne Husten zu haben. Der Appetit ist gut, Stuhl regelmäßig; der Schlaf wird nur gelegentlich durch Hustenanfälle gestört. Es bestehen keine Symptome von seiten der Verdauungsorgane oder des Urins, und er hat auch nicht an Gewicht abgenommen.

Die Untersuchung zeigt einen gut genährten, kräftig aussehenden Mann mit heiserer Stimme und gelegentlichem, klingenden Husten. Über der Brust verstreut finden sich zahlreiche dunkelrot gefärbte, papulöse Effloreszenzen. Pupillen gleichweit, gerundet und normal reagierend. Über beiden Lungen hört man rauhe laute Atmung. In der Höhe der rechten Axilla schien eine leichte Dämpfung zu bestehen. Das Abdomen ist aufgetrieben und wird steif gehalten. Es klingt überall tympanitisch. Dem Patienten scheint es ganz gut zu gehen mit Ausnahme der Hustenanfälle, die zeitweise außergewöhnlich heftig sind. Der Urin ist negativ. Die Zahl der Leukozyten schwankt von 12 000 bis 15 000. Abnorme Dämpfungszonen oder abnorme Perkussion sind nirgends wahrzunehmen. Das Herz ist ohne Befund. Der rechte Puls ist ausgesprochen größer als der linke, der nur schwer zu fühlen ist.

Am 9. März ging der Patient wieder seiner Beschäftigung nach.

Besprechung: Heftige paroxysmale Hustenanfälle deuten bei Kindern gewöhnlich auf Keuchhusten hin. Bei Erwachsenen wird man eine solche Diagnose nicht stellen, wenn nicht besondere Umstände der Anamnese dafür sprechen, und wir selbst einen typischen Hustenanfall gehört haben.

Hätte der Patient so lange Zeit an einer Bronchitis gelitten, so müßte es ihm besser oder schlechter gehen. Er müßte mehr Sputum entleeren und ausgesprochene Veränderungen über den Lungen aufweisen.

Ist eine Tuberkulose am Werke, so muß Abmagerung und Fieber bestehen. Bei der Tuberkulose ist außerdem der Husten nicht so heftig, paroxysmal und zeitweise aussetzend.

Unklarer heftiger Husten beruht oft auf einer Reizung des Rippenfelles, wie wir sie beim Beginn einer akuten Pleuritis sehen, oder wenn Fremdkörper die Oberfläche der Lunge reizen. Aber hier liegt auch kein Beweis für eine derartige Reizung vor.

Bösartige Tumoren der Lunge, Pleura oder Mediastinaldrüsen müssen bei dunklen Erkrankungen des Atmungstraktus stets mit in Betracht gezogen werden. Die Diagnose ist aber unmöglich, bis wir einen Erguß ins Rippenfell, Symptome, die auf eine Infiltration der Lunge oder der Pleura hinweisen, oder ausstrahlende Druckschmerzen feststellen können. Mit Ausnahme der leichten Dämpfung, die wir in der Höhe der rechten Axilla herausperkutiert haben, und die ziemlich zweifelhaft bleibt, haben wir nichts, was für eine umschriebene Veränderung in den Lungen oder im Rippenfell sprechen könnte. Diese fragliche Dämpfung ist keine hinreichende Grundlage, um darauf irgend eine diagnostische Annahme zu bauen.

Von der größten Wichtigkeit ist in diesem Falle, wie bei jedem heiseren, klingenden, paroxysmalen Husten, die Differenz des Pulses rechts und links. In der Tat müssen wir bei dem Vorhandensein dieser drei Symptome stets an ein Aneurysma denken und dabei einen malignen Tumor als die weniger wahrscheinliche Möglichkeit im Hintergrunde behalten. Es ist natürlich möglich, daß die Differenz des Pulses nur auf einer kongenitalen Anomalie beruhen kann. Man findet das nicht häufig; aber selten finden wir derartige Veränderungen in Gemeinschaft mit den übrigen oben beschriebenen Symptomen. Um zu einer größeren Sicherheit über die Diagnose zu kommen, müssen wir zunächst die Stimmbänder genau betrachten. Wenn wir eines der Stimmbänder in Kadaverstellung finden, so können wir daraus schließen, daß der eine Rekurrens durch Druck eines Aneurysma oder Tumors gelähmt ist. Weitere Beweise liefert uns dann die Röntgenuntersuchung.

Verlauf: Die Röntgendurchleuchtung zeigte einen pulsierenden Schatten, der völlig dem entsprach, wie wir ihn gewöhnlich bei einem Aneurysma des Aortenbogens finden. Die Untersuchung der Stimmbänder zeigte keine Lähmung des Rekurrens und keine Erkrankung der Trachea. Am 9. März nahm der Patient wieder seine Arbeit auf. Er war durch die Ruhe beträchtlich gebessert, vielleicht auch durch das Jodkali, das er während der Zeit der Behandlung in Dosen von 0,5 g andauernd genommen hatte.

Ein bemerkenswerter Zug in dieser Krankengeschichte ist das Fehlen jeglicher Schmerzen oder Druckerscheinungen mit Ausnahme des Hustens, der Heiserkeit und der Ungleichheit des Pulses rechts und links.

Diagnose: Aneurysma der Aorta.

Fall 307.

Ein sieben Jahre altes Schulmädchen hatte etwa einmal im Monat durch die letzten zwei Jahre Asthmaanfälle, war aber sonst ganz gesund. Vor zwei Wochen erkrankte sie mit schlimmen Husten, ging aber bis vor einer Woche zur Schule. Gestern war ihre Erkältung schlimmer, und sie ging zu Bett. Heute hat sie dreimal gebrochen. Der Stuhl ist durchfällig, wohl als Folge der erhaltenen Medizin.

Bei der Aufnahme am 9. November 1907 war die Atmung beschleunigt, aber nicht mühsam, Wangen rot, die Lippen trocken und aufgesprungen. An dem einen Mundwinkel fand sich ein Häufchen von Herpesbläschen. Die Drüsen am Nacken, in den Achselhöhlen und Leistenbeugen waren vergrößert. Der Herzspitzenstoß lag im vierten Interkostalraum in der Mamillarlinie. Die Herzaktion war regelmäßig, die Herztöne waren kräftig. Der zweite Pulmonalton war lauter als der zweite Aortenton. Rechts hinten über der Lunge war das Atmungsgeräusch von der Lungenspitze bis zum Schulterblattwinkel rauh und von giemendem Geräusch und vermehrtem Stimmfremitus begleitet. Abdomen gedämpft, spastisch zusammengezogen und im ganzen auf Druck sehr schmerzhaft, besonders im rechten unteren Quadranten. Sonst konnte man nichts fühlen. Per rectum fühlte man eine allgemeine Druckschmerzhaftigkeit, sonst nichts besonderes.

Die Temperatur veranschaulicht die beifolgende Kurve (Abb. 154).

Die Zahl der Leukozyten beträgt 30 200; Urin normal.

Ein Chirurg sah den Fall bald und führte alle Symptome auf die Lungenerkrankung zurück. Am nächsten Morgen war der Leib viel weniger druckschmerzhaft, und am 11. waren auch die Erscheinungen von seiten der Lungen nur noch sehr gering. Das Kind ist blaß und sieht sehr zart aus, das Sputum wurde wiederholt untersucht, aber ohne positives Ergebnis.

Vom 14. bis 18. ging es mit dem Kinde stetig schlechter. Oft wachte es in der Nacht auf und schrie vor Schmerzen, wobei ihm warme Leinsamenumschläge auf den Leib etwas Erleichterung brachten. Rechts hinten unten bis zum unteren Rande der Achselgegend war leichte Dämpfung und abgeschwächtes Atmen. Der rechte Schenkel wurde nun nach dem Leibe zu gebeugt gehalten.

Besprechung: Wir haben in unserem Buche gewarnt und so oft darauf hingewiesen, daß man stets, wenn ein Kind über irgendwelche Schmerzen im Leibe klagt, die Lungen genau untersuchen soll, daß wir natürlich auch hier versuchten, alle die Symptome des kleinen Mädchens auf diese Weise zu erklären. Die Brustkrankheiten, die bei Kindern leicht Schmerzen im Leibe hervorrufen, sind vor allem Pneumonie oder Pleuritis, aber dieses Kind zeigt keine Beweise für eine der Krankheiten; ein mäßiger Grad von Bronchitis, wie er die Folge eines gewöhnlichen Schnupfens oder der Beginn einer Tuberkulose sein kann, ist alles, was wir finden. Keine dieser Erkrankungen führt zu Spasmus der Bauchmuskulatur und zu Druckschmerzhaftigkeit des Leibes, aber das Vorhandensein des Herpes läßt uns daran denken, ob es sich nicht doch um einen tiefsitzenden, pneumonischen Prozeß handeln kann, den wir übersehen haben.

Als die Lungen wieder normal wurden, änderte sich doch nicht das Verhalten im Leibe. Deswegen wurde unsere Aufmerksamkeit von den Lungen abgelenkt, und wir begannen nun ernster nachzuforschen, was da wohl vorliegen könne. Appendizitis ist bei Kindern in diesem Alter nicht häufig und tritt auch nicht oft mit Herpes auf. Trotzdem bleibt sie wahrscheinlicher als jede andere Krankheit. Der Psoasspasmus kann derart erklärt werden, besonders da hier scheinbar keine Veränderungen im Hüftgelenk, an der Wirbelsäule oder im Harntrakt vorliegen.

Einer Besprechung bedarf noch die Bedeutung der Leukozytenzahl in unserem Falle. Da Kinder naturgemäß einen hohen Leukozytenwert und größere Tagesschwankungen haben wie Erwachsene, waren einige der Ärzte, die das Kind sahen, im Zweifel, ob eine Zahl von 30000 unter diesen Umständen als deutlich von der Norm abweichend angesehen werden müßte. Mir war es klar, daß eine so hohe Zahl als deutlich vorhandene Leukozytose bewertet werden müsse, da bei Kindern dieses Alters das Blut stets praktisch völlig das gleiche Verhalten zeigt, wie das Erwachsener.

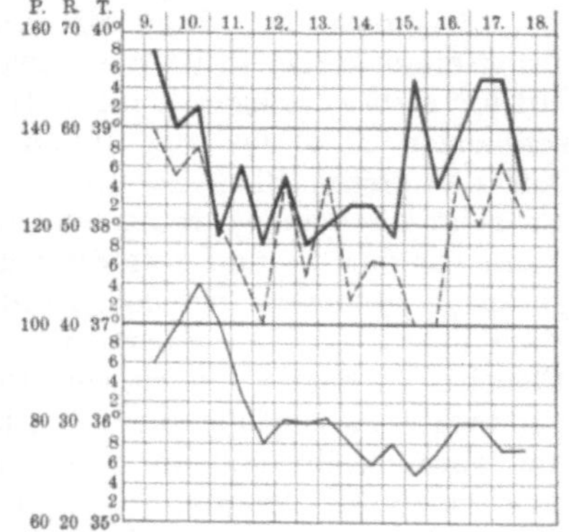

Abb. 154.
Temperaturkurve zu Fall 307.

Verlauf: Am 18. wurde der Leib geöffnet und 120 ccm Eiter aus der Blinddarmgegend entleert. Es ist fraglos, daß hier auch eine Bronchitis vorlag und nach der Untersuchung einer ziemlich großen Zahl ähnlicher Fälle, bei denen sich zum Teil eine Appendizitis, bei anderen Endokarditis oder multiple Arthritis entwickelte, während noch andere endlich unlokalisierte pyogene Infektionen des Blutstromes blieben, scheint es mir zum wenigsten möglich, daß die Appendizitis, die sich in einem Falle wie hier endlich entwickelt, als die Folge oder die Lokalisation einer allgemeinen pyogenen Infektion aufzufassen ist.

Diagnose: Bronchitis und Appendizitis.

Fall 308.

Ein 33jähriger russischer Bilderrahmenarbeiter, der seit drei Jahren im Lande ist, suchte am 24. Dezember 1907 das Krankenhaus auf. Früher war er nie krank. Seine Gewohnheiten und seine Familienanamnese sind sehr gut. Vor drei Wochen erkrankte er plötzlich mit Schüttelfrost, Fieber und Schmerzen

in beiden Seiten der Brust. Darauf trat Husten ein, aber die Schmerzen beschränkten sich auf die linke Brustseite. Der Appetit blieb gut; die letzten zwei
Nächte hat er nur wenig geschlafen wegen der Dyspnoe, die es ihm fast unmöglich machte, zu liegen.

Bei der Untersuchung war die Atmung stoßweise, die Lungen waren in
ihrem ganzen Umfange hypersonor, die Ausatmung verlängert, schwach und
von Giemen und Rasseln begleitet. In der linken Achselgegend von der fünften
Rippe nach aufwärts konnte man ein Reibegeräusch fühlen und hören, das
besonders ausgesprochen bei der Ausatmung war. Die inneren Organe waren
negativ.

Die Zahl der weißen Blutkörperchen betrug 5000, der Urin war negativ.
Während des einwöchentlichen Aufenthaltes hatte er kein Fieber. Der Patient
erhielt einen Eisbeutel über die schmerzende Stelle, und wenn es notwendig war,
zweistündlich 0,003 Kodein, außerdem wiederholt Extractum fluidum Grindeliae
robustae. Die Schmerzen in der Brust wurden durch Anlegung eines Pflasterverbandes gebessert.

Besprechung: Wenn ein Kranker mit Husten über Schmerzen in beiden
Brustseiten klagt, so ist das gewöhnlich die Folge der Muskelanstrengung beim
Husten selbst; gelegentlich nur tritt er ähnlich wie Kopfschmerzen und Rückenschmerzen als Folge der Infektion auf, die auch den Husten verursacht hat.
Auf den ersten Blick konnte die Annahme einer Pleuritis wohl eine einfachere
Erklärung scheinen, wenigstens für die Schmerzen auf der linken Seite. Aber
wenn wir den Befund sorgfältig durchgehen und darauf achten, daß das Reibegeräusch besonders bei der Ausatmung deutlich zu hören war, so regt sich ein
Zweifel, ob es sich überhaupt wirklich um Reiben handelt, d. h. ob eine
Pleuritis vorliegt. Pleuritische Reibegeräusche sind fast nie bei der Ausatmung
verstärkt. Das Ende der Einatmung ist die bevorzugte Zeit ihres Auftretens
und gewöhnlich auch die Zeit der größten Intensität. Aber es gibt auch noch
eine andere Erscheinung, die man nicht selten irrtümlicherweise für Pleurareiben
hält und die besonders bei der Exspiration auftreten kann. Ich meine die zähen
Rasselgeräusche, die man oft ebensogut fühlen wie hören kann, und die leicht
bei Patienten vorkommen, die derartige Symptome zeigen, wie hier. Der
wichtigste Punkt in unserem Falle ist aber das Vorhandensein von Husten ohne
Fieber. Derartiger Husten in Verbindung mit allen anderen hier vorhandenen
Symptomen, ist besonders charakteristisch für die spasmodische oder asthmatische
Art der Bronchitis. Man könnte sogar geraden Wegs diese Diagnose stellen,
vorausgesetzt, daß man noch zwei andere Möglichkeiten, die uns immer vorschweben sollen, wenn wir eine Diagnose auf Asthma oder asthmatische Bronchitis stellen, genügend betrachtet hat; ich meine

1. Syphilis der Aorta oder Bronchialstenose,
2. Lungentuberkulose.

Wem es so gegangen ist, wie mir, daß er bei der Autopsie eine Tuberkulose
oder eine syphilitische Stenose eines Bronchus bei einem Falle findet, den er
das ganze Leben hindurch als Asthma behandelt hat, wird sich nie wieder
übereilen, diese Diagnose zu stellen. Das Giemen und Husten, das diese Abart
der Syphilis hervorbringen kann, ist klinisch ganz identisch mit dem des gewöhnlichen Bronchialasthmas. Die Behandlung, die man auch oft gegen Asthma
einschlägt (große Dosen von Jodkali), kann uns in unserem Irrtum noch bestärken, da es ja auch bei syphilitischen Infektionen zur Besserung führt. Man
könnte wirklich manchmal daran denken, ob dies nicht gerade die Erklärung
für das Ansehen ist, das Jodkali bei der Behandlung des Asthmas genießt. Man
hat gelegentlich davor gewarnt, nicht zu vergessen, wie häufig Asthma und

Empyem mit chronischer Bronchitis die Entwickelung einer Lungentuberkulose verschleiert.

Beide Möglichkeiten wurden im vorliegenden Falle ins Auge gefaßt und alles getan, um ihr Vorhandensein sicherzustellen. Es kam aber nichts Derartiges ans Licht, so daß man mit hinreichender Sicherheit diese Möglichkeit ausschließen kann.

Verlauf: Am 13. September waren die physikalischen Erscheinungen verschwunden und der Patient konnte wieder nach Hause gehen. Seither ist seine Gesundheit gut geblieben, obwohl er gelegentlich Anfälle von schwerer Atemnot hatte.

Diagnose: Bronchitis und Asthma.

Fall 309.

Eine 28 jährige Krankenpflegerin kam am 4. Mai 1907 zur Untersuchung. Bis vor drei Wochen war sie niemals krank, dann hatte sie eine „Grippe", aber sie blieb bei der Arbeit, bis das rechte Ohr vor zwölf Tagen zu schmerzen begann. Darauf wurde vor zehn Tagen die Parazentese ausgeführt, worauf sich eine reichliche Menge von Eiter mit Streptokokken entleerte.

An der rechten Lungenbasis unterhalb des Schulterblattwinkels finden sich zahlreiche knackende Geräusche. Später erstreckten sich diese Geräusche über beide Lungen. Die Zahl der weißen Blutkörperchen schwankte bei den mehrmaligen Untersuchungen von 18 000 bis 21 000. Die körperliche Untersuchung verläuft im übrigen negativ. Jetzt klagt sie über Appetitlosigkeit, Schlaflosigkeit, Husten, Fieber und Schwäche. Druckschmerzhaftigkeit im Ohre besteht nicht mehr.

Am 10. bestand ein leichtes Delirium mit kurzem, fast röchelndem Atmen; der Puls wurde niedriger, aber schlecht gefühlt und schlecht gespannt. Über den Sehnen der beiden Handgelenke hatte sich nun eine akute Rötung und Druckschmerzhaftigkeit entwickelt. Während der ganzen Zeit bestand reichliche Eiterabsonderung aus dem rechten Ohr, aber es war offenbar der Weg frei, und es bestand weder Druckschmerzhaftigkeit der Warzenfortsätze noch Ödem.

Die außerordentliche Nervosität der Patientin ließ an eine Gehirnreizung denken. Deshalb wurde am 10. März der rechte Processus mastoideus eröffnet und kürettiert, wobei eine ganze Menge Eiter gefunden und entleert wurde. Der Sinus lateralis wurde freigelegt und punktiert. Dabei erhielt man reines, steriles Blut. Man mußte also eine Infektion des Sinus ausschließen.

Besprechung: Bei unserer Kranken finden wir lediglich die Zeichen einer Bronchitis, aber sie ist augenscheinlich zu krank, um nur eine Bronchitis der gewöhnlichen Art zu haben. Diese eigentümliche Verbindung der Symptome mit Allgemeinerscheinungen, die zu schwer sind, um so erklärt werden zu können, ist ganz häufig bei kleinen Kindern und ist unter diesen Umständen unter dem Namen Bronchopneumonie bekannt, vorausgesetzt, daß Beweise für Erkrankungen in anderen Organen fehlen. Bei Erwachsenen finden wir diesen Widerspruch viel seltener.

Es ist sehr wohl möglich, daß unsere Kranke eine Bronchopneumonie hatte, aber wir brauchen es gar nicht anzunehmen, denn die Veränderungen im Mittelohr und an den Sehnenscheiden geben uns hinreichend Beweise für eine allgemeine pyogene Infektion, die völlig erklärt, warum die Patientin so krank ist.

Auch eine allgemeine Tuberkulose könnte ganz ähnlich beginnen, aber das Vorhandensein von Streptokokken in dem Ohreiter und das Fehlen von Tuberkelbazillen im Sputum, lassen uns die Verfolgung dieser Idee aufgeben.

Nach der Entleerung der Mastoidzellen veränderten sich die Symptome seitens der Lungen nicht gleich, und das Sputum wurde wiederholt untersucht, um eine Tuberkulose sicherzustellen, aber stets mit negativem Erfolge. Bei älteren Personen mit einem größeren Herzen wären wir wahrscheinlich in beträchtliche Verlegenheit gekommen, ob die Rasselgeräusche über den Lungen auf einem Ödem oder einer Entzündung, auf einem Transsudat oder Exsudat beruhen.

Nicht selten finden sich diese beiden Zustände bei älteren Personen so miteinander vermischt, daß die feinen Unterschiede zwischen Bronchitis, Ödem, hypostatischer Pneumonie und kruppöser Pneumonie sich nicht auffinden lassen. In unserem Falle besteht aber kein Grund für derartige Annahmen. Das Herz war während der ganzen Krankheit kräftig und gut.

Verlauf: Am 14. Tage war die Patientin fast völlig genesen, nur bestanden noch einige Rasselgeräusche auf den Lungen, selbst nachdem die Processus mastoidei völlig ausgeheilt waren.

Diagnose: Streptokokken-Bronchopneumonie.

Fall 310.

Ein 17jähriger Schüler kam am 20. Januar 1908 in das Krankenhaus. Mit vier Jahren hatte er eine „Pneumonie" und ebenso mit sieben Jahren, vor vier Jahren eine allgemeine „Peritonitis", wegen der er operiert wurde. Als Kind hatte er ferner noch Masern und Ziegenpeter.

Die letzten drei Jahre wird er durch einen anhaltenden Husten mit sehr reichlichem Sputum gequält. Der Husten ist schwer genug, um ihn vielleicht einmal in der Woche nach dem Frühstück zum Brechen zu bringen. Wegen des Hustens kann er häufig nicht schlafen.

Fünfmal im vergangenen Jahre war der Auswurf blutig gefärbt, das letztemal vor vier Tagen, wo er auch kleine schwarze Knötchen

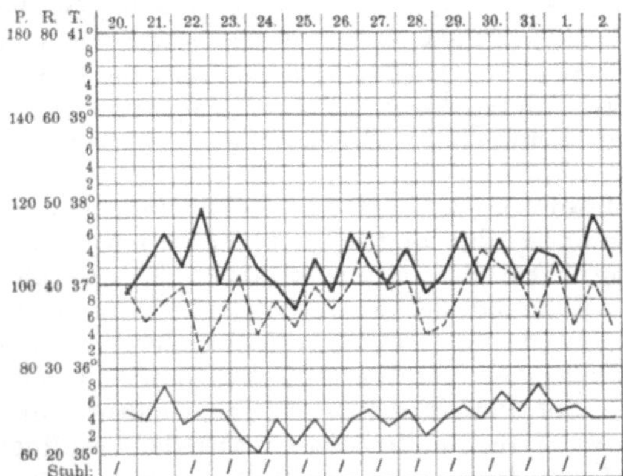

Abb. 155. Temperaturkurve zu Fall 310.

enthielt. Nachtschweiße bestehen nicht, und so viel er weiß, auch kein Fieber.

Den Temperaturverlauf zeigt die beifolgende Kurve (Abb. 155).

Der Appetit ist gut, Stuhlgang regelmäßig, Schlaf gleichfalls gut, wenn er nicht durch den Husten gestört wird.

Die Untersuchung zeigt einen Knaben, viel kleiner und weniger entwickelt, als es seinem Alter entspricht. Das Gewicht beträgt 76 Pfund. Er hat eine Gänsebrust; das Herz ist frei von Veränderungen, Lungen überall tympanitisch mit schnell verschwindenden Geräuschen verschiedener Art, besonders zahlreich in der rechten Achselgegend und rechts hinten unten. Im rechten und linken Hypogastrium findet sich je eine Operationsnarbe. Die Finger zeigen deutlich Trommelschlägelform, die Nägel sind nach beiden Seiten stark gekrümmt; auch leichte Trommelschlägelzehen. Blut und Urin sind normal, das Sputum riecht sehr schlecht.

Besprechung: Chronischer Husten mit Trommelschlägelfingern bei jungen Menschen mit gesundem Herzen weist gewöhnlich auf eine der folgenden drei Krankheiten hin:

1. Chronische Bronchitis mit Bronchiektasen,
2. Chronische Pleuritis serös oder eitrig,
3. Phthise.

Ein Lungenabszeß könnte nicht so lange dauern, ohne ausgesprochenere und umschriebenere Veränderungen in der befallenen Lunge hervorzurufen. Wir müßten aber auch in der Anamnese erfahren, daß er große Mengen von Sputum in kurzer Zeit auswarf, wenn die Eiterhöhle entleert wird.

Wenn man nun die oben erwähnten drei Möglichkeiten ins Auge faßt, so ist es klar, daß die Symptome viel ausgesprochener und schwerwiegender sein müßten, wenn hier seit drei Jahren eine Tuberkulose im Spiele wäre. Natürlich muß das Sputum sorgfältig und öfters untersucht werden. Ein Dutzend negativer Untersuchungen hintereinander würde stark gegen eine Tuberkulose sprechen.

Alle Arten von Pleuritis lassen sich leicht ausschließen, es müßten denn deutliche Dämpfung der einen Brustseite, Verlagerung des Herzens und andere charakteristischere Erscheinungen vorhanden sein, als sie hier vorliegen.

Wenn das Vorhandensein von Tuberkelbazillen ausgeschlossen ist, so bleibt die vernünftige Annahme, daß der Knabe an einer Bronchiektase, wahrscheinlich mit sekundärer Infektion der dilatierten Bronchien durch Influenzabazillen leidet, die sich ganz gewöhnlich in solchen Bronchiektasen ansiedeln. Das Lungengewebe zwischen den vergrößerten Bronchien wird allmählich komprimiert und mehr und mehr atrophisch. Deutlichere Beweise wird man wahrscheinlich durch eine Röntgendurchleuchtung, die namentlich bei jungen Leuten mit dünnen Brustwänden gute Resultate ergibt, erhalten.

Verlauf: Die Untersuchung des reichlichen Auswurfs wurde wiederholt vorgenommen; stets fanden sich Pneumokokken, Streptokokken und Influenzabazillen, niemals Tuberkelbazillen.

Die Röntgenuntersuchung zeigte Schatten, die für eine Anzahl erweiterter Bronchien sprachen. So erschien die Diagnose auch dadurch gestützt.

Eine Vakzine wurde von dem isolierten Influenzabazillus hergestellt und einige Male injiziert, man sah aber keinen augenscheinlichen Erfolg, nur eine Zunahme der Sputummenge konnte nach jeder Einspritzung sicher festgestellt werden.

Der Patient kam am 3. September 1908 wieder ins Krankenhaus und starb nach sechstägiger Krankheit an Lungenentzündung.

Diagnose: Bronchiektasen.

Fall 311.

Ein 56 jähriger Lumpensammler suchte am 13. Juni 1907 das Krankenhaus auf. Er war stets gesund, mit Ausnahme eines leichten Hustens während der letzten drei Jahre. Familienanamnese ist ganz ausgezeichnet.

Die letzten vier Wochen wurde er mehr als gewöhnlich durch Husten gequält, bei dem ein dunkles, klebriges Sputum entleert wurde. Zuerst hatte er Schmerzen in der rechten, jetzt nur in der linken Brust. Er hat kein Fieber, aber klagt über große Schwäche. Die Arterien sind fühlbar, geschlängelt. Die Finger zeigen Trommelschlägelbildung.

Über beiden Lungen verstreut finden sich zahlreiche feine und gröbere Rasselgeräusche. Im allgemeinen sind die Lungen hypersonor; das Atemgeräusch spricht deutlich für Emphysem. Die Rasselgeräusche sind am zahlreichsten an der Basis und in der Axillargegend. In der Nähe des inneren Randes der linken Skapula findet sich eine Stelle etwa von der Größe eines Talers mit reinem Bronchialatmen (Abb. 156 u. 157).

Leukozyten 17 000, Urin normal, Sputum schleimig-eitrig, enthält wenig Pneumokokken, sonst nichts von Bedeutung.

Besprechung: Die Arbeitslage des Patienten, die Symptome und die Trommelschlägelfinger sprechen für eine chronische Bronchitis mit Bronchi-

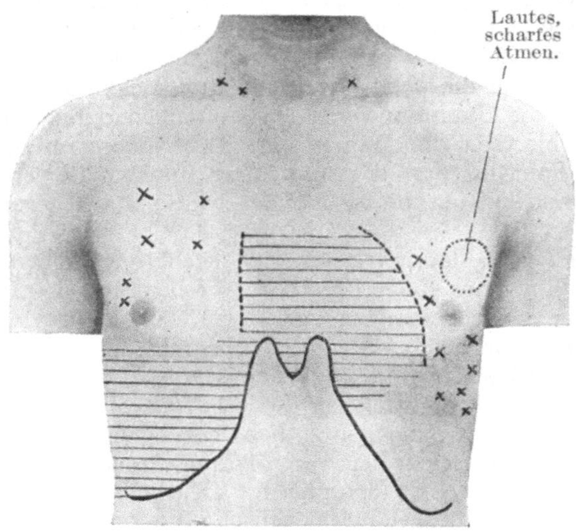

Abb. 156. Herz- und Leberdämpfung in Fall 311 (Lage der Rasselgeräusche ✕).

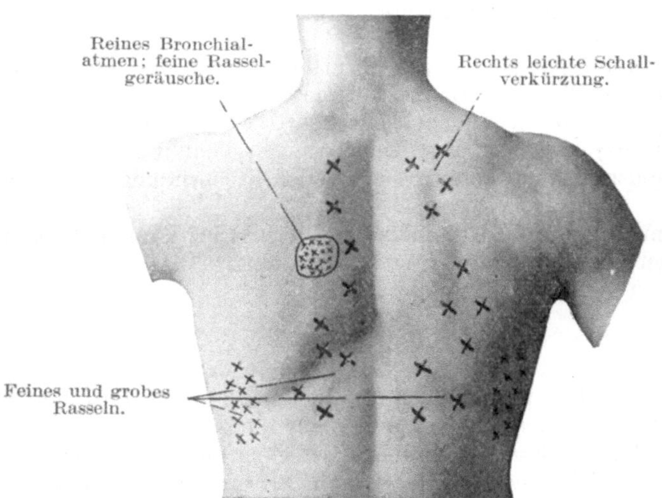

Abb. 157. Ergebnis der Auskultation und Perkussion in Fall 311. Drei Jahre lang anhaltender Husten; Trommelschlägelfinger (vgl. auch Abb. 156).

ektasen, aber die vorliegenden Klagen weisen doch darauf hin, daß jetzt etwas Akuteres vorliegt, besonders weil sich die Stelle mit Bronchialatmen links hinten findet. Wie ist dies zu erklären?

Bronchopneumonie und Tuberkulose sind die Hauptmöglichkeiten. Für eine Tuberkulose haben wir noch keinen Beweis, aber wir haben auch den Fall noch nicht lange genug beobachtet, um darüber sicher zu sein. Fälle, die so beginnen, dauern oft monate- und jahrelang, ohne unseren Verdacht auf eine Tuberkulose zu rechtfertigen, bis endlich eine Untersuchung des Auswurfes positiv ausfällt. Viele derartige Fälle müssen deshalb schon lange, bevor wir sie sicherstellen können, als Tuberkulose behandelt werden.

Es ist aber auch wohl möglich, daß es sich bei unserem Falle um nichts Gefährlicheres gehandelt hat, als um einen der Fälle von Bronchopneumonie, die von Zeit zu Zeit, gewöhnlich bei kranken Bronchien mit Bronchiektasen aufzutreten pflegen. Es ist praktisch, drei Unterarten dieser Krankheit anzunehmen:

1. die Sommerphase,
2. die Winterphase,
3. die bronchopneumonischen Anfälle.

Im Sommer finden wir gewöhnlich nichts anderes als ein bißchen Giemen, hervorgerufen durch Anstrengung. Im Winter kommt es zur Infektion der bronchiektatischen Höhlen mit Influenzabazillen; die Folge davon sind reichliche eitrige Entleerungen und anfallsweiser Husten Tag und Nacht.

Irgendwann können dann akute fieberhafte Anfälle mit oder ohne bestimmt lokalisierte, nachweisbare Infiltrationsherde einsetzen, wie sie hier beschrieben sind. Die große Mehrzahl solcher Erkrankungen endet in wenigen Wochen mit Genesung. Gewöhnlich findet man starke Geräusche und eine große Menge münzenförmigen Auswurfs, wie bei der typischen lobulären Pneumonie.

Am 21. Juni waren die Symptome von der linken Brustseite verschwunden, und der Patient war, wenn auch nicht gesund, so doch in demselben Zustande, wie vor der akuten Verschlechterung. Daher ging er nach Hause.

Diagnose: Bronchitis, Bronchopneumonie, Bronchiektase und Emphysem.

Fall 312.

Eine 24jährige Pflegerin suchte am 24. Mai 1907 das Krankenhaus auf. Vorher war sie stets gesund; sie hat eine ausgezeichnete Familienanamnese. Seit einer Woche hat sie einen heftigen Schnupfen mit Kopfschmerzen, Mangel an Appetit, Husten und schaumigen, weißen Auswurf.

Den Verlauf der Temperatur zeigt die beifolgende Kurve (Abb. 158).

Das Atmungsgeräusch ist rechts vorn oberhalb der dritten Rippe stark abgeschwächt, gelegentlich sakkadiert und von Rasseln und Giemen begleitet. In der rechten Achselgegend hört man Reibegeräusche. Im übrigen verläuft die Untersuchung der inneren Organe negativ, ebenso des Blutes, Urins und des Auswurfs. Allmählich entwickelte sich eine Dämpfungszone in der Gegend der rechten Axilla und dehnte sich über die ganze rechte Lunge aus mit Dämpfung unterhalb der Spina scapulae und lautem Bronchialatmen. Darüber hörte man zahlreiche feine Knister- und Reibegeräusche. Die Zahl der Leukozyten blieb andauernd gleich (7000). Der Auswurf wurde wiederholt untersucht, aber stets mit negativem Erfolge.

Am 19. wurde in der rechten hinteren Axillarlinie 1½ cm unterhalb des Schulterblattwinkels eine Probepunktion vorgenommen. Man kam in die infiltrierte Lunge und erhielt keine Flüssigkeit.

Am 22. kehrte der Appetit zurück; die Patientin war zwar noch blaß und abgemagert, fühlte sich aber ziemlich wohl. Die physikalischen Zeichen waren dieselben geblieben, wie sie oben beschrieben sind, mit der Ausnahme, daß Rasselgeräusche und pleuritisches Reiben jetzt verschwunden waren.

Vom 25. ab war die Dämpfung weniger ausgesprochen, Atmungsgeräusch bronchovesikulär oder vesikulär.

Am 29. bestand Dämpfung in der rechten Achselgegend und ganz wenig vorn, aber nicht mehr hinten; das Atemgeräusch war dort normal, während es vorn noch immer bronchovesikulär mit gelegentlichem Knacken war.

Besprechung: Der Fall macht zunächst einen alarmierenden Eindruck, wie etwa eine Schwindsucht, trotz des akuten Beginns. Die Untersuchungsergebnisse sind in keiner Weise eindeutig, konnten aber in der ersten Zeit der Krankheit auch völlig für eine Tuberkulose sprechen. Um diese Zeit konnte man nur durch wiederholte Untersuchung des Auswurfes größere Sicherheit bekommen und durch Anstellung der kutanen Tuberkulinprobe (die aber nur bei negativem Ausfall von Wert ist). Der Beginn entspricht gar nicht dem einer gewöhnlichen Pneumonie. Dämpfung so ausgesprochen, wie wir sie hier am 13. Mai fanden, findet sich fast nie bei einer echten Pneumonie und spricht in der Mehrzahl der Fälle für das Vorhandensein freier Flüssigkeit. Deswegen hatte man trotz des Vorhandenseins von Bronchialatmen und Rasselgeräuschen doch eine Probepunktion gemacht.

Es ist von großer Wichtigkeit, sich daran zu erinnern, daß immer und immer wieder einmal bei der Probepunktion über einer Stelle mit Bronchial-

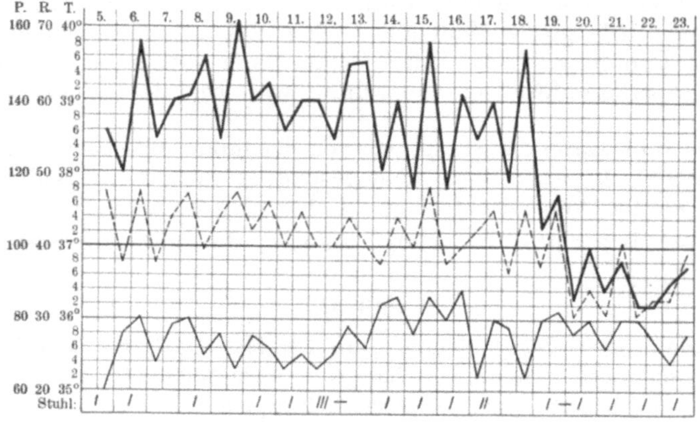

Abb. 158. Temperaturkurve zu Fall 312.

atmen oder Rasseln, oder wo beides nebeneinander zu hören ist, doch Flüssigkeit gefunden wird.

Das Ergebnis der Probepunktion schloß zu der Zeit einen Erguß aus. Es ist aber wohl möglich, daß vorher ein Erguß dort bestanden haben kann. Die Punktion scheint mir ganz gerechtfertigt, denn am 19. zeigte sich manches, was für ein postpneumonisches Empyem sprach, das lediglich durch eine Probepunktion ausgeschlossen werden konnte.

Nach diesem Ergebnis sprach wieder alles mehr für eine Pneumonie. Aber noch eine andere Möglichkeit blieb bestehen, nämlich ein interlobuläres Empyem. Dies ist eine Komplikation, die stets nur schwer zu erkennen, aber durchaus nicht so selten ist.

Wie soll die niedrige Zahl der weißen Blutkörperchen erklärt werden? Die Patientin war niemals so schwer krank, wie wir es bei den meisten Fällen von Pneumonie ohne Leukozytose zu sehen gewöhnt sind. Wahrscheinlich beruhte die Krankheit auf anderen Organismen und nicht auf Pneumokokken. Klinisch war der Verlauf ganz deutlich atypisch. Die Ergebnisse der Untersuchung und die Leukozytenzahl sind auffallend, aber wir wissen noch zu wenig über die nicht auf Pneumokokken beruhende Pneumonie, um andere bestimmte

Arten, wie Streptokokkenpneumonie oder Influenzapneumonie feststellen zu
können.

Verlauf: Vom 22. Juni ab waren die Atmungsgeräusche überall normal,
die Dämpfung verschwunden und die Schallabschwächung sehr gering. Daran
schloß sich eine Rekonvaleszenz ohne jegliche Komplikation.

Diagnose: Pneumonie.

Fall 313.

Ein 18jähriger Handlungsgehilfe kam am 25. Juni 1907 ins Krankenhaus. Die Familienanamnese ist ohne Belang. Bis jetzt war er nie krank. Vor

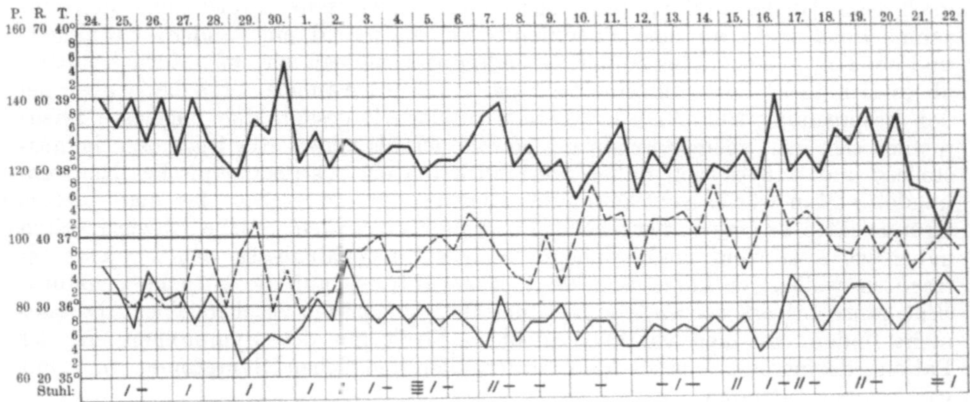

Abb. 159. Temperaturkurve zu Fall 313.

einer Woche erwachte er mit Husten und entleerte dabei blutigen Auswurf, im
ganzen etwa zwei Teelöffel. Er hat keine Schmerzen, kein Erbrechen. Seither

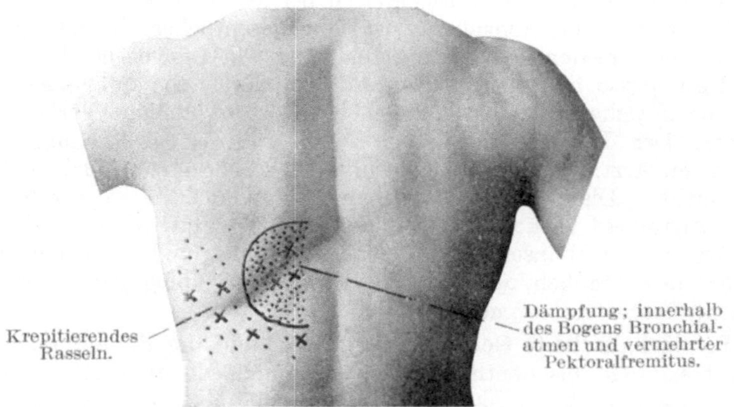

Abb. 160. Untersuchungsergebnis in Fall 313. Anamnese: seit 7 Tagen Husten; blutiger
Auswurf.

hat der Husten angehalten, so daß er kurzatmig wurde. Der Kranke war
schwach und mußte das Bett hüten. Die Temperatur zeigt die beifolgende
Kurve (Abb. 159), den Lungenbefund die Abb. 160.

Im übrigen verlief die Untersuchung negativ. Weiße Blutkörperchen 8000, Urin normal. Der Auswurf wurde dreimal auf Tuberkelbazillen ohne Erfolg untersucht. Der Appetit war gut, und der Patient schien nicht besonders krank. Während seines Krankenhausaufenthaltes hustete er kein Blut mehr aus, aber der Befund auf den Lungen dehnte sich über die ganze linke Lunge aus. Später klärte sich die Lungenbasis wieder auf, nur an der Lungenspitze vorn und hinten blieb Bronchialatmen, Rasselgeräusche und vermehrter Pektoralfremitus bestehen. In der Nähe der rechten Achselhöhle vorn hört man amphorisches Atmen und bekam bei der Perkussion das sogenannte „bruit du pot fêlé“.

Besprechung: Der Beginn ist für keine der häufigen Lungenerkrankungen typisch. Eine Pneumonie müßte Fieber und Leukozytose von Anfang an zeigen, auch wenn Husten und Sputum noch fehlt. Andererseits erinnern uns die Symptome doch mehr an eine Pneumonie, als an irgend eine andere Krankheit, und bei dem Bestehenbleiben der Veränderungen müssen wir uns natürlich fragen, ob es sich nicht doch um eine verzögerte Lösung handele. Ich habe aber bei der Besprechung früherer Fälle bereits wiederholt gesagt, daß ungelöste Pneumonien sich nach meiner Erfahrung gewöhnlich als fehlerhafte Diagnosen herausstellen, und daß es sich daher tatsächlich um ein postpneumonisches Empyem handelt. Man würde wohl kaum die Diagnose darauf stellen, bis man bessere Gründe hätte, an eine vorhergehende Pneumonie zu denken. Solche Schwierigkeiten haben wir aber nicht bei der Diagnose eines Lungenabszesses, den wir jetzt betrachten wollen; er kann akut ohne jeden Hinweis auf die Ursache beginnen. Blut kann entleert werden, wie hier, und da wir typische Zeichen eines Abszesses nicht finden, kommen wir auch nicht in Streit mit den Symptomen, die der Patient darbietet. Abszeß kann unter allen möglichen Symptomen und mit gar keinem auftreten.

Aber ein Lungenabszeß der Art ohne bekannte Ursache und ohne Veränderung in anderen Organen ist doch ausgesprochen selten, und auch die Art des Auswurfs ist in keiner Weise typisch. Man müßte reichlich eitrigen oder schlecht riechenden Auswurf erwarten.

Eine akute Tuberkulose kann man nicht ausschließen. Wir beobachten nur selten ein so schnelles Fortschreiten bei der Tuberkulose, und der negative Ausfall der Sputumuntersuchung ist von wesentlicher Bedeutung, wenn auch nicht von entscheidender. Die meisten Fälle von Lungenschwindsucht, die mit einer Hämoptyse beginnen, zeigen während der ersten zwei oder drei Wochen gar keine physikalischen Erscheinungen. Der gewöhnliche Verlauf ist etwa der folgende: Der Patient wird durch einen Blutsturz sehr aufgeregt und ruft sofort einen Arzt, um seine Lungen untersuchen zu lassen. Diese Untersuchung ergibt nichts. Die Temperatur ist normal, und das Blutauswerfen liegt schon in der Anamnese zurück, da sich der Patient jetzt völlig wohl fühlt. Auch beim Arzt ist der Wunsch der Vater der Hoffnung, und er folgt dem dringenden Wunsche des Kranken, wenn er ihm sagt, er sei völlig gesund, das Blut wäre aus dem Rachen gekommen.

So wird die beste Gelegenheit verpaßt, und der Patient nicht auf Tuberkulose behandelt, bis deutlichere Zeichen einige Monate später auftreten.

In unserem Falle können wir nichts anderes tun, als mit den Untersuchungen des Sputums fortzufahren; entweder werden wir Tuberkelbazillen im Auswurf finden, oder er wird allmählich übelriechend werden und die anderen charakteristischen Zeichen eines Abszeßsputums zeigen.

Verlauf: Erst bei der vierten Untersuchung am 2. Juli wurden Tuberkelbazillen entdeckt. Der Patient ging am 23. Juli wesentlich verschlechtert wieder nach Hause.

Ich benutze hier die Gelegenheit, um kurz die Ursachen von Hämoptysen aufzuzählen und zu erörtern. Wenn wir die Fälle beiseite lassen, bei denen nur leichte, mit schleimig eitrigem Auswurf gemischte Blutstreifen erscheinen und auch die Kranken, bei denen das ausgeworfene Blut offenbar aus der Nasenhöhle kommt, können wir praktisch viele Fälle von Hämoptyse, die im mäßigen Klima vorkommen, unter folgende drei Hauptgruppen einteilen:

1. Hämoptyse auf Grund von Tuberkulose,

2. Hämoptyse bei Lungeninfarkten, gewöhnlich als Folge eines Mitralklappenfehlers,

3. Hämoptyse bei Lungenabszeß (nicht tuberkulös).

Die beiden letzten Gruppen können gewöhnlich leicht aus der Anamnese und den begleitenden physikalischen Symptomen von seiten des Herzens oder der Lunge erkannt werden. Praktisch erweisen sich schließlich alle Fälle, die uns in diagnostische Schwierigkeiten gebracht haben, als Tuberkulose oder bleiben ganz unerklärt. Unter diese unerklärten müssen wir noch die stellen, die man nach alter Herkunft auf vikariierende Menstruation, auf Hysterie und auf andere mythische Ursachen zurückführt. Bei den hämorrhagischen Erkrankungen, wie Purpura, Skorbut, Hämophylie, Leukämie und bei den hämorrhagischen Formen der Exantheme haben wir auch Blutauswurf, aber diese Krankheiten verursachen nur sehr selten diagnostische Schwierigkeiten. Gelegentlich hilft sich bei einem Falle von Urämie die Natur in dem Bestreben, auf irgend eine Weise den Blutdruck herabzusetzen, dadurch, daß eine Lungenblutung an Stelle des gewöhnlichen Nasenblutens auftritt. Auch die Erkennung der Ursache derartiger Blutungen kann uns keine Schwierigkeiten bereiten, wenn wir die Untersuchung des Herzens und der Nieren nicht unterlassen haben.

In vielen Fällen wird der Patient durch Blutauswurf erschreckt, bei dem der Arzt beim ersten Anblick feststellen kann, daß er aus dem Zahnfleisch stammt. Bei verschiedenen Fällen von Stomatitis kann es vorkommen, daß der Patient morgens erwacht und einen Blutfleck auf seinem Kissen findet. Das erweckt häufig große Bestürzung, aber die Untersuchung des Mundes macht sofort die Herkunft des Blutes klar. Nächtliche epileptische Anfälle müssen aber in einem derartigen Falle auch in Erwägung gezogen werden, weil der Patient größtenteils davon nichts weiß.

Wenn ich das hier Besprochene noch einmal zusammenfasse, so will ich besonders auf den Punkt hinweisen: Es gibt nur eine wichtige Ursache für Hämoptysen dunklen Ursprunges und das ist die Tuberkulose. Wenn die Quellen einer Lungenblutung durch die Untersuchung von Herz, Lunge, Zahnfleisch und Nasopharynx nicht festgestellt werden können, und wenn sie nicht offenbar die Folge einer infektiösen oder konstitutionellen Erkrankung ist, so ist sie aller Wahrscheinlichkeit nach das erste Zeichen einer Phthise. Ich leugne nicht, daß die Ursachen der Hämoptysen zahlreich sind, aber ich behaupte, daß die Ursachen einer genuinen Hämoptyse im mäßigen Klima auf eine zurückgeführt werden können, nämlich die Lungentuberkulose. In dieser Verbindung möchte ich auf die Untersuchung von Lord hinweisen, der gezeigt hat, daß die große Mehrzahl der Fälle, bei denen ein junger Mensch eine Lungenblutung hat, zur Genesung kommt und während des ganzen Lebens gesund bleibt, bei der Autopsie jedoch zeigen, daß die Blutung auf einer Tuberkulose beruhte, die, ohne weitere Symptome zu zeigen, ausheilte.

Diagnose: Phthise (pneumonische Form).

Fall 314.

Ein 27jähriger Arbeiter kam am 31. Oktober 1907 zwischen zwei Lastwagen und erlitt schwere Quetschungen am Kreuzbein und linken Schenkel. Zwei Tage nach dem Unfall hatte er einen schweren Schüttelfrost, ein zweiter ereignete sich am 9. November auf dem Wege von der Poliklinik zum Krankenhause.

Die letzten zehn Tage hatte er, während er auf der chirurgischen Abteilung lag, Husten und anhaltendes Fieber. Die Temperatur zeigt die beifolgende Kurve (Abb. 161).

Man fand in der Gegend des rechten Schulterblattwinkels Zeichen von Infiltration mit heftigen Schmerzen. Atemnot bestand niemals.

Bei der Untersuchung am 19. ergaben sich 18 600 Leukozyten. Der Patient macht einen durchaus phthisischen Eindruck, aber die wiederholte Untersuchung des Auswurfes ergab keine Tuberkelbazillen, und am 17. Nov. waren die Lungenerscheinungen fast völlig verschwunden, wenn man auch

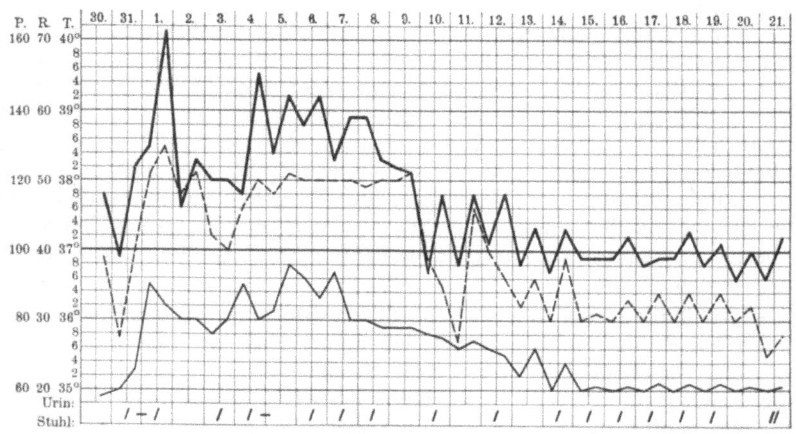

Abb. 161. Temperaturkurve zu Fall 314.

noch rauhes Atmen und wenige Rasselgeräusche im oberen Teile der linken Lunge hörte.

Am 20. fand sich Dämpfung und vermindertes Atmungsgeräusch über einer kleinen Stelle an der Basis der rechten Lunge. Eine Probepunktion wurde gemacht, wobei die Nadel die dicke harte Pleura durchbohrte und in gesundes Lungengewebe kam. Bald nachher verschwanden alle Erscheinungen. Der Patient konnte am 22. völlig gesund nach Hause gehen.

Besprechung: Die Frage ist natürlich, ob die Erscheinungen unseres Patienten auf dem Trauma beruhen. Eine so schwere Quetschung kann auch leicht zu einer Verletzung der Lunge führen; aber die Tatsachen scheinen gegen diese Annahme zu sprechen. Offenbar war die Brust nicht verletzt, und wenn wir auch nur den Gesichtsausdruck betrachten, so kann das schon als Beweis gelten. Bei der Autopsie dagegen findet man manchmal bei solchen Fällen ganz seltsame Dinge. Ich habe dabei zum großen Schmerze aller Beteiligten gesehen, daß die Autopsie Rippen- und Beckenbrüche aufwies, die während des Lebens nicht einmal vermutet worden waren. Es ist schwer, in Worten den durchaus tuberkulösen Eindruck festzuhalten, den der Kranke machte. Wer die Gewohnheit hat, nach dem Gesichtsausdruck und dem allgemeinen

Aussehen eines Patienten zu urteilen, konnte kaum daran zweifeln, daß er an einer Phthise litt. Nimmt man diese Hypothese an, so könnte man sagen, daß der tuberkulöse Prozeß infolge des Unfalles „wieder aufflackerte". Die Annahme ist zweifellos richtig, daß die allgemeine Widerstandskraft eines Menschen durch derartige Unfälle wesentlich herabgesetzt wird, so daß er Infektionskrankheiten jeder Art leichter unterliegt.

Im vorliegenden Falle waren die vorhandenen Symptome mit einer Tuberkulose ganz gut zusammenzubringen, wenn auch durchaus nicht typisch dafür. Größere Sicherheit in der Diagnose können wir nur durch die oft wiederholte Untersuchung des Auswurfs und durch die kutane Tuberkulinprobe erhalten.

In unserem Falle wurde auch ein Pleuraerguß ernstlich in Betracht gezogen, wie sich auch schon aus der Vornahme der Probepunktion ergibt. Die Frage, haben wir hier einen Flüssigkeitserguß oder eine Infiltration, ergibt sich häufiger, als man nach den Darlegungen der Lehrbücher annehmen sollte. Ein kleiner Erguß an der Basis der Lungen kann das Lungengewebe so komprimieren, daß alle Zeichen einer Infiltration entstehen. Das gilt in gleicher Weise für hydropische Ergüsse bei Herzkrankheiten, die mit Lungenödem zusammen auftreten. Ich kenne viele derartige Fälle, die man irrtümlicherweise für eine Pneumonie hielt.

Bei dem weiteren Verlauf des Falles scheint es mir mehr wahrscheinlich, daß es sich bei der ganzen Sache um die traumatische oder chirurgische Art der Lungenentzündung handelt, die wegen des widerstandsherabsetzenden Einflusses von Verletzungen, auf den ich schon hingewiesen habe, oft fälschlich für eine schon lange bestehende Phthise gehalten wird. Wir sind so an die Tatsache gewöhnt, daß ein Trauma durch Begünstigung der Infektion eine Pneumonie hervorrufen kann, daß wir ganz ungerechtfertigt die gleiche Theorie auf die Tuberkulose anwenden.

Viele Fälle von „traumatischer Pneumonie" haben einen noch schleichenderen Beginn als unserer, nicht nur ohne Dyspnoe, sondern überhaupt ohne Schmerzen und Husten, manchmal auch ohne Fieber. Dies ist besonders bei älteren Personen der Fall, und so bleibt die Krankheit manchmal ganz unentdeckt, wenn nicht eine zur Gewohnheit gewordene tägliche Untersuchung sie ans Licht bringt.

Diagnose: Traumatische Pneumonie.

Fall 315.

Ein 65jähriger Steinschläger kam am 17. Februar 1908 in das Krankenhaus. Die Familien- und persönliche Anamnese ist sehr gut. Seit zwanzig Jahren leidet er im Winter an Husten, an den er sich schon so gewöhnt hat, daß er ihm wenig ausmacht. Aber seit sechs Wochen ist seine gewöhnliche „Bronchitis" etwas heftiger geworden, und die letzten drei Wochen konnte er nur noch wenig arbeiten. Nach jeder Mahlzeit hat er Beschwerden und Schmerzen im Leibe, wenn er stark hustet. In der Nacht muß er stündlich Wasser lassen und hat dabei Brennen. Seit vielen Jahren hat er Krampf in den Beinen. Wie er sagt, ist er am schlimmsten zur Zeit des Neumonds und hält während der Zeit des ersten Viertels an. In der Jugend wog er 175 Pfund, jetzt 123 Pfund; aber er glaubt, jetzt nicht abgenommen zu haben.

Das Gesicht des Kranken zeigt Pockennarben, die Augen zeigen einen ausgesprochenen Arcus senilis. Die Pupillen sind klein und unregelmäßig, die rechte größer als die linke; beide reagieren auf Licht und Konvergenz. Die Herztöne sind etwas unbestimmt, aber eine sorgfältige Untersuchung zeigt sonst keine Veränderungen. Blutdruck 135 mm Hg. Die Arterien sind fühlbar und geschlängelt. Die Verhältnisse der Lunge zeigt die begleitende Abbildung 162. Temperatur, Blut und Urin sind normal. Unter dem rechten Rippenbogen fühlt man eine dumpfe, feste Resistenz, die sich, wenn überhaupt, bei der Atmung nur wenig bewegt. Bei der Untersuchung im warmen Bade verschwindet der Tumor, aber auch dann sind die Muskeln dort noch gespannter als an den anderen Stellen. Das Sputum ist sehr reichlich und eitrig. Der Patient ist schwach und schläft meistenteils.

Besprechung: Husten ohne Fieber hat gewöhnlich keine große Bedeutung, besonders bei einer Person, die jeden Winter seit 20 Jahren daran leidet. Man denkt dann natürlich bei alten Leuten an Bronchiektasen mit einer mehr oder weniger frischen, vielleicht auf Influenza zurückzuführenden Infektion der bronchiektatischen Höhlen. Die Untersuchungsergebnisse sind dafür aber durch-

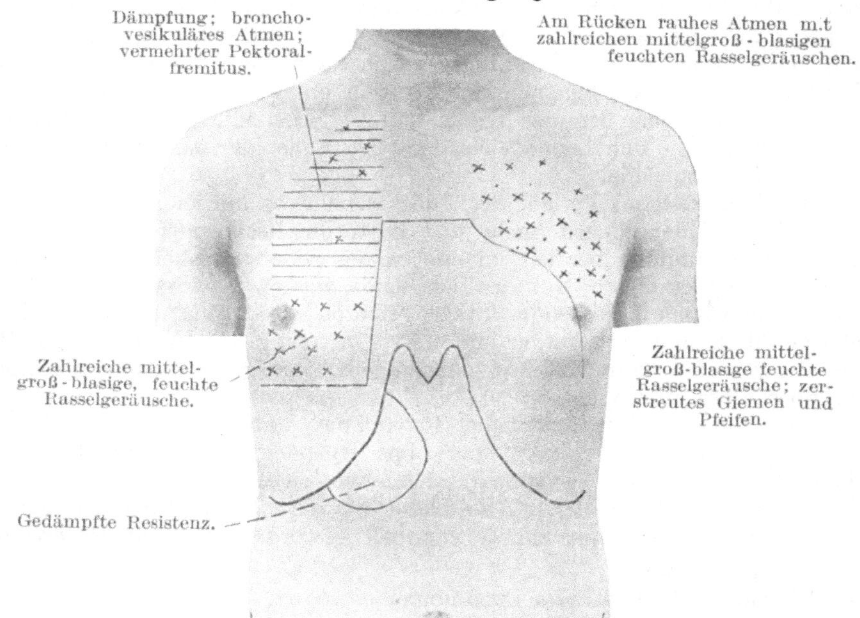

Abb. 162. Untersuchungsergebnis in Fall 315. Klagen: Seit zwanzig Jahren „Winterhusten".

aus nicht charakteristisch; sie würden jedoch genügen, wenn die Sputumuntersuchung stets negativ ausfiele, und keine anderen hinreichenden Gründe für den Husten angeführt werden könnten.

Bei alten Leuten ist es oft schwer, einen „Herzhusten" von einem „Lungenhusten" zu unterscheiden. Herzschwäche führt zu Stauung in den Lungen mit schlechter Ernährung und vermehrt die Empfänglichkeit für Infektionen. Andererseits führt wieder die Infektion des Bronchialbaumes zu stärkerer Arbeit des Herzens und steigert so vielleicht die Herzstauung. Unser Patient hat eine sichere Arteriosklerose (fühlbare und geschlängelte Arterien), und seine Herztöne sind, wie schon gesagt, schwach. Aber alles zusammengenommen, kann uns das doch nicht dazu führen, das Herz ernstlich als die Ursache des Hustens zu betrachten.

Von der größten Wichtigkeit ist es, sich stets daran zu erinnern, daß sich jederzeit eine Tuberkulose in den Lungen eines Kranken ansiedeln kann, der seit vielen Jahren nur an dem gewöhnlichen Winterhusten gelitten hat. Das einzige Sicherheit gewährende Vorgehen ist, bei derartigen Kranken jedesmal

anzunehmen, sie hätten eine Tuberkulose bekommen und die Möglichkeit durch
wiederholte Untersuchungen des Auswurfs, Temperaturmessungen und genaue
Untersuchung der Lunge auszuschließen.

Verlauf: Bei der dritten Untersuchung wurden im Auswurf Tuberkelbazillen gefunden.

Diagnose: Phthise.

Fall 316.

Eine 35jährige Witwe ließ sich am 13. Juli 1907 in das Krankenhaus aufnehmen. Ihr Mann starb an Lungenblutung. Vor sechs Jahren hatte sie
Lungenentzündung. Seit der Geburt ihres letzten Kindes vor drei Jahren hat
sie nicht mehr die Regel gehabt. Zweimal im Jahre hatte sie Husten mit viel
Auswurf, aber nie mit Blut. Vor drei Wochen ließ der Husten nach, aber sie
fühlte sich sehr schwach. Der Appetit ist gut, zu erbrechen braucht sie nur
selten. Stuhlgang gewöhnlich regelmäßig. Sie muß häufig Wasser lassen, Tag
und Nacht. Früher wog sie 200 Pfund, jetzt 86 Pfund. Sie klagt nicht über
Schmerzen, sondern lediglich über große allgemeine Schwäche.

Bei der Untersuchung zeigte sich die Kranke abgemagert. Die Haut ist
trocken und rauh, die Pupillen unregelmäßig und reagieren nicht auf Licht;
die rechte ist größer als die linke. Herz und Lungen sind frei von Veränderungen. Das Abdomen ist etwas aufgetrieben und in der oberen Hälfte hart,
unten weich mit tympanitischem Schall. Die Leberdämpfung reicht von der
sechsten Rippe bis zum Nabel, wo der Leberrand leicht zu fühlen ist.

Die Zahl der weißen Blutkörperchen beträgt 4200, Hämoglobin 70 %.
Urin enthält weder Eiweiß noch Zylinder, spezifisches Gewicht 1025, beträchtliche Mengen Zucker im Urin. Am 3. August zeigte sich positive Widalsche
Reaktion, völliger Verlust der Beweglichkeit und Agglutination der Bazillen in
einer Stunde bei Verdünnung von 1 : 10 und 1 : 50. Damals fanden sich
zahlreiche feine, feuchte Rasselgeräusche, an der Spitze des rechten kleinen
Fingers ein Abszeß, der geöffnet wurde und eine Reinkultur von Staphylokokken wachsen ließ. Das Sputum wurde wiederholt mit negativem Erfolge
untersucht.

Am 6. August zeigten sich heftige Schmerzen im Hypogastrium, die Temperatur fiel, der Puls stieg, und das Abdomen blähte sich immer stärker auf.
Alle Symptome verschwanden nach zwei Stunden.

Vom 13. an ging es ihr viel schlechter, sie sah schwer toxisch aus, war
schläfrig und delirierte leicht, sie zeigte muskulären Tremor, stark gefüllte
Venen, die Rasselgeräusche wurden stärker, und das Abdomen schwoll noch
mehr an. Die Azetessigsäure, die bei der Aufnahme im Urin vorhanden war,
ist jetzt verschwunden, der Zucker auf 2 % herabgesunken.

Am 14. September fand man in der rechten Achselgegend eine Stelle mit
bronchovesikulärem Atmen und Reibegeräuschen und ein leichtes Schielen nach
außen. Am 15. starb sie. Die Diagnose lautete auf Typhus, Diabetes und
Bronchopneumonie.

Bei der Autopsie fand man Miliartuberkulose der Lungen, der Milz und
Nieren, Fettleber, aber keine Spur von Typhus. Die Patientin hatte mit Sicherheit angegeben, sie hätte früher nie Typhus gehabt.

Besprechung: Ich habe den Fall nicht mitbeobachtet, aber ich glaube
nicht, daß meine Diagnose irgendwie besser gewesen wäre als die gestellte.
Jedermann wurde durch die positive Widalsche Reaktion überrascht und
hielt deswegen den Fall für einen Typhus. Wenn man nun nach der Autopsie

die ganze Krankheit noch einmal betrachtet, so ist es doch interessant, festzustellen, was uns vor dem begangenen Irrtum hätte schützen können.

Offenbar handelt es sich hier um einen Fall von Diabetes und nicht um eine Glykosurie; die langanhaltende Schwäche und Abmagerung trotz guten Appetits spricht für diese Annahme. Diabetes findet sich aber sehr selten in Verbindung mit Typhus. Ich habe keinen einzigen solchen Fall sehen können; Curschmann hat allerdings derartiges berichtet.

Es ist bekannt, daß Diabetiker einer anderen Infektionskrankheit sehr leicht erliegen, nämlich der Tuberkulose; für sie spricht in unserem Falle nur wenig, aber es ist doch festzustellen, daß die Patientin seit einem Jahre hustete und auswarf, und daß die Lungensymptome, wenn auch nicht charakteristisch, so doch mit einer Lungentuberkulose vereinbar sind. Als in den letzten Tagen das Schielen eintrat, mußte der Gedanke an eine Tuberkulose sicher aufsteigen. Vorher hatte der wiederholte negative Ausfall der Sputumuntersuchung uns von der richtigen Spur abgelenkt, so daß die Lungensymptome als die einer Typhusbronchitis gedeutet wurden. Wenn ich mir meine Erfahrungen bei Diabetikern am Sektionstisch zurückrufe und an die große Zahl von Irrtümern zurückdenke, die alle mehr oder weniger dem vorliegenden Falle ähnelten, so erscheint es mir gerechtfertigt, als Regel hinzustellen, daß alle Lungensymptome (es sei denn, daß sie offenbar auf einer Pneumonie beruhen), die bei einem Diabetiker auftreten, als Tuberkulose betrachtet werden müssen, besonders, wenn sich der Patient in einem vorgeschrittenen Stadium seiner Krankheit befindet.

Die Widalsche Reaktion bleibt ein Rätsel und ist uns ein Beispiel für die Gefahren, die unserer modernen Gewohnheit anhaften, auf derartige Laboratoriumsmethoden sichere Diagnosen zu bauen. Wäre der Fall vor 1896 zur Beobachtung gekommen, so hätten wir den Irrtum wahrscheinlich nicht begangen. Man hätte mehr Aufmerksamkeit auf die Anamnese wenden und die gegenwärtigen Symptome mehr im Lichte unserer allgemeinen Kenntnisse über die bei Diabetes eintretenden Komplikationen betrachten müssen.

Diagnose: Miliartuberkulose und Diabetes.

Fall 317.

Eine 38jährige verheiratete Frau kam am 1. April 1907 zur Untersuchung. Bis vor sieben Jahren war sie nie krank, dann hatte sie Ausschlag an den Genitalien und am Halse. Damals gingen ihr auch die Haare aus.

Vor zwei Jahren machte sie eine Operation am Brustbein durch. Zwei Jahre lang hatte sie heftige Kopfschmerzen mit Schwindel- und Ohnmachtsanfällen; diese letzten scheinen manchmal durch Ärger oder Erregung ausgelöst zu werden.

Im Dezember 1906 bekam sie ein Kind, das drei Tage später starb und Syphilis gehabt haben soll.

Seit drei Monaten hat sie einen schmerzhaften Husten mit Nachtschweißen und dickem gelblichen Auswurf. Sie ist dyspnoisch, konstipiert, ißt und schläft schlecht, hat viel Kopfschmerzen und wird ohnmächtig, wenn sie sich ärgert.

Bei der Untersuchung zeigte sich eine fette Frau mit vergrößerten Drüsen in den Achselhöhlen und Leistenbeugen. Das innere Drittel des rechten Schlüsselbeines fehlt. Man findet dort eine alte Operationsnarbe. Beim Husten drängen sich die Lungen gegen diese Lücke vor. Das Herz und die peripheren Blutgefäße zeigen keine Veränderungen. Über einer Zone, die von der rechten Spitze sich nach vorn bis zur dritten Rippe und nach hinten bis zur Skapula erstreckt, erfolgt das Ein- und Ausatmungsgeräusch sehr laut und mit einem Stridor. Gelegentlich hört man dort Rasselgeräusche. Sonst sind die Lungen ohne Befund. Das Sputum zeigt interzellulär gelagerte Influenzabazillen, Pneumokokken, aber keine Tuberkelbazillen. Der bei der früheren Operation exzidierte Tumor, den man für Tuberkulose gehalten hatte, hatte sich bei der histologischen Untersuchung als ein Gumma herausgestellt.

Weiter kam heraus, daß die Patientin schon vor einigen Jahren acht Monate lang in einem Irrenhause gewesen war.

Die Patientin erhielt 10 mg Tuberkulin, ohne daß eine Reaktion auftrat. Die Temperatur zeigt die beifolgende Kurve (Abb. 163).

Die Patientin erhielt Quecksilber und in steigenden Dosen von 0,5 bis 6,0 g dreimal täglich Jodkali. Bei dieser Behandlung gingen die Krankheitserscheinungen deutlich zurück, so daß sie am 18. April das Krankenhaus verlassen konnte.

Damals fand sich noch bronchovesikuläres Atmen mit wenigen mittelgroßblasigen Geräuschen auf der rechten Spitze.

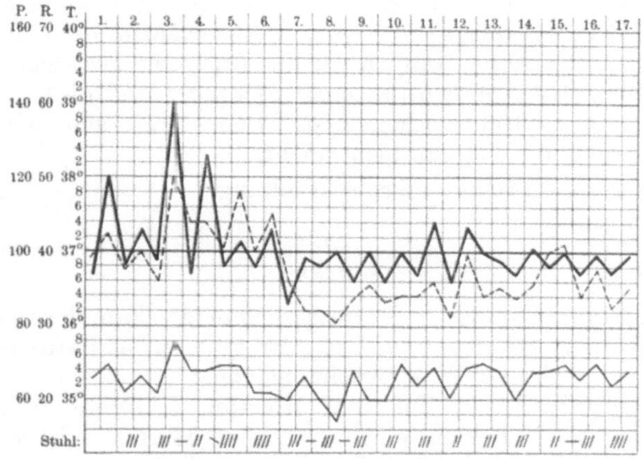

Abb. 163. Temperaturkurve zu Fall 317.

Röntgenbefund: Spitzen: Beide zeigen leichte Verdunkelung, die linke mehr als die rechte. An der Basis der rechten Lunge sieht man einen dichten Schatten, der etwa 2½ cm von der Mittellinie in der Höhe des sechsten Interkostalraumes beginnt. Der Schatten ist tiefsitzend.

Zwerchfell: Bewegung links normal, rechts ist das Diaphragma nicht zu sehen. Beim Husten steigt der beschriebene Schatten etwa 2½ cm in die Höhe, um sofort wieder zurückzukehren.

Besprechung: Es war klar, daß die Patientin hauptsächlich an Syphilis litt, aber was ist von den Lungen zu sagen? Wir wissen, daß Tuberkulose oft Syphilis kompliziert, wegen der verminderten Widerstandskraft, die Syphilitiker haben. Auch die gewöhnliche Art von Bronchitis mit Influenzabazillen und anderen Mikroorganismen kommt bei Syphilitikern häufig vor. Wir finden keine physikalischen Symptome oder klinische Züge, die für Lungensyphilis charakteristisch sind, so daß die Diagnose nicht mit Sicherheit gestellt werden kann.

Meine eigenen Erfahrungen haben mich zu der Annahme geführt, daß es gut ist, Lungenkomplikationen der Art als Folge der Syphilis zu betrachten, natürlich vorausgesetzt, daß durch wiederholte Sputumuntersuchung oder sonst-

wie eine Lungentuberkulose ausgeschlossen werden kann. Man hat schon
früher darauf aufmerksam gemacht, daß Patienten mit Fieber, Nachtschweißen,
Lungensymptomen, wie bei einer Phthise unter antisyphilitischer Behandlung
schnell zur Heilung kommen können, auch wenn der Aufenthalt in einer Lungenheilstätte wirkungslos geblieben ist. Es scheint mir deshalb klüger zu sein,
bei jedem Symptom eine spezifische Behandlung einzuleiten, während wir auch
weiterhin das Sputum auf Tuberkelbazillen untersuchen. Zeigt sich während
der Behandlung eine ausgesprochene und schnelle Besserung, so können wir
vermuten, daß wir es mit einem Falle von Lungensyphilis zu tun haben. Aber
da die pathologische Anatomie der Erkrankung so gut wie unbekannt ist, ist
es schwer, darüber positive Angaben zu machen.

Ein sehr interessanter Punkt ist in diesem Falle die Gewohnheit der
Patientin, bei Ärger ohnmächtig zu werden. Gewöhnlich würde man ein derartiges Symptom als Hinweis einer hysterischen Grundlage auch für die anderen
Klagen der Patientin ansehen. In unserem Falle haben wir aber Grund zu
der Annahme, daß es sich um eine organische Gehirnerkrankung syphilitischen
Ursprungs handelt. Auch jetzt noch wird die Patientin ohnmächtig, wenn sie
sich ärgert. Vielleicht würde eine genaue psychologische Untersuchung des
Falles ergeben, daß der Ärger, ähnlich wie das Auftreten gesteigerten Bewegungs-
triebes bei epileptischen Anfällen das erste Symptom und nicht die Ursache des
darauf folgenden Bewußtseinsverlustes ist. Beim Ärger sind wir nur zum Teil
wir selbst, in der Ohnmacht gar nicht mehr.

Diagnose: Syphilitische Lungenerkrankung.

Fall 318.

Ein 61 jähriger Gärtner mit ausgezeichneter Familienanamnese suchte
am 24. Juni 1908 das Krankenhaus auf. Er gibt an, er hätte vor drei Jahren
an Wassersucht gelitten.

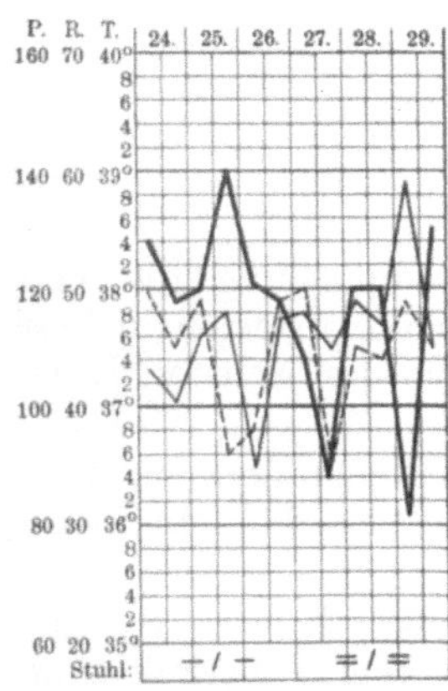

Vor fünf Monaten erkältete er sich stark und
bekam einen störenden Husten mit reichlichem Auswurf und Dyspnoe; auch hatte er seither schlechten
Appetit. Seit drei Monaten besteht schwere Atemnot.
Der Husten hält ihn des Nachts oft wach.

Bei der Untersuchung fand sich ein abgemagerter,
orthopnoeischer, deutlich zyanotischer und nur schwer
atmender Mann. Respiration in der Minute 40 bis 50.
Auf den Lungen hörte man viele grobe, feuchte Rasselgeräusche auf beiden Seiten. Vorn ober- und unterhalb des rechten Schlüsselbeins leichte Dämpfung mit
scharfem Atmen und ebenso hinten an der rechten
Spitze. Es bestand leichte allgemeine Druckschmerzhaftigkeit im Abdomen. Der Leberrand kann 3½ cm
unterhalb des Rippenbogens gefühlt werden. Bei der
Perkussion fand sich der obere Leberrand in der Höhe
der sechsten Rippe.

Abb. 164. Temperatur-
kurve zu Fall 318.

Die Temperatur zeigt die beifolgende Kurve (Abb. 164).

Die Zahl der weißen Blutkörperchen betrug bei der Aufnahme 29 900,
Urin spezifisches Gewicht 1009—1014, in 24 Stunden 1200 mit einer geringen
Spur von Albumen, viel hyalinen und groben granulierten Zylindern. Der
Herzspitzenstoß lag im fünften Interkostalraum innerhalb der Mamillarlinie.
Über der Spitze hörte man ein systolisches Geräusch; der zweite Pulmonalton

ist etwas akzentuiert, erster Ton an der Spitze sehr scharf und laut. Die Arterien sind fühlbar und geschlängelt, auch die Oberarmarterien.

Besprechung: Bei einem Patienten in diesem Alter mit den Beweisen von Herz- und Gefäßerkrankungen, wie sie uns die Untersuchung liefert, und mit der Anamnese von Wassersucht vor drei Jahren nimmt man natürlich von Anfang an, daß die Lungensymptome auf einer Stauung infolge ungenügender Herztätigkeit beruhen. Dagegen spricht aber das Fieber und die Leukozytose. Keines von beiden findet sich bei den degenerativen, nicht infektiösen Herzstörungen, die wir bei alten Leuten zu finden erwarten. Akute vegetative Endokarditis und Myokardinfektionen, die Fieber und Leukozytose bei jüngeren Kranken hervorrufen können, finden wir nur selten bei 61jährigen Menschen und höchstens als dem Tode vorangehende Infektion. Die vorliegende Krankheit hat aber schon seit fünf Monaten begonnen und kann deshalb nicht eine terminale genannt werden.

Wir haben die Möglichkeit einer Tuberkulose vergessen. Aber die neueren Statistiken entschuldigen uns nicht, sondern zwingen uns, bei jedem Patienten, der über Husten klagt, wie alt er auch ist, besonders wenn sich die Lungensymptome vor allem auf einer Spitze ausgesprochen finden, das Sputum zu untersuchen.

Verlauf: Der Auswurf enthielt wenig Tuberkelbazillen und zeigte im übrigen das charakteristische Aussehen von Abszeßsputum; zeitweise roch er ungewöhnlich schlecht. Dem Patienten ging es nach der Aufnahme ins Krankenhaus andauernd schlechter, und am 30. Juli starb er.

Die Autopsie zeigte Tuberkulose der Lungen, chronische interstitielle Nephritis, Hypertrophie und Dilatation des Herzens, tuberkulöse Darmgeschwüre und ein Hypernephrom.

Diagnose: Siehe letzten Abschnitt.

Fall 319.

Ein 24jähriger Weber kam am 20. August 1907 zur Untersuchung. Vor drei oder vier Jahren hatte er Magenbeschwerden, sonst war er stets gesund.

Vor einer Woche begann Husten und Kopfschmerz und nach zwei Tagen Erbrechen. Das Erbrochene enthielt etwas Blut. Vor drei Tagen hatte er Schüttelfrost, Schmerzen in der linken Seite und bemerkte Nachlassen des Appetits, des Schlafes und Verstopfung. Er lag drei Tage zu Bett.

Links hinten in der Nähe der Skapula hört man rauhes Atmen und wenige feine Geräusche. Im übrigen sind die Lungen negativ. Die Palpation des Abdomens verursacht heftige Hustenanfälle. Blut und Urin sind negativ. Die Temperatur ist aus der beiliegenden Kurve (Abb. 165) ersichtlich.

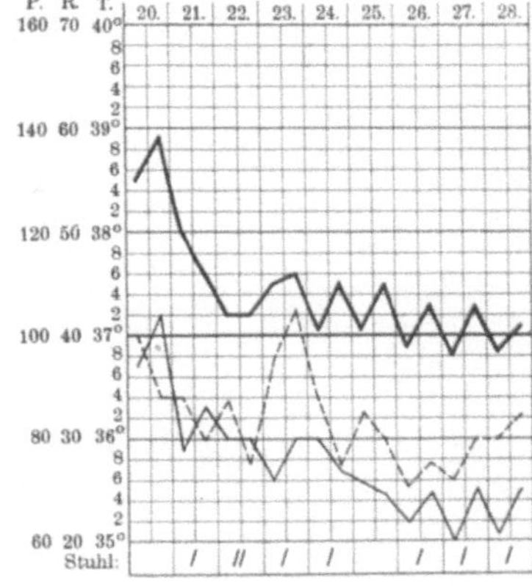

Abb. 165. Temperaturkurve zu Fall 319.

Am nächsten Morgen erschien auf der rechten Hälfte des Rumpfes, der Arme und der Beine eine erythematöse Eruption; sie verschwand wieder, nachdem man Kalomel sechsmal in Abständen von einer halben Stunde je 0,03 g gegeben hatte, kam aber wieder zum Ausbruch, wenn auch weniger heftig, als das erstemal.

Am 25. Juli schwoll die Oberlippe plötzlich an. Der Patient erhielt

Kalziumchlorid dreimal täglich 1,0 g und Karlsbader Salz. Am 26. war er praktisch gesund.

Besprechung: Dieser Fall ist aufgenommen, um ein Beispiel der seltenen Urtikariaerkrankungen zu zeigen. Ich habe schon vorher einmal auf die Erscheinungen hingewiesen, die Urtikaria der inneren Organe hervorruft (siehe S. 46). Im vorliegenden Falle haben wir gute Gründe zu der Annahme, daß der Bronchialbaum der Sitz einer ähnlichen Erkrankung war, die zu ödematösen Schwellungen geführt hat, entsprechend dem bei der Untersuchung erhobenen Befunde.

Es ist von einiger Wichtigkeit, die Möglichkeit eines so hervorgerufenen Hustens nicht zu vergessen, weil die Behandlung, wie wir sie gegen die Hauturtikaria anwenden, nämlich Abführen und vorsichtige Diät, sich auch bei der Urtikaria der inneren Organe manchmal nützlich erweist.

Diagnose: Urtikaria der inneren Organe.

Tabelle XVI. Husten. Symptome.

Ursache	Anamnestische Hilfe	Auswurf	Lungenerscheinungen	Herzerscheinungen	Gefäßveränderungen	Fieber und Leukozytose	Dauer	Besserung
Phthise	Anhaltendes Fieber und Abmagerung	Enthält Blut od. Tuberkelbazillen	Lokalisierte Bronchitis oder Infiltration der Spitzen	0	0	+	Lang oder kurz	Hygiene
„Bronchitis"	Akut oder im Winter wiederkehrend	Nicht charakteristisch	Verstreute Rasselgeräusche	0	0	+	„	„
Mitralfehler	Frühere Zeichen von Herzfehler	Serös od. blutig	Ödem od. Flüssigkeitserguß an der Lungenbasis	Systol. Geräusch Herzvergrößerung II. T. +	Unregelmäßiger, wenig gespannter Puls	0	„	Ruhe, Entleerung. Herzreize
Tonsillitis	Andere Zeichen einer „Erkältung"	Gewöhnlich nicht vorhanden	0	0	0	+	Kurz	Wärme oder Kälte
Pleuritis	Scharfe Schmerzen in d. Brustwarzengegend	„	Reibegeräusche	0	0	+ (Keine Leukozytose)	„	Verband oder Punktion
Pharyngitis	Andere Zeichen einer „Erkältung"	„	0	0	0	+	„	Wärme oder Kälte
Herzmuskelschwäche	Chronische progressive Dyspnoe	Serös	Lungenödem od. Flüssigkeitserguß an der Basis	Arrhythmie, Vergrößerung	Oft Sklerose mit Hypertension	0	Gewöhnlich lang	Ruhe, Entleerung
Pneumonie	Plötzlicher, heftiger Beginn	Oft „rostfarben"	Gewöhnlich Infiltration; kann auch fehlen	0	0	+	Kurz	Zeit
Aorteninsuffizienz	Syphilis (?), Arteriosklerose (?)	Nicht charakteristisch	Ödeme an der Lungenbasis	Vergrößerung, diast. Geräusch	Pulsus celer	0	. . . . .	Ruhe, Entleerung
„Influenza"	Epidemisch (?)	Kann Influenzabazillen in Reinkultur enthalten	Oft keine, manchmal die einer Bronchitis	0	0	+	Kurz	Zeit
Asthma	Frühere Anfälle	Eosinophilie u. Asthmaspiralen	Giemen und Pfeifen	0	0	0 Eosinophilie	Kurz, anfallsweise	Klima (?)
Emphysem	Chronischer Winterhusten u. Dyspnoe	Nicht charakteristisch	Hypersonorer Schall verlängertes Exspirium	Manchmal Trikuspidalinsuffizienz	0	0	Lang	

32*

Ursachen des Erbrechens.

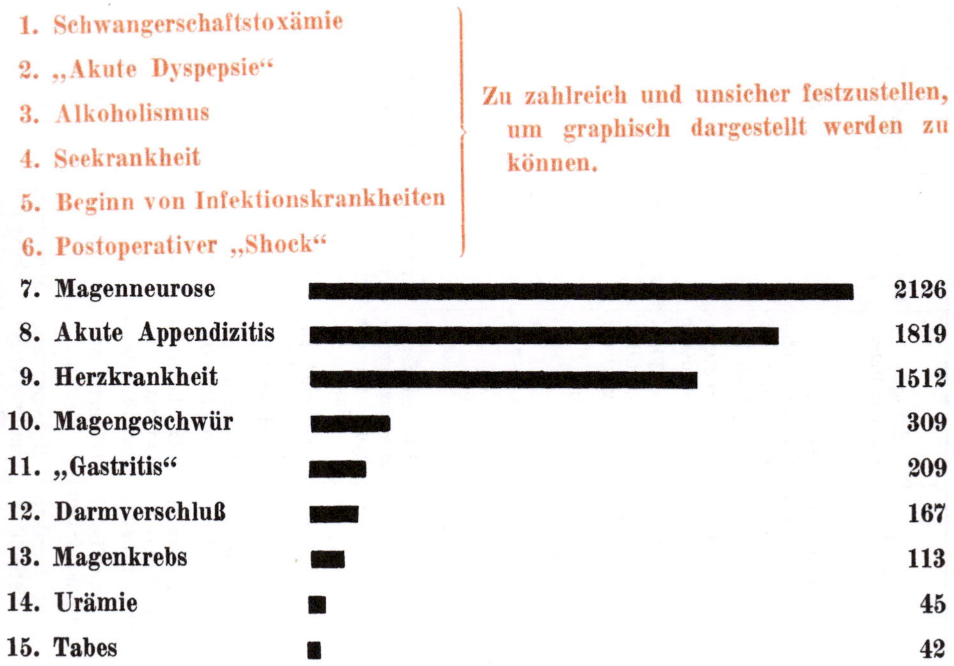

1. Schwangerschaftstoxämie
2. „Akute Dyspepsie“
3. Alkoholismus
4. Seekrankheit
5. Beginn von Infektionskrankheiten
6. Postoperativer „Shock“

Zu zahlreich und unsicher festzustellen, um graphisch dargestellt werden zu können.

7. Magenneurose	2126
8. Akute Appendizitis	1819
9. Herzkrankheit	1512
10. Magengeschwür	309
11. „Gastritis“	209
12. Darmverschluß	167
13. Magenkrebs	113
14. Urämie	45
15. Tabes	42

19. Kapitel

Erbrechen.

Der Vorgang des Erbrechens muß in erster Linie deutlich unterschieden werden von dem leichten und mehr oder weniger gewohnheitsmäßigen Wiederhochkommen des normalen Mageninhaltes. Bei kleinen Kindern zeigt sich dieser Zustand sehr häufig und ist unter dem Namen des „Speiens" bekannt. Bei älteren Personen ist es oft eine Sache der Gewohnheit, die leicht unterdrückbar ist, wenn sie erklärt wird, denn so sonderbar es auch erscheinen möchte, es gibt viele Leute, die glauben, der Mageninhalt hätte ein gutes Recht darauf, ausgebrochen zu werden, wenn er erst einmal in den Mund kommt. Ein guter Rat kann hier viel Nutzen stiften.

Bei der Einschätzung der Wichtigkeit des Erbrechens müssen wir auch das Temperament des Patienten und einige andere Gewohnheiten außer der eben erwähnten in Rechnung ziehen.

1. Es gibt Leute, die schon früh den Kunstgriff gelernt haben, auf leichte Reizung hin den Magen zu entleeren mit oder ohne die Nachhilfe, den Finger in den Mund zu stecken. Bei diesen Menschen genügt die leichteste Magenstörung, die geringste Reizung hinter dem Sternum oder im Ösophagus, unwillkürlich den Mageninhalt zu erbrechen.

2. Auf der anderen Seite steht das entgegengesetzte Extrem, durch Temperament oder physiologische Verhältnisse bedingt, das wir bei Patienten sehen, die 30 oder 40 Jahre alt werden, ohne jemals das Erbrechen zu versuchen. Bei einem solchen Patienten können wir leicht die Bedeutung gewisser Symptome unterschätzen, einfach, weil er nicht bricht.

Das erste dieser vom Temperament abhängigen Extreme findet sich besonders bei Magenneurosen, und wenn das Bestehen eines solchen Zustandes hinreichend festgestellt ist, so besteht unsere erste Pflicht darin, den Patienten anzuhalten, das Erbrechen zu vermeiden. Man kann das auf verschiedene Weise erreichen, manchmal durch einfache Erklärung, ein anderes Mal durch Ausschelten, gelegentlich durch eine Art von geistiger Erziehung, indem wir den Patienten genügend beschäftigen, oder endlich durch Infusionen von physiologischer Kochsalzlösung unter den Brustmuskel, wobei dem Patienten gesagt wird, sie müßten so lange wiederholt werden, bis das Erbrechen aufhört. Die Gewohnheit zu beseitigen, ist die Hauptsache. Welche Methoden man anwendet, ist gleich. Ich sah einmal einen offenbar sehr nervösen Arbeiter von 35 Jahren, der seit vier Monaten anhaltend brach und 55 Pfund an Gewicht abgenommen hatte, alles nur aus Gewohnheit; und diese Gewohnheit wurde ohne besondere Schwierigkeiten im Laufe einer Woche im Krankenhause durch die oben beschriebene Behandlungsmethode mit Kochsalzinfusionen unter den Brustmuskel beseitigt.

Wichtige Faktoren bei der Entstehung des Erbrechens.

Man muß drei Hauptelemente unterscheiden:
1. zerebrale,
2. gastrointestinale,
3. pharyngeale.

Die meisten der sogenannten „Reflex"-Ursachen des Erbrechens können ohne Gewalt in der ersten Gruppe untergebracht werden. Das Erbrechen als Folge heftigen Schmerzes, bei Schreck und anderen starken Erregungen oder bei Ermüdung, kann wahrscheinlich auf diesem Wege erklärt werden. Auch die Mehrzahl der toxischen Arten des Erbrechens gehören zu der gleichen Gruppe, z. B. das Erbrechen der Schwangeren, das zyklische oder paroxysmale Erbrechen und das Erbrechen bei· Migräne und Hyperthyreoidismus.

Die pharyngeale Ursache ist besonders wichtig bei dem allmorgendlichen Erbrechen, das wir in vielen Fällen von Alkoholismus finden, das aber oft auf einer durch Rauchen hervorgerufenen begleitenden Pharyngitis beruht. Der Kranke hat eine Raucherkehle, die er am Morgen nach dem Erwachen bei dem Reinigungsprozesse reizt und kratzt. Diese Pharynxreizung führt endlich das Erbrechen herbei.

Neben den gewöhnlichen vom Magen ausgehenden Ursachen von Erbrechen müssen wir noch an die Fälle denken, bei denen chronische oder akute Darmverlegung mit oder ohne Pharyngitis den Magen zur Entleerung zwingt. Bei vielen Darmtumoren finden wir Symptome, die denen des Magenkrebses völlig ähneln, und die Untersuchung des Mageninhaltes und der Magenfunktion kann uns noch weiter irre führen, da man häufig Gastrektasie, Hypermotilität und Mangel an freier Salzsäure findet. Das Erbrechen bei akuter Appendizitis und bei eingeklemmtem Bruch gehört wahrscheinlich zu der gleichen Art.

Endlich wollen wir noch das anhaltende Erbrechen bei den gastrischen Krisen der Tabes dorsalis erwähnen, dessen Erklärung noch nicht sichergestellt ist.

Fall 320.

Ein 40 jähriger irischer Gastwirt kam am 18. Januar 1908 zur Untersuchung. Vor einigen Jahren hatte er dreimal katarrhalischen Ikterus. Der Vater starb an Pleuritis. Der Patient war ein starker Trinker, der täglich einen Liter Schnaps und 17 große Glas Bier trank. Geschlechtskrankheiten werden in Abrede gestellt. Seit vielen Jahren hat er Magenstörungen gehabt. Er bricht früh morgens und oft nach der gewöhnlichen Nahrungsaufnahme, so daß er gegenwärtig praktisch nur von Flüssigkeiten lebt. Er kann sich nicht daran erinnern, jemals so betrunken gewesen zu sein, daß er nicht arbeiten und für sich selbst sorgen konnte. Der Appetit nach irgendwelchen Dingen, mit Ausnahme nach Schnaps, ist sehr gering.

Stuhlgang erfolgt zwei- bis dreimal täglich.

Patient ist sehr kurzatmig und seit zwei Wochen merkt er Verminderung der Urinmenge, Auftreibung des Leibes und geringe Schwellung des Gesichtes, der Schenkel und der Hände. Vor einer Woche hat er gemerkt, daß seine Bindehäute gelb wurden.

Vor zwei Jahren wog er 195 Pfund, jetzt 236 Pfund.

Die Untersuchung ergibt die schon wiederholt beschriebene atlasartige Haut, keine Gelbsucht, schwache Herztöne; weiche normale Gefäße; Blutdruck 110 mm Hg. Es bestehen keine Veränderungen an den Lungen. Der Patient zeigt einen kolossal aufgetriebenen Leib mit leichter Dämpfung in den Flanken, die vielleicht bei Lagewechsel eine geringe Beweglichkeit zeigt. Der Leberrand ist nicht zu fühlen, obwohl die Dämpfung 5 cm den rechten Rippenrand überschreitet. Es bestehen leichte Ödeme an beiden Beinen.

Besprechung: Hier scheint es sich auf den ersten Blick um einen ganz klaren Fall von Alkoholismus zu handeln, aber bei näherem Studium merken wir, daß die Herztöne schwach sind, Dyspnoe besteht, Gesicht und Extremitäten geschwollen sind, und daß trotz des anhaltenden Erbrechens eine ausgesprochene Gewichtszunahme vorliegt. Alle diese Tatsachen, besonders die letzte, weisen auf eine Herzkrankheit hin, die — wie wir wissen — oft die Ursache anhaltenden Erbrechens ist.

Aber was für eine Herzkrankheit kann das sein? Es besteht kein Beweis für einen Klappenfehler oder für Herzschwäche infolge von Nierenerkrankung. Chronische fibröse Myokarditis waren früher eine Lieblingsdiagnose bei solchen Fällen, aber die Autopsie hat sie so selten bestätigt, daß wir darin doch vorsichtiger geworden sind. Ich persönlich weise eine Diagnose auf chronische Myokarditis ab, bis sich deutliche Beweise einer Arteriosklerose finden, und alle anderen Ursachen von Herzschwäche hinreichend ausgeschlossen werden können.

Bei jedem derartigen Patienten muß man an eine Zirrhose denken, besonders da man dadurch auch eine Erklärung für das anhaltende Brechen hätte. Eine Zirrhose läßt sich stets nur schwer ausschließen, da sie — wie wir wissen — gewöhnlich jahrelang besteht, ohne irgendwelche Symptome hervorzurufen. Alles, was wir in einem Falle wie hier sagen können, ist: Wir haben keinen positiven Beweis dafür, wie Aszites, Vergrößerung oder Schrumpfung der Leber oder Blutbrechen.

Natürlich muß man die Magenfunktion auf das genaueste untersuchen, wenn ein Patient nicht sofort bei der Behandlung eine Besserung zeigt, die auf eine andere Annahme gegründet ist. Aber meiner Meinung nach haben wir bei diesem Überblick über den Fall so wenig positive Beweise für irgend eine andere Krankheit als Alkoholismus, daß der erste Versuch, den wir machen müssen — und jede Behandlung ist ein Experiment — der ist, den Patienten auf alkoholfreie Diät zu setzen. Kommen wir damit nicht weiter, so muß der Magen genau untersucht werden. Versagt auch das, so muß man die Wirkung von Herzmitteln mit vorhergehender Entleerung versuchen.

Verlauf: Alkohol wurde von der Aufnahme an dem Kranken völlig entzogen. Der Patient erhielt flüssige Diät und leichte feste Kost, sowie Tinctura capsici vor der Mahlzeit und 30 g Magnesiumsulfat jeden Morgen, sowie jeden Abend Paraldehyd. In vier Tagen konnte er ohne Erbrechen essen und ohne Medizin schlafen. In einer Woche fühlte er sich völlig gesund und war sehr erstaunt bei der Entdeckung, daß er auch ohne Rum leben konnte.

Diagnose: Alkoholismus.

Fall 321.

Ein 24jähriges Stubenmädchen kam am 11. Oktober 1906 ins Krankenhaus. Sie war bis auf gewohnheitsmäßige Verstopfung völlig wohl. Der Stuhlgang erfolgte nur alle zwei bis sechs Tage. Seit einigen Wochen hat sie nach dem Frühstück gelegentlich erbrochen. Vor einer Woche hat sich die Patientin verheiratet. Letzte Menstruation war am 14. August.

Heute nachmittag gegen 3 Uhr hatte sie Erbrechen und bald darauf heftige Schmerzen im Leibe mit Ohnmacht; im Laufe des Tages folgten sechs diarrhoische Entleerungen.

Die Untersuchung verlief negativ mit Ausnahme einer leichten Dämpfung in der rechten Bauchseite und leichter Druckschmerzhaftigkeit im Epigastrium und entlang der rechten Seite des Leibes. Am Mc Burneyschen Punkte war die Druckschmerzhaftigkeit bei tiefem Eindrücken deutlich ausgesprochen. Die Untersuchung von der Scheide aus zeigte deutliche Druckschmerzhaftigkeit rechts hoch oben, aber keine Resistenz.

Besprechung: Das Erbrechen kann hier sehr wohl auf Schwangerschaft beruhen. Aber niemand kann eine derartige Diagnose ohne weitere Beweise, wie sie hier die Untersuchung gewährt, stellen. Wenn man die Anamnese als richtig annimmt, d. h. wenn die letzte Menstruation am 14. August war, so ist kaum Zeit genug für die Entwickelung einer Extrauterinschwangerschaft vorhanden, die auch ausgesprochenere Symptome bei der vaginalen Untersuchung oder deutliche Symptome von Blutungen ergeben müßte.

Derartige Patientinnen nehmen nicht selten große Dosen von reizenden Abführmitteln, in der Hoffnung, eine Fehlgeburt herbeizuführen. Die diarrhoische Stuhlentleerung und das Erbrechen lassen sich so erklären, aber man konnte in der Anamnese keine entsprechenden Angaben erhalten, und die Patientin schien die Wahrheit zu sagen.

Die Verstopfung der Kranken konnte das Erbrechen zum Teil verschuldet haben, aber kaum einen solchen akuten Anfall oder die Druckschmerzhaftigkeit und die Muskelspannung in der rechten Iliakalgegend erklären.

Man zögert stets, die Diagnose einer Appendizitis zu stellen, wenn Temperatur und Puls normal sind, und wenn keine Anfälle vorausgegangen sind, und doch bleibt bei dem Vorhandensein von deutlich ausgesprochener Druckschmerzhaftigkeit, Muskelspannung am Mac Burneyschen Punkte und bei einer Leukozytose Appendizitis die wahrscheinlichste Ursache. Eine Pyo-salpinx könnte ganz die gleichen Erscheinungen hervorrufen, aber man würde wahrscheinlich eine Resistenz oder Verhärtung von der Vagina aus fühlen können, und dann würden aller Wahrscheinlichkeit nach die Symptome nicht so akut ohne Vorangehen anderer Erscheinungen einsetzen.

Verlauf: Die am 12. Oktober vorgenommene Operation ergab eine akute Appendizitis. Es bestanden keinerlei Verwachsungen.

Diagnose: Appendizitis.

Fall 322.

Eine 53 jährige verheiratete Frau mit ausgezeichneter Familienanamnese kam am 28. September 1907 in das Krankenhaus. Ihr ganzes Leben lang war sie kräftig und gesund, mit Ausnahme einer doppelseitigen Inguinalhernie, wegen der sie im Mai operiert worden war. Seit ihrer Kindheit muß sie einmal in der Nacht Wasser lassen.

Seit einem Jahre begannen Anfälle von Erbrechen, bei denen sie keinerlei Nahrung bei sich behalten konnte. Das Erbrochene bestand zuerst aus vorher genossener Nahrung ohne Beimengung von Blut und Schleim. Im letzten Herbst ließ das Brechen nach, und sie war wegen einer Fraktur im Krankenhause. Während ihres Aufenthaltes im Krankenhause wurden keinerlei Verdauungsstörungen wahrgenommen; aber nach der Rückkehr begann sie wieder zu brechen, und die Beschwerden sind bis heute immer heftiger geworden. Während des letzten Sommers hat sie tagtäglich, manchmal dreimal täglich gebrochen. Niemals hatte sie irgendwelche Schmerzen, nur wenn sie sehr viel gegessen hat, und auch dann bestanden nur leichte Beschwerden, kein Aufstoßen von Gas, keine Anschwellung irgend eines Teiles des Leibes, obwohl seit zwei Monaten das Epigastrium auf Druck etwas schmerzhaft ist.

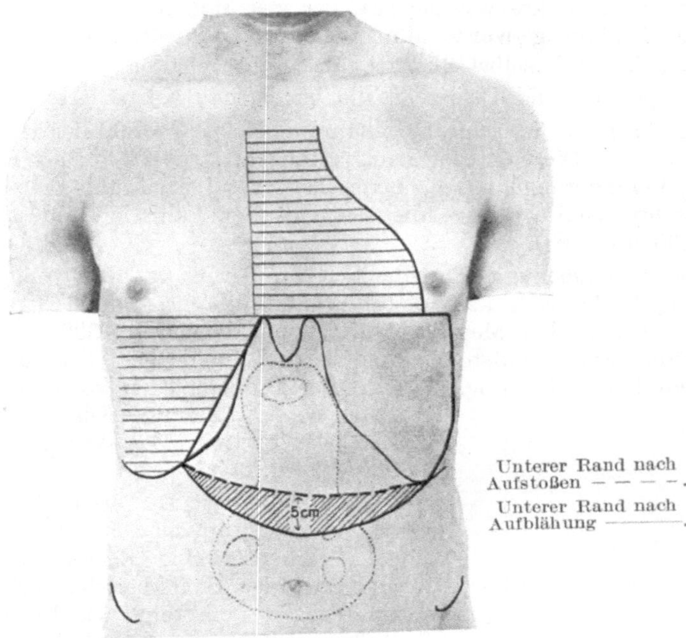

Abb. 166. Untersuchungsergebnis in einem Falle langdauernden Erbrechens (ein Jahr)
Fall 322.

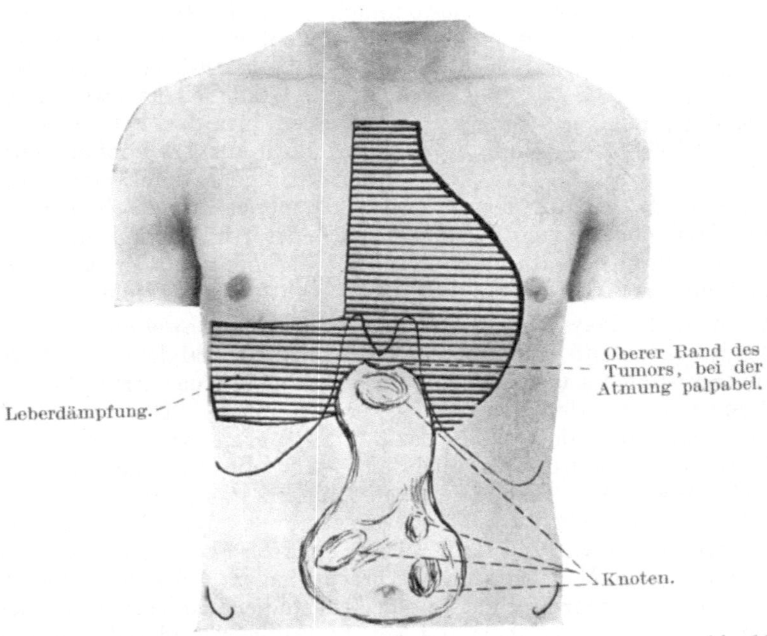

Abb. 167. Tumor vor der Magenaufblähung. Fall 322 (vgl. auch Abb. 166).

Vor einem Jahre wog sie 124, vor vier Monaten 116, jetzt 100 Pfund.

Der Stuhlgang wurde allmählich verstopft. Gelbsucht hat sie nie gemerkt, sie hat sich selbst niemals für nervös gehalten.

Temperatur und Puls zeigt die beifolgende Kurve (Abb. 168).

Die Patientin ist schlecht genährt und blaß, obwohl der Hämoglobingehalt 75 % beträgt. Die Zahl der Leukozyten beträgt 7300. Herz und Lunge sind frei von Veränderungen. Im oberen Teile des Leibes fühlt man eine harte, auf Druck schmerzhafte Masse, die sich mit der Palpation hin und her bewegt (Abb. 166 und 167).

Die Untersuchung einschließlich des Urins verläuft völlig negativ. Im Stuhlgang findet sich kein okkultes Blut; Vaginal- und Rektaluntersuchung negativ. Durch den Magenschlauch konnte man nur 390 ccm Wasser ohne heftige Schmerzen, Aufstoßen und Brechen eingießen. Im nüchternen Magen fand man keine Nahrung. Nach einer Probemahlzeit zeigte der Mageninhalt keine freie Salzsäure. Die Benzidinprobe auf Blut war positiv. Das Waschwasser kam leicht blutig zurück.

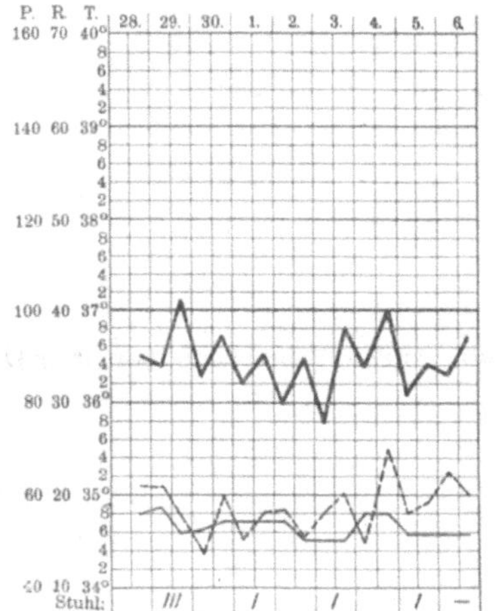

Abb. 168. Temperaturkurve zu Fall 322.

Besprechung: Der erste Teil der Anamnese erinnert uns an eine Magenneurose, weil als ganz isoliertes Bild Erbrechen vorhanden ist und allein das Krankheitsbild beherrscht. Wenn ein einziges Symptom, wie Erbrechen, Gasaufstoßen, Diarrhöen oder Verstopfung über eine beträchtliche Zeitperiode anhält, und sich dabei nur wenig oder gar keine anderen Symptome finden, so haben wir es gewöhnlich mit einer Neurose zu tun, d. h. mit einer krankhaften Gewohnheit. Wir dürfen aber eine solche Diagnose nur stellen, wenn wir alle Hilfsmittel der physikalischen Diagnostik erschöpft haben, ohne eine organische Krankheit nachweisen zu können. Wir können hier das Erbrechen weder auf Verstopfung, noch auf Erschöpfung infolge einer konstitutionellen oder infektiösen Erkrankung zurückführen, da wir für diesen Zustand keinerlei Beweise finden. Ein konsultierter Arzt dachte an die Möglichkeit eines Hirntumors, und der Augenhintergrund wurde daraufhin untersucht. Es fand sich aber dabei nichts, was die Annahme einer Gehirnkrankheit hätte rechtfertigen können.

Als man die Masse im Epigastrium deutlich nachweisen konnte, und die Möglichkeit, es könnte sich um einen Fäkaltumor handeln, durch reichliches Abführen ausgeschlossen war, war es ganz klar, daß das Erbrechen notwendig auf Magengeschwür oder Magenkrebs beruhen müsse. Das wurde noch deutlicher, als man fand, daß die Kapazität des Magens vermindert war und die Salzsäuresekretion fehlte. Es blieb also noch die Entscheidung der Frage: Krebs oder Geschwür? Ein derartiger Tumor kommt oft durch ein peritonitisches Exsudat um ein altes Geschwür zustande, aber die Anamnese sprach deutlich gegen Geschwür und für Krebs. Geschwüre beginnen selten bei Leuten, die 52 Jahre ohne Magenstörung verbracht haben. Selten findet sich dabei Erbrechen ohne Schmerzen, und in den Frühstadien des Verlaufes sehen wir gewöhnlich lange Zeiträume ganz frei von Symptomen und selbst in den akuten Stadien der Krankheit ausgesprochene Besserung unmittelbar nach der Nahrungsaufnahme.

Eine der Tatsachen, die die Annahme eines Krebses als wahrscheinlichste Diagnose in unserem Falle sehr erschwerte, war das gänzliche Fehlen von Schmerzen. Das ist aber manchmal der Fall. Es sind schon eine ganze Reihe ähnlicher Fälle beschrieben worden.

Man stellte die Diagnose auf Krebs der kleinen Kurvatur ohne Pylorusverengerung und riet eine Operation an.

Unter flüssiger und vorsichtiger fester Diät mit kleinen Dosen von Kalomel, Magnesiumsulfat und Salzsäure nach dem Essen hörte das Erbrechen am 14. Oktober auf, und sie fühlte sich bedeutend besser.

Diagnose: Magenkrebs.

Fall 323.

Eine 35jährige verheiratete Frau kam am 24. März 1908 ins Krankenhaus. Im letzten Dezember hat sie einen Bruder an Schwindsucht verloren; sie hat zwei Kinder gehabt, aber keine Fehlgeburt, das jüngste ist sieben Jahre alt. Vor drei Jahren war sie wegen Magenstörungen zehn Wochen im Krankenhause. Es wurde dort eine Erweiterung und Kurettage des Uterus vorgenommen. Vor fünf Jahren wog sie 145 Pfund, vor einer Woche 110. Während der letzten fünf Jahre hatte sie Anfälle von Erbrechen, zuerst jedesmal vor der Periode, später auch zu anderer Zeit. Das Erbrochene war wässerig und enthielt unveränderte Speisen, niemals aber Nahrung, die 24 Stunden früher genossen war. Seit 1903 war sie niemals länger als zwei Wochen frei von Erbrechen. Durch das Erbrechen werden die heftigen Schmerzen im Epigastrium erleichtert, die gewöhnlich nach dem Essen schlimmer sind. Im Jahre 1905 erbrach sie zwei Tassen dunklen Blutes. Nach Milchdiät hörte das Blutbrechen auf, kehrte aber elf Wochen später wieder. Im November 1907 brach sie wieder Blut und hatte heftige Schmerzen und Druckschmerzhaftigkeit im Epigastrium. Damals lag sie eine Woche zu Bett. Seither hat sie nicht gebrochen, hat aber noch immer Schmerzen im Epigastrium und Druckschmerzhaftigkeit, die nach dem Essen schlimmer wird. Der Appetit ist schlecht, Stuhlgang einmal täglich nach Einläufen. Sie hat keine Kopfschmerzen, das Sehvermögen ist gut.

Die Untersuchung verläuft negativ, mit Ausnahme eines blasenden, systolischen Geräusches, das man in der Gegend um den Herzspitzenstoß hört. Geringe Schmerzhaftigkeit im Epigastrium, keine Muskelspannung. Die rechte Niere ist leicht zu fühlen, der untere Pol reicht bis in die Nähe des Nabels. Nach einer Probemahlzeit enthält der Magen HCl 0,14 %, GA 0,25 %. Die Guajakprobe ist negativ, der Stuhl frei von Blut.

Die Patientin fühlte sich bei einer Diät von Milch und Eiern, ungefähr der Lenhartzschen Diät entsprechend, sehr wohl.

Am 2. Mai schien sie geheilt und ging nach Hause.

Am 3. August 1908 kam sie zurück, mit der Angabe, daß sie 14 Tage, nachdem sie das Krankenhaus verlassen hatte, bei der Periode wieder einen Anfall von Erbrechen hatte; dieses Erbrechen habe die nächsten zwei Perioden angehalten, obwohl sie in der Zwischenzeit stets völlig wohl war. Das Brechen schien von der Nahrungsaufnahme völlig unabhängig. Das Erbrochene enthielt kein Blut. Zur Zeit der Anfälle hat die Kranke heftige Schmerzen im Epigastrium, mäßige Schmerzen die ganze Zeit über, die durch Nahrungsaufnahme etwas erleichtert wurden, wobei gashaltiges, saures Aufstoßen erfolgt. Sie schläft schlecht, wie sie glaubt, wegen ihrer Nervosität.

Die Untersuchung zeigt ausgesprochene Blässe. Rote Blutkörperchen 3 050 000, Hämoglobin 45 %. Bei der Differentialauszählung von 200 Blut-

körperchen fanden sich zwei Normoblasten und Peukilozytose. Polynukleäre
Zellen 82 %, Urin negativ. Im Stuhlgang leichte aber konstante Guajakprobe.

Die Magenuntersuchung ergab im wesentlichen dieselben Verhältnisse
wie im vorigen Frühjahr, nüchtern keine Rückstände. Bei einer Diät von
Zwieback und Milch fühlte sich die Patientin völlig wohl.

Besprechung: Im ausgesprochenen Gegensatz zu dem vorher angeführten
Falle finden sich hier Magenstörungen seit fünf Jahren oder länger und bei einer
jungen Frau. In den Frühstadien der Krankheit und bis zu einem gewissen
Grade im ganzen Verlauf scheinen die Schmerzen in Verbindung mit der Menstruation zu stehen, als handele es sich um eine nervöse Reflexstörung in Verbindung mit der nervösen Spannung zu der Zeit. Die Besserung der Schmerzen
durch Erbrechen und die Anfälle von Blutbrechen im Jahre 1905 stützen ferner
die Annahme eines peptischen Geschwüres oder einer Hyperchlorhydrie, die die
Anamnese schon vorher wachgerufen hatte.

Im August 1908 sprachen die Symptome gleichfalls noch hauptsächlich
für ein Geschwür. Aber wir haben jetzt ein Symptom, das man mit dieser
Annahme nicht leicht in Verbindung bringen kann, nämlich die ausgesprochene
Anämie. Seit drei Jahren bestehen keine Anhaltspunkte für Blutungen, und
Magengeschwür führt nicht zu Anämie, wenn es nicht zu heftigen Blutungen
kommt.

Eine Anämie wird durch geringe Blutungen nicht so leicht hervorgerufen.
Das Knochenmark ersetzt diese Verluste schnell. Es ist aber auch nicht wahrscheinlich, daß eine große Menge von Blut jemals allein durch den Darm entleert wurde, ohne daß die Patientin es gemerkt hätte. Solche Darmblutungen
verursachen große Schwäche und Durst; der Kranke merkt gewöhnlich, daß
sich irgend etwas ereignet hat.

Trotzdem muß man zugeben, daß alles andere in unserem Falle mit Aus-
nahme einer einzigen Tatsache, der unerklärten Anämie, auf ein chronisches
Geschwür hinweist, und vielleicht genügt die Anämie nicht, um die anderen
Hinweise auf Magengeschwür zu entkräften. Aber da die Störung so lange an-
dauert und so häufig wiederkehrt, trotz diätetischer Behandlung, scheint die
Vornahme einer Probelaparatomie angebracht, besonders da wenigstens die
Möglichkeit besteht, daß die Anämie auf irgend etwas ernsterem, d. h. Magen-
krebs beruhen könnte.

Verlauf: Am 14. August wurde der Leib geöffnet. An der Hinterwand
des Magens fand man eine krebsige Masse mit Metastasen im Netz. Einen
Monat später erfuhren wir, die Patientin esse gut, schlafe gut und nehme an
Gewicht zu.

Diagnose: Magenkrebs.

Fall 324.

Eine 45jährige Witwe kam am 14. August 1906 ins Krankenhaus. Vor
zwölf Jahren starb ihr Mann an Schwindsucht. Vor 16 Jahren hatte sie einen
Anfall wie jetzt, der in 14 Tagen zur Heilung kam. Vor einem Jahre hatte
sie einen anderen Anfall und war drei Wochen lang bei rektaler Ernährung im
Krankenhause; trotzdem sank ihr Gewicht von 137 auf 117 Pfund. Seither
hält sie sorgfältige Diät, fühlt sich ziemlich wohl und hat keinerlei Verdauungsbeschwerden.

Vor neun Tagen erkrankte sie plötzlich mit heftigen Schmerzen im Leibe
und Erbrechen. Seither sind die Schmerzen häufig wiedergekehrt; durch
Brechen werden sie erleichtert, zeigen aber keine Beziehungen zur Nahrungsaufnahme. Gelegentlich braucht sie Morphium. Bei dem Anfalle vor 16 Jahren

erbrach sie Blut, seither nicht. Die letzten drei Jahre hatte sie gelegentlich Diarrhöe, wobei vor den Entleerungen Schmerzen auftraten, und häufig Blut beigemengt war.

Die letzten zwei Tage ist sie ausschließlich durch den Darm ernährt worden. Das Gewicht beträgt 120 Pfund.

Bei der Untersuchung zeigt sich eine sehr gut genährte Patientin, die etwas nervös schien. An der Herzspitze hört man ein leises systolisches Geräusch, der zweite Pulmonalton ist lauter als der Aortenton, Herz nicht vergrößert. Die Lunge ist frei von Veränderungen. Die rechte Seite des Leibes wird etwas steif gehalten, und es besteht dort ausgesprochene Druckschmerzhaftigkeit, am deutlichsten etwa in der Mitte.

Die Untersuchung, einschließlich der vaginalen und rektalen, verläuft im übrigen negativ, und ebenso sind Blut, Urin, Temperatur, Puls und Atmung völlig normal.

In den ersten Tagen der Krankenhausbehandlung schien die Patientin sehr nervös; das hörte aber nach Beendigung der Menstruation auf, und sie konnte drei Tage lang feste Nahrung in größeren Mengen genießen.

Darauf begann die Patientin wieder ziemlich viel zu brechen. Nähreinläufe verursachten starke Beschwerden und schienen das Erbrechen noch zu verschlimmern. Am vierten Tage konnte sie etwas Champagner und etwas Eiweißwasser mit Kirschsaft ohne Erbrechen zu sich nehmen. Das Erbrochene war stark sauer und bestand größtenteils aus reinem Schleim. Doppelkohlensaures Natron besserte etwas den Schmerz, wurde aber auch nach einiger Zeit erbrochen. Nur Morphium half.

Nach einer Probemahlzeit ergab der Mageninhalt eine Unmenge freier Salzsäure und eine positive Guajakreaktion. Der Stuhl war übelriechend, dunkel und bluthaltig.

Am 20. klagte die Kranke sehr stark über Leibschneiden. Damals enthielt der Stuhl viel frisches Blut und eine beträchtliche Menge von Eiter und Schleim. Das Blut zeigte folgende Beschaffenheit: rote Blutkörperchen 3 676 000, Leukozyten 10 000, Hämoglobin 65 %.

Im gefärbten Präparat sah man nichts, keine wesentlichen Veränderungen mit Ausnahme einer Achromie. Die genaue Untersuchung der Stühle zeigte, daß sie fast gar keine Fäkalmassen enthielten.

Die darauf angestellte Untersuchung des Leibes zeigte in der rechten Seite ziemlich tief gelegen eine Masse, die sich wie harte Knoten anfühlte, die aber unter der Entleerung von Gas verschwand. Die Fassungskraft des Rektums wurde mit warmem Wasser gemessen und es fand sich, daß man nur einen halben Liter ohne Beschwerden eingießen konnte. Dabei erschien das Colon transversum nicht ausgedehnt, aber die Gegend des Colon ascendens war deutlich aufgetrieben. Der Versuch, mehr wie einen halben Liter einzugießen, wurde wiederholt ohne Erfolg vorgenommen.

Besprechung: Gelegentlich sehen wir auch bei Erwachsenen die unerklärlichen Anfälle von Sommerdiarrhöe und Erbrechen, die bei Säuglingen so häufig sind. Aber es ist nicht gewöhnlich, daß sie neun Tage lang anhalten. Wahr ist, daß unsere Kranke neurasthenisch ist. Das erfahren wir aus der Anamnese und das kann einen großen Teil der Beschwerden erklären, besonders da die Anfälle zur Zeit der Periode auftreten. In den ersten Tagen im Krankenhaus erklärten wir auch auf diese Weise ihre Symptome. Unter den anderen Möglichkeiten wurde noch Hyperchlorhydrie erörtert, auf die wir gleich zu sprechen kommen werden.

Der frühere Anfall von Hämatemese wurde von der Patientin wie jetzt beschrieben. Die Krankheit 1905 sprach also nicht für Hyperchlorhydrie oder

Geschwür. Der Mageninhalt ergab eine positive Guajakreaktion und große Mengen von freier Salzsäure, auch im Stuhl findet sich Blut. Als alle diese Tatsachen ans Licht kamen, waren wir geneigt, von der Diagnose einer Magenneurose zu der eines Magengeschwürs überzugehen, besonders da es sich fand, daß Neurasthenie mit zu den Beschwerden gehörte. Erst 14 Tage nach der Aufnahme traten die Darmsymptome in den Vordergrund und wurden höher bewertet, besonders als wir keine Ursachen für die ausgesprochen sekundäre Anämie finden konnten. Es lagen keine frischen Blutungen vor, um sie zu erklären, und es schien auch nicht, daß die früheren Anfälle von Diarrhoe oder der gegenwärtige solange gedauert hätten, um eine Anämie im Gefolge zu haben. Vor allem führte uns aber die Beschaffenheit des Stuhles, das Vorhandensein von Eiter und die merkwürdig geringe Menge von Fäkalmassen dazu, die Möglichkeit eines Darmtumors zu erwägen. Als wir zweimal hintereinander feststellen konnten, daß nur ein halbes Liter Wasser in das Rektum eingegossen werden konnte, selbst bei langsamem und vorsichtigem Vorgehen, wurde die Vermutung eines Darmtumors tief unten im Rektum so stark, daß man zur Operation riet.

Verlauf: Der Leib wurde am 27. August geöffnet, wobei sich ein Krebs der Flexura sigmoidea fand.

Dieser Fall und mehrere andere, die ich um dieselbe Zeit sah, waren für mich sehr lehrreich, weil ich vorher nie an die Möglichkeit und die Gefahren gedacht hatte, die darin bestehen, daß wir unsere ganze Aufmerksamkeit auf den Magen richten, während es sich um Darmverengerung handelt, so daß uns die letztere Möglichkeit ganz entgeht. Wenn wir erst einmal den falschen Weg eingeschlagen haben, so findet sich immer genug, um uns in unserem Irrtum noch zu befestigen. So schien z. B. in einem neuen beobachteten Falle, der, wie der vorliegende, sich schließlich als Krebs des S-Romanums herausstellte, zuerst alles auf den Magen hinzuweisen. Die Untersuchung des Magens zeigte eine Vergrößerung und das Fehlen von freier Salzsäure. Der Patient war 50 Jahre alt und hatte bis jetzt niemals über Magenbeschwerden geklagt. All das sprach so deutlich für einen Magenkrebs, daß eine hinreichend sorgfältige Untersuchung des Leibes und eine entsprechende Befragung nach dem Stuhlgang, den genauen Sitz des Schmerzes und Darmgeräuschen unterlassen wurde. In einem anderen Falle von anscheinend grundlosem Erbrechen und Diarrhöe bei einer älteren Frau lautete die Diagnose „Magenneurose“. Wenige Tage Krankenhausbehandlung mit Diät und Ruhe genügten, die Symptome zu beseitigen. Ein Arzt hielt dafür, daß es sich um Darmkrebs handle, obwohl man einen Tumor nicht fühlen konnte. Mehrere Monate lang ging es der Patientin gut, aber schließlich hatte der Arzt mit seiner Diagnose doch recht.

Diagnose: Krebs der Flexura sigmoidea.

Fall 325.

Eine 19jährige Wärterin wurde am 14. Januar 1907 ins Krankenhaus gebracht. Familien- und persönliche Anamnese sind gut. Vor 1½ Jahren begann sie schwächer zu werden und hatte Schmerzanfälle, besonders nach dem Frühstück. Der Appetit ist gut, und es ging ihr auch sonst in jeder Beziehung gut bis vor zwei Monaten; dann begann Übelkeit eine Viertelstunde nach dem Essen, die nach etwa einer Stunde dadurch gebessert wurde, daß das eben Genossene mit beträchtlichen Mengen Schleim ausgebrochen wurde. Die Kranke brach nur nach dem Frühstück, obwohl sie auch sonst nach dem Essen beträchtliche Beschwerden hatte. Bis vor einer Woche hat sie gearbeitet und fühlt sich auch jetzt noch ziemlich wohl, wenn der Magen leer ist. Jede Nacht muß sie einmal aufstehen, um Wasser zu lassen. Im Epigastrium hat sie einen Punkt bemerkt, der auf Druck schmerzhaft ist. Seit vier Jahren ist sie bei Anstrengung kurzatmig.

Die Untersuchung zeigt ein blasses Mädchen. In der Pulmonalgegend findet sich ein leises, systolisches Geräusch. Im übrigen sind die Brustorgane negativ und ebenso Leib und Urin.

Das Blut zeigt: rote Blutkörperchen 4 012 000, Leukozyten 6500, Hämoglobin 55 %. Die Auszählung ergibt ein normales Resultat, deutliche Achromie, sonst keine Veränderungen.

Besprechung: Wir können ohne nähere Betrachtung die lange Liste von wahrscheinlichen Erkrankungen, bei denen Erbrechen ein Symptom ist, wie Krebs, Tuberkulose und Hirntumor, ausschließen. Der erste positive Punkt, der festgelegt werden muß, ist, daß Übelkeit derart, wenn auch nicht von der langen Dauer, oft in den ersten Monaten der Schwangerschaft auftritt, eine Möglichkeit, die wir nie vergessen sollen, wenn es sich um langandauernde Verdauungsstörungen handelt. Ich habe einmal eine Patientin gesehen, die seit einigen Wochen in der Behandlung eines angesehenen Magenspezialisten stand. Aus der Behandlung ergab sich, daß er niemals an die Möglichkeit einer Schwangerschaft gedacht hatte, obwohl die Patientin zur Zeit der Behandlung keine Regel hatte und auch alle anderen üblichen Zeichen einer frühen Schwangerschaft zeigte. Als ich sie sah, war ihr Zustand sofort zu erkennen.

In unserem Falle ist auch nichts über die Regel gesagt, aber Nachforschung ergab, daß sie seit drei Monaten fehlte. Diese Tatsache hatte im Verein mit den Magenstörungen bei nicht ganz reinem Gewissen die Patientin sehr beunruhigt. Die Untersuchung ergab aber keine Vergrößerung des Uterus und keines der gewöhnlichen Zeichen der frühen Schwangerschaft.

Viele derartige Fälle erweisen sich bei sorgfältiger Untersuchung als das Ergebnis von Obstipationsstörungen. Hier findet sich aber nichts in der Anamnese, was für eine Verstopfung spräche. Die Angaben der Patienten über diesen Punkt sind nicht immer verwertbar. Es können täglich Stuhlentleerungen vorhanden sein, die aber doch so gering sind, daß es zu einer beträchtlichen Verstopfung kommt. Man hat aber kein Recht, daran zu denken, bis die Untersuchung und Beobachtung der Stühle es deutlich macht.

Mancher eifrige Chirurg würde die hier vorgebrachten Symptome für genügend erachten, um die Diagnose auf Magengeschwür oder chronische Appendizitis zu stellen, aber es fehlt hier die Besserung bei Nahrungsaufnahme, die für die Frühstadien von peptischen Geschwüren so charakteristisch ist, während für die Annahme einer chronischen Appendizitis die Symptome zu anhaltend sind, und zu wenig Schmerzen angegeben werden.

Außer der Veränderung des Blutbildes verläuft hier, wie man zugeben muß, die physikalische Untersuchung negativ, ein Schluß, der nahe an die Annahme einer Magenneurose grenzt. Kann man die leichte Veränderung im Hämoglobingehalt und im histologischen Blutbild als genügenden Grund für so starke Magenbeschwerden ansehen? Ja, das ist sicher der Fall, wenn wir der Meinung sind, daß es sich um das einzige Zeichen einer ernsteren, aber weniger gefürchteten Krankheit handelt, der wir den oberflächlichen und ungenügenden Namen der Chlorose geben. Die Erfahrung hat schon oft gezeigt, daß die Chlorose zu so heftigem Erbrechen führen kann, wie es hier bei unserem Mädchen der Fall ist, und wenn alle anderen Ursachen fehlen, sollte man die Behandlung auf diese Annahme stützen.

Verlauf: Die Patientin kam ins Bett und erhielt alle 15 Minuten 8 Dosen von je 0,015 g Kalomel, am nächsten Tage 30 g Magnesiumsulfat, flüssige und leichtverdauliche feste Diät mit Strychnin und Gentiana vor der Mahlzeit wurde gut vertragen. Patientin hatte weder Erbrechen noch sonst Magensymptome und vom 23. an war sie außer Bett, hatte ausgezeichneten Appetit, obwohl das Blutbild sich nicht geändert hatte.

Am 10. Februar ging die Kranke kräftiger und besser nach Hause, obwohl der Hämoglobingehalt nur 70 % betrug.

Diagnose: Chlorose.

Fall 326.

Ein 19jähriges irisches Mädchen ohne Beschäftigung, mit guter Familien- und persönlicher Anamnese kam am 7. Januar 1908 ins Krankenhaus. Vor fünf Wochen begannen Schmerzen im Leibe mit wiederholtem Erbrechen. Die Schmerzen waren kolikartig und nicht deutlich lokalisiert. Sie schienen in keiner Verbindung mit der Nahrungsaufnahme zu stehen und sind in den letzten fünf Wochen nur drei- oder viermal aufgetreten, wobei sie ein bis zwei Stunden anhielten. Aber auch wenn die Schmerzen nachlassen, dauert das Erbrechen täglich an, obwohl die Patientin lediglich Milch zu sich nimmt. Manchmal besteht das Erbrochene aus unverdauter Nahrung, manchmal ist es eine gelbe oder schwarze Flüssigkeit, niemals rot oder braun. Das Erbrechen hat scheinbar keine Beziehung zur Zeit oder Art der Nahrung. Die Menstruation ist regelmäßig.

Der Appetit blieb gut, Stuhlgang verstopft, wird nur alle zwei Tage durch Einläufe erreicht.

Die Untersuchung ergibt ein fettes Mädchen von guter Farbe. Es besteht eine leichte allgemeine Druckschmerzhaftigkeit im unteren Teile des Leibes mit leichter, willkürlicher Spannung, wodurch eine genügende Palpation erschwert wird.

Die Untersuchung einschließlich Temperatur, Puls, Atmung, Urin, Stuhlgang verläuft im übrigen negativ, nur findet man im Stuhl zahlreiche Wismutkristalle.

Besprechung: Hier scheint mir die Diagnose ohne Anstellung der therapeutischen Probe unmöglich. Erst müssen wir den Stuhlgang in Ordnung bringen und sehen, ob damit nicht alle anderen Symptome verschwinden. Angenommen, daß das Erbrechen dann noch anhält und wir trotz der genauesten Untersuchung der inneren Organe und trotz des Fehlens jeder erkennbaren Ursache, wie Morphium, Malaria oder Unterernährung, keinen Grund dafür finden, wie sollen wir uns dann weiter verhalten? Dann können wir nichts anderes annehmen, als daß es sich um eine Art von Neurose handelt, und dementsprechend die Behandlung einleiten, obwohl es niemals recht zufriedenstellend ist, eine Neurose bei dem Fehlen anderer Zeichen für ein nervöses Temperament als Ursache des Erbrechens anzunehmen. Vor einigen Monaten machte ein Fall einen großen Eindruck auf mich, bei dem wir trotz wiederholter und genauester Untersuchung nichts fanden, so daß wir die Diagnose auf eine Magenneurose stellten und mit viel moralischer Überredung den Kranken zu heilen suchten. Aber der Patient zog es vor, zu sterben, und die Autopsie zeigte auch gar keine Ursache für den Tod. Ich glaube natürlich keinen Augenblick, daß unsere Diagnose hier richtig war, aber es erscheint mir schwer, den gleichen Irrtum im Wiederholungsfalle zu vermeiden.

Im vorliegenden Falle handelten wir nach dem Grundsatz, daß man stets klug tut, die möglichen Ursachen für die Symptome zu beseitigen, ehe man sich zu einer sicheren Diagnose entschließt. Das Ergebnis zeigt der weitere Verlauf.

Verlauf: Nach gründlicher Entleerung des Darmes durch Kaskara, Olivenöl und Einläufe hörte das Erbrechen auf. Innerhalb einer Woche aß die Patientin sehr viel ohne Beschwerden und ohne Übelkeit. Der Stuhlgang blieb stets sehr unzureichend. Man gab der Kranken den Rat, viel grünes Gemüse zu essen und so viel Fett, als sie nur vertragen könne.

Diagnose: Verstopfung (Neurose?).

Fall 327.

Eine 38 jährige Hausfrau mit guter Familienanamnese kam am 21. April 1908 zum ersten Male zur Untersuchung. Vor sechs Jahren hatte sie Rippenfellentzündung und vor einem Jahre eine Totgeburt. Seither war sie nervös und hatte an Verdauungsbeschwerden zu leiden. Seit drei Wochen hatte sie ziemlich viel Magenbeschwerden mit „weichlichem Gefühl um das Herz". Seit zehn Tagen hat sie alles erbrochen, was sie zu sich genommen hat; durchschnittlich muß sie zehnmal im Verlauf von 24 Stunden brechen. Selbst Wasser behält der Magen nicht. Manchmal hat sie etwa einen Liter unverdauter Nahrung erbrochen und einmal etwa einen Teelöffel voll hellen Blutes, von dem ihr Arzt sagte, es käme aus dem Halse. Übelkeit und Unwohlsein sind nach dem Essen schlimmer und werden durch Erbrechen gemildert; sie ist sehr verstopft und stößt viel Gas auf. Während dieser drei Wochen hatte sie viel Herzklopfen. Bei Beginn dieses Anfalles fieberte sie zehn Tage und hatte zwei Tage lang ein dumpfes Gefühl im rechten Bein und linken Arm.

Im Alter von 16 Jahren hatte sie geschwollene Drüsen am Halse, die etwa zwei Jahre lang eiterten.

Die Patientin ist fett, die rechte Pupille ist größer als die linke, beide

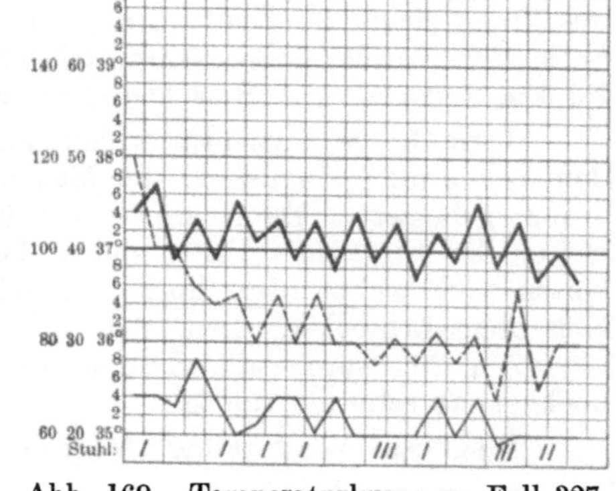

Abb. 169. Temperaturkurve zu Fall 327.

reagieren normal. An der linken Seite des Nackens finden sich vier kleine unregelmäßige Narben.

Der Herzspitzenstoß liegt im fünften Interkostalraum außerhalb der Medioklavikularis. Die Herztöne sind normal, Geräusche bestehen nicht. Lunge und Abdomen normal, Reflexe gleichfalls. Der Stuhl gibt keine Guajakprobe. Die Temperatur ist aus der beifolgenden Kurve (Abb. 169) ersichtlich.

Besprechung: Ein wichtiges Element für die Diagnose ist hier weggelassen. Wir haben keine Angaben über den Urin und den Blutdruck, obwohl offenbar eine leichte Herzvergrößerung besteht, welche auf eine chronische Nephritis als Ursache des Erbrechens hinweisen könnte. Diese Annahme wurde aber sofort durch den negativen Ausfall der Urinuntersuchung hinfällig.

Magen- und Darmstörungen, wie sie hier beschrieben sind, sind nicht selten das erste und unklarste Zeichen einer tuberkulösen Infektion. Es ist sehr wahrscheinlich, daß die Patientin an einer tuberkulösen Halsdrüsenschwellung im Alter von 16 Jahren gelitten hat. Die Anamnese einer Eiterung von geschwollenen Halsdrüsen und besonders die Dauer der Eiterung mit den jetzt vorhandenen Narben im Nacken läßt uns darüber nicht im Zweifel. Wenn es wahr ist, daß sie vor acht Jahren eine Pleuritis hatte, so wird die etwas fragliche Tuberkulose noch weiter wahrscheinlich gemacht.

Ich glaube nicht, daß man eine Tuberkulose als die Ursache der hier vorliegenden Symptome sicher ausschließen kann, und bin der Meinung, daß mancher die Temperaturveränderungen, die die beifolgende Kurve zeigt, als hinreichend ansehen würde, um für eine Tuberkulose verwertet zu werden. Im ganzen scheint es mir aber doch, daß die Beweise nicht genügen. Eine große Anzahl von Patienten, die nachweisbar nicht tuberkulös sind, zeigen so hohe Temperaturen, wie sie unsere Kurve aufweist, aus irgendwelchen anderen Ursachen. Wiederholte Untersuchungen der Lunge und der anderen Organe ergaben absolut nichts. Der Ernährungszustand der Patientin war ausgezeichnet. Ich bin sehr im Zweifel, ob sie mehr tuberkulös war, als wir anderen alle, d. h. ob die Tuberkulose aktiv und für ihre Symptome verantwortlich zu machen war.

Die Totgeburt und die unregelmäßigen Pupillen stellen uns einen Augenblick vor die Frage einer Syphilis. Aber weder die Anamnese, noch die Untersuchung der Stellen, an denen Syphilis am häufigsten ihre Spuren zurückläßt, ließ uns den Verdacht weiter aufrecht erhalten.

Die Patientin zeigte viel neurotische Eigentümlichkeiten, die sich nicht leicht beschreiben lassen. Ob diese die Ursachen der Verstopfung waren, oder ihre Folge, ist schwer zu sagen, in solchen Fällen scheint es mir ganz unmöglich, die Frage sicher zu beantworten. Das wichtigste, was wir zu tun haben, ist aber, den vorliegenden Symptomkomplex an irgend einem seiner schwachen Punkte anzugreifen. Hier beginnen wir mit der Verstopfung.

Verlauf: Die Patientin erhielt hohe Öleinläufe, 180 ccm, mit darauffolgenden Seifenwassereingüssen; die Magenbeschwerden wurden durch Pfefferminzessenz gebessert. Dann erhielt sie Extractum fluidum cascarae und täglich weiter die Einläufe. Unter dieser Behandlung konnte die Patientin Flüssigkeiten und leichte feste Speisen zu sich nehmen und vom 25. an konnte sie alles ohne Erbrechen essen.

Am 29. waren alle Symptome verschwunden, obwohl sich die Kranke noch etwas schwach fühlte.

Diagnose: Verstopfung (Neurose).

Fall 328.

Ein 27jähriger Holzarbeiter kam am 14. Oktober 1907 ins Krankenhaus. Er verlor vor einigen Jahren eine Schwester an Schwindsucht, die Mutter starb an Asthma. Sonst ist die Familienanamnese gut; er selbst war gesund, mit Ausnahme der letzten fünf Jahre, in denen er beim Räuspern ziemlich reichlich gelblichen Schleim entleerte. Er raucht und kaut Tabak. Im übrigen sind seine Lebensgewohnheiten gut. Vor acht Tagen wurde ihm bei der Arbeit mitten in seinem gewöhnlichen Wohlbefinden schlecht und er erbrach die zuletzt genossene Nahrung. Er setzte den Tag seine Arbeit fort, fühlte sich aber schwach und hat seither nicht wieder zu arbeiten versucht. Die erste Nacht fühlte er sich fiebrig, aber seither nicht wieder. Übelkeit und Erbrechen haben aber angehalten und waren besonders am Morgen sehr störend. Er hat keine heftigen Schmerzen, aber ein leichtes Gefühl von Wundsein im Epigastrium, etwas mehr auf der rechten Seite, was er auf das Erbrechen zurückführte; Schüttelfrost und Schweiße waren nicht vorhanden. Die letzten zwei Tage hatte er ziemlich reichlichen Stuhl. Gelbsucht hat er nicht gehabt.

Bei der Aufnahme war Temperatur, Puls, Atmung und Blut normal. Der Urin enthielt eine ganz geringe Spur von Gallenfarbstoff, und bei sorgfältiger Untersuchung fand sich eine leichte Gelbfärbung an dem peripheren Teile der Augäpfelbindehäute. In der Umgebung der Iris besteht keine Gelbfärbung.

Die Tonsillen sind leicht vergrößert und gerötet. Herz und Lunge zeigen keine Veränderungen. Dicht unter dem rechten Rippenrande ist das Abdomen etwas gespannt, und es besteht an dieser Stelle eine leichte Druckschmerzhaftigkeit. Sonst finden sich weder Schmerzen noch Muskelspannung. Die Leberdämpfung erstreckt sich zwei Finger breit über den Rippenrand heraus, Leberrand kann gefühlt werden.

Besprechung: Die hervorstechenden Symptome sind Erbrechen und Gallenfarbstoff im Urin. Ob wir diesen Zustand Gelbsucht nennen wollen, hängt davon ab, wie wir diesen Ausdruck auffassen. In allen deutlicher ausgesprochenen Fällen von Färbung der Augenbindehaut durch Gallenfarbstoff erstreckt sich die Färbung nicht nur über die tiefer gelegenen und weniger leicht wahrnehmbaren Teile der Sklera, sondern bis an die Iris heran. In leichten Fällen findet sich um sie ein weißlicher oder bläulichweißlicher ungefärbter Ring. Wenn aber die Gelbfärbung jenseits des Ringes deutlich ausgesprochen ist, so zögern wir gewöhnlich nicht, von Gelbsucht zu sprechen. Die zweifelhaften Fälle sind die, in denen man nur durch Zurückziehen der Augenlider und dadurch, daß man den Patienten seine Augen so weit als möglich nach einer Seite bringen läßt, die Gelbfärbung feststellen kann. In den meisten Fällen ist aber die Färbung sehr blaß. Unsere Zweifel werden noch weiter dadurch vermehrt, daß wir doch recht viele derartige Fälle finden, wenn wir einmal regelmäßig danach suchen. Trotzdem, glaube ich, bleibt der einzig richtige Gebrauch des Wortes Gelbsucht der, daß wir ihn anwenden, wo auch nur eine Spur von Gelbfärbung an den Skleren sichtbar wird.

Wenn wir von dieser Grundlage ausgehen, so müssen wir in unserem Falle sagen, daß er durch Erbrechen und Gelbsucht charakterisiert wird, die ohne sonstige Symptome bei einem 27jährigen Arbeiter auftreten. Gallensteine sind in dem Alter ungewöhnlich, und wir haben keine Druckschmerzhaftigkeit oder fühlbare Resistenz in der Gallenblasengegend, kein Zeichen von Lebervergrößerung und keine charakteristische Gallensteinkolik. In der Tat, nichts spricht für eine lokale Störung mit Ausnahme der leichten Muskelspannung unterhalb des rechten Rippenbogens, und wir haben auch weder Fieber noch andere allgemeine Zeichen einer Infektion im Gallengangsystem. Unter diesen Umständen, d. h. wenn Gelbsucht ohne sichtbare Ursache, ohne ausgesprochene Toxämie oder andere Beweise einer Infektion, ohne irgendwelche Veränderungen in der Gestalt und Größe der Leber und ohne Beweise für Gallensteine auftritt, waren wir lange geneigt, die Diagnose auf einen katarrhalischen Ikterus zu stellen. Daß dieser Zustand oft zu sehr hartnäckiger Übelkeit mit oder ohne Erbrechen führt, ist eine wohlbekannte Tatsache. Wenn wir also auch nichts Näheres über den Zustand wissen, den wir katarrhalischen Ikterus nennen, so empfiehlt es sich doch, bei einem derartigen Falle den Ausdruck so lange anzunehmen, als nichts Ernsteres sich zeigt. Geht die Gelbsucht innerhalb sechs Wochen nicht zurück, so müssen wir fürchten, daß irgend etwas Wichtigeres im Spiele ist, d. h. Gallenstein oder Krebs. Während dieser sechs Wochen bleibt unsere Diagnose immer unsicher. Sie ist nicht eher bestimmt, bis der Patient gesund ist.

Da die Untersuchung uns keinen hinreichenden Grund für die Befürchtung gegeben hat, daß das Erbrechen in unserem Falle von irgend einer tiefsitzenden und unklaren Veränderung im Magendarmkanal, der Niere, dem Herzen oder dem Gehirn seine Ursache hat, bleibt katarrhalische Gelbsucht unsere beste Arbeitshypothese.

Verlauf: Der Patient erhielt eine Diät mit Einschränkung von Kohlehydraten und Fett, alle 15 Minuten 0,03 g Kalomel, bis 10 Dosen verbraucht waren und alle halbe Stunde 15 g Karlsbader Salz, weiterhin jeden Morgen 2,0 g Natriumphosphat und einen Einlauf von reinem Wasser, das allmählich von Tag zu Tag bis zu der Toleranzgrenze abgekühlt wurde. Am zweiten Tage erhielt er verdünnte Salzsäure und nach jeder Mahlzeit Extractum fluidum taraxaci.

Vom 24. an waren Gelbsucht und die anderen Symptome praktisch verschwunden.

Diagnose: Katarrhalischer Ikterus.

Fall 329.

Eine 36jährige Näherin kam am 6. Januar 1908 in das Krankenhaus. Vor sieben Jahren hat sie eine Schwester an Schwindsucht verloren, im übrigen ist die Familienanamnese ohne Belang. Die Patientin war stets kräftig und gesund und lebte bis April 1907 in bequemen Verhältnissen, dann verlor sie ihr ganzes Vermögen. Im vergangenen Jahre konnte sie, trotzdem sie andauernd und schwer arbeitete, nicht genug verdienen, um ordentlich zu wohnen und sich genügend zu ernähren. Bis neuerdings war die Regel stets regelmäßig, die letzte trat vor zwei Monaten auf.

Die letzten vier Monate ist sie so heruntergekommen und so nervös geworden, daß sie nicht mehr arbeiten konnte, obwohl sie niemals längere Zeit zu Bett gelegen hatte. Im Juli und August war sie in einem Krankenhause, wo es ihr etwas besser ging, aber sie wurde doch nicht wieder arbeitsfähig.

Bis vor 14 Tagen hatte sie keine anderen Symptome als Schwäche und gelegentlich Kopfschmerzen. Vor zwei Wochen begann sie zu brechen, und dies hat sich seitdem täglich des öfteren wiederholt; sie bricht alles aus, was sie ißt und entleert dabei reichlich gelbliche und weiße Massen. Blut hat sie niemals im Erbrochenen wahrgenommen, das Abdomen war im ganzen empfindlich, aber ein deutlicher Schmerz bestand nirgends. Seit dem Beginn des Erbrechens ist der Stuhlgang nur alle zwei bis drei Tage einmal erfolgt. Kopfschmerz besteht nicht, das Sehvermögen ist gut. Während der letzten zwei Wochen hat sie nur Mehl, Milch und Wasser genossen.

Es besteht ein feiner Tremor der Lippen und Hände und sehr ausgesprochene arterielle Pulsation am Halse. Der zweite Aortenton ist akzentuiert. Um den Nabel herum ist die Bauchwand stark pigmentiert. Der Urin zeigt eine ausgesprochene Reaktion auf Azeton und Diazetessigsäure. Die durchschnittliche Menge in 24 Stunden beläuft sich auf 1200 ccm, spezifisches Gewicht 1014—1017; dabei finden sich ganz geringe Spuren von Eiweiß, wenige hyaline Zylinder und eine Spur von Zucker, nämlich 0,69 %. Die Untersuchung der inneren Organe, einschließlich der Beckenorgane, verläuft negativ. Das Blut zeigt keine Veränderungen.

Besprechung: Bei der Besprechung der Untersuchungsergebnisse ist der erste erwähnenswerte Punkt der Tremor der Lippen und Hände und die heftige arterielle Pulsation am Halse. Bei Frauen in dem Alter müssen uns solche Hinweise stets zu einer genauen Untersuchung der Augen auf einen geringen Grad von Exophthalmus und zur Untersuchung des Halses nach einem verborgenen Kropf führen, sowie zu einer genauen Pulszählung unter verschiedenen Bedingungen, alles im Hinblick auf das mögliche Vorhandensein einer larvierten Basedowschen Krankheit (Forme fruste). Die Untersuchung wurde hier so durchgeführt, verlief aber ergebnislos.

Der Urin enthält Zucker und Azetonkörper. Ist es möglich, daß wir es hier mit einem Diabetes zu tun haben, und daß das Erbrechen darauf beruht? Dagegen sprechen folgende Tatsachen:

1. Die Hauptsymptome des Diabetikers, Durst, Polyurie und Abmagerung fehlen.
2. Die Zuckermenge im Urin ist sehr gering, obwohl keinerlei Diätbeschränkung vorlag.
3. Heftige Allgemeinsymptome, wie Erbrechen, Kopfschmerzen, zeigen sich bei Diabetes erst im späteren Verlaufe der Krankheit, nachdem die Hauptsymptome schon beträchtliche Zeit bestanden haben.
4. Azetonurie findet man sehr häufig als Folge schweren und anhaltenden Erbrechens jeglicher Ursache.
5. Eine leichte Glykosurie, wie sie hier vorliegt, ist unter gewöhnlichen psychischen Bedingungen bei nervösen Personen durchaus nicht ungewöhnlich.

Wir haben also keinen hinreichenden Grund, unsere Patientin als zuckerkrank zu behandeln, wenn wir aber die Azetonurie, die Glykosurie und den Tremor vernachlässigen können und keinen Grund finden, diese Erscheinungen auf irgend eine organische Erkrankung zurückzuführen, die das Erbrechen erklären kann, so kommen wir zu der alten und immer wiederkehrenden Annahme einer Neurose. In unserem Falle wird diese noch etwas wahrscheinlicher als gewöhnlich, wenn wir die besonderen Umstände der Kranken, die Not, ihre Arbeit und die tragischen Umstände, unter denen sie neun Monate gelebt hat, in Betracht ziehen, die wohl geeignet waren, einen nervösen Zusammenbruch herbeizuführen. Wir finden also alles in allem keine bessere Annahme.

Verlauf: Die Patientin erhielt Milch mit einem Drittel Kalkwasser alle zwei Stunden 120 ccm. Stuhlgang wurde durch Einläufe erzielt. Innerhalb 24 Stunden hatte sie sich so erholt, daß sie die gewöhnliche gemischte Kost genießen konnte; das Zittern und die Nervosität ließ deutlich nach, Azeton, Diazetessigsäure und Zucker verschwanden innerhalb dreier Tage bei voller Kost. Sie schlief etwas schlecht und mußte zwei Tage lang 1,0 g Trional bekommen; darauf schlief sie auch ohne Schlafmittel ziemlich gut.

Am 11. durfte sie sich aufsetzen, am 15. umhergehen; sie war noch sehr schwindlig und schwach. Am 20. konnte sie umherlaufen und nahm später an Kräften schnell zu.

Diagnose: Erschöpfung.

Fall 330.

Ein 50 jähriger Musiker kam am 4. August 1908 ins Krankenhaus. Die Familien- und eigene Anamnese ist gut. Er stellt Alkoholmißbrauch und Geschlechtskrankheiten in Abrede.

Vor einer Woche bekam er plötzlich ohne ersichtliche Ursache kolikartige Schmerzen im Epigastrium, Übelkeit und Erbrechen. Seither hat er alles erbrochen, was er genossen hat. Ausgesprochene Leibschmerzen bestanden nicht. Das Erbrochene enthielt kein Blut.

Vor fünf Tagen gab er die Arbeit auf; heute morgen begann er zu schlucken, was zwei Stunden anhielt. Einen ähnlichen Anfall hat er niemals gehabt. Die Atmung war im allgemeinen stets gut. Während der ersten vier Tage dieses Anfalles hatte er Diarrhöe.

Bei der Untersuchung zeigte sich ein dünner, magerer Mensch. Die Pupillen sind leicht unregelmäßig und reagieren langsam. Bleisaum besteht nicht. Die Drüsen im Nacken, in den Achselhöhlen und Leistenbeugen sind fühlbar, aber nicht vergrößert.

Die Brust- und Bauchorgane zeigen keine Veränderungen, wenn auch in den unteren Teilen des Leibes leichte Druckschmerzhaftigkeit besteht, und der scharfe Leberrand bei tiefer Einatmung gefühlt werden kann. Die Patellarreflexe sind lebhaft, der Augenhintergrund negativ, ebenso Blut und Urin. Innerhalb weniger Tage war der Schmerz verschwunden. Patient war sehr hungrig, aber auch jetzt erbrach er noch, wenn er feste Nahrung erhielt.

Besprechung: Bei einem Manne in dem Alter läßt uns das plötzliche Eintreten von Erbrechen zuerst an eine zerebrale oder Herznierenerkrankung denken. Aber wir finden in den negativen Ergebnissen der Untersuchung dafür keine Bestätigung.

Gallensteine sind eine Möglichkeit, mit der man rechnen muß; aber bei dieser Annahme läßt sich nur schwer erklären, warum das Erbrechen eine Woche lang anhielt, nachdem der Schmerz schon verschwunden war. Die gleiche Schwierigkeit entsteht, wenn wir annehmen, daß eine chronische Appendizitis oder Nephrolithiasis vorliegt. Für ein peptisches Geschwür im Stadium der Perforation sind die Erscheinungen nicht genügend akut und bestimmt. Für ein Dauerstadium im Verlaufe der gleichen Krankheit sind die Symptome wieder zu heftig und das Erbrechen zu anhaltend.

Ich erwähne die Phrase „Ptomainvergiftung“, weil man sie so oft in derartigen Fällen hört, ebenso Appendizitis, Darmverschluß und andere akute Abdominalerkrankungen. Diese Phrase ist ein besonders beliebter „Blender“, hinter der wir unsere Unwissenheit leicht verbergen können. Ich kenne keinen einzigen Fall, in welchem sich die Diagnose in hinreichender Weise auf die chemische Untersuchung der genossenen Nahrung oder des Magen- und Darminhaltes stützte.

Der Patient war nicht verstopft, nicht erschöpft oder neurotisch. Er gehörte durchaus nicht zu der Art von Menschen, die aus Mangel an irgendwelcher anderen Beschäftigung brechen. Wir können zu der unbefriedigenden Diagnose einer Magenneurose gezwungen werden, aber nicht eher, bis alle anderen Möglichkeiten erschöpft sind.

Zuerst hatte man eine Tabes dorsalis ernstlich ins Auge gefaßt, aber unsere Sicherheit wurde durch die lebhaften Patellarreflexe erschüttert. Da diese Symptome mit unserer Diagnose nicht übereinstimmen, bleibt für die Annahme einer Tabes nichts weiter übrig, als die langsame Lichtreaktion der Pupillen. Es bestanden keine lanzinierenden Schmerzen, Sensibilitätsstörungen oder Störungen an den Sphinkteren. Eine Reihe anderer bestehender Symptome war aber, wie der Verlauf zeigt, übersehen worden.

Verlauf: Später fand sich, daß die Achillessehnenreflexe fehlten. Wassermann war positiv, und die Spinalflüssigkeit enthielt große Mengen von Lymphozyten.

Das Erbrechen hielt, wenn auch weniger heftig, bis 5. September an. Nachher hörte es auf, und die Genesung ging rasch vorwärts. Wiederholte Urinuntersuchungen verliefen negativ. Die Behandlung schien völlig wirkungslos zu sein.

Diagnose: Tabes mit gastrischen Krisen.

Fall 331.

Ein 43jähriger irischer Arbeiter mit guter Familienanamnese suchte am 5. November 1907 das Krankenhaus auf. Er war niemals ernstlich krank, obwohl er eine Reihe von Dynamitexplosionen mitgemacht hatte, wobei er verschiedene Verletzungen und Verbrennungen erlitt. Die letzten acht Jahre hat er keinen Alkohol mehr getrunken und war auch vorher niemals ein starker Trinker. Geschlechtliche Erkrankungen werden in Abrede gestellt.

Seit der letzten Explosion, die er vor zehn Monaten mitgemacht hat, mußte er fast täglich ein- oder zweimal brechen, gewöhnlich morgens. Das Erbrochene besteht aus grünem Schleim. Manchmal enthält es die vor vielen Stunden genossene Nahrung. Blut hat er darin niemals gesehen. Der Stuhlgang ist reichlich, drei- bis siebenmal am Tage. Schmerzen bestehen nicht, der Appetit ist gut; der Kranke hat bis vor 17 Tagen gearbeitet. Dann mußte er, da das Erbrechen gar nicht mehr aufhörte, die Arbeit niederlegen.

Bei der Untersuchung sind Temperatur, Puls, Atmung, Blut und Urin normal.

Der Kranke ist fett, zeigt einige Explosionsnarben um das Auge und einige Hornhautnarben an beiden Augen, die, wie er sagt, von der alten Explosion herrühren.

Die Untersuchung des Nervensystems und der inneren Organe verläuft völlig negativ.

Nüchtern enthält der Magen keine Rückstände; er faßt, ohne daß Schmerzen auftreten, nur 780 ccm. Nach einer Probemahlzeit findet sich freie Salzsäure 0,128%.

Besprechung: Ist es klug, den Angaben des Patienten über den Alkoholgenuß zu trauen? Ist es nicht wahrscheinlicher, daß das Erbrechen des Kranken auf derselben Ursache beruht, die man gewöhnlich in solchen Fällen findet? Wie es auch sein mag, es steht fest, daß das Erbrechen auch im Krankenhause nach Entziehung des Alkohols anhielt. Außerdem wurden seine Angaben von Verwandten und Freunden bestätigt.

Bei einem Manne dieser Gesellschaftsklasse habe ich niemals heimlichen Morphinismus feststellen können. Es bleibt dies aber stets eine Möglichkeit, mit der man bei Fällen unerklärlichen Erbrechens rechnen muß, besonders wenn man weitverbreitete Schmerzen, Schlaflosigkeit und große Ruhelosigkeit dabei findet.

Ein Punkt von besonderer Wichtigkeit ist die Fettleibigkeit des Patienten, denn sie beweist ganz sicher, daß das Erbrechen entweder nur bei leerem Magen und unabhängig von der Nahrungsaufnahme stattfindet, oder daß er niemals alles Genossene erbrochen hat. Viele Patienten geben sich über den Unterschied keine Rechenschaft, der zwischen Entleeren des Magens besteht, und dem reinen Ausspeien des im Überfluß Genossenen, wie es kleine Kinder zu tun pflegen. Das erklärt den verwunderlichen Widerspruch zwischen der Angabe des Patienten, „ich habe seit Wochen alles ausgebrochen, was ich gegessen habe“, und dem ausgezeichneten Kräfte- und Ernährungszustand des Körpers und erspart uns die Notwendigkeit, anzunehmen, daß der Patient lügt oder wissentlich übertreibt.

Wenn wir den Fall nach der ergebnislosen Untersuchung auf organische Veränderungen von neuem durchgehen, fällt es uns auf, daß das Erbrechen unmittelbar nach einer Dynamitexplosion auftrat. Weiteres Ausfragen kann vielleicht zeigen, daß irgendwelche tiefen psychischen Eindrücke, die er dabei erhielt, in Verbindung mit dem gewohnheitsmäßigen Erbrechen stehen können, daß wir es, mit anderen Worten, mit einer traumatischen Neurose zu tun haben. Man darf dies nicht ohne sorgfältige Untersuchung des psychischen Zustandes annehmen, wie wir ihn durch genaues Ausfragen über den Unfall und die darauf folgenden Ereignisse kennen lernen. Es scheint seltsam, daß ein Mann, der schon wiederholt Explosionen mitgemacht hat, zum ersten Male bei der letzten Explosion nervös wird. Nur weiteres Nachforschen und Behandlungsversuche können die Entscheidung bringen.

Diese Nachforschung wurde, wenn auch etwas abgekürzt, auch hier vorgenommen.

Verlauf: Nach einigen vorbereitenden Fragen gab der Arzt dem Kranken eine weitläufige Erklärung über die Theorie und Praxis der traumatischen Neurosen, erzählte ihm den wahrscheinlich nervösen Beginn, die Art und die Entwickelung seiner Krankheit. Der Patient nahm alles, was man ihm sagte, als absolut wahr auf und begann sofort zu essen und zu rauchen, ohne Schmerzen zu haben und ohne weiter zu erbrechen. Nachdem er vier Tage von allen Beschwerden völlig frei war, wurde er geheilt entlassen.

Diagnose: Traumatische Neurose.

Fall 332.

Eine 51 jährige verheiratete Frau kam am 15. Juli 1908 ins Krankenhaus. Die Familienanamnese war gut, und sie war stets gesund, obwohl sie seit vielen Jahren Gasaufstoßen hat und an Übelkeit leidet. „Die Menge von Gas, die sich in meinem Magen bildet, können Sie sich gar nicht vorstellen." Sie hat täglich drei Tassen Kaffee und vier Tassen Tee getrunken. Drei- bis viermal muß sie in der Nacht Wasser lassen. Die Regel hat vor 14 Jahren aufgehört.

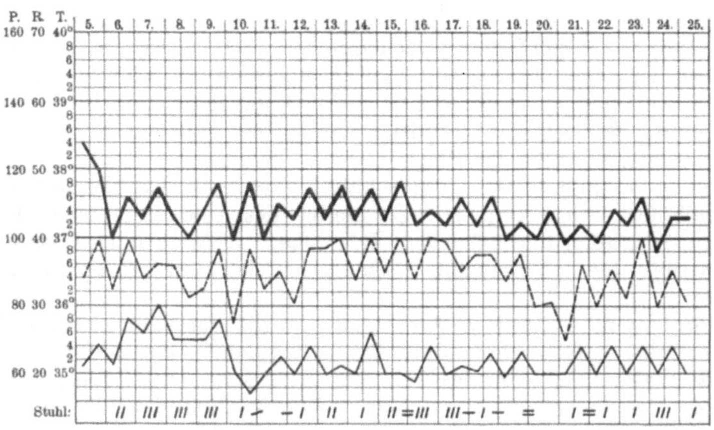

Abb. 170. Temperaturkurve zu Fall 332.

Im letztvergangenen Winter und im Frühjahr hatte sie, wie gewöhnlich, ziemlich starke Beschwerden mit Gasbildung und Aufblähung des Magens, besonders zur Nachtzeit. Gegen Ende Mai hatte sie wieder einen Anfall von Aufgedunsensein, etwas schlimmer als die früheren und dabei Schmerzen im Epigastrium, sowie Erbrechen einer sauren Flüssigkeit. Damals wurde sie auf Milchdiät gesetzt und blieb zu Bett. Vor sieben Wochen begann man mit der rektalen Ernährung und hat diese die letzten vier Wochen fortgesetzt. Sie hat andauernd mehr und heftiger erbrochen, ganz gleich, was sie ißt oder trinkt, ja selbst, wenn sie gar keine Nahrung durch den Mund erhielt. Man hatte ihr stets erlaubt, Wasser zu trinken. Gegenwärtig ist das Erbrochene grün und bitter. Etwa drei Wochen vorher bemerkte sie etwa einen Teelöffel voll hellen Blutes im Erbrochenen. Selbst Morphium, das sie die letzte Woche in recht beträchtlichen Mengen erhielt, hat das Erbrechen nicht zum Aufhören gebracht. Auch die nagenden Schmerzen im Epigastrium dauern an und strahlen manchmal nach dem Brustbein und dem Halse aus.

Bei der Untersuchung beträgt die Temperatur 38,4⁰, Puls 88, Atmung 24.

Die Kranke ist fett, die Pupillen sind klein und reagieren normal. Die Lungen und anderen inneren Organe zeigen keine Veränderung; das Blut ist negativ, ebenso der Urin, mit Ausnahme einer geringen Menge von Azeton und Diazetessigsäure. Die Guajakprobe im Stuhl ist negativ.

Besprechung: Wenn ein Kranker mit einer Temperatur von 38,4⁰ erbricht, so müssen wir zunächst nach einer Infektionskrankheit suchen. Ich habe wiederholt Fälle sich als Lungenentzündung entwickeln sehen, bei denen während der ersten drei Tage Übelsein und Erbrechen die einzige Hauptklage waren und Husten sowie Anzeichen von Infiltration der Lunge völlig fehlten. Weniger häufig sieht man das gleiche anhaltende Erbrechen zu Beginn von Typhus oder Malaria und bei Kindern fast bei jeder Infektion. Selbst wenn die Untersuchung zuerst völlig negativ verläuft, müssen wir mit unserem Urteil, solange die Temperatur erhöht ist, zurückhalten und auf die Entwickelung anderer deutlicher Symptome einer beginnenden Infektion warten. Erbrechen an und für sich führt nicht zu Fieber.

Einige organische Magenkrankheiten und außerhalb des Magens gelegene Beschwerden, die jenen ähnlich, müssen demnächst ins Auge gefaßt werden, obwohl hier vorderhand nichts für eine solche Annahme spricht. Lassen wir diese Möglichkeiten vorläufig unentschieden. Ich will aber die Aufmerksamkeit auf zwei wichtige Punkte lenken:

1. Die Patientin hat in der letzten Woche genug Morphium bekommen, um das Erbrechen hintanzuhalten, wenn sie überhaupt eine Neigung dazu zeigte.

2. Die Patientin ist jetzt noch fett und hat aller Wahrscheinlichkeit nach mehr Nahrung zurückbehalten und verdaut, als man nach ihren Angaben annehmen müßte.

Da Morphium Schmerzen und Erbrechen hervorrufen kann, neigen manche Ärzte zu der Annahme, daß es bei mehrere Tage lang fortgesetztem Gebrauch bei einigen Personen beides, Schmerzen und Brechen, hervorrufen kann. Deshalb müssen wir zunächst den Morphiumgebrauch einstellen und den Zustand der Patientin ohne Morphium betrachten. Ferner muß die Größe und Funktion des Magens, das Temperament und die Gewohnheiten der Kranken in Betracht gezogen werden. So wird man die Diagnose genauer und sicherer umgrenzen können. Als Arbeitshypothese können wir mit genügend Grund den Angaben der Patientin über die Ursache ihrer Blähungen folgen. Eine derartige Annahme weist gewöhnlich auf eine Gewohnheitsneurose hin.

Verlauf: Es stellte sich heraus, daß die Patientin beständig Luft einschluckte. Sie bekam sofort reichlich Flüssigkeit und leichte feste Speisen, ein Bittermittel vor den Mahlzeiten und zur Regelung des Stuhlganges Extractum cascarae. Des Nachts, wenn Aufblähungen und Schmerzen es nötig machten, erhielt sie Hoffmanns Anodyne.

In den vier Tagen nach der Aufnahme brach die Patientin nur ein einziges Mal. Die Magenuntersuchung ergab nüchtern keine Rückstände, keine Vergrößerung des Magens und nach einer Probemahlzeit freie Salzsäure 0,12 %. Wegen des leichten Fiebers blieb die Patientin noch einige Tage im Krankenhause. Es hielt noch über 14 Tage an, sonst schien sie aber völlig wohl und konnte am 25. Juli entlassen werden. Eine Ursache für das Fieber fand sich nicht.

Diagnose: Magenneurose.

Fall 333.

Eine 30jährige alleinstehende Frau, früher Verkäuferin, kam am 1. März 1907 ins Krankenhaus. Bis vor vier Jahren war sie stark und kräftig, dann begann sie heftig über Magenschmerzen zu klagen und mußte viel herumkurieren. Beides hat angehalten und ist jedes Jahr schlimmer geworden. Zwei Jahre lang hatte sie einen Kurpfuscher, der ihre Magenbeschwerden wesentlich besserte.

Seit dem letzten Jahre ist ihr Hauptsymptom Erbrechen. Es steht in keinem Zusammenhang zu der Art, der Menge und der Zeit der Nahrungsaufnahme; einige Tage lang kann sie alles essen und behält das Genossene zurück. Andere Tage wieder führt selbst die geringste Kleinigkeit zum Erbrechen.

Vor drei Wochen wurde sie wegen einer Wanderniere operiert. Sie ist davon überzeugt, daß die Operation unnötig war und ihrem Magen geschadet hat. Sie ist hungrig und schläft gut, ist aber schwach und wiegt nur 67 Pfund.

Bei der Untersuchung zeigt sich die Patientin stark abgemagert und nervös, aber nicht niedergeschlagen. Die Drüsen am Nacken, in den Achselhöhlen und Leistenbeugen sind leicht vergrößert. Die Herztöne sind schwach. Es zeigt sich ein lediglich auf die Gegend der Spitze beschränktes systolisches Geräusch. Keine Herzvergrößerung. Der zweite Pulmonalton ist etwas lauter, als der zweite Aortenton.

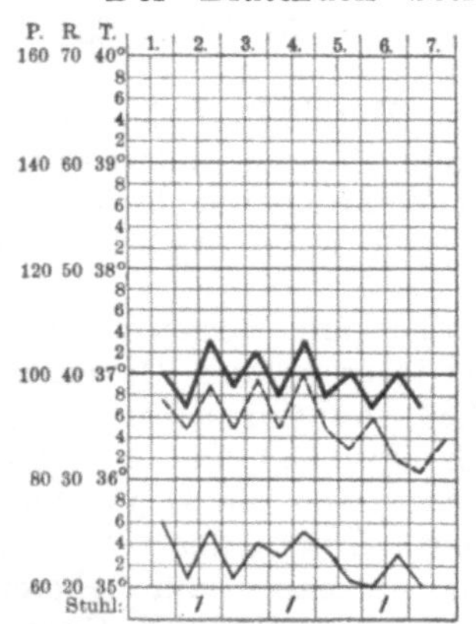

Abb. 171. Temperaturkurve zu Fall 333.

Der Blutdruck beträgt 95 mm Hg; gelegentlich hört man über der Gegend der großen Bronchien Rasselgeräusche. Im übrigen sind die Lungen negativ.

Aorta und die Arteriae iliacae sind leicht palpabel, sonst zeigt das Abdomen keine Veränderungen. Der Hämoglobingehalt beträgt 75 %, Leukozyten 5200, Temperatur, Atmung und Urin normal.

Die Kapazität des Magens betrug 1380 ccm. Die Maße des mit Luft aufgeblähten Magens zeigt die beifolgende Abbildung (172). Der leere Magen enthält Speisereste. HCl fehlt in den Rückständen und auch nach einer Probemahlzeit im Magen. Weder Stuhl noch Magen enthält okkultes Blut.

Besprechung: Wenn auch hier die Ergebnisse der Untersuchung gar nicht für Tuberkulose sprechen, so muß man doch mit besonderer Sorgfalt nach Beweisen für eine Tuberkulose suchen, wenn eine Kranke im Alter von 30 Jahren so abgemagert ist und so ausgesprochene Magensymptome zeigt. Der niedrige Blutdruck weist nach der gleichen Richtung, aber bei dem völligen Fehlen von Fieber und ohne ausgesprochenere Untersuchungsergebnisse an den Lungen, Leib, Knochen oder Drüsen können wir nicht weiter kommen.

Magenkrebs ist in dem Alter sehr selten. Aber die Abmagerung, das Vorhandensein von Retentionen und das Fehlen von Salzsäure muß uns doch auch daran denken lassen. Bei Erwähnung dieser Frage ist die Feststellung von Wichtigkeit, daß die Symptome sehr lange anhalten und sich allmählich entwickelt haben, was für einen Magenkrebs sehr ungewöhnlich ist. Auch der gute Appetit spricht gegen Krebs, und ebenso das Fehlen von Blut im Mageninhalt und Stuhl. Patientin ist so mager, daß wir annehmen müssen, einen vorhandenen Tumor fühlen zu können, besonders wenn die Krankheit so lange dauert. Im ganzen ist es wohl besser, an irgend etwas anderes zu denken.

Die Lage des oberen Magenrandes beweist, daß wir es mit einer Gastroptose und mit einer Gastrektasie zu tun haben, und macht es sehr wohl möglich, daß die Vergrößerung lediglich auf der Magensenkung beruht. Ob irgend eine „gutartige Form" von einer Pylorusstenose vorliegt, kann lediglich durch Palpation und durch das Ergebnis unserer Bemühungen zu einer besseren selbsttätigen Magenentleerung festgestellt werden. Selbst im warmen Bade und bei vollkommenster Entspannung der Bauchwände konnte man in der Gegend des Pylorus keine Verhärtung fühlen, obwohl er wegen der Senkung des ganzen Organs, die später das Röntgenbild ergab, außergewöhnlich leicht zu palpieren war. Diese Untersuchungen und eingehende Beschäftigung mit dem Gemütszustande der Kranken führte zu der Annahme, daß es sich hier um einen Circulus vitiosus handelt. Das fruchtlose Bedauern und der Ärger der Kranken über die offenbar nutzlose Operation machte den Zustand noch schlimmer und wurde durch die Stauung in dem gesenkten Organ noch vermehrt. Ein derartiger Circulus vitiosus hat gewöhnlich irgend einen weniger widerstandsfähigen Punkt, sei es körperlicher oder geistiger Natur. Wir können ihn brechen, indem wir auf diesen Punkt losgehen. Ein Versuch oder die Kenntnis von anderen ähnlichen Fällen zeigt uns den gangbaren Weg. Im vorliegenden Falle schien es gut, zunächst die Magenstauung anzugreifen und dadurch die allgemeine Ernährung zu heben, wobei man auch auf den Gemütszustand der

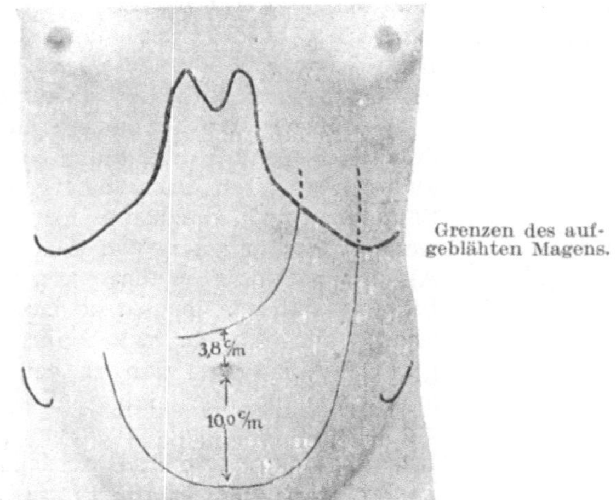

Abb. 172. Lage des Magens in Fall 333.

Kranken einwirken konnte. Andere Fälle können am besten gleich von der psychischen Seite aus beeinflußt werden.

Es empfiehlt sich hier, ein Wort über die Gefahren zu sagen, die man durch die Vornahme einer Operation bei derartigen Kranken (es sei denn bei absoluter Notwendigkeit) heraufbeschwört. Als Ergebnis leichter orthopädischer oder kosmetischer Operationen, die zu ungünstiger Zeit bei einem neurasthenischen Menschen vorgenommen wurden, sah ich akute, einer Behandlung nicht zugängliche Verschlimmerung aller früheren Störungen, die noch durch eine ganze Reihe neuer verstärkt wurden, die den Patienten noch ein Jahr und länger quälten. Der vorliegende Fall war ein verhältnismäßig leichtes Beispiel dieser Art, aber ich zweifle nicht daran, daß die Operation den Zustand verschlimmert und noch schlechter gemacht hat, als er früher war, ob nun die Niere an ihrem richtigen Platze lag oder nicht.

Verlauf: Unter täglicher Magenwaschung, flüssiger und leicht verdaulicher fester Diät in den ersten zwei Tagen bei sechs Mahlzeiten am Tage, 15 Tropfen Salzsäure nach jeder Mahlzeit und der gleichen Menge von Tinctura Strychni vor dem Essen, ging es der Patientin andauernd besser.

Die Magenrückstände im nüchternen Magen sind vom 19. März von 300 ccm auf 90 ccm heruntergegangen. Die Patientin war viel weniger nervös und ging täglich umher. Am 23. wog sie 79 Pfund und war wesentlich gebessert.

Diagnose: Neurose, Gastroptose.

Fall 334.

Ein 46jähriger irischer Fuhrmann mit guter Familienanamnese kam am 21. Februar 1908 ins Krankenhaus. Er hatte hin und wieder seit zehn Jahren ähnliche Anfälle von Magenbeschwerden, wie die jetzigen. Trotzdessen hat er die ganze Zeit gearbeitet, hat stark geraucht und täglich einen Schnaps getrunken. Geschlechtliche Ansteckung stellt er in Abrede.

Während des ganzen Sommers und Herbstes war der Magen in schlechtem Zustand, und die letzten vier Wochen haben ihm größere Beschwerden gebracht. Er brach fast täglich, oft vier- oder fünfmal am Tage und gewöhnlich große Mengen, zwei oder drei Liter auf einmal. Das Erbrochene besteht aus Nahrung, manchmal mit einer bräunlichen Masse vermischt. Gelegentlich fand er im Erbrochenen Speisen, die er vor 48 Stunden genossen hat. Blut als solches hat er niemals gesehen.

Er hat auch Schmerzen im Epigastrium, die nach dem Rücken und dem Leibe zu ausstrahlen, heftig sind, aber stets durch Erbrechen gemildert werden. Weder Schmerzen noch Brechen stehen, soviel er weiß, in irgendwelcher Abhängigkeit von der Nahrungsaufnahme. Der Appetit ist ausgezeichnet. Er ißt alles, denn er hat gefunden, daß er ebensoviel bricht, wenn er nur Milch trinkt, als wenn er feste Nahrung zu sich nimmt. Er gibt besonders an, daß er sich ganz wohl fühlt, wenn er Ruhe hält, aber daß es ihm schlecht geht, wenn er zu arbeiten versucht; trotzdem hat er bis zum 20. Februar gearbeitet. Sein Durchschnittsgewicht beträgt 135 Pfund, jetzt wiegt er 105 Pfund, obwohl er in der letzten Zeit nicht viel abgenommen zu haben glaubt.

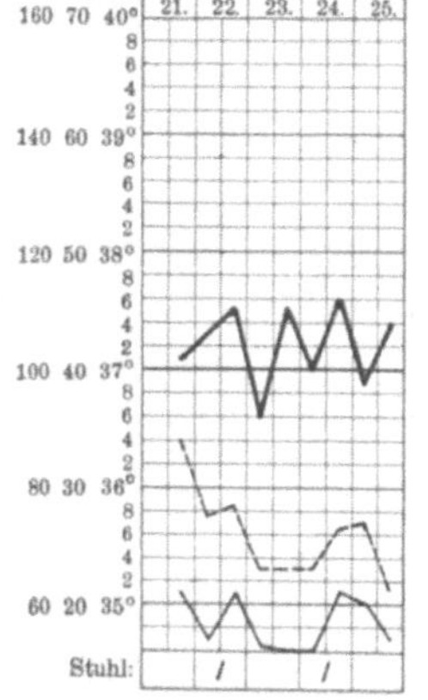

Abb. 173. Temperaturkurve zu Fall 334.

Andere Symptome bestehen nicht.

Bei der Untersuchung fand man einen mageren Patienten mit trockener, etwas blasser Haut. Die Drüsen in den Achselhöhlen und Leistenbeugen sind etwas vergrößert. Pupillen sind in jeder Hinsicht normal. Zunge sauber, Arterien palpabel und geschlängelt, auch die Brachialarterien.

Die Untersuchung verläuft negativ, mit der Ausnahme einer leichten Spannung des rechten M. rectus.

Leukozyten 15 400, Hämoglobin 85 %, Urin negativ. Die Temperatur zeigt beifolgende Kurve (Abb. 173).

Die Magenuntersuchung zeigt eine Fassungskraft von 1800 ccm, obwohl der untere Rand nach der Magenaufblähung nur in Nabelhöhe herabsteigt, und im Magen Rückstände nicht gefunden werden. Nach einer Probemahlzeit ist freie Salzsäure von 0,266 %, GA. 0,348 % vorhanden, keine Blutreaktion. Bei der Untersuchung im warmen Bade fühlt man eine harte, regelmäßige Resistenz von der Größe einer Pflaume im oberen Teile des Leibes, sehr beweglich, aber auf Druck nicht schmerzhaft. Man kann sie in die Finger nehmen und leicht von einem Punkte oberhalb des Nabels in die Höhe nehmen, bis sie unter den Rippen verschwindet. Bei Aufblähung des Magens verschwindet sie nicht.

Besprechung: Es handelt sich hier um einen Fall von langanhaltenden Magenstörungen, die bei einem Patienten von 46 Jahren zu der Art von anhaltendem Erbrechen geführt haben, das auf Stauung mit Erweiterung des Magens hinweist. Man muß darauf achten, daß das Erbrechen den Schmerz mildert und daß guter Appetit besteht, daß die Zunge sauber und die Magensäure vermehrt ist. Das Vorhandensein eines sehr beweglichen, abdominellen Tumors ist der wichtigste übrigbleibende Punkt.

Tumoren von außergewöhnlicher Beweglichkeit, über deren Natur Zweifel besteht, erweisen sich gewöhnlich als mit dem Pylorus in Verbindung stehend. Wanderniere kann man, wenn sie sich bewegt, gewöhnlich leicht erkennen, und andere derartige Tumoren gibt es nicht. Tumoren der Gallenblase können sehr beweglich sein, aber ihre anderen Charakteristika lassen sie leicht unterscheiden.

Pylorustumoren beruhen entweder auf Krebs oder Geschwür. Gegen Krebs spricht in diesem Falle die lange Dauer der Symptome, der anhaltende Appetit, die hohe Azidität und besonders der ausgesprochene Zusammenhang der Beschwerden mit Anstrengung. Da sich aber, wie wir wissen, Krebs aus einem Geschwür entwickeln kann, so scheint es nicht möglich, ohne eine Laparotomie zu einer genauen Diagnose zu kommen. Alles in allem spricht aber das Ergebnis der Untersuchung für ein Geschwür.

Verlauf: Am 28. wurde der Leib geöffnet. Man fand in der Nähe des Pylorus eine verhärtete Zone mit verkästen Drüsen in der Nachbarschaft. Der Pylorus wurde exzidiert und eine Gastroenteroanastomie angelegt. Etwa 10 cm vom unteren Ende des Magens wurden entfernt. Man fand bei der Operation zwei Geschwüre, eines etwa 4 cm unterhalb des Pylorus, 1,5 cm im Durchmesser mit scharf durchstanzten Rändern und tiefer Exkavation. Der Grund war fest und knorplig und bestand vor allem aus chronisch entzündlichem Gewebe. Ein zweites Geschwür von etwa 2 cm Durchmesser mit einem ähnlichen knorpligen Grunde lag unmittelbar oberhalb des Pylorusringes.

Der Patient verließ am 28. März anscheinend ganz wohl das Krankenhaus.

Am 5. April 1909 berichtete der Patient, daß er sich wohl fühle und regelmäßig arbeite. Er habe keine Magenbeschwerden, muß aber fünfmal täglich kleine Mengen genießen. An Kräften und Gewicht habe er wesentlich zugenommen.

Diagnose: Magengeschwür, Pylorusstenose.

Fall 335.

Ein 37jähriger Barbier, dessen Vater an chronischer Nierenentzündung gestorben war, kam am 19. Juni 1907 zur ersten Untersuchung. Er klagte über Anfälle von Brechen, die im Alter von 16 Jahren begannen und seither etwa zweimal im Jahre sich wiederholt haben, wenn sie auch in den letzten zehn Jahren nicht so häufig waren wie früher. Er fühlt gegenwärtig im Epigastrium andauernd „einen Klumpen, schwer wie Blei", und kann sich gar nicht erinnern, dieses Gefühl einmal nicht gehabt zu haben. Jede Art von Nahrung stört ihn gleichmäßig. Der Appetit ist gut, und er ißt langsam und in regelmäßigen Zwischenräumen. Stuhlgang ist stets angehalten, wenn er nicht Abführmittel nimmt.

Vor zehn Tagen erkrankte er ohne erkennbare Ursache mit Brechen und hat seither alles erbrochen, mit Ausnahme von Malzmilch. Das Erbrochene besteht vor allem aus Schleim in kleinen Mengen. Während dieser zehn Tage mußte er die erste Stunde der Nacht schwitzen und fühlte sich in der übrigen Zeit sehr kalt. Der Schlaf war dumpf und schwer. Er glaubt, an Gewicht abgenommen zu haben und konnte seit Beginn des Krankseins nicht mehr arbeiten.

Den Temperaturverlauf zeigt die beifolgende Kurve (Abb. 174).

Der Kranke ist gut genährt, etwas blaß und zeigt in der Nase einige Blutschorfe. Herz und Lungen sind negativ, ebenso der Urin. Rote Blutkörperchen 4000 und 60 % Hämoglobin.

Besprechung: Unser erster Eindruck könnte bei diesem Falle der sein, daß es sich um eine chronische Verdauungsstörung handelt, um Magenneurose oder chronische Appendizitis mit einer akuten Exazerbation, die vielleicht auf der Verstopfung oder einer vorübergehenden nervösen Störung beruht. Aber auch bei dem negativen Ausfall der Urinuntersuchung und bei dem Fehlen von Kopfschmerzen muß man an eine chronische Nierenentzündung oder einen Gehirntumor denken. Beide Krankheiten habe ich ganz ähnlich bei Patienten auftreten sehen, die eine ähnliche Anamnese hatten, die unbestimmt weit bis in die Kindheit zurückreichte.

Ein Punkt verdient aber besondere Bedeutung. Bei dem vorliegenden Brechanfalle, der bedeutend schlimmer zu sein scheint als die übrigen, bestanden Nachtschweiße; obwohl die Temperatur morgens und abends gemessen wurde und kein Fieber zeigte, umfaßt sie doch nicht die Stunden, in denen er über Nachtschweiße klagt, sondern es wurden nur die Tagestemperaturen verzeichnet. Es kann also sehr wohl eine febrile Temperatursteigerung zur Nachtzeit seit der Aufnahme ins Krankenhaus und schon vorher bestanden haben. Dieser Hinweis muß uns dazu führen, nach Beweisen für Tuberkulose oder andere Infektionskrankheiten zu suchen, um so mehr, als sich ein beträchtlicher Grad von Anämie in dem verminderten Hämoglobingehalt des Blutes zeigt.

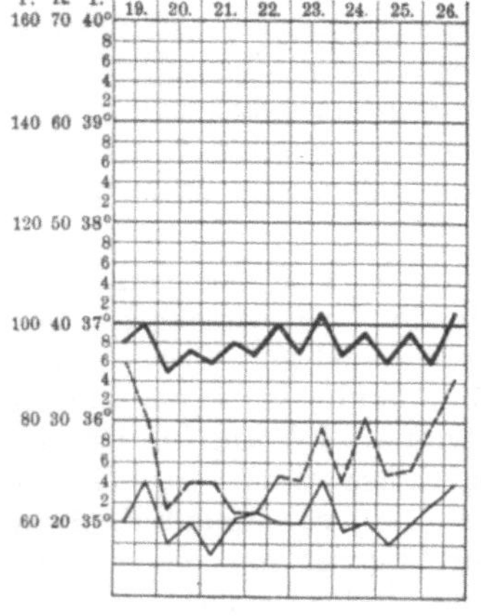

Abb. 174.   Temperaturkurve zu Fall 335.

Eine solche Verminderung des Hämoglobingehaltes muß uns stets zur Untersuchung eines gefärbten Präparates führen. In unserem Falle wäre mit der Blutuntersuchung wohl vertrauten Ärzten die Diagnose durch eine solche Prüfung klar geworden. Aber tatsächlich war das Blut bereits untersucht, ohne daß sich dabei irgend etwas Besonderes gefunden hatte. Der weitere Verlauf des Falles ist ein gutes Beispiel für die Wichtigkeit der Blutuntersuchung durch einen geschulten Untersucher.

Verlauf: In dem Blut fand man eine große Anzahl von Tertianaparasiten, besonders die jüngeren unpigmentierten Ringformen, außerdem ziemlich viel atypische Leukozyten, die rote Blutkörperchen in sich aufgenommen hatten. Hätte man das Blut, wie es oft bei zweifelhaften Malariafällen geschieht, ungefärbt untersucht, so hätte man die Parasiten wahrscheinlich nicht erkannt.

Der Patient bekam 0,6 g Chinin und die gleiche Dosis eine Stunde später. Darauf bekam er alle vier Stunden 0,3 g, bis er Ohrensausen hatte, was drei Tage lang anhielt. Am zweiten Tage war das Blut frei von Parasiten und das Erbrechen ließ nach.

Ich möchte hier noch einige Worte über andere atypische Formen von Malaria beifügen, d. h. über solche, die nicht mit dem gewöhnlichen Schüttelfrost beginnen. Unter den Malariafiebern des gemäßigten Klimas, die fast ausschließlich der Tertiana angehören, habe ich folgende ungewöhnliche klinische Bilder gefunden:

1. einen Fall, der mit heftigen maniakalischen Delirien ohne andere Symptome begann,
2. Fälle, die im Beginn heftigen Kopfschmerz und Stupor zeigten, so daß sie ganz den Beginn einer Meningitis vortäuschten,
3. einen Fall, der mit heftigen Schmerzen in beiden Achselgegenden und entlang dem Rippenbogen einsetzte,
4. eine Gruppe von Fällen, auf die ich bereits hingewiesen habe (siehe Seite 114), die Appendizitis vortäuschten, weil sie heftige Schmerzen in der rechten Iliakalgegend oder im Epigastrium aufwiesen,
5. Fälle, in denen Kopfschmerzen, Schläfrigkeit oder Muskelschwäche jeden Tag, oder über den anderen, stets zur gleichen Stunde begannen.

Bei der ästivoautumnalen Malaria kann andauernde Diarrhöe das einzige hervorstechende Symptom sein. Eine sehr große Anzahl von Fällen bei Kindern bleiben gewöhnlich unerklärt.

Alle die atypischen Fälle sind der Diagnose verhältnismäßig leicht zugänglich, vorausgesetzt, daß eine sorgfältige Untersuchung des gefärbten Blutausstriches vorgenommen wird, ohne diese kann die Diagnose unmöglich sein.

Diagnose: Malaria terziana.

Fall 336.

Eine 59jährige Waschfrau, die früher stets gesund war, suchte am 7. Juni 1906 das Krankenhaus auf. Sie fühlte sich vor vier Tagen am Morgen noch völlig wohl und ging dann eine Freundin zu besuchen. Dort wurde ihr plötzlich schlecht und sie bekam Erbrechen. Sie wurde nach Hause gebracht, ging zu Bett, aber sie fühlte sich schwach, und das Übelsein hielt den ganzen nächsten Tag an. Sie war nicht fähig zu arbeiten und hat seither die ganze Zeit zu Bett zugebracht, wobei sie jeden Tag ein wenig brach. Sie fühlte sich ganz erschöpft, ist sehr langsam und schläfrig und hat seit Beginn der Krankheit ziemlich heftige Kopfschmerzen. Stuhl wird nur durch Abführmittel erzielt. Ein- oder zweimal muß sie des Nachts Wasser lassen. Außerdem besteht ein sehr leichter trockener Husten.

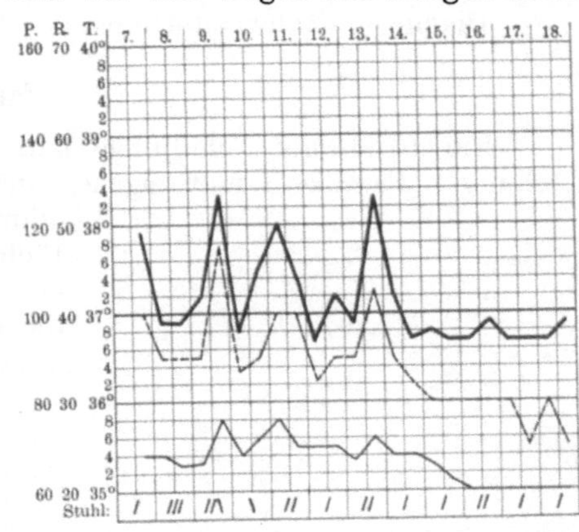

Abb. 175. Temperaturkurve zu Fall 366.

Patientin ist fett, Pupillen sind gleich weit und reagieren normal. Die Zunge ist sauber, Herz und Arterien ohne Veränderung. Hinten hört man über beiden Lungen einige Rasselgeräusche, besonders an der Lungenbasis. Die Temperatur zeigt die beifolgende Kurve (Abb. 175).

Abdomen und Reflexe sind normal. Der Urin beträgt in 24 Stunden etwa 1200 ccm. Spezifisches Gewicht 1021. Kein Eiweiß, viele hyaline und granulierte feine Zylinder.

Besprechung: Der ganz akute Beginn und die Verbindung mit Kopfschmerz und Schläfrigkeit weist auf eine Beteiligung des Gehirns hin. Meningitis oder Hirntumor zeigt sich gelegentlich das erstemal in dieser Weise. Wenn wir aber die Idee weiter verfolgen, so finden wir keine Bestätigung dafür. Auch Nephritis kann zerebrale Symptome wie die vorliegenden hervorrufen und die

Gewohnheit des nächtlichen Wasserlassens gibt uns im Verein mit den reichlichen Zylindern einigen Anhalt für diese Annahme. Die anderen Eigenschaften des Urins sprechen aber nicht dafür, und da in unserem Falle Fieber besteht, kann das Vorhandensein der Zylinder darauf zurückgeführt werden. Der Beweis könnte sicherer geführt werden, wenn eine genaue Bestimmung des systolischen Blutdruckes vorgenommen würde.

Andere Krankheiten, welche oft in dieser Art beginnen, sind Pneumonie und die gastrischen Krisen der Tabes dorsalis; gelegentlich ist ein plötzlicher Brechanfall die einzige Äußerung eines Anfalles von Nierensteinkolik. Keine dieser Annahmen erwies sich aber als gerechtfertigt, wenn man sie weiter verfolgte.

Die richtige Diagnose wurde tatsächlich erst durch die Temperaturkurve ermöglicht, die, wie es ganz augenscheinlich ist, ein Tertianafieber zeigte. Ein derartiges Fieber ist für Malaria in keiner Weise pathognomonisch. Ich habe es bei Tuberkulose und bei verschiedenen Arten von Sepsis gesehen. Trotzdessen mußte es uns natürlich an Malaria denken lassen, die mit Übelsein und Erbrechen beginnen kann, und führte uns so zu einer sorgfältigen Blutuntersuchung.

Verlauf: Am Tage nach der Aufnahme hatte die Kranke einen Schüttelfrost und man suchte, wenn auch vergeblich, nach Parasiten. Erst am dritten Tage wurden Malariaparasiten gefunden.

Am 14. hatte die Patientin wiederum einen Temperaturanstieg und erbrach, obwohl sie alle sechs Stunden 0,3 g Chinin seit dem 11. eingenommen hatte. Von da an hatte sie weiterhin weder Fieber noch Erbrechen.

Diagnose: Malaria tertiana.

Fall 337.

Ein 16jähriger Schuljunge kam am 24. August 1907 zur ersten Untersuchung. Familien- und eigene Anamnese sind ausgezeichnet. Im letzten Winter kam er aufs Gymnasium und mußte tüchtig arbeiten. In diesem Frühling schien er abgearbeitet, klagte über Kopfschmerzen, die man als Folge asthenopischer Beschwerden deutete.

Vor zwei Wochen begann Erbrechen. Vier Tage lang konnte er keine Nahrung zurückbehalten und seit einer Woche brach er jeden Morgen. Stuhlgang war zeitweise verstopft, aber der Appetit stets gut. Während der letzten 14 Tage fröstelte er und fühlte sich fiebrig, wobei Hände und Füße kalt waren. Er klagte über Kopfschmerzen und Schmerzen im Rücken und in den Beinen und hatte leichten Husten. Während der ganzen Zeit war er sehr schwach, die letzten drei Tage hat er deliriert.

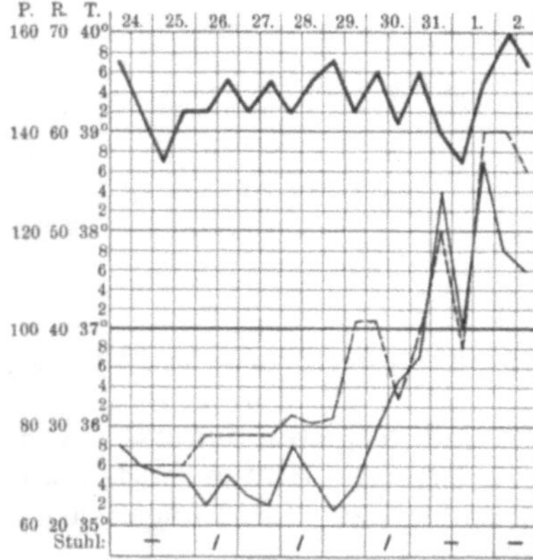

Abb. 176. Temperaturkurve zu Fall 337.

Bei der Untersuchung zeigte sich der Patient im Zustande eines unruhigen Deliriums mit Verzerrung des Gesichts; er ist schlecht genährt. Die Temperatur zeigt die beifolgende Kurve (Abb. 176).

Das Abdomen ist flach, ziemlich gespannt, im ganzen tympanitisch und auf Druck nicht schmerzhaft. Reflexe normal. Keine Roseolen. Es besteht Inkontinenz von Urin und Stuhl, aber der Urin ist frei von Veränderungen.

Leukozyten 7000, Hämoglobin 80 %, Widal völlig negativ.

Man hielt den Fall für Typhus mit Meningismus.

Besprechung: Wenn ein 16jähriger Knabe mitten im Sommer plötzlich unter Fieber und Erbrechen erkrankt, und weder ein Exanthem noch andere augenscheinliche Ursachen zu finden sind, so muß man Malaria zunächst ins Auge fassen. In unserem Falle konnte man sie durch den Ausfall der Blutuntersuchung leicht ausschließen.

Hirntumoren, besonders Solitärtuberkulose des Kleinhirns, beginnen manchmal in der Art, und ohne Untersuchung des Augenhintergrundes kann man sie kaum mit Sicherheit ausschließen. Es wäre aber ungewöhnlich, wenn man keinen Hinweis auf irgend eine genauere Lokalisation der Störung im Gehirn fände (Schwindel, unsicherer Gang, Schielen). Typhus war die Diagnose, die man in den ersten Tagen der Krankheit stellte. Der negative Ausfall der Widalschen Probe schien von keiner großen Bedeutung, da man ihn ja in den Frühstadien des Typhus selten findet. Das frühzeitige Einsetzen von Delirium, die Inkontinenz führte man auf die meningeale Reizung (Meningismus) zurück. In allen solchen Fällen ist es aber, wie mich die Erfahrung gelehrt hat, klug, eine Lumbalpunktion vorzunehmen.

Wiederholt habe ich gesehen, daß man Typhus irrtümlicherweise für tuberkulöse Meningitis ansprach und deshalb eine hoffnungslose Prognose stellte. Wurde dann das Kind gesund und die Diagnose eines Typhus klar, so war die Familie gewöhnlich über die vorher von dem Hausarzt gestellte Prognose nicht gerade entzückt. In unserem Falle war der entgegengesetzte Irrtum gemacht worden, und man hatte fälschlicherweise die Prognose gut gestellt.

Verlauf: Am 27. trat Nackensteifigkeit ein. Die Lumbalpunktion ergab 10 ccm klarer farbloser Flüssigkeit. In dem Sediment fanden sich 95 % Lymphozyten. Eine Kultur auf Blutserum blieb steril.

Die Widalsche Probe wurde täglich vorgenommen, blieb aber negativ. Die Ohren wurden beiderseits ohne Ergebnis untersucht.

Am 29. konnte der Nacken wieder bewegt werden, und der Patient war ruhiger.

Eine zweite Lumbalpunktion am 1. September hatte dasselbe Ergebnis wie früher. Mit etwas Flüssigkeit impfte man ein Meerschweinchen. Am 2. Sept. wurde der Knabe bewußtlos und starb am 4. Sept.

Während der ersten Woche seines Aufenthaltes wurde der Fall als Typhus behandelt. Später fütterte man ihn durch die Magensonde mit Milch, Fleischsaft und Eiern.

Am 7. Oktober wurde das Meerschweinchen, dem man die Lumbalflüssigkeit intraperitoneal eingespritzt hatte, getötet und zeigte Tuberkulose der Milz und Lymphdrüsen.

Diagnose: Tuberkulöse Meningitis (wahrscheinlich mit allgemeiner Miliartuberkulose).

Fall 338.

Eine 34jährige verheiratete Frau mit guter Familien- und persönlicher Anamnese kam am 19. Oktober 1908 in das Krankenhaus. Vor fünf Wochen hatte sie eine Fehlgeburt im vierten Monat der Schwangerschaft im Anschluß an einen Waschtag mit schwerer Arbeit. Vor und nach der Fehlgeburt hatte sie beträchtlichen Blutverlust. Sie wurde kurettiert, blieb aber ziemlich schwach und mußte seither das Bett hüten. Während der ersten drei Wochen nach der Fehlgeburt hatte sie Schüttelfröste, aber kein Fieber.

Die letzten drei Wochen hatte sie andauernd Erbrechen und konnte keinerlei feste Nahrung zu sich nehmen. Dies ist ihre Hauptklage, wegen der sie das Krankenhaus aufsucht.

Bei der Untersuchung zeigte sich Atmung, Blut, Urin und Temperatur normal. Die Patientin ist gut genährt, etwas blaß. Die Pupillen sind gleich weit und reagieren normal. Die Zunge ist mit einem dicken weißen Belage bedeckt. Die linke Tonsille ist leicht vergrößert, etwa die Hälfte der Zähne fehlen. Der Herzspitzenstoß ist weder zu sehen noch zu fühlen. Die Herztöne hört man am besten am linken Rande der Herzdämpfung im vierten Interkostalraum 12½ cm nach links von der Mittellinie, nach außen 2½ cm von der Medioklavikularis. Die Herztöne sind regelmäßig und kräftig, Puls wenig gespannt. Die Lungen sind normal. Abdomen über der Symphyse und dem Mc Burneyschen Punkte auf Druck beträchtlich schmerzhaft. Die Kranke zeigt zahlreiche Krampfadern am rechten Unterschenkel und zwei weiße Narben, die von einem früheren Geschwür zurückgeblieben sein sollen.

Blut und Urin ist normal.

Besprechung: Die springenden Punkte in unserem Falle sind das andauernde Erbrechen im Anschluß an eine Fehlgeburt mit leichter Vorwölbung und Druckschmerzhaftigkeit des Leibes, die besonders in der Appendixgegend ausgesprochen ist. Diese Symptomvereinigung läßt sich nicht leicht in irgend eine der traditionellen Gruppen unterbringen, die wir Krankheiten nennen. Die Herzerscheinungen sind leicht, anscheinend zu leicht, um das Erbrechen als Folge von Stauung zu erklären. Es finden sich keine Veränderungen in den Nieren als Ursache für die Herzvergrößerung, oder um die Annahme einer Urämie als Grund für das Erbrechen wahrscheinlich zu machen. Es bestehen keine Hirnsymptome, und wenn auch eine Untersuchung des Augenhintergrundes eine dankenswerte Bereicherung unserer Untersuchung wäre, so wird sie durch die anderen Symptome in unserem Falle nicht unumgänglich notwendig. Malaria und andere Infektionskrankheiten lassen sich durch das Fehlen von Fieber ausschließen.

Natürlich verdient der Leib unsere besondere Aufmerksamkeit. Es ist möglich, daß die allgemeine Druckschmerzhaftigkeit die Folge irgend einer Art von Pleuritis oder einer gutartigen septischen Infektion oder Tuberkulose ist. Im ganzen rechtfertigt der vorliegende Zustand eine solche Annahme nicht. Es besteht keine Muskelspannung, keine freie Flüssigkeit, kein Tumor und auch nichts anderes und nichts mehr, als man tatsächlich bei der großen Anzahl von unkomplizierten Fehlgeburten auch findet. Bei dem Fehlen von Fieber, Leukozytose, Pulserhöhung oder deutlich ausgesprochenen Lokalerscheinungen bleibt eine Appendizitis unwahrscheinlich.

Deshalb empfiehlt sich eine genaue Untersuchung der Beckenorgane Wenn wir auch noch sehr wenig über die Verbindung zwischen dem Brechzentrum und den Geschlechtsorganen wissen, Zusammenhänge, auf die wir das sogenannte reflektorische Erbrechen bei Erkrankungen der Beckenorgane zurückführen, so ist es doch eine ganz bekannte Tatsache, daß verschiedene gutartige, entzündliche Erkrankungen des puerperalen Uterus mit der zweifellosen, mehr oder minder starken Aufsaugung von unvollständig organisierten Thromben zu ganz ausgesprochenen allgemeinen Störungen führen können, wie zum Erbrechen. Ob dies auf nervösem Wege unter Beihilfe des Brechzentrums geschieht und begünstigt durch psychische Störungen, oder ob es die direkte Folge einer Infektion ist, kann man heute noch nicht genauer sagen. Aber wie dem auch sein mag, das eine bleibt klar, wenn wir alle anderen oben erwähnten Möglichkeiten ausgeschlossen haben, bleibt die beste Annahme, auf die wir unsere Behand lung aufbauen, die, daß das Erbrechen in irgend einem Zusammenhange mit den Folgen der Fehlgeburt steht.

Verlauf: Die Patientin wurde ins Bett gelegt und erhielt Ergotin. Es bestand etwas rötlicher, nicht riechender Scheidenausfluß. Der Uterus war mäßig vergrößert, frei beweglich und auf Druck etwas schmerzhaft. Vom 22. an wurde der Uterus kleiner und schmerzte auf Druck wenig. Das Erbrechen hörte nach dem dritten Tage auf. Die Behandlung bestand in der Darreichung von Abführmitteln und täglichen Seifeneinläufen.

Diagnose: Unvollständiger Abort.

Fall 339.

Ein 47 jähriger Ingenieur kam am 21. Januar 1907 zur ersten Untersuchung. Zwei Brüder und eine Schwester starben an Schwindsucht. Seine Frau soll an Darmtuberkulose gestorben sein. Er selbst war gesund, mit Ausnahme sogenannter rheumatischer Schmerzen in der Muskulatur des Rückens und der Extremitäten, die seit vielen Jahren bestehen.

Vor acht Jahren erlitt er eine Vergiftung durch Oxalsäuredämpfe und war eine Woche krank, wobei er Erbrechen, Durchfall und Schmerzen im Leibe hatte. Seither hatte er gelegentlich etwa zweimal im Monat ähnliche Anfälle, die drei oder vier Tage anhielten. Sein gewöhnliches Gewicht beträgt 184 Pfund. Seit einer Reihe von Jahren muß er häufig in der Nacht Wasser lassen.

Vor sieben Monaten begannen heftige Brechdurchfälle, die ganz plötzlich während der Mahlzeit oder bald nachher ohne Schmerzen, Übelkeit oder dergleichen sich einstellen. Seit einigen Monaten hat er täglich gebrochen, oft zwei- oder dreimal am Tage. Die Menge des Erbrochenen ist nie groß und zeigt nie am vorhergehenden Tage aufgenommene Nahrung. Der Appetit ist schlecht, Stuhlgang reichlich und weich. Er ist blaß geworden und hat an Gewicht und Kräften sehr rasch abgenommen. Vor sechs Monaten mußte er das Bett aufsuchen, zwei Monate blieb er zu Bett, worauf es ihm besser ging. Durchfälle und Erbrechen waren bedeutend geringer, und er hat an Gewicht zugenommen. Ende des vergangenen Monats hatte er einen Rückfall und mußte wiederum für die nächste Zeit ins Bett. Seine Klagen sind jetzt dieselben wie vor sieben Monaten. Niemals hat er Blut gebrochen. Die Art der aufgenommenen Nahrung hat augenscheinlich keinen Einfluß auf das Brechen. Vor sieben Monaten wog er 184, vor vier Monaten 142, vor drei Monaten 153 Pfund, jetzt beträgt sein Gewicht 125 Pfund.

Bei der Untersuchung zeigt sich ein blasser Kranker; der Herzspitzenstoß liegt im fünften Interkostalraum innerhalb der Mamillarlinie; es finden sich keine Geräusche und auch keine Akzentuierung irgendwelcher Töne. Der Puls ist hochgespannt. Arterienwände augenscheinlich etwas verdickt. Der Leib zeigt eine deutliche Resistenz im Epigastrium und unter dem rechten Rippenrande. Im übrigen ist der Befund negativ.

Das Blut zeigt rote Blutkörperchen 2 796 000, Leukozyten 9400, 84 % polynukleäre Zellen; der Rest sind Lymphozyten. Es bestehen weder Achromie noch sonstige Veränderungen, mit Ausnahme einer sehr geringen Poikilozytose.

Der Urin beträgt in 24 Stunden 900 ccm und enthält reichlich Eiweiß und viel Eiterzellen, keine Zylinder. Spezifisches Gewicht 1012—1016. Der Stuhl enthält kein okkultes Blut und zeigt auch keine abnormen Nahrungsrückstände.

Besprechung: Die Familienanamnese weist so deutlich auf eine Tuberkulose hin, daß man die diagnostischen Nachforschungen natürlich mit dem Versuch beginnt, irgend eine Art von Tuberkulose auch hier nachzuweisen. Dieser Versuch war aber ergebnislos.

Da seine Beschäftigung ihn nicht mehr Oxalsäuredämpfen aussetzt, durch die er sich vor acht Jahren eine Vergiftung zuzog, haben wir auch keinen rechten Grund, seine Symptome mit diesem Gift in Verbindung zu bringen.

Die Gewichtsabnahme, die Anämie, das Alter des Patienten und die Art des Beginnes lassen an Magengeschwür oder Krebs des Magens denken. Die Symptome haben aber so lange gedauert, daß sich schon längst hätten Stauungserscheinungen zeigen müssen. Es bleibt auch merkwürdig, daß die aufgenommene Nahrung augenscheinlich keinen Einfluß auf das Erbrechen hat.

Gastritis oder Enteritis ohne in die Augen fallende Ursachen, wie Alkohol, unkompensierter Herzfehler, tropische Dysenterie oder chronische Nephritis sind bei einem Manne dieses Alters seltene Erkrankungen. Bei der Untersuchung des Stuhles oder des Erbrochenen findet sich keine Stütze für eine solche Annahme. Keine derartige Erkrankung findet sich in Begleitung von schwerer Anämie, bis große Mengen von Blut entleert worden sind.

Bei der Untersuchung eines derartigen Falles erweist es sich oft nützlich, mit der deutlichen Tatsache der sekundären Anämie zu beginnen und den Fall im übrigen von dem Gesichtspunkte einer möglichen Ursache der Anämie weiter zu betrachten. Ich habe früher einen Fall besprochen (siehe Seite 441), bei dem die schwere Anämie durch langanhaltende Hämorrhoiden mit dem Patienten unbekannten Blutungen hervorgerufen worden war. Auch hier suchte man nach einem derartigen Grunde, aber ohne Erfolg.

Dunkle Anämien bei einem Patienten um die 50 Jahre erweisen sich oft als Folge eines Karzinoms. Als ich den Patienten sah, hatte ich nicht den Eindruck, daß man die Möglichkeit eines Magenkrebses schon genügend ins Auge gefaßt hatte, und dementsprechend nahm ich eine Untersuchung des Mageninhaltes und der Magenfunktion von neuem vor. Aber es fand sich nichts Wichtiges; Kapazität des Magens in normalen Grenzen, keine Stauung und obwohl die Menge der freien Salzsäure sehr gering war, so konnte man diesen Punkt doch nicht für die Tatsache eines Karzinoms ausnutzen, da er sich noch mannigfach erklären ließ. Der Mageninhalt enthielt kein okkultes Blut.

Danach dachte man an eine chronische Nephritis, denn es ist eine ganz bekannte Tatsache, daß lang anhaltende Erscheinungen des Magens oder des Darmes mit oder ohne katarrhalische Entzündungen sich oft dabei finden und die Hauptbeschwerden der Krankheit darstellen. Aber auch für diese Idee fanden sich nur wenige Beweise. Es fand sich keine nachweisbare Herzvergrößerung. Unglücklicherweise wurde der Blutdruck nicht gemessen, so daß man nicht mit Sicherheit sagen kann, ob der Eindruck, den man beim Pulsfühlen hatte, wirklich auf Blutdruckerhöhung beruhte, wie man annahm. Die Urinveränderungen ließen sich mit einer Nephritis wohl vereinen, sind aber nicht charakteristisch, wie man das leider häufig findet.

Obwohl die Lebensweise des Patienten anscheinend sehr gut war, führte die Resistenz unter dem rechten Rippenrande, die unklare Anämie und das anhaltende Erbrechen doch dazu, die Möglichkeit einer Zirrhose ins Auge zu fassen. Aber auch hier kam man über die Spekulation nicht hinaus. Am Schluß blieb die Diagnose unsicher. Die geringsten Einwände erheben sich schließlich noch gegen die Diagnose einer chronischen Nephritis mit urämischem Erbrechen. Aber keiner fühlte sich dabei befriedigt.

Der Patient wurde immer schwächer und starb am 28. Januar.

Die Autopsie zeigte eine chronische interstitielle Nephritis, eine sehr feste, dunkle Leber, Enteritis und Gastritis mit chronischer Kolitis und eine Streptokokkenseptikämie.

Diagnose: Siehe oben.

Fall 340.

Ein 35 jähriger Barbier mit ausgezeichneter persönlicher und Familienanamnese kam am 11. Januar 1908 ins Krankenhaus. Er hatte die letzten vier Wochen sehr viel zu tun, schlief dabei nur wenig und wurde sehr nervös.

In der Nacht zum 27. Dezember fiel er acht oder neun Stufen herab und zog sich eine Quetschung der rechten Hüfte zu. Es ist zwar eine geringe Besserung eingetreten, aber die Hüfte ist noch immer lahm und steif, so daß er das Bett hüten muß.

In der Nacht nach dem Unfall begann er zu erbrechen, und seither hat sich dies alle Tage drei- bis viermal und in der Nacht einmal wiederholt. Anfänglich bestand das Erbrochene aus beträchtlichen Mengen aufgenommener Nahrung, später aus schwärzlicher Flüssigkeit und Schleim. Ein- oder zweimal bemerkte er darin rote Blutstreifen. Der Stuhlgang erfolgt zwei- bis sechsmal am Tage mit starken kneifenden Schmerzen und bedeutender Gasentleerung. Seither bestand ein anhaltender, dumpfer Schmerz im Epigastrium mit einem Gefühl von Herabzerren, wenn er aufsteht, aber keine ausgesprochenen Schmerzen. Seine Nahrung bestand in Milch, Eiern, Austern und kalten Getränken.

Bei der Untersuchung finden sich Temperatur, Puls, Atmung, Blut und Urin, sowie die inneren Organe völlig negativ, alles ohne Besonderheiten mit der Ausnahme, daß das Abdomen ziemlich steif gehalten wird, und daß sich eine leichte Abflachung der rechten unteren Brustseite vorn findet, augenscheinlich als Folge einer Trichterbrust.

Die Untersuchung des Stuhles zeigte kein Blut und auch keine krankhaften Nahrungsrückstände.

Besprechung: Gastroenteritis ist die gewöhnliche Diagnose, die man bei einem derartigen Falle stellt, aber wenn es auch unmöglich ist, die Erkrankung auszuschließen, so empfiehlt es sich doch nicht, sich damit zufrieden zu stellen, wenn Stuhl und Mageninhalt keine deutlicheren Zeichen von Entzündung zeigen. Das Vorhandensein von Schleim im Erbrochenen und die gelegentlichen kleinen Blutbeimischungen sind in keiner Weise dafür beweisend. Fast jeder Fall von andauerndem Erbrechen zeigt hin und wieder solche Dinge.

Die Steifheit der Bauchmuskulatur läßt uns, wenigstens für einen Augenblick, an irgend eine Art von Peritonitis denken, aber andere Tatsachen sprechen nicht dafür. Sicher müßte man irgendwelche Veränderungen in der Temperatur, im Puls oder im Blute finden, wenn es sich um eine Peritonitis handeln sollte, und außerdem ist es sicher, daß jeder Patient, der eben erst gebrochen hat, den Leib bei der Untersuchung ziemlich anspannt.

Es verdient besondere Erwähnung, daß das Erbrechen unmittelbar begann, als der Patient durch den Unfall und die Verletzung der Hüfte an das Bett gefesselt wurde. Die Isolierung, die Beschäftigungslosigkeit und die Absperrung von jeder ihn interessierenden Tätigkeit gibt ihm die beste Gelegenheit, die unangenehmen Ereignisse zu überdenken, die ihn schon vorher nervös und schlaflos gemacht hatten. Auf diese Dinge kann man bei einem solchen Falle sicher Gewicht legen, wenn die sorgfältige Untersuchung sonst keine Erklärung der Symptome gibt. Deshalb soll man auch die Behandlung in Übereinstimmung damit unter dem Gesichtspunkte der Möglichkeit beginnen, daß alle Erscheinungen psychischen Ursprungs sein können, wenn sie auch, wie es nicht zu bezweifeln ist, durch die körperliche Erschöpfung und Unterernährung wesentlich erschwert werden.

Verlauf: Der Patient wurde auf flüssige und leicht verdauliche feste Nahrung gesetzt, erhielt Tinctura Gentianae und Tinctura Strychni vor den Mahlzeiten, sowie für zwei Nächte 1,0 g Trional. Drei Tage, nachdem diese Behandlung eingeleitet worden war, hörte das Erbrechen auf, und der Patient erklärte, er fühle sich völlig wohl. Zweifellos hatte den Hauptanteil an seiner Heilung die Beruhigung, die ihm nach der negativ verlaufenen Untersuchung gegeben werden konnte.

Diagnose: Nervöse Erschöpfung.

Fall 341.

Ein 44jähriger Chauffeur kam am 8. Mai 1908 in das Krankenhaus. Seine Familien- und persönliche Anamnese ist ohne Belang, aber er gibt an, er hätte viel an Gewicht verloren. Vor vier Jahren wog er 210, jetzt 159 Pfund. Seit Oktober 1907 hat er wegen Magenstörung nicht mehr gearbeitet. Die ersten 14 Tage seiner Krankheit brach er alles, was er zu sich genommen hatte, wieder aus. Das saure Erbrochene bestand aus unverdauter Nahrung, enthielt aber nie Blut.

Bald nach seiner Genesung hatte er eine Grippe und war mehrere Wochen zu Bett. Seither hat er brennende Schmerzen, wie Rheumatismus, in den Schultern, Hüften und Gelenken. Er war nicht an das Bett gefesselt und konnte nach dem Krankenhause laufen, obwohl er über beträchtliche Schwäche klagt. Den ganzen Winter hatte er bis letzte Woche Husten, von da an nicht mehr. Der Appetit ist schlecht, ebenso der Schlaf. Stuhlgang erfolgt täglich. Die Temperatur zeigt beifolgende Kurve (Abb. 177).

Der Patient ist abgemagert, der Herzspitzenstoß liegt im vierten Interkostalraum innerhalb der Mamillarlinie. Die Herztöne sind normal. Der zweite Pulmonalton ist leicht akzentuiert. An der rechten Spitze finden sich nach dem Husten wenige feine Rasselgeräusche und verlängertes Exspirium. Links hinten an der Lunge findet sich eine Dämpfungszone in der Gestalt eines Dreiecks, dessen Spitze an der Wirbelsäule, 4 cm oberhalb des Schulterblattwinkels liegt. Von da an erstreckt sie sich nach der Mitte der Skapula. Über dieser Zone fehlt Stimm- und Pektoralfremitus, das Atmungsgeräusch klingt entfernt und ist bronchovesikulär. Unmittelbar darüber hat der Stimmfremitus einen nasalen Beiklang.

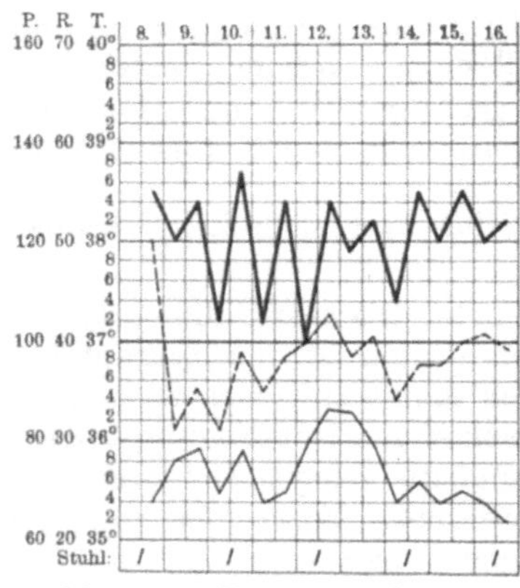

Abb. 177. Temperaturkurve zu Fall 341.

Abdomen und Urin normal.

Der Auswurf wurde zweimal auf Tuberkelbazillen untersucht, aber mit negativem Erfolge.

Besprechung: Der Beginn der ganz ausgesprochenen Magensymptome bei einem 44jährigen Manne, der vorher niemals an Magenbeschwerden zu leiden hatte, muß uns immer an Magengeschwür denken lassen, besonders dann, wenn die Untersuchung des übrigen Körpers keine Ursachen für die Magenstörungen zeigt. In unserem Falle kann man das aber kaum sagen, so daß unsere Aufmerksamkeit zunächst auf außerhalb des Magens gelegene Ursachen gerichtet wird, die die gegenwärtigen Magenbeschwerden erklären könnten.

In unserem Berichte ist nichts über die Reflexe gesagt; ohne Kenntnis ihres Verhaltens können wir eine Tabes dorsalis mit gastrischen Krisen nicht ausschließen. Die nähere Untersuchung ergab aber, daß alle Reflexe normal waren. Die wichtigste Abweichung von der Norm, die die Untersuchung enthüllte, fand sich an den Lungen, und wenn auch die Symptome nicht ausgesprochen sind, so lassen sie uns doch fragen, ob eine derartige Abmagerung mit Magenstörungen durch eine der bekannten Lungenerkrankungen hervorgerufen werden könnte. Diese Frage muß man bejahen. Nichts ist häufiger als die Entstehung eines solchen klinischen Bildes als Folge einer Lungentuberkulose. Aber haben wir genügend Beweise, eine Lungenerkrankung mit so heftigen allgemeinen Erscheinungen zu erklären? Diesen Punkt habe ich bereits in früheren Fällen besprochen. Die Erfahrung hat uns mit dem oft vorhandenen Unterschiede zwischen der Ausdehnung der erkennbaren Veränderung und der Schwere der allgemeinen Störungen, wie Fieber, Nachtschweiße, Schüttelfröste, Abmagerung und Magendarmerscheinungen ganz vertraut gemacht.

Es ist sehr wohl möglich, daß eine sekundäre Gastritis als Folge der verminderten Widerstandskraft, die eine Tuberkulose hervorruft, entstehen kann. Aber die Erfahrungen am Sektionstische machen uns nicht zu solchen Annahmen geneigt. Auf das Fehlen von Tuberkelbazillen im Sputum darf kein Gewicht gelegt werden. Die Untersuchung ist nur dann von Bedeutung, wenn sie oft wiederholt wird.

Verlauf: Die Röntgendurchleuchtung zeigte einen tiefen Schatten im unteren Teile an der Basis der linken Lunge. Der obere Rand des Schattens hatte eine unregelmäßige Kontur und schien für einen beträchtlichen Pleuraerguß zu sprechen. Ferner fand sich ein heller Schatten an der Lungenspitze. Der Patient wurde einer Lungenheilstätte überwiesen.

Diagnose: Phthise.

Fall 342.

Eine 56jährige Frau, eine Postbeamtin mit guter Familien- und persönlicher Anamnese, wurde am 19. Januar 1908 ins Krankenhaus gebracht. Vor sechs Jahren hat, ohne daß Störungen aufgetreten wären, die Regel aufgehört. Während des ganzen verflossenen Sommers hatte sie unter Magenstörungen und Blähungen zu leiden.

Vor fünf Tagen aß sie zum Abendbrot gekochten Lachs und in der Nacht, nachdem sie zu Bett gegangen war, fühlte sie sich frostig, hatte Kopfschmerzen, brach und mußte erheblich schwitzen. Auch die nächsten zwei Tage mußte sie viel erbrechen und es war ihr andauernd übel. Während der folgenden fünf Tage hatte sie Schmerzen im ganzen Körper, sehr wenig Schlaf und fühlte sich fiebrig. Das Erbrochene bestand zum Teil aus der aufgenommenen Nahrung, zum Teil aus grünlich gefärbten Massen. Stuhlgang erfolgt zweimal in fünf Tagen. Sie hat praktisch fast nichts zu sich genommen.

Die letzten drei Tage hatte sie einen anhaltenden, sehr störenden, trockenen Husten.

Die Untersuchung verlief negativ mit Ausnahme wenig beständiger, feiner, feuchter Rasselgeräusche im oberen Teile der linken Lunge und in der rechten Achselgegend. Temperatur 38.9°, Puls 100. Respiration 20. Leukozyten 19500, Hämoglobin 90 %, Widal negativ. Urin negativ.

Besprechung: Der akute Beginn der Symptome in unserem Falle läßt uns mit Recht weit zurückliegende Ursachen für das Erbrechen zurückweisen, wie wir sie im vorhergehenden Falle erwähnt haben. Es ist wohl wahr, daß einige dieser Erkrankungen, wie Hirntumor, Nephritis, Magenkrebs oder Neurose plötzlich aufleuchten oder nach langer Latenzzeit ungewöhnlich schwer auftreten können, aber nur wenige, wenn überhaupt eine, könnte mit so hohem Fieber, mit Leukozytose und allgemeinen Erscheinungen einhergehen, die auf eine Infektion hinweisen.

Daher empfiehlt es sich, zunächst nach einer der wohlbekannten Infektionen zu suchen, die imstande wären, derart zu beginnen.

Infektionen des Gastrointestinaltraktus sind nicht häufig und noch seltener diagnostizierbar. Typhus beginnt manchmal mit lang anhaltenden gastrointestinalen Störungen, aber die hohe Leukozytenzahl genügt, einen unkomplizierten Fall auszuschließen. Dasselbe gilt für eine akute oder beginnende Tuberkulose mit Ausnahme der meningealen Form. Da die unbekannten Infektionen, die man gewöhnlich „Grippe“ oder „Ptomainvergiftung“ nennt, noch weniger dazu neigen, solche Leukozytose und derartiges Erbrechen hervorzurufen, bleibt zunächst nur noch eine Möglichkeit, die erwähnt werden muß.

Von den schweren Infektionen, die ältere Leute um den Monat Januar herum am häufigsten anzugreifen pflegen, beginnt Pneumonie recht häufig ganz allein mit Magendarmerscheinungen. Die Leukozytose, der Husten und die Schmerzen in der Brust, alles das stimmt mit dieser Annahme überein. Aber man kann aus den hier angeführten Symptomen allein eine positive Diagnose auf Pneumonie nicht stellen. Eine Blutkultur könnte die Sache klären, da man nicht selten den Pneumokokkus in dem zirkulierenden Blute schon dann entdeckt, bevor sich irgendwelche Zeichen von Infektion der Lunge finden. Ohne Kultur kann man eine Pneumonie nur vermuten, was bei unserer Aussprache mit der Familie des Kranken von Wichtigkeit sein kann und unsere Aufmerksamkeit auf die Ergebnisse der wiederholten sorgfältigen Untersuchung der Lunge besonders hinlenkt. In vielen Fällen, die genau so beginnen wie der hier beschriebene, hören wir mit dem Stethoskop gar nichts Charakteristisches, aber wenn wir das Ohr an die Brustwand legen, so können wir unter Umständen ein zwar fernes, aber ganz deutliches Bronchialatmen hören.

Verlauf: 24 Stunden später zeigte sich im linken Oberlappen unterhalb der Klavikel vorn Dämpfung, abgeschwächtes Atmungsgeräusch, verminderter Stimmfremitus und zahlreiche feine und mittelfeine, feuchte Rasselgeräusche. Trotz der abgeschwächten Atmung war das Exspirium und die Flüsterstimme laut und verhältnismäßig stark. Die Patientin hatte weder Dyspnoe noch Schmerzen.

Am 11. betrug die Zahl der Leukozyten 28 000, am 13. 24 000, am 15. 7600. Niemals bestand Auswurf, praktisch auch kein Husten. Vom 16. ab verminderten sich die abnormen Geräusche und am 22. waren sie verschwunden.

Die Patientin klagte viel über Beschwerden im Leibe und über ein Gefühl von Taubheit. In den folgenden Tagen brach sie nur noch gelegentlich. Man gab ihr eine besondere Krankenschwester und begann die rektale Ernährung. Am 1. Februar wünschte sie sich aufzusetzen, und der Appetit begann zurückzukehren. Dies geschah erst, nachdem Temperatur, Puls und Atmung schon seit 17 Tagen normal waren.

Am 3. Februar klagte sie, sie wäre am ganzen Körper gelähmt. Die Lähmung erwies sich aber bei näherer Befragung als ein Gefühl von Taubheit, und es fanden sich nicht die geringsten Zeichen für eine Schädigung der Motilität und Sensibilität an irgend einer Stelle des Körpers.

Diagnose: Pneumonie.

Fall 343.

Eine 27 jährige unverheiratete Frau mit guter Familien- und persönlicher Anamnese kam am 21. November 1906 zur ersten Untersuchung. Die letzten zwei oder drei Monate hatte sie gelegentlich Verdauungsbeschwerden und ist in der letzten Zeit herabgekommen und blutarm geworden. Die Regel ist die letzten 2½ Monate nicht aufgetreten. Seit acht Wochen klagt sie über Übelkeit und fast tägliches Erbrechen. Manchmal mußte sie auch mehrmals am Tage brechen. Manchmal ereignete es sich nach der Nahrungsaufnahme, manchmal aber auch, wenn der Magen leer war. Sie hat so viel an Gewicht und Kräften verloren, daß sie vor zehn Tagen zu Bett gehen mußte, aber trotz dessen hat das Erbrechen angehalten.

Vor fünf Tagen begannen dumpfe Schmerzen im unteren Teile der linken Brustseite, die durch tiefes Atmen und Husten schlimmer wurden, zu gleicher Zeit Kurzatmigkeit. Seit 14 Tagen hat sie Husten, Atemnot; gelegentlich hat sie dicken, gelbgestreiften Auswurf entleert.

Die Temperaur zeigt die beigegebene Kurve (siehe Abb. 178).

Bei der Untersuchung ist der Herzspitzenstoß weder zu sehen, noch zu fühlen. Der rechte Rand der Herzdämpfung reicht 10 cm nach rechts von der Mittellinie, die Herztöne sind deutlich, werden aber am besten an der rechten Seite des Sternums gehört. Die Verhältnisse an den Lungen zeigen die beifolgenden Abbildungen (179 und 180). Der Leib bietet keine Veränderungen dar, die Reflexe sind normal. Leukozyten 5500, Urin negativ.

Am 22. wurde durch Punktion 2220 ccm gelber, leicht trüber Flüssigkeit aus der Brusthöhle entleert. Spezifisches Gewicht 1018, Eiweiß 4 %. In dem Sediment machten kleine Lymphozyten 98,5% aus. Tuberkelbazillen ließen sich nicht nachweisen (Joussetsches Verfahren). Nach der Punktion hörte das Erbrechen auf und die Kranke fühlte sich wohl.

Seit dem 1. Dezember hat sie nicht mehr gebrochen. Dann kam es noch zu gelegentlichen Anfällen, die vom 12. ab ziemlich viel Störungen verursachten. In der Brusthöhle hatte sich freie Flüssigkeit, wenn auch in mäßiger Menge, angehäuft, aber der Patientin schien es wieder schlechter zu gehen.

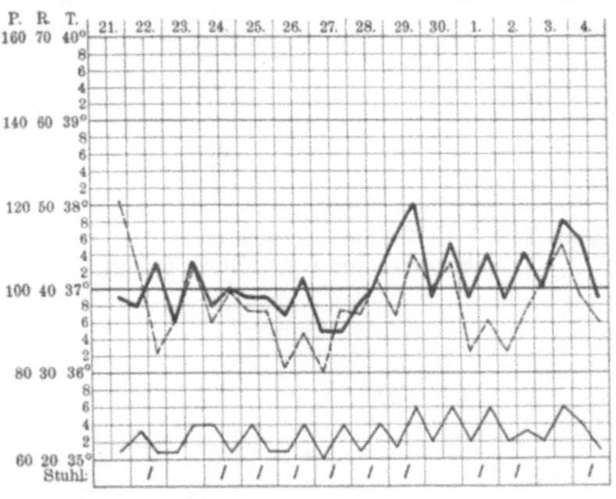

Abb. 178. Temperaturkurve zu Fall 343.

Besprechung: Die Pleuritis, die sich so leicht nachweisen ließ, schien zuerst ein hinreichender Grund für das Erbrechen zu sein. Wir waren daher erstaunt, daß es nach der Punktion nicht aufhörte. Weder die Temperaturkurve, noch irgend ein Symptom in dem Falle schien dafür zu sprechen, daß Tuberkulose die Ursache des pleuritischen Ergusses war und auch das Erbrechen hervorrief. Es war auch kein Grund für die Annahme einer Erkrankung des Magens oder Gehirns gegeben. Es bestand keine Verstopfung oder Toxämie. Wir waren schon in der Versuchung, uns mit der unbefriedigenden Diagnose einer Magenneurose zu begnügen. Eine Tatsache aber blieb dabei noch unerwähnt, nämlich das Ausbleiben der Regel. Dies ließ sich weder durch die Anämie, noch durch irgend eine augenfällige psychische Annahme erklären. Natürlich müssen wir da an die Möglichkeit einer Schwangerschaft denken.

Verlauf: Man vermutete eine Pyosalpinx. Die Untersuchung von der Scheide aus zeigte eine Resistenz im Becken, die sich von dem Uterus abtrennen ließ und auf der rechten Seite weicher war und stärker fluktuierte als links. Eine große Anzahl von den bekannten Mitteln gegen Erbrechen wurde versucht, darunter Natriumbikarbonat in heißem Wasser, Hoffmanns Anodyne,

Bier mit Natriumbikarbonat in kleinen Schlucken, Senfteige auf das Epigastrium, Wismut, Betanaphtol, Zeriumoxalat und verschiedene Diätvorschriften. Endlich am 14. Dezember griff man zu Nähreinläufen und verzichtete ganz auf die Ernährung durch den Mund. Als aber die Patientin noch weiter brach, obwohl

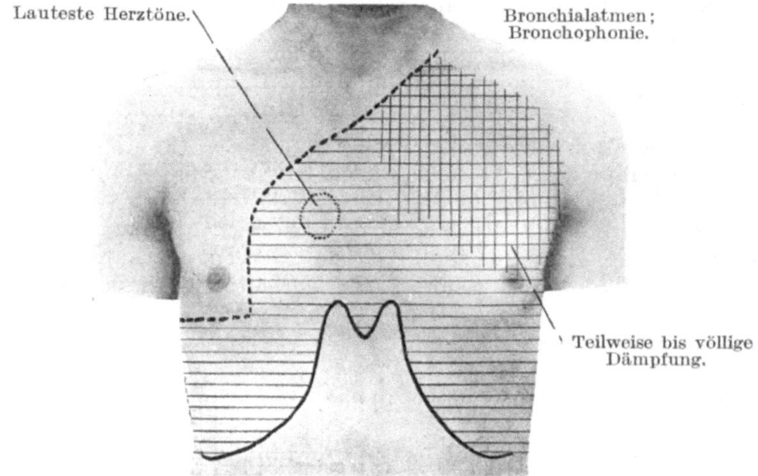

Abb. 179. Untersuchungsergebnis bei einem Falle von achtwöchentlichem Erbrechen; Schmerzen und Atemnot haben sich in fünf Tagen entwickelt (Fall 343).

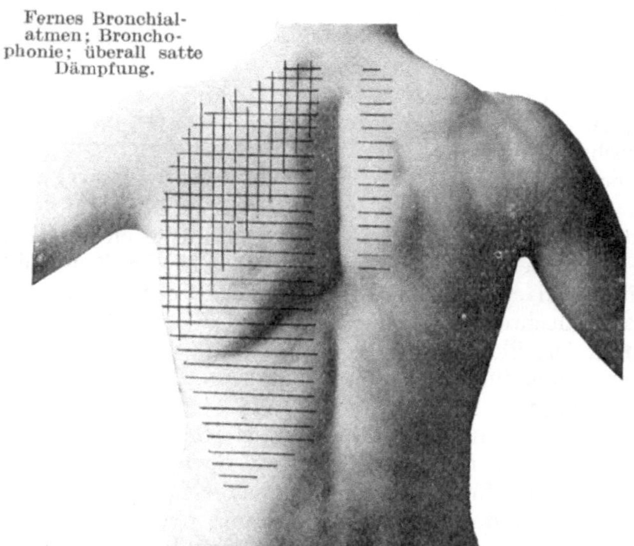

Abb. 180. Untersuchungsergebnis in Fall 341. (Vgl. auch Abb. 179.)

die Nähreinläufe gut behalten wurden und auch keine Beschwerden verursachten, schien es doch am besten, noch einmal das Becken zu untersuchen, mit der Absicht, die Adhäsionen zu lösen und vielleicht dadurch das Brechen zu beheben. Deshalb wurde am 21. der Leib geöffnet, aber es fand sich nichts als ein großer, anscheinend schwangerer Uterus mit normalen Tuben und Ovarien. Fünf Tage nach dieser Probelaparotomie ließ das Erbrechen nach.

Diagnose: Schwangerschaftserbrechen, pleuritischer Erguß.

Fall 344.

Ein 37jähriger russischer Schneider kam am 28. April 1908 in das Krankenhaus. Seit mehreren Monaten konnte er nicht mehr arbeiten, weil er bei dem Versuch, sich zu bewegen, alles erbrach. Mit dem Erbrechen stellte sich Kurzatmigkeit und Herzklopfen ein. Außerdem besteht leichter Husten, Appetitlosigkeit, Schlaflosigkeit und Verstopfung. Ödeme hat er nie gehabt.

Bei der Untersuchung erweist sich die rechte Pupille größer als die linke. Der Herzspitzenstoß liegt im fünften Interkostalraum, $2\frac{1}{2}$ cm nach außen von der linken Mamillaris. An der Herzspitze hört man ein Geräusch, welches die ganze Diastole hindurch dauert und gegen das Ende zu stärker wird. Der erste Ton ist scharf und wird von einem fühlbaren Schwirren eingeleitet. Der zweite Pulmonalton ist nicht akzentuiert. Über beiden Lungen findet man verstreutes Giemen und Pfeifen, besonders hinten an der Basis, wo auch leichte Dämpfung und abgeschwächter Pektoralfremitus vorhanden sind. An den Seiten des Abdomens findet man eine leichte Dämpfung, die sich bei Lagewechsel bewegt. Im übrigen verläuft die Untersuchung einschließlich Blut und Urin negativ.

Besprechung: Unsere Aufmerksamkeit muß in diesem Falle durch eine ungewöhnliche Symptomverbindung erregt werden, nämlich Erbrechen, das offenbar durch Bewegung hervorgerufen wird. Das ist eine sehr bemerkenswerte Verbindung, die entweder durch die Annahme erklärt werden kann, daß das Erbrechen von irgendwelchen Zirkulationsstörungen abhängt, die bei Bewegung verschlimmert werden, oder auf der Lageveränderung irgend eines Organs, die eintritt, wenn der Patient sich aufrichtet.

Da sich das Erbrechen zusammen mit anderen Symptomen findet, die auf Störungen in der Zirkulation hinweisen, für die auch Ursachen vorliegen, so bleibt die Frage offen, ob eine Mitralstenose, denn darum handelt es sich, solch langandauerndes Erbrechen hervorrufen kann, selbst wenn die Kompensation nicht ernstlich gestört ist. Die Erfahrung zeigt uns, daß wir darauf bejahend antworten müssen, wenn auch in der Regel störende Gastrointestinalsymptome erst in dem späteren Verlauf eines unkompensierten Herzfehlers auftreten.

Da die Untersuchung sonst keinen Hinweis auf irgend eine andere Ursache für das Erbrechen gibt, so empfiehlt es sich, die Behandlung des Kranken nur mit Rücksicht auf die Herzstörung einzuleiten, unter der Annahme, daß bei gegebener Kompensation auch das Erbrechen aufhören wird.

Verlauf: Der Patient blieb zu Bett und erhielt jeden Morgen 30 g Magnesiumsulfat und vor den Mahlzeiten Bittermittel, gelegentlich 0,5 g Trional, um einzuschlafen, aber Herzmittel waren niemals notwendig. Nach einer Bettruhe von einer Woche ging es ihm gut, und er hatte keine Erscheinungen, wenn er sich nicht heftig bewegte.

Diagnose: Mitralstenose.

Fall 345.

Ein 50jähriger schwedischer Schneider mit guter persönlicher und Familienanamnese kam am 12. Juli 1907 ins Krankenhaus. Am 1. Februar 1907 bekam er Leibschmerzen und Erbrechen. Anfangs wurden die Schmerzen durch saures Aufstoßen von Gas gemildert. Aber sie wurden allmählich heftiger, besonders nach dem Genusse von Fleisch oder anderer schwerer Nahrung, weniger nach Milch oder Zwieback.

Die letzten zwei Monate kommen die Schmerzen drei oder vier Stunden nach dem Essen und sind sehr heftig und störend; sie gehen von rechts nach links quer durch das Epigastrium. Durch Erbrechen werden sie gemildert. Letzteres tritt ein- oder zweimal alle zwei bis drei Tage gewöhnlich nach einem Schmerzanfall auf. Oft hat der Kranke im Erbrochenen Nahrung gesehen, die er zwei oder drei Tage vorher genossen hat. Gewöhnlich enthält das Erbrochene unveränderte Nahrung und gallig verfärbten Schleim; es ist niemals mehr als ein halber Liter auf einmal, niemals dunkel gefärbt oder mit Blut vermischt.

Er hat beständig an Gewicht und Kräften abgenommen und ist blasser geworden. Im Februar wog er 150, jetzt 130 Pfund. Der Stuhl ist angehalten, Schlaf gut. Zwei- oder dreimal muß er in der Nacht Wasser lassen. Appetit ausgezeichnet. Bis vor zwei Tagen hat er gearbeitet.

Die Untersuchung ergibt Abmagerung und Blässe. Blut und Urin sind negativ.

Leukozyten 5000, Hämoglobin 75 %, Urin normal. Der Magen faßt 2100 ccm Wasser; nach einer Probemahlzeit fehlte bei zwei Untersuchungen HCl vollkommen. GA 0,12 % und 0,2 %. Der Stuhl ist normal. Im leeren Magen finden sich beträchtliche Speiserückstände.

Nach wenigen Tagen Krankenhausaufenthaltes bei Trockendiät in sechs Mahlzeiten täglich und HCl nach den Mahlzeiten mit Karlsbader Salz jeden Morgen verschwanden die Symptome.

Niemals bestand sichtbare Peristaltik.

Am zweiten Tage nach Verlassen des Krankenhauses kehrten die Schmerzen zurück, und es begann eine heftige Diarrhöe.

Am 24. Juli kam er wieder und klagte, er hätte seither fünf oder sechs Anfälle gehabt, die dem beschriebenen ganz ähnlich waren und mit heftigen Leibschmerzen begannen, worauf Erbrechen und Diarrhöe folgte. Die jetzigen Anfälle kamen nach Diätfehlern. Wie bei der früheren Erkrankung, merkte er im Erbrochenen zwei Tage vorher oder noch früher genossene Nahrung. Der Appetit ist gut, Stuhlgang angehalten. Er schläft mit Ausnahme der Schmerzanfälle gut.

Das Abdomen zeigt jetzt ausgesprochene Spannung und Druckschmerzhaftigkeit rechts unten, ein Tumor ist aber nicht zu fühlen. Hämoglobin ist auf 50 % gesunken.

Besprechung: Durch die Anamnese wird Magenkrebs stark in den Vordergrund gerückt. Es handelt sich hier um einen Mann, der 50 Jahre einen gesunden Magen gehabt hatte und dann ohne erkennbare Ursache an Magenstörungen zu leiden beginnt. Das regelmäßige Wiederkehren des Schmerzes drei oder vier Stunden nach dem Essen ist aber weniger charakteristisch für Krebs als für Geschwür und einige andere Erkrankungen. Ganz sichtbar bestehen Stauung im Magen, Abmagerung und eine anscheinend sekundäre Anämie. Diese Tatsachen in Verbindung mit dem Fehlen freier Salzsäure sprechen noch mehr für die Annahme eines Krebses, besonders da weder Blutungen noch andere Ursachen für die Anämie vorhanden sind.

Wenn wir also auch sehr geneigt waren, die Diagnose eines Magenkrebses zu stellen, so brachte uns doch das Verschwinden der Symptome nach wenigen Tagen Krankenhausaufenthaltes wieder in Zweifel. Ausgesprochene Besserung kommt aber in unzweifelhaften Fällen von Krebs vor, und ich habe oft fälschliche Schlüsse gezogen, die sich auf eine solche Besserung gründeten. Ohne Zweifel ist die sekundäre Reizung der Magenschleimhaut, die sich aus der Stauung ergibt, für sich selbst die Ursache von vielen Symptomen des Magenkrebses; wenn durch Diät und Magenwaschung die Stauung behoben wird, gehen die Symptome zurück, aber nicht das Karzinom.

Zur Zeit der zweiten Aufnahme ins Krankenhaus bemerkten wir gewisse Abweichungen im klinischen Bilde, die es schwer machten, es mit einem Magengeschwür in Verbindung zu bringen. Zunächst fiel es auf, daß der Schmerz im Epigastrium von rechts nach links, d. h. entgegen der Richtung verläuft, die der Mageninhalt nimmt. Das ist bei Pylorusverschluß ungewöhnlich. Dann muß es auffallen, daß die Schmerzen nicht den anhaltenden bohrenden Charakter hatten, wie wir sie gewöhnlich bei den schmerzenden Arten des Magenkrebses finden, und daß der Patient auch nicht die unbestimmten Beschwerden und das Gefühl von Schwere hatte, die die weniger schmerzhaften Arten der Erkrankung charakterisieren. Die Schmerzen bei unserem Patienten traten in ausgesprochenen Anfällen mit großer Heftigkeit auf, die voneinander durch vollkommen schmerzfreie Zwischenräume getrennt waren. Dies sprach eher für Darmkrebs als für Magenkarzinom. Die reichlichen Durchfälle, die seit dem letzten Aufenthalt eingetreten sind, und die Obstipation, die während des ganzen Verlaufs der Krankheit vorhanden war, stimmten mit dieser Annahme gut überein.

Wenn es sich um einen chronischen Darmverschluß handelt, worauf die Erklärung der Symptome hinzuweisen scheint, so besteht Grund für die Annahme, daß ein Krebs die Ursache davon ist, einmal, weil die große Mehrzahl von derartigen Fällen, die sich in diesem Alter ereignen, sich schließlich als karzinomatös erweisen und dann, weil die Anämie sich nicht anders erklären läßt.

Verlauf: Später fand man eine harte Masse mit unbestimmter Bewegung in der rechten Seite des Abdomens in der Höhe des Nabels.

Die rektale Untersuchung verlief negativ, aber der Stuhl ergab eine ausgesprochene Guajakprobe. Eine Probemahlzeit zeigte freie Salzsäure 0,018%, Leukozyten 4100, 59% Polynukleäre, 30% Lymphozyten, 11% Eosinophile. Die Operation, die am 27. vorgenommen wurde, zeigte einen Krebs des aufsteigenden Kolon.

Diagnose: Krebs des Colon ascendens

Fall 346.

Eine 50jährige verheiratete Frau kam im September 1903 wegen schwerer Hysterie zur Untersuchung. Dann kam sie mir aus den Augen, und ich sah sie erst am 8. Dezember 1908 wieder. Unterdessen hatte sie die Gewohnheit angenommen, in der Woche etwa 1 Liter Schnaps zu trinken, wenn auch in unregelmäßigen Zeiträumen. Außerdem spritzte sie alle zwei oder drei Tage Kokain. Ferner hatte sie ein Rezept für Amylenhydrat, das ihr einmal Brown-Séquard gegeben, und das sie in Zwischenräumen immer wieder benutzt hatte.

Sie war einen beträchtlichen Teil der Zeit mehr oder minder geschäftsunfähig, wegen ihrer Hysterie und wegen des Gebrauches von Medikamenten. Vor 2½ Wochen hat sie sich bei Einkäufen und im Theater überanstrengt. Ein oder zwei Tage darauf begann heftiges Erbrechen, Kopfschmerzen und große Reizbarkeit, die sich zeitweise zu richtigen Delirien steigerte und mit Selbstmordgedanken einherging. Das dauerte die ganze Woche; darauf wurde sie sehr ruhig und größtenteils schläfrig; aber das Erbrechen hielt an. Soweit man schätzen kann, hat sie die letzten drei Tage etwa ¼ Liter Schnaps getrunken.

In den letzten vier Tagen ist die Menge des Urins beträchtlich geringer geworden. Gestern wurde er untersucht und enthielt 0,5% Eiweiß. Er war von dunkler Farbe und im Sediment fanden sich eine große Anzahl von Zylindern, hauptsächlich feingranulierte und bräunliche, sowie eine kleinere Anzahl von hyalinen Zylindern und solche mit Epithelbelag. Später stellte sich heraus, daß sie schon seit Jahren Eiweiß im Urin hatte, aber wie er sich sonst verhalten hatte, konnte nicht festgestellt werden.

Die letzten 12 Stunden lag sie halb bewußtlos, und als wir zu der Kranken hinaufgingen, sagte mir der Hausarzt, der Fall erscheine ihm sehr schwer; er zweifle, ob man sie würde aufwecken können. Wir gingen ans Bett. „Frau D.", sagte er, „hier ist Dr. Cabot, erinnern Sie sich, ihn schon vor einigen Jahren gesehen zu haben?" „Ja", sagte sie, „einen größeren Narren habe ich nie kennen gelernt." Nach alledem schien es ihr gar nicht so schlecht zu gehen; bald aber wurde sie wieder halb bewußtlos, wobei die Pupillen nur sehr langsam reagierten.

Bei der Untersuchung zeigte sich eine ausgesprochene Unlust zu allen Bewegungen. Herz und Lungen waren ohne Befund, Abdomen negativ; keine Lähmung der Muskulatur, aber die Patellarreflexe konnten nicht ausgelöst werden, und es bestand eine ausgesprochene Weichheit der Wadenmuskulatur. Sonst war die Ernährung gut. Die Untersuchung des Blutes zeigte keine Veränderungen.

Besprechung: Da sich weder Tremor noch besondere Erregbarkeit in dem psychischen Verhalten zeigte, schien nichts für ein beginnendes Delirium tremens zu sprechen.

An Urämie wurde ernstlich gedacht, und wir konnten sie nicht ausschließen. Dagegen sprachen der niedrige Blutdruck und die Muskelschwäche, sowie die sichere Behauptung des Ehemannes, es wäre ihr oft schon so schlecht gegangen wie jetzt, aber alles wäre wieder gut geworden, wenn man ihr Alkohol und die Medikamente entzogen hätte.

Es schien aber schwer, die Urinveränderungen einfach als eine Folge des Alkoholismus und des Kokainmißbrauches zu erklären. Alles in allem neigte ich doch zu der Annahme einer Urämie und stellte die Prognose schlecht.

Verlauf: Alkohol und Medikamente wurden weggelassen, und die Kranke für 24 Stunden auf Milch und Wasser gesetzt. Darauf rebellierte sie und aß eine beträchtliche Menge verschiedener Sachen. Innerhalb einer Woche wurde der Urin klar, und die Kranke war ausgesprochen lebhaft, wenn auch in schlechter Stimmung, aber sie bestand darauf, Automobil zu fahren und lenkte es selbst. Soviel festgestellt werden konnte, war der Anfall vorübergegangen, ohne daß es ihr nachher schlechter ging, als bisher, und ohne irgendwelchen dauernden Schaden an den inneren Organen zurückzulassen.

Dieser Fall lehrte mich etwas, was den Ärzten nicht unbekannt ist, die viel mit akutem Alkoholismus und Vergiftung mit narkotischen Mitteln zu tun haben, nämlich: Es gibt gar keine Grenzen für den Gehalt des Urins an Eiweiß und Zylindern, den Kranke während eines akuten Anfalles von Vergiftung mit narkotischen Mitteln entleeren, und doch bleibt keine nachweisbare Spur von einer Nierenschädigung zurück, wenn der Anfall vorübergegangen ist. Man soll deshalb kein Urteil über den Zustand der Nieren fällen, bis es gelungen ist, die gegenwärtige Wirkung des Alkohols und der anderen Narkotika auszuschließen.

Diagnose: Hysterie, Alkoholismus, Mißbrauch von narkotischen Mitteln.

Fall 347.

Eine 48jährige Waschfrau kam am 14. März 1909 ins Krankenhaus. Sie war stets gesund, und ihre Familienanamnese ist ausgezeichnet. Vor einem Jahre hat die Regel aufgehört. Gegen Weihnachten 1908 erbrach sie früh nach dem Aufstehen, nachdem sie Tags zuvor stark gearbeitet hatte, eine halbe Waschschüssel voll Schleim. Im Erbrochenen war weder Nahrung noch Blut. Sie frühstückte und arbeitete den Tag über wie gewöhnlich. Januar und Februar 1909 erschien sie sich selbst völlig gesund, obwohl der Stuhlgang mehr als gewöhnlich angehalten war, und wenn einmal ein Abführmittel gebraucht wurde, sich oft für einige Tage Brechanfälle einstellten.

Vor drei Wochen nahm sie eines Morgens, da sie wie oft, wieder einmal verstopft war, Salz und begann unmittelbar darauf gallengefärbten Schleim zu erbrechen. Das Erbrechen hielt den ganzen Tag an, obwohl sie weiter arbeitete. Die nächsten drei Tage lag sie zu Bett und brach weiter nach dem Essen. Dann konnte sie sich einige Tage in dem Hause einer Freundin Ruhe gönnen, worauf das Erbrechen bald nachließ, so daß sie fünf Tage später wieder arbeiten konnte.

Eine Woche später, am 8. März 1909, kam das Erbrechen zum dritten Male wieder. Trotzdem hat sie bis zum 13. März gearbeitet, bis zum Tage vor der Aufnahme ins Krankenhaus. Sie brach stets nur kleine Mengen, die sicherlich frei von Blut und Speiseresten waren. Sie sagt, sie hätte niemals Schmerzen gehabt, mit Ausnahme von Bauchgrimmen nach Abführmitteln.

Der Appetit ist schlecht, Schlaf ungestört. Das Gewicht betrug vor einem Jahre 150 Pfund. Die Kranke will sich nie über ihren Zustand beklagt haben.

Bei der Untersuchung beträgt das Gewicht 151 Pfund; sie scheint ausgesprochen fettleibig, wenn auch einer der Ärzte gesagt hatte, das Fleisch hänge ihr faltig um den Leib, so daß man annehmen müsse, sie wäre früher noch schwerer gewesen.

Die Untersuchung einschließlich Blut und Urin verläuft völlig negativ, mit Ausnahme einer geringen Auftreibung des Leibes. Nachdem der Stuhlgang durch einen Glyzerineinlauf von 120 ccm und am 13. durch einen hohen Öleinlauf in Gang gebracht worden war, blieb er von da ab regelmäßig. Die Stühle waren weder an Zahl noch Aussehen irgendwie auffällig und zeigten am 16., 17. und 20. eine negative Blutprobe. Nach dem 18. konnte sie Milch und Zwieback genießen, ohne Schmerzen zu haben oder zu erbrechen. Am 29. März aß sie ohne Störung alles wie gewöhnlich und am 1. April wurde sie entlassen.

Besprechung: Die Diagnose wurde in diesem Falle auf eine gastrische Neurose mit Verstopfung gestellt. Der Grund hierfür war der negative Ausfall der Untersuchung und das prompte Nachlassen der Magen- und Darmstörungen unter Ruhe und Diät mit Einläufen. Daher waren wir etwas erstaunt und zum Lächeln geneigt, als wir hörten, daß ein Arzt, der sie am 18. März gesehen hatte, die Diagnose auf chronischen Darmverschluß, wahrscheinlich auf Krebs beruhend, gestellt hatte. Aber der Verlauf zeigte, daß dieser Arzt aller Wahrscheinlichkeit nach Recht hatte. Die Tatsachen, die ihn zu seiner Diagnose führten, waren.

1. das Vorhandensein einer leichten Auftreibung des Leibes am 18. März nach fünf Tagen reichlicher Stuhlentleerung und mäßiger Nahrungsaufnahme,
2. das Auftreten von Erbrechen bei einer Frau mittleren Alters, die vorher gesund war, und bei der keine Ursachen für eine nervöse Niederlage vorlagen,
3. die Anamnese, in der Perioden von Verstopfung mit Durchfällen abwechselten,
4. die Schmerzen im Leibe, die zwar die Patientin auf die Abführmittel zurückführte, die aber dem Arzte dadurch nicht genügend erklärt schienen.

Nachdem die Kranke am 1. April das Hospital verlassen hatte, blieb sie drei Wochen im Hause einer Freundin, dann nahm sie ihre Arbeit als Wäscherin

wieder auf, und schien im Mai und Juni völlig gesund. Ich untersuchte sie
darauf und notierte mir mit großer Genugtuung ihren andauernd guten Gesundheitszustand, der, wie ich glaubte, meine Diagnose einer Magenneurose bestätigte. Im Juni hatte sie den vierten Anfall, der diesmal ganz plötzlich auftrat. Sie wurde nur einmal vom Arzte besucht, der Auftreibung des Leibes
und Erbrechen fand, aber unter der Behandlung ging es ihr in wenigen Tagen
gut, und sie konnte wieder arbeiten. Wenige Wochen später hatte die Kranke
den fünften Anfall mit Erbrechen. Man riet ihr eine andere Beschäftigung,
aber nach dreiwöchentlicher Ruhe kehrten dieselben Symptome mit großer
Heftigkeit wieder. Bei dem sechsten Anfalle wurde das Erbrechen schließlich
fäkal, und es kam zu heftigen Schmerzen im Leibe und schneller Abmagerung.
Der Arzt, der sie damals sah, schrieb mir:

„Sie zeigt das Bild, wie wir es bei dem Endstadium eines Darmverschlusses
sehen, aufgetriebener Leib, ängstliches Gesicht, Kotbrechen, leeres Rektum usw.
Im oberen Teile des Leibes konnte man deutlich einen Tumor fühlen, der für
bösartig angesehen wurde."

Für eine Operation schien es zu spät und die Patientin starb bald
nachher.

Diagnose: Chronischer Darmverschluß, wahrscheinlich auf Grund eines
malignen Tumors.

Fall 348.

Im Februar 1910 wurde ich zu einer kinderlosen 29jährigen Frau gerufen,
deren Weinen und Schreien ich schon auf der Straße hörte, als ich kam. Ich
fand sie, in heftigen Schmerzen sich windend, die auf das Epigastrium bezogen wurden und von sehr anhaltendem Erbrechen begleitet waren, daß ich
kaum zwischen den einzelnen Anfällen die Anamnese herausbekommen konnte.

Vor sechs Tage hatte ohne erkennbare Ursache das Erbrechen begonnen,
dem unmittelbar vorher Schmerzen im Epigastrium vorangingen, die nach
dem Brechen besser wurden. Dabei waren die frühen Morgenstunden am
schlimmsten.

Bis heute hatte sie gut geschlafen und während der Brechanfälle keine
Schmerzen gehabt. Aber früh gegen 5 Uhr begannen nach einer schlaflosen
Nacht die Schmerzen wieder, und das Erbrechen führte jetzt zu keiner
Besserung.

Stuhlgang wurde gestern und heute morgen durch Einläufe erreicht.

Ich untersuchte sie, so gut ich es in den Ruhepausen zwischen Krampf-
anfällen und Erbrechen tun konnte. Es war eine starke, gerötete, kräftige
Frau. Es fand sich keine Dämpfung bei Palpation, keine Druckschmerzhaftig-
keit oder Muskelspannung; kein palpabler Tumor zu fühlen, weder durch die
Bauchdecken, noch vom Rektum oder der Scheide aus. Temperatur 37,6°,
Puls 100, Atmung 30. Das Erbrochene bestand aus gallig verfärbtem Schleim
und wäßriger Flüssigkeit. Der Urin enthielt weder Eiweiß noch Zucker,
Blut negativ.

Die Schmerzen der Frau schienen so heftig, wie bei akuter Perforationsperitonitis, aber ich konnte keinen objektiven Beweis dafür finden. Auch bei
Gallensteinen habe ich derartige Schmerzen gesehen, aber bis heute früh waren
die Schmerzen nur ein Begleitsymptom des Erbrechens und wurden dadurch
gemildert.

Alle Klagen wiesen auf einen krankhaften Zustand im Leibe hin, den ich
aber bei der Untersuchung nicht feststellen konnte.

Besprechung: Der Fall war mir ein großes Rätsel; die Heftigkeit des Schmerzes und das gesunde Aussehen der Kranken brachte mich zu der Annahme, daß es sich nicht um eine ernste Erkrankung handeln könne; andererseits hatte der Hausarzt sich große Sorge um sie gemacht. Als er mich am Morgen antelephonierte und erfahren hatte, ich könnte erst in einer Stunde da sein, meinte er, daß es nicht sicher sei, ob sie dann noch leben würde. In dem Trubel, der in der Stube war, war es sehr schwer, seine Gedanken zu konzentrieren. Als es mir aber doch gelang und ich mich im Zimmer umsah, fiel mein Auge auf den in der Mitte stehenden Tisch, auf dem zwei Schachteln und eine Pravazsche Spritze lagen. Nach dieser letzteren hatte ich gesucht. Auf mein Befragen stellte sich heraus, daß sie dem Doktor gehörte und daß er ihr ein- oder zweimal täglich in den letzten fünf Tagen Morphium eingespritzt hatte. Als ich mir von diesem Gesichtspunkte aus die Patientin wieder ansah, merkte ich, daß ihr Schreien, Toben, ihr Umherschlagen im Bett und ihr starkes, aber undeutliches Verlangen nach etwas, was sie selbst nicht kannte, ganz charakteristisch war für das Verhalten, das wir so häufig bei Morphinisten finden, die des Medikamentes beraubt sind. Weiterhin stellte es sich heraus, daß die Kranke keine Morphinistin im eigentlichen Sinne war, daß sie aber in den fünf Tagen sich schon sehr stark an das Morphium gewöhnt hatte.

Verlauf: Der weitere Verlauf zeigte, daß nichts Schlimmes vorlag. Der erste Anfall von Erbrechen beruhte auf zu viel Essen und Verstopfung. Durch den unklugen Gebrauch von Morphium bei einer neurasthenischen Person wurde er verschleppt und hingezogen. Nach Entleerung einer großen Stuhlmenge und Entziehung des Morphiums bei vorsichtiger Diät genas sie völlig, wenn auch mit ziemlich vielen Rückfällen.

Diagnose: Neurose, Morphinismus.

Tabelle XVII. Erbrechen. Symptome.

Ursache	Anamnestische Hilfen	Physikalische Untersuchung	Erbrechen	Art der Besserung
Schwangerschaftstoxämie	Schwangerschaft	Vergrößerter Uterus	Besonders vormittags	Diät, Zeit, manchmal Entleerung d. Uterus
„Akute Dyspepsie"	Reizende Speisen oder Getränke	. . . .	Eben aufgenommene Nahrung	Fasten u. Ruhe
Alkoholismus	Augenscheinlich	Zeichen von Alkoholismus	Riecht nach Alkohol	,,
Seekrankheit	,,	. . . .	Nicht charakteristisch	?
Beginn von Infektionskrankheiten	Möglichkeit einer Infektion	Fieber, Exanthem, Leukozytose	,,	Zeit
Postoperativer Shock	Augenscheinlich	. . . .	Oft braun (mit Blut gefärbt)	Zeit und Magenspülung
Magenneurose	Frühere Neurosen	. . . .	Nicht charakteristisch	Erziehung
Akute Appendizitis	Frühere Anfälle	Spannung u. Druckschmerz in der r. Iliakalgegend	,,	Anstrengung od. Operation
Herzfehler	Beweise für Herzkrankheit	Herzschwäche, Stauung	,,	Ruhe, Entleerung, Herzreize
Magengeschwür	Chronisch, intermittierend, regelmäßig	. . . .	Erleichtert die Schmerzen; oft hyperazid	Diät oder Operation
„Gastritis"	. . . .	. . . .	Reichlich Schleim	Diät
Darmverschluß	Frühere Anfälle mit Verstopfung	Aufblähung, Erbrechen, Peristaltik (?), Tumor	Zum Schluß Kotbrechen	Operation
Magenkrebs	Beginn nach 40 Jahren	Blut (okkult) im Stuhl, Gastrektasie, Anazidität, Tumor	Stauung, oft Blut	,,
Urämie	Kopfschmerzen, Herzstörungen, Nasenbluten, Ödeme	Herzvergrößerung, Ödem, Eiweiß und Zylinder im Harn	Keine Beziehung zur Nahrungsaufnahme	Entleerung, Diät
Tabes	Syphilis, lanzinierende Schmerzen, Blasenstörungen	Pupillen, Patellar- u. Achillessehnenreflexe	,,	?

Ursachen der Hämaturie.

1. Akute Nephritis[1]

2. Chronische Nephritis   139

3. Nierenstein   62

4. Blasentumor   24

5. Nierentuberkulose   19

6. Nierentumor   12

7. Akute Zystitis   8

8. Oxalurie   2

9. Unbekannte Ursache   78

[1] Die Art des mir zur Verfügung stehenden Materiales macht es mir unmöglich, die Zahl der Fälle genau abzuschätzen, in denen Nierenbluten auf akuter Nierenentzündung beruht. Ich glaube aber, daß sie die häufigste Quelle von Nierenblutungen ist.

20. Kapitel

Hämaturie.

Der Ausdruck soll nur dann angewendet werden, wenn man im Urin auch mit dem bloßen Auge Blut findet. Er erstreckt sich nicht auf die Fälle, bei denen wir nur mittelst der mikroskopischen Untersuchung rote Blutkörperchen im Urin entdecken. Er ist auch von Hämoglobinurie zu unterscheiden, diesem ziemlich seltenen Zustande, in welchem der Urin freies Hämoglobin, aber keine Blutkörperchen enthält.

Bevor wir bei einem Falle eine Hämaturie annehmen, muß sicher gestellt sein, daß jede Beimischung von Scheidenabsonderung fehlt.

Ursachen und Art der Hämaturie.

Da es eine große Anzahl verschiedener Arten von Hämaturie gibt, die sich nicht für die Methode der Differentialdiagnose durch Analyse des Falles eignen, die wir in diesem Buche durchgeführt haben, werde ich nicht imstande sein, alle an Fällen zu besprechen, die diagnostische Schwierigkeiten bieten; deshalb muß ich sie in der Einleitung zu diesem Kapitel ausführlicher, als ich es sonst getan habe, besprechen.

Es empfiehlt sich, die Fälle von Hämaturie auf folgende Ursachen zurückzuführen:

1. Trauma,
2. Nephritis, akut oder chronisch,
3. Nierenerkrankung (mit Ausnahme der Nephritis),
4. Blasenerkrankung,
5. hämorrhagische Erkrankungen und Bluterkrankungen,
6. Infektionen,
7. allgemeine Ursachen.

Traumatische Hämaturie sieht man am häufigsten als Folge schwerer Quetschungen, z. B. wenn ein Mensch von einem schweren Wagen überfahren wird. Auch findet man sie nach Verletzungen der Dammgegend und nach instrumentellen Eingriffen. Diagnostische Schwierigkeiten verursachen sie nur selten.

Bei Nephritis kommt es oft als Teil einer akuten Erkrankung zu einer Hämaturie, aber auch sie bietet keine Schwierigkeiten in der Erklärung.

Bei der chronischen Nephritis kann sie ganz unerwartet und plötzlich erscheinen, wenn die zugrunde liegende Erkrankung noch unbekannt ist, und unter diesen Verhältnissen kommt es oft zu irrtümlichen Diagnosen. Die beste Art, wie man sich dagegen schützen kann, wird in Verbindung mit einigen Fällen in dem folgenden Kapitel besprochen werden.

Nach Ausschluß der Nephritis bleibt uns noch eine Gruppe von Nierenerkrankungen, die man gewöhnlich „chirurgische" nennt; dazu gehört 1. die Reizung durch Oxalsäure mit oder ohne Harnsand und Nierensteinen, 2. Nierentuberkulose, 3. Nierentumoren, 4. Zystenniere, 5. solche, aus unbekannter Ursache. Für alle diese können wir später Fälle anführen und deswegen sollen sie hier nicht weiter besprochen werden. Hämaturie auf Grund von Blasenerkrankungen kann 1. auf Zystitis unbekannter Ursache beruhen, 2. Blasenstein, 3. gutartigen und bösartigen Tumoren, 4. akuter Prostatitis und Prostatahypertrophie, 5. Tuberkulose, 6. plötzlicher völliger Entleerung einer überdehnten Blase, wie in den Fällen akuter Retention, 7. Bilharzia, die man nur in den Tropen oder bei Patienten findet, die eben aus den Tropen zurückgekehrt sind. Die meisten von ihnen werde ich später an Fällen besprechen. Bilharzia wird festgestellt durch das Auffinden von Eiern oder Parasiten im Urin. Wenn man sie einmal gesehen hat, wird man sich leicht wieder an sie erinnern.

Die Blasenformen der Hämaturie lassen sich im allgemeinen von den anderen Arten, die oben mitgeteilt sind, unterscheiden, weil andere Blasensymptome wie Tenesmus oder Schmerzen zugleich mit der Hämaturie sich finden. Diese Regel ist aber durchaus nicht ausnahmslos, da Nierentuberkulose ausgesprochene Blasensymptome hervorrufen kann, während andererseits Blasenhämaturie völlig latent verlaufen kann, mit Ausnahme gelegentlichen Vorkommens von Blut im Urin.

Bei den hämaturischen Erkrankungen wie Hämophilie, Skorbut und den verschiedenen Arten von Pyurie kann Blut ebensogut im Urin wie sonstwo auftreten. Die Diagnose der zugrunde liegenden Erkrankung ist gewöhnlich augenfällig und gibt uns einen Schlüssel für die Erklärung der Hämaturie. Dasselbe gilt für die Hämaturie, die man gelegentlich bei Leukämie oder perniziöser Anämie findet.

Eine große Anzahl von Giften führt gelegentlich zu blutigem Urin, aber unter den Medikamenten, die heutzutage oft angewendet werden, sind nur wenige, die Hämaturie hervorrufen können. Kanthariden, Terpentin und Phosphor werden heutzutage nicht oft in so hohen Dosen angewendet, wie sie notwendig sind, um Hämaturie hervorzurufen. In Farbwerken, besonders bei der Fabrikation von Fuchsin, bilden sich Gase, die oft schwere Hämaturie hervorrufen, aber natürlich bleiben derartige Fälle auf bestimmte Orte beschränkt.

Bei den verschiedenen Infektionskrankheiten, wie Typhus, Pocken, gelbes Fieber, Septikämie, wird gelegentlich Blut mit dem Urin entleert, dessen Ursprung gewöhnlich klar genug liegt.

Fall 349.

Ein 25 jähriges Stubenmädchen, deren Mutter und ein Onkel an Schwindsucht gestorben war, kam am 23. Dezember 1907 ins Krankenhaus. Vor drei Jahren war sie schon einmal im Krankenhause. Drei Monate später entleerte sie mit dem Urin Blutgerinnsel, war aber in wenigen Tagen wieder munter. Das gleiche ereignete sich drei Monate später. Vor neun Monaten ließ sie wieder drei Tage lang flüssiges und geronnenes Blut, wurde aber ohne Behandlung wieder gesund. Der letzte Anfall war vor etwa vier Wochen und ging wie die anderen in drei Tagen vorüber. Die Anfälle stehen in keiner Abhängigkeit von der Zeit der Menstruation. Vor zwei Tagen entleerte sie ein kleines Blutgerinnsel und etwas blutigen Urin, nachher war der Urin 24 Stunden normal. Gestern nachmittag war wieder eine schwere Hämaturie. Bei diesen Anfällen hat sie gelegentlich einmal geringe Schmerzen während und am Ende der Miktion. Sie braucht nicht oft Wasser zu lassen, aber doch in jeder Nacht etwa zweimal. Sonst fühlt sie sich in jeder Beziehung völlig gesund.

Die Untersuchung verläuft völlig negativ mit Ausnahme geringer Druckschmerzhaftigkeit im unteren Teile des Leibes. Leukozyten 8000, Hämoglobin 75% Der Urin zeigt keine Veränderungen, mit Ausnahme reichlicher Mengen von Blut. Eine Röntgenaufnahme der Blase und der Nieren ergab keinen Stein. Die Zystoskopie zeigte, daß das Blut aus der rechten Niere kam. Katheterisierung der Ureteren ergab links klaren Urin, rechts nichts. Im linken oberen Teile der Blase finden sich hie und da kleine Ulzerationen. Die rektale Untersuchung ergab Druckschmerzhaftigkeit in der Gegend des rechten Ureters und in der Gegend der Ulzerationen in der rechten Seite der Blase.

Besprechung: Die Hauptzüge dieses Falles sind eine seit drei Jahren bestehende intermittierende Hämaturie einer 25 jährigen gesunden Frau mit langen Zwischenräumen, in denen sie sich völlig gesund fühlt. Durch die Untersuchung des Urins ergab sich kein Hinweis auf Nephritis, Urogenitaltuberkulose oder Steinerkrankung. Es fanden sich auch keine Symptome, die auf einen gutartigen oder bösartigen Blasentumor, noch auf irgend eine Art von Zystitis hinwiesen. Die Röntgenphotographie ließ uns weiterhin einen Stein ausschließen.

Unter diesen Bedingungen ist eine Zystoskopie sicherlich angezeigt. Durch Verbindung der Zystoskopie mit der rektalen Untersuchung erreichen wir noch folgende Aufklärung: daß das Blut aus der rechten Niere kommt, daß sich Ulzerationen in der Blase finden, daß der Ureter auf Druck schmerzhaft und anscheinend stenosiert ist. Diese Tatsachen weisen in Verbindung mit der Familienanamnese deutlich auf das Vorhandensein einer Nieren- und Blasentuberkulose hin. Es gibt keine andere häufige Erkrankung, die einseitige renale Hämaturie mit Druckschmerzhaftigkeit und teilweiser Verlegung des Ureters und Ulzerationen in der Blasenwand hervorruft. Bei dieser Sicherheit ist es nicht notwendig, mit der entsprechenden Behandlung zu warten, bis ein Meerschweinchen mit dem Urinsediment geimpft und nach sechs Wochen die Tuberkulose erwiesen ist. Trotzdem soll man diese Methode aber auch anwenden. Bösartige Erkrankungen der Niere, besonders Nebennierentumoren, rufen, wie bekannt, oft Hämaturie hervor, die länger dauert als drei Jahre. Aber bei einem Nebennierentumor erwarten wir keine Ulzerationen der Blase oder Druckschmerzhaftigkeit des Ureters, und nach Verlauf von drei Jahren müßten wir entweder einen lokalen Tumor, Metastasen oder lokale Störungen erwarten.

Es muß noch erwähnt werden, wie ausgesprochen gut der Allgemeinzustand der Kranken trotz der langen Dauer der Erkrankung zu sein scheint. In dieser Verbindung können wir uns daran erinnern, daß bei den Nieren, wie bei den Lungen, die Tuberkulose ganz still und symptomlos verlaufen kann. Ich habe neulich bei einer Autopsie die Folgen einer solchen Tuberkulose gesehen, obwohl der Kranke niemals über Symptome geklagt hatte, die auch nur im Entferntesten an eine Erkrankung des Urogenitaltraktes hätten denken lassen.

Verlauf: Am 28. wurde bei der Operation die Niere herabgezogen und fand sich vergrößert und zystisch entartet, der Ureter gefüllt, verdickt und teilweise verlegt. Er wurde mit der Niere entfernt.

Die histologische Untersuchung der Niere ergab Tuberkulose mit völliger Verlegung des Ureters in der Nähe der Niere.

Die Patientin genas ohne weitere Komplikationen.

Vor der Operation war eine mit dem Katheter entnommene Urinprobe einem Meerschweinchen injiziert worden. Die Autopsie am 17. Januar zeigte Tuberkulose des Tieres, und in den Organausstrichen konnten Tuberkelbazillen nachgewiesen werden.

Diagnose: Nieren- und Blasentuberkulose.

Fall 350.

Ein 28 jähriger irischer Ladengehilfe kam am 28. März 1908 in das Krankenhaus. Ein Bruder und eine Schwester sind an Tuberkulose gestorben. Seit zwei Tagen merkte er, daß er häufig Wasser lassen mußte. Seit zwei Monaten ließ er in Perioden, die jedesmal etwa acht Tage anhielten, blutigen Urin mit Gerinnseln. Während der Miktion bestanden geringe Schmerzen. Vor zehn Tagen wiederholte sich dasselbe das zweite Mal. Andere Symptome bestehen nicht. Er fühlt sich sonst völlig wohl.

Die Untersuchung verläuft negativ, mit Ausnahme geringer Druckschmerzhaftigkeit, wenn man tief in die rechte Seite des Leibes eindrückt. Am Abend, als er das erstemal untersucht wurde, ließ er etwas Urin, der völlig frei von Blut war. Am nächsten Morgen war der Urin stark mit Blut vermengt. Eine Röntgenaufnahme der Niere war völlig negativ.

Der Urin, der mit dem Katheter entnommen wurde, hatte folgende Eigenschaften:

Menge in 24 Stunden 780 ccm, Farbe blutig, spez. Gew. 1023. Eiweiß sehr geringe Spuren. Das Sediment enthält beträchtliche Mengen Blut, frisch und verändert, etwas Eiter, keine Zylinder, wenig säurefeste Bazillen.

Die zystoskopische Untersuchung zeigte an der vorderen Wand der Blase ein kleines Geschwür, das von einer geröteten Zone umgeben war.

Besprechung: Das Alter des Kranken und die Dauer des Leidens sprechen gegen eine bösartige Erkrankung der Niere oder der Blase; die Röntgenuntersuchung ließ einen Stein ausschließen. Entzündliche umschriebene Geschwüre der Blase beruhen nicht selten auf Tuberkulose und die Familienanamnese stützt diese Annahme. Weitere Gewißheit kann man ohne genauere Untersuchung des Urinsedimentes, die sich auf eine Bestätigung des Befundes der säurefesten Bazillen zu erstrecken hätte, nicht gewinnen. Ein Meerschweinchen wurde am 2. April subkutan mit 35 ccm des Urinsedimentes geimpft und am 11. Mai getötet. Dabei zeigte sich eine Tuberkulose der Lymphdrüsen, der Milz und der Leber, aus der Tuberkelbazillen gezüchtet wurden. Zeichen für eine Nierenerkrankung fanden sich nicht.

Verlauf: Am 3. Mai 1908 wurde das offenbar tuberkulöse Geschwür der Blasenwand exzidiert. Am 11. Mai 1910 schrieb der Arzt des Kranken: „Ich freue mich sehr, Ihnen mitteilen zu können, daß sich der Patient seit der Operation völlig wohl fühlt. Er arbeitet alle Tage."

Obwohl sich hier nur für eine Erkrankung der Blase Beweise erbringen lassen, ist es doch mehr als möglich, daß auch die Niere mit in die Krankheit einbezogen war.

Diagnose: Tuberkulose der Blase, Nierentuberkulose (?).

Fall 351.

Ein 4 jähriges Kind kam am 29. Juni 1908 ins Krankenhaus. Im Juli des vergangenen Jahres fiel es von einer Leiter; es fühlte sich danach kränklich und man nahm an, es hätte Malaria. Vor sechs Wochen fiel es von einem Wagen, wobei es sich auf die linke Lendengegend schlug. Bald darauf begann es blutigen Urin zu lassen und hatte innerhalb der letzten sechs Wochen drei solcher Anfälle, deren jeder eine Reihe von Tagen anhielt. Bald nach seinem Fall vor sechs Wochen merkte man eine Resistenz in der linken Seite des Leibes; seither hat dieselbe an Größe schnell zugenommen. Das Vorhandensein dieses Tumors mit der Tatsache, daß das Kind jeden anderen Tag fieberte, führen zur Diagnose einer Malaria. Es kommt aus einer sehr malariareichen Gegend. Die letzten sechs Wochen hat es schnell an Gewicht abgenommen.

Die Untersuchung ergibt keine Anämie und keine Malariaparasiten im Blute. Es ist schlecht genährt. Die Untersuchung des Kopfes, des Nackens und der Brustorgane ergibt nichts Krankhaftes. Der linke obere Teil des Leibes ist vorgewölbt und enthält eine ganz feste, unregelmäßige Masse, die sich bei der Einatmung bewegt (Abb. 181). Das luftgeblähte Kolon verläuft vor dem Tumor. Den Leberrand fühlt man 5 cm unterhalb des Rippenbogens in der Mamillarlinie.

Besprechung: Die Jahreszeit, zu der die Krankheit begann, das Fieber und das Alter des Kindes, sowie das Vorhandensein eines Tumors, der eine Vergrößerung der Milz sein könnte, sprechen natürlich für Malaria, und das war auch die Diagnose, die man bei der ersten Untersuchung stellte. Schwere Fälle von Malaria können mit Erscheinungen einhergehen, die an Hämaturie erinnern, d. h. mit Hämoglobinurie, aber dann handelt es sich nicht um Blut und um eine echte Malaria, sondern um freies Hämoglobin, durch das der Urin gefärbt wird. Daher brauchen wir noch eine andere Erklärung für den blutigen Urin in unserem

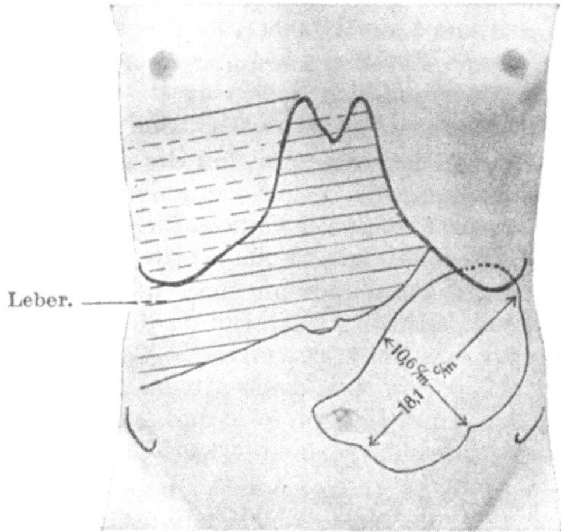

Abb. 181.	Palpationsbefund bei einem Falle von eine Woche dauernder Hämaturie
(Fall 351).

Falle, besonders da wir, trotz sorgfältiger Untersuchung, Malariaparasiten nicht finden konnten.

Leukämie könnte ein ganz ähnliches klinisches Bild hervorrufen und verläuft nicht selten mit Hämaturie. Aber diese Krankheit konnte in diesem Falle ausgeschlossen werden, weil der gefärbte Blutausstrich ganz frei von den typischen Veränderungen einer Leukämie war. Es ist wahr, daß Leukämie kurze Zeit ohne das typische Blutbild bestehen kann. Unter Behandlung mit Arsen und Röntgenstrahlen kann das Blut auch wieder seine normale Beschaffenheit annehmen, und die gleichen Veränderungen hat man als Folge von Infektionen (Pneumonie, Erysipel usw.) kennen gelernt oder auch ohne jede bekannte Ursache. Aber alle diese Möglichkeiten sind außergewöhnlich selten, und wir haben keinen Grund, sie hier in Betracht zu ziehen.

Große Abdominaltumoren sind bei jungen Kindern nicht häufig. Wenn sie bilateral sind, so erweisen sie sich gewöhnlich als kongenitale Zystenniere. Bei einseitigem Vorhandensein lautet die Diagnose auf irgend eine Art von Nierentumor. Andere Möglichkeiten gibt es nur wenige. Bei unserem Kinde haben wir keinen vernünftigen Grund, daran zu zweifeln, daß wir es mit einer Neu-

bildung der linken Niere zu tun haben. Die Hämaturie, der Tumor, die schlechte
Ernährung, das Fieber sind die charakteristischen Züge einer solchen Veränderung.

Nierentuberkulose ist bei einem jungen Kinde fast unbekannt und hätte
nicht zu einem so starken Tumor führen können, ohne sich im Urin durch
Vorhandensein von Eiter und besonders auch durch Blasenreizung erkennen
zu geben.

Bösartige Tumoren der Niere können in ihren Frühstadien schwer oder
unmöglich zu diagnostizieren sein, wenn der Tumor noch nicht groß genug
ist, um palpiert werden zu können. Metastasen in irgend einem inneren Organ,
gewöhnlich an einem Knochen, können der erste Hinweis auf einen Nierentumor
sein. In anderen Fällen haben wir lang anhaltende, intermittierende Hämaturie,
wie wir sie schon in Fällen von Urogenitaltuberkulose erwähnt haben. Das
ist sehr zu bedauern, denn Frühdiagnosen und Frühoperationen geben die einzige
Hilfe auf Heilung. Wenn der Tumor, wie in dem vorliegenden Falle, deutlich
zu erkennen ist, so ist die Diagnose nicht schwer.

Verlauf: Das Kind starb am 19. Juli 1908. Eine Autopsie fand nicht statt.

Diagnose: Nierentumor.

Fall 352.

Eine 52 jährige verheiratete Frau, eine Lehrerin, befand sich im Jahre
1905 wegen akuter Nierenentzündung das erste Mal im Krankenhause, wobei
sie nach vier Wochen wieder gesund entlassen wurde. Obwohl am Ende der
Behandlung noch eine sehr geringe Spur von Eiweiß und wenige feine Zylinder
im Urin sich fanden, fühlte sie sich völlig wohl und zeigte keine Vergrößerung
des Herzens.

Dann sahen wir sie wieder am 18. November 1907 mit der Klage über Hämaturie. Sie hatte ohne Pause seit ihrer letzten Krankheit gearbeitet, obwohl
sie sich im letzten Frühjahr mehrmals recht schwach fühlte. Seit dem letzten
Mai merkt sie bei Bewegung starke Atemnot und fühlt sich sehr müde; aber
sie hatte keine Ohnmachtsanfälle. Sie gibt an, sie hätte vor einem halben Jahre
auf dem linken Auge undeutlich zu sehen begonnen; ähnliche Störungen hat sie
vorher schon am rechten Auge gehabt. Ferner bemerkte sie eine leichte Schwellung der Fußgelenke, die hin und wieder während der letzten drei Monate auftrat.
Der Appetit ist schlecht, und das Gewicht ist von 187 Pfd. im letzten Mai auf
119 Pfd. herabgegangen. Die vergangene Woche merkte sie blutigen Urin und
hatte Husten und Schmerzen in der Brust. Kopfschmerzen und Erbrechen bestand nicht.

Bei der Untersuchung sind Temperatur, Puls und Atmung normal. Der
Herzspitzenstoß findet sich im fünften Interkostalraum in der vorderen Axillarlinie; die Herztätigkeit ist leicht unregelmäßig und zeigt eine Neigung zu Galopprhythmus. An der Spitze hört man ein weiches systolisches Geräusch, das nach
der Achsel zu fortgeleitet wird. Der zweite Pulmonalton ist akzentuiert.
Blutdruck 175 mm Hg.

Die Röntgenaufnahme der Nieren und der Blase ist ohne Befund.
Blut negativ. Unter beiden Lungen hört man zahlreiche groß- und mittelblasige,
nicht klingende Rasselgeräusche verstreut. Sonst sind sie frei von Veränderungen.
Ödeme bestehen nicht. Leib und Extremitäten sind anscheinend normal.

Der Urin ist dunkel. Spez. Gew. 1011—1014. Die 24 stündige Menge beträgt
1200—1500 ccm. Eiweiß schwankt von 0,1—0,9%. Im Sediment finden sich
enorme Mengen von frischen Blutkörperchen. Zunächst wurden Zylinder nicht
gefunden. Später zeigten sich hyaline und fein- und grobgranulierte Zylinder,
sowie Blutkörperchenzylinder in mäßiger Menge. Die Hämaturie ließ in zehn

Tagen nach. Niemals hatte die Patientin Ödeme, Kopfschmerzen, Erbrechen oder Verminderung der Harnausscheidung.

Besprechung: Lediglich in Hinsicht auf die Symptome hatte man die Diagnose auf Lungentuberkulose gestellt. Der Husten, Schmerz in der Brust und Abmagerung führten zu der irrtümlichen Annahme, die man leicht hätte vermeiden können, wenn man die Temperaturkurve und die Brustorgane in Betracht gezogen hätte. Niemals bestand Fieber oder irgendwelche der anderen üblichen Zeichen einer Lungentuberkulose.

Wir hatten hier keinen Beweis der gewöhnlichen Ursachen einer Hämaturie, wie Stein, Tuberkulose oder Tumor. Nichts rief die Aufmerksamkeit auf die Blase oder auf eine andere primäre oder sekundäre Erkrankung der Blasenwände.

Der hohe Blutdruck, der Urin und die Verhältnisse am Herzen entsprechen dem, was wir bei der chronischen Nephritis, besonders der Glomerulonephritis, aber auch der interstitiellen Art, finden. Gewöhnlich verbinden wir Hämaturie nicht mit der Annahme einer chronischen Nephritis. Nur bei den akuten Fällen erwarten wir Blut im Urin. Trotzdem ist wiederholt darauf hingewiesen worden, und zwar als Folge chirurgischer Erfahrung innerhalb der letzten zehn Jahre, daß bei chronischer Nephritis die Nieren stark bluten können, ohne irgendwelche Anzeichen einer Verschlimmerung der Nierenkrankheit an und für sich. Für die Ursache dieser Erscheinungen haben wir keinen Anhalt, aber eine Anzahl von Chirurgen hat die Tatsache festgestellt, wenn sie die Niere auf Stein oder irgend eine andere Ursache der Nierenblutung untersuchten. Zweifellos gehören viele Fälle von anscheinend grundloser Hämaturie zu dieser Gruppe.

Verlauf: Die Kranke wurde bei der leichtesten Anstrengung müde und konnte sich nur sehr langsam wieder erholen. Eine beträchtliche Besserung trat nach zweimonatlichem Krankenhausaufenthalt ein. Die Behandlung bestand in Diät mit gelegentlicher Eingabe von bitteren tonischen Mitteln.

Diagnose: Chronische Nephritis.

Fall 353.

Eine 70jährige Dame mit ausgezeichneter Familien- und persönlicher Anamnese kam am 25. Juni 1907 in das Krankenhaus. Seit zehn Jahren muß sie in der Nacht ein- bis zweimal Wasser lassen. Seit etwa einem Jahre muß sie es sehr häufig, d. h. am Tage alle 2—3 Stunden und 7—8 mal des Nachts. Während der ganzen Zeit hat sie häufig das Vorhandensein frischen Blutes im Urin bemerkt und dabei auch kleine schwärzliche Gerinnsel. Der Urin hat niemals übel gerochen, und es bestanden weder Schmerzen noch Brennen bei der Miktion. Es kamen wohl Zeiträume von ein bis zwei Monaten während der letzten Jahre, wo sie frei von diesen Störungen war; das letzte Vierteljahr aber bestanden sie andauernd. Seit einer Reihe von Jahren hat sie fortschreitend an Gewicht verloren, besonders aber im letzten Jahre. Der Appetit ist sehr schlecht, und die Abmagerung schreitet schnell vorwärts.

Bei der Untersuchung konnte der Herzspitzenstoß weder gesehen noch gefühlt werden. Die Herztöne sind am besten an der normalen Stelle zu hören. Andere Geräusche oder irgendwelche Abweichungen von der Norm bestehen nicht. Temperatur und Puls offenbar nicht erhöht, Blutdruck wurde nicht gemessen. Es bestand eine leichte allgemeine Druckschmerzhaftigkeit des Leibes und eine kleine Nabelhernie.

Wiederholte Untersuchungen des Urins zeigten im wesentlichen die gleichen Verhältnisse. Die 24stündige Menge betrug 1500 ccm, die Farbe war tiefbraun, spez. Gew. 1016, Albumen 0,3%, gallenfarbstoff- und zuckerfrei. Das Sediment zeigte große Mengen von frischem Blut mit zahlreichen runden, polynukleären Zellen, etwas größer als Erythrozyten, gelegentlich kleine makroskopische Blutgerinnsel.

Die Untersuchung von der Scheide aus war negativ, ebenso die Röntgenaufnahme der Nieren und der Blase.

Die zystoskopische Untersuchung zeigte ulzerierte Stellen an der Wand der Blase.

Besprechung: Ohne zystoskopische Untersuchung hätte man in einem derartigen Falle die Diagnose nicht stellen können. Aus dem Alter, den Veränderungen des Urins und den Blasensymptomen konnte man einen Blasenstein oder einen malignen Tumor vermuten, aber Nephritis, Urogenitaltuberkulose und Nierentumor sind auch möglich. Urogenitaltuberkulose ist in dem Alter sehr selten. Der Urin müßte dann wahrscheinlich mehr Eiter und weniger Blut enthalten. Ein Nierentumor müßte nach so langem Bestehen fühlbar sein. Die Veränderungen am Herzen und den Arterien entsprechen nicht denen einer chronischen Nephritis. Akute Nephritis ist fast unbekannt in dem Alter von 70 Jahren, besonders bei dem Fehlen jeglicher Infektion oder Vergiftung.

Selbst ohne Zystoskopie wird dann die Diagnose irgend einer Blasenstörung durch den Ausschluß von Nierenerkrankung wahrscheinlich gemacht. Blasenstein würde wahrscheinlich mehr Schmerzen hervorrufen, als die Patientin angibt. Zystitis führt selten zu so lang anhaltender Blutausscheidung. Daher bleibt ein Tumor die wahrscheinlichste Annahme.

Die Untersuchung durch das Zystoskop ließ über die Natur der Krankheit keinen Zweifel.

Diagnose: Blasenkrebs.

Fall 354.

Eine 50 jährige Köchin suchte am 11. Januar 1907 das Krankenhaus auf. 1896 war sie schon dort wegen einer chronischen Zystitis, aber die vergangenen Jahre fühlte sie sich sehr wohl.

Vor einem Jahre fiel sie die Treppe herab und obwohl sie gleich wieder aufstehen konnte, fühlte sie sich schwach und hatte Schmerzen im Rücken, so daß sie ins Krankenhaus geschickt werden mußte. Zwei Tage nach der Aufnahme ließ sie blutigen Urin. Sechs Wochen später kam sie, in Genesung begriffen, nach Hause und fühlte sich seither ganz wohl.

Am letzten Sonntag (vor fünf Tagen) machte sie einen Spaziergang von 2 km. Als sie zurückkam, war der Urin blutig, und sie hatte beim Wasserlassen heftige Schmerzen, wobei auch eine Druckschmerzhaftigkeit der Blase und der linken Lendengegend bestand. Seither enthält der Urin stets Blut. Sie ist sehr nervös und sagt, daß ihr Herz ganz unregelmäßig schlägt. Seit dem 1. November des vergangenen Jahres hatte sie beständig gearbeitet. Seit drei Jahren hat sie die Gewohnheit, des Abends bis 2 Uhr nachts im Bett zu lesen.

Die Untersuchung zeigt eine augenscheinlich zyanotische Frau mit leichter Druckschmerzhaftigkeit im Unterteile des Leibes, aber ohne andere Zeichen einer Erkrankung mit Ausnahme des Urins, der blutig ist und im Sediment Tripelphosphatkristalle zeigt; keine Zylinder und kein Eiter. Während des Aufenthalts im Krankenhause betrug die 24 stündige Menge etwa 1530 ccm, spez. Gew. 1010—1013, alkalische Reaktion, sehr geringe Spuren von Eiweiß. Aus dem Urin konnte man in Reinkulturen Kolibazillen züchten. Die Röntgenaufnahme der Blase und der Nieren ist negativ.

Die Patientin hatte zahlreiche Schüttelfröste, die aber von keinem Temperaturanstieg begleitet waren. Die Blase wurde sorgfältig auf einen Stein hin sondiert, man konnte aber keinen finden. Sie erhielt dreimal täglich 0,5 g Urotropin, mußte viel Wasser trinken, und vom 21. Januar an ließen die Symptome allmählich nach.

Besprechung: Derartige Blasensymptome sind bei einer Frau in dem vorliegenden Alter oft Zeichen einer Nierentuberkulose. Aber der alkalische Urin ohne beträchtliche Eitermengen, ohne Fieber oder Tumor in der Nierengegend, läßt uns doch nach anderen Umständen für die Symptome suchen.

Das niedrige spezifische Gewicht des Urins und die Spuren von Albumen in Verbindung mit dem Alter der Kranken macht eine chronische Nephritis in Verbindung mit einer dieser periodischen Hämorrhagien, die man gelegentlich als Komplikation findet, möglich. Dagegen spricht aber das Fehlen jeglicher Herzvergrößerung und die Tatsache, daß wir die geringen Eiweißmengen, die wir im Urin finden, als Folge der Hämaturie an und für sich betrachten können.

Die Zunahme der Symptome nach einem Spaziergang spricht für Blasenstein und muß uns zu sorgfältiger Untersuchung der Blase durch Sondierung führen. Da wir so einen Stein nicht finden, erübrigt sich auch eine Zystoskopie.

Blasenkrebs oder Papillom ist möglich und man müßte bei Wiederkehr der Symptome doch noch einmal eine zystoskopische Untersuchung vornehmen.

Es scheint vernünftig, zunächst einmal die therapeutische Probe anzustellen, die sich auf die Annahme gründen müßte, daß wir es mit einer Zystitis unbekannten Ursprungs zu tun hätten. Auch müßte man den Ausfall der Tierimpfung mit dem Urinsediment abwarten.

Verlauf: Das Urinsediment wurde am 23. Januar einem Meerschweinchen injiziert. Sechs Wochen später wurde das Tier getötet, wobei sich keine Spur von Tuberkulose fand.

Der Patientin ging es später besser, der Urin wurde fast normal. Am 30. Januar ging sie gesund nach Hause.

Diagnose: Zystitis durch Kolibazillen hervorgerufen.

Fall 355.

Ein 49 jähriger Heizer kam am 22. Juli 1909 in das Krankenhaus. Eine seiner Schwestern starb an Magenkrebs, im übrigen ist die Familien- und die persönliche Anamnese völlig gut.

Vor zwölf Jahren begann sein Urin trübe zu werden und enthielt manchmal Blut. Damals bestanden gelegentlich gegen Ende des Wasserlassens Schmerzen. Vor neun Jahren hatte er eine akute Urinretention und mußte deshalb operiert werden. Man nahm damals einen Spasmus am Blasenhalse an. Nach siebenwöchentlichem Aufenthalt im Krankenhause konnte er wieder arbeiten, aber seither mußte er stets häufig und in kleinen Mengen Wasser lassen.

Gegenwärtig bestehen keine Schmerzen. Alle zwei Stunden muß er urinieren, und hin und wieder findet sich im Urin Blut. Die letzten sechs Monate war der Appetit schlecht, und er hat tagsüber oft gebrochen, besonders nach Wassertrinken. Er hat auch ziemlich oft Sodbrennen und saures Aufstoßen. Im letzten Jahre hat er 28 Pfd. abgenommen, wiegt aber immer noch 187 Pfd.

An der Herzspitze hört man ein systolisches Geräusch, das nach der Achsel zu fortgeleitet wird und dabei eine Akzentuierung des zweiten Pulmonaltones; eine Herzvergrößerung besteht nicht. Der Leib zeigt keine Veränderungen. Der Urin ist sehr trübe, aber jetzt nicht blutig. Die Nieren sind nicht zu fühlen. Die kutane und subkutane Tuberkulinprobe verläuft negativ. Die Zystoskopie zeigt eine normale Blase. Dicker Eiter kommt aus dem linken Ureter, während aus dem rechten normaler Urin fließt. Die Röntgenaufnahme der Nieren und der Blase verläuft negativ.

Besprechung: Der Fall macht den Eindruck einer Nierentuberkulose, und diese Krankheit kann man auch nicht mit Sicherheit ausschließen. Bei einem Falle, der so lange dauert, müßten wir aber eine fühlbare Niere erwarten. Da wir aber nicht mit Bestimmtheit die Dauer der Krankheit feststellen können, so ist doch dieser Punkt nicht von so großer Wichtigkeit. Wichtiger ist das Fehlen von Fieber und besonders der negative Ausfall der Tuberkulinreaktion. Der Beweis gegen eine Tuberkulose könnte durch wiederholte Untersuchung des Urinsedimentes auf Tuberkelbazillen und durch die Tierimpfung noch weiter verstärkt werden.

Eine hämatogene Infektion der Nieren könnte alle hier vorliegenden Erscheinungen, mit Ausnahme der Hämaturie, erklären. Aber soviel ich weiß, ist bisher Hämaturie in Verbindung mit derartigen Krankheiten noch nicht beschrieben worden.

Die Nierensteine kann man einteilen in die symptomlosen und in die deutlich in Erscheinung tretenden. Die größten Nierensteine verlaufen oft völlig latent und ohne Symptome und werden erst bei der Autopsie oder durch eine Röntgendurchleuchtung entdeckt; ihre Größe macht es sehr unwahrscheinlich, daß man sie im Röntgenbilde übersehen könnte, wie es auch hier aufgenommen wurde. Andererseits verursachen häufig gerade kleine Steine, die man bei der Röntgenuntersuchung übersehen kann, Schmerzen. In unserem Falle bestanden keine Schmerzen und kein Röntgenschatten, deshalb kann man Nierenstein aller Wahrscheinlichkeit nach ausschließen.

Was haben wir nun noch für Möglichkeiten für eine einseitige Nierenvereiterung, wie sie hier durch die Zystoskopie festgestellt ist? Ich kann mir nur zwei vorstellen,

1. Pyonephrose unbekannten Ursprungs,
2. Nierentumor.

Nierenvereiterung bei normaler Blase und ohne Tuberkulose ist nicht häufig als Folge einer hämatogenen Infektion, die ich schon besprochen und ausgeschlossen habe. Die Pyonephrose unbekannten Ursprungs ist gewöhnlich intermittierend. Bei der Pyonephrose sammelt sich der Eiter allmählich durch längere Zeit hindurch an und bildet dann einen Tumor, der sich plötzlich in die Blase entleert, wobei der Tumor wieder verschwindet. In dem vorliegenden Falle findet sich in der Anamnese dafür gar kein Anhalt.

Nierentumoren neigen im allgemeinen nicht zur Vereiterung. Trotzdessen finden wir bei ihnen Eiter in wechselnden Mengen, der die Hämaturie begleitet, oder mit ihr abwechselt; deshalb bleibt es in unserem Falle unmöglich, einen Nierentumor auszuschließen.

Verlauf: Die Operation zeigte am 3. August, daß die linke Niere in einen Eitersack umgewandelt war. Man glaubte deshalb, es sei dies die Folge einer Tuberkulose. Unter dem Mikroskop zeigten die Wände des Sackes die Struktur eines papillären Zystadenoms. Niere und Ureter wurden entfernt: Der Patient erholte sich nach der Operation zufriedenstellend, kam uns aber aus den Augen.

Diagnose: Papilläres Zystadenom der Niere.

Fall 356.

Ein 42 jähriger Eisenbahnarbeiter kam am 6. April 1906 in das Krankenhaus. Sein Onkel hat seit kurzer Zeit blutigen Urin. Seine Frau leidet an Gebärmutterkrebs. Seine persönliche Anamnese ist ohne Belang.

Vor vier Wochen merkte er, daß der Urin dunkel gefärbt war und mit Ausnahme eines Tages hat er jetzt stets diese Farbe gehabt. Es bestanden nie Schmerzen und nie andere Symptome. Gerinnsel wurden nicht bemerkt und kein Nierensand entleert. Die Farbe wechselt ziemlich stark, ist aber niemals normal.

Die zystoskopische Untersuchung zeigte eine beträchtliche, intravesikale Vergrößerung der Prostata. Die Blase ist normal. Aus dem rechten Ureter kam ein Strahl von blutig gefärbter Flüssigkeit, aus dem linken normaler Urin.

Die physikalische Untersuchung verläuft, mit Ausnahme einer leichten sekundären Anämie, völlig negativ. Blut, Urin und Temperatur sind normal. Die 24stündige Urinmenge schwankt um 1050 mit einem spezifischen Gewicht von 1027—1031; reichliche Spur Eiweiß, kein Zucker. Das Sediment besteht aus normalem Blut und wenigen Leukozyten. Als wahrscheinliche Diagnose nahm man eine Neubildung der Niere an.

Die Röntgenaufnahme der Nieren und Blase verläuft negativ. Das Urinsediment wurde wiederholt mit negativem Erfolg auf Tuberkelbazillen untersucht. Am 8. April fand sich kein Blut, aber am 10. war wieder solches vorhanden.

Während dieser drei Tage erhielt der Patient alle acht Stunden 0,5 g Urotropin und mußte reichlich Wasser trinken.

Besprechung: Als Ergebnis der zystoskopischen Untersuchung erfahren wir, daß das Blut aus der rechten Niere stammt und nicht aus der Blase. Wir haben keinen Beweis für Stein oder Tuberkulose der Niere. Der Urin und die Verhältnisse des Herzens sprechen nicht für eine Nephritis. Wir finden weder Kristalle von oxalsaurem Kalk, noch andere Hinweise auf eine lokale Reizung. Weder Medikamente noch Gifte sind eingenommen worden, die zur Hämaturie führen können. Der Kranke leidet weder an einer hämorrhagischen noch an einer Infektionskrankheit, weder an Anämie noch Leukämie und zeigt auch keine Kachexie, die von einer Nierenblutung begleitet werden könnte.

Wenn alle diese Möglichkeiten, wie es bei der Differentialdiagnose einer Hämaturie oft der Fall ist, ausgeschlossen werden können, dann bleiben noch zwei Möglichkeiten. Wir müssen an die Hämaturie denken, die beruhen kann

1. auf Nierentumor,
2. auf unbekannter Ursache.

Schon bei Besprechung eines der vorhergehenden Fälle habe ich gesagt, daß Nierenneubildungen oft nicht diagnostiziert werden können, bis der Tumor eine beträchtliche Größe erreicht oder bereits zur Metastasenbildung geführt hat. Es können Monate und selbst Jahre latenten Bestehens verlaufen, in denen sich nur gelegentlich einmal Hämaturie, manchmal auch nicht einmal das zeigt. Da in unserem Falle ein Tumor nicht gefühlt werden konnte, haben wir keine Ursache für die Diagnose einer Nierengeschwulst; aber wir können auch durchaus nicht das Fehlen sicher in Frage stellen, es sei denn durch eine Probelaparotomie.

Eine sehr große Anzahl von Hämaturien, vielleicht die Mehrzahl von allen, beruhen aber auf Ursachen, die uns gegenwärtig noch unbekannt sind. Wenn wir eine chronische Nephritis als Ursache sonst unerklärlicher Hämaturie in Betracht gezogen und ausgeschlossen haben, so bleibt uns noch die Blutung auf Grund kleiner Varizen oder Gefäßveränderungen im Nierenbecken. In vielen Fällen findet man nicht einmal diese geringen Veränderungen, wenn die Niere bei der Operation oder Autopsie untersucht wird. Vage Vorstellungen, wie „vikariierende Menstruation", geistreiche Phrasen, wie „Nierenepistaxis", bringen uns nicht vorwärts, und gegenwärtig sind wir eben über die Ursache einer großen Anzahl Hämaturien noch im Dunkeln.

Verlauf: Die Niere wurde am 18. April freigelegt und zeigte sich innerhalb und außerhalb völlig gesund. Einen Monat später teilte uns der Kranke mit, daß er sich seit Verlassen des Krankenhauses völlig wohl fühle.

Diagnose: Hämaturie unbekannter Ursache.

Fall 357.

Ein 40 jähriger Arzt, der früher stets gesund war, kam am 26. August 1908 zur ersten Untersuchung. Gegen 11 Uhr morgens merkte er, daß der Urin blutig war. Der Urin, den er die Nacht vorher gelassen hatte, war normal. Er hatte eine Erkältung mit etwas Husten und Heiserkeit seit sechs Tagen, und bei Beginn der Erkrankung starke Kopfschmerzen und Frostgefühl. Gegenwärtig ist die Erkältung praktisch vorüber.

Die Untersuchung der inneren Organe ist negativ. Die Röntgenphotographie der Nieren und der Blase zeigt keinen Stein.

Das Urinsediment besteht aus Blut mit zahlreichen großen Kristallen von oxalsaurem Kalk. Am Morgen des 22. August war der Urin normal gefärbt. Später am Tage wurde er wieder blutig, und die Menge des Kalziumoxalats schwankte in direktem Verhältnis zu der Menge des Blutes.

Besprechung: Bei dem Fehlen von Fieber, Pyurie und lokalen Blasensymptomen scheint die Annahme einer Tuberkulose hier unwahrscheinlich. Eine sorgfältige Untersuchung des Urins und der Nieren mit Hilfe der Röntgenstrahlen zeigte keinen Hinweis auf Stein, Nephritis oder Blasenparasiten (Bilharzia).

Die Zystoskopie wurde in Frage gezogen, aber da keine Blasensymptome bestanden und auch keine anderen bestimmten Hinweise für diese Untersuchung sich fanden, nahm man von ihr Abstand.

Eine bösartige Erkrankung der Niere und Tuberkulose wurde gleichfalls ins Auge gefaßt. Aber für keine der beiden Annahmen fand sich ein bestimmter Beweis.

Der enge Parallelismus zwischen dem Grade der Hämaturie und der Menge des vorhandenen Kalziumoxalats im Urin von Tag zu Tag und von Stunde zu Stunde fiel uns natürlich auf. Diese Übereinstimmung war so deutlich, daß es klug erschien, die Behandlung auf die Annahme zu gründen, daß das Kalziumoxalat durch die Reizung, die es hervorbrachte, die Ursache der Hämaturie sei. Wir waren aber keineswegs überzeugt, daß diese Annahme richtig sein müsse und erwarteten den Ausgang der therapeutischen Probe mit dem größten Interesse.

Verlauf: Der Patient erhielt eine Diät, wobei er Tomaten, Spinat, Beeren, Kakao, Tee und Pfeffer nicht genießen durfte. Auch die Kohlehydrate wurden mäßig beschränkt. Wasser erhielt er in großen Mengen und vor jeder Mahlzeit 2,0 g Natriumphosphat. Vom 28. August an hatte das Nierenbluten völlig aufgehört. Einundeinhalbes Jahr später waren die Symptome noch nicht wiedergekehrt.

Diagnose: Nierenreizung durch Oxalurie.

Fall 358.

Ein 48 jähriger Mann, der vor vier Jahren eine Bleivergiftung durchgemacht hatte, kam am 21. Januar 1903 in das Krankenhaus.

Vor acht Jahren hatte er wiederum einen Schmerzanfall in der Gegend der rechten Niere und glaubt, er hätte einen Gallenstein entleert. Vor zwei Jahren bemerkte er Blut im Urin, und so ist es das letzte halbe Jahr fast stets geblieben. Wenn die Blutung ein oder zwei Tage nachließ, hatte er gewöhnlich Schmerzen in der rechten Lendengegend, die wieder besser wurden, wenn sich Blut im Urin zeigte.

Im folgenden halben Jahre kam es alle acht oder vierzehn Tage für etwa 24 Stunden zu Nierenblutungen. Zwischen den einzelnen Anfällen hatte er dumpfe Schmerzen in der rechten Nierengegend, die wie früher durch die Blutung besser wurden. Bei den Blutungen hatte er auch Schmerzen am Ende der Harnröhre. Er hat an Kräften abgenommen und mußte die Arbeit aufgeben.

Die Hämaturie hielt wiederkehrend an bis vor zwei Monaten. Vor der Aufnahme ins Krankenhaus war sie verschwunden. An Gewicht hat er 50 Pfd. abgenommen.

Die Untersuchung zeigt Abmagerung, Anämie. Hämoglobin 60%. Die Temperatur beträgt 38,5°. Brustorgane und Extremitäten sind normal. Im rechten Hypochondrium fühlt man eine knotige, auf Druck nicht schmerzhafte Masse, die sich 9 cm unterhalb des Rippenbogens erstreckt und bei tiefer Inspiration herabwandert. Urin blutig, sonst normal, Leukozyten 6500.

Besprechung: Die Nierenschmerzen machen es ziemlich wahrscheinlich, daß die Niere die Ursache der Blutung ist. Das Vorhandensein eines palpablen Tumors in der Nierengegend spricht auf das Deutlichste für die gleiche Annahme. Tuberkulose, Blasenstein und Neubildung sind die Hauptmöglichkeiten.

Stein verursacht niemals einen Tumor mit diesen klinischen Eigenschaften. Er kann wohl zu geringer Ansammlung und käsigem Material im Nierenbecken führen, aber niemals zu einem derartigen Tumor, wie er hier beschrieben ist.

Die Abmagerung, das Fieber und der Nierentumor würden mit einer Tuberkulose ganz übereinstimmen, aber wir erwarten eine pyogene, weniger starke Blutung und ausgesprochenere Blasensymptome, wie häufiges Wasserlassen, Brennen und Schmerzen. Trotzdessen kann eine Tuberkulose ohne Zystoskopie und Tierimpfung nicht ausgeschlossen werden. Das Auftreten der Schmerzen, die durch die Nierenblutung gemildert werden, spricht auf das Deutlichste für einen Nierentumor, ebenso auch das lange Anhalten der Blutungen ohne erhebliche Störung. In der Tat erweisen sich die langdauernden Anfälle von Nierenblutung, die wir kennen, klinisch gewöhnlich als Folge eines Nierentumors. Bei Nephrolithiasis ist die Blutung gewöhnlich kurz und begleitet den Schmerz, an Stelle ihn zu bessern.

Verlauf: Die Operation zeigte einen Tumor der Nebenniere, der 1500 g wog und 16 : 14 : 12 cm maß. Der Tumor wurde mit Erfolg entfernt. Nach neun Monaten schrieb uns der Kranke, daß er beständig arbeiten könne und 40 Pfd. zugenommen habe.

Diagnose: Nierentumor.

Fall 359.

Ein 28jähriger irischer Stallknecht kam am 18. August 1906 ins Krankenhaus. Die Familien- und persönliche Anamnese war negativ. Vor zwei Monaten merkte er Blut im Urin. Er verspürte einen dumpfen Schmerz im Rücken, der mehr oder minder anhaltend ist. Seit einer beträchtlichen Zeit hat er Schmerzen im Epigastrium, die bei Nahrungsaufnahme stärker werden und mußte häufig brechen.

Die Untersuchung der Brustorgane und des Leibes verläuft negativ. Rechts hinten gerade unterhalb des Schulterblattwinkels findet sich ein Tumor von der Größe einer kleinen Walnuß, der unter der Haut freibeweglich und auf Druck nicht schmerzhaft ist. Nach Angabe des Kranken soll er von einer Kugel herrühren, die dicht unter der Brustwarze vorn eindrang und im Rücken stecken blieb. Der Kranke zeigte eine ausgesprochene Anämie. Rote Blutkörperchen 3 500 000, Hämoglobin 40%, Leukozyten 9000. Der gefärbte Blutausstrich zeigt mit Ausnahme einer Achromie keine Veränderung. Der Urin enthält eine große Menge normalen Blutes, aber keine Zylinder. Die Menge ist normal, sonst keine Veränderungen. Die kutane Tuberkulinprobe verläuft negativ.

Die Röntgenaufnahme der Nieren ist negativ. Bei der Zystoskopie sieht man Blut aus dem linken Ureter austreten. Veränderungen an der Blase selbst finden sich nicht.

Besprechung: Linksseitige Nierenblutung in Verbindung mit deutlich ausgesprochener sekundärer Anämie bei einem Manne, der nicht über Blasensymptome klagt, alles das zeigt ein klinisches Bild, was uns zuerst große Rätsel aufgibt. Wir haben unser Möglichstes getan, um Stein, Nephritis, Urämie und andere toxische Infektionen und allgemeine Ursachen einer Hämaturie auszuschließen.

Eine Tuberkulose führt selten zu so ausgesprochener Anämie, mit Ausnahme der vorgeschrittenen Fälle mit deutlicher Pyurie, Fieber oder Geschwulstbildung. Gegen Tuberkulose spricht das Fehlen der obenerwähnten Symptome und auch der negative Ausfall der Tuberkulinprobe.

Nierenneubildung bleibt immer eine Gefahr, die derartigen Patienten mit unerklärter Hämaturie droht. Der Knoten rechts hinten an der Brustwand liegt nicht derart, daß er als Metastase eines Nieren- oder Nebennierentumors angesehen werden könnte. Man kann nicht daran zweifeln, daß die Angaben des Kranken über den Ursprung dieses Knotens ganz richtig sind. Wenn sich der Fall nicht als Nierentumor erweist, so haben wir keine andere plausible Erklärung dafür. Vielleicht gehört er zu einem der sogenannten „idiopathischen Fälle" von Nierenblutung, die wir bereits auf Seite 558 besprochen haben. Eine weitere Sicherheit können wir nur durch die Operation bekommen. Da es dem Patienten nicht besser geht, und er schon deutlich Anämie zeigt, erscheint eine Probelaparotomie gerechtfertigt.

Verlauf: Bei der Operation fand sich im Becken der linken Niere ein oder zwei Blutgerinnsel. Ein Stückchen Niere wurde für die histologische Untersuchung entfernt und zeigte völlig normales Nierengewebe.

2. September: Der Patient, der sich nach der Operation gut erholt hat, wenn er auch noch immer beträchtliche Mengen frischen Blutes entleert, beginnt über Steifheit im Nacken und in der Kiefermuskulatur zu klagen. Dabei hat er Schmerzen und ist nicht imstande, den Mund weiter als einige Zentimeter zu öffnen. Im Verlaufe des Tages traten Krämpfe auf, und er starb 9 Uhr abends.

Die Autopsie zeigte ein Magengeschwür und keine Ursache für die Hämaturie und sonst nichts Auffallendes.

Das Ergebnis der Autopsie zeigte, daß die Anämie aller Wahrscheinlichkeit nach auf dem Magengeschwür beruhte. Unsere Aufmerksamkeit hatte sich dieser Seite des Falles gar nicht zugewendet, weil andere Symptome, besonders die Hämaturie, völlig im Vordergrunde standen. Wenn wir den Fall jetzt wieder betrachten, so sagen wir uns zum hundertsten Male, daß man eine größere Operation niemals so leichthin unternehmen soll.

Diagnose: Magengeschwür, Hämaturie unbekannter Ursache.

Fall 360.

Ein 10 jähriger jüdischer Schulknabe kam am 15. Oktober 1908 zur Untersuchung. Im Alter von 13 Monaten hatte er Masern, sechs Wochen später zeigte sich eine Inkontinenz der Blase, die seither angehalten hat. Die Störung zeigt sich besonders des Nachts.

Heute morgen sah die Mutter in seinem Bett etwas Blut und glaubt, der Junge habe es während der Nacht entleert. Er selbst weiß nichts davon, aber seither hat er dauernd braunroten Urin entleert, zum Teil auch mit Gerinnseln.

Die Untersuchung verläuft völlig negativ. Der Urin enthält nur Blut, Eiter und große Mengen polynukleärer Zellen. Eine mit dem Katheter entnommene Probe des Urins erwies sich steril. Tuberkelbazillen wurden nicht gefunden. Die zystoskopische Untersuchung zeigt eine allgemeine Rötung der Blase mit ulzerierten Stellen, keinen Stein. Aus beiden Ureteren floß klarer Urin.

Besprechung: Plötzliche Hämaturie bei einem zehnjährigen Knaben ohne vorhergehende Anzeichen einer Zystitis ist außerordentlich selten. Bei der Betrachtung des Falles war Blasenstein mein erster Gedanke. Die renalen Ursachen einer Hämaturie, wie wir sie in den vorhergehenden Seiten besprochen haben, sind an und für sich bei Kindern selten mit Ausnahme von Neubildung, für die aber kein Beweis vorliegt. Die Ergebnisse der Zystoskopie zeigten, daß wir keinen Grund hatten, die Niere als Quelle der Blutung anzunehmen und erwiesen ferner das Vorhandensein einer Zystitis unbekannter Ursache. Wie lange die Zystitis schon besteht, können wir gar nicht beurteilen. Sie zeigte sich nicht eher als bis zu dem Tage der Untersuchung, wenn wir nicht gerade die acht Jahre, seit denen das Bettnässen besteht, als ein solches Symptom auffassen wollen. Ich sehe aber gar keinen Grund dafür, die Enuresis derartig zu deuten.

Verlauf: Das Kind erhielt 0,3 g Urotropin dreimal täglich. Am 25. Oktober war der Urin frei von Blut, und die Inkontinenz war fast völlig verschwunden. Vom 1. November schien der Knabe völlig gesund und war imstande, den Urin normal zurückzuhalten. Diese Besserung hielt dauernd an. Ein Meerschweinchen wurde mit dem Urinsediment geimpft und sieben Wochen später getötet. Es fand sich kein Zeichen einer Tuberkulose.

Der interessante Punkt dieses Falles ist das Aufhören der so lange anhaltenden und jeder Behandlung trotzenden Enuresis. Rechtfertigt sich die Annahme, daß die Zystitis chronischer Natur und die Ursache der Inkontinenz war? Es scheint dies nicht wahrscheinlich, denn niemals zeigte der Knabe andere Symptome, als die der typischen Enuresis. Auch kann man kaum annehmen, daß er seit seinem dreizehnten Monat eine Zystitis gehabt hat.

Eine andere mögliche Erklärung bietet sich selbst dar. Hat nicht vielleicht die instrumentelle Behandlung, die Zystoskopie, die Enurese geheilt? Es ist eine ganz bekannte Tatsache, daß Bettnässen nach Operationen irgendwelcher Art nachlassen, wahrscheinlich, weil die Operation als solche auf das Kind einen großen Eindruck macht. In unserem Falle bestand kein Grund zu der Annahme, daß die Zystoskopie wegen seiner Enuresis vorgenommen wurde; er wußte, daß er wegen der Hämaturie behandelt wurde, und über die Heilung der anderen älteren Erkrankung war nichts gesagt worden. Trotzdessen mag er sich vielleicht seine eigenen Schlüsse darüber gemacht haben. Wir können es nicht wissen.

Diagnose: Zystitis, Enuresis.

Tabelle XVIII. Hämaturie. Symptome.

Ursache	Anamnestische Hinweise	Lokalsymptome	Allgemeinsymptome	Urin	Zystoskopischer Befund	Besserung
Akute Nephritis	Frische Infektionskrankheiten oder Vergiftungen	Ödeme bes. d. Gesichtes, Amaurose	Kopfschmerzen, Fieber, Erbrechen	Eiweiß $^1/_4\,^0/_0 \pm$ Blutzylinder	0	Diät, Entleerung
Chronische Nephritis	Manchmal in vergangenen Jahren die gleiche Ursache, Blei	Allgemeine Ödeme	Kopfschmerzen, Erbrechen, Herzvergrößerung	Albumen $\pm$, spärliche, manchmal Fettzylinder	0	„
Nierenstein	Frühere Anfälle	Schmerzen in der Niere, entlang dem Ureter und an der Harnröhrenmündg.	Folgen der Schmerzen	Blut, Eiter, Kristalle (?)	Oft nichts, manchmal einseitige Pyurie od. Hämaturie	Operation
Blasentumor	Frühere Anfälle von Hämaturie	Oft nicht, manchmal Schmerzen	Abmagerung, manchmal Anämie	Blut	Tumor	„
Nierentuberkulose	Tuberkulose in der Anamnese	Häufiges Wasserlassen, Blasenschmerzen, Tenesmus	Fieber, manchmal Abmagerung	Besonders Eiter, Tuberkelbazillen durch Tierversuch	Geschwüre in der Blase, einseitige Pyurie etc.	Hygiene, Operation
Nierentumor	. . . .	Oft nicht, manchmal Schmerzen u. Tumor	Manchmal Abmagerung	Hin und wieder Blut	Einseit. Hämaturie, manchmal Eiter	Operation
Akute Zystitis	Gonorrhöe, Katheterisierung, Prostatavergrößerung	Häufiges Wasserlassen, Blasenschmerzen und Tenesmus	Leicht oder fehlend	Blasenepithelien, Eiter, gelegentlich Blut	Lokale Entzündung	Wasser per os, Ruhe, manchmal Blasenspülung
Oxalurie	. . . .	Gewöhnlich keine	0	Blut an Menge mit der Oxalurie schwankend	0	Diät
Unbekannte Ursache	. . . .	Manchmal Schmerzen in Niere und Harnleiter durch Gerinnsel	0	Blut	Manchmal einseitige Hämaturie	

36*

Ursachen der Dyspnoe.

1. Bewegung und Aufregung
2. Infektionskrankheiten

} Die Fälle sind zu zahlreich und zu unsicher festzustellen, um graphisch dargestellt werden zu können.

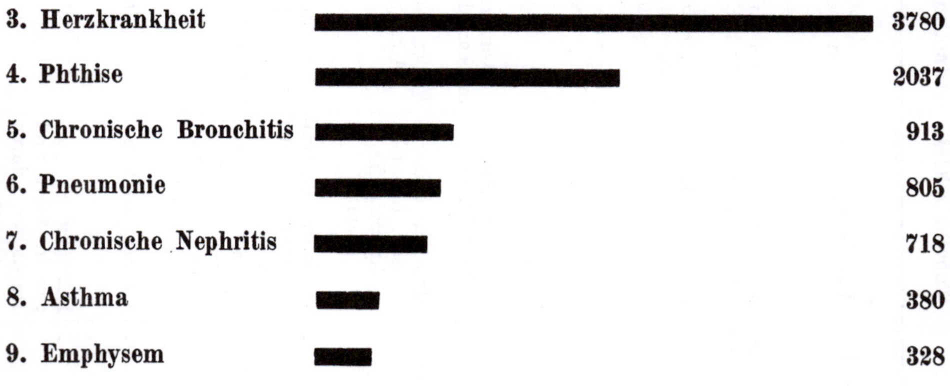
3. Herzkrankheit
3780
4. Phthise
2037
5. Chronische Bronchitis
913
6. Pneumonie
805
7. Chronische Nephritis
718
8. Asthma
380
9. Emphysem
328

21. Kapitel

Dyspnoe.

Alles in allem ist es das Beste, die gewohnte Unterscheidung zwischen Dyspnoe und Polypnoe beizubehalten und den Ausdruck Polypnoe für eine ohne Anstrengung oder Schmerzen vorhandene Beschleunigung der Atmung zu gebrauchen. Eine solche Beschleunigung der Atmung sieht man am häufigsten bei Infektionskrankheiten wie bei Typhus und Septikämie, seltener in den Endstadien des Coma diabeticum. In ihrer extremen Form sieht man sie bei der Hysterie, die die schnellste Atmung hervorruft, die man überhaupt klinisch findet.

Trotzdem bleibt die Unterscheidung weder so scharf noch so logisch, wie wir wünschen möchten. Wenn ein gesunder Mann zu rennen beginnt, so wird seine Atmung zuerst beschleunigt — Polypnoe —, dann am Ende einer verschieden langen Zeit wird die Atmung etwas schwierig, bis endlich eine echte Dyspnoe erreicht ist. So verhält es sich auch bei Fällen nachlassender Herzkompensation und gelegentlich bei allgemeinen Infektionen wie den oben erwähnten. In den Frühstadien der Krankheit ist die Atmung beschleunigt, später wird sie erschwert. Wir können sagen, die Dyspnoe beginnt, wenn die Hilfsatmungsmuskeln mit ins Spiel treten. Das ist aber eine ziemlich willkürliche Erscheinung. Die Bewegung der Nasenflügel beginnt bei einigen Kranken, bevor die Atmung irgendwie deutlich beschleunigt ist und doch muß man sie zu den Bewegungen der respiratorischen Hilfsmuskeln rechnen.

Deshalb scheint es mir, daß wir die Unterscheidung zwischen Dyspnoe und Polypnoe nur aus alter Gewohnheit und im annähernden Sinne beibehalten sollen.

Dyspnoe und Kurzatmigkeit darf nicht stets in gleichem Sinne gebraucht werden. Manche Patienten machen uns große Schwierigkeiten, weil sie andauernd über Kurzatmigkeit klagen, und wir trotz dessen nicht imstande sind, bei der Untersuchung irgend ein Zeichen von Erkrankung zu finden. Sorgfältiges Befragen bringt manchmal die Tatsache ans Licht, daß der Kranke unter Kurzatmigkeit das Gefühl meint, er könne nicht bei jedem Atemzug so viel Luft einschöpfen, als er braucht. Sein Atmen ist also weder beschleunigt, noch erschwert, nur kann er seine Lunge nicht voll auslüften. Diese Klage findet man am häufigsten bei Leuten, die überarbeitet und unterernährt sind, zu wenig schlafen oder aus irgendwelchen Gründen herabgekommen sind. Sonst habe ich auch keine Erklärung dafür.

Unter den verschiedenen Arten erschwerten Atmens können wir unterscheiden

1. inspiratorische Dyspnoe,
2. exspiratorische Dyspnoe,
3. gemischte Dyspnoe.

Diese letzte ist durchaus die häufigste, und man findet sie in der großen Mehrzahl unkompensierter Herzfehler, bei Pneumonie, Lungentuberkulose und anderen Erkrankungen des Herzens und der Lunge.

Inspirationsdyspnoe ist verhältnismäßig selten und findet sich besonders als Folge irgendwelcher Verlegung der oberen Luftwege, z. B. bei der Larynxdiphtherie, bei Glottisödem, Krupp, Tumoren des Kehlkopfes, Fremdkörpern im Kehlkopf, der Trachea und der Hauptbronchien, bei retropharyngealen Abszessen, Angina Ludovici und ähnlichen Zuständen. Liegt die Verlegung unterhalb der Hauptbronchien, so finden wir keine derartige Dyspnoe.

Exspiratorische Dyspnoe, gewöhnlich von giemendem Geräusch begleitet, findet man besonders bei Emphysem und Asthma, gelegentlich auch bei Lungenödem. Sie tritt, was auch die Ursache sein mag, mehr oder minder paroxysmal auf.

Ursachen der Dyspnoe.

Herzkrankheiten, Phthise und Pneumonie sind fraglos die häufigsten Ursachen der Atemnot; man findet aber leichtere Grade auch bei einer großen Anzahl von anämischen und geschwächten Patienten, vielleicht als Ergebnis eines leichten Grades von Herzschwäche, die sich durch andere Mittel noch nicht erkennen läßt.

Ganz akut einsetzende und alarmierende Dyspnoe sieht man häufig bei dem Beginn eines akuten Pneumothorax, obwohl die Heftigkeit und die Beschwerden der Atmung im Verlaufe weniger Tage oder Wochen nachlassen, wenn sich die Thoraxhöhlen und ihr Inhalt an die neu geschaffenen Bedingungen gewöhnt haben.

Gelegentlich findet man bei Miliartuberkulose eine besonders schwere Dyspnoe mit so rascher Atmung, daß man fälschlicherweise manchmal an Hysterie denkt. Eine sorgfältige Aufnahme der Anamnese und eine gründliche Untersuchung lassen den Irrtum vermeiden. Vermehrung des thorakalen Druckes durch Mediastinaltumoren, Aneurysma und gelegentlich auch durch perikardiale Ergüsse kann Dyspnoe hervorrufen, manchmal paroxysmaler Art, die schwer zu verstehen ist, da ja die Ursache unverändert besteht.

Ein Zwerchfell, das durch Ansammlung von Flüssigkeit oder Gas oder durch feste Tumoren in die Höhe getrieben ist, führt manchmal zu einem gewissen Grade von Polypnoe und gelegentlich auch zu Dyspnoe, indem der Atmungsraum vermindert wird.

Einfluß der Körperlage und der Tageszeit.

Wahrscheinlich aus dem im letzten Abschnitt erwähnten Grunde, hochstehendes Zwerchfell, wird die Dyspnoe in der liegenden Stellung stets vermehrt und beim Aufsetzen erleichtert. In schweren Fällen neigt sich der Patient nach vorn über die Knie und zieht es bei weitem vor, in einem Stuhle zu sitzen, weil im Bett die Beine in dieser Stellung leicht von Krämpfen ergriffen werden. Bergsteiger, die große Höhen erreichen, nehmen bei der Rast ganz instinktiv eine ähnliche Stellung ein.

Alle Arten von Dyspnoe pflegen des Nachts schlimmer zu werden. Das beruht nicht allein auf der Tatsache, daß in der Nacht die Patienten sich gewöhnlich hinzulegen pflegen; selbst bei bettlägerigen Kranken, die im Verlaufe von 24 Stunden kaum einmal die Lage wechseln, ist die Atemnot nach dem Dunkelwerden viel quälender. Hoover und andere haben dies mit der Tatsache erklärt, daß das Atmungszentrum schlafe und dadurch die Atembewegungen fast aufgehoben werden. Dann erwacht der Kranke mit einer schrecklichen Not. Mit dieser Theorie stimmt auch die Tatsache überein, daß bei den meisten Kranken die Atemnot in den frühen Nachtstunden des tiefsten Schlafes am schlimmsten ist. Später in der Nacht können sie sich oft hinlegen und einige Ruhe genießen.

Cheyne-Stokessches Atmen.

Regelmäßig wiederkehrende oder periodische Veränderungen in der Tiefe und Häufigkeit der Atmung, bei der Apnoe und Dyspnoe miteinander abwechseln, haben den Namen Cheyne-Stokes sches Atmen bekommen. Wenn keine Pause oder kein apnoisches Atmen besteht, sondern nur eine rhythmische Beschleunigung und Verlangsamung der Atmung, so gebraucht man den Namen Biot sches Atmen. Beide Arten der Atmung können bei gesunden Kindern im Schlaf auftreten. Bei Erwachsenen sind sie gewöhnlich eine Begleiterscheinung schwerer Herz- und Nierenerkrankung, seltener von Gehirnkrankheiten, aber sie kommen auch in den kritischen Stadien akuter Infektionen wie bei Pneumonie vor und können unter diesen Umständen die Vorläufe des Todes sein. Bei Herz- und Nierenerkrankungen ist derartiges Atmen ein schlechtes Zeichen, wenn ich auch weiß, daß es im Schlafe oft viele Monate vor dem tödlichen Ende beobachtet wird.

Fall 361.

Ein 22 jähriger Botenjunge kam am 18. Februar 1908 zur Untersuchung. Die Familienanamnese ist negativ. Vor sieben Jahren ist er vom Pferde gefallen, das auf ihm herumtrat. Der linke Unterschenkel und zahlreiche Rippen der linken Seite waren gebrochen. Er war darauf 18 Monate im Krankenhaus und gibt an, daß er das erste halbe Jahr bewußtlos gewesen sei. Im Dezember 1907 war er wieder wegen viertägigem Husten mit blutgestreiftem Auswurf und Schmerzen in der linken Achselgegend drei Tage im Krankenhaus. Die Untersuchung verlief negativ, und er wurde nach drei Tagen entlassen.

Am 9. Januar 1908 kam er wieder ins Krankenhaus mit Klagen über Schmerzen in der Brust und im Halse und mit leichtem Husten. Die sorgfältige Untersuchung und Röntgendurchleuchtung zeigte keine Veränderung. Seither fühlte er sich schwach und ist heruntergekommen, hat aber bis heute morgen andauernd gearbeitet. Seit einer Woche merkt er, daß er auf dem linken Ohr nicht so gut hört wie auf dem rechten und seit der gleichen Zeit hat er ein Gefühl von Stechen in beiden Seiten der Brust in der Nähe der Mamilla und im Halse ein kratzendes Gefühl.

Die letzten vierzehn Tage hatte er heftigen Husten mit blutigem Auswurf. Er glaubt in dieser Zeit etwa $\frac{1}{4}$ l Blut ausgeworfen zu haben. Zugleich war die Atmung sehr beschleunigt. Er war ruhelos und schlaflos in der Nacht und mußte alles, was er genossen hatte, ausbrechen. Wenn er auf war, so fühlte er sich schwindlig und schwach. Häufig hatte er das Gefühl von Kälte, aber soviel er weiß, nie Fieber. Heute morgen wurde er bei der Arbeit ohnmächtig, konnte aber noch ohne Hilfe ins Krankenhaus kommen.

Bei der Untersuchung zeigt der Kranke eine auffallend beschleunigte Atmung, 80 in der Minute, obwohl der Puls nur 72 beträgt und später auf 52 herabging. Temperatur 37,5°. Er lag ausgestreckt auf der Bank und schien halb im Schlafe, außer wenn man zu ihm sprach; dann war er ganz munter und beantwortete alle Fragen mit lauter klarer Stimme. Gelegentlich hatte er einen trockenen leichten Husten. Der Hals war etwas gerötet, die Pupillen gleich groß und reagierten normal. Das Herz ist frei von Veränderungen. Die

Lunge zeigte bei der Perkussion rechts hinten weniger Schall als links. Hin und wieder hörte man rechts vorn und hinten großblasige Geräusche.

Die Untersuchung, einschließlich des Nervensystems, Blutes und Urins verlief völlig negativ.

Während der ersten Woche seines Aufenthaltes im Krankenhause schwankte die Atmung von 80—95, der Puls von 50—60. Hände, Arme und Oberschenkel waren zyanotisch, stark mit Blut angefüllt und gefleckt und zeigten ausgesprochene Verlangsamung der Kapillarzirkulation. Das Gesicht war gerötet, aber nicht zyanotisch. Er fühlte sich wohler, wenn er lag, als in anderer Stellung. Der Augenhintergrund ist normal.

Besprechung: Wenn wir die Anamnese des Kranken durchgehen, so finden wir zwei Reihen von Ereignissen, von denen eine oder beide mit seiner jetzigen

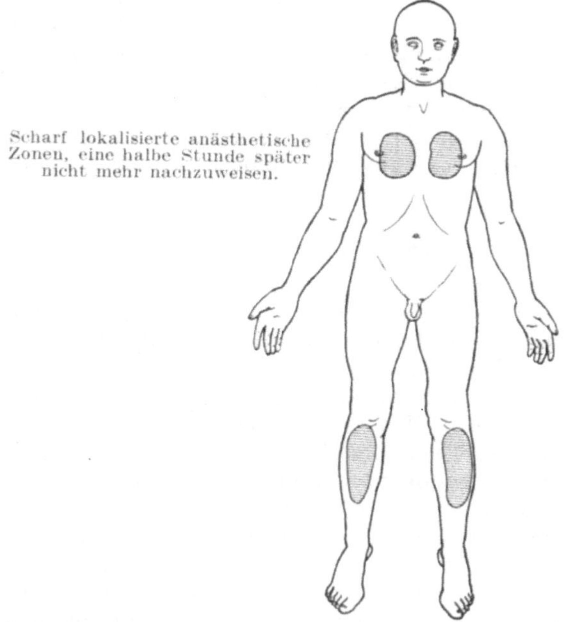

Abb. 182. Anästhetische Zonen bei einem Falle von Polypnoe nachweisbar.

Atmungsstörung in Zusammenhang stehen können. Das erste, der vor sieben Jahren erlittene Unfall, scheint aber zu weit zurückzuliegen, um für seine jetzigen Beschwerden irgendwelche Bedeutung zu haben. Die Lungenveränderungen, die nach Rippenbrüchen eintreten, sind von Bedeutung, aber nur wenige Tage oder Wochen nach ihrem Vorkommen, nicht nach sieben Jahren. Derartige Fragen ergeben sich häufig im Verfolg von Schadenersatzansprüchen nach nebensächlichen Verletzungen, und es ist oft ausgesprochen worden, daß eine solche Verletzung die Ursache langdauernder Lungenerkrankung sein kann. Ich glaube nicht, daß man für diese Annahme hinreichende Gründe hat. Die zwei Anfälle von Schmerzen in der Achselgegend mit Husten liegen der Gegenwart näher und haben wahrscheinlich eher mit den gegenwärtigen Störungen etwas zu tun. Tuberkulose wird durch die Hämoptyse möglich gemacht und auch durch die Natur und Lage der Schmerzen (Pleuritis?). Ich habe Polypnoe, die in vielen Fällen der hier beschriebenen ähnlich sah, wiederholt gesehen, die sich später als Miliartuberkulose erwiesen. Das war auch mein erster Gedanke, als ich den Fall sah. Das Fehlen einer Zyanose, der ausgesprochen langsame Puls und das völlige Wohlbefinden beim Liegen erweckte zuerst unseren Argwohn, der später durch das fast negative Ergebnis der Untersuchung noch vermehrt wurde.

Während des Aufenthaltes im Krankenhause wurde Blut nicht ausgehustet, und wir hatten keinen anderen Beweis für die Tatsache des Blutauswerfens, als nur die eigenen Angaben des Kranken. Die anderen Symptome, über die geklagt wurde, Schwindelgefühl und Ohnmachtsanfälle, Sensibilitätsstörungen an Brust und Nacken, der sonderbare Geisteszustand und die Flecken auf der Haut, all das wies auf eine funktionelle Nervenerkrankung als wenigstens teilweise Ursache der vorliegenden Symptome hin. Man muß sich auch daran erinnern, daß er angab, er hätte sechs Monate nach seinem Unfall vor sieben Jahren bewußtlos gelegen. Das ist ein Zustand, der ganz deutlich auf eine Hysterie hinweist. Diese Annahme wurde nun aufgenommen und führte zu einer Reihe von Beobachtungen, die in dem weiteren Verlaufe wiedergegeben werden.

Verlauf: Es stellte sich heraus, daß, wenn der Kranke mit seinen Freunden sich lebhaft unterhielt, die Atmung zur Norm herabging und daß irgend eine Unterbrechung oder Überraschung seine Atmung gleichfalls für wenige Sekunden veränderte. Während der Nacht schlief er nur wenig, aber wenn er erwachte, betrug seine Atmung nur 21. Die Freunde des Kranken gaben an, er sei schon seit langer Zeit sehr eigenartig und unaufrichtig.

Das Bett des Patienten wurde von den übrigen abgetrennt, und er unterhielt sich durch Lesen. Bei dieser Beschäftigung sank manchmal die Atmung zur Norm. Zeitweise betrug der Puls nur 45, während die Atmung 100 war. Die Kopfschmerzen des Kranken wurden durch Äthylchlorid völlig behoben. Es fanden sich Zonen absoluter Anästhesie, wie sie das beifolgende Bild (Abb. 182) zeigt. Schon nach einer halben Stunde waren sie nicht mehr vorhanden.

Später kam es heraus, daß der Kranke längere Zeit in einem Krankenhause angestellt gewesen und für alle medizinischen Dinge sehr interessiert war, auch daß er vor sieben Wochen die Nachricht vom Tode seines Vaters, seines letzten Verwandten, bekommen hatte. Seither sagte er, er hätte keinen mehr, für den er leben müsse.

Am 24. Februar bemerkte man das Fehlen des Rachenreflexes.

Am 3. März gab er an, eine Sicherheitsnadel verschluckt zu haben; er konnte nicht sagen, ob sie geöffnet oder geschlossen war. Die Röntgenuntersuchung zeigte einen zweifelhaften Schatten im Magen. Der Patient gab an, er könne die Nadel im Halse fühlen.

Nun näherte sich die Atmung mehr der Norm und blieb so; am nächsten Tage gab er an, er fühle die Nadel in der Gegend des linken Sakroiliakalgelenkes. Der Patient wurde dort trocken geschröpft und es ging ihm darauf besser. Die Atmung blieb weiterhin normal, und er konnte nach Hause gehen.

Bei all diesen Tatsachen zögerten wir nicht, die Diagnose auf eine hysterische Polypnoe zu stellen. Von den vier Fällen dieser Krankheit, die ich gesehen habe, waren drei Männer. Bei allen war die Atmung schneller als bei irgendwelchem anderen Zustande, es sei denn den Endstadien organischer Lungenoder Herzkrankheiten. Von ihnen läßt sich aber die Atmungsbeschleunigung durch folgende Tatsachen unterscheiden:

1. Hysterische Polypnoe steht in keiner Verbindung mit irgendwelcher nachweisbaren Veränderung des Herzens oder der Lungen. Der Husten ist gewöhnlich sehr störend.

2. Die schnelle Atmung hält nicht alle 24 Stunden an, sie wird oft unterbrochen, wie im vorliegenden Falle, wenn man den Patienten dazu

bringen kann, mit Interesse sich zu unterhalten, und ·häufig setzt sie während des Schlafes aus.

3. Gewöhnlich finden sich andere Zeichen von Hysterie, leichte Suggestibilität, anästhetische Zonen und weite Abweichungen von der Wahrheit, die wie gewöhnliche Lügen aussehen, aber doch wohl mit dem eigenartigen Geisteszustande in Verbindung stehen.

4. Schmerzen, Zyanose, Orthopnoe und die anderen Beweise erschwerten Atmens (echte Dyspnoe) fehlen. Die Atmung erscheint aber nicht erschwert, und die Schnelligkeit ist gewöhnlich viel größer als die, welche man in Verbindung mit organischen Erkrankungen des Herzens oder der Lungen findet.

Diagnose: Hysterische Polypnoe.

Fall 362.

Ein 64 jähriger Sammler kam am 10. März 1908 zur ersten Untersuchung. Seit 1½ Jahren leidet er an Atemnot. Die letzten vier bis fünf Monate ist der Zustand schlimmer geworden, und jede Nacht muß er in einem Stuhle schlafen. Seit zwei oder drei Wochen hat er Husten mit gelblichem Auswurf.

Die Untersuchung ergab eine sichtbare Gewichtsabnahme. Die linke Pupille ist weiter als die rechte und etwas unregelmäßig. Der Herzspitzenstoß liegt im fünften Interkostalraum, 2 cm außerhalb der Mamillarlinie. Es besteht keine merkliche Vergrößerung des Herzens nach rechts. Die Herztätigkeit ist unregelmäßig, und die Töne sind undeutlich. Der zweite Aortenton ist nicht zu hören. An der Herzspitze hört man ein rauhes, giemendes, systolisches Geräusch, das nach der Achselgegend zu fortgeleitet wird. An der Herzbasis besteht ein systolisches Geräusch und entlang dem linken Sternalrand ein schärferes diastolisches. Im dritten rechten Interkostalraum fühlt man in der Nähe des Sternums systolisches Schwirren. Die Arterien sind leicht fühlbar, hart und geschlängelt. Der Puls ist überall klein und wenig gespannt. Kapillarpuls besteht nicht. Über beiden Lungen verstreut hört man grobblasige Rasselgeräusche und an der Lungenbasis beiderseits findet sich Dämpfung mit herabgesetztem Atmungsgeräusch und Pektoralfremitus. Im Leibe besteht in den Flanken Dämpfung, die sich bei Lagewechsel verändert.

Besprechung: Langdauernde Dyspnoe bei einem 64 jährigen Manne mit frisch dazu getretenem Husten beruht fast stets auf einer Erkrankung des Herzens. Da sich bei der Untersuchung deutlich ausgesprochene Veränderungen am Herzen zeigen, in den Lungen nur Zeichen von Stauung vorhanden sind, so hat man das Recht, die Herzerkrankung für die Atemnot verantwortlich zu machen, bis Beweise für eine andere Ursache sprechen.

Ein hin- und hergehendes Geräusch im oberen Teile der Herzgegend in Verbindung mit Fehlen des zweiten Aortentons, systolischem Schwirren und kleinem Puls mit mäßiger Herzvergrößerung, spricht für eine Aortenstenose mit Insuffizienz. Die Diagnose einer Aortenstenose wird sehr häufig irrtümlich gestellt. Meiner Meinung nach sollte man sie nie stellen, wenn nicht auch Beweise für eine Aorteninsuffizienz vorhanden sind, mit anderen Worten: eine sogenannte reine Aortenstenose gibt es nicht. Niemals habe ich zwingende Gründe für ihr Bestehen gefunden. Stenose mit Insuffizienz kann man unter zwei Bedingungen annehmen:

1. Bei jedem Falle, der Veränderungen zeigt, die mit den eben besprochenen im wesentlichen übereinstimmen.

2. Bei Fällen von lang anhaltendem Rheumatismus mit vorhandener

Aorteninsuffizienz bei Leuten unter 25 Jahren, ob nun Zeichen für eine Stenose vorhanden sind oder nicht.

Diese letzte Annahme ist das Ergebnis meiner Erfahrungen am Sektionstisch. Ich habe bei jungen Leuten nie einen Fall von langdauernder Herzerkrankung gesehen, der sich bei der Autopsie als eine reine Insuffizienz zeigte. Stets findet sich dabei noch eine Stenose, weil sich die rheumatische Endokarditis nicht lange an den Aortenklappen aufhält, ohne zur Verengerung zu führen. Bei älteren Personen ist Insuffizienz ohne Stenose sehr häufig, und das Vorhandensein eines systolischen Geräusches ohne die anderen in unserem Falle erwähnten Symptome darf nie als genügender Beweis für die Diagnose einer Stenose angesehen werden. In unserem Falle sind alle wesentlichen Symptome vorhanden.

Verlauf: Unter Bettruhe mit Digitalis und Laxantien besserte sich der Zustand innerhalb dreier Tage wesentlich. Blut und Urin waren normal, die Temperatur war ständig subnormal. Puls und Atmung zeigten keine Besonderheiten. Mit geringen Dosen Digitalis konnte Patient vom 21. ab außer Bett sein. Am 25. ließ man das Digitalis weg, und der Patient konnte ohne Störung umhergehen. Auch jetzt erhält er noch täglich 15 g Magnesiumsulfat. Am 29. konnte er nach Hause entlassen werden.

Diagnose: Aortenstenose mit Insuffizienz.

Fall 363.

Ein 8 Jahre altes Schulmädchen kam am 19. November 1907 zur ersten Untersuchung. Die Mutter leidet an Schwindsucht. Zwei Schwestern sind

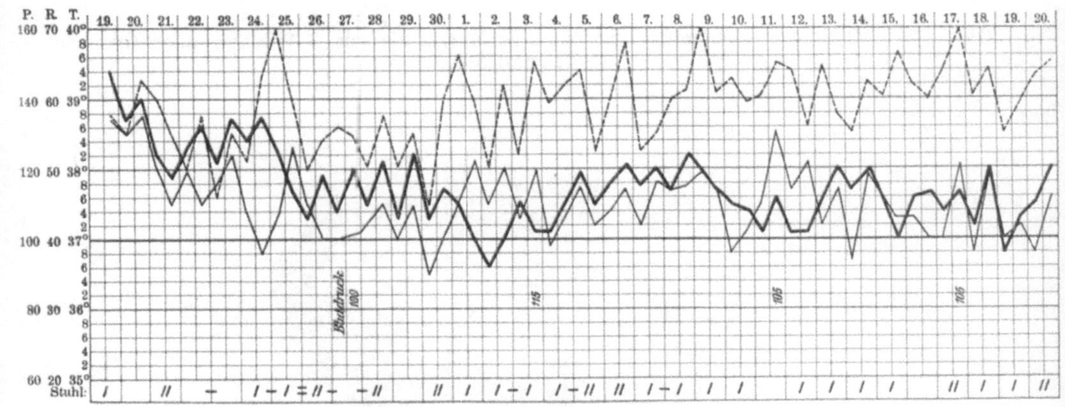

Abb. 183. Temperaturkurve zu Fall 363.

an Lungenentzündung gestorben. Das Kind hatte vor fünf Jahren Masern und Windpocken; vor vier Jahren wurde ihm gelegentlich einer Untersuchung gesagt, das Herz sei vergrößert. Vor drei Jahren konnte es den ganzen Winter über die Schule nicht besuchen, und es ging ihr ähnlich wie jetzt; im Frühjahr erholte sie sich wieder.

Seit drei Wochen leidet sie bei Anstrengung an Atemnot und klagt über Schmerzen in den Füßen. Zur gleichen Zeit wurde sie blaß und mager, und man hörte sie oft im Schlafe weinen. In den letzten vier Tagen hat sie zwei- oder dreimal einen Teelöffel voll Blut ausgehustet.

Den Verlauf von Temperatur, Puls und Atmung zeigt die beifolgende Kurve (Abb. 183).

Das Kind ist sehr blaß, obwohl der Hämoglobingehalt 75% beträgt. Der Herzspitzenstoß ist schwer zu lokalisieren, aber er scheint im sechsten Interkostalraum etwa 1 cm außerhalb der Mamillarlinie zu liegen. An der Herzspitze

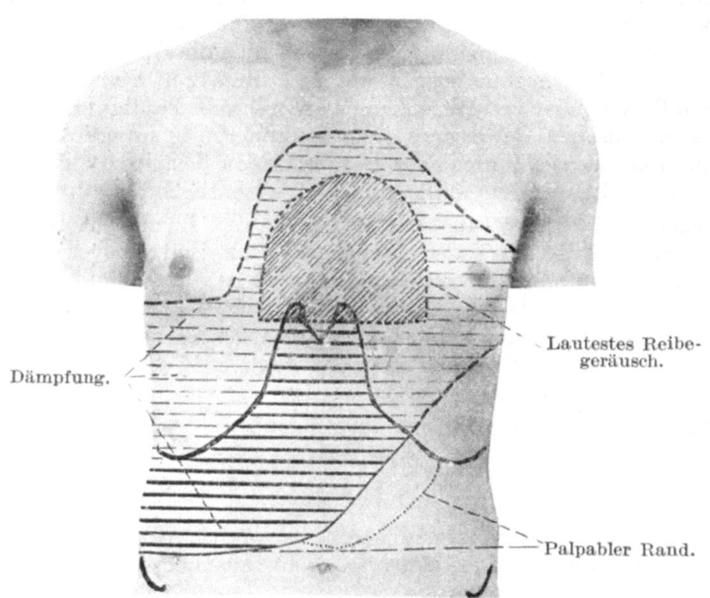

Abb. 184. Untersuchungsergebnis bei einer Kranken, die seit 3 Wochen über Dyspnoe klagt (Fall 363).

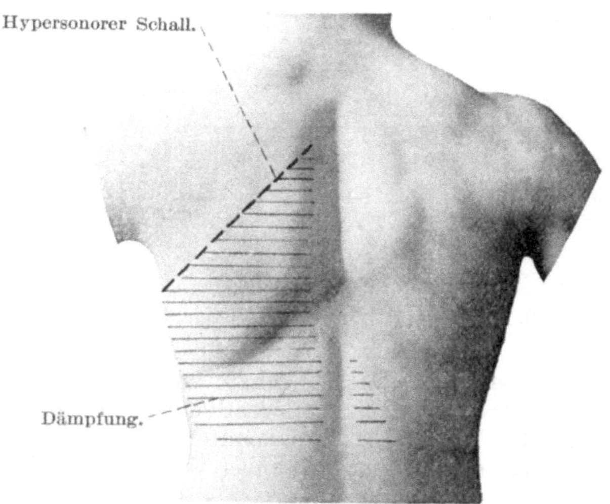

Abb. 185. Untersuchungsergebnis von Fall 363, Rückseite. (Vgl. auch Abb. 184.)

fühlt man ein deutliches präsystolisches und systolisches Schwirren. Wenn das Kind liegt, kann man den Spitzenstoß bis in den siebenten Interkostalraum nahe an die hintere Achsellinie verfolgen. Der linke Rand der Herzdämpfung kann nicht festgestellt werden (Abb. 185). Die Pulsation fühlt man auch in der

Dämpfungszone rechts vom Sternum. Ein hin- und hergehendes Reibegeräusch ist dort zu hören (Abb. 184). Die Herztöne sind dort nicht deutlich wahrnehmbar. In der vorderen Axillarlinie hört man systolische und diastolische Geräusche. Hinter diesem Punkt ist der erste Ton sehr scharf. Die rechte Lunge scheint normal, die linke Lunge ist an der Spitze hypersonor. Darunter findet sich Schallabschwächung, die allmählich an der Basis hinten in Dämpfung übergeht. Dort ist das Atmungsgeräusch bronchial, wenn auch nur schwach. Darüber hört man zahlreiche feine mittel- und großblasige Rasselgeräusche. Der untere Leberrand ist in der Mitte des Abdomens zu fühlen, wie die Figur (Abb. 183) zeigt.

Besprechung: Da das Vorhandensein eines deutlichen hin- und hergehenden Reibegeräusches in der Herzgegend festgestellt ist, kann man nicht daran zweifeln, daß es sich um eine Perikarditis handelt. Wenn es sich um ein pleuroperikardiales Reiben handelte, könnte man es nicht wie hier beschreiben, und es müßten sich beim Anhalten der Atmung irgendwelche Veränderungen zeigen, wenn sie nicht ganz verschwinden.

Eine akute serofibrinöse Perikarditis führt aber nicht zur Dyspnoe, bis die Menge des Herzbeutelergusses sehr groß ist. Wir sehen bei der Autopsie nicht selten ein Zottenherz (Cor villosum), das sich als terminale Komplikation bei einer chronischen Nephritis entwickelt hat, ohne daß jemals Dyspnoe vorhanden war. In unserem Falle ist daher die wichtigste Frage: Was liegt außer der Perikarditis hier noch vor?

Dabei ist zunächst hervorzuheben, daß schon seit vier Jahren die Herzvergrößerung bekannt ist, dann, daß jetzt eine ausgesprochene Vergrößerung besteht, wenn man auch die linke Herzgrenze nicht sicher bestimmen kann. Ferner findet sich ein doppeltes Geräusch an der Spitze mit Schwirren darüber. Das würde an und für sich, abgesehen von den anderen Verhältnissen, die jetzt vorliegen, zu der Annahme einer Insuffizienz und Stenose der Mitralklappe führen. Aber jeder, der öfters seine Herzdiagnosen durch die Autopsie kontrollieren kann, wird wissen, daß bei deutlich vergrößertem Herzen systolische und präsystolische Geräusche an der Spitze keinen diagnostischen Wert besitzen. Sie können vorhanden sein mit oder ohne Veränderungen an den Klappen.

Die Beobachtungen der letzten zehn Jahre, besonders in England, haben klargestellt, daß bei Herzerkrankungen der Kindheit das ganze Herz, Endokard, Perikard und Myokard, gewöhnlich in Mitleidenschaft gezogen ist. Bei den entzündlichen Prozessen, die das Herz befallen, ist die Rolle, welche die Klappen spielen, gewöhnlich viel weniger wichtig, als die des Myokard und des Perikard, mit anderen Worten: Bei den Herzerkrankungen der Kindheit ist die Perikarditis viel häufiger als die Endokarditis, ganz gleich, ob dabei Infektionen der Gelenke (Rheumatismus) und Chorea besteht. Aber in allen Fällen ist die Erkrankung des Herzmuskels das Allerwichtigste, wenn wir auch keine direkten auskultatorischen Anzeichen für diese Veränderungen haben, wie sie oft vorhanden sind, wenn Endokard und Perikard erkrankt sind.

Ein Punkt von praktischer Wichtigkeit ist bei derartigen Fällen folgender: Ganz gleich, was für Geräusche vorhanden sind, wir haben kein Recht, uns selbst oder der Familie klarzumachen, daß eine unheilbare Herzkrankheit vorliegt. Wenn es sich nur um eine schwere Entzündung des Herzmuskels handelt, so können wir eine fast völlige Wiederherstellung der Herzfunktion mit Verschwinden der Geräusche und teilweiser oder vollkommener Rückkehr des Herzens zu seiner normalen Größe erwarten. Dieses Ergebnis können wir aber nur durch monatelange Ruhe bei sorgfältiger Pflege erzielen. In der großen Mehrzahl der Fälle ist Digitalis schädlich.

Verlauf: Unter Bettruhe mit geringen Dosen von Digitalis gingen Temperatur und Reibegeräusch allmählich zurück. Nach dem 1. Dezember wurde

das Kind jeden Tag ins Freie getragen und erholte sich allmählich. Vom
15. Dezember an war das Reibegeräusch verschwunden, und in der linken Lunge
fand sich nur noch eine geringe Dämpfung ganz unten an der Lungenbasis mit
sakkadiertem Atmen, aber ohne Geräusche. Am 21. Dezember fand sich der
Herzspitzenstoß im rechten Interkostalraum, 9 cm nach links von der Mittellinie. Es bestand noch immer ein fühlbares Schwirren und ein rauhes präsystolisches Geräusch, dem ein lautes systolisches Geräusch an der Spitze folgte.
Das Kind konnte ohne Atemnot umhergehen und schien fast völlig geheilt.

In dem vorliegenden Falle war anscheinend sowohl die Mitralklappe,
als auch Herzmuskel und Perikard erkrankt.

Diagnose: Infektion des Endo-, Myo- und Perikards, Mitralstenose und
Insuffizienz.

Fall 364.

Eine verheiratete amerikanische Frau im Alter von 41 Jahren kam am
13. März 1908 zur ersten Untersuchung. Die Familien- und persönliche Anamnese ist ausgezeichnet. Seit einem halben Jahre hat sie Atemnot bemerkt. Es
bestehen weder Husten noch Ödeme oder Orthopnoe. Seit vier Monaten ist
sie schwächer geworden, aber bis vor vier Wochen hat sie weiter gearbeitet,
bis sie bei der Arbeit zusammenbrach. Sie war nicht bewußtlos, aber sie sagt,
daß sie weder Puls- noch Herzschlag hatte, und daß man zwei Stunden an ihr
herumarbeiten mußte, bis sie sich besser fühlte. Seither hat sie zu Bett gelegen und
fühlt sich in der Ruhe ziemlich wohl, mit Ausnahme geringer Schmerzen in der
Herzgegend. Während der letzten fünf Jahre bestand ziemlich häufig blutiger
Ausfluß aus der Scheide. Nur wenige Tage im Monat verlaufen ohne Blutungen,
wenn sie auch der Menge nach klein sind.

Die Untersuchung ergibt keine Anämie und keine Veränderungen der
Brust- und Bauchorgane. Urin normal. Während der folgenden Woche hatte
sie andauernd mehr oder minder blutigen Scheidenausfluß und es fand sich eine
leichte Anteflexion und Retroversion der Gebärmutter mit einer kleinen
Erosion an der Zervix. In Äthernarkose wurde am 19. März der Uterus
mit heißem Wasserdampf behandelt, wobei die Vagina durch kalte Spülung
gekühlt wurde. Der Dampf wurde 40 Sekunden lang eingeleitet und nach einer
Unterbrechung von wenigen Minuten zum zweitenmal etwa 35 Sekunden lang.
Darauf ließen die Absonderungen aus dem Uterus nach.

Besprechung: Die hyperplastische Metritis, die in dem Falle zweifellos
vorlag, muß einen schwächenden Einfluß auf den ganzen Körper gehabt haben,
wenn auch eine Anämie nicht hervorgerufen wurde. Aber psychisch hat ein
solcher Ausfluß eine sehr große Wirkung auf die meisten Frauen, besonders,
wenn die Kenntnis von dem Vorhandensein noch durch ernste und schlimme
Befürchtungen von der Nachbarin immer wieder wachgerufen wird, die schon
erlebt hat, „was daraus noch werden kann“.

Nichts im Verlaufe der körperlichen Untersuchung gibt uns einen bestimmten
Hinweis auf eine organische Erkrankung, die die Ursache der Dyspnoe sein könnte,
aber es ist eine für den Kliniker ganz bekannte Tatsache, daß über Kurzatmigkeit von einer großen Anzahl im Kräftezustand herabgekommener Patienten
geklagt wird. Bei manchen dieser Kranken führt ein Hin- und Herfragen zu
dem Ergebnis, daß eine echte Dyspnoe nicht besteht, denn mit Kurzatmigkeit
meinen sie nicht ein schnelles und erschwertes Atmen, sondern ein bestimmtes
Gefühl, sie können nicht so viel Luft in die Lungen hineinbekommen, wie sie
wünschen. Es handelt sich also um ein Empfindungs- und nicht um ein Be-
wegungsphänomen, und dadurch kann man den Zustand von der echten Dyspnoe

unterscheiden. Über die Bedeutung des Gefühls haben wir aber noch keine rechte Vorstellung. Man findet es bei einer großen Anzahl neurasthenischer Personen und sieht es nach geeigneter Behandlung ohne Änderung in dem Verhalten der Zirkulations- und Atmungsorgane vorübergehen.

Man findet aber auch viele Fälle von echter Dyspnoe, für die sich niemals eine ausreichende Erklärung geben läßt. Das Symptom ist tatsächlich viel häufiger, als man annimmt, weil wir oft vergessen, danach zu fragen und die Patienten es deshalb oft nicht erwähnen. Es ist möglich, daß diese unerklärten Fälle von Atemnot auf der leichten Form einer Herzmuskelinsuffizienz beruhen, die sich wieder zurückbildet, ohne daß wir ihr Vorhandensein sicherstellen oder ihre Ursache ergründen können. A priori ist es aber durchaus wahrscheinlich, daß derartige Insuffizienzen vorkommen, und man wird ihnen in Zukunft eine größere Wichtigkeit beimessen müssen.

Oft geben die Patienten in der Anamnese Anfälle an, wie unsere Frau einen vor vier Wochen hatte, ein Anfall, bei dem der Arzt gerufen wird und stundenlang mit der Patientin sich beschäftigt, ehe es besser geht. Nach meiner beträchtlichen Erfahrung über den Verlauf solcher Fälle bin ich zu der Meinung gekommen, daß gerade die stundenlange Beschäftigung mit dem Kranken zugleich mit der großen Aufregung, die von dem Arzte und mitleidigen Anverwandten auf den Kranken übergeht, an und für sich die meisten der vorhandenen Symptome verursacht. Mit anderen Worten: Ich glaube, daß diese Anfälle größtenteils hysterischer Natur sind und durch die Behandlung noch verschlimmert werden. Läßt man sie unbeachtet und erklärt sie, so geht ein derartiger Anfall oft in wenigen Minuten vorüber. Greift man aber zu Inhalation von Amylnitrit, gibt Stärkungsmittel und subkutane Injektion von Strychnin, macht warme Umschläge um die Herzgegend, so wird der Patient ängstlich, und seine Leiden werden noch schlimmer.

Diagnose: Hyperplastische Endometritis und Schwäche.

Fall 365.

Ein 70 jähriger Mann kam am 11. April 1908 in das Krankenhaus. Seine Familienanamnese ist ausgezeichnet. Seit seinem 20. Lebensjahre hat er epileptische Anfälle, die zuerst einmal alle zwei bis drei Wochen auftraten, in den letzten 35 Jahren aber viel seltener. Er ist einige Minuten bewußtlos, fällt aber nie hin und weiß im voraus, wenn der Anfall kommt. Er beißt sich niemals in die Zunge, und niemals besteht Inkontinenz. Seit seinem 20. Jahre leidet er auch an unwillkürlichen Zuckungen in den Muskeln der linken Hand, dessentwegen er mit gutem Erfolge einen Handschuh trägt. Geschlechtserkrankungen werden in Abrede gestellt.

Im letzten Monat litt er viel an Atemnot, die sich während der letzten Tage zur Orthopnoe steigerte und mit Husten und reichlichem Auswurf, etwa ¼ Tasse dicken grünlichen Sputums in 24 Stunden, einherging.

Bei der Untersuchung beträgt der Blutdruck 160 mm Hg. In der Nacht muß er mehr Wasser lassen als am Tage. Die Atmung ist beschleunigt und giemend, es besteht reichlicher, lockerer Husten mit schleimig eitrigem Auswurf. Das Herz zeigt keine Veränderungen, nur außergewöhnliche Schwäche der Herztöne und eine Akzentuation des zweiten Pulmonaltons. Die Brust ist bei der Perkussion im ganzen hypersonor, die Herzdämpfung ist überlagert. Die Ausatmung ist überall verlängert und von grobem Giemen und Rasseln begleitet. Das Sputum enthält zahlreiche eosinophile Zellen, viele verschiedene Bakterien, aber keine Tuberkelbazillen.

Besprechung: Wir haben keinen Grund, daran zu zweifeln, daß der Patient an Epilepsie leidet, wenn auch einige Symptome uns zu der Annahme führen können, daß es sich um eine sekundärer Art handelt, und daß ein gewisser Grad von Hirnrindenreizung vorliegen kann. Aller Wahrscheinlichkeit nach hat aber die schon lange bestehende Krankheit keine besondere Verknüpfung mit den Symptomen, an denen der Kranke jetzt leidet.

Dyspnoe in Verbindung mit hohem Blutdruck, Nokturie mit zahllosen Geräuschen über den Lungen findet sich als Folge von Herzmuskelschwäche mit akutem Lungenödem oder mit irgend einer Art Infektion der Lunge (Bronchitis, Bronchiektase). In unserem Falle ist das Herz wahrscheinlich vergrößert, weil der Blutdruck hoch ist. Wären die Erscheinungen mit großer Plötzlichkeit bei einem vorher gesunden Patienten aufgetreten, wäre das Sputum sehr reichlich, wäßrig und von gelblicher Farbe, so wäre die wahrscheinlichste Diagnose die eines Lungenödems. Da aber die Krankheit allmählich gekommen ist, fällt diese Annahme fort. Es bleibt uns also noch die Wahl zwischen 1. Dyspnoe, auf Grund chronischer Lungenstauung mit Ödem als Folge von Herzschwäche und 2. einer Infektion des Respirationstraktes. Der hypersonore Schall über den Lungen läßt uns die Herzgröße nicht sicher feststellen. Eine genaue Auskultation ist selten möglich, wenn alle Töne durch die Lungengeräusche verdeckt sind. Bei derartigen Fällen müssen wir sehr häufig in der allgemeinen Praxis unsere Hauptzuflucht zum Puls nehmen. In unserem Falle ist der Puls regelmäßig, nicht beschleunigt und auch sonst in keiner Weise auffallend. Die Venen am Halse zeigen weder Ausdehnung noch ungewöhnliche Pulsation. Die Verteilung der Rasselgeräusche war nicht die, wie wir sie gewöhnlich beim chronischen Stauungsödem finden, und die Zahl der Rasselgeräusche war nicht so groß wie beim akuten Ödem. Die Untersuchung des Sputums führt uns ferner zu der Meinung, daß die Dyspnoe eher auf Veränderungen der Lunge, als auf irgendwelcher Art von Herzinsuffizienz beruht.

Wenn wir alle diese Tatsachen zusammenfassen, so ergibt sich, daß die Atemnot auf Emphysem und Bronchitis, wahrscheinlich in Verbindung mit Bronchiektasen beruht. Aber es zeigt sich, daß das Auftreten solcher Infektionen gerade bei Fällen begünstigt wird, wo es zu einer Zirkulationsschwäche kommt, wie es bei so alten Leuten oft der Fall ist.

Verlauf: Der Patient erhielt Jodkali dreimal täglich 0,5 g, Atropin dreimal täglich 0,0006 g, gelegentlich 0,01 g Morphium wegen der Atemnot und Schlaflosigkeit. Am 20. war die Bronchitis beinahe vorübergegangen, und der Patient konnte nachts gut schlafen. Darauf bekam er noch eine Mixtur von Kodein und Chloroform.

Diagnose: Bronchitis und Emphysem.

Fall 366.

Eine 27 jährige Hausfrau mit guter Familienanamnese kam am 16. Januar 1907 ins Krankenhaus. Bis vor 17 Monaten war sie niemals wegen Krankheit zu Bett. Damals hatte sie Typhus und mußte fünf Wochen lang das Bett hüten. Vor elf Monaten hatte sie Bronchitis und war eine Woche bettlägerig. Vor acht Monaten hatte sie einen pleuritischen Erguß und wurde punktiert, aber es wurde nur etwa ein Teelöffel voll klarer Flüssigkeit entleert, um die Diagnose zu stellen. Während des vorigen Sommers litt sie etwas an Atemnot bei Bewegungen, hatte reichlich Husten, wobei sie am Morgen dicken grünlichen Schleim herausbrachte. Die vergangenen vier Wochen war das Giemen und Rasseln in der Brust fast beständig und wurde durch den Husten nicht berührt. Die Dyspnoe ist schlimmer geworden. Die Patientin kommt sehr leicht außer Atem. Das Röcheln tritt anfallsweise auf, dauert etwa eine Stunde und wiederholt sich etwa ein- bis zweimal am Tage. Gewöhnlich ereignen sich die Anfälle als Folge von Anstrengung und werden durch Ruhe und Husten nicht gebessert. Es besteht kein Fieber, auch kein Schüttelfrost.

Vor einem halben Jahre wog sie 112, jetzt 115 Pfd. Sie fühlt sich wohl und kräftig und hat das Bett nicht gehütet, aber sie gibt an, daß jede Anstrengung zu Kurzatmigkeit und Röcheln führt.

Den Temperaturverlauf zeigt die beifolgende Kurve (Abb. 186).

Die Kranke ist gut genährt, etwas nervös und unruhig. Grobe Rasselgeräusche kann man schon in einiger Entfernung von der Brust hören, und die Nasenflügel bewegen sich bei jeder Einatmung. Der Herzspitzenstoß liegt im vierten Interkostalraum und ist 2½ cm von der Mittellinie fühlbar und sichtbar, 5 cm von der Brustwarzenlinie. Die Dämpfung reicht bis zur sechsten Rippe herab. Die Herztöne sind regelmäßig, kräftig und frei von Geräuschen. Die Verhältnisse an den Lungen zeigt die beifolgende Abbildung 187 und 188. Die Leberdämpfung überschreitet den Rippenrand um drei Querfinger, der Rand ist

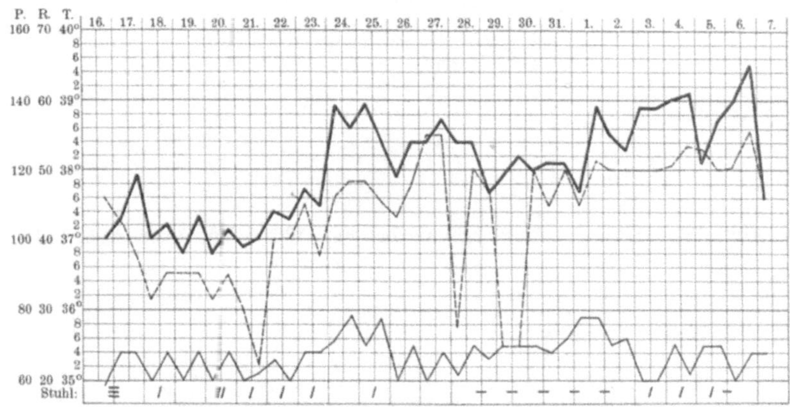

Abb. 186. Temperaturkurve zu Fall 366.

nicht zu fühlen. Das Blut zeigt anhaltend eine Leukozytose zwischen 16000 und 25000 mit 84 % polynukleärer Zellen. Der Urin ist frei von Veränderungen. Kopf, Leib und Extremitäten sind negativ. Das Sputum zeigt eine Unmenge von verschiedenen Bakterien, aber keine Tuberkelbazillen.

Am 17. wurde die rechte Brustseite punktiert, und es wurden 1200 ccm Flüssigkeit entleert, was der Kranken große Erleichterung verschaffte. Die punktierte Flüssigkeit war trübe und hinterließ ein beträchtliches weißes Sediment. Sie war geruchlos, spez. Gew. 1023, das Sediment bestand vor allem aus veränderten polynukleären Zellen und sehr wenigen mononukleären.

Besprechung: Das Charakteristische in unserem Falle ist das anfallsweise Auftreten von Dyspnoe und Röcheln, das bei einer Patientin, die sich sonst gesund fühlt, durch Anstrengung hervorgerufen wird. Die Untersuchung ergibt sofort, daß das Herz irgend etwas damit zu tun hat, aber wenn so ausgesprochene Erscheinungen in der rechten Brustseite vorhanden sind, müssen wir stets die Frage stellen, ob die Veränderung des Herzspitzenstoßes auf einer Hypertrophie und Dilatation oder auf dem Druck durch Flüssigkeit in der Brusthöhle beruht. Zweifellos wird die Herztätigkeit auch ohne Herzerkrankung behindert, wenn es gezwungen ist, in einer so ungewöhnlichen Lage zu arbeiten, aber bis wir die Lage des Herzspitzenstoßes nach der Punktion kennen, sind wir nicht

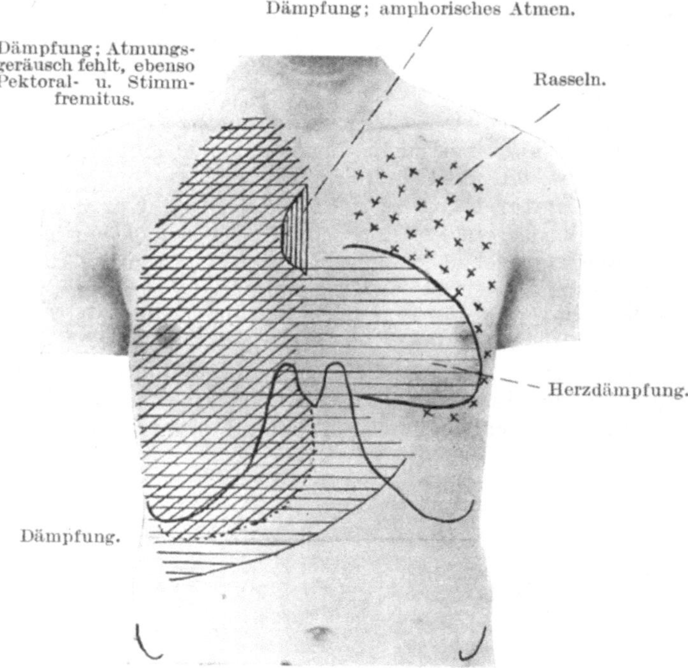

Abb. 187. Untersuchungsergebnis bei Fall 366. (Vgl. auch Abb. 188.)

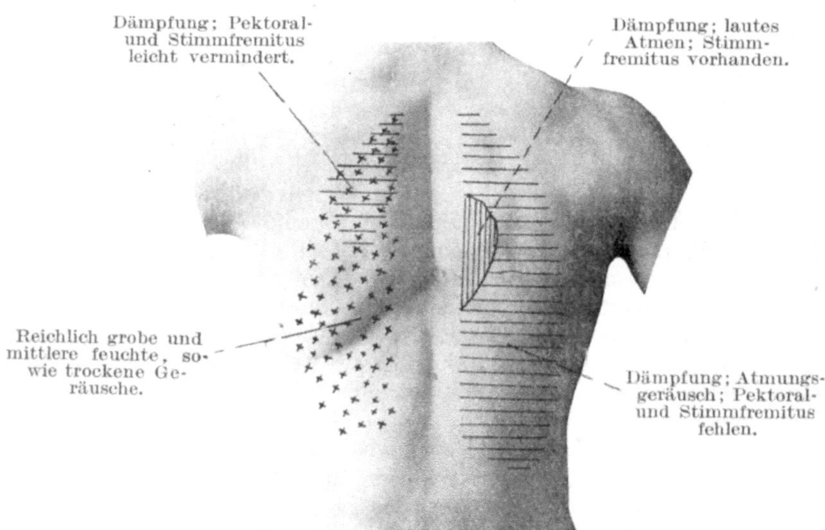

Abb. 188. Untersuchungsergebnis bei Fall 366. Dyspnoe seit 8 Monaten, Röcheln seit einem Monat. (Vgl. auch Abb. 187).

imstande, irgend eine Veränderung am Herzen selbst auszuschließen. Was liegt nun für eine Krankheit der Brustorgane vor? Die Leukozytose zeigt an, daß es sich weder um einen Hydrothorax, noch um eine seröse Pleuritis handelt. Das spezifische Gewicht der bei der Punktion erhaltenen Flüssigkeit und die

Art des Sediments weist auf eine Infektion hin, die sehr bald zu echter Eiterbildung (Empyem) führen wird. Abgesehen von den traumatischen Fällen kennen wir zwei Arten von Empyem, unter die sich fast alle eitrigen Ergüsse einreihen lassen,

1. postpneumonische,
2. tuberkulöse.

1. Bei ziemlich vielen postpneumonischen Fällen ist die Lungenentzündung so milde und schnell verlaufen, daß sie unerkannt blieb, und daß man das Empyem für ein „primäres" hält. Die Untersuchung der Flüssigkeit ergibt aber stets Pneumokokken, die mehr oder weniger degeneriert sind und bei sorgfältiger Befragung finden wir auch immer Hinweise auf eine vorübergegangene Pneumonie. Besonders bei Kindern sind solche latente Fälle sehr häufig. Fast alle Fälle von postpneumonischem Empyem werden gut und bleiben gesund. Die Prognose ist viel besser, als die einer serösen Pleuritis, wie ich vor einigen Jahren durch Feststellung der Endresultate einer großen Anzahl von Fällen beider Erkrankungen festgestellt habe.

2. Das tuberkulöse Empyem hat gewöhnlich einen allmählichen und schleichenden Beginn, wie er hier beschrieben ist. Die Flüssigkeit ist oft erst serös und der Arzt mag sich manchmal, wenn auch mit Unrecht, selbst schuldig fühlen, wenn sie nach der Punktion eitrig wird. In einer kleinen Anzahl von Fällen finden wir eine sichtbare Tuberkulose der Lungen oder des Thorax vor dem Erscheinen des Empyems. Oft zeigt sich Tuberkulose eines anderen Organes. Vielleicht in der Mehrzahl der Fälle aber läßt uns erst die Tatsache an Tuberkulose denken, daß nach der Punktion des Empyems keine Besserung erfolgt. Ich habe nie einen Fall von tuberkulösem Empyem gut werden sehen.

Verlauf: In dem Sediment der punktierten Flüssigkeit fanden sich einige kleine Häufchen von Tuberkelbazillen, aber niemals welche im Sputum.

Obwohl die Patientin sich in den letzten Tagen des Januar völlig wohl fühlte und täglich im Stuhle draußen war, stieg die Temperatur höher und höher, und am 6. Februar hörte man ein Reibegeräusch über der ganzen Herzgegend. Am 7. wurde die rechte Brust wiederum punktiert, und man erhielt eine dicke gelbliche Flüssigkeit. Darauf wurde die Patientin auf die chirurgische Abteilung verlegt und durch Operation mehrere Liter dicken geruchlosen Eiters entleert. Spezifisches Gewicht 1030, Sediment wie vorher, keine Tuberkelbazillen, während man durch Kultur leicht Pneumokokken erhielt. Zwei Wochen lang hatte die Patientin unregelmäßiges hohes Fieber, aber endlich wurde sie wieder gesund und soll sich, wie ich erfuhr, nach 1½ Jahren ausgezeichneter Gesundheit erfreut haben, obwohl sie noch eine kleine eiternde Fistel hatte. Ein Meerschweinchen wurde am 17. Januar mit 30 ccm der punktierten Flüssigkeit geimpft und sechs Wochen später getötet. Es zeigte ausgesprochene tuberkulöse Veränderungen der Drüsen, aus denen Tuberkelbazillen gezüchtet wurden.

Diagnose: Tuberkulöses Empyem (wahrscheinlich Phthise).

Fall 367.

Eine junge 22 jährige Frau, eine Schriftsetzerin, kam am 3. April 1907 zur Aufnahme. Die Regel war stets unregelmäßig und erfolgte alle sechs Wochen. Vor zwei Jahren verschluckte sie sich und erstickte fast, als sie Tee trank und dazu Kuchen aß. Seither ist sie beim Gehen kurzatmig und klagt über nagende Schmerzen in der linken Brustseite und Schulter bei jeder Bewegung. Bei kaltem Wetter geht es ihr schlechter, und manchen Tag kann sie wegen der Atemnot kaum einen Schritt laufen. Trotzdem wird sie niemals in ihrer regelmäßigen

Beschäftigung gestört. Andere Symptome sind, nicht vorhanden. Appetit, Schlaf und Stuhlgang normal.

Herzspitzenstoß und Dämpfung reicht im sechsten Interkostalraum bis zur mittleren Achsellinie, 8 cm nach außen von der Mamillarlinie. Der rechte Herzrand liegt im rechten Sternalwinkel. Das Herz arbeitet regelmäßig, schnell, 112; der erste Ton ist kurz, der zweite Aortenton ist stark akzentuiert. Es bestehen keine Geräusche und keine Venenpulsation im Nacken. Puls klein und von mäßiger Spannung. Blutdruck 115. Lungen normal mit Ausnahme von einigen Rasselgeräuschen, die hin und wieder an der linken Lungenbasis zu hören waren. Es bestehen leichte Ödeme an Händen und Füßen und zugleich ausgesprochenes Kältegefühl. Blut und Urin ist normal. Es finden sich keine Tüpfelzellen im Blute.

Besprechung: Der rechte Ventrikel der Kranken scheint schwach geworden zu sein. Jedenfalls ist das Herz vergrößert, und die Ursache dafür scheint weder in einer Klappenerkrankung, in Syphilis oder irgend einer Nierenerkrankung zu liegen. Unsere Aufgabe ist, eine andere Ursache zu finden.

Bei einer Frau von 22 Jahren können wir kaum als Ursache der Hypertrophie und Dilatation des Herzens eine chronische fibröse Myokarditis annehmen. Es ist aber wahr, daß Herzmuskelschwäche mit oder ohne nachweisbare fibröse Veränderungen bei jungen Leuten als Folge einer akuten Infektionskrankheit der gleichen Art auftritt, die wir, wenn sie die Gelenke befällt, Rheumatismus nennen. Wenn das Herz derartig schwach ist, so kann Dyspnoe entweder als Folge einer allmählich fortschreitenden Herzerweiterung oder akut als Ergebnis einer Anstrengung, wie z. B. das Besteigen eines Berges, auftreten.

Chronische adhäsive Perikarditis, die sich langsam entwickeln kann, ohne daß der Kranke die früheren Stadien bemerkt, führt oft zu Hypertrophie und Dilatation des Herzens mit Atemnot. Wir können bei unserer Patientin diese Erkrankung nicht ausschließen, aber wir finden auch keine bestimmten Beweise dafür, keine systolische Einziehung der Interkostalräume, an irgend einer Stelle der Brust, keine Veränderung der Herzbeweglichkeit, wenn sich die Kranke auf die linke Seite legt und auch keinen Hinweis auf eine frühere akute Perikarditis. Bei jedem Falle, der mit den hier beschriebenen Symptomen zu uns kommt, müssen wir auch an einen beginnenden Basedow (Hyperthyreoidismus) denken. Die Hauptsymptome, Tachykardie, Vergrößerung der Schilddrüse, Exophthalmus, Tremor, können so gering ausgesprochen sein, daß man sie leicht übersieht, und dann kann eine Herzschwäche und Herzvergrößerung in den Vordergrund des klinischen Bildes treten. Aber man muß doch einige Andeutungen der Hauptsymptome haben, wenn wir über den Verdacht einer Basedow schen Krankheit hinauskommen wollen. In unserem Falle fanden wir sie nicht. Akute Dilatation eines früher gesunden Herzens habe ich nie auftreten sehen außer bei akuten Infektionskrankheiten, wie Bronchitis, Gelenkentzündung, Influenza. Aber ich habe eine Anzahl von Fällen, wie den jetzt besprochenen gesehen, wo wir keine bestimmten Beweise für irgend eine Erkrankung, die zu Herzmuskelschwäche führen konnte, fanden und deshalb an eine augenscheinlich primäre Dilatation akut oder subakut, denken mußten. Bisher habe ich derartige Fälle nie bis zum Tode verfolgen können, um bei der Autopsie Beweise einer vorangegangenen Myokarditis festzustellen. Wenn wir daher keine Ursachen für akute Infektionskrankheiten, Hyperthyreoidismus, Perikardverwachsungen finden, und wenn Klappenerkrankungen und Nephritis auszuschließen sind, dann dürfen wir, wie ich es in dem vorliegenden Falle tue, annehmen, daß wir es mit einer chronischen Myokarditis unbekannten Ursprungs (Syphilis?), mit einer komplizierenden akuten Dilatation zu tun haben. Nur durch das Ergebnis der Behandlung können wir feststellen, ob die Dilatation eine vorübergehende oder dauernde ist.

Verlauf: Unter Ruhe, Magnesiumsulfat und gelegentlich Veronal besserte sich der Zustand der Kranken innerhalb vier Tagen wesentlich. Am 17. zeigte das Herz weder Vergrößerung mehr noch Geräusche, und die Patientin konnte ohne Beschwerden umhergehen. Ein Beweis für eine syphilitische Infektion wurde nicht gefunden.

Diagnose: Akute Herzerweiterung unbekannter Ursache.

Fall 368.

Eine 52 jährige Witwe, die zwei Schwestern an Krebs verloren und früher Typhus, mehrere Male Lungenentzündung und einen schweren Diphtherieanfall vor vielen Jahren durchgemacht hat, kam am 10. Januar 1908 zur ersten Untersuchung. Vor vier Jahren machte sie mehrere Operationen an der Gebärmutter durch; die letzte war eine teilweise Hysterektomie. Vor drei Jahren wurde die linke Niere wegen der Verletzung eines Ureters bei der vorangegangenen Operation entfernt.

Seit drei Wochen hatte sie Schnupfen und Halsschmerzen. Vor einer Woche bekam sie Schwindel und verlor fast das Bewußtsein auf der Straße, konnte aber noch nach Hause gehen, worauf sich Schüttelfrost, Schweißausbruch und Schmerzen im ganzen Körper einstellten. Seither hat sie Fieber, trockenen Husten, Übelkeit und Kurzatmigkeit.

Die Temperatur ist aus der beigegebenen Kurve (Abb. 189) ersichtlich.

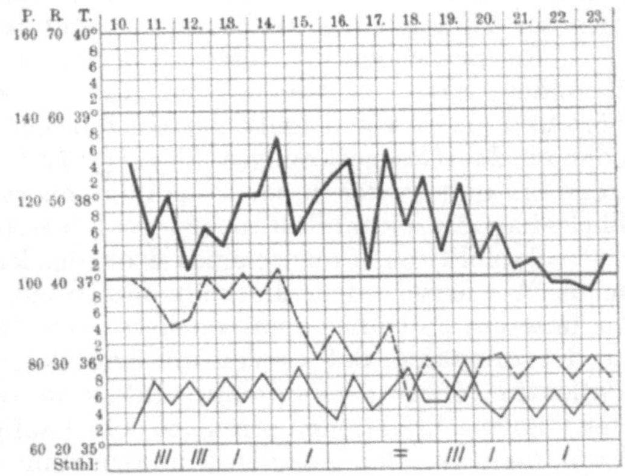

Abb. 189. Temperaturkurve zu Fall 368.

Der Hals ist gerötet und geschwollen. Die Drüsen im linken Unterkieferwinkel sind vergrößert. Es besteht ein Herpes an Nase und Oberlippe. Die Herztöne an der Spitze sind schwach, zeigen aber sonst keine Veränderungen. Das Herz ist nicht vergrößert. Die Pulsspannung scheint leicht vermehrt. An beiden Unterschenkeln finden sich leichte Ödeme. Abdomen und Urin sind frei von Veränderungen.

Bald nach der Aufnahme ins Krankenhaus hatte die Patientin einige Anfälle von inspiratorischer Dyspnoe mit starkem inspiratorischem Stridor und kruppösem Husten.

Besprechung: In allen bisher in diesem Kapitel besprochenen Fällen war die Dyspnoe von der Art, wie man sie in der großen Mehrzahl von Lungen- und Herzerkrankungen findet; sie war „gemischt“, d. h. Ein- und Ausatmung waren in gleicher Weise beschwert.

Außer dieser bei weitem am häufigsten auftretenden Art von Dyspnoe unterscheiden wir noch

1. inspiratorische Dyspnoe,
2. exspiratorische Dyspnoe.

Exspiratorische Dyspnoe sehen wir besonders bei Emphysem, bei Asthma und in den Fällen von Bronchitis und Bronchiektasen, die durch asthmatische Anfälle kompliziert werden. Der Atem wird leicht eingezogen, aber nur schwer und verlangsamt und so unvollständig ausgestoßen, daß die Brust nicht zu ihrer normalen exspiratorischen Form zurückkommt, sondern in der Lage der vollen Inspiration verbleibt.

Inspiratorische Dyspnoe, wie sie in dem eben besprochenen Falle vorlag, beruht, soviel ich weiß, immer auf einer Verlegung der oberen Luftwege, d. h. des Pharynx, der Trachea oder der Hauptbronchien. Die Verlegung im Pharynx ist bei weitem die häufigste. Dabei können wir unterscheiden:

1. Gewöhnliche katarrhalische Laryngitis, die bei Kindern „Krupp" genannt wird,
2. Diphtherie mit Beteiligung des Kehlkopfes oder der Luftröhre,
3. Tumoren des Kehlkopfes,
4. Syphilis des Kehlkopfes,
5. Parese oder Lähmung der Stimmbänder,
6. Tuberkulose des Kehlkopfes.

Demnächst kommen an Häufigkeit die Ursachen, bei denen ein Druck von außen her auf Trachea und Hauptbronchien ausgeübt wird; wir finden dies bei Tumoren des Mediastinums und beim Aortenaneurysma.

Retropharyngeale Abszesse akuter oder chronischer Art verursachen eine besondere Art von Atemnot mit Geräuschen, wie man sie beim Keuchhusten hört und einem eigentümlichen Husten, der an das Bellen eines kleinen Hundes oder an das Geschrei einiger Vögel („Cri de canard") erinnert. Ich habe diese Töne hin und wieder in der Poliklinik gehört und habe mich selten in der Augenblicksdiagnose eines Retropharyngealabszesses getäuscht.

Syphilitische Stenose eines Bronchus kann inspiratorische Dyspnoe paroxysmaler Art hervorrufen, die vollkommen ein Bronchialasthma vortäuschen kann. In unserem Falle hat man noch vor der laryngologischen Untersuchung Recht zu der Annahme, daß es sich um eine akute Laryngitis handeln könne, weil die Patientin offenbar eine akute Infektion der oberen Luftwege durchgemacht hat. Solche Infektionen erreichen sehr häufig den Kehlkopf. Etwas Bestimmtes kann man vor der genauen Untersuchung des Kehlkopfes nicht sagen. Aber wir haben keinen Grund, irgend eine andere der erwähnten Ursachen in Frage zu ziehen.

Verlauf: Die Instrumente zur Tracheotomie wurden bereit gehalten und Dampfinhalationen angewendet. Wiederholt wurde Ipekakuanhawein mit Erfolg gegeben, wenn die Atemnot zu heftig wurde. Später fand sich, daß der Rachenreflex völlig fehlte. Die später vorgenommene Untersuchung des Rachens und Larynx ergab eine sehr ausgesprochene atrophische Rhinitis mit akuter Laryngytis und Tracheitis.

Die Patientin blieb bis zum 28. Januar sehr heiser, obwohl die Lungen schon am 10. fast ganz frei von Geräuschen waren. Am 5. Februar war die Patientin so weit wieder hergestellt, daß sie nach Hause gehen konnte.

Diagnose: Akute Laryngitis.

Fall 369.

Ein sechsjähriges Schulmädchen kam am 29. Januar 1907 ins Krankenhaus. Eine Stunde vor der Aufnahme bekam sie Husten, Schmerzen im Vorderkopfe, Erbrechen und beschleunigte Atmung. Vorher war sie, soviel die Mutter weiß, völlig gesund.

Das Kind sah gesund aus, atmete aber sehr schnell mit ausgesprochenem inspiratorischem Stridor. Die Tonsillen waren vergrößert und gerötet. Eine genaue Untersuchung war zunächst nicht möglich. Es bestand ein heftiger, metallisch klingender Husten. Das Atmungsgeräusch war überall normal. Die

Zahl der weißen Blutkörperchen betrug 15 500, Urin negativ. Im übrigen verlief die Untersuchung völlig ergebnislos. Nach einem Teelöffel voll Ipekakuanhawein ließ die Atemnot sofort nach; am nächsten Tage war das Kind gesund.

Besprechung: Diesen Fall habe ich nur deshalb aufgenommen, um zu zeigen, was ich und mit mir die meisten Ärzte unter „Krupp" verstehen. Seitdem wir die Fälle von Kehlkopfdiphtherie, die man früher irrtümlicherweise für Krupp hielt, genau zu unterscheiden vermögen, meinen einige Kliniker, das klinische Bild, das seit langem unter dem Namen ging, sei verschwunden. Die Berechtigung, die Bezeichnung beizubehalten, liegt darin, daß bei Kindern eine akute Laryngitis ganz plötzlich in der Nacht auftreten kann, wie aus heiterem Himmel, und ebenso schnell noch vor dem Morgen wieder verschwindet, während bei Erwachsenen das klinische Bild ein ganz anderes ist, weil die Laryngitis viel langsamer auftritt und nachläßt.

Die Ursache für diesen Unterschied liegt ohne Zweifel darin, daß sich bei den Kindern große Mengen von adenoidem Gewebe um den Rachenring herum finden, die später bei Erwachsenen verschwinden.

Diagnose: Krupp.

Fall 370.

Ein 23 jähriger Küfer mit guter persönlicher und Familienanamnese erkrankte vor zwei Wochen an Kopfschmerzen, Schwindel und Erbrechen. Trotz dieser Erscheinungen arbeitete er bis vor einer Woche weiter, wo ausgesprochene Atemnot einsetzte. Die letzten zwei Tage hatte er starken Husten mit spärlichem, gelblichen Auswurf. Andere Klagen hat Patient nicht gehabt.

Bei der Untersuchung fand man den Herzspitzenstoß im fünften Interkostalraum, 3 cm außerhalb der Mamillarlinie; der rechte Herzrand entspricht dem Sternalrand, der zweite Aortenton ist akzentuiert, Blutdruck 175 mm Hg. Die Arterienwände sind nicht verdickt. Der Schall über den Lungen ist überall hypersonor, die Ausatmung verlängert und erschwert, begleitet von unzähligen giemenden und rasselnden Geräuschen. Der Leib ist aufgetrieben und zeigt in den Flanken Dämpfung, die sich bei der Bewegung ändert.

Temperatur, Puls und Atmung waren zehn Tage lang normal. Die Zahl der weißen Blutkörperchen betrug am 26. 16 000, nach zweitägiger Behandlung 5000. Hämoglobin 60%. Urin in 24 Stunden 600 ccm mit einem spezifischen Gewicht von 1016; er enthält eine deutliche Spur Eiweiß und sehr viele hyaline und granulierte Zylinder darunter zahlreiche Fettzylinder.

Besprechung: Da Dyspnoe hier in Verbindung mit einer Herzvergrößerung auftritt, muß man zunächst danach suchen, ob die Ursache in einer Herzkrankheit liegt. Wir finden aber keinen Beweis für einen Klappenfehler. Fibröse Myokarditis ist in diesem Alter nicht gewöhnlich. Die Diagnose einer akuten Dilatation dürfen wir nur als letztes Zufluchtsmittel stellen, wenn man keine Spur für eine andere Ursache findet. Perikardverwachsung kann nicht ausgeschlossen werden, aber bestimmte Tatsachen sprechen nicht dafür. Anzeichen für einen beginnenden Hyperthyreoidismus liegen nicht vor.

Der hohe Blutdruck läßt uns an die Nieren denken, und wenn wir unsere Aufmerksamkeit auf den Urin lenken, so finden wir sofort, daß er nicht die Eigenschaften zeigt, wie bei einer Herzerkrankung und Nierenstauung. Ich kenne nur zwei Fälle von Stauungsniere, wo der Urin ein niedriges spezifisches Gewicht aufwies. Die fast unveränderliche Regel ist das Gegenteil.

Dann ist also aller Wahrscheinlichkeit nach eine Nephritis die Ursache der Atemnot und der anderen Erscheinungen; aber welche Art von Nephritis liegt vor? Sicherlich keine akute, da eine Herzhypertrophie vorhanden ist, wahrscheinlich auch keine chronische interstitielle Nephritis, da diese Krankheit selten mit 23 Jahren auftritt und nicht oft mit beträchtlicher Anämie einhergeht. Den Beschwerden nach haben wir es mit einer sekundären Schrumpfniere, der chronischen Glomerulonephritis im Sinne von Councilman und Wright zu tun.

Verlauf: Der Patient erhielt bei der Aufnahme 60 g Magnesiumsulfat und später jeden Morgen 45 g, jeden zweiten Tag Heißluftbäder. Die Flüssigkeitsaufnahme wurde auf 2 l täglich beschränkt; er erhielt eine Diät wie bei akuter Nephritis. Unter dieser Behandlung ließen die quälenden Kopfschmerzen, die Aufgeregtheit und die Ödeme in vier Tagen nach. Die Dyspnoe hielt noch drei Tage länger an, war aber nach vier Tagen nicht mehr sehr bedeutend. Die Herzvergrößerung zeigte keine Veränderung. Nach dem 5. Oktober wurde er zur weiteren Erholung ohne Beschränkung der Diät nach Hause entlassen.

Diagnose: Chronische Glomerulonephritis.

Fall 371.

Ein 62 jähriger Elektriker mit ausgezeichneter Familien- und persönlicher Anamnese kam am 12. September 1907 ins Krankenhaus. Er war bis vor neun Monaten völlig gesund, dann begannen Klagen über Kurzatmigkeit. Vor zwei Monaten mußte er wegen der Atemnot die Arbeit 14 Tage lang aussetzen, vor einem Monat mußte er sie ganz aufgeben. Zeitweise war es ihm unmöglich, des Nachts zu liegen. Es bestand leichter Husten mit wenig grauem Auswurf. Der Schlaf ist sehr schlecht, die letzten Nächte hat er viel geschwitzt. Vor zwei Jahren hatte er fünf oder sechs Wochen lang des Nachts ausgesprochene Anschwellungen der Unterschenkel ohne jede anderen Krankheitszeichen. Seit Jahren muß er in der Nacht einmal aufstehen, um Wasser zu lassen.

Bei der Aufnahme befand sich der Patient im Zustande der Orthopnoe. Der Herzspitzenstoß lag im fünften Interkostalraum, $2\frac{1}{2}$ cm nach außen von der Mamillarlinie, der rechte Herzrand überschritt das Brustbein um 4 cm. Die Herztätigkeit war leicht und regelmäßig mit einem wenig akzentuierten zweiten Pulmonalton. Geräusche waren nicht zu hören. Blut und Urin zeigten keine Veränderungen. Es bestehen weder Ödeme noch Hydrothorax. Der Leberrand ist fast in der Höhe des Nabels zu fühlen. Unterhalb des Schulterblattwinkels findet sich beiderseits Schallabkürzung, abgeschwächtes Atmungsgeräusch, verminderter Pektoral- und Stimmfremitus mit zahlreichen großblasigen Rasselgeräuschen.

Temperatur, Puls und Atmung waren während seines Aufenthaltes normal. Der Auswurf, der zweimal untersucht wurde, enthielt verschiedene Bakterien, aber keine Tuberkelbazillen.

Besprechung: Dieser Fall ist ein Beispiel für viele, die man so oft in der allgemeinen Praxis trifft. Da der Urin normal und der Blutdruck anscheinend nicht erhöht ist, haben wir keine genügenden Gründe, hier die häufigste Ursache von Atemnot und Ödemen bei älteren Leuten, chronische interstitielle Nephritis, anzunehmen. Die Untersuchung des Herzens gibt uns keinen Hinweis zu der Annahme, daß die Störungen ihren Ursprung in einer Erkrankung der Herzklappen oder des Perikards haben. Wir haben hier auch keine chronische Lungenerkrankung, wo das Herz, besonders der rechte Ventrikel bei der Anstrengung das Blut durch die in ihrer Zahl veränderten Kapillaren durchzupressen, in seiner Kraft geschwächt wird, wie wir es bei Emphysem und chronischer Pneumonie finden.

Bis wir keine andere Auffassung über den Zustand des Zirkulationssystems haben, bleibt nur eine Annahme, der Herzmuskel muß insuffizient sein. Die Natur dieser Insuffizienz scheint mir völlig unklar. Man kann nicht wie früher annehmen, daß nur eine nachweisbare fibröse Myokarditis zur Insuffizienz des Herzmuskels führen kann. Es ist zu oft bewiesen, daß wir auch tödliche Herzmuskelinsuffizienz ohne diese Erkrankung finden und ebenso, daß eine ausgedehnte Myokarditis ohne Herzschwäche bestehen kann. Dasselbe gilt auch für die mikroskopischen Formen der Herzmuskelveränderung. Wir finden sie sehr häufig mit oder ohne die klinischen Erscheinungen von Herzschwäche, aber wir haben keinen Grund für die Annahme, daß sie deren Ursache sind. Die neueren Studien über die mangelhafte Leitungsfähigkeit der Herzimpulse werden uns vielleicht später einen Schlüssel zur Erkenntnis geben, aber vorderhand müssen wir unsere Diagnose noch in funktionellen oder physiologischen Ausdrücken abfassen. Wenn wir es mit einem Falle wie dem oben beschriebenen zu tun haben, so soll unsere Diagnose auf Herzmuskelschwäche oder Herzmuskelinsuffizienz, aber nicht auf Myokarditis gestellt werden.

Verlauf: Unter Bettruhe mit 0,01 g Morphium bei der Aufnahme, Magnesiumsulfat 30 g jeden Morgen und 0,002 Strychnin dreimal täglich wurde die Herztätigkeit regelmäßig und kräftiger, und es fand sich ein ausgesprochenes, systolisches Geräusch an der Herzspitze. Vom 17. an war das Lungenödem verschwunden, und der Patient fühlte sich so lange wohl, als er körperliche Bewegungen vermied.

Diagnose: Herzmuskelschwäche.

Fall 372.

Ein 34 jähriger russischer Tischler, der früher nie krank war, kam am 22. Dezember 1906 ins Krankenhaus. Vor vier Monaten fühlte er beim Heben eines schweren Holzstammes, daß etwas in seiner Brust nachgab. Er wurde nach Hause gebracht und hat seither nicht wieder gearbeitet, da er bei der geringsten Anstrengung Atemnot, Herzklopfen und Husten bekam. Er braucht des Nachts drei bis vier Kopfkissen und schläft auch dann noch schlecht. Appetit und Stuhlgang ist regelmäßig. Erscheinungen seitens des Urins liegen nicht vor. Trotz der Behandlung wurden die Symptome nach 14 Tagen schlimmer, es bestanden regelrechte Orthopnoe und stetige Schmerzen unter dem rechten Rippenbogen. Anschwellungen der Füße waren nie vorhanden; Dyspnoe, Zyanose und Anschwellung der Halsvenen war bei der Aufnahme die Hauptsache.

Der Herzspitzenstoß liegt im fünften Interkostalraum 5 cm außerhalb der Mamillarlinie, ist nicht zu sehen und nicht zu fühlen, es besteht Delirium cordis. An der Herzspitze hört man ein systolisches Geräusch und ebenso in der Achselgegend. Der erste Ton ist sehr scharf und gelegentlich, vielleicht beim vierten bis fünften Herzschlage, geht ihm ein kurzes präsystolisches Rollen voraus. Der zweite Pulmonalton ist akzentuiert und verdoppelt. Eine ganze Reihe von Herzkontraktionen, die man an der Herzspitze hören konnte, erreichen nicht die Radialarterie. Die Temperatur zeigt die beigegebene Kurve (Abb. 190). Der obere Rand des Herzens liegt im vierten Interkostalraum. Blut und Urin ist normal, kein Aszites. In der Kurve finden sich, durch verschiedene Linien gekennzeichnet, die Zahlen der Herzschläge und des Radialpulses.

Besprechung: Die Niere scheint in Ordnung zu sein, das Herz ist augenscheinlich vergrößert. Deshalb müssen wir bei dem Bemühen, die Ursachen für die Dyspnoe zu finden, zunächst darauf Bedacht nehmen.

Offenbar hat der rechte Ventrikel am schwersten zu arbeiten. Es finden sich keine Beweise von Stauung in der peripheren Zirkulation, aber die Lungen zeigen deutliche Stauung und ebenso findet sich Stauung im Bereiche der oberen und unteren Vena cava.

Zyanose und Anschwellung der Halsvenen sprechen für eine Rückstauung im Gebiete der oberen Hohlvene. Die Schmerzen unter dem rechten Rippenbogen, die Druckschmerzhaftigkeit und Vergrößerung der Leber beweisen, daß im Gebiet der unteren Hohlvene auch nicht alles in Ordnung ist. Alles dies weist auf eine Insuffizienz des rechten Ventrikels hin.

Wenn der rechte Ventrikel in seiner Kraft nachläßt, so findet man gewöhnlich die Ursache in einer Erkrankung der Mitralklappen, seltener in einem chronischen Emphysem oder einer der anderen langdauernden Lungenerkrankungen. Besonders in England haben Gibson und andere Autoren auf das sogenannte Bild der Trikuspidalinsuffizienz ohne vorhergehende Mitralerkrankung hingewiesen, aber ich bin bisher noch nicht imstande gewesen, aus meiner eigenen Erfahrung heraus ihre Angaben zu bestätigen. Welche Art von Mitralklappenfehler liegt in unserem Falle vor? Außer der Mitralinsuffizienz, deren klassische Symptome alle vorliegen, haben wir einen sehr scharfen ersten Ton, wie wir ihn selten bei einer unkomplizierten Mitralinsuffizienz finden. Auch ohne das gelegentliche Auftreten eines kurzen präsystolischen Geräusches hätten wir recht, das Vorhandensein einer Mitralstenose zu vermuten und zwar wegen der großen

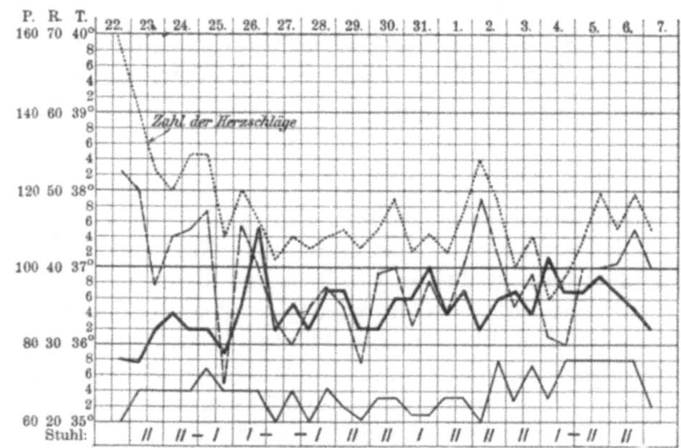

Abb. 190. Temperaturkurve zu Fall 372.

Irregularität der Herztätigkeit und der Schärfe des ersten Tones an der Spitze. Auch die Verdoppelung des zweiten Pulmonaltones rechtfertigt diese Annahme.

Verlauf: Der Patient erhielt in sechs Mahlzeiten eingeteilte trockene Diät, geringe Mengen Digitalis und subkutan bei der Aufnahme, in der Nacht darauf und den zwei folgenden Nächten Morphium. Jeden Morgen bekam er 45 g Magnesiumsulfat. Unter dieser Behandlung wurde die Herztätigkeit vom 25. an stärker, wenn sie auch noch immer irregulär blieb. Die Herzdämpfung ging zurück und der linke Rand erreichte fast die Mamillarlinie. Vom 27. ab konnte der Patient ohne Morphium gut schlafen. Das präsystolische Geräusch wurde dann viel lauter, die Herztätigkeit war noch schnell und unregelmäßig. Vom 3. Januar an lag der Herzspitzenstoß innerhalb der Mamillarlinie und der Patient konnte ohne Atemnot umhergehen. Die Ödeme waren zurückgegangen, die Leber unter dem Rippenbogen verschwunden. Am 7. konnte er nach Hause gehen.

Da die Herzvergrößerung infolge der Behandlung so wesentlich zurückging, können wir annehmen, daß wir es anfänglich mit einem Falle von akuter Herzdilatation im Verlauf einer schon lange bestehenden Herzkrankheit zu tun hatten, die zur Insuffizienz und Stenose der Mitralklappe führte.

Diagnose: Mitralstenose und Insuffizienz.

Tabelle XIX. Dyspnoe. Symptome.

Ursache	Anamnestische Hinweise	Lokale Erscheinungen	Allgemeine Störungen	Besserung
Infektionskrankheiten	Quelle der Ansteckung, Art des Beginnes	Hängt von der Art der Krankheit ab	Fieber, oft Leukozytose, Niedergeschlagenheit, allgemeine Schmerzen, Erbrechen	
Herzkrankheiten	Allmählicher Beginn	Hypertrophie, Arhythmie, Geräusche, Stauung in Lungen, Leber, Beinen	Schwäche, Schlaflosigkeit	Ruhe, Entleerung, Herzreize
Phthise	Tuberkulose in der Familienanamnese	Zirkumskripte Bronchitis an den Spitzen oder Infiltration	Fieber, Abmagerung, Dyspepsie, Schwäche	Hygiene, Klima
Chronische Nephritis	Allmählicher Beginn	Herzhypertrophie, Hypertension, Nokturie, Eiweiß, Ödeme, Kopfweh	Erbrechen, Schwäche	Ruhe, Entleerung, Diät
Chronische Bronchitis (gewöhnlich mit Bronchiektasen)	Verschlimmerung im Winter	Beiderseitiges Rasseln, münzenförmiger Auswurf	. . . .	Klima, Hygiene
Pneumonie	Plötzlicher Beginn	Schmerzen in der Achselgegend, lobäre oder lobuläre Infiltration	Fieber, Herpes, Leukozytose, Erbrechen, Schwäche	Zeit
Asthma	Anamnese früherer Anfälle	Allgemein hypersonorer Schall, pfeifende Geräusche, eosinophiles Sputum	Leicht	Morphium, Nitrite
Emphysem	Allmählicher Beginn	Faßförmiger Thorax, Ausdehnung der Lungengrenze, hypersonorer Schall	Leicht oder fehlend	

Ursachen der Gelbsucht.

22. Kapitel

Gelbsucht.

Wir haben keine zuverlässige Feststellung oder Begriffsbestimmung, die den geringsten Grad von Verfärbung feststellt, der den Namen „Gelbsucht" erhalten soll. Aber im allgemeinen Sprachgebrauch verwenden wir diesen Ausdruck für alle Fälle, in denen eine sichere Gelbfärbung der Konjunktiven vorliegt, ob nun Haut und Urin eine nachweisbare Veränderung zeigt oder nicht. Diese gelbe Verfärbung der Augenbindehäute muß man unterscheiden von den gelblichen Flecken von subkonjunktivalem Fettgewebe, das man in vielen Augen sieht.

In leichteren Fällen von Gelbsucht finden wir um die Iris einen bläulichweißen Ring von unverfärbter Sklera. Bei höherem Grade erreicht die gelbe Farbe die Iris.

Wie immer, wenn wir nur eine Farbenprobe haben, ist die Entscheidung, ob Gelbsucht vorliegt oder nicht, durchaus nicht sicher. Genaue Untersuchung der tiefer gelegenen Teile der Konjunktiva zeigt oft bei gesunden Personen zeitweise einen schwachen gelben Schimmer, und es ist immer mehr oder minder willkürlich, wo wir die Grenzlinie zwischen diesem physiologischen Zustande und der echten Gelbsucht ziehen sollen. Wenn Haut und Augen keine Verfärbung zeigen und wenn keine Symptome eines Magenduodenalkatarrhs, von Gallensteinen oder Krebs vorliegen, übersieht und vernachlässigt man gewöhnlich eine schwache gelbliche Verfärbung des Augapfels. Aber es ist nicht sicher, ob man daran klug tut.

Art und Ursache der Gelbsucht.

Die Unterscheidung zwischen einem hämatogenen und einem hepatogenen Ikterus ist fallen gelassen worden, um nicht mehr wiederzukehren. Ein Überrest davon findet sich in der Unterscheidung zwischen 1. der Gelbsucht, die ihren ersten Ursprung einer infektiösen Erkrankung wie Puerperalsepsis oder Malaria verdankt und 2. der Gelbsucht auf Grund mechanischer Obstruktion wie bei Gallensteinen oder Krebs.

Jede Gelbsucht ist in der Entstehung hepatogen, aber die ursprüngliche Ursache kann infektiöser oder mechanischer Natur sein.

Zweifellos ist die allerhäufigste Ursache des Ikterus unbekannt, nämlich die, welche bei einer so großen Zahl aller neugeborenen Kinder Gelbsucht hervorruft und gewöhnlich keine diagnostischen Schwierigkeiten bereitet. In klinischer Hinsicht machen uns besonders Fälle von Gelbsucht Schwierigkeiten, die auf drei Ursachen zurückzuführen sind:

1. Gallensteine,
2. Krebs,
3. die sogenannte katarrhalische Form.

Weniger häufig und schwer zu diagnostizieren sind die Fälle auf Grund von
4. Zirrhose,
5. Lebersyphilis.
Alle die genannten Formen sind Folgen einer Gallengangverlegung und
müssen deshalb von den obenerwähnten infektiösen Formen unterschieden
werden. Seltene und dunkle Ursachen für Ikterus finden sich bei
6. akuter Leberatrophie mit oder ohne Chloroform- oder Phosphor-
vergiftung,
7. der Weilschen Krankheit und den anderen Arten infektiöser Gelbsucht unbekannten Ursprungs,
8. der familiären hämolytischen Gelbsucht
Der sogenannte katarrhalische Ikterus ist vielleicht der häufigste unter
den obenerwähnten Arten. Er ist aber trotz dessen am schwersten zu erklären.
Die alte Annahme eines Katarrhs, der vom Duodenum nach den Gallengängen
hinaufwandert, hat wenig für sich; weder die Erfahrungen am Sektionstisch,
noch der klinische Verlauf der Krankheit spricht dafür. Viele der Fälle zeigen
alle äußeren Zeichen einer leichten allgemeinen Infektion und sind, wenn sie
sporadisch auftreten, von der Weilschen Krankheit nicht zu unterscheiden.
Diesen Namen hat die epidemisch auftretende Gelbsucht erhalten, die mit vier
bis neun Tage anhaltendem Fieber einhergeht, plötzlich beginnt und mit Muskelschmerzen, manchmal auch mit Milzvergrößerung auftritt.
Beide Erkrankungen, katarrhalischer Ikterus und Weilsche Krankheit,
unterscheiden sich von der akuten Leberatrophie nur durch ihren Verlauf und
sie können, so viel wir jetzt wissen, tatsächlich milde Formen der gleichen Infektion
darstellen. Die Leber hat eine besondere Fähigkeit, sich nach Schädigungen zu
regenerieren, und es kann wohl sein, daß die Fälle, die wir jetzt akute Leberatrophie nennen, gelegentlich nur besondere Schwächezustände darstellen, während katarrhalische Gelbsucht und Weilsche Krankheit den viel häufigeren
Sieg der Leber über irgend eines der Gifte zeigen, die gewöhnlich zur Nekrose
führen.

Symptomkomplex.

Niedriger Puls, die Neigung zu geistiger Depression und schwere
Blutungen aus Wunden finden wir gewöhnlich bei den schweren Formen von
Ikterus. Störender und interessanter ist das Hautjucken, das häufig, aber
durchaus nicht immer, die Gelbsucht begleitet. Einer meiner Patienten machte
zwei Anfälle von schwerem Ikterus innerhalb sechs Monaten durch. Beide beruhten auf Gallensteinen und zeigten etwa den gleichen Verlauf, aber das eine Mal
wurde er von Jucken gequält, das andere Mal war er völlig frei davon. Etwa
die Hälfte der Fälle zeigt Jucken, die andere Hälfte nicht. Dies beweist zu meiner
Genugtuung, daß das Jucken nicht allein auf dem Vorhandensein von Gallen-
bestandteilen in der Haut und dem subkutanen Gewebe beruht. Irgend ein
anderer und weniger konstanter Faktor muß noch in Frage kommen, wenn das
Jucken auftritt.

Grad des Ikterus.

Gewöhnlich findet man die tiefste Verfärbung bei dem vollständigen und
dauernden Verschluß der Gallengänge durch Krebs. Bei Gallensteinen kann
die Tiefe der Gelbfärbung von Woche zu Woche schwanken. In den sogenannten
katarrhalischen Formen ist die Farbe gewöhnlich bleicher, aber es gibt auch
auffallende Ausnahmen dieser Regel. Die Gelbsucht bei Infektionskrankheiten, bei Leberzirrhose und Syphilis ist gewöhnlich nur mäßig.

Fall 373.

Ein 47 jähriger Laboratoriumsarbeiter kam am 30. Juni 1906 mit folgender Anamnese in das Krankenhaus:

Vor 14 Tagen fühlte er während der Ferien etwas Übelkeit nach dem Essen und verlor den Appetit. Ein oder zwei Tage später wurde die Haut gelb und der Urin dunkel. Fünf Tage später war der Stuhl tonfarben. Er hatte nur zweimal gebrochen, gestern und am Tage vorher. Schmerzen bestehen nicht. Stuhlgang erfolgt täglich; er fühlt sich sehr schwach, müde und leidet an Hautjucken. Vor 14 Tagen wog er 161, jetzt 142 Pfd. Ähnliche Anfälle hat er bisher nie gehabt.

Bei der Untersuchung kann man den Leberrand leicht unterhalb des Rippenbogens fühlen. Gelbsucht ist ziemlich deutlich ausgesprochen. Sonst verläuft die Untersuchung einschließlich Blut und Urin erfolglos. Der Patient schien stets schwach und blieb so bis zum 12. August. Dann begann die Verfärbung allmählich nachzulassen.

Besprechung: Es handelt sich hier um Gelbsucht von vierwöchentlicher Dauer mit Vergrößerung der Leber, Gewichtsverlust und ausgesprochener Hinfälligkeit bei einem 47 jährigen Manne.

Er hatte weder Husten noch Schüttelfrost, Fieber oder palpable Gallenblase bei dem Anfalle. Früher sind Anfälle nie vorgekommen. Alles dies spricht zunächst gegen die Diagnose eines Steines, obwohl es durchaus möglich ist, daß doch ein Stein vorliegt. Ein bösartiger Tumor war die größte Angst des Patienten, der nicht begreifen konnte, warum er so schwach und mager war, ohne daß irgend eine andere ernstliche Erkrankung seinen Beschwerden zugrunde lag. Aber für eine bösartige Erkrankung haben wir ebensowenig wie für die Gallensteine, einen positiven Beweis. Nach vier Wochen andauernder Gelbsucht müßte man, wenn die Gelbsucht auf einer bösartigen Erkrankung beruhte, Aszites erwarten, eine Vergrößerung der Gallenblase, oder knotige Beschaffenheit der Leber. Das Fehlen vorhergegangener Magenbeschwerden in der Anamnese ist auch eine tröstliche Tatsache, da bösartigen Lebererkrankungen gewöhnlich Magenkrebs vorausgeht. Ganz besonders muß aber betont werden, daß Abmagerung während einer Gelbsucht gar keinen diagnostischen Wert für die Ursache hat und ebenso bei Gallensteinen wie bei bösartigen Erkrankungen vorkommen kann. Für die anderen häufigen Ursachen von Gelbsucht wie Zirrhose, Syphilis (toxämische Erkrankungen) haben wir keinen Beweis.

Unter diesen Umständen, wenn wir alle unsere Bemühungen, Beweise für Stein, Krebs und die anderen weniger häufigen Ursachen zu finden, vergeblich erschöpft haben, kommen wir wieder auf den alten Ausdruck „katarrhalische Gelbsucht" zurück, eine der unsichersten von allen Diagnosen, die heutzutage noch in Ansehen stehen. Wenn wir schon alle Tatsachen kennen würden, so würde sich wahrscheinlich herausstellen, daß eine beträchtliche Anzahl der Fälle von „katarrhalischer Gelbsucht" wirklich auf Steinen beruht, und daß die übrigbleibenden, ähnlich wie Purpura nur der Ausdruck für eine große Reihe unbekannter infektiöser Prozesse sind. Gelbsucht ist fast immer eine so allgemeine und schlecht zu unterscheidende Erscheinung wie Fieber.

Verlauf: Vom 16. Mai ab kehrte der Appetit zurück, und nach einem kurzen Landaufenthalt kam der Kranke in völliger Gesundheit wieder zu seiner Arbeit zurück. Bis jetzt, Mai 1910, ist er völlig gesund geblieben.

Epikrise: Dieser Fall ist sehr wichtig in zwei Punkten:

1. Die Diagnose auf katarrhalische Gelbsucht muß jeden Augenblick geändert werden, wenn ausgesprochenere Symptome, die auf organische Erkrankungen hinweisen, auftreten. Am besten werden die Diagnosen lediglich durch

den Verlauf des Falles gerechtfertigt, und oft müssen wir unsere Anschauung
ändern, wenn Koliken, Aszites oder palpable Tumoren auftreten.

2. Die Häufigkeit von Abmagerung bei Gelbsucht jeglicher Art. Ich kenne
einen Patienten, der über seinen Zustand im Verlauf eines Anfalles von Gelbsucht in ernste Furcht geriet, denn er sagte, wie kann ein kleiner Stein in einem
Gallengange dazu führen, daß ich in zwei Monaten 40 Pfd. abnehme? Nur seine
schnelle Zunahme nach der Entfernung des Steines beruhigte ihn. Ob die Abmagerung in derartigen Fällen allein eine Folge der Appetitlosigkeit und ungenügenden Nahrungsaufnahme ist, oder ob dort noch andere dunkle Ursachen,
die mit der Leberfunktion etwas zu tun haben, verborgen liegen, weiß ich nicht.

Diagnose: Katarrhalischer Ikterus.

Fall 374.

Ein 42jähriger Stallbursche suchte am 16. Juni 1908 das Krankenhaus auf.
Innerhalb drei Jahren hatte der Patient drei Anfälle von ziemlich andauernden

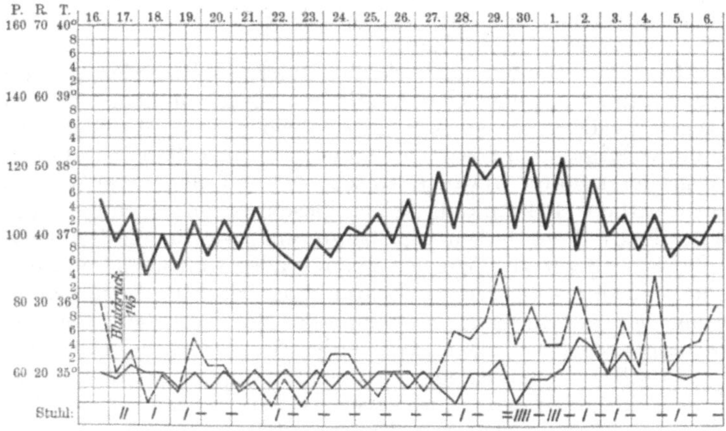

Abb. 191.   Temperaturkurve zu Fall 374.

Verdauungsbeschwerden, die durch heftige kolikartige Schmerzen in der Gegend
des Nabels charakterisiert waren, so daß gelegentlich Morphium notwendig wurde.
Wie er sagt, hatte er niemals Gelbsucht. Vor zwei Jahren wog er 180, vor einem
Jahre 170, jetzt 132 Pfd.; im Durchschnitt trinkt er zwei Glas Bier täglich und
raucht mäßig.

Die letzten 14 Tage mußte er den größten Teil der Zeit zu Bett liegen und
klagte über Müdigkeit, Appetitlosigkeit und Schmerzen im ganzen Körper, besonders in der Lendengegend. Er suchte erst vor vier Tagen den Arzt auf, der
ihm sagte, er hätte Gelbsucht. Damals begann die Haut zu jucken, und der Stuhl
hatte eine leicht graue Farbe. Der Urin ist seit einer Woche dunkel.

Den Temperaturverlauf zeigt die beigegebene Kurve (Abb. 191).

Die Untersuchung ergab mäßige Gelbsucht, sonst nichts, mit der Ausnahme,
daß die Zahl der weißen Blutkörperchen bei der Aufnahme 17 000 und drei Tage
später 12 000 betrug. Urin ist immer normal mit Ausnahme des Vorhandenseins
von Gallenfarbstoffen. Blutdruck 145 mm Hg.

Besprechung: In der Besprechung des vorhergehenden Falles habe ich
auf die unangenehme Tatsache aufmerksam gemacht, daß wir in vielen Fällen
von Ikterus einfach abwarten müssen, ob unsere Annahmen richtig sind oder

nicht. Die Erfahrung hat gezeigt, daß die meisten Fälle von sogenanntem katarrha·
lischem Ikterus innerhalb sechs Wochen ausheilen und daß die meisten anderen
Fälle, die länger dauern, entweder auf Gallensteinen oder bösartigen Tumoren
beruhen. Diese angenommene Grenze ist natürlich eine ganz willkürliche, beruht
auf Erfahrung und hat keinerlei anatomische Gründe als Stütze.

Der vorliegende Fall nahm seinen Verlauf in der üblichen Zeit und zeigte
keine Schmerzen, Aszites, Knoten in der Leber oder allgemeine Toxämie.

Trotz dessen können wir durchaus nicht sicher sein, daß der Anfall nicht auf
Gallensteinen beruhte, besonders da der Kranke schon früher drei ähnliche Anfälle hatte, was uns deutlich an diese Krankheit mahnt. Wenn künftighin innerhalb der nächsten Jahre der Patient eine typische Gallensteinkolik durchmacht,
so wird es dann, wenn wir den Fall retrospektiv betrachten, mehr als wahrscheinlich sein, daß auch die vorliegende Krankheit auf Gallensteinen beruht.

Obwohl die Beziehungen des Alkohols zur Leberzirrhose als mögliche Ursachen der Gelbsucht noch nicht klar sind, so wissen wir doch sicher, daß der
Patient nicht genug Bier getrunken hat, um in die Gefahr einer chronischen
interstitiellen Leberzirrhose zu kommen. Von der Natur und Entwickelung der
Krankheit wissen wir noch so wenig, daß wir keinerlei bestimmte Angaben über
ihre Frühstadien und über ihre Beziehungen zu den hier vorliegenden Symptomen
machen können. Sicher darf man in unserem Falle höchstens vorübergehend an
eine Zirrhose denken.

Verlauf: Am 27. war der Ikterus wesentlich zurückgegangen, und der
Kranke hatte Appetit. Am 18. Juni war die Gelbsucht völlig verschwunden.
Patient hatte seit der Aufnahme 6 Pfd. zugenommen und fühlte sich völlig wohl.

Am 1. September berichtete er, daß er ganz gesund sei und seit Verlassen
des Krankenhauses gearbeitet habe. Sein Gewicht betrage 151 Pfd.

Diagnose: Katarrhalischer Ikterus.

<h3 style="text-align:center">Fall 375.</h3>

Ein 13 jähriger Schulknabe, der früher stets gesund war, suchte den Arzt
mit der Angabe auf, daß er seit zwei Monaten gelb aussehe und hin und wieder
dumpfe Schmerzen in der oberen Gegend des Leibes habe. Bei Beginn der Krankheit hatte er Schüttelfrost und mußte drei Tage viel brechen. Aber diese Symptome sind nicht wiedergekehrt. Das erstemal kam er zu uns am 4. September 1907.

Die Untersuchung ergab tiefen Ikterus; Leber und Milz sind leicht zu
fühlen. Den Untersuchungsbefund stellt die Abbildung 192 dar. Die Ränder
der Milz sind hart, das ganze Organ frei beweglich. Zahl der weißen Blutkörperchen 3800, Hämoglobin 100%. Der gefärbte Blutausstrich ist normal, ebenso
der Urin. Der Stuhl ist nicht weiß. Später wurde festgestellt, daß der Patient
vor einem Jahre ziemlich lange Schüttelfröste und Fieber immer über den
anderen Tag hatte. Patient erhielt flüssige und leicht verdauliche, feste
Nahrung und besserte sich unter dieser Behandlung ganz bedeutend. Vom 7. an
konnte er alles essen, der Ikterus war vom 9. an bedeutend zurückgegangen, und
vom 14. an konnte man keine Verfärbung der Haut oder der Konjunktiven mehr
feststellen. Wegen der Anamnese schien es das beste, ihm dreimal täglich 10 Tage
lang kleine Dosen von Chinin zu geben.

Besprechung: Dieser Kranke hatte nicht die geringsten Klagen, als er zu
uns kam. Seine Eltern wünschten nur zu wissen, warum die Augen gelb wären.
Aber er fühlte sich dabei nicht krank. Das Vorhandensein einer vergrößerten
harten Milz und die Schüttelfröste erinnern uns an Malaria, die nicht selten die
Ursache von Ikterus ist. Und doch hat er augenblicklich sicher keine aktive
Malariainfektion. Ist es möglich, daß der Ikterus der Überrest einer voraus-

gegangenen Malaria ist? Sicher kann bei den schweren Formen der Krankheit der Ikterus weiter fortbestehen, wenn sich Parasiten nicht mehr im peripheren Blut finden, und wenn die Temperatur wieder normal ist. In den leichteren Formen von Tertianainfektionen findet man das nicht, besonders wenn der Anfall nicht heftig genug ist, um große Mengen roter Blutkörperchen zu zerstören und den Hämoglobingehalt herabzusetzen. Der Hämoglobingehalt beträgt volle 100%. Daher bleibt diese Annahme hier unwahrscheinlich.

Gallensteine findet man selten bei Knaben im Alter von 13 Jahren; die Schmerzen, über die er früher klagte, waren niemals so, wie wir sie bei Gallensteinkoliken finden, und die Tatsache, daß der Stuhl niemals entfärbt war, macht

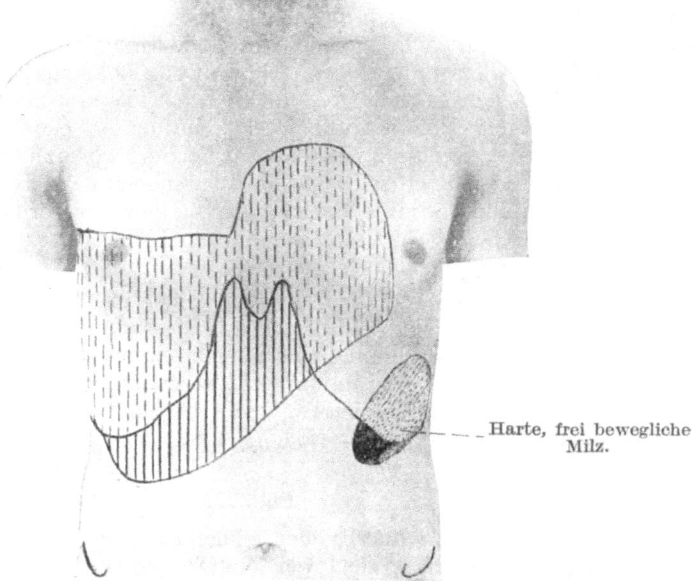

Abb. 192. Untersuchungsergebnis bei einem Falle von zwei Monate anhaltender Gelbsucht.

es gleichfalls wenig wahrscheinlich, daß jemals ein Gallenstein die Gallengänge verschloß.

Katarrhalische Gelbsucht kommt in dem Alter vor, wenn auch nicht häufig. Wenn wir den Ausdruck nur gebrauchen, um einen kurzdauernden Ikterus sporadisch auftretend und unbekannten Ursprungs zu bezeichnen, so fallen sicher derartige Fälle wie unserer mit unter den Begriff, auch wenn Verdauungsstörungen, wie sie einen Gastroduodenalkatarrh begleiten können, nicht vorhanden sind.

Aller Wahrscheinlichkeit nach ist hier die Gelbsucht der Ausdruck einer akuten Infektionskrankheit. Wäre sie epidemisch aufgetreten, so hätte man an die Weilsche Krankheit denken müssen.

Verlauf: Am 16. Oktober kam der Kranke mit der Nachricht zurück, er hätte vor zwei Tagen Fieber und Schüttelfrost gehabt. Der Junge hat bedeutend zugenommen und sieht ganz wohl aus. Die Milz ist noch fühlbar, aber nicht die Leber. Diesmal finden sich Malariaparasiten im Blut. Im Hinblick auf diese Tatsache scheint es im ganzen wahrscheinlich, daß auch die Gelbsucht auf dieser Ursache beruht hatte.

Diagnose: Malaria tertiana.

Fall 376.

Eine 38jährige Hausfrau mit guter Familien- und persönlicher Anamnese kam am 3. September 1907 in das Krankenhaus. Vor sechs Monaten begannen ihre Beschwerden. Sie sagte, sie hätte „eine Kugel im Magen", die sich vom Epigastrium nach dem linken Hypochondrium zu bewege. Anscheinend hat sie andauernd dumpfe Schmerzen in der Gegend des Epigastriums, die nicht ausstrahlen und von wundem Gefühl in der Herzgegend, Appetitlosigkeit, schlechtem Geschmack im Munde, Übelsein und Blähungen nach dem Essen, Verstopfung und gelegentlich Erbrechen der zuletzt genossenen Nahrung begleitet werden. Während des ganzen verflossenen Jahres hatte sie Gelbsucht, die an Intensität wechselte. Sie hatte gelegentlich Schüttelfröste mit heftigem Schweißausbruch und stetiger Zunahme der Gelbsucht mit Verfärbung des Urins. Niemals hat sie plötzlich einsetzende oder heftige Schmerzen gehabt. In dem letzten halben Jahre hat sie 30 Pfd. abgenommen. Wegen der Blähungen kann sie nur wenig schlafen.

Die Untersuchung ergibt eine fette, gelblich verfärbte Frau mit einer unbestimmten Resistenz unter dem Rippenbogen und in der Mittellinie. Die Untersuchung von Puls, Temperatur, Blut und Urin verläuft negativ mit der Ausnahme des Vorhandenseins von Gallenfarbstoffen im Urin.

Besprechung: Hätte hier die Gelbsucht nicht ein halbes Jahr angehalten, so hätte man sie wahrscheinlich als katarrhalisch bezeichnet und sicher hatte man sie auch in den ersten Wochen des Bestehens so genannt. Aber kein Mensch wird behaupten, daß man den Ausdruck katarrhalisch für Fälle anwendet, die ein halbes Jahr anhalten.

Die Schwankungen in der Intensität des Ikterus und das Auftreten von Schüttelfrösten, ohne daß Malariaparasiten im Blute waren, spricht für die Annahme von Gallensteinen. Kann aber jemand Gallensteine ohne irgendwelche Koliken haben oder ohne mehr Schmerzen, als man sie durch die Blähungen erklären kann? Dank der Erfahrung der Chirurgen können wir diese Frage mit Sicherheit bejahen. Kolik ist eine häufige, aber durchaus nicht die absolut notwendige Erscheinung der Cholelithiasis. Der Gewichtsverlust, der bei allen Arten von Gelbsucht vorkommt, ist in den vorhergehenden Fällen besprochen worden, und wir haben gezeigt, daß er an und für sich keinen Wert besitzt. Alter, Geschlecht und die Fettleibigkeit sprechen ebenso für die Annahme von Gallensteinen.

Verlauf: Die Operation am 6. September ergab am unteren Ende des gemeinsamen Gallenganges einen Stein. Im übrigen waren die Gallengänge frei, Leber und Milz nicht verändert. Die Genesung der Patientin ging ungestört von statten. Am 6. Oktober schien sie völlig wohl.

Diagnose: Gallensteine.

Fall 377.

Eine 38jährige Haushälterin, deren Mann an Schwindsucht gestorben war, kam am 20. August 1907 in das Krankenhaus. Seit neun Jahren hat sie häufig Kopfschmerzen mit Erbrechen. Seit zwei Jahren ist sie allmählich an Gewicht und Kräften heruntergekommen. Vor zwei Jahren wog sie 159 Pfd., jetzt 119 Pfd.

Seit drei Monaten leidet sie an Gelbsucht, die an Intensität wechselt; niemals hat sie irgendwelche Schmerzen gehabt. Zwei Stunden nach dem Essen muß sie erbrechen und zwar lediglich die aufgenommene Nahrung. Der Appetit ist gut. Stuhlgang erfolgt unter Zuhilfenahme von Natriumphosphat. Sie schläft gut; ihre gegenwärtigen Klagen lauten auf Schwäche und Gelbsucht.

Die Untersuchung zeigt einen schweren Ikterus. Die Brustorgane sind negativ, die Verhältnisse im Abdomen zeigt die beifolgende Figur (Abb. 193). Urin und Blut sind negativ; die Gerinnungszeit des Blutes beträgt 1 Minute und 5 Sekunden.

Besprechung: Eine allmähliche Gewichts- und Kräfteabnahme im Verlauf von zwei Jahren, die zu einem Ikterus von vierteljährlicher Dauer und von wechselnder Stärke führt und von gelegentlichen Anfällen von Erbrechen begleitet wird, ist ein ziemlich ungewöhnliches klinisches Bild bei einer 38jährigen Frau. Warum ist hier der Gewichtsverlust der Gelbsucht vorausgegangen, wenn nicht irgend eine Art von bösartiger Krankheit vorliegt? Handelte es sich darum, so müßten schon an und für sich deutlichere Zeichen der Krankheit vorhanden sein. Ohne ausgesprochene Magensymptome oder palpablen Tumor können wir nicht sicher eine Diagnose stellen, die für den Patienten eine so schreckliche Bedeutung hat.

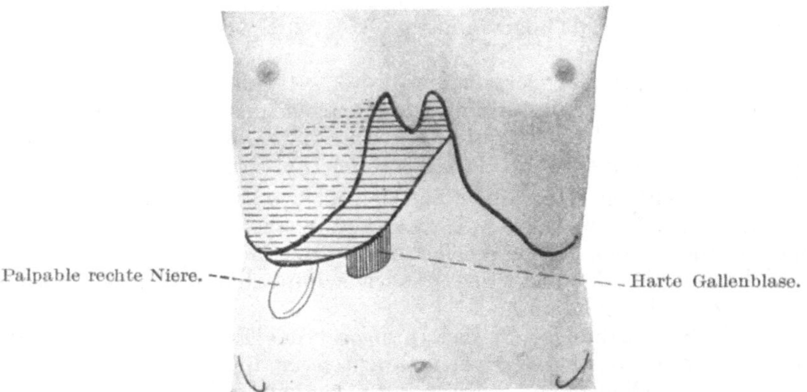

Abb. 193. Untersuchungsergebnis bei einem schmerzlos verlaufenden Falle von drei Monate dauernder Gelbsucht.

Aber der Gedanke an die Möglichkeit eines Karzinoms läßt sich nur schwer verdrängen.

Leberzirrhose oder Syphilis der Leber würde nach so langer Dauer der Krankheit wahrscheinlich ausgesprochenere Symptome zeigen. Unter solchen Verhältnissen, wenn eine Gelbsucht zu lange dauert, um noch als katarrhalisch zu gelten, aber keine der gewöhnlichen schlimmen Zeichen von Krebs, Zirrhose oder Syphilis hervorgerufen hat, zeigt es sich gewöhnlich, daß es sich um Gallensteine handelt. Wir müssen uns dabei vor allen Dingen von diagnostischen Erwägungen leiten lassen. Die direkte Untersuchung hat dabei weniger Wert. Tatsächlich spielt aber bei keiner Art von Krankheit die Anamnese und allgemeine diagnostische Erfahrung eine so große Rolle, als gerade bei Leberkrankheiten. Physikalische Untersuchungen sind hier weniger wichtig als bei den Erkrankungen anderer Organe.

Verlauf: Bei der Operation am 6. September fanden sich mehrere große Steine in der Gallenblase und einer im Ductus cysticus. Ein Grund für die Gelbsucht wurde nicht gefunden. Es fand sich hier keine Schwellung, die sich von dem verlegten Zystikus nach dem Hepatikus oder Choledochus erstreckt hätte, eine Tatsache, die man oft zur Erklärung der Gelbsucht in Anspruch nimmt, wenn die Steine im Ductus cysticus gefunden werden. Eine andere Ursache war nicht auffindbar.

Die Heilung war völlig und dauernd.

Diagnose: Gallensteine.

Fall 378.

Eine 60jährige italienische Witwe mit negativer Familien- und persönlicher Anamnese kam am 9. März 1908 zur Untersuchung. Vor einem Jahre hatte sie Gelbsucht und eine Schwellung in der Lebergegend bemerkt. Nach 14 Tagen verschwand der Ikterus, die Anschwellung hielt aber an und hat an Größe noch zugenommen. Vor sieben Monaten kam die Gelbsucht zurück und ist seither meist vorhanden gewesen. Sie hat nicht viel an Gewicht abgenommen, obwohl der Appetit schlecht ist. Es besteht viel Übelkeit, aber kein Erbrechen. Seit 14 Tagen sind die Füße angeschwollen.

Die Untersuchung zeigte eine tief verfärbte Kranke. Die linke Pupille ist größer als die rechte. Beide reagieren normal. Die Herztätigkeit ist zeitweise an Kraft und Rhythmus unregelmäßig, und über der ganzen Herzgegend hört man ein blasendes, systolisches Geräusch. Der zweite Pulmonalton ist lauter als der Aortenton. Der Herzspitzenstoß liegt im fünften Interkostalraum, gerade außerhalb der Mamillarlinie. Der Puls zeigt eine geringe Spannung. Im übrigen zeigen die Lungen keine Veränderungen. Der Leib ist enorm aufgebläht, zeigt Dämpfung im Epigastrium und in den Flanken, im übrigen klingt er tympanitisch. Der Umfang beträgt 100 cm. Der Nabel ist vorgewölbt, den Leberrand fühlt man leicht $12\frac{1}{2}$ cm unterhalb des Rippenbogens. Die Oberfläche ist glatt, hart, nicht druckschmerzhaft, aber etwas unregelmäßig. Die Leber ist nicht zu palpieren. Es besteht eine beträchtliche weiche Schwellung der Schenkel und der vorderen Bauchwand. Die Gestalt des Leibes läßt eher an eine Zirrhose, als an das Vorhandensein freier Flüssigkeit denken.

Blut und Urin ist normal.

Am 11. wurden durch Punktion 7980 ccm Flüssigkeit entleert. Sie war gallig gefärbt mit einem spez. Gew. von 1009. Das Sediment enthält 60 % Leukozyten und endotheliale Zellen. Nach der Punktion zeigte sich die Oberfläche der Leber glatt, und von dem Leberrand in der Gegend der Gallenblase dehnte sich ein fester, fluktuierender runder Tumor von der Größe eines Apfels nach abwärts, der auf Druck schmerzhaft war (siehe Abb. 194).

Nach der Punktion sammelte sich die Flüssigkeit sehr rasch wieder an. Die Patientin schien sich völlig wohl zu befinden und klagte über nichts.

Am 3. April wurde sie wiederum punktiert und dabei 4920 ccm Flüssigkeit entleert. Die Flüssigkeit verhielt sich im allgemeinen so wie das erstemal. Von da an bestand ein mäßiges, unregelmäßiges Fieber, das als höchsten Punkt zur Nachtzeit 38,4 ° erreichte und morgens zur Norm zurückkehrte. Nach zehn Tagen ließ es nach.

Besprechung: Bei einer Gelbsucht von siebenmonatlicher Dauer, merklicher Lebervergrößerung, Aszites und Anschwellungen der Füße hätten wir keinen Grund, irgendwie an dem Vorhandensein eines malignen Tumors zu zweifeln, bestände nicht die Tatsache, daß die Patientin auch ein vergrößertes und unregelmäßiges Herz hat, das die Zirkulation nicht hinreichend instand halten kann. Aszites und Ödeme können ebenso auf der Herzschwäche wie auf einer bösartigen Erkrankung beruhen. Andererseits ist eine etwa bestehende Unregelmäßigkeit der Leberoberfläche von entscheidender Bedeutung in diesem Zusammenhange, denn wenn sie groß genug ist, um durch die Bauchwand gefühlt zu werden, bedeutet sie praktisch in allen Fällen eins von zwei Dingen, Leberkrebs oder Lebersyphilis. Wenn die erste Untersuchung zutreffend ist, dann hat der Zustand des Herzens wahrscheinlich nichts mit der Wassersucht zu tun.

Bei der Unterscheidung zwischen Krebs und Syphilis müssen wir uns in erster Linie durch diagnostische Erwägungen leiten lassen. Krebs ist bei weitem häufiger die Ursache von Gelbsucht und auch Wassersucht. Das Fehlen einer Milzvergrößerung spricht gleichfalls gegen Syphilis. Weniger wichtig ist das Versagen der Anamnese in bezug auf Syphilis oder das Fehlen von Anzeichen der Krankheit an anderen Teilen des Körpers.

Wenn wir es mit einem Krebs zu tun haben, wo hat er seinen Sitz? Wahrscheinlich nicht in der Lebersubstanz, da Leberkrebs gewöhnlich nur sekundär nach Magenkrebs auftritt. Unsere Kranke war aber frei von Magensymptomen. Hat das Karzinom nicht den Sitz in der Leber, so findet sich die krebsige Ver-

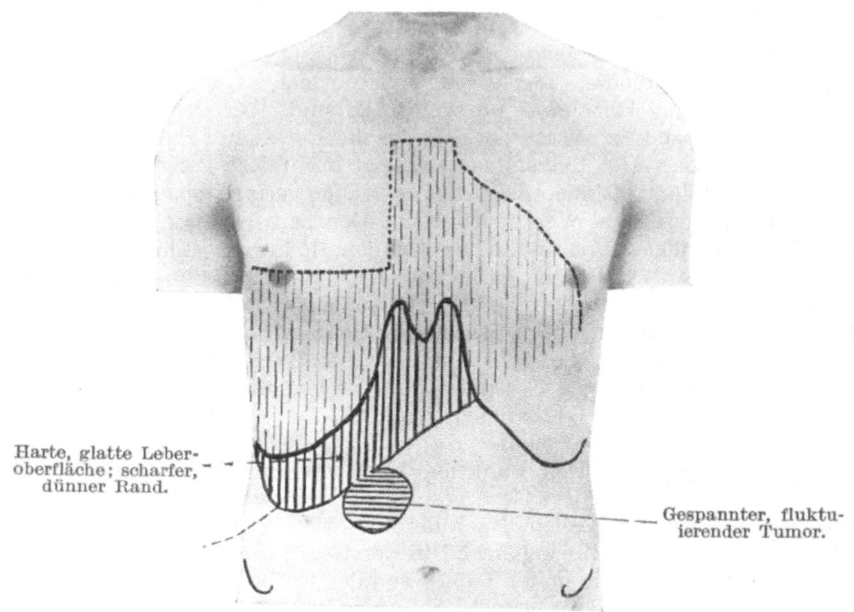

Abb. 194. Untersuchungsergebnis in Fall 378. Gelbsucht seit einem Jahre. Weder Schmerz noch Abmagerung.

änderung, die zu einem Ikterus geführt hat, wahrscheinlich an einem von folgenden drei Punkten:

1. an der Duodenalpapille,
2. am Kopf des Pankreas, wodurch ein Druck auf den Ductus choledochus ausgeübt wird,
3. in der Gallenblase oder den Gallengängen selbst.

Mehr können wir nicht sagen.

Verlauf: Am 12. April, nachdem die Kranke länger als einen Monat im Krankenhause war, hatte sie gar keinen Gewichtsverlust aufzuweisen, und unsere Zuversicht, daß wir mit Krebs die richtige Diagnose gestellt hatten, war etwas erschüttert. Trotzdem wurde am 14. April, da die Kranke nach einer energischen antisyphilitischen Behandlung keinerlei Besserung zeigte, operiert. Dabei fand sich ein Krebs am Pankreaskopf.

Diagnose: Pankreaskrebs.

Fall 379.

Ein 20 jähriger Kellner hatte zuerst im Jahre 1903 nach dem Essen Schmerzen in der Oberbauchgegend, die mit anfallsfreien Zwischenräumen ein bis zwei Monate anhielten. Im Januar 1907 wurden die Schmerzen schlimmer und er erbrach frisches Blut.

Im März 1907 kam er ins Krankenhaus, und man fand eine ausgesprochene Vermehrung der freien Salzsäure, die in Verbindung mit den oben erwähnten Symptomen zu einer Operation führte, wobei sich Adhäsionen am Pylorus und eine beträchtliche Verdickung des Magenpförtners selbst ohne andere Zeichen eines Krebses fanden. Eine hintere Gastroenteroanastomose wurde angelegt. Dem Kranken ging es ausgezeichnet, und frei von Beschwerden konnte er am 7. April 1907 das Krankenhaus verlassen. Ein Jahr später, am 24. April 1908, kam er mit folgender Anamnese ins Krankenhaus zurück:

Vor vier Wochen bekam er plötzlich Gelbsucht, unmittelbar nachdem er einmal Schwefel eingenommen hatte. Seither hat die Gelbsucht angehalten, wenn auch die Verfärbung etwas geringer geworden ist. Zur gleichen Zeit merkte er dumpfe Schmerzen im unteren Teile des Leibes, die seit einer Woche nicht mehr vorhanden waren. Seit 14 Tagen konnte er nicht mehr arbeiten und hat sich lediglich von Milch ernährt. Während der Zeit hatte er leichten Husten mit gelblichem oder grünlichem Auswurf. Er klagt über ziemlich starkes Hautjucken und hat ferner bemerkt, daß der Urin dunkel ist.

Gestern um $\frac{1}{2}4$ Uhr aß er viel zu Mittag; später erbrach er und wurde allmählich bewußtlos, vielleicht als Folge von Morphium, das er am Abend erhalten hatte. Er hat weder Krämpfe, noch Fieber, noch Gewichtsverlust.

Die Untersuchung verläuft negativ; Temperatur, Puls und Atmung sind normal. Es besteht ein ausgesprochener Ikterus. Der Patient ist halb bewußtlos mit erweiterten, nicht reagierenden Pupillen. Die Brustorgane sind negativ. Der Leib ist nicht aufgetrieben, ziemlich fest, tympanitisch. Sonst findet man nichts. Die Leberdämpfung reicht von der fünften Rippe bis zum siebenten Interkostalraum und mißt im senkrechten Durchmesser in der Mamillarlinie 5 cm. Der Urin ist dunkel gefärbt, spez. Gew. 1020, mit einer ganz leichten Spur von Eiweiß. Im Sediment finden sich keine Zylinder, aber in Mengen Leuzin und Tyrosin. Rote Blutkörperchen 9200. Hämoglobin 75%.

Besprechung: Wir wollen erst das zweite Kapitel in dem Falle unseres Kranken besprechen nach seiner Genesung von der Gastroenteroanastomose.

In den frühen Wochen der Gelbsucht hatte man wie gewöhnlich die unsichere und unbefriedigende Diagnose katarrhalische Gelbsucht gestellt und man konnte kaum etwas anderes tun bis zum Auftreten eines anderen, ganz ausgesprochenen und bedrohlichen Symptoms, der eintretenden Bewußtlosigkeit. Keine der leichteren und einer Behandlung zugänglichen Ursachen von Gelbsucht führen zu diesem Symptom. Wir finden es nie in den katarrhalischen Formen, bei Gallensteinen oder malignen Tumoren vor den letzten Stadien. Bei den infektiösen Formen des Ikterus finden wir Stupor fast nur unmittelbar vor dem Tode.

Nur bei zwei Arten von Lebererkrankungen, die von Gelbsucht begleitet werden, zeigt sich Bewußtlosigkeit: bei der Zirrhose und bei der akuten Leberatrophie. Eine von diesen Krankheiten muß hier vorliegen, wenn wir auch keine Anamnese von Alkoholismus haben, wie wir ihn gewöhnlich als wichtigen Faktor bei der Entstehung der Zirrhose finden. Ein anderer Punkt der gegen Zirrhose und für eine akute gelbe Atrophie spricht, ist die schnelle Schrumpfung, die durch die Palpation der Lebergrenzen sicher gestellt ist. Verkleinerung der Leber kann selten während des Lebens nachgewiesen werden. Wenn die Grenzen der Leberdämpfung kleiner als gewöhnlich erscheinen, so beruht das gewöhnlich auf einer Ausdehnung des Kolons, das die Leber nach rückwärts schiebt und so der Palpation unzugänglich macht.

In unserem Falle wurde aber die Dämpfungszone immer und immer wieder gemessen und zeigte ganz deutlich eine fortschreitende Verkleinerung. Diese Tatsache in Verbindung mit dem schweren Ikterus, dem zunehmenden Koma und dem Vorhandensein von Leuzin und Tyrosin im Urin läßt uns mit ziemlicher Sicherheit das Vorhandensein einer schnell fortschreitenden Leberatrophie annehmen. Ein Hinweis auf die Ätiologie war nicht zu erlangen. Der Patient hatte weder Chloroform bekommen, noch Phosphor in irgendwelcher Form zu sich genommen.

Verlauf: Am Morgen des 26. betrug der senkrechte Durchmesser der Leberdämpfung nur $4\frac{1}{4}$ cm, die Gelbsucht hatte bedeutend abgenommen. Der Kranke war andauernd halb komatös. Am Nachmittage des 26. kam es zu einem Lungenödem, und er starb.

Die Autopsie ergab akute gelbe Atrophie der Leber, alte Tuberkulose der rechten Lunge und der bronchialen Lymphdrüsen sowie eine akute Degeneration der Nieren.

Diagnose: Akute gelbe Leberatrophie.

Tabelle XX. Gelbsucht. Symptome.

Ursache	Begünstigende Umstände	Begleitende lokale Erscheinungen	Allgemeine Erscheinungen	Besserung
Sepsis	Schwere Infektion	Hängt von der Art der Infektion ab	Fieber, Leukozytose (gewöhnlich), Schüttelfrost, Anämie	Drainage, Zeit
Gallensteine	Alte, fette Frauen, Typhus	Gallenkolik oft, Druckschmerz oft, Gallenblasenvergrößerung oft	Schüttelfrost oft, Fieber oft, Abmagerung oft	Durchtritt des Steines, Operation
„Katarrhalische Gelbsucht"	?	Manchmal Leberschwellung	Depression, langsamer Puls	Tonika, (unter 6 Wochen Dauer)
Leberkrebs	Früher Magenkrebs	Vergrößerte knotige Leber, Magentumor (?)	Abmagerung, Fieber, Anämie	0
Leberzirrhose	Alkoholismus	Leber gewöhnlich vergrößert, Pfortaderstauung, Milztumor	Abmagerung, Anämie	Punktion, Operation (?)
Krebs der Gallengänge u. Gallenblase, des Pankreas oder Duodenums	Im späten, mittleren Alter	Große Gallenblase	Abmagerung, Anämie	0

23. Kapitel.

Nervosität.

Der Gebrauch dieses Wortes ist so unbestimmt und mannigfaltig, daß man durch ihn ernstlich irre geführt werden kann, wenn man nicht durch Hin- und Herfragen bei dem Patienten erst feststellt, was er selbst unter „Nervosität" versteht. So kann z. B. Nervosität sein:

1. Motorisch, ganz oder zum großen Teile. Der Patient hat, wie man sagt, keine Ruhe, er ist nicht imstande, stille zu halten, oder die Bewegungen irgend eines Körperteiles zu kontrollieren, wie bei Chorea, bei den gewohnheitsmäßigen choreatischen Bewegungen und Muskelzuckungen, die man bei nervösen Leuten so häufig findet. Auch der Tremor der allgemeinen Paralyse und der Basedowschen Krankheit wird oft von Patienten als „nervös" bezeichnet.
2. Sensorisch: Wenn Leute bei einem leichten Geräusch auffahren, wenn sie abnorm empfindlich gegen Licht, gegen Geruchs- oder Tastempfindungen sind, so nennen sie sich oft „nervös".
3. Psychisch: Vielleicht am häufigsten wird das Wort Nervosität in Verbindung mit den verschiedensten, hauptsächlich psychischen Erscheinungen gebraucht, wie Verlust der Selbstkontrolle, leichte Erregbarkeit, Furchtsamkeit, grundlose, vorübergehende Depression und Reizbarkeit.
4. Viszerale und sekretorische Neurosen findet man oft in Verbindung mit der einen oder anderen oben erwähnten Art; sie können den hervorstechenden Teil des klinischen Bildes ausmachen, aber sie werden gewöhnlich vom Patienten selbst „nicht" als Nervosität bezeichnet. Der Patient neigt mehr dazu, sie für eine mehr oder minder ernste organische Erkrankung zu halten.

Erklärung der Nervosität.

Der wichtigste Punkt ist der, daß ganz die gleichen nervösen Symptome mit oder ohne organische Erkrankung im Hintergrunde auftreten können. Ein Kranker, der an Arteriosklerose oder chronischer Glomerulonephritis leidet, kann typische Symptome von Hysterie oder Neurasthenie darbieten, und diese können so vorstechend und beherrschend sein, daß man leicht eine gründliche Untersuchung nach anderen Veränderungen im Hintergrunde versäumt.

Irrtümer können sich dabei besonders leicht bei Personen nach dem vierzigsten Lebensjahre ereignen. Wenn Nervosität irgendwelcher Art das erstemal nach dem 40. Lebensjahre auftritt bei einem Patienten, der früher niemals ähnliche Sachen durchgemacht hat, so erweist sich die Diagnose auf Neurasthenie oder Hysterie gewöhnlich als falsch oder mindestens völlig ungenügend und führt uns zur Stellung einer falschen Prognose und zur Einleitung einer falschen Behandlung.

Bei jüngeren Leuten wird Nervosität oft falsch als hinreichende Diagnose aufgefaßt, während sie tatsächlich nur der Ausdruck einer zugrunde liegenden Lungentuberkulose ist. Eine große Anzahl von Fällen, die als nervöse Dyspepsie oder Blässe und Anämie herumlaufen, erweisen sich als die frühesten Stadien von Tuberkulose.

Andere Irrtumsmöglichkeiten werden in den folgenden Fällen mitgeteilt.

Fall 380.

Ein 24 jähriges russisches Stubenmädchen mit guter Familienanamnese kam am 27. April 1907 in das Krankenhaus. Sie war nie sehr stark und hatte stets Kopfschmerzen und Beschwerden bei der Regel. Diese Beschwerden sind jetzt genau so störend wie früher. In der letzten Zeit wurde sie schwach und kam herunter. Vor 14 Tagen wurde sie wegen Hämorrhoiden operiert. Seither zeigt sie ziemlich starke Nervosität mit Schmerzen in verschiedenen Teilen des Körpers („Schmerzen überall"), Druck in der Herzgegend, Aufstoßen von Gas, Trockenheit im Munde und häufige Entleerung eines blassen Urins. Der Appetit ist schlecht, Stuhlgang regelmäßig.

Die Patientin sieht zyanotisch aus. Bei der Aufnahme ins Krankenhaus brachte ihr andauerndes nervöses Erbrechen, ihre krampfhaften Schüttelfröste und ihr Schreien die ganze Station in Unruhe.

Die Untersuchung der Organe verlief negativ. Die Temperatur ist aus der beifolgenden Kurve (Abb. 195) ersichtlich.

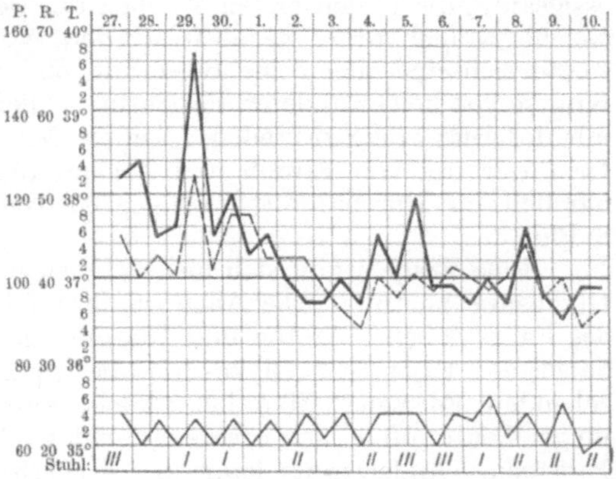

Abb. 195. Temperaturkurve zu Fall 380.

Besprechung: Offenbar haben wir es mit einer Psychoneurose zu tun. Aber sind wir sicher, daß sonst nichts dahinter steckt? Wir haben mitgeteilt, daß die Untersuchung der Organe negativ verlief, aber nicht immer schließt sie auch die Untersuchung von Blut und Urin ein. Unter den Möglichkeiten, die lediglich gerade dadurch ausgeschlossen werden können, finden wir folgende:

1. Chlorose,
2. Trichinose,
3. Tuberkulose, vielleicht mit Beteiligung des Urogenitaltraktes,
4. Nephritis,
5. Basedowsche Krankheit,
6. Diabetes,
7. Chronische Vergiftung, durch Antifebrin und andere Medikamente.

Chlorose könnte ganz ähnliche Symptome hervorrufen, kann aber durch die Blutuntersuchung leicht ausgeschlossen werden.

Trichinose, an die man wegen der weitverbreiteten Schmerzen denken mußte, können wir nicht positiv ausschließen, da weder in der Muskulatur noch im Venenblute nach Embryonen gesucht worden war. Das Blut zeigte keine Eosinophilie, und wir standen von weiteren Untersuchungen deswegen ab, weil sich bald eine viel häufigere Erkrankung als Ursache der Beschwerden zeigte.

Der Urin ergab nichts, was die Vermutung einer Urogenitaltuberkulose rechtfertigte. Lungentuberkulose kann sicher beträchtliche Zeit bestehen, ohne daß wir in den Lungen irgendwelche Hinweise dafür finden. Auch in unserem Falle konnten wir keine derartigen Erscheinungen feststellen, aber wir konnten auch durchaus nicht ein Frühstadium dieser Krankheit ausschließen.

Nephritis, medikamentöse Vergiftung und Basedow ließen sich leicht durch die Anamnese sowie Untersuchung von Blut und Urin ausschließen.

Als wir den Urin auf Zucker untersucht hatten, hatten wir gleich die Ursache aller Erscheinungen der „Nervosität" unserer Kranken.

Verlauf: Der Urin betrug zur Zeit der Aufnahme in 24 Stunden 1200 ccm, spez. Gew. 1028, 4% Zucker, 0,2% Eiweiß. Im Sediment fand sich viel Eiter, aber keine Zylinder. Die Kranke bekam Paraldehyd und Natrium bromatum, worauf sie vom 2. Mai an viel ruhiger wurde und selbst sagte, sie fühle sich besser als seit Monaten. Unter entsprechender Diät wurde in acht Tagen der Urin zuckerfrei. Das Gewicht stieg von 112 auf 121 Pfd., und Azeton und Diazetessigsäure, die in den ersten Wochen der Behandlung und so lange noch irgendwelche Kohlehydrate gegeben wurden, vorhanden waren, verschwanden. Es zeigte sich eine allgemeine Besserung und vom 19. Mai ab unterschied sich die Kranke von keiner anderen Patientin, schlief ruhig und ohne Schlafmittel und war mit der Diät völlig zufrieden. Am 22. Mai wurde sie nach Hause entlassen, der Urin war frei von Eiweiß und Zucker, aber an Menge noch immer vermehrt, nämlich im Durchschnitt 2400—3300 ccm. Gewichtszunahme in 16 Tagen 8 Pfd.

Eine Frage ergibt sich hier: Haben wir es mit Diabetes oder nur mit einer Glykosurie zu tun? Die Antwort darauf kann uns nur die weitere Verfolgung des Falles geben. Azeton und Diazetessigsäure erscheinen häufiger in den langdauernden Fällen von Glykosurie, die wir Diabetes nennen, als bei den vorübergehenden Formen. Man kann nicht zweifeln, daß neurotische, zartbesaitete junge Leute öfter an vorübergehender Glykosurie leiden, als phlegmatische Personen. Andererseits kann die Nervosität nur symptomatisch sein, eher die Folge als die Ursache.

Es fällt auf, daß sich im Urin reichlich Eiter fand. Ein solcher Befund muß stets weiter verfolgt werden, und das erste, was wir tun müssen, ist, festzustellen, ob der Eiter aus dem Urin oder aus der Scheide kommt. In unserem Falle zeigte eine mit dem Katheter entnommene Urinprobe keinen Eiter, während der freigelassene Urin solchen enthielt. Infolgedessen verfolgte man die Sache nicht weiter, und mit der Abnahme des Zuckers verschwand auch der Eiter.

Diagnose: Diabetes mellitus.

Fall 381.

Eine verheiratete 40jährige irische Frau mit ausgezeichneter Familienanamnese kam am 17. September 1907 in das Krankenhaus. Sie ist ihr ganzes Leben lang nervös gewesen, besonders seit dem 17. Jahre. Sie ist sehr leicht betrübt und erschreckt und hat viele Schwächeanfälle. Im letzten Winter fühlte sie unter der rechten Brust und in der rechten Seite des Rückens einen Schmerz, der bei tiefer Einatmung sehr scharf war. Dies dauerte einen Monat. Wenn sie aufgeregt ist, schreit sie sehr leicht. Sie hat mit 23 Jahren geheiratet und hat neun Kinder. Die letzte Regel war vor neun Monaten. Sie trinkt täglich sechs Tassen Tee, aber keinen Alkohol. Seit der Erkrankung ihres Mannes im letzten Januar hat sie sehr viel arbeiten müssen, sie vermietete Zimmer und sorgte dadurch für ihre Kinder. Die letzten zwei Monate war sie besonders nervös und fühlt sich, am Morgen mehr als am Abend, sehr müde. Sie schläft sehr schlecht und hat das Gefühl, als ob das Essen an der Spitze des Brustbeins stecken und dort wie ein schweres Gewicht sitzen bliebe. Die letzte Woche hat sie alles ausgebrochen, was sie zu sich nahm, obwohl sie nur Milch und schwachen Tee genoß. Später hatte sie keine Schmerzen, mit Ausnahme eines Gefühls von Kälte zwischen den Schulterblättern. Der Appetit geht an. Stuhl ein- oder zweimal täglich. Wenn sie aufgeregt ist, muß sie sehr oft Wasser lassen. Sie hat Husten mit wenig weißlichem Auswurf.

Bei der Untersuchung sind die Pupillen etwas unregelmäßig, reagieren aber normal; die Zunge wird gerade herausgestreckt und zeigt einen ausgesprochenen Tremor. Der Hals ist gerötet mit atrophischer Schleimhaut, Herz ohne Veränderungen mit Ausnahme einer leichten Akzentuierung des zweiten Aortentones. Die Lunge zeigt leicht verschärfte Atmung an der Lungenspitze und gelegentlich verstreute Rasselgeräusche. Der Leib wird ziemlich steif gehalten, ist aber sonst ohne Befund mit Ausnahme einer Anschwellung, die sich von der linken Spina superior anterior nach der Symphyse zu erstreckt und durch Husten leicht vorgewölbt wird. Durch Druck läßt sie sich leicht zurückbringen.

Besprechung: Da diese Frau seit neun Monaten keine Regel mehr hat, aber offenbar nicht schwanger ist, so ist unser erster Gedanke, daß die Symptome Folgen der Menopause sind. Es ist dies eine sehr häufige, aber gefährliche Erklärung für eine große Menge der verschiedensten Symptome. Man sollte eine solche Diagnose nie stellen, bis jede andere Möglichkeit ausgeschlossen ist. Außerdem sind die vasomotorischen Symptome, die man gewöhnlich als Teilerscheinung bei den Störungen im Klimakterium findet, in unserem Falle gar nicht ausgesprochen. Nur das häufige, nervöse Urinlassen läßt daran denken. Vor einigen Jahren war es Mode, eine große Anzahl von Schwächezuständen als Folge von Teemißbrauch zu erklären, besonders wenn der Arzt triumphierend darauf hinwies, daß der Kranke seinen Teetopf beständig im Ofen hatte und den Tag über hin und wieder davon trank, so daß er die volle Wirkung einer starken Tanninabkochung genießen konnte. In 11 Jahren poliklinischer Tätigkeit und in vier Jahren, in denen ich auf einer Frauenstation arbeitete, habe ich nur weniger als ein halbes Dutzend von Fällen gesehen, die wirklich auf den Mißbrauch von Tee zurückgeführt werden konnten. Zweifellos kann oft dadurch Schaden entstehen, wenn die Nahrungsaufnahme darunter leidet, und in unserem Falle muß man gerade daran denken. Auch die Überarbeitung kann eine Ursache des Zusammenbruches sein. Die in dem letzten Abschnitt besprochenen Annahmen können nicht sicher zurückgewiesen werden, dagegen aber spricht folgende Betrachtung:

Die Überarbeitung und das Teetrinken haben viele Jahre angedauert, die Erscheinungen bestehen jetzt weniger als ein Jahr. Warum soll der Zusammenbruch gerade jetzt erfolgen, wo sich die Patientin doch schon seit Jahren überanstrengt hat und ebensolange ohne ersichtlichen Schaden Tee trinkt? Irgend ein neuer bestimmender Faktor muß hier noch dazu gekommen sein, derselbe Faktor, glaube ich, der zu den meisten anscheinend grundlosen Dyspepsien und Abmagerungszuständen führt, die wir gern auf diese und jene Nahrung, auf Überanstrengung oder chronische Erkrankung zurückführen. In einer großen Anzahl derartiger Fälle kommt später eine Tuberkulose zutage. In vielen anderen wird sie durch die Kraft des Patienten überwunden, während wir uns einbilden, wir hätten die Dyspepsie oder die Schwäche durch irgend eines unserer Mittel bekämpft.

Die Lungenerscheinungen sind in unserem Falle in der Tat sehr gering. Wären die Veränderungen auf der rechten Spitze, so würde man überhaupt keinen Wert darauf legen können, aber an der linken Spitze sind selbst die geringsten Veränderungen von Wichtigkeit, wenn sie nicht durch irgendwelche Veränderungen am Herzen oder den Bauchorganen erklärt werden. Selbst so geringe Veränderungen, wie sie hier vorliegen, müssen uns dazu führen, den Patienten sehr sorgfältig und gewissenhaft zu beobachten, die Lungen, den Auswurf und die Temperatur zu untersuchen. Wenn wir so alles Mögliche getan haben, und der Zustand der Lungen bleibt uns noch immer zweifelhaft, wir sind aber unterdes zu keiner anderen Diagnose gelangt, so sollten wir einen solchen Fall als Tuberkulose behandeln.

Verlauf: Einige Tage lang konnten wir kein Sputum erlangen, aber bei der ersten Untersuchung geeigneten Auswurfes wurden Tuberkelbazillen gefunden. Die linksseitige Inguinalhernie wurde durch ein entsprechendes Bruchband zurückgehalten.

Diagnose: Phthise.

Fall 382.

Eine 18jährige Telephonistin kam am 27. September 1907 in das Krankenhaus. Ein Bruder von 15 Geschwistern soll Lungenschwindsucht haben. Die zwei Großväter und eine Großmutter starben an Phthise, die letzte vor zehn Jahren. Die Patientin war immer kräftig und gesund.

Vor acht Jahren hatte sie Typhus, vor vier Jahren Masern, woran sich eine Operation am Warzenfortsatz anschloß. Das Gehör ist ausgezeichnet. Die Menstruation war die letzten zwei bis drei Jahre unregelmäßig und mit Schmerzen verknüpft, so daß sie jeden Monat zwei bis drei Tage zu Bett liegen muß. Neuerdings ist sie deshalb behandelt und kurettiert worden.

Seit ihrer frühen Kindheit war der Appetit schlecht, und sie klagt über Verstopfung, Übelbefinden und Sodbrennen am Morgen, ganz gleich, was sie ißt und wann sie die Nahrung zu sich nimmt; alle zwei bis fünf Wochen hat sie Migräne.

Vor acht Wochen wurde sie, als sie früh aufstand, ohnmächtig und konnte den Tag nicht zur Arbeit gehen. Nachdem sie am nächsten Tage wieder tätig war, mußte sie sich zu Bett legen und hütete es seither, wobei sie Tag und Nacht (?) alle 15 Minuten brach. Es wurde deshalb die rektale Ernährung eingeleitet; sie hat keine bestimmten Schmerzen, aber dem Brechen geht ein wundes Gefühl im Epigastrium vorher. Die ersten drei Tage hat sie manchmal nicht gesehen. Sie kann Personen gar nicht oder nicht mehr als deren Umrisse erkennen. Auch das Selbstbewußtsein ist allmählich verloren gegangen, und ein langsames Sprechen ist aufgetreten.

Bei der Untersuchung zeigt sich eine ziemlich gut genährte Kranke mit trockener, spröder Haut. Die Pupillen sind stark erweitert, aber reagieren normal. Brust- und Bauchorgane zeigen keine Veränderung. Bei dem Versuch, den Magenschlauch einzuführen, wehrte sich die Patientin heftig und riß ihn heraus. Endlich gelang doch die Einführung und man fand nüchtern Rückstände aus Schleim und weißem Schaum, aber keine Nahrung. Bei der Probemahlzeit fanden sich keine freie HCl, keine Milchsäure, kein Blut. Die Aufblähung zeigte keine Vergrößerung des Magens. Die Untersuchung der Augen ergab eine Neuritis optica am rechten Auge, zahlreiche kleine Hämorrhagien um die Papille und eine etwas größere im linken Auge nahe dem Sehnerven. Der Urin war negativ und ebenso das Blut.

Während der ersten zwei Tage des Krankenhausaufenthaltes brach die Kranke vier- oder fünfmal, darauf nur noch sehr selten. Das Erbrochene bestand aus farblosem Schleim. Alle sechs Stunden erhielt die Patientin Kochsalzeinläufe von je $\frac{1}{4}$ l, die gut behalten wurden. Die Haut wurde darauf bald weniger trocken.

Die ersten Tage bekam sie dann Milch mit Kalkwasser in kleinen Mengen, darauf Mehlsuppen und Graupenschleim. Vom 1. Oktober an wurden Eier zugefügt, und vom 10. an konnte sie alle Nahrung genießen, so daß man die Einläufe weglassen konnte.

Am 1. Oktober klagte die Patientin über ein Gefühl von Eingeschlafensein unterhalb des Gürtels, später über das gleiche Gefühl am ganzen Körper, aber es fand sich keine Veränderung der Schmerzempfindung. Sie hatte einen hysterischen Anfall mit Muskelzittern, worauf sich Muskelsteifigkeit und leichter Opisthotonus einstellte. Die Patientin schien ungleichmäßig in der Stimmung und sprach zeitweise sehr leise. Am 6. war das Sehvermögen wieder völlig hergestellt und der Appetit ausgezeichnet. Sie fühlte sich recht wohl und dankte andauernd ihren Pflegern.

Am 9. Oktober wurde ein Tumor bemerkt, der oberhalb der Schamgegend begann und sich bis zum Nabel herauf erstreckte. Mit dem Katheter wurden 2550 ccm hochgestellten Urins mit einem starken Sediment entleert. 11 Stunden später entleerte man auf gleiche Weise 1770 ccm. Damals sagte sie, sie könne ihre Beine nicht bewegen, und wurde ins Bett gebracht. Bald darauf erfolgte unwillkürliche Stuhlentleerung.

Am 13. ging es ihr etwas besser, aber sie konnte angeblich nur ganz leise flüstern. Es entwickelte sich dann eine Rektovaginalfistel.

Am 17. Oktober begann wiederum das Erbrechen und zu gleicher Zeit stellte sich Zyanose mit erschwerter Atmung ein. Am gleichen Tage hörte man Trachealrasseln. Die Kranke schien zu schwach, um sich zu räuspern. Unter Strychnin und Atropin ging der Anfall vorüber, und sie atmete normal, obwohl sie andauernd in kleinen Mengen erbrach, und der Puls nicht gerade sehr gut war.

Die Diagnose eines zu Rate gezogenen Neurologen lautete am 17. Oktober auf Hysterie in Verbindung mit irgend einer toxischen Schädigung.

Besprechung: Das Auftreten des leisen Sprechens ist ein ungewöhnliches Symptom, was immer unsere Aufmerksamkeit wachrufen muß. Man findet es bei Myxödem und in Fällen von Depressions- und melancholischen Zuständen, bei der multiplen Sklerose und gelegentlich auch bei der Hysterie. Bei der multiplen Sklerose tritt es zusammen mit Nystagmus, vermehrten Reflexen und Intentionstremor auf, was hier alles nicht vorlag. Das Mädchen war selten deprimiert oder hysterisch erregt und zeigte kein Symptom von Myxödem. Die Magensymptome waren sehr ausgesprochen und hatten vor der Aufnahme ins Krankenhaus zur Diagnose eines Magengeschwürs geführt. Das schnelle Verschwinden unter entsprechender Behandlung und das Fehlen jeglicher Blutungen aus Magen oder Darm, das Fehlen von Stauung machten es aber klar, daß zurzeit ihre Hauptbeschwerden nicht darauf zurückzuführen waren.

Hysterie taucht natürlich vor uns auf, bei einer Kranken, die Muskelzittern und Opisthotonus zeigt, die reizbar und ärgerlich ist und viel unter unerklärlichen Erbrechen leidet. Aber der Zustand des Augenhintergrundes kann so nicht erklärt werden trotz des Ausspruches des Neurologen. Was ist also die Ursache der Neuritis optica und der Netzhautblutungen?

Hirntumor könnte das Erbrechen und die psychischen Störungen erklären. Wir erwarten dann aber Kopfschmerzen, Schwindel und irgendwelche Herdsymptome, lokalisierte Lähmung, Spasmen, Anästhesie, irgend eine Art von Aphasie, Astereognosie. Für Meningitis haben wir keinen Hinweis, und nichts spricht mit Bestimmtheit für Syphilis.

Nephritis ist die einzige ziemlich häufige Ursache von Netzhautblutungen mit oder ohne Neuritis optica, aber dafür sprach bei der Aufnahme weder der Zustand des Herzens noch das Verhalten des Urins. Später war die Urinentleerung häufig und so unwillkürlich, daß nicht aller zur Untersuchung gesammelt werden konnte. Der weitere Verlauf zeigt, daß eine derartige Untersuchung gerade hier von der größten Wichtigkeit gewesen wäre.

Verlauf: Nach wenigen Tagen begann Fieber von 37,2⁰—38,4⁰, das bis zu ihrem Tode am 21. anhielt.

Die Autopsie ergab eine chronische Nephritis mit Vereiterung, eine ausgedehnte Bronchopneumonie und eine alte Tuberkulose der mesenterialen Lymphdrüsen. Magen, Gehirn und Rückenmark waren normal.

Dieser Fall hat mir ganz deutlich die Gefahren gezeigt, die in der Diagnose einer „Hysterie'' liegen. Das ist der vierte Fall, den ich kenne, der unter dieser Diagnose starb. In zwei von den Fällen fand man bei der Autopsie nichts, und wir können, wenn wir so wollen, dies als eine Bestätigung der Diagnose betrachten; aber wenn wir von Hysterie sprechen, so meinen wir gewöhnlich eine Krankheit, die nicht in sich selbst und ohne Unterernährung (wie bei der Anorexia nervosa) tödlich enden kann. Nach meiner Meinung sind diese Fälle nur Beweise unseres diagnostischen Nichtkönnens.

Diagnose: Eitrige Nephritis.

Fall 383.

Eine 60 jährige Witwe kam am 9. Oktober 1907 zur ersten Untersuchung. Sie war in der Poliklinik wegen einer Neurastenie behandelt worden. Sie war stets gesund mit der Ausnahme, daß sie 11 Fehlgeburten hatte, die sie darauf zurückführt, daß sie während der Schwangerschaft geritten ist. Sie hat fünf lebende Kinder, die alle gesund sind.

Im letzten Herbst hatte sie einen Anfall und war eine Woche im Krankenhaus. Im März 1907 fiel sie im Hausflur in ein Loch, schlug sich den Fuß und die rechte Seite auf und hat seither gelegentlich Schmerzen in der rechten Brustseite, manchmal so heftig, daß sie ihre Taille öffnen mußte.

Seit sieben Wochen hat sie häufig Übelkeit und ist außerordentlich nervös. Vor fünf Wochen wurde sie in der Poliklinik untersucht und man sagte ihr, sie sei einfach nervös. Eine Woche später wurde die rechte Brustseite punktiert und es wurden dabei $2\frac{1}{2}$ l blutiger Flüssigkeit entleert. Sechs Tage später wurde die gleiche Menge ähnlicher Flüssigkeit abgenommen.

Bei der Untersuchung zeigt sich eine Patientin in ausgezeichnetem Ernährungszustande, etwas fett, das Gesicht gerötet, Schleimhäute von guter Farbe. Lippen und Fingerspitzen waren leicht zyanotisch. Der Herzspitzenstoß liegt im achten Interkostalraum, hinter der vorderen Axillarlinie, 16 cm nach links von der Mittellinie. Die rechte Herzgrenze konnte nicht sicher festgestellt werden. Die Töne waren normal. Die ganze rechte Brustseite zeigte Schallabschwächung mit verringerter Dämpfung in ihrer unteren Hälfte; dabei bestand rasche, kurze Atmung. Die Atmungsgeräusche sind unbestimmt, Stimm- und Pektoralfremitus fehlt, mit Ausnahme an der Spitze. Die linke Lunge scheint normal zu sein. Sonst verläuft die Untersuchung negativ, auch mit Einschluß von Blut und Urin. Die Brust wurde sofort punktiert, und dabei wurden 2030 ccm blutiger Flüssigkeit mit einem spezifischen Gewicht von 1019 entleert. Die Differentialzählung ergab 97% Lymphozyten, 3% Endothelialzellen. Tuberkelbazillen wurden nicht nachgewiesen. Auf den gewöhnlichen Nährböden blieb die Flüssigkeit steril, und ein Meerschweinchen, das damit geimpft wurde, zeigte nach sechs Wochen keine Erkrankung. In vier Tagen hatte sich die Flüssigkeit wieder angehäuft, und bis zum 9. November mußte die Punktion alle vier Tage wiederholt werden.

Besprechung: Mit Ausnahme des Alters der Patientin ist, wenn man die Anamnese durchgeht und die Kranke nicht untersucht hat, die Annahme einer traumatischen Neurose, die von dem Unfall im März 1907 herrührt, ganz angemessen. Nach meiner Erfahrung ist es aber stets unsicher, die Diagnose auf irgend eine Art von Neurose zu stellen, wenn die Symptome erst nach dem fünfzigsten Lebensjahre auftreten. Niemals habe ich eine derartige Diagnose bestätigt gefunden. Die geistigen Eigenschaften der Kranken waren wirklich so, wie man sie häufig in Verbindung mit Neurosen findet, aber Diagnosen, die sich allein auf psychische Eigentümlichkeiten stützen, sind gewöhnlich unsicher, selbst auf dem Gebiete der reinen Psychiatrie, noch viel mehr auf anderen.

Nach der Punktion der Brusthöhle glaubten wir, daß die Kranke an einer Pleuritis der gewöhnlichen tuberkulösen Art litt. Aber selbst noch vor der Auszählung hätten wir doch etwas Ernsteres vermuten müssen. Gewöhnliche tuberkulöse Ergüsse (d. h. 99% aller serösen Ergüsse, die wir antreffen) sind selten bösartig und sammeln sich selten in sechs Tagen wieder an. In der Mehrzahl der Fälle genügt eine Punktion. Blutig gefärbte Ergüsse deuten nicht auf Tuberkulose hin, trotz der immer wiederholten derartigen Behauptungen in vielen Lehrbüchern.

Das Alter der Kranken und die schnelle Wiederanhäufung der sanguinolenten Flüssigkeit müßten uns sofort auf die Diagnose einer bösartigen Erkrankung des Thorax, der Lungen oder der Mediastinaldrüsen bringen. Zweifellos mag es eine Zeit gegeben haben (bevor sich Flüssigkeit in der Brusthöhle eingefunden hatte), wo die Diagnose schwer oder unmöglich war, und wo die psychischen Eigentümlichkeiten genügten, um die Diagnose auf eine Neurose, wenn auch nicht zu entschuldigen, so doch zu erklären. Damals hätte man meiner Meinung nach sagen müssen: „Wir wissen nichts.“

Verlauf: Die Röntgenuntersuchung zeigte einen diffusen Schatten über der ganzen rechten Brustseite und eine unerklärte Masse am linken Lungenhilus. Die Patientin litt an häufiger Atemnot, die durch Morphium, Amylnitrit und Sauerstoffeinatmung mehr oder minder gebessert wurde.

Die Autopsie ergab ein Endotheliom der Pleura mit Übergreifen auf das Perikard, das Zwerchfell, die Bronchien und die retroperitonealen Lymphdrüsen, Leber, Magen und linke Nebenniere, akute serofibrinöse Perikarditis und allgemeine Arteriosklerose.

Diagnose: Tumor der Pleura.

Fall 384.

Eine 33 jährige Hausfrau kam am 4. November 1907 das erstemal ins Krankenhaus. Eine Schwester von ihr starb an Schwindsucht. Im übrigen ist die Familienanamnese ganz ausgezeichnet, und sie selbst war niemals krank bis vor fünf Jahren, wo sie ein Wochenbettfieber durchmachte, aber in drei Monaten völlig gesund wurde. Vor 1¼ Jahren brachte sie nach normaler Schwangerschaft ein Kind zur Welt; während der Schwangerschaft hat sie sich ausgezeichnet gefühlt; unmittelbar nachher wurde sie nervös, hatte Anfälle von Zittern und Ruhelosigkeit, die etwa eine Stunde anhielten und ein- bis zweimal am Tage auftraten. Diese Symptome hielten etwa vier Monate an. Das Kind, das sich an der Brust ausgezeichnet wohl befunden hatte, wurde abgesetzt. Während dieser Zeit litt sie unter heftigem Brennen beim Wasserlassen, aber seit der Entwöhnung des Kindes hat sie diese Beschwerden nicht mehr gehabt.

Vor vier Monaten bekam sie plötzlich nach einem Diätfehler schwere Diarrhöe mit vier bis fünf wäßrigen Entleerungen am Tage und fünf bis sechs in der Nacht. Diese Durchfälle hielten bis vor 14 Tagen an, wo sie durch Opium gebessert wurden; die letzten zwei Tage hatte sie keinen Stuhlgang. Die letzten fünf Wochen lag sie zu Bett, klagte besonders über Schwindelgefühl, Schwäche, Kopfschmerzen und Trockenheit im Munde. Seit 14 Tagen hat sie Husten und wirft ziemlich reichlich grünlichen Schleim aus.

Den Verlauf der Temperatur zeigt die beifolgende Kurve (Abb. 196).

Die Kranke ist blaß, abgemagert, die Zunge feucht und am vorderen Rand leicht wund. Mund und Rachen sind sonst normal. Über der ganzen Herzgegend hört man ein systolisches Geräusch, am lautesten in der Pulmonalgegend, im übrigen ist das Herz ohne Veränderungen. Lungen, Leber, Reflexe normal. Es besteht eine leichte, rechtkonvexe Skoliose der Brustwirbelsäule. Die Untersuchung der Bauchorgane verläuft ergebnislos, das gleiche gilt für den Urin.

Besprechung: Die Familienanamnese, die Verkrümmung, der grünliche Auswurf, das Fieber und die Schmerzen beim Wasserlassen könnten als Hinweis auf eine tuberkulöse Infektion dienen, deren Lokalisation nicht ganz klar ist, wenn auch bei der weiteren Untersuchung des Falles nichts eine solche Annahme stützt. Eine akute Endokarditis kann zu einem Geräusch führen, das alle hier beschriebenen Eigenschaften zeigt, wenn man es auch viel häufiger in der Mitraloder Aortengegend antrifft. Besonders wenn Fieber ohne erkennbare Ursache vorliegt, muß man jedes Herzgeräusch im Lichte einer möglichen Endokarditis betrachten. In unserem Falle kommen wir aber mit einer derartigen Annahme nicht über Vermutungen hinaus, da wir nur die erwähnten Tatsachen haben, um sie zu stützen. Leukozytose, Beweise von peripheren Embolien, ausgesprochene Veränderungen im Urin, Schüttelfrost und Schweiße fehlen hier.

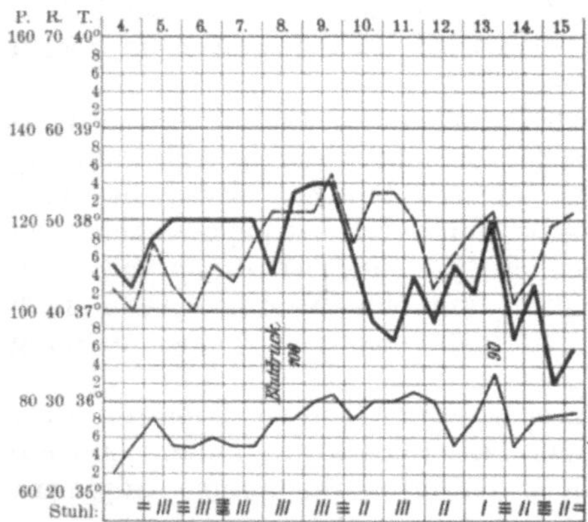

Abb. 196. Temperaturkurve zu Fall 384.

Wäre die Patientin männlichen Geschlechts gewesen, so hätte man zweifellos die Diagnose viel eher vermutet. Ihre vorhergehende Niederkunft und die Gewohnheit, einen schlechten Gesundheitszustand nicht zu ernst zu nehmen, ließ so den Hausarzt nicht eher an die Wichtigkeit der Blutuntersuchung denken. Der Verlauf zeigt die außerordentlich wichtigen Hinweise, die wir dadurch erhielten.

Verlauf: Das Blut enthielt rote Blutkörperchen 640000, Leukozyten 6500, Hämoglobin 13%. Eine Auszählung von 200 Leukozyten zeigte polynukleäre Zellen 57%, Lymphozyten 40%. Außerdem fanden sich darunter zwei Megaloblasten und ein Normoblast. Die roten Blutkörperchen waren zum Teil vergrößert, deformiert, abnorm gefärbt und zeigten Tüpfelung. Im Augenhintergrund fand man zahlreiche Netzhautblutungen. Die Patientin wurde immer schwächer und starb am 16. November ohne eine merkliche Veränderung der Symptome.

Diagnose: Die Diagnose war nach der ersten Blutuntersuchung nicht mehr zweifelhaft, denn es fanden sich alle Kennzeichen einer perniziösen Anämie.

Fall 385.

Ein 56 jähriger Optiker kam am 28. Mai 1907 zur Untersuchung. Er hat einen Bruder und seine Frau an Schwindsucht verloren. Vor sieben Jahren hatte der Kranke Pleuritis und war damals drei oder vier Tage krank. Damals begann auch eine schwere Depression, von der er sich nie mehr ganz frei machen konnte. Er hat Perioden von Niedergeschlagenheit und mußte wiederholt ein bis acht Wochen lang das Bett hüten. Seine Lebensgewohnheiten sind gut, Geschlechtserkrankungen werden in Abrede gestellt.

Vor zehn Tagen fühlte er sich ganz „schlecht"; er hatte immerfort starke Kopfschmerzen, Übelkeit, kein Erbrechen, Steifheit in den Beinen und im Nacken, Kurzatmigkeit, anscheinend nervöse Schlaflosigkeit und meist leidet er an Verstopfung. Der Appetit ist gut, und er wollte durchaus eine Geschäftsreise unternehmen, konnte es aber wegen der beginnenden Krankheit nicht. Später begannen Hände und Arme zu zittern, und der linke Fuß wurde beim Laufen etwas nachgeschleift.

Die Untersuchung zeigt einen gut entwickelten und gut genährten Mann. Die rechte Pupille ist leicht unregelmäßig und größer als die linke. Beide reagieren normal. Der Herzspitzenstoß liegt im fünften Interkostalraum gerade außerhalb der Mamillarlinie. Das Herz zeigt keine Vergrößerung nach rechts, die Herztöne sind an Kraft und Rhythmus unregelmäßig, es bestehen keine Geräusche und keine Akzentuierung. Blutdruck 120 mm Hg. Lungen und Leib sind ohne Veränderungen. In der Achselgegend findet man eine Drüse von der Größe einer Walnuß. Das linke Bein wird mit großer Schwierigkeit bewegt. Sensibilität ist überall gut. An den Armen und am Rumpf sieht man fibrilläre Muskelzuckungen und grobe Zuckungen der Hände und des Gesichts. Der Patient ist sehr schläfrig, spricht aber, wenn er aufgeweckt wird, ohne Schwierigkeit. Ein zu Rate gezogener Neurologe sagte: „Wahrscheinlich Psychoneurose", riet aber, den Kranken weiter genau zu beobachten, bevor man eine sichere Diagnose stellen könne.

Besprechung: Aus der Familienanamnese, der früheren Erkrankung an Pleuritis und dem Vorhandensein einer vergrößerten Drüse in der linken Achselhöhle werden wir natürlich zuerst zur Annahme einer Tuberkulose als Ursache der Nervosität unseres Patienten geführt. Eine derartige Betrachtung erweist sich aber als fruchtlos, da die Untersuchung nichts weiter dafür ergibt.

Irgend eine Gehirnveränderung war das nächste, woran in diesem Falle gedacht wurde, besonders wegen der Kopfschmerzen, der Übelkeit, der Unregelmäßigkeit und Ungleichheit der Pupillen und der Parese des linken Beines. Außerdem war der geistige Zustand sehr unnormal, besonders im Hinblick auf das Alter, in dem er auftrat, und ferner sprach auch das Muskelzittern für irgend eine Störung im Zentralnervensystem. Wäre der Blutdruck hoch gewesen, so hätten wir sicher an eine chronische Nephritis gedacht, sobald die leichte Herzvergrößerung sich zeigte, aber die normale Pulsspannung brachte uns zunächst von der richtigen Spur ab.

Wir blieben über die Diagnose im unklaren und stellten uns irgend eine Art von Thrombose, Erweichung oder geringer Blutung im Gehirn als Ursache der Schwäche im linken Bein vor. Auch an progressive Paralyse dachten wir, aber der geistige Zustand, die Pupillen, die Reflexe waren dafür durchaus nicht charakteristisch. Sie sprachen aber auch nicht dagegen. So weit waren wir gekommen, als sich alle Schwierigkeiten durch die genaue Untersuchung des Urins aufklärten.

Verlauf: Der Urin betrug 1800 ccm in 24 Stunden, spez. Gew. 1011 und zeigte eine ganz leichte Spur von Eiweiß und wenige feine granulierte Zylinder. Es fanden sich ausgesprochene weiche Ödeme der Füße und Unterschenkel. Bei Bettruhe mit geringen Mengen Digitalis, 30 g Magnesiumsulfat jeden Morgen und 1,0 Diuretin jeden Morgen sowie Einschränkung der Flüssigkeit erholte sich der Patient vom 2. Juni an sehr bedeutend. Am 3. verschwanden die Ödeme, am 9. konnte er sich aufsetzen, fühlte sich wohl und ließ sehr viel Urin. Die Herztätigkeit wurde viel kräftiger und regelmäßiger, die Bewegung des Beines fast normal. Am 18. konnte er in ausgezeichnetem Zustande nach Hause gehen.

Diagnose: Chronische interstitielle Nephritis.

Anhang A.

Wie schon in der Einleitung erwähnt, wurden bei der Anfertigung der Diagramme, welche die relative Häufigkeit einzelner Symptome zeigen, einige statistische Artikel und Monographien benützt. Die wichtigsten davon waren folgende:

1. Rolleston, Diseases of the Liver (W. B. Saunders Co.).
2. Bramwell, Clinical Studies, Jan. 1. 1910. vol. VIII. part. II. p. 97.
3. Garceau, Renal tumors (Appleton, 1910).
4. Howard and Kelly, The vermiform appendix (W. B. Saunders Co.).
5. Tanquerel des Planches, Monographie sur le plumbisme, Paris 1839.
6. Starr, Textbook of diseases of the nervous system.
7. F. C. Shattuck, Tuberculous peritonitis. Trans. Assoc. Amer. Physicians 1902. p. 137.
8. Thomas Mc Crea, Article on „Typhoid fever" in vol. II of Oslers „Moderne medicine".
9. Naunyn, Klinik der Cholelithiasis, Leipzig 1892.
10. Greenough and Joslin, Article on „Gastric ulcer". Boston med. and. surg. Journ. Octob. 19. 1899.
11. E. A. Codmann, Subdeltoid bursitis, Boston med. and. surg. Journ. May 31. 1906.
12. Berger, Occupation Neuroses, Oslers Moderne medicine, vol. VII. p. 793.
13. Osler, Article on „Aneurysm" Medical Chronicle 1906, vol. XI. p. 69.
14. Osler, Lumleian Lecture on „Angina pectoris", Lancet, March. 12. 1909.
15. Henry Phipps Institute „Annual Reports" (1906—1909).
16. Musser and Norris, Article on „Pneumonia", Oslers Moderne medicine. vol. II. p. 563.
17. Dickinson, „Uremia" in Albutts System, 1897. vol. V. p. 367.
18. Savill, Lectures on „Hysteria" etc. (Wm. Wood 1909.)
19. F. T. Lord, „Diseases of the Pleura", Oslers Moderne medicine. vol. III. p. 780.
20. Keyes, „Diseases of the genito-urinary organs" (Appleton 1910).
21. Bevan, „Renal tuberculosis", Journ. Amer. Med. Assoc. Oct. 9. 1906.
22. Albarran, „Les Tumeurs du rein". Paris 1903.
23. Robson and Cammidge, „Diseases of the Pancreas".
24. Benj. Tenney, „Renal and Ureteral Calculi", Boston med. and. surg. Journ. June 8. 1905.
25. F. B. Greenough, „Herpes zoster", Boston med. and surg. Journ. Dec. 5. 1889.

Anhang B.

I. Typhusbehandlung im Massachussets General Hospital.

1. Bettruhe, bis die Temperatur zur Norm gesunken ist.
2. Vierstündige Temperaturmessung.
3. Alle vier Stunden den Mund auswaschen und ausspritzen.

    a) Zunge, Wangenschleimhaut und Zahnfleisch abwaschen mit einer Mischung gleicher Teile von

$$\left.\begin{array}{l}\text{Borsäure (gesättigte wässerige Lösung)}\\ \text{Zitronensaft}\\ \text{Glyzerin}\end{array}\right\}\text{mit einem Läppchen,}$$

    b) $\left.\begin{array}{ll}\text{Dobellsche Lösung} & \text{1 Teil}\\ \text{Wasser} & \text{3 Teile}\end{array}\right\}$ mit einem Verstäuber zersprayt.

4. Alle vier Stunden baden, wenn die Temperatur 39,5⁰ erreicht oder übersteigt. Die Bäder werden mit Wasser und 40% Alkohol zu gleichen Teilen gegeben. Dauer bei guter Reaktion 20 Minuten.

Temperatur des Bades 32,5⁰ bei Fieber von 39,5⁰
     ,,   ,,   ,, 29,5⁰ ,,   ,,   ,, 39,9⁰
     ,,   ,,   ,: 26,5⁰ ,,   ,,   ,, 40,2⁰
     ,,   ,,   ,: 23,5⁰ ,,   ,,   ,, 40,4⁰ und darüber.

5. Wenn nötig, jeden zweiten Tag Seifenwassereinlauf.
6. Zum Einfetten der Lippen Kakaobutter.

Typhusdiät (von Dr. F. C. Shattuck[1]) 1897 eingeführt).

I. Frühstück:
 1. Ein Ei auf einer Scheibe Toast mit Butter.
 2. Eines der folgenden Getränke:
    a) Milch 120 ccm mit Sahn (20%) 60 ccm, und Milchzucker 15—30 g,
    b) Malzmilch 150 ccm,
    c) Kakao,
    d) Kaffee,
    e) Mellins Kindernahrung.

II. 10 Uhr vormittags:
Limonade von Zitronen, Orangen oder Weintrauben, oder Eiweißwasser mit 60,0 g Milchzucker.

III. Mittag:
 1. Milch-, Sahn- und Zuckermischung wie oben.
 2. Eines der folgenden festen Nahrungsmitteln:
    a) Ei mit Toast und Butter, wie oben,
    b) Gewiegtes Huhn mit Toast und Butter, wie oben,
    c) Sahneneis,
    d) Weingelee mit Zucker und wenigstens 30 g Sahne.

IV. 3 Uhr nachmittags:
Ein rohes Ei geschlagen mit 120 ccm Milch; 20% Sahn, 15,0 ccm und Milchzucker 30,0 g.

V. Abendbrot:
 1. Milch, Sahn und Zucker wie beim Frühstück,
 2. Gebackene Äpfel oder Bananen mit Zucker und 30,0 Sahn oder eine halbe Scheibe Toast mit Butter.

VI. Während der Nacht:
Zwei Getränke aus

Eiweißwasser	
Weintraubensaft	} mit Milch und Zucker 30,0 g
Zitronen - oder	
Orangensaft	

oder

Kakao,	
Malzmilch	} mit Milch
Schokolade	

Diese Diät enthält etwa 2900 Kalorien am Tage.

II. Behandlung bei Fällen von peptischem Geschwür — des Magens oder Duodenums — wie sie im Massachussets General Hospital im Gebrauch ist.

 A. Bettruhe,
 B. Diät wie folgt:
  1. Die ersten drei Tage alle zwei Stunden (solange der Patient schwach ist) Milch 60,0 ccm mit zwei zerstoßenen Zwiebacks und ein Teelöffel voll Zucker (wenn gewünscht).
  2. Die nächsten zwei bis drei Wochen zweistündlich Milch 180—240,0 ccm mit vier zerstossenen Zwiebacks und (wenn gewünscht) 1—2 Teelöffel Zucker.
  3. Die nächsten zwei Monate (kürzer oder länger) Milch und Zwieback wie oben
     Mehl mit Sahn und Zucker oder Salz,
     Kartoffelbrei,
     Milch mit Weißei zweier Eier,

---

[1]) F. C. Shattuck, Journ. of the Amer. med. Ass. July 10. 1897.

Zarter Eierkuchen,
Schokolade,
Erbsenpurée,
Wasser nach Wunsch.

C. Um die Schmerzen beim sauren Aufstossen und Sodbrennen zu mildern, bekommt der Kranke noch doppeltkohlensaures Natron nach Belieben.

Anhang C.

Die Einteilung der Nephritis.

In diesem ganzen Buche habe ich die Einteilung der Nephritisfälle angewendet, wie sie in den Sektionsberichten des Massachussets General Hospital gebraucht wird; sie stimmt in den Hauptlinien mit der Einteilung von Senator und Councilman überein. Die Hauptsache ist dabei folgende:

Wenn man die akuten destruktiven Veränderungen außer acht läßt, wie sie durch Quecksilbervergiftung, eitrige Nephritis etc. hervorgerufen werden, kann man die Nierenveränderungen nach ihren klinischen und anatomischen Erscheinungen in folgende Gruppen einteilen:

1. Glomerulonephritis, Früh- oder Spätstadium,
2. interstitielle Nephritis [1]).

Die erste ist die Folge irgend einer gewöhnlich durch das Gift einer akuten Infektion wie Scharlach, Pneumonie oder akute Endokarditis veranlassten Nierenschädigung. Oft kommt es dabei zu Ödemen, Anämie und urämischen Erscheinungen. In Fällen, die länger als sechs Wochen dauern, findet man gewöhnlich Herzhypertrophie. Wenn nur wenige Glomeruli verhältnismäßig leicht erkranken, so kommt es nach einem akuten oder seltener nach einem subakuten Verlauf der Krankheit zur Heilung. Ist die Schädigung ernster, so kommt die Krankheit in ein latentes und gut kompensiertes Stadium, das Monate und Jahre anhalten kann, aber doch schließlich mit dem plötzlichen Ausbrechen akuter Symptome (Ödem, Anämie, Urämie, Herzschwäche) endet. In den mehr chronischen Formen können die histologischen Veränderungen der Nieren, der Zustand des Herzens und des Urins ganz denen ähneln, wie wir sie bei der zweiten Form finden.

Chronische interstitielle Nephritis ist verhältnismäßig selten, besonders in der ersten Hälfte des Lebens. Die Veränderungen scheinen nicht von den Glomeruli auszugehen, und man findet verhältnismässig wenig Inseln unveränderter Nierenknäuel. Die Veränderungen stellen mehr eine allgemein verbreitete Erkrankung dar, deren Ursache noch dunkel ist, obwohl sie in vielen, vielleicht in den meisten Fällen in irgend einem Zusammenhange mit Arteriosklerose zu stehen scheint.

---

[1]) Die sogenannte akute interstitielle Nephritis von Councilman gehört nicht dazu.

Sachverzeichnis.

Verlag von Julius Springer in Berlin.

Diagnose und Therapie innerer Krankheiten. Von Oberstabsarzt Dr.
Kühnemann. 1911.　　　　　　　　　In Leinwand gebunden Preis M. 6.—.

Medizinisch-klinische Diagnostik. Lehrbuch der Untersuchungsmethoden
innerer Krankheiten für Studierende und Ärzte. Von Professor Dr. **F. Wesener,**
Oberarzt des Städtischen Elisabeth-Krankenhauses zu Aachen. Mit röntgendia-
gnostischen Beiträgen von Dr. Sträter in Aachen, sowie Textabbildungen und
21 farbigen Tafeln. Zweite, umgearbeitete und vermehrte Auflage. 1907.
　　　　　　　　　　　　　　　　　In Leinwand gebunden Preis M. 18.—.

Hermann Lenhartz, Mikroskopie und Chemie am Krankenbett.
Siebente, umgearbeitete Auflage von Professor Dr. **Erich Meyer,** Vorstand der
medizin. Universitätspoliklinik zu Straßburg i. E. Mit 144 zum Teil farbigen
Abbildungen im Text und einer Tafel. 1913.
　　　　　　　　　　　　　　　　　In Leinwand gebunden Preis M. 10.—.

Anatomische Grundlagen wichtiger Krankheiten. Fortbildungsvorträge
aus dem Gebiet der pathologischen Anatomie und allgemeinen Pathologie für Ärzte
und Medizinalpraktikanten. Von **Leonhard Jores,** Professor der pathologischen
Anatomie an der Kölner Akademie für praktische Medizin. Mit 250 Abbildungen
im Text. 1913.　　　　　　Preis M. 15.—; in Leinwand gebunden M. 16,60.

**Makro- und mikroskopische Diagnostik der menschlichen Exkre-
mente.** Von **M. L. Q. van Ledden-Hulsebosch.** Mit 255 naturgetreuen Abbildungen auf 43 Tafeln in Lichtdruck. 1899.
　　　　　　　　　　　　　　　　　In Leinwand gebunden Preis M. 30.—.

Leitfaden der Therapie der inneren Krankheiten mit besonderer Berücksichtigung der therapeutischen Begründung und Technik. Ein Handbuch für
praktische Ärzte und Studierende von Dr. **J. Lipowski.** Zweite, verbesserte und
vermehrte Auflage. 1904.　　　　　In Leinwand gebunden Preis M. 4.—.

Ergebnisse der Chirurgie und Orthopädie. Herausgegeben von Professor
Dr. **E. Payr,** Geh. Med.-Rat, Direktor der chirurg. Universitätsklinik in Leipzig
und Professor Dr. **H. Küttner,** Geh. Med.-Rat, Direktor der chirurg. Universitätsklinik in Breslau. Jährlich erscheinen 2 Bände. Bis Dezember 1913 erschienen:
Band I—VII.

Ergebnisse der inneren Medizin und Kinderheilknnde. Herausgegeben
von Proff. DDr. **F. Kraus**-Berlin, **O. Minkowski**-Breslau, **Fr. Müller**-München,
H. Sahli-Bern, **A. Czerny**-Berlin, **O. Heubner**-Dresden. Redigiert von Proff.
DDr. Th. Brugsch-Berlin, L. Langstein-Berlin, Erich Meyer-Straßburg,
A. Schittenhelm-Königsberg i. Pr. Jährlich erscheinen 2 Bände. Bis Dezember
1913 erschienen: Band I—XII.

Zu beziehen durch jede Buchhandlung.

Praktische Neurologie für Ärzte. Von Prof. Dr. **M. Lewandowsky** in Berlin. Mit 20 Textfiguren. 1912. Preis M. 6.80; in Leinwand gebunden M. 7.60.

Die Neuralgien der täglichen Praxis. Von Dr. **O. Schellong** in Königsberg i. Pr. 1911. Preis M. 1.80.

Einführung in die moderne Kinderheilkunde. Ein Lehrbuch für Studierende und Ärzte. Von Prof. Dr. **B. Salge**, Direktor der Universitäts-Kinderklinik in Freiburg i. B. Dritte, vermehrte Auflage. Mit 15 Textfiguren. 1912.
In Leinwand gebunden Preis M. 9,—.

Praktische Kinderheilhunde in 36 Vorlesungen für Studierende und Ärzte. Von Prof. Dr. **M. Kassowitz** in Wien. Mit 44 Abbildungen im Text uud auf einer farbigen Tafel. 1910. Preis M. 18.—; in Leinwand gebunden M. 20.—.

Lehrbuch der Geburtshilfe. Von Dr. **Max Runge**, Geh. Medizinalrat, ord. Professor der Geburtshilfe und Gynäkologie, Direktor der Universitäts-Frauenklinik zu Göttingen. Achte Auflage. Mit 236, darunter zahlreichen mehrfarbigen Textfiguren. 1909. In Leinwand gebunden Preis M. 15.—.

Lehrbuch der Gynäkologie. Von Geh. Med.-Rat Prof. Dr. **Max Runge**. Vierte Auflage, bearbeitet von Prof. Dr. **R. Birnbaum**, Privatdozent an der Universität Göttingen. Mit 211, darunter zahlreichen mehrfarbigen Textfiguren. 1910.
In Leinwand gebunden Preis M. 14.—.

Die Erkrankungen der Blutdrüsen. Von Professor Dr. **Wilhelm Falta**, Wien. Mit 103 Textabbildungen. 1913.
Preis M. 22.—; in Halbleder gebunden M. 24.50.

Die biologischen Grundlagen der sekundären Geschlechtscharaktere. Von Dr. **Julius Tandler**, o. ö. Professor der Anatomie an der Wiener Universität und Dr. **Siegfried Grosz,** Privatdozent für Dermatologie und Syphilidologie an der Wiener Universität. Mit 23 Textfiguren. 1913.
Preis M. 8.—; in Leinwand gebunden M. 8.80.

Innere Sekretion und Nervensystem. Von Privatdozent Dr. **H. Eppinger**-Wien, Dr. **R. Hirschfeld**-Charlottenburg, Prof. Dr. **A. Leri**-Paris, Prof. Dr. **P. Marie**-Paris, Dr. **E. Phleps**-Graz, Prof. Dr. **G. Schickele**-Straßburg, Privatdozent Dr. **A. Schüller**-Wien, Prof. Dr. **H. Vogt**-Wiesbaden, Privatdozent Dr. **J. Wiesel**-Wien. (Zugleich Band IV des „Handbuches der Neurologie"). Herausgegeben von Prof. Dr. **M. Lewandowsky,** Berlin. Mit 56 Abbildungen. 1913.
Preis M. 24.—; in Halbleder gebunden M. 26.50.

Im Januar 1914 erscheint:

Die Therapie des praktischen Arztes. Unter Mitarbeit hervorragender Fachleute herausgegeben von Prof. Dr. **Eduard Müller,** Direktor der Medizin. Universitätspoliklinik in Marburg. I. Band: **Therapeutische Fortbildung I.** II. Band: **Rezepttaschenbuch** (mit Anhang). III. Band: **Diagnostisch-therapeutischer Almanach.** Jeder Band ist einzeln käuflich.
Preis des ganzen Werkes in Leinwand gebunden ca. M. 20.—.